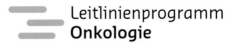

Leitlinienprogramm
Onkologie

T0132872

Erweiterte S3-Leitlinie Palliativmedizin für Patienten mit einer nicht-heilbaren Krebserkrankung

Langversion 2.0 – August 2019
AWMF-Registernummer: 128/001-OL

Leitlinie (Langversion)

DKG
KREBSGESELLSCHAFT

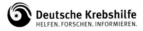
Deutsche Krebshilfe
HELFEN. FORSCHEN. INFORMIEREN.

AWMF

Kohlhammer

Wesentliche Neuerungen der erweiterten Version 2019 der Leitlinie

A. Es wurden **acht neue Kapitel** im Rahmen der zweiten Entwicklungsphase der Leitlinie (2016–2019) verfasst, die zu den ursprünglichen sieben Kapiteln zugefügt wurden. Das sind die neuen Kapitel:

- Therapiezielfindung und Kriterien der Entscheidungsfindung
- Fatigue
- Schlafbezogene Erkrankungen / Nächtliche Unruhe
- Übelkeit und Erbrechen (nicht Tumortherapie-induziert)
- Maligne intestinale Obstruktion
- Maligne Wunden
- Angst
- Todeswünsche

B. In den sieben Kapiteln der ersten Entwicklungsphase (2011–2015) wurden alle Empfehlungen **auf Aktualität geprüft und ggf. aktualisiert** (Kapitel Versorgungs-strukturen, Kommunikation, Atemnot, Tumorschmerz, Obstipation, Depression, Sterbephase). Hierzu erfolgte eine systematische Recherche für priorisierte Themen sowie eine Befragung der beteiligten Fachexperten. Im Rahmen des Aktualisierungs-prozesses wurden die unten aufgeführten Empfehlungen überarbeitet. Bei einigen Empfehlungen wurden lediglich der Level of Evidence aufgrund neuer Studiendaten verändert (mit einem # markiert). Eine detaillierte Übersicht der Änderungen befin-det sich im Anhang im Kapitel Übersicht der Aktualisierung 2019.

- Empfehlungen 4.4., 4.5., 4.6. und 4.7. (Grundsätze der Palliativversorgung)
- Empfehlungen 5.1. und 5.2.# (Versorgungsstrukturen – Zeitpunkt der Integration von Palliativversorgung
- Empfehlungen 5.8.# und 5.9.# (Versorgungsstrukturen – Erfassen der Patienten-bedürfnisse und Ermittlung der Komplexität)
- Empfehlung 8.2. (Atemnot – Erfassung)
- Empfehlung 8.17. (Atemnot – Steroide)
- Empfehlung 9.5.# (Tumorschmerz – WHO-Stufe-III-Opioide der ersten Wahl)
- Empfehlung 9.28. (Tumorschmerz – Behandlung opioidbedingter Obstipation)
- Empfehlung 13.1. (Obstipation – Erfassung/Diagnose der Obstipation)
- Empfehlung 13.7. (Obstipation – Obstipation (unabhängig von der Ursache))
- Empfehung 17.9. (Depression – Grundsätze der Therapie)
- Empfehungen 17.12. und 17.14. (Depression – Therapie bei leichter, mittelgra-diger und schwerer Depression)

- Empfehlungen 17.18.# und 17.19. (Depression – Nicht-medikamentöse Verfahren)
- Empfehlung 19.1.# (Sterbephase – Das Sterben diagnostizieren)
- Empfehlung 19.17. (Sterbephase – Delir in der Sterbephase)
- Empfehlung 19.24. (Sterbephase – Mundtrockenheit (Xerostomie))
- Empfehlungen 19.33. und 19.36. (Sterbephase – Medikamente und Maßnahmen in der Sterbephase/Absetzen von Medikamenten und Maßnahmen in der Sterbephase)

Impressum

Produkthaftung

Für Angaben über Dosierungsanweisungen oder Applikationsformen kann von den Autoren oder vom Verlag trotz sorgsamer Erarbeitung keine Gewähr übernommen werden. Derartige Angaben müssen vom jeweiligen Anwender im Einzelfall anhand anderer Literaturstellen oder der Fachinformationen der Hersteller auf ihre Richtigkeit überprüft werden.

Bibliografische Information der Deutschen Nationalbibliothek

Die Deutsche Nationalbibliothek verzeichnet diese Publikation in der Deutschen Nationalbibliografie; detaillierte bibliografische Daten sind im Internet über http://dnb.d-nb.de abrufbar.

Geschützte Warennamen (Warenzeichen) werden nicht immer kenntlich gemacht. Aus dem Fehlen eines solchen Hinweises kann nicht geschlossen werden, dass es sich um einen freien Warennamen handelt.

© 2019 by Leitlinienprogramm Onkologie der AMWF,
Deutschen Krebsgesellschaft e. V. und
Stiftung Deutsche Krebshilfe sowie
W. Kohlhammer GmbH,
Heßbrühlstraße 69, D-70565 Stuttgart.

Herausgeber: Leitlinienprogramm Onkologie c/o Deutsche Krebsgesellschaft e. V.
V.i.S.d.P.: Dr. Johannes Bruns

Kontakt: Dr. med Markus Follmann MPH MSc
Office des Leitlinienprogramms Onkologie, Kuno-Fischer-Straße 8, 14057 Berlin
Telefon: 030 322 9329-0, Fax: 030 322 9329-22,
leitlinienprogramm[at]krebsgesellschaft.de
www.leitlinienprogramm-onkologie.de

Gestaltung: Federmann und Kampczyk design gmbh

ISBN 978-3-17-038390-6

Inhalt

Vorwort

Die Palliativmedizin bzw. Palliativversorgung verfolgt das Ziel, die Lebensqualität von Patienten mit einer lebensbedrohlichen Erkrankung und ihren Angehörigen zu verbessern oder zu erhalten. Das Ziel dieser Leitlinie ist die bestmögliche Behandlung und Begleitung von Patienten mit einer nicht-heilbaren Krebserkrankung. Die hier vorgestellten Empfehlungen und Hintergrundtexte sollen alle an der Behandlung und Begleitung dieser Patienten Beteiligten hierin unterstützen. Die vorliegende Leitlinie ist eine Entscheidungshilfe für die Praxis und formuliert systematisch entwickelte Handlungsempfehlungen auf der Basis der bestmöglichen Evidenz (wissenschaftliche Studien) und klinischer Erfahrung durch eine große Anzahl von Experten. Sie gibt den aktuellen nationalen und internationalen Stand der Erkenntnisse und Erfahrungen zu den behandelten Themenbereichen wieder und soll Orientierung und Sicherheit in der Palliativversorgung vermitteln. Die Handlungsempfehlungen sind eine Entscheidungshilfe, nicht die Entscheidung selbst - diese muss immer auf die individuelle Situation des Patienten „übersetzt" und ggf. angepasst werden.

In dieser Leitlinie werden die Begriffe Palliativmedizin und Palliativversorgung als Synonyme verwendet. Beide Begriffe werden - dem englischen Palliative Care entsprechend - in einem weit gefassten Verständnis benutzt. Palliativmedizin und Palliativversorgung werden demnach als Oberbegriff für alle Angebote verwendet, die an Menschen mit nicht-heilbaren, lebensbedrohlichen (Krebs-)Erkrankungen gerichtet sind, und betonen den interdisziplinären und multiprofessionellen besonderen Charakter dieses Versorgungsbereichs. Palliativ- und Hospizversorgung werden zudem als ein gemeinsamer Ansatz bzw. eine gemeinsame Haltung verstanden.

Kaum ein anderer Bereich des Gesundheitssystems hat je eine derart rasante Entwicklung erlebt wie die Palliativ- und Hospizversorgung. Dies hat sicherlich den Grund in der zu erwartenden demographischen Entwicklung unserer Gesellschaft, durch die dieser Bereich eine große gesellschaftspolitische Unterstützung erfährt. Sie ist aber auch mitbedingt durch die konsequente Orientierung des Feldes an den Patienten- und Angehörigenbedürfnissen in einer derart existentiellen Situation.

Das Sterben eines Menschen ist ein natürlicher Teil des Lebens. Diese Leitlinie basiert auf der Haltung der Deutschen Gesellschaft für Palliativmedizin (DGP), als federführender Fachgesellschaft dieser Leitlinie: „Palliativmedizin bietet aus ihrem lebensbejahenden Ansatz heraus Hilfe beim Sterben an, jedoch nicht Hilfe zum Sterben" (Broschüre „Ärztlich Assistierter Suizid - Reflexionen der DGP", 2014). Daher gehört es nicht zum Grundverständnis der Palliativmedizin, Leben vorzeitig zu beenden. Das umfasst ärztlich assistierten Suizid genauso wie Tötung auf Verlangen (sog. aktive Sterbehilfe).

Die vorliegende, erweiterte Leitlinie ist die Zusammenführung der sieben aktualisierten Themenbereiche aus der ersten Entwicklungsphase (2011-2015): Atemnot, Tumorschmerz, Obstipation, Depression, Kommunikation, Sterbephase, Versorgungsstrukturen und der acht neuen Themenbereiche aus der zweiten Entwicklungsphase (2016-2019): Übelkeit und Erbrechen (nicht Tumortherapie-induziert), maligne gastrointestinale Obstruktion (MIO), schlafbezogene Erkrankungen/nächtliche Unruhe, maligne Wunden, Fatigue, Angst, Therapiezielfindung und Kriterien der Entscheidungsfindung, sowie Umgang mit Todeswünschen. Somit liegt erstmals eine umfassende palliativmedizinische Leitlinie in Deutschland vor, die höchsten Qualitätsstandards (S3-Niveau) entspricht und die zusätzliche Expertise nationaler und internationaler Leitlinien und Standards einbindet oder auf sie verweist (u. a. Therapieempfehlungen zur Palliativmedizin der Bundesärztekammer, Empfehlungen bzw. White Papers der Europäischen Palliativgesellschaft [EAPC] etc.). Die vorliegende Leitlinie bezieht sich explizit auf Patienten mit einer Krebserkrankung – inwiefern die Empfehlungen auf Patienten mit nicht-onkologischen Erkrankungen angewendet werden können, muss im Einzelfall geprüft werden.

Die Leitlinie macht deutlich, dass neben der jahrzehntelangen Erfahrung inzwischen auch viel Studienevidenz in der Palliativmedizin vorliegt – mehr als ein Drittel der Empfehlungen sind evidenzbasiert. Sie macht allerdings auch deutlich, dass der Forschungsbedarf in diesem Gebiet hoch ist und es weiterhin großer Kraftanstrengungen und Investitionen bedarf, um die Palliativversorgung weiter zu verbessern (diesbezüglich wird auf die Forschungsagenda zur Palliativmedizin der Leopoldina verwiesen [3]).

Die vorliegende erweiterte Leitlinie ist ein Gemeinschaftswerk. Neben vielen Experten verschiedener Berufsgruppen und aus unterschiedlichen medizinischen Fachdisziplinen waren Menschen aus diversen Gesellschaftsgruppen sowie Patienten- und Angehörigenvertreter an dem Entstehungsprozess intensiv beteiligt. Wir wollen allen Beteiligten ganz herzlich für ihre überwiegend unentgeltliche Mitarbeit danken! Besonderer Dank gilt dem Leitlinienprogramm Onkologie (DKG, AWMF, DKH), das diese Leitlinie erst ermöglicht hat, u. a. durch eine kontinuierliche Begleitung und Beratung sowie durch die finanzielle Förderung durch die Deutsche Krebshilfe.

Prof. Dr. Claudia Bausewein
Koordinatorin

Prof. Dr. Raymond Voltz
Koordinator

Prof. Dr. Lukas Radbruch
Präsident der DGP

PD Dr. Steffen Simon
Koordinator und Projektleiter

Diese Leitlinie ist eine Querschnittsleitlinie und Teil des Onkologischen Leitlinienprogramms (OL). Bezüglich folgender Themen verweisen wir auf bestehende bzw. in Vorbereitung befindliche Leitlinien des OL:

- S3-Leitlinien der verschiedenen Krebsentitäten
- S3-Leitlinie Psychoonkologie
- S3-Leitlinie Supportive Therapie
- S3-Leitlinie Komplementärmedizin in der Behandlung von onkologischen Patienten

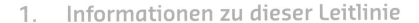

1. Informationen zu dieser Leitlinie

1.1 Herausgeber

Leitlinienprogramm Onkologie der Arbeitsgemeinschaft der Wissenschaftlichen Medizinischen Fachgesellschaften e. V. (AWMF), Deutschen Krebsgesellschaft e. V. (DKG) und Stiftung Deutsche Krebshilfe.

1.2 Federführende Fachgesellschaft

Deutsche Gesellschaft für Palliativmedizin e. V.
Aachener Straße 5
10713 Berlin

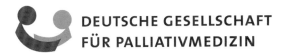

DEUTSCHE GESELLSCHAFT FÜR PALLIATIVMEDIZIN

1.3 Finanzierung der Leitlinie

Diese Leitlinie wurde von der Deutschen Krebshilfe im Rahmen des Leitlinienprogramms Onkologie gefördert.

1.4 Kontakt

Office Leitlinienprogramm Onkologie
c/o Deutsche Krebsgesellschaft e. V.
Kuno-Fischer-Straße 8
14057 Berlin

leitlinienprogramm@krebsgesellschaft.de
www.leitlinienprogramm-onkologie.de

1.5 Zitierweise

Leitlinienprogramm Onkologie (Deutsche Krebsgesellschaft, Deutsche Krebshilfe, AWMF): Palliativmedizin für Patienten mit einer nicht-heilbaren Krebserkrankung, Langversion 2.0, 2019, AWMF-Registernummer: 128/001OL, https://www.leitlinienprogramm-onkologie.de/leitlinien/palliativmedizin/ (abgerufen am: TT.MM.JJJJ)

1.6   Besonderer Hinweis

Die Medizin unterliegt einem fortwährenden Entwicklungsprozess, sodass alle Angaben, insbesondere zu diagnostischen und therapeutischen Verfahren, immer nur dem Wissensstand zur Zeit der Drucklegung der Leitlinie entsprechen können. Hinsichtlich der angegebenen Empfehlungen zur Therapie und der Auswahl sowie Dosierung von Medikamenten wurde die größtmögliche Sorgfalt beachtet. Gleichwohl werden die Benutzer aufgefordert, die Beipackzettel und Fachinformationen der Hersteller zur Kontrolle heranzuziehen und im Zweifelsfall einen Spezialisten zu konsultieren. Fragliche Unstimmigkeiten sollen bitte im allgemeinen Interesse der OL-Redaktion mitgeteilt werden.

Der Benutzer selbst bleibt verantwortlich für jede diagnostische und therapeutische Applikation, Medikation und Dosierung.

In dieser Leitlinie sind eingetragene Warenzeichen (geschützte Warennamen) nicht besonders kenntlich gemacht. Es kann also aus dem Fehlen eines entsprechenden Hinweises nicht geschlossen werden, dass es sich um einen freien Warennamen handelt.

Manche Arzneimittel in dieser Leitlinie sind Off-Label-Use, d. h. dass sie außerhalb ihrer zugelassenen Indikation empfohlen werden. Off-Label-Use-Arzneimittel sind im Folgenden mit * gekennzeichnet. Ihre klinische Anwendung setzt eine Patientenaufklärung und eine sorgfältige Nutzen-Risiko-Abwägung hinsichtlich Arzneimittelsicherheit, Kosten und haftungsrechtlichen Aspekten voraus.

Ausschließlich zum Zweck der besseren Lesbarkeit wird auf die geschlechtsspezifische Schreibweise verzichtet. Alle personenbezogenen Bezeichnungen in diesem Dokument sind somit geschlechtsneutral zu verstehen

1.7 Ziele des Leitlinienprogramms Onkologie

Die Arbeitsgemeinschaft der Wissenschaftlichen Medizinischen Fachgesellschaften
e. V., die Deutsche Krebsgesellschaft e. V. und die Deutsche Krebshilfe haben sich mit
dem Leitlinienprogramm Onkologie (OL) das Ziel gesetzt, gemeinsam die Entwicklung
und Fortschreibung und den Einsatz wissenschaftlich begründeter und praktikabler
Leitlinien in der Onkologie zu fördern und zu unterstützen. Die Basis dieses Programms
beruht auf den medizinisch-wissenschaftlichen Erkenntnissen der Fachgesellschaften
und der DKG, dem Konsens der medizinischen Fachexperten, Anwender und Patienten
sowie auf dem Regelwerk für die Leitlinienerstellung der AWMF und der fachlichen Unterstützung und Finanzierung durch die Deutsche Krebshilfe. Um den aktuellen Stand
des medizinischen Wissens abzubilden und den medizinischen Fortschritt zu berücksichtigen, müssen Leitlinien regelmäßig überprüft und fortgeschrieben werden. Die
Anwendung des AWMF-Regelwerks soll hierbei Grundlage zur Entwicklung qualitativ
hochwertiger onkologischer Leitlinien sein. Da Leitlinien ein wichtiges Instrument der
Qualitätssicherung und des Qualitätsmanagements in der Onkologie darstellen, sollten
sie gezielt und nachhaltig in den Versorgungsalltag eingebracht werden. So sind aktive
Implementierungsmaßnahmen und auch Evaluationsprogramme ein wichtiger Bestandteil der Förderung des Leitlinienprogramms Onkologie. Ziel des Programms ist es, in
Deutschland professionelle und mittelfristig finanziell gesicherte Voraussetzungen für
die Entwicklung und Bereitstellung hochwertiger Leitlinien zu schaffen. Denn diese
hochwertigen Leitlinien dienen nicht nur dem strukturierten Wissenstransfer, sondern
können auch in der Gestaltung der Strukturen des Gesundheitssystems ihren Platz finden. Zu erwähnen sind hier evidenzbasierte Leitlinien als Grundlage zum Erstellen und
Aktualisieren von Disease-Management-Programmen oder die Verwendung von aus
Leitlinien extrahierten Qualitätsindikatoren im Rahmen der Zertifizierung von Organtu-
morzentren.

1.8 Weitere Dokumente zu dieser Leitlinie

Bei diesem Dokument handelt es sich um die Langversion der S3-Leitlinie Palliativme-
dizin für Patienten mit einer nicht-heilbaren Krebserkrankung. Neben der Langversion
gibt es folgende ergänzende Dokumente zu dieser Leitlinie:
- Kurzversion der Leitlinie auf Deutsch und auf Englisch
- Laienversion (Patientenleitlinie)
- Leitlinienreport zum Erstellungsprozess der Leitlinie
- Evidenztabellen

Diese Leitlinie und alle Zusatzdokumente sind über die folgenden Seiten zugänglich:
- Leitlinienprogramm Onkologie
  (https://www.leitlinienprogramm-onkologie.de/leitlinien/palliativmedizin/)
- AWMF (www.leitlinien.net)
- Deutsche Gesellschaft für Palliativmedizin (www.dgpalliativmedizin.de)
- Guidelines International Network (www.g-i-n.net)

1.9   Zusammensetzung der Leitliniengruppe

1.9.1   Koordination und Redaktion

Zusammensetzung der Koordinationsgruppe:
Prof. Dr. Claudia Bausewein
Klinikum der Universität München
Campus Großhadern
Klinik und Poliklinik für Palliativmedizin
Marchioninistr. 15
81377 München

Prof. Dr. Raymond Voltz
Uniklinik Köln
Zentrum für Palliativmedizin
Kerpener Str. 62
50924 Köln

PD Dr. Steffen Simon
Uniklinik Köln
Zentrum für Palliativmedizin
Kerpener Str. 62
50924 Köln

Leitliniensekretariat:
Verena Geffe M.A. (2011–2015, 2018), Gloria Hanke M.Sc. (2015–2016), Dr. Susanne
König (2017–2018), Dr. Kerstin Kremeike (2017), Dr. Anne Pralong (2011–2019) (alle
Zentrum für Palliativmedizin, Uniklinik Köln)

Redaktion:
Die Koordinationsgruppe, die Leiter bzw. einige Mitglieder der Arbeitsgruppen und das
Leitliniensekretariat waren an der Redaktion der Leitlinie beteiligt.

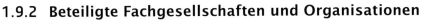

1.9.2 Beteiligte Fachgesellschaften und Organisationen

In Tabelle 1 sind die 70 an der Leitlinienerstellung beteiligten medizinischen Fachgesellschaften und sonstigen Organisationen sowie deren 136 mandatierte Vertreter und Stellvertreter aufgeführt.

Tabelle 1: Beteiligte Fachgesellschaften und Organisationen

	Beteiligte Fachgesellschaften und Organisationen (alphabetisch)	Mandatsträger (SV = Stellvertreter)
1.	Akademie für Ethik in der Medizin e. V. (AEM)	PD Dr. Alfred Simon (2011–2019) Linda Hüllbrock (2011–2015) Dr. Gerald Neitzke (SV) (2016–2019)
2.	Arbeitsgemeinschaft Dermatologische Onkologie der Deutschen Krebsgesellschaft e. V. (ADO)	Dr. Carmen Loquai (2011–2019) Dr. Kai-Martin Thoms (SV) (2018–2019)
3.	Arbeitsgemeinschaft Gynäkologische Onkologie der Deutschen Krebsgesellschaft e. V. (AGO)	Prof. Dr. Volkmar Müller (2016–2019) Prof. Dr. Jalid Sehouli (2016–2019)
4.	Arbeitsgemeinschaft für Psychoonkologie der Deutschen Krebsgesellschaft e. V. (AG PSO)	Dr. Pia Heußner (2011–2019) PD Dr. Monika Keller (2011–2015) Prof. Dr. Joachim Weis (2011–2015) Beate Hornemann (2016–2019) Varinia Popek (2016–2019)
5.	Arbeitsgemeinschaft Hals-Nasen-Ohren-Heilkunde, Mund-Kiefer-Gesichtschirurgische Onkologie der Deutschen Krebsgesellschaft e. V. (AHMO)	Prof. Dr. Barbara Wollenberg (2016–2019)
6.	Arbeitsgemeinschaft Internistische Onkologie der Deutschen Krebsgesellschaft e. V. (AIO)	PD Dr. Ulrich Wedding (2011–2019)
7.	Arbeitsgemeinschaft Palliativmedizin der Deutschen Krebsgesellschaft e. V. (AG PM)	Prof. Dr. Bernd Alt-Epping (2011–2015) Prof. Dr. Florian Lordick (2011–2015) Dr. Joan Panke (2011–2015) Prof. Dr. Birgitt van Oorschot (2016–2019) Prof. Dr. Christoph Kahl (SV) (2016–2019)
8.	Arbeitsgemeinschaft Prävention und integrative Onkologie der Deutschen Krebsgesellschaft e. V. (AG PriO)	Dr. Christoph Stoll (2011–2019) Prof. Dr. Jens Büntzel (2016–2019)
9.	Arbeitsgemeinschaft für Supportive Maßnahmen in der Onkologie der Deutschen Krebsgesellschaft e. V. (AG SMO)	Dr. Timo Behlendorf (2016–2019) Dr. Markus Horneber (2016–2019)
10.	Arbeitsgemeinschaft Urologische Onkologie (AUO) der Deutschen Krebsgesellschaft e. V.	Prof. Dr. Chris Protzel (2011–2019)
11.	Arbeitsgruppe Aus-, Fort-, Weiterbildung in der Deutschen Gesellschaft für Palliativmedizin (AG AFW)	Axel Doll (2011–2015)

	Beteiligte Fachgesellschaften und Organisationen (alphabetisch)	Mandatsträger (SV = Stellvertreter)
12.	Arbeitsgruppe Ethik der Deutschen Gesellschaft für Palliativmedizin e. V. (AG Ethik)	Prof. Dr. Martin Weber (2011–2015) Prof. Dr. Bernd Alt-Epping (2016–2019)
13.	Arbeitsgruppe Forschung der Deutschen Gesellschaft für Palliativmedizin e. V. (AG Forschung)	Prof. Dr. Christoph Ostgathe (2011–2015) Prof. Dr. Claudia Bausewein (2016–2019)
14.	Arbeitsgruppe Forschung Hospiz- und Palliativerhebung (HOPE) in der Deutschen Gesellschaft für Palliativmedizin e. V. (AG HOPE)	Prof. Dr. Lukas Radbruch (2011–2015)
15.	Arbeitsgruppe Leitlinien der Deutschen Gesellschaft für Palliativmedizin e. V. (AG Leitlinien)	Prof. Dr. Claudia Bausewein (2011–2015) PD Dr. Steffen Simon (2016–2019)
16.	Arbeitsgruppe Stationäre Versorgung der Deutschen Gesellschaft für Palliativmedizin e. V. (AG Stationär)	Dr. Bernd Oliver Maier (2016–2019)
17.	Bundesverband deutscher Krankenhausapotheker e. V. (ADKA)	Dr. Constanze Rémi (2011–2019) Dr. Stefan Amann (2011–2015) Alina Marheinke (SV) (2016–2019)
18.	Deutsche Arbeitsgemeinschaft für psychosoziale Onkologie e. V. (dapo)	Dr. Thomas Schopperth (2011–Juni 2017 aus dem Erstellungsprozess ausgetreten) Ruth Hirth (Juni 2017–2019)
19.	Deutsche Bischofskonferenz (DBK)	Ulrich Fink (2011–2019)
20.	Deutsche Dermatologische Gesellschaft e. V. (DDG)	Dr. Carmen Loquai (2011–2019)
21.	Deutsche Fatigue Gesellschaft (DFaG)	Dr. Markus Horneber (2016–2019) PD Dr. Jens Ulrich Rüffer (2016–2019)
22.	Deutsche Gesellschaft für Allgemein- und Viszeralchirurgie (DGAV)	Prof. Dr. Stefan Fichtner-Feigl (2011–2015) Prof. Dr. Pompiliu Piso (2011–2015) Prof. Dr. Jörg-Peter Ritz (2016–2019)
23.	Deutsche Gesellschaft für Allgemeinmedizin und Familienmedizin e. V. (DEGAM)	Dr. Peter Engeser (2011–2015) Prof. Dr. Nils Schneider (2011–2019) PD Dr. Markus Bleckwenn (SV) (2016–2019) Prof. Dr. Klaus Weckbecker (SV) (2016–2019)
24.	Deutsche Gesellschaft für Anästhesiologie und Intensivmedizin e. V. (DGAI)	Prof. Dr. Christoph Müller-Busch (2011–2019) Ulrike Haase (SV) (2016–2019)
25.	Deutsche Gesellschaft für Care- und Case-Management (DGCC)	Dr. Rudolf Pape (2011–2019)
26.	Deutsche Gesellschaft für Chirurgie e. V. (DGCH)	Prof. Dr. Stefan Fichtner-Feigl (2011–2015) Prof. Dr. Stefan Mönig (2011–2015) Prof. Dr. Wolfgang Schwenk (2016–2019)
27.	Deutsche Gesellschaft für Fachkrankenpflege und Funktionsdienste e. V. (DGF)	Elke Goldhammer (2011–2019)

	Beteiligte Fachgesellschaften und Organisationen (alphabetisch)	Mandatsträger (SV = Stellvertreter)
28.	Deutsche Gesellschaft für Gastroenterologie, Verdauungs- und Stoffwechselkrankheiten e. V. (DGVS)	Prof. Dr. Martin H. Holtmann (2011–2015, SV 2016–2019) Prof. Dr. Gerhard Werner Pott (2011–2015) Dr. Gesine Benze (2016–2019) PD Dr. Philipp Lenz (SV 2016–2019)
29.	Deutsche Gesellschaft für Geriatrie (DGG)	PD Dr. Mathias Pfisterer (2011–2019) Dr. Gernot Heusinger von Waldegg (SV) (2016–2019)
30.	Deutsche Gesellschaft für Gerontologie und Geriatrie (DGGG)	PD Dr. Mathias Pfisterer (2011–2019)
31.	Deutsche Gesellschaft für Gerontopsychiatrie und -psychotherapie (DGGPP)	Dr. Klaus Maria Perrar (2011–2019)
32.	Deutsche Gesellschaft für Gesundheitsökonomie e. V. (dggö)	Prof. Dr. Reiner Leidl (2016–2019)
33.	Deutsche Gesellschaft für Gynäkologie und Geburtshilfe e. V. (DGGG)	Prof. Dr. Werner Meier (2011–2015) Prof. Dr. Christoph Thomssen (2011–2015)
34.	Deutsche Gesellschaft für Hals-Nasen-Ohren-Heilkunde, Kopf- und Hals-Chirurgie e. V. (DGHNO-KHC)	Prof. Dr. Jens Büntzel (2011–2019) Prof. Dr. Barbara Wollenberg (2011–2015, SV 2016–2019)
35.	Deutsche Gesellschaft für Hämatologie und Medizinische Onkologie e. V. (DGHO)	Dr. Bernd Oliver Maier (2011–2019) Dr. Werner Freier (2011–2015) PD Dr. Anne Letsch (2016–2019) PD Dr. Ulrich Schuler (2016–2019)
36.	Deutsche Gesellschaft für Innere Medizin e. V. (DGIM)	Prof. Dr. Norbert Frickhofen (2011–2019) Dr. Johannes Rosenbruch (2016–2019)
37.	Deutsche Gesellschaft für Internistische Intensivmedizin und Notfallmedizin e. V. (DGIIN)	Prof. Dr. Uwe Janssens (2011–2015) Dr. Gernot Beutel (2016–2019) PD Dr. Matthias Kochanek (SV) (2016–2019)
38.	Deutsche Gesellschaft für Koloproktologie (DGK)	PD Dr. Robert Siegel (2016–2019)
39.	Deutsche Gesellschaft für Neurochirurgie e. V. (DGNC)	Prof. Dr. Roland Goldbrunner (2011–2015) Prof. Dr. Jürgen Hampl (2016–2019)
40.	Deutsche Gesellschaft für Neurologie e. V. (DGN)	Prof. Dr. Raymond Voltz (2011–2019) PD Dr. Jan Rémi (SV) (2016–2019)
41.	Deutsche Gesellschaft für Orthopädie und Orthopädische Chirurgie e. V. (DGOOC)	Prof. Dr. Jendrik Hardes (2016–2019)
42.	Deutsche Gesellschaft für Palliativmedizin e. V. (DGP)	Prof. Dr. Gerhild Becker (2011–2015) Prof. Dr. Lukas Radbruch (2016–2019)
43.	Deutsche Gesellschaft für Pflegewissenschaft e. V. (DGP)	Prof. Dr. Margit Haas (2011–2015, SV 2016–2019) Axel Doll (2016–2019)
44.	Deutsche Gesellschaft für Pneumologie und Beatmungsmedizin e. V. (DGPB)	Prof. Dr. Helgo Magnussen (2011–2015) Dr. Corinna Eschbach (2016–2019) Dr. David Heigener (2016–2019)

	Beteiligte Fachgesellschaften und Organisationen (alphabetisch)	Mandatsträger (SV = Stellvertreter)
45.	Deutsche Gesellschaft für Psychiatrie, Psychotherapie, Psychosomatik und Nervenheilkunde e. V. (DGPPN)	Prof. Dr. Vjera Holthoff-Detto (2011–2019) Prof. Dr. Barbara Schneider (SV) (2016–2019)
46.	Deutsche Gesellschaft für psychologische Schmerztherapie und Forschung (DGPSF)	Karin Kieseritzky (2011–2019)
47.	Deutsche Gesellschaft für Radioonkologie e. V. (DEGRO)	Prof. Dr. Birgit van Oorschot (2011–2019) Prof. Dr. Dirk Rades (2011–2015)
48.	Deutsche Gesellschaft für Schlafforschung und Schlafmedizin (DGSM)	PD Dr. Helmut Frohnhofen (2016–2019)
49.	Deutsche Gesellschaft für Senologie e. V. (DGS)	Prof. Dr. Ulrich Kleeberg (2011–2019)
50.	Deutsche Gesellschaft für Suizidprävention (DGS)	Prof. Dr. Reinhard Lindner (2016–2019)
51.	Deutsche Gesellschaft für Urologie e. V. (DGU)	Prof. Dr. Chris Protzel (2011–2019)
52.	Deutsche Gesellschaft für Wundheilung und Wundbehandlung e. V. (DGfW)	Gabriele Seidel (2016–Januar 2017) Ellen Schaperdoth (Januar 2017–2019; SV 2016–Januar 2017) Prof. Dr. Marion Burckhardt (SV) (2016–2019) Dr. Jan Dirk Esters (SV) (2016–2019) Falk Goedecke (SV) (2016–2019) Prof. Dr. Toni Graf-Baumann (SV) (2018) PD Dr. Gero Langer (SV) (2016–2019)
53.	Deutsche Interdisziplinäre Vereinigung für Intensiv- und Notfallmedizin e. V. (DIVI)	Prof. Dr. Uwe Janssens (2016–2019)
54.	Deutsche Interdisziplinäre Vereinigung für Schmerztherapie e. V. (DIVS)	Prof. Dr. Heinz Laubenthal (September 2011 aus dem Erstellungsprozess ausgetreten)
55.	Deutsche Schmerzgesellschaft e. V. (DGSS)	Prof. Dr. Winfried Meißner (2011–2015) PD Dr. Stefan Wirz (2011–2019) Dr. Michael Schenk (2016–2019)
56.	Deutsche Vereinigung für Soziale Arbeit im Gesundheitswesen e. V. (DVSG)	Hans Nau (2011–2015) Franziska Hupke (2011–2015) Cindy Stoklossa (2016–2019) Katrin Blankenburg (SV) (2016–2019)
57.	Deutscher Bundesverband für Logopädie e. V. (DBL)	Ricki Nusser-Müller-Busch (2011–2019) Dr. Ruth Nobis-Bosch (2011–2015) Dr. Ilona Rubi-Fessen (2016–2019)
58.	Deutscher Hospiz- und Palliativverband (DHPV)	Ursula Neumann (2011–2015) Susanne Kränzle (2016–2019) Leonhard Wagner (SV) (2016–2019)
59.	Deutscher Verband der Ergotherapeuten e. V. (DVE)	Carsten Schulze (2011–2019)

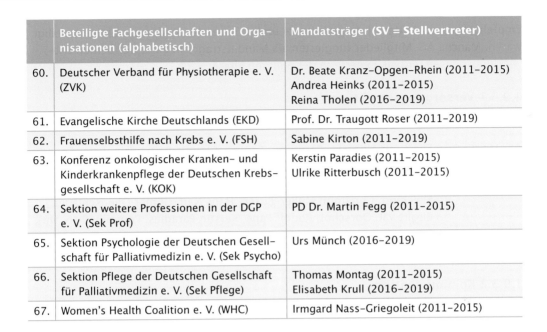

	Beteiligte Fachgesellschaften und Organisationen (alphabetisch)	Mandatsträger (SV = Stellvertreter)
60.	Deutscher Verband für Physiotherapie e. V. (ZVK)	Dr. Beate Kranz-Opgen-Rhein (2011–2015) Andrea Heinks (2011–2015) Reina Tholen (2016–2019)
61.	Evangelische Kirche Deutschlands (EKD)	Prof. Dr. Traugott Roser (2011–2019)
62.	Frauenselbsthilfe nach Krebs e. V. (FSH)	Sabine Kirton (2011–2019)
63.	Konferenz onkologischer Kranken- und Kinderkrankenpflege der Deutschen Krebsgesellschaft e. V. (KOK)	Kerstin Paradies (2011–2015) Ulrike Ritterbusch (2011–2015)
64.	Sektion weitere Professionen in der DGP e. V. (Sek Prof)	PD Dr. Martin Fegg (2011–2015)
65.	Sektion Psychologie der Deutschen Gesellschaft für Palliativmedizin e. V. (Sek Psycho)	Urs Münch (2016–2019)
66.	Sektion Pflege der Deutschen Gesellschaft für Palliativmedizin e. V. (Sek Pflege)	Thomas Montag (2011–2015) Elisabeth Krull (2016–2019)
67.	Women's Health Coalition e. V. (WHC)	Irmgard Nass-Griegoleit (2011–2015)

Folgende Fachgesellschaften und Organisationen haben ihre Mitwirkung bei dieser Leitlinie abgesagt oder nach mehrfacher Aufforderung und Bemühungen der Mitwirkung nicht reagiert:
- Erste Entwicklungsphase (2011–2015): Deutsche Gesellschaft für Orthopädie und Orthopädische Chirurgie e. V., Akademie Palliative Care Norddeutschland, Deutsche Interdisziplinäre Vereinigung für Intensiv- und Notfallmedizin, Kirchenamt der Evangelischen Kirchengemeinde, Deutsche Gesellschaft für Nephrologie, Deutsche Gesellschaft für Neurointensiv- und Notfallmedizin, Deutsche Pharmazeutische Gesellschaft.
- Zweite Entwicklungsphase (2016–2019): Deutsche Gesellschaft für Nephrologie, Deutsche Gesellschaft für Gynäkologie und Geburtshilfe e. V., die Women's Health Coalition, Deutsche Pharmazeutische Gesellschaft e. V. (DPhG). Die Konferenz onkologischer Kranken- und Kinderkrankenpflege der Deutschen Krebsgesellschaft e. V. (KOK) hat nach Ausstieg ihres Mandatsträgers (aus Gründen, die mit der Leitlinie nicht verbunden waren) im Dezember 2016 keinen neuen Mandatsträger ernannt und somit nicht weiter an der Erstellung der Leitlinie mitgewirkt. Die Arbeitsgemeinschaft Soziale Arbeit in der Onkologie der Deutschen Krebsgesellschaft e. V. (ASO) hat gleich zu Beginn ihre Teilnahme zurückgezogen und an der Erstellungsarbeit der Leitlinie nicht aktiv mitgewirkt.

1.9.3 Arbeitsgruppen
Zur Bearbeitung der insgesamt 113 Schlüsselfragen wurden 15 Arbeitsgruppen gebildet. Die Mandatsträger konnten sich selber einer Arbeitsgruppe je nach Interesse und Expertise im Rahmen der Kick-off-Veranstaltungen zuordnen. Hinzugezogen wurden 84 nicht abstimmungsberechtigte Experten auf Vorschlag der AG-Leiter und Mandatsträger zu den 15 Themen, die - sowie die Mandatsträger - an der Ausarbeitung der

Empfehlungen sowie der Hintergrundtexte und z. T. bei der Studienextraktion beteiligt waren. Manche AG-Mitglieder fungierten als Mandatsträger in einer der beiden Entwicklungsphasen und als Experte in der anderen Phase.

1.9.3.1 Versorgungsstrukturen

AG-Leiter: Bernd Oliver Maier, Raymond Voltz

AG-Mitglieder: Elisabeth Albrecht, Bernd Alt-Epping, Claudia Bausewein, Peter Engeser, Werner Freier, Norbert Frickhofen, Jan Gärtner, Elke Goldhammer, Stefan Gronemeyer, Birgit Haberland, Thomas Montag, Heiner Melching, Christoph Müller-Busch, Hans Nau, Günter Ollenschläger, Birgitt van Oorschot, Rudolf Pape, Kerstin Paradies, Pompiliu Piso, Dirk Rades, Constanze Rémi, Ulrike Ritterbusch, Nils Schneider, Carsten Schulze, Ulrich Wedding, Birgit Weihrauch, Jürgen Wolf, Heidi Wurst

1.9.3.2 Kommunikation

AG-Leiter: Martin Weber, Joachim Weis

AG-Mitglieder: Susanne Ditz, Ulrich Fink, Jan Gramm, Peter Herschbach, Monika Keller, Sabine Kirton, Tanja Krones, Irmgard Nass-Griegoleit, Hans Nau, Wiebke Nehls, Traugott Roser, Jan Schildmann, Jürgen in der Schmitten, Thomas Schopperth, Alfred Simon, Maria Wasner

1.9.3.3 Therapiezielfindung und Kriterien der Entscheidungsfindung

AG-Leiter: Bernd Alt-Epping, Alfred Simon

AG-Mitglieder: Thorsten Annecke, Gesine Benze, Corinna Eschbach, Norbert Frickhofen, Ulrike Haase, Michaela Hach, Uwe Janssens, Christoph Kahl, Ulrich Kleeberg, Matthias Kochanek, Volker Lipp, Ricki Nusser-Müller-Busch, Mathias Pfisterer, Chris Protzel, Ulrike Ritterbusch, Imke Strohscheer, Birgitt van Oorschot, Ulrich Wedding, Eva Winkler

1.9.3.4 Atemnot

AG-Leiter: Claudia Bausewein, Helgo Magnussen (2011–2015), David Heigener (2016–2019 für die Aktualisierung)

AG-Mitglieder: David Heigener (2011–2015), Thomas Jehser, Marianne Kloke, Beate Kranz-Opgen-Rhein, Norbert Krumm, Andreas von Leupoldt, Carmen Loquai, Wiebke Nehls, Birgitt van Oorschot, Susanne Riha, Martin Steins, Michael Thomas, Barbara Wollenberg

1.9.3.5 Tumorschmerz

AG-Leiter: Winfried Meißner, Lukas Radbruch

AG-Mitglieder: Michael Ewers, Jan Gärtner, Karin Kieseritzky, Ulrich Kleeberg, Stefan Lorenzl, Gabriele Müller-Mundt, Friedemann Nauck, Birgitt van Oorschot, Dirk Rades, Constanze Rémi, Roman Rolke, Rainer Sabatowski, Ulrike Stamer, Stefan Wirz

1.9.3.6 Fatigue

AG-Leiter: Pia Heußner, Lukas Radbruch

AG-Mitglieder: Henning Flechtner, Helmut Frohnhofen, Jürgen Hampl, Markus Horneber, Sabine Kirton, Marianne Kloke, Norbert Krumm, Karl Reif, Jens Ulrich Rüffer, Carsten Schulze, Reina Tholen, Stefan Wirz

1.9.3.7 Schlafbezogene Erkrankungen/nächtliche Unruhe

AG-Leiter: Jan Rémi, Johannes Rosenbruch

AG-Mitglieder: Berend Feddersen, Helmut Frohnhofen, Vjenka Garms-Homolova, Michaela Hach, Ute Jungkunz, Karin Kieseritzky, Stefan Lorenzl, Georg Nübling, Klaus Maria Perrar, Nils Schneider

1.9.3.8 Übelkeit und Erbrechen (nicht Tumortherapie-induziert)

AG-Leiter: Gesine Benze, Bernd Oliver Maier

AG-Mitglieder: Timo Behlendorf, Elke Goldhammer, Christoph Kahl, Thomas Montag, Ulrike Stamer, Klaus Weckbecker, Stefan Wirz

1.9.3.9 Obstipation

AG-Leiter: Gerhild Becker, Martin Holtmann (2011–2015), Philipp Lenz (2016–2019 für die Aktualisierung)

AG-Mitglieder: Andreas von Aretin, Christopher Böhlke (2016–2019 für die Aktualisierung), Thomas Frieling, Jan Gärtner, Martin Holtmann (2016–2019), Werner Meier, Stefan Mönig, Gerhard Pott (bis Oktober 2013), Chris Protzel, Christian Scheurlen, Waldemar Siemens (2016–2019 für die Aktualisierung), Christoph Thomssen, Stefanie Volsek, Stefan Wirz

1.9.3.10   Maligne intestinale Obstruktion (MIO)

AG-Leiter: Claudia Bausewein, Robert Siegel

AG-Mitglieder: Katja Goudinoudis, Ute Helm, Martin Kamprad, Marianne Kloke, Philipp Lenz, Volkmar Müller, Margot Renner, Jörg-Peter Ritz, Ulrich Schuler, Wolfgang Schwenk

1.9.3.11   Maligne Wunden

AG-Leiter: Axel Doll, Elisabeth Krull

AG-Mitglieder: Gernot Beutel, Jens Büntzel, Marion Burckhardt, Susanne Danzer, Jan Esters, Christiane Gog, Jendrik Hardes, Inga Hofmann-Tischner, Elisabeth Jentschke, Carmen Loquai, Peter Nieland, Rudolf Pape, Kerstin Protz, Ellen Schaperdoth, Gabriele Seidel (2016–Januar 2017), Barbara Uebach, Andreas Uschok, Birgitt van Oorschot, Anette Vasel-Biergans, Barbara Wollenberg

1.9.3.12   Angst

AG-Leiter: Vjera Holthoff-Detto, Urs Münch

AG-Mitglieder: Margit Haas, Ruth Hirth, Elisabeth Jentschke, Susanne Kränzle, Michael Nehls, Klaus Maria Perrar, Varinia Popek, Ulrike Ritterbusch, Nils Schneider, Andreas Stähli, Cindy Stoklossa

1.9.3.13   Depression

AG-Leiter: Martin Fegg, Klaus Maria Perrar

AG-Mitglieder: Manfred Gaspar, Roland Goldbrunner, Jan Gramm, Pia Heußner, Vjera Holthoff-Detto, Monika Keller, Stefan Lorenzl, Mariam Ujeyl (2011–Februar 2013)

1.9.3.14   Todeswünsche

AG-Leiter: Reinhard Lindner, Raymond Voltz

AG-Mitglieder: Dorothea Bergmann, Alexandra Bernhart-Just (†2018), Markus Bleckwenn, Susanne Boshammer, Ulrich Fink, Gerrit Frerich, Eckhard Frick, Maren Galushko, Heidrun Golla, Pia Heußner, Frank Jessen, Klaus Kobert, Kerstin Kremeike, Helen Kohlen, Vera Lux, Thomas Montag, Christof Müller-Busch, Gerald Neitzke, Martin Neukirchen, Klaus Maria Perrar, Hartmut Remmers, Ulrike Ritterbusch, Vanessa Romotzky, Traugott Roser, Barbara Schneider, Uwe Sperling, Klaus Weckbecker, Thomas Zander

1.9.3.15   Sterbephase

AG-Leiter: Axel Doll (ab 2012), Thomas Montag (2011–2012), Christoph Ostgathe

AG-Mitglieder: Steffen Eychmüller, Christiane Gog, Margit Haas, Uwe Janssens, Thomas Montag (AG Leiter bis November 2012), Elke Müller, Ursula Neumann, Ricki Nusser-Müller-Busch, Mathias Pfisterer, Gerhard Pott (2011–Oktober 2013), Susanne Roller, Christian Schulz, Christoph Stoll

1.9.3.16   Qualitätsindikatoren
1.9.3.16.1 Erste Entwicklungsphase (2011–2015):
Moderation: Simone Wesselmann, Markus Follmann (DKG)

AG-Mitglieder: Claudia Bausewein, Sabine Kirton, Monika Klinkhammer-Schalke,
Thomas Langer, Monika Nothacker, Christoph Ostgathe, Birgitt van
Oorschot, Constanze Rémi, Steffen Simon, Raymond Voltz, Simone
Wesselmann

1.9.3.16.2 Zweite Entwicklungsphase (2016–2019):
Moderation: Simone Wesselmann, Markus Follmann (DKG)

AG-Mitglieder: Bernd Alt-Epping, Claudia Bausewein, Christoph Kahl, Sabine Kirton,
Thomas Montag, Christoph Ostgathe, Steffen Simon, Birgitt van
Oorschot, Raymond Voltz, Ulrich Wedding

1.9.3.17   Patientenleitlinie
1.9.3.17.1 Erste Entwicklungsphase (2011–2015):
Moderation: Lydia Bothe, Corinna Schaefer

AG-Mitglieder: Axel Doll, Margit Haas, Pia Heußner, Karin Kieseritzky, Sabine Kirton,
Hans Nau, Gerhard Pott, Ulrike Ritterbusch

1.9.3.17.2 Zweite Entwicklungsphase (2016–2019):
Moderation: Lydia Bothe, Corinna Schaefer

AG-Mitglieder: Axel Doll, Karin Kieseritzky, Sabine Kirton, Elisabeth Krull, Reina Tholen

1.9.4 Patientenbeteiligung
Die Leitlinie wurde unter direkter Beteiligung von zwei Patientenvertreterinnen erstellt.
Frau Hilde Schulte (erste Entwicklungsphase) und im Verlauf Frau Sabine Kirton von der
Frauenselbsthilfe nach Krebs e. V. (erste und zweite Entwicklungsphase) und Frau Irmgard Nass-Griegoleit von der Women's Health Coaltion e. V. (erste Entwicklungsphase)
waren von Beginn an in die Erstellung der Leitlinie eingebunden und nahmen mit eige-
nem Stimmrecht an den Konsensuskonferenzen teil.

1.9.5 Methodische Begleitung
Die methodische Begleitung erfolgte durch das Leitlinienprogramm Onkologie mit:
- Dr. Markus Follmann MPH MSc (DKG), Berlin
- Prof. Dr. Ina Kopp (AWMF), Marburg
- Dr. Monika Nothacker MPH (AWMF), Berlin
- Dipl. Soz.-Wiss. Thomas Langer (DKG), Berlin

Zur weiteren methodischen Unterstützung wurden folgende Experten oder Institutionen herangezogen:

- Cicely Saunders Institute am King's College London, London/UK
- Das Deutsche Cochrane Zentrum, Freiburg, Cochrane Haematological Malignancies Group (CHMG), Köln
- SIGN (Scottish Intercollegiate Guidelines Network), Edinburgh/UK

Auftragnehmer der Leitliniengruppe

- Für die Entwicklung der Qualitätsindikatoren: Dr. Simone Wesselmann MBA, Deutsche Krebsgesellschaft – Bereich Zertifizierung
- Für die Erstellung der Patientenleitlinie: Lydia Bothe und Corinna Schaefer, ÄZQ (Ärztliches Zentrum für Qualität in der Medizin), Berlin

1.10 Verwendete Abkürzungen

Abkürzung	Erläuterung
3DS	Switch over 3 days
ACP	Advance Care Planning
AIDS	Acquired Immune Deficiency Syndrome
AIT	Athens insomnia scale
AHI	Apnoe/ Hypopnoe–Index
ACP	Advance Care Planning
ADL	Activities of Daily Living
AG	Arbeitsgruppe
APD	Ambulante Palliativpflegedienste
APV	Allgemeine Palliativversorgung
ÄZQ	Ärztliches Zentrum für Qualität in der Medizin
BeSD	Beurteilung von Schmerzen bei Demenz
BISAD	Beobachtungsinstrument für die Schmerzerfassung bei alten Menschen mit Demenz
BPI	Brief Pain Inventory
BtM	Betäubungsmittel
BtMVV	Betäubungsmittelverschreibungsverordnung
CI	Confidence Interval
CAM	Confusion Assessment Method
CARES–MIS	Cancer Rehabilitation Evaluation System Medical Interaction Subscale
CCT	Controlled Clinical Trial
CHMG	Cochrane Haematological Malignancies Group
CI	Confidence Interval
CMO	Comfort Measures Only

Abkürzung	Erläuterung
COPD	Chronic Obstructive Pulmonary Disease
CRQ	Chronic Respiratory Questionnaire
CT	Computertomographie
CYP3A4	Cytochrom P450 3A4
EAPC	European Association of Palliative Care
EBM	Einheitlicher Bewertungsmaßstab
ECOG	Eastern Cooperative Oncology Group
EG	Empfehlungsgrad
EGFR	Epidermal Growth Factor Receptor
EK	Expertenkonsens
EMA	European Medicines Agency (Europäischen Arzneimittel-Agentur)
EORTC	European Organization for Research and Treatment of Cancer
EORTC QLQ-C15-PAL	European Organization for Research and Treatment of Cancer Quality of Life Questionnaire Core 15 for Palliative Care
ESAS	Edmonton Symptom Assessment System
ESAS-r	Edmonton Symptom Assessment System Revised Version
FACIT-Sp	Functional Assessment of Chronic Illness Therapy – Spiritual Well-being Scale
FACT-L	Functional Assessment of Cancer Therapy – For patients with Lung cancer
FAMCARE-P16	Family Satisfaction with Care of patients
FBT	Fentanylbuccaltabletten
fMRT	Funktionelle Magnetresonanztomographie
GBA	Gemeinsamer Bundesausschuss
GFR	Glomeruläre Filtrationsrate
GKV	Gesetzliche Krankenversicherung
HADS	Hospital Anxiety and Depression Scale
HIV	Humanes Immundefizienz-Virus
HOPE	Hospiz- und Palliativerhebung
HPS	Häusliche Pflegeskala
HWZ	Halbwertzeit
IPOS	Integrierte Palliative care Outcome Skala
i.v.	intravenös
IASP	International Association for the Study of Pain
ICD	Implantierte Kardioverter-Defibrillatoren
ICD-10	International Statistical Classification of Diseases
ICSD-3	International Classification of Sleep Disorders, third edition
INF	Intranasales Fentanyl
IPOS	Integrierte Palliative Care Outcome Skala

Abkürzung	Erläuterung
IQWiG	Institut für Qualität und Wirtschaftlichkeit im Gesundheitswesen
i. v.	intravenös
KPE	Komplexe Physikalische Entstauungstherapie
KVT–i	Kognitive Verhaltenstherapie bei Insomnie (KVT–i oder CBT–i)
LCP	Liverpool Care Pathway for the Dying
LL	Leitlinie
LoE	Level of Evidence
LQ	Lebensqualität
MDASI	M.D. Anderson Symptom Inventory
MIDOS	Minimales Dokumentationssystem
MIO	Maligne gastrointestinale Obstruktion
MLD	Manueller Lymphdrainage
Mod	Modifiziert
MRC	Medical Research Council
MRT	Magnet–Resonanz–Tomographie
MVZ	Medizinisches Versorgungszentrum
NaSSA	Noradrenerges und Spezifisch Serotonerges Antidepressivum
NCCN	National Comprehensive Cancer Network
ND	Not Done (nicht durchgeführt)
NICE	National Institute for Health and Clinical Excellence
NNT	Number Needed to Treat
NRS	Numerical Rating Scale
NSAR	Nichtsteroidale Antirheumatika
NSCLC	Non–Small Cell Lung Cancer
NVL	Nationale Versorgungsleitlinie
NW	Nebenwirkungen
OR	Odd ratio
OTFC	Orales Transmucosales Fentanylcitrat
p	P–Wert (Signifikanzwert)
p. o.	Per os
p. r.	Per rectum
PAMORA	Peripherally acting ·–opioid antagonist
paO2	Arterieller Sauerstoffpartialdruck
pCO2	Kohlendioxidpartialdruck
PEG	Perkutane Endoskopische Gastrostomie
pO2	Sauerstoff–Partialdruck im Blut
PONV	Postoperative Nausea and Vomiting
POS	Palliative Care Outcome Scale

Abkürzung	Erläuterung
PPI	Protonenpumpeninhibitoren
PROM	Patient-Reported Outcome Measurement
PROs	Patient Reported Outcomes
QLQ-C15-Pal	Quality of Life Questionnaire
QoL	Quality of Life
QUAL-E	Quality of Life at the End of Life Measure
RASS	Richmond-Agitation-Sedation-Score
RCT	Randomized Controlled Trial (Randomisierte kontrollierte Studie)
REM	Rapid Eye Movement
RLS	Restless-Legs-Syndrom
s. c.	Subkutan
s. l.	Sublingual
SAE	Serious Adverse Event
SAG	Stop and Go
SAPV	Spezialisierte Ambulante Palliativversorgung
SBAS	Schlafbezogene Atmungsstörungen
SE	Schlüsselempfehlung
SD	Standard Deviation
SF-36 Health Survey	36-Item Short Form Health Survey
SGB	Sozialgesetzbuch
SIGN	Scottish Intercollegiate Guidelines Network
SPV	Spezialisierte Palliativversorgung
SSNRI	Selective Serotonin-Noradrenalin-Reuptake-Inhibitor
SSPV	Spezialisierte Stationäre Palliativversorgung
SSRI	Selective Serotonin Reuptake Inhibitor
STC	Slow Transit Constipation
SysRev	Systematic Review
TTS	Transdermales Therapeutisches System
TZA	Trizyklisches Antidepressivum
UAW	Unerwünschte Arzneimittelwirkung
VAS	Visuelle Analogskala
VRS	Verbale Rating-Skala
WHO	World Health Organization (Welt-Gesundheitsorganisation)
ZNS	Zentrales Nervensystem

2.   Einführung

2.1   Geltungsbereich und Zweck

2.1.1 Zielsetzung und Fragestellung

Das Hauptziel dieser Leitlinie ist die Verbesserung der Symptomkontrolle und der palliativmedizinischen Versorgung von Patienten mit einer nicht-heilbaren Krebserkrankung und ihren Angehörigen. Die Verbesserung der Versorgungsqualität soll dadurch erreicht werden, dass:

- die den Bedürfnissen der Betroffenen entsprechende palliativmedizinische Versorgungsstruktur rechtzeitig angeboten wird (Kapitel Versorgungsstrukturen),
- die häufigen Symptome und Probleme nach dem aktuellen Stand der Wissenschaft und der klinischen Expertise behandelt werden (Kapitel Atemnot, Tumorschmerz, Fatigue, Schlafbezogene Erkrankungen/Nächtliche Unruhe, Übelkeit und Erbrechen (nicht Tumortherapie-induziert), Obstipation, Maligne intestinale Obstruktion (MIO), Maligne Wunden, Angst und Depression),
- die Gespräche mit Patienten und Angehörigen angemessen geführt und die Therapieziele gemeinsam festgelegt werden können (Kapitel Kommunikation sowie Therapiezielfindung und Kriterien der Entscheidungsfindung),
- die Gespräche mit Menschen mit Todeswünschen empathisch geführt werden können und ein angemessener und hilfreicher Umgang mit Ihnen ermöglicht wird (Kapitel Todeswünsche),
- die Betreuung in der Sterbephase angemessen und optimal erfolgen kann (Kapitel Sterbephase).

Die vorliegende Leitlinie Palliativmedizin für Patienten mit einer nicht-heilbaren Krebserkrankung stellt Grundprinzipien der palliativmedizinischen Versorgung dar, die in organspezifischen Leitlinien repetitiv wären und/oder nicht ausführlich genug behandelt werden können. Die vorliegende Leitlinie äußert sich nicht zu tumorspezifischen Maßnahmen (z. B. Strahlentherapie, operative Verfahren, medikamentöse Tumortherapien), auch wenn diese mit dem primären oder sekundären Ziel der Symptomlinderung angewendet werden, sondern verweist diesbezüglich auf die organspezifischen Leitlinien, u. a. des Leitlinienprogramms Onkologie. Bezüglich psychoonkologischer Aspekte bzw. supportiver Therapie und zum Thema Komplementärmedizin verweisen wir auch auf die entsprechenden S3-Leitlinien ([2, 4]; Leitlinie Komplementärmedizin in Erstellung).

2.1.2 Adressaten

Patientenzielgruppe

Die Patientenzielgruppe dieser Leitlinie sind Patienten mit einer nicht-heilbaren Krebserkrankung, bei denen das primäre Therapieziel die Verbesserung der Lebensqualität ist (siehe Definition der Lebensqualität im Glossar). Die in dieser Leitlinie formulierten Empfehlungen zu palliativmedizinischen Maßnahmen sind unabhängig von der Durchführung tumorspezifischer Maßnahmen (z. B. Strahlentherapie, operative Verfahren, medikamentöse Tumortherapien), d. h. sie können alleine oder parallel zu tumorspezifischen Maßnahmen eingesetzt werden.

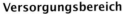

Versorgungsbereich

Die Leitlinie Palliativmedizin für Patienten mit einer nicht-heilbaren Krebserkrankung soll für alle Versorgungsbereiche Gültigkeit haben. Das schließt den stationären und ambulanten Versorgungsbereich ein sowie die allgemeine und spezialisierte Palliativversorgung.

Anwenderzielgruppe

Diese Leitlinie richtet sich an alle an der Leitlinienerstellung beteiligten ärztliche Fachgruppen und nicht-ärztlichen Versorger im Gesundheitssystem, die Patienten mit einer nicht-heilbaren Krebserkrankung behandeln und betreuen, und dient zur Information für alle weiteren Fachgruppen. Die Leitlinie richtet sich außerdem an betroffene Patienten sowie deren Angehörige. Des Weiteren soll sie Kostenträgern und politischen Entscheidungsträgern zur Orientierung dienen.

2.1.3 Gültigkeitsdauer und Aktualisierungsverfahren

Die S3-Leitlinie ist bis zur nächsten Aktualisierung gültig. Die nächste Aktualisierung ist nach fünf Jahren geplant, d. h. im Jahr 2024. Bei dringendem Änderungsbedarf kann eine neue Version früher erstellt werden. Kommentare und Hinweise für den Aktualisierungsprozess sind ausdrücklich erwünscht und können an das Leitliniensekretariat adressiert werden:

PD Dr. Steffen Simon (Projektleitung/Koordinator)
Uniklinik Köln
Zentrum für Palliativmedizin
Kerpener Str. 62
50924 Köln
S3-palliativ@uk-koeln.de

2.2 Grundlagen der Methodik

Die methodische Vorgehensweise bei der Erstellung der Leitlinie ist im Leitlinienreport dargelegt. Dieser ist im Internet z. B. auf den Seiten des Leitlinienprogramms Onkologie (https://www.leitlinienprogramm-onkologie.de/leitlinien/palliativmedizin/) und den Seiten der AWMF (www.awmf.org/) frei verfügbar.

2.2.1 Schema der Evidenzgraduierung nach SIGN

Zur Klassifikation des Verzerrungsrisikos der identifizierten Studien wurde in dieser Leitlinie das in Tabelle 2 aufgeführte System des Scottish Intercollegiate Guidelines Network (SIGN) verwendet (siehe www.sign.ac.uk/pdf/sign50.pdf).

Unter dem in den Empfehlungen angegebenen Level of Evidence nach SIGN wird ein Body of Evidence verstanden, der die gesamte identifizierte Evidenz zusammenfasst. Deshalb ist auch der Level of Evidence einer Empfehlung, deren Evidenzgrundlage auf einem Systematic Review basiert, der Body of Evidence der in diesem Review eingeschlossenen Primärstudien. Dieser Body of Evidence kann vom Level of Evidence des Systematic Reviews selbst (in den Evidenztabellen angegeben) abweichen. Die Qualität des Systematic Reviews kann nämlich hoch sein, während die Qualität der eingeschlossenen Studien, die sich im Body of Evidence widerspiegelt, niedrig ist.

Tabelle 2: Schema der Evidenzgraduierung nach SIGN

Grad	Beschreibung
1++	Qualitativ hochwertige Metaanalysen, Systematische Übersichten von RCTs oder RCTs mit sehr geringem Risiko systematischer Fehler (Bias)
1+	Gut durchgeführte Metaanalysen, Systematische Übersichten von RCTs oder RCTs mit geringem Risiko systematischer Fehler (Bias)
1–	Metaanalysen, Systematische Übersichten von RCTs oder RCTs mit hohem Risiko systematischer Fehler (Bias)
2++	Qualitativ hochwertige systematische Übersichten von Fall-Kontroll- oder Kohortenstudien oder Qualitativ hochwertige Fall-Kontroll- oder Kohortenstudien mit sehr niedrigem Risiko systematischer Verzerrungen (Confounding, Bias, „Chance") und hoher Wahrscheinlichkeit, dass die Beziehung ursächlich ist
2+	Gut durchgeführte Fall-Kontroll-Studien oder Kohortenstudien mit niedrigem Risiko systematischer Verzerrungen (Confounding, Bias, „Chance") und moderater Wahrscheinlichkeit, dass die Beziehung ursächlich ist
2–	Fall-Kontroll-Studien oder Kohortenstudien mit einem hohen Risiko systematischer Verzerrungen (Confounding, Bias, „Chance") und signifikantem Risiko, dass die Beziehung nicht ursächlich ist
3	Nicht-analytische Studien, z. B. Fallberichte, Fallserien
4	Expertenmeinung

2.2.2 Schema der Empfehlungsgraduierung

Die Methodik des Leitlinienprogramms Onkologie sieht eine Vergabe von Empfehlungsgraden durch die Leitlinienautoren im Rahmen eines formalen Konsensusverfahrens vor. Dementsprechend wurden durch die AWMF strukturierte Konsensuskonferenzen durchgeführt [5]. Im Rahmen dieser Prozesse wurden die Empfehlungen von den stimmberechtigten Mandatsträgern (siehe Kapitel 1.9.2) formal abgestimmt.

In der Leitlinie werden zu allen evidenzbasierten Statements und Empfehlungen das Evidenzlevel (siehe Kapitel 2.2.1) der zugrunde liegenden Studien sowie bei Empfehlungen zusätzlich die Stärke der Empfehlung (Empfehlungsgrad) ausgewiesen. Hinsichtlich der Stärke der Empfehlung werden in dieser Leitlinie drei Empfehlungsgrade unterschieden (siehe Tabelle 3), die sich auch in der Formulierung der Empfehlungen jeweils widerspiegeln.

Tabelle 3: Schema der Empfehlungsgraduierung

Empfehlungsgrad	Beschreibung	Ausdrucksweise
A	Starke Empfehlung	soll
B	Empfehlung	sollte
0	Empfehlung offen	kann

Die Entscheidungskriterien für die Festlegung der Empfehlungsgrade werden im Leitlinienreport zu dieser Leitlinie erläutert.

2.2.3 Statements

Als Statements werden Darlegungen oder Erläuterungen von spezifischen Sachverhalten oder Fragestellungen ohne unmittelbare Handlungsaufforderung bezeichnet. Sie werden entsprechend der Vorgehensweise bei den Empfehlungen im Rahmen eines formalen Konsensusverfahrens verabschiedet und können entweder auf Studienergebnissen oder auf Expertenmeinungen beruhen.

2.2.4 Expertenkonsens (EK)

Empfehlungen, für die keine systematische Aufarbeitung der Literatur erfolgte, sondern eine Bearbeitung auf der Grundlage eines Expertenkonsens beschlossen wurde, sind als „Expertenkonsens = EK" ausgewiesen. Für die Graduierung des Expertenkonsenses wurden keine Symbole bzw. Buchstaben verwendet, die Stärke des Konsenspunktes ergibt sich aus der verwendeten Formulierung (soll/sollte/kann) entsprechend der Abstufung in Tabelle 3.

2.2.5 Unabhängigkeit und Darlegung möglicher Interessenkonflikte

Die Deutsche Krebshilfe stellte über das Leitlinienprogramm Onkologie (OL) die finanziellen Mittel für die Erstellung der vorliegenden Leitlinie zur Verfügung. Die Leitlinienerstellung erfolgte in redaktioneller Unabhängigkeit von den finanzierenden Trägern, zusätzliche Sponsoren gab es nicht.

Die finanziellen Mittel wurden ausschließlich für Personalkosten, Büromaterial, Literaturbeschaffung sowie für die AG-Meetings und Konsenskonferenzen (Miete, Technik, Verpflegung, Moderatorenhonorare, Reise- und Hotelkosten) eingesetzt.

Eine standardisierte Erklärung (AWMF-Formblatt) über potentielle Interessenkonflikte wurde von allen Mitgliedern der Leitliniengruppe eingeholt, welche durch die Koordinatoren gesichtet und nach definierten Kriterien, die auf den Empfehlungen der AWMF basieren, bewertet wurden (siehe Leitlinienreport im separaten Dokument, Kapitel 8). Die darin offengelegten Beziehungen und Sachverhalte sind im Leitlinienreport dargestellt, die Interessenkonflikterklärungen der Mandatsträger (abstimmungsberechtigt) und Experten (nicht-abstimmungsberechtigt) sind in Tabellen abgebildet (siehe Leitlinienreport im separaten Dokument, Kapitel 13.1).

Das Thema Interessenkonflikte wurde während der Kick–off–Veranstaltung, des Erstellungsprozesses in den einzelnen AGs und auf den Konsenskonferenzen mehrfach erläutert. In den Fällen, wo es zu einer Einschränkung in der Beteiligung im Konsensus– und Entscheidungsprozess gab, wurde mit den betroffenen Mandatsträgern Rücksprache gehalten und die Einschränkung kommuniziert und umgesetzt, z. B. wenn ein Mandatsträger wegen eines potentiellen Interessenskonfliktes bei bestimmten Schlüsselempfehlungen nicht abstimmen durfte.

Durch die formale Konsensbildung sowie die interdisziplinäre und multiprofessionelle Erstellung und die Möglichkeit der öffentlichen Begutachtung wurden weitere potentielle Risiken zur Verzerrung reduziert.

Den Mandatsträgern und Experten ist für ihre ausschließlich ehrenamtliche Arbeit ausdrücklich zu danken.

3.   Glossar

Das Glossar soll keine neuen Definitionen schaffen, sondern dem Leser Klarheit darüber bringen, wie in dieser Leitlinie Begriffe verstanden werden. Das Glossar ist für die gesamte Leitlinie gültig.

Angehörige
(Synonym: Zugehörige, Nahestehende)

Durch familiäre oder anderwärtige, enge soziale Beziehung (als Einzelbeziehung zwischen zwei Menschen oder systemisch als „sich einem System von Beziehungen angehörig fühlen") dem engen Umfeld des Patienten zugezählte Menschen, wie z. B. Kinder, Eltern, Freunde oder Nachbarn.

Bedürfnis und Bedarf
In der englischsprachigen Literatur, aus der sich die meiste Evidenz generiert, werden in der Regel sowohl Bedarf als auch Bedürfnis als ‚need' definiert und der nähere Wortsinn ergibt sich aus dem Kontext. Im Deutschen besteht eine eindeutige sprachliche Unterscheidung:

Bedürfnis ist ein subjektiv-individueller Anspruch oder Wunsch einer Person oder Personengruppe bzw. ein erlebter Mangel- und Belastungszustand verbunden mit dem Wunsch nach Abhilfe und Befriedigung.

Bedarf ist der objektiv erkennbare, nachvollziehbare, nicht durch eigene Ressourcen zu behebende Mangel- und Belastungszustand eines Patienten.

Ressourcen „sind auf der einen Seite materielle Mittel (Zeit, Geld, Arbeit), die für einen bestimmten Zweck eingesetzt werden können. Auf der anderen Seite beschreiben sie die Möglichkeiten einer Person oder einer Gruppe, mit belastenden Ereignissen umzugehen. Insbesondere der soziale Rückhalt hat sich als besonders wichtige Ressource für die Gesundheit erwiesen" (www.gesundheitsfoerderung-zh.ch/fileadmin/user_upload/publikationen/Konzept/Leitfaden/Glossar.pdf).
(Bedürfnis - Ressource = Bedarf)

Dimensionen des Menschen, vier
Der Ansatz der Palliativversorgung ist ganzheitlich, wobei der Patient in seinen vier personalen Dimensionen Beachtung findet: physisch, psychisch, sozial und spirituell. Die Ausrichtung auf die genannten vier Dimensionen knüpft an die Gesundheitsdefinition der Ottawa Charta und die Definition von Palliativmedizin der WHO an [6, 7]. Damit wird versucht, eine Antwort auf das multidimensionale Leid des Menschen am Lebensende - wie Cicely Saunders es mit dem Begriff des *total pain* ausdrückte [8] - zu geben. Die vier Dimensionen sind interrelational.

- **Physische Dimension**: somatische Komponente des Menschen
- **Psychische Dimension**: kognitive und emotionale Dimension des Menschen
- **Soziale Dimension**: relationale Dimension des Menschen, die alle zwischenmenschlichen Beziehungen einschließt. Am Lebensende ist das Einbeziehen der Angehörigen des Patienten in die Palliativversorgung von besonderer Bedeutung.
- **Spirituelle Dimension**: dynamische Dimension menschlichen Lebens, die sich darauf bezieht, wie Personen (individuell und in Gemeinschaft) Sinn, Bedeutung und Transzendenz erfahren, ausdrücken und/oder suchen, und wie sie in Verbindung stehen mit dem Moment, dem eigenen Selbst, mit Anderen/m, mit der Natur, mit dem Signifikanten und/oder dem Heiligen [9]. Der spirituelle Bereich umfasst dabei:
- Existentielle Fragestellungen (z. B. Identität, Bedeutung, Leid und Tod, Schuld und Scham, Versöhnung und Vergebung, Freiheit und Verantwortung, Hoffnung und Verzweiflung, Liebe und Freude betreffend)
- Werte und Werthaltungen (d. h. das, was für eine Person am wichtigsten ist, beispielsweise das Verhältnis zur eigenen Person, Familie, Freunden, Beruf, Materielles, Natur, Kunst und Kultur, Ethik und Moral, zum Leben als solchem)
- Religiöse Aspekte und Grundlagen (Glaube, religiöse Inhalte und Praktiken, die Beziehung zu Gott oder dem Transzendenten)

Entlastungsbetreuung (*Respite Care*)

Entlastungsbetreuung soll den betreuenden Angehörigen Erholung und Entlastung von der (Dauer-)Belastung durch die Versorgung ihres schwerstkranken Angehörigen ermöglichen. Die Entlastungsbetreuung bezieht sich ausdrücklich nicht nur auf Pflegemaßnahmen (im Sinne von „Kurzzeitpflege", „Verhinderungspflege" oder „Ersatzpflege"), sondern schließt umfassend alle Aufwendungen und Betreuungsmaßnahmen ein, inklusive der Krankheitsverarbeitung, der Auseinandersetzung mit Sterben und Tod und familiären Belastungen (zu aktuellen gesetzlichen Regelungen, siehe §§ 39 und 42 SGB XI).

Interdisziplinarität

Die strukturierte Zusammenarbeit von Vertretern verschiedener Spezialisierungen (Synonym: Disziplinen, Fachbereiche) innerhalb einer Profession (Synonym: Berufsgruppe) wird als interdisziplinäres Arbeiten verstanden.

Lebensqualität

Die für ihn wesentlichen Komponenten von Lebensqualität und deren Priorisierung bestimmt der Patient selbst. Sie konstituiert sich aus allen individuell denkbaren Faktoren und geht über das Erleben krankheitsassoziierter Aspekte hinaus.

Gesundheitsbezogene Lebensqualität ist die subjektive Selbsteinschätzung von Individuen oder Gruppen im Hinblick auf physische, psychische, soziale und alltagsnahe Aspekte des Wohlbefindens und der Funktionsfähigkeit. Sie erfasst nicht die äußeren Faktoren, die Lebensqualität bestimmen bzw. bedingen. Zur Erfassung der gesundheitsbezogenen Lebensqualität existieren psychometrisch geprüfte und normierte Messinstrumente.

Multiprofessionalität

Die strukturierte Zusammenarbeit von Vertretern verschiedener Berufsgruppen (Synonym: Professionen) innerhalb eines Teams wird als multiprofessionelles Arbeiten verstanden.

Nicht-Heilbarkeit

Nicht-Heilbarkeit ist kein einheitlich definierter Begriff. In dieser Leitlinie wird der Begriff verwendet in Erkrankungssituationen, in denen eine relevante Wahrscheinlichkeit, die onkologische Erkrankung mit tumorspezifischer Therapie ausheilen und überwinden zu können, nicht besteht. Kriterien von Nicht-Heilbarkeit sind demnach:

- die Progressionstendenz des natürlichen, nicht behandelten Krankheitsverlaufes,
- das Ausmaß und die Wahrscheinlichkeit der Beeinflussbarkeit dieses Krankheitsverlaufes durch Behandlung,
- die Verfügbarkeit in Frage kommender Behandlungsmöglichkeiten und
- die individuelle Bereitschaft Betroffener entsprechende Behandlungsangebote anzunehmen.

Daraus ergibt sich eine erhebliche zeitliche Varianz der Krankheitsverläufe nicht-heilbarer Krebserkrankungen von Monaten bis zu vielen Jahren.

Erkrankungssituationen, bei denen die Wahrscheinlichkeit der Heilung gering, aber nicht gänzlich unmöglich ist (zum Beispiel lokal fortgeschrittene, aber nicht fernmetastasierte Krebserkrankungen, oder Situationen mit nur wenigen, isolierten, vollständig resektablen Metastasen, sog. „Oligometastasierung") können normativ-bewertend sowohl zu einer Kategorisierung als heilbar als auch als nicht-heilbar führen. In diesen Fällen sollten in dieser Leitlinie gefassten palliativmedizinischen Behandlungsprinzipien grundsätzlich Anwendung finden.

Palliative Tumortherapie

(Synonym: palliative tumorspezifische Therapie, palliative Therapie)
Palliative (Tumor-)Therapien sind gegen die Grunderkrankung gerichtete, medikamentöse und nicht-medikamentöse Maßnahmen bei Patienten mit einer nicht-heilbaren Erkrankung mit dem primären Ziel der Lebensverlängerung und/oder Symptomkontrolle (z. B. Strahlentherapie, operative Verfahren, medikamentöse Tumortherapien). Sie beziehen sich auf die Tumorbiologie und sind somit tumorspezifisch.

Palliative Tumortherapie oder palliative Therapie ist somit kein Synonym für Palliativmedizin oder Palliativversorgung. Die Durchführung palliativer Tumortherapien ist kein Ausschlusskriterium für eine gleichzeitig indizierte Palliativversorgung, sondern ergänzt diese.

Palliativmedizin/Palliativversorgung

(Synonyme: Palliative Care, Palliativ- und Hospizversorgung)

Palliativmedizin/Palliativversorgung verfolgt das Ziel, die Lebensqualität von Patienten mit einer lebensbedrohenden Erkrankung und ihren Angehörigen zu verbessern oder zu erhalten. Dies erfolgt mittels Prävention und Linderung von Leiden, durch frühzeitiges Erkennen und Behandeln von Problemen im physischen, psychischen, sozialen und spirituellen Bereich [10]. Palliativmedizin/Palliativversorgung bejaht das Leben und sieht das Sterben als natürlichen Prozess; weder beschleunigt noch zögert sie den Tod hinaus [11].

In dieser Leitlinie werden die Begriffe Palliativmedizin und Palliativversorgung als Synonyme verwendet. Beide Begriffe werden - dem englischen Palliative Care entsprechend - in einem weit gefassten Verständnis benutzt. Palliativmedizin und Palliativversorgung werden demnach als Oberbegriff für alle Aktivitäten zur Verbesserung der Lebensqualität verwendet, die für Menschen mit nicht-heilbaren, lebensbedrohlichen (Krebs-)Erkrankungen gelten und betonen den interdisziplinären und multiprofessionellen besonderen Charakter dieses Versorgungsbereichs. Palliativmedizin wird demnach nicht auf den medizinischen und/oder ärztlichen Beitrag reduziert, sondern umfassend im Sinne der multiprofessionellen Palliativversorgung verstanden.

Trotz historisch unterschiedlicher Entwicklungen in Deutschland sind Palliativ- und Hospizversorgung als ein gemeinsamer Ansatz bzw. eine gemeinsame Haltung zu verstehen. Hospizbegleitung wurzelt im bürgerschaftlichen Engagement. Begleitet werden Patienten am Ende ihres Lebens sowie deren Angehörige - zu Hause, in palliativmedizinischen Tageskliniken und in stationären Hospizen. Haupt- und Ehrenamtliche arbeiten in multiprofessionellen Teams zusammen, um eine Betreuung zu bieten, die sich an den individuellen Bedürfnissen und Entscheidungen orientiert und hierbei Würde, Frieden und Ruhe anstrebt [11].

Supportive Therapie

Supportive Therapie umfasst alle unterstützenden Maßnahmen zur Vermeidung oder Behandlung von Nebenwirkungen der Krebserkrankung oder -therapie. Diese können sich auf das Management von physischen, psychischen Symptomen oder auf Nebenwirkungen über den gesamten Behandlungsprozess und Krankheitsverlauf beziehen, beginnend von der Diagnose über die Tumortherapie bis hin zur Nachsorge (aus S3-Leitlinie „Supportive Therapie bei onkologischen PatientInnen" 2017 [2], nach Definition der internationalen Supportivorganisation MASCC; www.mascc.org/about-mascc). Supportive Therapie und Palliativmedizin bzw. Palliativversorgung sind keine Synonyme. Ob „Nebenwirkungen der Krebserkrankung" Teil der supportiven oder der palliativmedizinischen Therapie sind, ist strittig.

Sterbephase

Die Sterbephase beschreibt die letzten Tage des Lebens. Für diese Leitlinie wird - basierend auf einer internationalen Expertenempfehlung und der verfügbaren Evidenz - die Sterbephase als die letzten drei bis sieben Tage des Lebens definiert [12, 13].

Symptom

Doppeldeutigkeit bei unterschiedlichen Bedeutungen:
Symptom wird einerseits verwendet für objektiv zu beobachtende klinische Zeichen, im Sinne von Befund (z. B. Leitsymptom) und andererseits zur Bezeichnung subjektiv-individuell empfundener Belastung und Leid.
Im Kontext dieser Leitlinie wird Symptom ausschließlich für die subjektiv empfundene Belastung verwendet und Befund für objektiv zu beobachtende klinische Zeichen.

Team

Ein Team ist eine Gruppe von Menschen, die für ein gemeinsames Ziel – hier die Palliativversorgung – zusammenarbeitet und verantwortlich ist. Die Arbeit ist dabei kompetenzbasiert und wird transparent strukturiert. Menschen unterschiedlicher Hierarchiestufen arbeiten zusammen. Die Struktur des Teams, aber auch eine gemeinsame Haltung gewährleistet Verlässlichkeit der Versorgung. Von gegenseitiger Achtung getragene Beziehungen und Interaktionen der Teammitglieder, Gemeinschaftssinn und ein starker Gruppenzusammenhalt können Merkmale eines Teams sein [14, 15].

4.   Grundsätze der Palliativversorgung

4.1.	Konsensbasiertes Statement
EK	Palliativversorgung stellt die Lebensqualität der Patienten, die von einer nicht-heilbaren Krebserkrankung betroffen sind, und ihrer Angehörigen in das Zentrum aller Bemühungen.

4.2.	Konsensbasiertes Statement
EK	Die Palliativversorgung ist durch einen multiprofessionellen und interdisziplinären Ansatz gekennzeichnet.

4.3.	Konsensbasierte Empfehlung
EK	Die in der Palliativversorgung Tätigen *sollen* sich durch eine Haltung auszeichnen, die den Patienten als Person in seiner physischen, psychischen, sozialen und spirituellen Dimension wahrnehmen und seine Angehörigen mit einbeziehen, wahrhaftig im Umgang mit den Betroffenen sind und Sterben und Tod als einen Teil des Lebens akzeptieren.

4.4.	Konsensbasierte Empfehlung	Modifiziert 2019
EK	Die folgenden Grundsätze *sollen* bei der Palliativversorgung von Patienten mit einer nicht-heilbaren Krebserkrankung Anwendung finden:	

1. die Berücksichtigung der und das Eingehen auf die Bedürfnisse des Patienten in allen vier Dimensionen (physisch, psychisch, sozial, spirituell);
2. die Berücksichtigung von Patientenpräferenzen;
3. die Wahrnehmung der Patienten in ihrer kulturellen, weltanschaulichen und religiösen Identität;
4. die Bestimmung realistischer Therapieziele;
5. die Kenntnis über Organisationsformen von Palliativversorgung;
6. das Schaffen von Rahmenbedingungen, die die Intimität des Patienten respektieren.

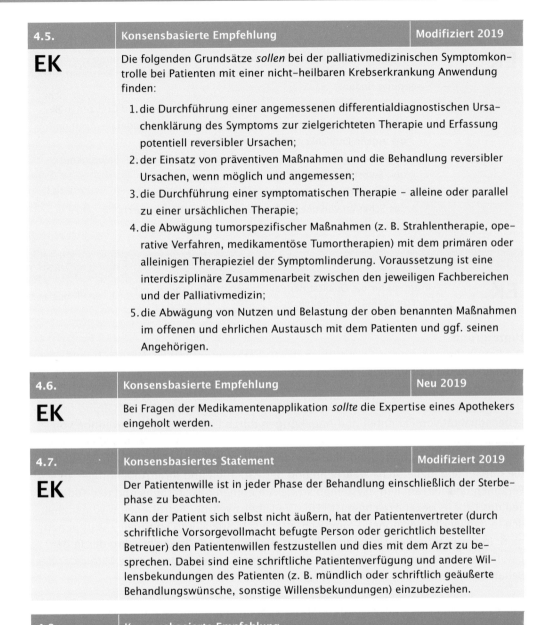

4.5.	Konsensbasierte Empfehlung	Modifiziert 2019

EK

Die folgenden Grundsätze *sollen* bei der palliativmedizinischen Symptomkontrolle bei Patienten mit einer nicht-heilbaren Krebserkrankung Anwendung finden:

1. die Durchführung einer angemessenen differentialdiagnostischen Ursachenklärung des Symptoms zur zielgerichteten Therapie und Erfassung potentiell reversibler Ursachen;
2. der Einsatz von präventiven Maßnahmen und die Behandlung reversibler Ursachen, wenn möglich und angemessen;
3. die Durchführung einer symptomatischen Therapie – alleine oder parallel zu einer ursächlichen Therapie;
4. die Abwägung tumorspezifischer Maßnahmen (z. B. Strahlentherapie, operative Verfahren, medikamentöse Tumortherapien) mit dem primären oder alleinigen Therapieziel der Symptomlinderung. Voraussetzung ist eine interdisziplinäre Zusammenarbeit zwischen den jeweiligen Fachbereichen und der Palliativmedizin;
5. die Abwägung von Nutzen und Belastung der oben benannten Maßnahmen im offenen und ehrlichen Austausch mit dem Patienten und ggf. seinen Angehörigen.

4.6.	Konsensbasierte Empfehlung	Neu 2019

EK

Bei Fragen der Medikamentenapplikation *sollte* die Expertise eines Apothekers eingeholt werden.

4.7.	Konsensbasiertes Statement	Modifiziert 2019

EK

Der Patientenwille ist in jeder Phase der Behandlung einschließlich der Sterbephase zu beachten.

Kann der Patient sich selbst nicht äußern, hat der Patientenvertreter (durch schriftliche Vorsorgevollmacht befugte Person oder gerichtlich bestellter Betreuer) den Patientenwillen festzustellen und dies mit dem Arzt zu besprechen. Dabei sind eine schriftliche Patientenverfügung und andere Willensbekundungen des Patienten (z. B. mündlich oder schriftlich geäußerte Behandlungswünsche, sonstige Willensbekundungen) einzubeziehen.

4.8.	Konsensbasierte Empfehlung	

EK

Die folgenden Grundsätze *sollen* bei der Palliativversorgung von Angehörigen von Patienten mit einer nicht-heilbaren Krebserkrankung Anwendung finden:

1. die Berücksichtigung der und das Eingehen auf die Bedürfnisse und die Belastung der Angehörigen;
2. die Bestimmung realistischer Ziele;
3. die Kenntnis und Information über spezifische Unterstützungsangebote für Angehörige.

4.9.	Konsensbasierte Empfehlung
EK	Die folgenden Grundsätze *sollen* für die in der Palliativversorgung von Patienten mit einer nicht-heilbaren Krebserkrankung handelnden Personen Anwendung finden: 1. die Bereitschaft, sich mit den eigenen Möglichkeiten und Grenzen in Bezug auf die Themen Sterben, Tod und Trauer auseinanderzusetzen und die eigene Endlichkeit bewusst zu reflektieren; 2. die Nutzung eigener und angebotener Möglichkeiten der Salutogenese und Selbstfürsorge; 3. die Bereitschaft, sich fachlich zu qualifizieren; 4. das Schaffen von geeigneten Rahmenbedingungen durch Menschen in Leitungsfunktionen.

4.	Konsensbasierte Empfehlung
EK	Kriterien für die Qualität der Palliativversorgung *sollen* auch *patient-reported-outcomes* (PRO) beinhalten.

Hintergrund

Die Empfehlungen zu den Grundsätzen der Palliativversorgung basieren auf der Expertenmeinung der Leitliniengruppe.

Das Grundanliegen der Palliativversorgung ist die Verbesserung bzw. Erhaltung der Lebensqualität von Patienten und Angehörigen durch Linderung und Prävention von Leiden, trotz nicht-heilbarer Erkrankung. Damit verbunden ist seit den Anfängen der Palliativ- und Hospizbewegung eine Grundhaltung aller an der Behandlung Beteiligten, die durch die ganzheitliche Wahrnehmung der Patienten und ihrer Angehörigen als Personen und in (Familien-)Systemen sowie Annehmen des Sterbens und des Todes als Teil des Lebens gekennzeichnet ist [16]. Die Lebenswelt der Betroffenen wird ganzheitlich in den vier Dimensionen - physisch, psychisch, sozial und spirituell - wahrgenommen. In der praktischen Umsetzung basiert dies auf der Berücksichtigung der in den Empfehlungen genannten Grundsätze für Patienten, Angehörige und die Mitglieder des Behandlungsteams.

Dieses Grundanliegen der Palliativversorgung sollte allen im Gesundheitswesen Beschäftigten, aber auch der Bevölkerung, genauso bekannt sein wie die Grundanliegen der präventiven, kurativen und rehabilitativen Medizin.

Die Wertewelten und Ziele der Patienten und ihrer Angehörigen sind Grundlage jeglichen Palliativversorgungsangebotes, unabhängig von der Differenzierung in allgemeine und spezialisierte Palliativversorgung. Dieses Angebot entspricht einer an Patientenbedürfnissen orientierten allgemeinen Versorgung. Palliativversorgung und krankheitsmodifizierende Maßnahmen können gleichzeitig indiziert sein. Im Verlauf eines progredienten Krankheitsprozesses verlagert sich der Behandlungsansatz jedoch zunehmend in Richtung der Palliativversorgung [17].

Die Grundsätze der Palliativversorgung gelten für alle unterschiedlichen Adressaten in ähnlicher Form. Adressaten können Patienten, Angehörige und die in der Palliativversorgung Aktiven selbst sein. Ausgangspunkt des Handelns ist immer die Orientierung an den individuellen Präferenzen der Betroffenen, also sowohl der Patienten als auch der Angehörigen, und in modifizierter Form auch der an der Behandlung Beteiligten. Orientierung umfasst hier das gesamte Spektrum von der Vorausverfügung bis hin zu scheinbar unerfüllbaren Wünschen, Sehnsüchten und Träumen, die Handlungsoptionen im Kontext der Begleitung eröffnen und erfordern. Deshalb ist die Kenntnis der Präferenzen auch unabhängig von der unmittelbaren Erfüllbarkeit eines Wunsches handlungsweisend und impulsgebend in der Planung eines Unterstützungsangebotes und in jedem Fall unverzichtbarer Bestandteil der Patientenorientierung, die als Leitfaden der Versorgungsplanung verstanden werden kann. Präferenzen sollten, wenn möglich, dokumentiert werden.

Die Berücksichtigung der Präferenzen setzt neben der Haltung, diese als entscheidende Determinante zu akzeptieren, auch eine methodische Kompetenz voraus, diese zu erfassen, auf ihre situative Umsetzbarkeit hin zu bewerten, zu dokumentieren und in einen nachvollziehbaren und kommunizierbaren Plan zu überführen.

Gerade bei scheinbar persönlichen Themen besteht die Gefahr, Exklusivwissen zu generieren, das trotz seiner Relevanz nicht für andere nachvollziehbar aufbereitet ist. Die systematische Erfassung und Dokumentation der entscheidenden Eckpfeiler der individuellen Patientenpräferenzen ist hier aber ein klarer Qualitätsindikator für die Güte der palliativversorgerischen Bedarfsermittlung, auch als Grundlage für die daraus resultierende Zuteilung zu bedarfsgerechten Angeboten.

Aus der klinischen Praxis können folgende Leitfragen zur Orientierung über die individuelle Situation des Patienten hilfreich sein, die von den aktuell an der Behandlung Beteiligten gestellt werden:
- Was möchte der Patient und was führt ihn zu mir? (Welche Ziele sind dem Patienten krankheitsbezogen und krankheitsunabhängig wichtig?)
- Was ist der aktuelle Vorstellungsgrund? (Gibt es behandlungsbedürftige Symptome oder psychosoziale und spirituelle Bedürfnisse? Wie ist die Priorisierung?)
- Was kann ich für ihn tun? (Welche Möglichkeiten habe ich in meiner aktuellen Rolle, den Patienten angemessen zu unterstützen und zu behandeln?)
- Was soll nicht sein? (Welche Maßnahmen sind nicht angezeigt bzw. stehen im Widerspruch zu den Bedürfnissen und dem Willen des Patienten?)

Zentraler Bestandteil palliativmedizinischen Handelns ist die Kontrolle und Linderung von für den Patienten belastenden Symptomen. In der Regel leiden die Patienten unter einer Vielzahl von Symptomen zu einem Zeitpunkt. Zu den häufigsten Symptomen gehören Schmerzen, Energielosigkeit, Müdigkeit, Atemnot, Obstipation, Übelkeit und Erbrechen [18]. Zur erfolgreichen Behandlung der Symptome gehören zunächst eine symptombezogene Anamnese und Priorisierung mit dem Patienten, welche Symptome ihn am stärksten belasten und im Vordergrund der Behandlung stehen sollten. Vor der symptomorientierten Behandlung steht die Klärung der möglichen Ursachen – basierend auf pathophysiologischen Überlegungen und zur Verfügung stehenden Untersuchungsbefunden – bzw. des Krankheitsverlaufs. Abhängig von der Situation des Patienten und der zur Verfügung stehenden Vorbefunde sind ggf. auch weitere diagnostische Maßnahmen notwendig, die aber immer kritisch nach Erkenntniszuwachs, therapeutischer Konsequenz und Belastung für den Patienten hinterfragt werden sollten. Reversible Ursachen sollten soweit möglich und der Situation des Patienten angemessen behandelt werden (z. B. Pleurapunktion bei Atemnot, Bisphosphonate bei Hyperkalzämie zur Behandlung von Übelkeit, Obstipation und Verwirrtheit).

Der Einsatz von Arzneimitteln ist wichtiger Bestandteil der palliativmedizinischen Symptomkontrolle. Um den Patienten nicht unnötig zu gefährden ist ein reflektierter Einsatz von Medikamenten essentiell, der immer wieder die aktuelle Krankheits- und Versorgungssituation des Patienten mit berücksichtigt. Bei der Vielzahl an verfügbaren Arzneimitteln und Darreichungsformen sollte ein Apotheker bei Fragen zur Arzneimitteltherapie, insbesondere zur Arzneimittelapplikation, hinzugezogen werden.

Der Patientenwille kann in verschiedener Form zum Ausdruck kommen: Einerseits als aktuell erklärter Wille, andererseits bei Nichteinwilligungsfähigkeit in verschriftlichter Form als vorausverfügter Wille durch eine Patientenverfügung oder in Form einer stellvertretenden Entscheidung durch Bevollmächtigte und Betreuer. Diese haben die Behandlungswünsche und den mutmaßlichen Willen des Patienten bei Nichteinwilligungsfähigkeit anhand konkreter Anhaltspunkte (z. B. frühere mündliche oder schriftliche Äußerungen, ethische oder religiöse Überzeugungen und sonstige persönliche Wertvorstellungen des Patienten) zu ermitteln und gegenüber den Ärzten zu vertreten. Siehe hierzu auch das Kapitel Therapiezielfindung und Kriterien der Entscheidungsfindung).

Symptomorientierte Maßnahmen können alleine oder gleichzeitig mit tumorbezogenen oder ursächlichen Therapien durchgeführt werden. Ein Entweder-Oder ist nicht zielführend für die Patienten. In ausgewählten Fällen kann eine tumorspezifische Maßnahme mit dem primären oder alleinigen Ziel der Symptomlinderung durchgeführt werden (z. B. Bestrahlung einer schmerzhaften Knochenmetastase oder Operation einer isolierten gastrointestinalen Stenose). Die Indikation solcher Maßnahmen sollte aber immer in enger interdisziplinärer Zusammenarbeit zwischen den jeweiligen Fachbereichen und der Palliativmedizin stattfinden und den Kurz- wie den Langzeitnutzen für den Patienten im Auge haben. Die Therapieziele und der mögliche Nutzen bzw. die mögliche Belastung sollten mit Patienten und Angehörigen offen und ehrlich abgewogen und kommuniziert werden.

Diagnostische und therapeutische Maßnahmen können für den Patienten und seine Angehörigen eine zusätzliche Belastung zur Erkrankung, den Symptomen und der Gesamtsituation darstellen. Daher sollten von Seiten des Betreuungsteams zusätzliche von außen kommende Belastungen möglichst gering gehalten, bzw. im Verhältnis zum Nutzen abgewogen werden. Unter Belastung sind dabei von extern kommende erfassbare Einflüsse gemeint, die zu einer physischen oder psychischen Belastung führen. Belastbarkeit bezeichnet dahingegen die physischen und psychischen Ressourcen, die eine Person mobilisieren kann, um auf objektiv einwirkende Stressoren zu reagieren [19]. Neben der Fürsorge für den Patienten und die Angehörigen ist es aber auch die Aufgabe aller in der Palliativversorgung Tätigen, für sich selbst und die Mitarbeitenden zu sorgen. Die Salutogenese bzw. Resilienz beschreiben Modelle der Selbstfürsorge, in dem Widerstandsressourcen zur Bewältigung von Stresssituationen und so zur Gesundheitsförderung genutzt werden können [20]. Zur Vorbeugung und Bearbeitung von Belastungssituationen sind systematische, regelmäßig und fest geplante Entlastungsmöglichkeiten, z. B. über Supervisionsangebote als Beispiel für institutionalisierte Unterstützung, zu betonen.

Für die Beurteilung der Qualität der Versorgung werden im Gesundheitswesen häufig die Qualitätskriterien nach Donabedian herangezogen [21]. Traditionell besteht der Fokus auf Messung von Struktur- und Prozessqualität, da diese in der Regel einfacher zu messen sind. Im Sinne des patientenorientierten Ansatzes der Palliativversorgung ist es aber von besonderer Bedeutung, dass auch Outcome-Kriterien für die Bestimmung der Versorgungsqualität verwendet werden. Da Lebensqualität und die Erfahrung von Symptomen subjektive Erfahrungen widerspiegeln, kommt hier *patient reported outcomes (PROs)* eine besondere Rolle zu.

5.   Versorgungsstrukturen

AG-Leiter: Bernd Oliver Maier, Raymond Voltz

5.1   Einleitung

Kaum ein anderer Bereich des Gesundheitssystems hat je eine derart rasante Entwicklung erlebt wie die Palliativ- und Hospizversorgung. Dies hat sicherlich den Grund in der zu erwartenden epidemiologischen Entwicklung unserer Gesellschaft, durch die dieser Bereich eine große gesellschaftspolitische Unterstützung erfährt. Sie ist aber auch mitbedingt durch die konsequente Orientierung des Feldes an den Patienten- und Angehörigenbedürfnissen in einer derart existentiellen Situation.

Die 5-Jahres-Prävalenz der Krebserkrankungen in Deutschland für das Jahr 2014 betrug 1.908 pro 100.000 Einwohner, die Mortalität 275 pro 100.000 (siehe www.krebs-daten.de/Krebs/DE/Datenbankabfrage/datenbankabfrage_stufe1_node.html). Jeder vierte Mann und jede fünfte Frau verstarb an einer Krebserkrankung [22]. Auf europäischer Ebene wurde in einem 2014 erschienenen WHO-Bericht der palliativmedizinische Bedarf für Patienten mit einer Krebserkrankung auf 218 pro 100.000 Erwachsene geschätzt [23].

Nicht nur aktuell, sondern auch in den kommenden Jahren ist eine rasante Entwicklung von Modellen zur Integration von Palliativ- und Hospizangeboten in die Regelversorgung zu erwarten. Die ersten derartigen Initiativen in den 80er Jahren des letzten Jahrhunderts (erste Palliativstation 1983 Köln, erste stationäre Hospize 1986 Aachen und Recklinghausen, erster Hospizverein 1985 München) waren Eigeninitiativen engagierter Pioniere. Das Einfließen dieser Modelle in die Routineversorgung - zunächst beginnend bei Hospizdiensten und stationären Hospizen, in den Folgejahren bei Palliativstationen und zuletzt bei Diensten der Spezialisierten Ambulanten Palliativversorgung - basierte auf der Einrichtung von Finanzierungsmöglichkeiten, die meist auf politische Aktivitäten und nicht auf wissenschaftliche Daten zurückzuführen waren. Auch die zukünftige Weiterentwicklung wird hauptsächlich politisch entschieden, wie dies derzeit bei der Weiterentwicklung der Charta zur Betreuung Schwerkranker und Sterbender in eine Nationale Strategie verfolgt wird. Wissenschaftliche Daten können unterstützend für die Weiterentwicklung von Strukturen wirken, wenn sie die Wirksamkeit bzw. fehlende Wirksamkeit von neuen oder bestehenden Einrichtungsformen belegen.

Ziel dieses Kapitels ist es, die Evidenz für neue Versorgungsformen zusammenzuführen, internationale Erfahrungen, wo möglich, zu adaptieren und damit für Deutschland gültige Empfehlungen zu entwickeln. Hierbei liegt der Fokus auf den Bedürfnissen von Patienten und Angehörigen ab der Diagnosestellung einer nicht-heilbaren Krebserkrankung. Dies spiegelt sich auch in der Strukturierung des Kapitels entlang eines patientenorientierten Behandlungspfades wider (siehe Abbildung 1).

Ebenso wurde entschieden, zunächst von einer Zweiteilung der Palliativversorgung in spezialisierte und allgemeine Palliativversorgung auszugehen, auch wenn es international Modelle einer Drei- oder gar Vierteilung (siehe WHO [24], White Paper [11, 25], Lancet Oncology Commission [26]) gibt. Dies ist der Tatsache geschuldet, dass für den ambulanten Bereich die SAPV (Spezialisierte Ambulante Palliativversorgung) inzwischen gesetzlich klar definiert ist, die verschiedenen Formen der allgemeinen Palliativversorgung sich in Deutschland aber noch nicht soweit differenziert haben, dass von einer weiteren Unterteilung dieser Versorgungsform gesprochen werden kann.

Insofern beruht diese Leitlinie insbesondere für den Versorgungsaspekt an vielen Stellen auf Expertenmeinung der Leitliniengruppe und gibt eine Momentaufnahme der Situation in Deutschland wieder.

5.2   Behandlungspfad für Patienten und Angehörige

Der in Abbildung 1 dargestellte Behandlungspfad für Patienten mit einer nicht-heilbaren Krebserkrankung und ihre Angehörigen stellt die verschiedenen Schritte der Palliativversorgung dar, die dem Patienten und seinen Angehörigen angeboten werden. Der
Pfad beginnt mit der Diagnosestellung einer nicht-heilbaren Krebserkrankung und
führt über den Tod des Patienten hinaus bis zur Trauerbegleitung für die Angehörigen.
Die einzelnen Schritte und Angebote sind in den folgenden Kapiteln ausführlich erläutert.

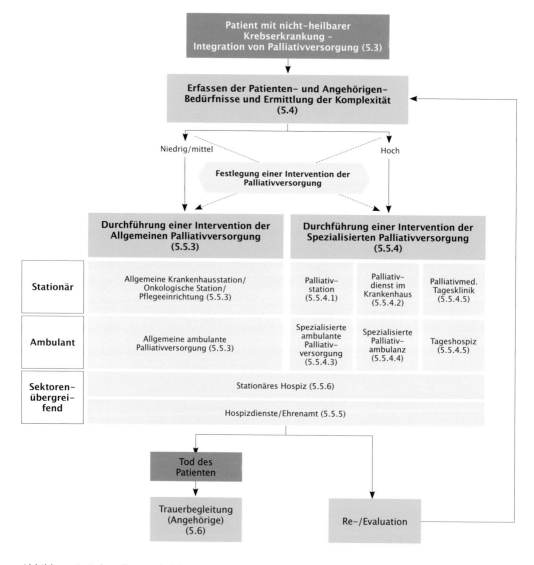

Abbildung 1: Behandlungspfad für Patienten und Angehörige

5.3 Integration von Palliativversorgung

5.3.1 Zeitpunkt der Integration von Palliativversorgung

5.1.	Konsensbasierte Empfehlung	Modifiziert 2019
EK	Alle Patienten mit einer Krebserkrankung *sollen* unabhängig vom Krankheitsstadium Zugang zu Informationen über Palliativversorgung (z. B. durch Auslage von Flyern) haben.	

5.2.	Evidenzbasierte Empfehlung	Modifiziert 2019
Empfehlungsgrad **A**	Allen Patienten *soll* nach der Diagnose einer nicht-heilbaren Krebserkrankung Palliativversorgung angeboten werden, unabhängig davon, ob eine tumorspezifische Therapie durchgeführt wird.	
Level of Evidence **1–**	Aktualisierung 2019: Haun et al. 2017 [27], Adler et al. 2017 [28], Dalgaard et al. 2014 [29], Davis et al. 2015 [30], Gärtner et al. 2017 [31], Hui et al. 2015 [32], Hui et al. 2016 [33], Tassinari et al. 2016 [34]	

Hintergrund

Wenn im Folgenden von „Palliativversorgung" gesprochen wird sind immer beide Formen, d. h. die Allgemeine und Spezialisierte Palliativversorgung (kurz: APV und SPV) gemeint. Sollte nur eine der Formen gemeint sein, wird dies explizit benannt.

Grundsätzlich soll jeder von einer Krebserkrankung betroffene Patient Zugang zu Informationen über Palliativversorgung haben, z. B. in Form von ausliegenden Flyern an Orten, wo der Patient aufgrund seiner Krebserkrankung behandelt und betreut wird. Gegebenenfalls wird der Patient von sich aus nach Gesprächen mit einer an der Behandlung beteiligten Person über Palliativversorgung suchen. Das bedeutet für die behandelnde Person die Bereitschaft, in ein offenes Gespräch mit dem Patienten zu diesem Thema zu treten und ihn, wenn nötig, weiter zu verweisen.

Der Zeitpunkt der Integration von Palliativversorgung in die Behandlung des Patienten ist mit der Feststellung bzw. Diagnose der Nicht-Heilbarkeit seiner Krebserkrankung gegeben. Aufklärung über und ggf. die Durchführung von Palliativversorgung sind also ab der Diagnosestellung einer nicht-heilbaren oder mit hoher Wahrscheinlichkeit nichtheilbaren Erkrankung indiziert. Da jede Diagnose einer Krebserkrankung den Patienten mit der eigenen Endlichkeit konfrontiert, ist es Aufgabe des behandelnden Arztes zu klären, welche Tiefe der Information über Palliativversorgung zu welchem Zeitpunkt vom Patienten als angemessen angesehen wird. Die Aufklärung über den (höchst wahrscheinlich) nicht-heilbaren Charakter der Krebserkrankung und über Möglichkeiten der tumorspezifischen Therapien (siehe Glossar) ist primär Aufgabe des behandelnden Arztes. Die Aufklärung über Inhalte der Palliativversorgung kann auch durch ein in der Palliativversorgung erfahrenes Team bzw. durch einzelne Teammitglieder erfolgen.

Die Einschätzung, dass eine onkologische Erkrankung „nicht-heilbar" ist, beruht auf prognostischen Wahrscheinlichkeiten (siehe Glossar). Diese statistischen Erkenntnisse sind immer mit einer prognostischen Unsicherheit im Einzelfall verbunden, weshalb jeder Einzelfall individuell beurteilt werden muss [35]. Bei diesbezüglicher prognostischer Unersicherheit kann eine Einschätzung auch gemäß der WHO Definition für Palliative Care erfolgen, die von einer „schweren, lebensbedrohlichen Erkrankung" spricht [7].

Neben tumorbiologischen Parametern, die eine Prognoseabschätzung erlauben, spielen patientenindividuelle Faktoren wie Allgemeinzustand, Komorbidität und soziale Einbindung eine wesentliche Rolle. Ein Patient, der bereits vor Diagnosestellung einer Krebserkrankung aufgrund anderer Begleiterkrankungen in den Aktivitäten des täglichen Lebens eingeschränkt ist, hat ein höheres Risiko für Komplikationen unter einer Therapie und eine höhere Wahrscheinlichkeit, die Therapie abzubrechen [36–39]. Das wiederum wird von vorneherein in der onkologischen Therapieplanung berücksichtigt. Die Therapieplanung orientiert sich also nicht unbedingt an der höchsten Wirksamkeit, sondern auch an der klinischen Situation des Patienten. Die Therapieplanung kann insofern prognostisch relevant sein.

Die Therapiemotivation und die individuellen Therapieziele, bzw. die Frage des informierten Einverständnisses bzgl. einzelner Therapiemaßnahmen sind ebenfalls eigene prognostische Parameter [40, 41].

Ob eine Beratung zur Palliativversorgung geboten ist, lässt sich auch durch die sogenannte *surprise question* abschätzen: „Wären Sie überrascht, wenn Ihr Patient innerhalb der nächsten 6–12 (bis 24) Monate versterben würde?" [42–44]. Diese Frage sollte im Sinne einer Selbstreflexion oder auch im kollegialen Austausch erörtert werden, wenn wegweisende Strategieentscheidungen in der Behandlungsplanung anstehen, um die Angemessenheit der einzelnen Optionen und die Wertigkeit der Ansätze bzgl. eines Nutzens für den Patienten zu beurteilen. Wenn diese Frage mit „Nein" („Ich wäre nicht überrascht") beantwortet wird, sollte kritisch reflektiert werden, ob die Prognose des Patienten nicht schlechter ist als bisher angenommen. Dies kann z. B. dazu führen, dass Therapieentscheidungen neu getroffen werden müssen (z. B. die Lebensqualität als Therapieziel stärker ins Zentrum rücken) und Gespräche mit Patienten und Angehörigen stärker auf eine kürzere verbleibende Lebenszeit zu richten sind. Bei Patienten mit einer kurativen Behandlungsintention und einer heilbaren Erkrankung ist die Durchführung von Palliativversorgung primär nicht indiziert. Ausnahmen können Patienten sein, bei denen die Heilungswahrscheinlichkeit sehr gering ist, z. B. Patienten mit lokal fortgeschrittenen Lungenkarzinomen oder Ovarialkarzinomen oder auch mit hämatologischen Neoplasien mit schlechter Prognose. Bei diesen Patienten muss abhängig z. B. von der persönlichen Lebenssituation und in enger Absprache mit ihnen individuell entschieden werden, ob Palliativversorgung frühzeitig angeboten wird.

Die Durchführung palliativer Tumortherapien bei Patienten mit einer nicht-heilbaren Erkrankung mit dem primären Ziel der Lebensverlängerung und Verbesserung der Lebensqualität/Symptomkontrolle schließt eine zeitgleiche palliativmedizinische Versorgung nicht aus. Im Gegenteil sollten palliative Tumortherapien und Palliativversorgung parallel erfolgen.

Konzept der „Frühintegration" der Palliativversorgung

(Synonyme: *early palliative care, early integration*)

Unter Frühintegration wird ein Behandlungskonzept verstanden, das onkologische und palliativmedizinische Versorgung von Patienten mit einer nicht-heilbaren Erkrankung frühzeitig und routinemäßig integriert. Im englischen Sprachraum wird meist von „early palliative care" oder „early specialist pallitaive care" gesprochen, während von deutschen Arbeitsgruppen häufig auch der Begriff „early integration" oder „Frühintegration" benutzt wird [31, 44, 45].

Die v. a. auf die spezialisierte Palliativversorgung bezogene Evidenz zeigt, dass eine solche durch frühzeitige und routinemäßige Kooperationen in einem begleitenden Versorgungskonzept organisierte Palliativversorgung effektiv und wirksam ist [27, 31, 44]. Der Evidenz entsprechend kann die Integration spezialisierter Palliativteams in die Behandlung onkologischer Patienten in Abhängigkeit von der Phase der Krebserkrankung (Nicht-Heilbarkeit) erfolgen und im Verlauf der Belastung bzw. dem Bedarf und den Bedürfnissen der Patienten und ihrer Angehörigen angepasst werden. Bei einer stadienabhängigen Integration ist die frühzeitige Beratung durch Mitglieder eines Palliativteams auch bei asymptomatischen, relativ unbelasteten Patienten von Nutzen [46–48]. Für die Patienten und ihre Angehörigen ist es v. a. wichtig, von den Möglichkeiten und der Erreichbarkeit spezialisierter Palliativversorgung zu erfahren, Schwellenängste zu überwinden und die Möglichkeit zu haben, bisher nicht identifizierte bzw. berücksichtigte Patientenbedürfnisse in das Behandlungskonzept mit aufzunehmen [46, 48–50].

Die vorliegenden Daten unterstreichen den Bedarf an systematischen Konzepten für dieses Vorgehen, ohne dass zum jetzigen Zeitpunkt abschließend über die spezifische Umsetzungsform geurteilt werden kann. Eine Vielzahl weiterer Studien (RCTs) werden derzeit durchgeführt [27].

Evidenzzusammenfassung zu Empfehlung 19.2 (sowie zu Empf. 19.8 und 19.9)

Die vorliegende Evidenz wurde durch eine systematische Suche von systematischen Literaturübersichten zum Thema Wirksamkeit und Beschreibung der frühen Integration der Palliativversorgung ermittelt. Es konnten acht systematische Literaturübersichten in die Analyse eingeschlossen werden [27–34]. Die systematische Literaturübersicht und Metaanalyse aus der Cochrane Collaboration aus dem Jahr 2017 analysiert die gleiche Zielgruppe wie die vorliegende Leitlinie („incurable cancer") und schließt sieben RCTs (1.614 Patienten) ein, davon vier RCTs mit spezialisierter Palliativversorgung [27]. Sie beschreiben einen positiven, signifikanten Effekt durch die frühe Integration der Palliativversorgung auf die Lebensqualität (SMD 0,27; 95 % CI: 0,15 bis 0,38) und die Symptomintensität (SMD -0,23; 95 % CI -0,35 bis -0,10). Auch wenn sich die Effekte in der Metaanalyse als gering erwiesen, nehmen die Autoren an, dass diese klinisch relevant sind angesichts der Patientengruppe und Lebenssituation (nicht-heilbare Krebserkrankung mit in der Regel abnehmendem Funktionsstatus und Lebensqualität). Der Effekt auf die Mortalität (survival) und auf Depression ist uneinheitlich. Die Autoren raten zu einer vorsichtigen Interpretation, da die Studien sehr heterogen sind. Hoffnungsvoll stimmt die Tatsache, dass für die vorliegende Fragestellung derzeit viele RCTs durchgeführt werden, so dass sich die Studienevidenz mit deren Ergebnissen weiter verbessern wird, offene Fragen geklärt bzw. differenziert werden können, um so Empfehlungen für die klinische Versorgung mit größerer Sicherheit ausprechen zu können [27].

Die weiteren systematischen Übersichtsarbeiten unterstützen die Wirksamkeit der frühen Integration der Palliativversorgung [30, 31, 34]. Gärtner et al. fokussiert auf die spezialisierte Palliativversorgung (SPV) nach dem Kriterium des multiprofessionellen Teams als Kernelement der SPV (gleiche Definition wie die vorliegende Leitlinie) und schließt alle Studien im Krankenhaus, Hospiz und der ambulanten Versorgung ein [31]. Es konnten 12 Studien eingeschlossen werden (n = 2.454 Patienten, 72 % mit einer Krebserkrankung) und in einer Metaanalyse von sieben RCTs wurde ein positiver Effekt durch die SPV auf die Lebensqualität beschrieben (SMD 0,16; 95 % CI 0,01 bis 0,31). Der Effekt war bei Patienten mit einer Krebserkrankung und bei der frühen Integration der Palliativversorgung jeweils größer. Die Systematische Übersichtsarbeit von Davis et al. schloss 15 RCTs für Ambulanzen und 13 RCTs für die häusliche Versorgung ein, die Arbeit von Tassinari konnte neun RCTs und zwei prospektive Kohortenstudien analysieren – beide Arbeiten führten jedoch keine Metaanalyse durch [30, 34].

Drei systematische Übersichtsarbeiten beschreiben die verschiedenen Konzepte der Integration, wobei Dalgaard et al. auch Studien zu nicht-onkologischen Patientengruppen einschlossen [29, 32, 33]. Dalgaard beschreibt drei verschiedene Arten von Konzepten zur Umsetzung der Integration: 1. nach dem Krankheitsverlauf, 2. mittels Integrationsinstrumenten und 3. mittels Prognose-Instrumenten [29]. Allen drei Konzept-Arten gemeinsam ist zentrale Stellung der Prognose auf der Basis der Erfassung des Funktionsstatus und der Bedürfnisse von Patienten und Angehörigen. Die beiden umfassenden und systematischen Literaturübersichten von Hui et al. beschreiben Indikatoren für die Integration der Palliativversorgung (101 Artikel, d. h. Originalstudien, Reviews etc. bis hin zu Editorials), sowie Kriterien für die Auswahl geeigneter Patienten (21 Artikel) – letztere mit einem Fokus auf die Palliativversorgung in Ambulanzen [32, 33]. Zentrales Ergebnis ist auch hier die große Bandbreite und Heterogenität in den Konzepten, Versorgungsangeboten, Überweisungs- bzw. Einschlusskriterien (inkl. Zeitpunkt). Beide Arbeiten – gemeinsam mit Anderen – sollen als Grundlage für die zukünftige Entwicklung von Standards zur Integration der Palliativversorgung dienen.

Eine weitere systematische Übersichtsarbeit untersuchte beschreibend Studien zur Situation der Integration der Palliativversorgung in die Intensivmedizin (Intensivstation) [28]. Ebenso erarbeitete eine andere systematische Übersicht auf Basis von acht klinischen Versuchen erste Hinweise, dass eine palliativmedizinische Beratung auf der Intensivstation bei vergleichbarer Mortalität zu einer Verminderung der Verweildauer und der Kosten beitragen kann [51]. Eine Metaanalyse untersuchte sechs Kohortenstudien mit über 130.000 Patienten verschiedener Indikationsgebiete, darunter über 40 % an Krebs Erkrankte. Die Studie zeigte, dass eine frühe palliative Konsultation im Krankenhaus die Kosten senken kann und die Reduktion bei Patienten mit Krebserkrankung größer ausfällt [52].

5.3.2 Integration von onkologischen Strukturen und Palliativversorgung

5.3.	Konsensbasierte Empfehlung	
EK	Spezialisierte Palliativversorgung *soll* in onkologische Entscheidungsprozesse integriert werden, z. B. durch Beteiligung an interdisziplinären Tumorkonferenzen.	

5.4.	Konsensbasierte Empfehlung	Neu 2019
EK	Patienten mit einer nicht-heilbaren Krebserkrankung, die in Strukturen der spezialisierten Palliativmedizin betreut werden (Palliativstation, ambulante spezialisierte Versorgung wie z. B. SAPV) *sollen* Zugang zu onkologischer Beratung haben.	

Hintergrund (modifiziert 2019)

Die Empfehlung zur Integration von onkologischen Strukturen und Palliativversorgung basiert auf der Expertenmeinung der Leitliniengruppe.

Therapieempfehlungen und Therapiezielfindung im onkologischen Kontext orientieren sich mehrheitlich an objektiven Befunden wie Tumorgröße, Proliferationsaktivität und Laborparametern. In der Palliativversorgung steht das subjektive Befinden des Betroffenen im Vordergrund und ist handlungsleitend. Diese unterschiedlichen Perspektiven zusammenzuführen erhöht die Wahrscheinlichkeit, eine für die jeweilige Patientensituation individuell angepasste und angemessene Therapieempfehlung zu geben. In den interdisziplinären Gremien zur Entscheidungsfindung ist Palliativversorgung bislang üblicherweise unterrepräsentiert [26]. Da hier aber der Ort der Weichenstellung ist, muss Palliativversorgung zur Einschätzung und Beratung verfügbar sein. Besonders im Kontext von interdisziplinären Tumorkonferenzen (Tumorboards) soll ein qualifizierter Palliativmediziner anwesend sein (siehe Qualifikation von Leistungserbringern in der Palliativversorgung). Andere und ergänzende Modelle sind gemeinsame Visiten und Sprechstunden von Vertretern der Palliativversorgung (alle Berufsgruppen) mit den behandelnden Onkologen. Die Ärzte, die die Palliativversorgung in interdisziplinären onkologischen Entscheidungsprozessen vertreten, sollen die Zusatzbezeichnung Palliativmedizin und ausreichend klinische Erfahrung in Palliativmedizin vorweisen.

Aufgrund der Häufigkeit der Auseinandersetzung mit und der methodischen Kompetenz im Umgang mit medizinethisch sensiblen Themen gibt es Überschneidungen zwischen dem Handeln in der Palliativversorgung und der Arbeit von klinischen Ethikkomitees und anderen Unterstützungsangeboten wie z. B. eigenständigen psychoonkologischen Diensten. Hier empfiehlt sich eine Kooperation und gegenseitige Unterstützung.

Die Integration gilt aber für beide Richtungen: Neben der Integration der Palliativversorgung in onkologische Strukturen und Abläufe ist die Integration onkologischer Expertise in palliativmedizinische Entscheidungsprozesse von besonderer Relevanz.

Dies gilt z. B. für Fragen der Symptomkontrolle mittels tumorspezifischer Therapien oder der Bewertung von tumorspezifischen Maßnahmen bzgl. Therapiezielfindung und -entscheidung, wobei eine interdisziplinäre Zusammenarbeit gefragt ist (siehe dazu auch Kapitel Grundsätze der Palliativversorgung, Empfehlung 4.5.).

Die rasante Wandlung und Fortentwicklung onkologischer Therapieoptionen, die sich wandelnden Nebenwirkungsprofile durch neuartige Therapiemodalitäten, wie z. B. die endokrinen Nebenwirkungen von Tyrosinkinaseinhibitoren und die sichere Beurteilung der Sinnhaftigkeit des Einsatzes neuer Therapien erfordert den Zugang zu fachlich fundierter onkologischer Beratung, auch wenn die Behandlungsführung in der spezialisierten Palliativmedizin liegt. Nur dadurch kann sichergestellt werden, dass dem nachvollziehbaren Informationsbedürfnis der Betroffenen durch onkologisch fundierten Einschätzung entsprochen werden kann. Spezialisierte Palliativmedizin muss diese Möglichkeit strukturell abbilden, die Art und Weise ist dabei sehr an den regionalen Kooperationsmöglichkeiten auszurichten.

5.4   Erfassen der Patientenbedürfnisse und Ermittlung der Komplexität

5.5.	Konsensbasierte Empfehlung	
EK	Bei einer nicht-heilbaren Krebserkrankung *sollen* die physischen, psychischen, sozialen und spirituellen Bedürfnisse sowie die Belastungen und Informationsbedürfnisse der Patienten und Angehörigen wiederholt und bei einer Änderung der klinischen Situation erfasst werden.	

5.6.	Konsensbasierte Empfehlung	
EK	Bei einer nicht-heilbaren Krebserkrankung *sollte* die Erfassung der Bedürfnisse sowie der Belastungen und der Informationsbedürfnisse der Patienten und Angehörigen mit Hilfe von validierten multidimensionalen Erfassungsinstrumenten erfolgen.	

5.7.	Konsensbasierte Empfehlung	
EK	Bei Patienten mit einer nicht-heilbaren Krebserkrankung *soll* die Komplexität der Situation wiederholt eingeschätzt werden; dies schließt ein: die Patienten- und Angehörigenbedürfnisse, den Funktionsstatus des Patienten und die Krankheitsphase.	

5.8.	Evidenzbasierte Empfehlung	Neu 2019
Empfehlungsgrad **A**	Patienten *soll* nach der Diagnose einer nicht-heilbaren fortgeschrittenen Krebserkrankung ein Bedarfsassessment durch ein SPV-Team angeboten werden.	

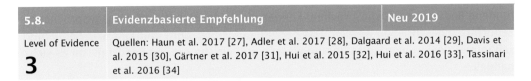
5.8.	Evidenzbasierte Empfehlung	Neu 2019
Level of Evidence **3**	Quellen: Haun et al. 2017 [27], Adler et al. 2017 [28], Dalgaard et al. 2014 [29], Davis et al. 2015 [30], Gärtner et al. 2017 [31], Hui et al. 2015 [32], Hui et al. 2016 [33], Tassinari et al. 2016 [34]	

5.9.	Evidenzbasierte Empfehlung	Modifiziert 2019
Empfehlungsgrad **A**	Patienten mit einer nicht-heilbaren Krebserkrankung und einer hohen Komplexität ihrer Situation *sollen* eine spezialisierte Palliativversorgung erhalten.	
Level of Evidence **3**	Aktualisierung 2019: Gärtner et al. 2017 [31], Hui et al. 2015 [32], Hui et al. 2016 [33]	

	Sondervotum der DEGAM zu den Empfehlungen 5.8 und 5.9
	Die DEGAM votiert bei den Empfehlungen 5.8 und 5.9 für ein „sollte" (Empfehlungsgrad B), da der Einsatz des SPV-Teams in der Regelversorgung komplexen Situationen vorbehalten sein sollte.

Hintergrund

Die Empfehlungen zum Erfassen der Patientenbedürfnisse und zur Ermittlung der Komplexität basieren auf der Expertenmeinung der Leitliniengruppe.

Patienten mit einer nicht-heilbaren Krebserkrankung und ihre Angehörigen haben unterschiedliche physische, psychische, soziale und spirituelle Bedürfnisse. Die Bedürfnisse der Patienten können vielfältig sein und reichen von der Linderung von belastenden Symptomen über Informationsbedarf und Autonomie, um Entscheidungen treffen zu können, zu psychosozialer Unterstützung, um die Krankheit zu bewältigen, oder spiritueller Unterstützung bei existentiellen Fragen. Bedürfnisse von Angehörigen können praktische Fragen der Versorgung betreffen oder Unterstützung bei eigener Belastung. Die Bedürfnisse von Angehörigen der Patienten sind häufig hoch in Bezug auf psychische Belastung, praktische Unterstützung inklusive pflegerischer Anleitung sowie allgemeinen Informationen und Informationen speziell über Schmerztherapie und Symptomkontrolle [53, 54].

Eine effektive wertschätzende Kommunikation und das Teilen von Informationen zwischen Patienten, Angehörigen und professionellen Betreuern haben eine große Bedeutung [54].

Nach Bradshaw werden normative, empfundene und formulierte Bedürfnisse unterschieden [55]. Normative Bedürfnisse beschreiben einen wünschenswerten Standard definiert durch Professionelle oder die Gesellschaft, der mit bestehenden Standards verglichen wird (Terminus entspricht dem Begriff „Bedarf" des Glossars). Empfundene Bedürfnisse hängen mit der Wahrnehmung von Betroffenen zusammen und sind durch Erwartungen und Vorstellungen beeinflusst („Bedürfnisse" im Glossar). Werden empfundene Bedürfnisse ausgesprochen, können sie als formulierte oder ausgesprochene Bedürfnisse beschrieben werden. Das bedeutet, dass bei der Ermittlung von Bedürfnissen immer geklärt werden sollte, um wessen und welche Art von Bedürfnissen es sich handelt.

Erfassen der Bedürfnisse

Die frühzeitige und wiederholte Evaluation und Re-Evaluation der Bedürfnisse von Patienten und Angehörigen und deren Zielen sowie die Anpassung des Behandlungsplans an deren Ziele sind Voraussetzung für eine effektive Palliativversorgung [42]. Die Evaluation der physischen, psychischen, sozialen und spirituellen Bedürfnisse sollte im Rahmen eines Gespräches mit dem Patienten und den Angehörigen erfolgen. In dieses Gespräch sollten für die Evaluation der Bedürfnisse validierte Erfassungsinstrumente integriert werden, um die realen Symptomprävalenzen zu ermitteln [18]. Es liegt kein einzelnes Instrument vor, welches alle Parameter umfasst und empfohlen werden kann. So wird in der Tabelle 4 eine Auswahl an möglichen Erfassungsinstrumenten aufgeführt.

Der Goldstandard ist die Ermittlung der Bedürfnisse durch den Patienten selbst, dem sogenannten *Patient-Reported Outcome Measurement* (PROM). Nur wenn der Patient dazu nicht (mehr) in der Lage ist, weil er zu krank oder nicht mehr kontaktfähig ist, kann die Einschätzung seiner Situation durch Professionelle oder Angehörige erfolgen – unter Berücksichtigung der vom Patienten zu einem früheren Zeitpunkt geäußerten Bedürfnisse.

Durch die wiederholte Re-Evaluation der Situation der Patienten ist es möglich, Veränderungen bei Bedürfnissen schnell zu erkennen, aber auch den Effekt der Palliativversorgung zu dokumentieren.

Evidenzzusammenfassung für Empfehlungen 11.8. und 11.9.: siehe Empf. 11.2.

Bedarfsassessment durch ein SPV-Team

Studien, die die Sinnhaftigkeit einer palliativmedizinischen Intervention unabhängig vom offensichtlichen Symptomdruck im Fokus haben, zeigen, dass der Schlüssel zur Indikationsstellung für eine spezialisierte palliativmedizinische Intervention zum Zeitpunkt nach Diagnosestellung bei Menschen mit einer nicht-heilbaren Krebserkrankung in einer konsequenten Bedarfserhebung für Palliativbedürfnisse liegt [31-33, 44]. Diese geforderte multidimensionale Bedarfserhebung setzt eine spezialisierte Kenntnis der palliativmedizinischen Diagnose- und Erhebungskriterien voraus. Die Durchführung des Bedarfsassessments wurde in den Studien durch ein SPV-Team geleistet. Im SPV-Team kann die notwendige Methodenkompetenz vorausgesetzt werden. Im klinischen Kontext wird deshalb die Bedarfserhebung durch ein SPV-Team gefordert.

In den Diskussionen um die Ergebnisse dieser Untersuchungen wird aber deutlich, dass eben diese Erhebung selbst bereits als therapeutische SPV-Intervention gewertet werden kann.

Kein Konsens besteht in der Frage, ob ausnahmslos alle Patienten der Kategorie unheilbar eine Bedarfserhebung durch ein SPV-Team erhalten sollen – unabhängig von der extremen Varianz der unterschiedlichen Krankheitsverläufe, die in der Kategorie unheilbar versammelt sind. In den Studien sind die Tumorerkrankungen mit erwartbar langfristig stabilen Verhältnissen unterrepräsentiert. Allerdings wird das Bedarfsassessment als nebenwirkungsfrei beschrieben, so dass die Mengenausweitung keine Probleme für den Patienten, sondern ein Ressourcenallokationsproblem adressiert.

Eine andere Position legt nahe, dass die Differenzierung der Nicht-Heilbarkeit wichtig ist und die diagnostisch nicht interventionell betrachtete Bedarfserhebung eine ungerechtfertigte Mengenausweitung erfolgreich eindämmt.

Im Kontext der Leitlinie halten wir beide Positionen für prinzipiell zulässig, folgen aber dem Zweischritt-Modell von Diagnose zu Intervention als Richtschnur. In der Operationalisierung dieser Studienergebnisse im klinischen Alltag ermutigen wir konkrete Diagnosekonzepte für die Interventionsbedürftigkeit der unheilbar an Krebs erkrankten Menschen zu implementieren (Bedarfsassessment), deren fachliche Angemessenheit durch SPV-Teams gewährleistet ist. Die Durchführung, Erstellung und Auswertung der Bedarfserhebung ist damit nicht zwangsläufig dem SPV-Team angetragen. Die Festlegung der Kriterien zur Anforderung für die Intervention wird aber vom SPV-Team vorgegeben.

Ermittlung der Komplexität
Nach Erfassung der Patientenbedürfnisse und Probleme wird anhand der vorliegenden Informationen die Komplexität der Gesamtsituation bewertet und in niedrig/mittel oder hoch eingeteilt. Die Komplexität wird durch viele verschiedene Faktoren bestimmt – insbesondere die in Tabelle 4 aufgeführten Faktoren haben sich für die Palliativversorgung als relevant herausgestellt. Die Komplexität wird sowohl von der **Intensität** einzelner Symptome oder psychosozialer, spiritueller oder ethischer Probleme als auch von deren gleichzeitigen Auftreten (**Simultanität**; inkl. dem gleichzeitigen Vorliegen von Komorbiditäten) beeinflusst.

Die hier genannte Komplexitätsbestimmung basiert auf einem Modell, welches primär in Australien entwickelt wurde, seit vielen Jahren mit positiven Erfahrungen angewendet wird und zunehmend auch in anderen Ländern implementiert wird (u. a. England). Die Komplexität der Situation der Patienten lässt sich demnach am besten aus den erfassten **Bedürfnissen, Problemen und Belastungen von Patienten und Angehörigen** ermitteln, wird aber auch anhand des **Funktionsstatus des Patienten** in Verbindung mit der **Krankheitsphase** beschrieben [56]. Mit Funktionsstatus versteht man die Quantifizierung des Allgemeinzustandes und der Aktivitäten des alltäglichen Lebens. Krankheitsphasen in dem hier verwendeten Sinne werden als stabil, instabil, verschlechternd und sterbend charakterisiert [56] (siehe Tabelle 4).

Tabelle 4: Beeinflussende Faktoren für die Komplexität und mögliche Messinstrumente

Beeinflussender Faktor für die Komplexität	Mögliches Messinstrument
1. Probleme und Bedürfnisse des Patienten	z. B. Minimales Dokumentationssystem (MIDOS 2) [57], Edmonton Symptom Assessment System (ESAS/revised version ESAS–r) [57, 58], Integrated Palliative care Outcome Scale (IPOS) [59], Distress-Thermometer mit Problemliste [60]
2. Belastungen der Angehörigen	z. B. Deutsche Version des Zarit Burden Interviews (G–ZBI) [61], Häusliche Pflegeskala (HPS) der DEGAM
3. Funktionsstatus	Funktionsstatus v. a. im Sinne von Aktivität, Selbstversorgung und Selbstbestimmung z. B. Australian-modified Karnofsky-Performance Status (AKPS) [62], Eastern Cooperative Oncology Group (ECOG) [63], Activities of Daily Living (ADL) [64], Barthel Index [65]
4. Krankheitsphase:	Beschreibung:
a) stabil	Symptome unter Kontrolle, Patientenbedürfnisse durch Betreuungsplan befriedigt, stabile Familiensituation
b) instabil	Neue große Probleme oder rasche Steigerung bestehender großer Probleme innerhalb weniger Tage, dringende oder weniger dringende Veränderungen im Betreuungsplan notwendig, um Patientenbedürfnisse zu befriedigen
c) verschlechternd (reduzierend)	Symptome verschlechtern sich schrittweise oder stetig über Wochen, oder Entwicklung neuer, aber erwarteter Probleme über Tage/Wochen, mit Notwendigkeit, den Betreuungsplan anzupassen und regelmäßig zu überprüfen, mit steigender familiärer Belastung und/oder sozialer/praktischer Belastung
d) sterbend (terminal)	Tod innerhalb der nächsten Tage wahrscheinlich mit Notwendigkeit der regelmäßigen, i. d. R. täglichen Überprüfung des Betreuungsplans und regelmäßigen Unterstützung der Familie

Um einen angemessenen Therapie- und Behandlungsplan zu erstellen, ist die Bewertung der Komplexität entscheidend. Die Komplexität der Patienten- und Angehörigensituation wird in die zwei Stufen **niedrig/mittel** oder **hoch** eingeteilt. Abhängig davon, in welcher der beiden Komplexitätskategorien der Patient eingestuft wurde, wird entschieden, welche Interventionsebene – ob allgemeine oder spezialisierte Palliativversorgung – dem Patienten angeboten werden soll. Patienten mit einer hohen Situationskomplexität sollten in der Regel spezialisierte Palliativversorgung bekommen. Es ist aber anzumerken, dass die Entscheidung, ob allgemeine oder spezialisierte Palliativversorgung durchgeführt wird, von der jeweiligen Patientensituation abhängt und deshalb individuell zu treffen ist.

Orientierungshilfen für die Ermittlung der Komplexität in zwei Kategorien:

1. **Niedrig/Mittel**: Wenig ausgeprägte Symptome, langsames bzw. mäßiges Fortschreiten der zugrunde liegenden Erkrankung, keine bzw. nicht belastende weitere Krankheiten – insbesondere keine floriden psychischen Erkrankungen –, eine ausgeglichene psychische Befindlichkeit und eine stabile familiäre Situation stellen eher eine niedrig komplexe Situation dar.

2. **Hoch**: Ausgeprägte Symptome, die schwierig zu behandeln sind, exulzerierende Tumoren oder eine drohende Querschnittslähmung spiegeln eine hochkomplexe medizinische Situation wider. Ausgeprägte Angstzustände, fehlende Krankheitsbewältigung oder schwierige Familienverhältnisse, die den Patienten belasten und wenig unterstützend sind, können als hochkomplexe Patientensituationen beschrieben werden. Hochkomplexe Situationen zeichnen sich auch dadurch aus, dass der Behandlungsplan aufgrund der fluktuierenden Situation immer wieder angepasst und regelmäßig überprüft werden muss.

5.5 Festlegung einer Intervention der Palliativversorgung

5.5.1 Differenzierung zwischen allgemeiner und spezialisierter Palliativversorgung

In der Versorgungspraxis werden Angebote in allgemeine und spezialisierte Palliativversorgungsangebote kategorisiert. Die Indikationsstellung für ein spezialisiertes Angebot ist patientenindividuell anhand der Komplexität und des Aufwands der Versorgung zu stellen. Spezialisierte Angebote können auch nur vorübergehend erforderlich sein.

Die Zuordnung einzelner Angebote zu einer der beiden Versorgungsebenen orientiert sich dabei in aller Regel an Struktur-, Prozess- und Ergebnisqualitätskriterien des Leistungsangebotes [21]. Eine verbindliche, gesetzlich definierte Differenzierung existiert nicht. Es scheint allgemein akzeptiert, dass bestimmte Merkmale eines Angebotes Hinweischarakter auf den Spezialisierungsgrad des Angebotes geben können.

Für Betroffene selbst ist es wichtig zu wissen, ob das Angebot eine kontinuierliche und sektorenübergreifende Begleitung mit Möglichkeit des Aufbaus einer langfristigen vertrauensvollen Beziehung oder einer impulsgebenden Beratung ist. Im Sinne der Patienten und ihrer Angehörigen ist eine gute Zusammenarbeit zwischen den Anbietern der Allgemeinen und Spezialisierten Palliativversorgung (APV und SPV) sowie sektorenübergreifend zwischen ambulanten und stationären Angeboten wesentlich für eine gelingende und gute Versorgungspraxis und -qualität.

Beide Arten – sowohl die allgemeine als auch die spezialisierte Palliativversorgung (APV und SPV) – können dabei wertvoll und richtig sein.

Allgemeine Palliativversorgung (APV)

Es existiert keine einheitlich akzeptierte Definition der Allgemeinen Palliativversorgung. Hinweise für die Zuordnung einer Versorgungsleistung in die Kategorie der Allgemeinen Palliativversorgung sind:

- Leistungserbringung durch Behandelnde, die ihr Haupttätigkeitsfeld nicht in der Palliativversorgung haben (z. B. Hausärzte, Onkologen, etc.);
- die Patientensituation ist weniger komplex als in der Spezialisierten Palliativversorgung;
- die Versorgungsleistung ist nicht zwingend an spezifische strukturelle Voraussetzungen gekoppelt.

Im Abschnitt Allgemeine Palliativversorgung (APV) werden die Aufgaben und Möglichkeiten der APV definiert und beschrieben.

Spezialisierte Palliativversorgung (SPV)

Spezialisierte Palliativversorgung ist im ambulanten Bereich gesetzlich verankert als SAPV (Spezialisierte Ambulante Palliativversorgung). Sie basiert auf dem Leistungsanspruch von SAPV im SGB V (§ 37b, § 132d), daraus folgend den SAPV-Richtlinien des Gemeinsamen Bundesausschusses sowie den Empfehlungen des GKV-Spitzenverbandes. Im stationären Bereich ist die Spezialisierte Stationäre Palliativversorgung (SSPV) über die Mindestmerkmale der OPS 8-982 und 8-98e formal erfasst.

Weitere Leistungsinhalte, die bisher nicht gesetzlich als Leistungsanspruch geregelt sind, wie z. B. die Frühintegration nach Temel [48] oder Mitbehandlung durch spezialisierte Dienste wie auch durch Palliativdienste, werden auch der SPV zugeordnet.

Hinweise für die Zuordnung einer Versorgungsleistung zur Spezialisierten Palliativversorgung sind (siehe auch Abschnitt Spezialisierte Palliativversorgung (SPV)):

- Patientenbedürfnisse erfordern eine komplexere und aufwändigere Versorgungsleistung als in der Allgemeinen Palliativversorgung.
- Leistungserbringer haben ihr Tätigkeitsfeld überwiegend oder ausschließlich in der SPV.
- Leistungserbringer verfügen über spezifische palliativmedizinische Qualifikation und Erfahrung.
- Teamansatz und Multiprofessionalität sind konzeptionelle und strukturelle Voraussetzung [66].
- 24-h-Verfügbarkeit der Komplexleistung ist gewährleistet.

Im Verständnis der Leitlinie wird der Begriff SPV für Versorgungsinhalte und Strukturen verwendet, die diese Merkmale erfüllen, unabhängig von den bestehenden gesetzlichen Regelungen.

Zwei Versorgungsstrukturen lassen sich sowohl der allgemeinen als auch der spezialisierten Palliativversorgung (APV und SPV) zuordnen: das Stationäre Hospiz (siehe Abschnitt 5.5.5) und der ambulante Hospizdienst bzw. das Ehrenamt (siehe Abschnitt

5.5.6). Diese werden deshalb im Anschluss an die Kapitel der APV (siehe Abschnitt 5.5.3) und der SPV (siehe Abschnitt 5.5.4) als eigene Kapitel behandelt.

5.5.2 Qualifikation von Leistungserbringern in der Palliativversorgung

Die palliativmedizinischen Qualifikationen der einzelnen Berufsgruppen sind aktuell uneinheitlich geregelt, bei einzelnen Berufsgruppen liegen bisher keine anerkannten Qualifikationen vor (Stand von 07.2019). Zudem ist eine eindeutige Zuordnung zu Basis- und spezialisierter Qualifikation häufig nicht möglich. Aus diesem Grund hat die Leitliniengruppe beschlossen, eine Differenzierung zwischen Basis- und spezialisierter Qualifikation zu benennen, wobei lediglich die aktuellen Qualifikationen der einzelnen Berufsgruppen deskriptiv ohne Zuordnung zu einer der zwei Qualifikationsstufen beschrieben werden. Es wurde damit festgestellt, dass bezüglich der Qualifikation von Leistungserbringern in der Palliativversorgung und der Zuordnung zu den Qualifikationsstufen ein dringender Klärungsbedarf besteht.

Für die vorliegende Leitlinie werden zwei Qualifikationsstufen wie folgt definiert und verwendet:

1. **Basisqualifikation:** Basiswissen, -haltung und -fertigkeiten in der Palliativmedizin, die eine allgemeine Palliativversorgung (APV) ermöglichen:
   Erlangt v. a. durch palliativmedizinische Inhalte in der Ausbildung und/oder durch Fort- und Weiterbildung, z. B. ein- oder mehrwöchige Kurse und/oder durch eine mehrjährige Berufserfahrung in der Betreuung von schwerstkranken und sterbenden Patienten (v. a. in der APV).

2. **Spezialisierte Qualifikation:** Spezialisierte palliativmedizinische Kenntnisse, Haltungen und Fertigkeiten mit praktischer Erfahrung, die eine spezialisierte Palliativversorgung (SPV) ermöglichen:
   Erlangt durch eine mehrjährige Aus-, Fort- oder Weiterbildung in der SPV mit der Erlangung von theoretischem Wissen (z. B. durch Aufbaukurse) und einer mindestens einjährigen praktischen Tätigkeit in der SPV (Berufserfahrung in der SPV).

Folgende Qualifikationen für die einzelnen Berufsgruppen bestehen aktuell (Stand: 07.2014); eine gute Übersicht, inkl. der Unterrichtsinhalte und Weiterbildungsstätten in Deutschland wird auf der Webseite der DGP angeboten:

Für Ärzte: Palliativmedizin ist seit 2009 Pflichtlehrfach in der Ausbildung von Ärzten in Deutschland (Querschnittsbereich QB13) [67]. Zudem gibt es einen anerkannten 40-stündigen Basiskurs für Ärzte nach den Empfehlungen der Dt. Gesell. für Palliativmedizin (DGP) [68]. Zudem bieten die Landesärztekammern eine anerkannte Zusatzweiterbildung (ZWB) Palliativmedizin (160-Stunden-Kurs als o. g. Basiskurs plus drei Fallseminare einschließlich Supervision) an, die einen Facharztstatus voraussetzt [69].

Für die Abrechnungsziffer im Krankenhaus für die spezialisierte stationäre palliativmedizinische Komplexbehandlung (OPS 8-98e) wird als Mindestmerkmal die fachliche

Behandlungsleitung durch einen Facharzt mit der Zusatzweiterbildung Palliativmedizin und einer mindestens 6-monatigen Erfahrung in der Behandlung von einer Einrichtung der SPV definiert [70].

In den Empfehlungen des GKV-Spitzenverbandes für die personellen Anforderungen zur Erbringung der SAPV wird für den ärztlichen, spezialisierten Leistungserbringer die ZWB Palliativmedizin und die Erfahrung aus der ambulanten palliativen Behandlung von mindestens 75 Patienten (oder einer mindestens einjährigen klinischen palliativmedizinischen Tätigkeit auf einer Palliativstation) innerhalb der letzten drei Jahre gefordert [71].

In der aktuellen Diskussion wird u. a. die Einrichtung eines Facharztes für Palliativmedizin gefordert, welcher eine strukturierte Weiterbildung mit der Vermittlung von theoretischem Wissen und einer mehrjährigen, klinischen Ausbildung in der SPV ermöglicht.

Für Pflegende (inkl. medizinische Assistenzberufe und Pflegehelfer): In der Ausbildung zum Gesundheits- und Krankenpfleger werden Grundkenntnisse der Palliativmedizin/Palliativversorgung vermittelt. Zudem existiert für examinierte Pflegende eine anerkannte Weiterbildung zur Palliativpflege in einem 160-Stunden-Kurs, basierend auf dem Basiscurriculum von Kern/Müller/Aurnhammer [72].

Für die Abrechnungsziffer im Krankenhaus für die spezialisierte stationäre palliativmedizinische Komplexbehandlung (OPS 8-98e) wird als Mindestmerkmal für die pflegerische Leitung der o. g. 160-Stunden-Kurs und eine mindestens 6-monatige Erfahrung in einer Einrichtung der SPV definiert [70].

In den Empfehlungen des GKV-Spitzenverbandes für die personellen Anforderungen zur Erbringung der SAPV wird für den pflegerischen, spezialisierten Leistungserbringer der o. g. 160-Stunden-Kurs (oder der Abschluss eines vergleichbaren Studiums) und die Erfahrung aus der ambulanten palliativen Pflege von mindestens 75 Patienten (oder einer mindestens einjährigen klinischen palliativmedizinischen Tätigkeit auf einer Palliativstation) innerhalb der letzten drei Jahre gefordert [71].

Für medizinische Assistenzberufe und Pflegehelfer wird an einigen Akademien eine Weiterbildung „Palliative Care" angeboten [73], basierend auf dem Basiscurriculum nach Federhenn/Kern/Graf [74].

Für psychosoziale Berufsgruppen (z. B. Sozialarbeit, Psychologie, Supervision):
In der Ausbildung von Psychologen, Sozialarbeitern und Supervisoren werden keine Grundkenntnisse der Palliativmedizin/Palliativversorgung verpflichtend vermittelt. Zudem gibt es einen anerkannten 120-Stunden-Palliative-Care-Kurs für Fachkräfte aus psychosozialen Berufen [75]. Dieser Kurs basiert auf dem Basiscurriculum für psychosoziale Berufsgruppen von Kern/Müller/Aurnhammer [76]. Für Psychologen gibt es auch einen eigenen, anerkannten Weiterbildungskurs nach dem Basiscurriculum für Psychologen. [77].

Für Physiotherapeuten: In der physiotherapeutischen Ausbildung werden bisher nur in Bayern Grundkenntnisse der Palliativmedizin/Palliativversorgung vermittelt. Zudem gibt es einen anerkannten 40-Stunden-Basiskurs und 20-Stunden-Aufbaukurs für Physiotherapeuten [78], basierend auf dem Basiscurriculum Mehne/Nieland/Simander [79].

Für Seelsorger: In der Ausbildung von Seelsorgern werden bisher nicht regelhaft Grundkenntnisse der Palliativmedizin/Palliativversorgung vermittelt. Als anerkannte Weiterbildungsmöglichkeiten gibt es einen 40-Stunden-Kurs (von den Kirchen anerkannt) und einen 120-Stunden-Kurs in Spiritual Care/Palliative Care für Seelsorgende, basierend auf dem Curriculum nach Hagen/Roser/Reigber/Tönnesmann [80].

Für Apotheker/Pharmazeuten: In der Ausbildung von Pharmazeuten werden Grundkenntnisse der Palliativmedizin/Palliativversorgung vermittelt. Als anerkannte Weiterbildungsmöglichkeit gibt es einen 40-Stunden-Kurs (z. B. www.christophorus-akademie.de/qualifizieren-in-palliative-care/pharmazie [81]), basierend auf dem Curriculum der Bundesapothekerkammer und der DGP [82].

Für künstlerische Therapeuten: In der Ausbildung von Künstlerischen Therapeuten (Kunst-, Musiktherapie u.a.) werden bisher nicht regelhaft Grundkenntnisse der Palliativmedizin/Palliativversorgung vermittelt, je nach Ausbildungsinstitut sind sie aber Teil der Ausbildung. Grundsätzlich gelten die Absolventen mit dem Abschluss Bachelor, Master oder als gleichwertig anerkannte Abschlüsse als umfassend berufsqualifiziert. Es existieren künstlerisch-therapeutische Qualifizierungsmaßnahmen für den Bereich der Palliativversorgung, die aufgrund Ihrer Anbindung an Ausbildungsinstitutionen und Verbände als qualitätsgesichert gelten.

Weitere Qualifikationen (siehe auch: www.dgpalliativmedizin.de/allgemein/weiterb-sonstige.html [83]):

Es gibt eine Vielzahl von weiteren Fort- und Weiterbildungsangeboten, die hier nicht umfassend und abschließend beschrieben werden können. Neben Kursen gibt es auch das Angebot von **Studiengängen**, entweder als Master of Arts (M. A., z. B. Universität Bremen) oder als Master of Science (M. Sc., z. B. Universität Freiburg, Dresden International University). Zudem gibt es Masterstudiengänge Palliativmedizin/Palliativversorgung im Ausland mit unterschiedlichen Schwerpunkten, z. B. in Bristol, Cardiff, London, Salzburg, St. Gallen, Zürich.

Es gibt zudem die Möglichkeit zu einer **Kursleiterschulung** – diese soll Ärzte, examinierte Pflegende und Mitarbeiter psychosozialer Berufsgruppen befähigen, Kollegen in anerkannten bzw. registrierten Weiterbildungsgängen in Palliativmedizin/Palliativversorgung weiterzubilden [84]. Voraussetzung ist eine anerkannte Weiterbildung in der Berufsgruppe sowie der Nachweis praktischer Berufserfahrung in Palliativmedizin oder Hospizarbeit. Auch **multiprofessionelle Weiterbildungen** werden an mehreren Akademien angeboten [85], ebenso ein pan-europäischer Leadership-Kurs der European Palliative Care Academy (www.eupca.eu [86]).

5.5.3 Allgemeine Palliativversorgung (APV)

5.10.	Konsensbasierte Empfehlung
EK	Jeder von einer nicht-heilbaren Krebserkrankung Betroffene *soll* Zugang zu allgemeiner Palliativversorgung haben.

5.11.	Konsensbasierte Empfehlung
EK	Jeder in der Versorgung von Patienten mit einer Krebserkrankung Tätige *soll* palliativmedizinische Bedürfnisse erfassen und palliativen Handlungsbedarf erkennen können, um eine Palliativversorgung einzuleiten.

5.12.	Konsensbasierte Empfehlung
EK	Die allgemeine Palliativversorgung eines Patienten mit einer nicht-heilbaren Krebserkrankung *soll* folgende Aufgabenfelder beinhalten: • Behandlung von Symptomen und Begleitung bei Problemen niedriger bis mittlerer Komplexität in allen vier Dimensionen (physisch, psychisch, sozial und spirituell) • Kommunikation • Therapiezielfindung • Koordination der Versorgung • Einbeziehung von SPV, wenn indiziert

5.13.	Konsensbasierte Empfehlung
EK	Jeder Arzt, der an der allgemeinen Palliativversorgung eines Patienten mit einer nicht-heilbaren Krebserkrankung beteiligt ist, *soll* die Indikation zur spezialisierten Palliativversorgung stellen können und diese bedarfsorientiert in die Behandlung einbeziehen.

5.14.	Konsensbasierte Empfehlung
EK	Jeder an der allgemeinen Palliativversorgung eines Patienten mit einer nicht-heilbaren Krebserkrankung Beteiligte *soll* eine Basisqualifikation zur Palliativversorgung besitzen, die er in Ausbildung oder durch Fort- und Weiterbildungen erworben hat und regelmäßig aktualisiert.

Hintergrund

Die Empfehlungen zur allgemeinen Palliativversorgung (APV) basieren auf der Expertenmeinung der Leitliniengruppe.

Die Allgemeine Palliativversorgung (APV) ist die Basis aller palliativen Versorgungskonzepte [11, 87]. Das Erkennen der palliativen Situation und Einleitung der Palliativversorgung können als genuine Kompetenz der Allgemeinen Palliativversorgung betrachtet werden, da die Bezugsperson des Patienten im Kontext seiner nicht-heilbaren Erkrankung in der Gesundheitsversorgung in den meisten Fällen eine in der Palliativversorgung nicht-spezialisierte Fachkraft ist. Deshalb können alle Gesundheitsberufe als ambulante und stationäre Leistungsanbieter der Allgemeinen Palliativversorgung betrachtet werden, die an der Versorgung eines Patienten mit einer nicht-heilbaren Erkrankung beteiligt sind. Wer vom Patienten als primärer Ansprechpartner oder Vertrauensperson innerhalb der APV gewählt wird, entscheidet der Patient selbst. Allerdings variiert das Angebot und die Verfügbarkeit von Leistungsanbietern und Gesundheitsberufen regional stark: Vor allem in ländlichen Gebieten haben Patienten oftmals wenige Möglichkeiten, zwischen unterschiedlichen Angeboten zu wählen. Flächendeckende Hauptträger der allgemeinen ambulanten Palliativversorgung sind deshalb die Hausärzte. Der Stellenwert der Hausärzte wird durch eine starke Evidenz untermauert, dass eine hausarztzentrierte Versorgung insbesondere bei chronisch kranken und sozial benachteiligten Patienten erhebliche Vorteile bietet, sowohl auf individueller als auch auf gesundheitssystemischer Ebene (Zugang zu Gesundheitsleistungen, Hospitalisierung, Versorgungskontinuität, Vermeidung von Über-, Unter- und Fehlversorgung) [88]. Diese Befunde sprechen dafür, die Rolle der Hausärzte strukturell weiter zu stärken. In den Einheitlichen Bewertungsmaßstab (EBM), der die vertragsärztlichen Leistungen und Vergütungen regelt, wurde die hausärztliche Palliativversorgung zum Oktober 2013 aufgenommen. Dies beinhaltet u. a. die palliativmedizinische Ersterhebung des Patientenstatus.

Die kompetente und umfassende Ersterhebung hat weichenstellende Bedeutung, um die palliative Situation des Patienten und seine individuellen Bedürfnisse korrekt zu erkennen, dies dem Patienten adäquat zu vermitteln und eine entsprechende Palliativbehandlung im Sinne des informierten Patientenwillens einzuleiten. Eine Möglichkeit, dabei strukturiert und vorausschauend vorzugehen und auch Veränderungen der Bedürfnisse und Wünsche des Patienten rechtzeitig zu erkennen und darauf zu reagieren, bietet das Konzept der vorausschauenden Versorgungsplanung (auf Englisch: Advance Care Planning). Die vorausschauende Versorgungsplanung beschreibt einen systematischen, interprofessionell begleiteten Kommunikations- und Implementierungsprozess zwischen Patienten, Angehörigen und relevanten an der Behandlung des Patienten beteiligten Personen (siehe Abschnitt Vorausschauende Versorgungsplanung). Eine Patientenverfügung kann ein Ergebnis der vorausschauenden Versorgungsplanung sein.

Über die Kommunikation und Therapiezielfindung hinaus beinhaltet die allgemeine Palliativversorgung die Symptomkontrolle sowie die Koordination der Behandlung und ggf. die Einbeziehung von spezialisierter Palliativversorgung in das Behandlungskonzept. Für Patienten mit komplexen Begleitungssituationen stehen sowohl für den stationären Bereich in Form von Palliativstationen oder Palliativdiensten als auch im ambulanten Bereich im Rahmen der spezialisierten ambulanten Palliativversorgung Angebote zur Verfügung, die die ärztliche und pflegerische Primärversorgung ergänzen, ohne sie zu ersetzen [89].

Indikationen zur Einbeziehung der SPV (ambulant oder stationär) können aus unterschiedlichen Gründen gegeben sein, sei es in Bezug auf die Symptomkontrolle (z. B. bei refraktären Schmerzsyndromen, bei speziellen parenteralen oder rückenmarksnahen

Applikationstechniken), pflegerische Versorgung (z. B. bei speziellen Wundbehandlungen), psychosoziale Unterstützung (z. B. schwierige Verarbeitungsprozesse in der Familie) oder 24h-Erreichbarkeit bei krisenhaften Ereignissen [89].

Allgemeine Palliativversorgung kann nur adäquat stattfinden, wenn alle beteiligten Gesundheitsberufe Grundkenntnisse zur Palliativversorgung besitzen, die in Aus-, Weiter- und Fortbildungen erworben werden. Zum Thema Qualifikation siehe auch Abschnitt 5.5.2.

5.5.4 Spezialisierte Palliativversorgung (SPV)

5.15.	Evidenzbasierte Empfehlung
Empfehlungsgrad **A**	Ein SPV-Kernteam *soll* aus Mitgliedern von mindestens drei Berufsgruppen (Arzt, Pflege, weitere Berufsgruppe) bestehen, von denen zumindest Arzt und Pflege die spezialisierte palliativmedizinische Qualifikation aufweisen.
Level of Evidence **1–**	Quellen: Ahlner-Elmqvist et al. 2004 [90], Brumley et al. 2007 [91], Cummings et al. 1990 [92], Gade et al. 2008 [93], Jordhoy et al. 2000 [94], Rabow et al. 2004 [95], Temel et al. 2010 [48]

5.16.	Konsensbasierte Empfehlung
EK	Mitglieder des SPV-Kernteams *sollten* überwiegend oder ausschließlich in der spezialisierten Palliativversorgung tätig sein.

Hintergrund

Bei Patienten mit einer nicht-heilbaren Krebserkrankung und mit einer hohen Komplexität ihrer Situation ist spezialisierte Palliativversorgung indiziert und soll auch für sie und ihre Angehörigen zur Verfügung stehen (siehe auch Empfehlung 5.8. im Abschnitt 5.4). Der Anteil der Patienten mit einer nicht-heilbaren Krebserkrankung, die in ihrem Krankheitsverlauf eine komplexe Situation erfahren und spezialisierte Strukturen der Palliativversorgung (SPV) benötigen, kann für Deutschland derzeit nur geschätzt werden, da valide Zahlen fehlen. Die anfängliche Schätzung bei der Implementierung der SAPV-Strukturen gingen von 10–15 % aller Patienten (onkologisch und nicht-onkologisch) aus und bei 20 % der Patienten mit einer Krebserkrankung im Terminalstadium, was sich aber in der Praxis als zu niedrig herausgestellt hat [11, 25, 96]. Auch international gibt es verschiedene Versuche, den Bedarf näher zu bestimmen [97]. Allerdings besteht hier die Schwierigkeit der Übertragbarkeit, da viele Autoren nicht zwischen APV und SPV unterscheiden [97]. Eine Publikation, basierend auf Studien aus England, beschreibt einen Bedarf von 15–25 % für die Versorgung auf einer Palliativstation/Hospiz und 25–65 % für die Begleitung durch einen Palliativdienst im Krankenhaus oder zu Hause (ambulante spezialisierte Palliativversorgung) [98]. Berechnungen aus Australien gehen von 70 % der Patienten mit einer nicht-heilbaren Krebserkrankung aus, die eine palliativmedizinische Mitbehandlung (*ongoing consultancy*) benötigen und 20 % der Krebspatienten, die eine primäre palliativmedizinische Behandlung (*direct care*) benötigen [99].

Wesentliche Merkmale von spezialisierter in Abgrenzung zur allgemeinen Palliativversorgung wurden bereits weiter oben beschrieben (siehe Abschnitt Differenzierung zwischen allgemeiner und spezialisierter Palliativversorgung). Für die SPV besonders hervorzuheben ist die Bedeutung der Zusammenarbeit im multiprofessionellen Team. Die Erfahrung zeigt, dass die Teamarbeit selbst eine eigene Dynamik bzgl. Qualitätsentwicklung und -sicherung besitzt, die für die Versorgung von Patienten am Lebensende relevant ist und sich nicht auf die Summe der von den einzelnen Teammitgliedern erbrachten Leistungen reduzieren lässt. Nicht jedes Mitglied eines SPV-Teams ist im gleichen Maß an Tätigkeitsumfang und Qualifikation involviert; es soll dennoch ein festes **Kernteam** aus drei Personen bestehen, das die Anforderungen der o. g. Empfehlungen erfüllt. Multiprofessionalität im SPV-Kernteam bedeutet eine Zusammensetzung aus Vertretern von mindestens drei Professionen, darunter einem Arzt und einer Pflegekraft. Das dritte Teammitglied stammt meistens aus einer der folgenden Berufsgruppen: z. B. soziale Arbeit, Seelsorge, Psychologie, künstlerische Therapien (Kunst-, Musiktherapie u.a.), Physiotherapie, Pharmazie, Supervision, wobei mindestens ein Arzt und eine Pflegekraft eine spezialisierte palliativmedizinische Qualifikation vorweisen sollen (siehe Abschnitt Qualifikation von Leistungserbringern in der Palliativversorgung). Die Teambesetzungen in den Studien zur SPV in diesem Kapitel weisen fast ausschließlich ein spezialisiertes und multidisziplinäres Team aus und belegen eine Wirksamkeit bzgl. verschiedener Outcomes (z. B. Lebensqualität, Zufriedenheit, Wunsch-Sterbeort, Kostenreduktion) unabhängig von den verschiedenen SPV-Interventionen (z. B. ambulante spezialisierte Palliativversorgung oder Palliativambulanz) [48, 90–95]. Ein direkter Vergleich zwischen einem mono- und multidisziplinären SPV-Team liegt jedoch nicht vor.

Die Mitglieder des Kernteams der SPV sollen überwiegend (im Sinne einer Hauptberufstätigkeit) in der SPV tätig sein, sodass die spezialisierte Versorgungsqualität auch gewährleistet werden kann [66]. Mit „überwiegend" wird eine Beschäftigung definiert, die mindestens 50 % des gesamten Tätigkeitsumfangs beträgt.

In den folgenden Kapiteln werden die spezialisierten Strukturen der Palliativversorgung (SPV) einzeln behandelt und die dazugehörigen Wirksamkeitsstudien aufgeführt:
- Palliativstation
- Palliativdienst im Krankenhaus
- Ambulante spezialisierte Palliativversorgung
- Spezialisierte Palliativambulanz
- Palliativmedizinische Tagesklinik und Tageshospiz

Sektorenübergreifende Palliativversorgung (v. a. SPV)
Die sektorenübergreifende Palliativversorgung (d. h. zwischen den Sektoren „ambulant" und „stationär") zeigt sich in der klinischen Praxis als eine wichtige Voraussetzung für eine kontinuierliche Betreuung des Patienten und seiner Angehörigen. Hierbei ist eine gute Zusammenarbeit zwischen diesen Sektoren und den Versorgern der APV und SPV nötig – die bei dem sektoralen deutschen Gesundheitssystem immer wieder eine Herausforderung für alle Beteiligten darstellt. Ein enger Austausch mit einem funktionierenden Informationsfluss hat sich dabei in der Praxis als hilfreich erwiesen.

Nur sehr wenige Studien haben die Wirksamkeit der Palliativversorgung sektorenüber-greifend untersucht [50, 100–102]. In den meisten dieser Studien werden sektoren-übergreifende Strukturen der spezialisierten Palliativversorgung (SPV) beschrieben, allerdings besteht nicht bei allen internationalen Studien die Möglichkeit der genauen Differenzierung zwischen APV und SPV. Alle Interventionen wurden sowohl im statio-nären (Palliativstation oder Palliativdienst) als auch im ambulanten Bereich (zu Hause oder im Rahmen von Palliativambulanzen) von multiprofessionellen Teams durchge-führt und jeweils gegenüber einer sogenannten Standardversorgung verglichen. Zwei dieser Studien (drei Publikationen) sind auf die heutige Palliativversorgungssituation in Deutschland nur sehr eingeschränkt anwendbar und übertragbar, da sie beide in den 1980er Jahren ein sogenanntes *hospice program* in den USA bzw. in Australien evalu-iert haben [100–102]. Demgegenüber spiegelt die Studie von Zimmermann et al., die 2014 im Lancet publiziert wurde, die auch in Deutschland angebotenen Palliativver-sorgungsstrukturen relativ gut wider [50]. Als sektorenübergreifende Intervention schließt diese Studie alle in diesem Kapitel SPV aufgeführten Strukturen und Interventionen ein (bis auf die des stationären Hospizes, die eine typisch deutsche Struktur ist, kein in-ternationales Pendant hat und sich deshalb in der internationalen Literatur auch nicht widerspiegeln kann). 461 Krebspatienten mit verschiedenen Tumorentitäten konnten in die Studie eingeschlossen werden und 393 dieser Patienten mindestens ein Follow-up beschreiben. Als primäres Outcome wurde *Spiritual Wellbeing* (FACIT-Sp) nach drei Monaten gewählt. Die Interventionsgruppe zeigte zwar eine Verbesserung bzgl. dieses Outcomes gegenüber der Kontrollgruppe, diese Differenz war allerdings nicht sta-tistisch signifikant (3,56 points [95 % CI -0,27 to 7,40], p = 0,07). Allerdings zeigte sich eine signifikante Verbesserung für Lebensqualität am Lebensende [QUAL-E; (2,25 [0,01 to 4,49], p = 0,05)] und für Zufriedenheit [FAMCARE-P16; (3,79 [1,74 to 5,85], p = 0,0003)]. Ein Unterschied in der Symptomkontrolle (ESAS) oder der Interaktion zwi-schen Patient und Professionellen (CARES-MIS) konnte nicht festgestellt werden. Nach vier Monaten zeigten für die Interventionsgruppe alle Outcomes (bis auf CARES-MIS) eine signifikante Verbesserung an.

Übergeordnete Bewertung der SPV durch die Synthese der Ergebnisse von Inter-ventionen in einzelnen Strukturen
Neben den oben beschriebenen Wirksamkeitsstudien zur Untersuchung einer (meist spezialisierten) palliativmedizinischen Intervention, die verschiedene Sektoren (ambu-lant und stationär) integriert, gibt es systematische Übersichtsarbeiten, die SPV über-geordnet in den Blick nehmen, indem sie Studien zu einer speziellen Struktur der SPV einschließen (Palliativstation, ambulante spezialisierte Palliativversorgung etc.) und diese gemeinsam untersuchen, um so Aussagen zu SPV im Allgemeinen zu machen. An dieser Stelle werden nun die Ergebnisse dieser Systematic Reviews beschrieben.[1]

---

[1] Die einzelnen Studien, die in diesen Systematic Reviews eingeschlossen sind und eine spezielle Versorgungs-struktur von SPV untersuchen, wurden nach der im Leitlinienreport dieser Leitlinie beschriebenen Methodik auf Einschlusskriterien geprüft und ggf. als Evidenzgrundlage für das jeweilige SPV-Kapitel (Palliativstation, Pallia-tivdienst etc.) herangezogen. Sie sind deshalb im jeweiligen Kapitel beschrieben.

Ein Systematic Review von 22 RCTs untersucht die Effektivität von spezialisierter Palliativversorgung auf die Outcomes Lebensqualität, Zufriedenheit und Kosten bei Patienten mit palliativmedizinischen Bedürfnissen [103]. Grundsätzlich ist der Effekt von SPV gering, mit den besten Ergebnissen für das Outcome „Familienzufriedenheit mit der Patientenversorgung" (sieben von zehn Studien [102, 104–109]). Dennoch ist die Qualität der Evidenz durch methodologische Schwäche der eingeschlossenen Studien begrenzt (Verzerrung [Bias] und keine statistische Power). Es ist schließlich anzumerken, dass der Begriff SPV im Review von Zimmermann et al. breiter gefasst ist und z. T. auch Interventionen einschließt, die nach dem Verständnis der vorliegenden Leitlinie als APV gelten. Eine Übertragung der Ergebnisse ist von daher nur begrenzt möglich und sinnvoll.

Ein weiterer Systematic Review mit acht RCTs und 32 Beobachtungs- oder quasiexperimentellen Studien unterschiedlicher Evidenzqualität [110] untersucht SPV im Krankenhaus, als Palliativdienst oder ambulante häusliche Versorgung bei Patienten mit einer nicht-heilbaren Krebserkrankung. Die Übersichtsarbeit zeigt die beste Evidenz für die Besserung von Schmerz- und Symptomkontrolle [100, 111–128], für die Minderung von Krankenhauseinweisungen oder -aufenthalten bzw. für das Sterben im häuslichen Umfeld [48, 90, 94, 109, 129–139] und z. T. auch für Angehörigenoutcomes. Manche Studien zeigen eine Besserung der Zufriedenheit von Patienten und/oder Angehörigen [92, 100, 102, 109, 113, 115, 125, 139, 140] sowie der Angst und Depression [48, 113, 115–117, 141, 142]. Der Einfluss der Interventionen auf die Lebensqualität ist in den meisten Studien gering. In diesem Review wird SPV enger definiert: Es soll von einem Team mit zumindest zwei Mitgliedern – davon einem mit spezialisierter Qualifikation in Palliativmedizin – angeboten werden. In den meisten eingeschlossenen RCTs besteht dieses Team mindestens aus spezialisierten Ärzten und Pflegekräften, ggf. aus weiteren Berufsgruppen

Ein Systematic Review von sechs früheren Systematic Reviews sowie einem RCT, einer prospektiven Kohortenstudie, einer Querschnittstudie und einer Studie zur Kostenanalyse untersucht die Überlegenheit einer bestimmten SPV-Struktur über andere [143].

Dennoch können zu dieser Frage aufgrund methodologischer Schwäche der Studien und Heterogenität der Interventionen keine Schlussfolgerungen gezogen werden.

5.5.4.1 Palliativstation

5.17.	Konsensbasiertes Statement
EK	Eine Palliativstation als eine Form der stationären, spezialisierten Palliativversorgung ist Teil eines Krankenhauses und steht für Patienten mit einer nicht-heilbaren Erkrankung und begrenzter Lebenszeit zur Verfügung mit dem Ziel der Verbesserung der Lebensqualität. Voraussetzung für eine Aufnahme auf eine Palliativstation ist eine Krankenhausbehandlungsbedürftigkeit.

5.18.	Evidenzbasierte Empfehlung
Empfehlungsgrad **0**	Die Aufnahme eines Patienten mit einer nicht-heilbaren Krebserkrankung auf eine Palliativstation *kann* erfolgen, wenn eine stationäre Behandlungsbedürftigkeit besteht und z. B. eine der folgenden Indikationen vorliegt: • Komplexe Symptom- oder Problembelastung • Unsicherheiten bezüglich des Therapieziels • Aufwändige medizinische oder pflegerische Versorgung • Überforderung oder Unsicherheit der häuslichen Versorgung
Level of Evidence **4**[1]	Quellen: –

[1] Bei den Empfehlungen dieses Kapitels mit einem LoE 4 wurde eine systematische Literaturrecherche nur für RCTs, CCTs, kontrollierte Prä-Post-Studien und ITS (interrupted time series), d. h. für ein Level-of-evidence 1 bis 2 nach SIGN, durchgeführt. Bei LoE 4 (Expertenmeinung) wurden also die SIGN-Stufen 2 (zum Teil) und 3 übersprungen und dafür keine ergänzende Literatursuche durchgeführt, da Aussagen über die Wirksamkeit von Interventionen auf der Basis von SIGN-Stufen 2 und 3 nicht getroffen werden können.

5.19.	Evidenzbasierte Empfehlung
Empfehlungsgrad **A**	Eine Palliativstation *soll* folgende Komponenten einer Behandlung anbieten: • Erfassung der Symptome und Bedürfnisse in allen vier Dimensionen von Patienten und ihren Angehörigen • Behandlung von Symptomen und Problemen in allen vier Dimensionen • Ressourcenorientierte Unterstützung des Patienten und seiner Angehörigen, v. a. bei der Therapiezielfindung und der Krankheitsauseinandersetzung • Palliativversorgung auch im Sinne von Entlastungsbetreuung • Vorausschauende Versorgungsplanung • Koordination bzw. Organisation der Palliativversorgung • Begleitung durch befähigte Ehrenamtliche • Begleitung in der Sterbephase • Rituale des Abschiednehmens und Erinnerns • Vermittlung von Trauerbegleitung

5.19.	Evidenzbasierte Empfehlung
Level of Evidence **4**	Quellen: –

5.20.	Evidenzbasierte Empfehlung
Empfehlungsgrad **A**	Die Behandlung und Begleitung auf einer Palliativstation *soll* durch ein eigenständiges, spezialisiertes, qualifiziertes und multiprofessionelles Team erfolgen.
Level of Evidence **4**	Quellen: –

5.21.	Evidenzbasierte Empfehlung
Empfehlungsgrad **A**	Die Palliativstation *soll* als eigenständige organisatorische und räumliche Einheit umgesetzt werden.
Level of Evidence **4**	Quellen: –

5.22.	Evidenzbasierte Empfehlung
Empfehlungsgrad **B**	Die Behandlung auf einer Palliativstation *sollte* durch eine angemessene räumliche Gestaltung wie die bedarfsgerechte Behandlung in Einbettzimmern, Übernachtungs-möglichkeiten für Angehörige, wohnlich gestaltete Begegnungsräume und barrierefreien Zugang zu Außenbereichen unterstützt werden.
Level of Evidence **4**	Quellen: –

5.23.	Evidenzbasierte Empfehlung
Empfehlungsgrad **A**	Zur Sicherstellung einer qualifizierten Behandlung auf einer Palliativstation *soll* ein ärztlicher und pflegerischer Dienst mit einer spezialisierten palliativmedizinischen Qualifikation für 24 Stunden am Tag und 7 Tage in der Woche zur Verfügung stehen.
Level of Evidence **4**	Quellen: –

5.24.	Evidenzbasierte Empfehlung
Empfehlungsgrad **A**	Das Team einer Palliativstation *soll* folgende Maßnahmen zur Sicherstellung der Prozessqualität durchführen: • Individualisierte Therapieplanung • Regelmäßige Evaluation des Therapieziels • Regelmäßige Evaluation der durchgeführten Behandlungsmaßnahmen • Austausch mit zuweisenden und weiterführenden Behandelnden und Abstimmung mit stationären und ambulanten Versorgungs- und Therapieangeboten • Multiprofessionelle, regelmäßige Teamtreffen zur Fallbesprechung • Gemeinsame multiprofessionelle Dokumentation • Angebot einer externen Supervision für alle Teammitglieder.
Level of Evidence **4**	Quellen: –

Hintergrund

Palliativstationen, als spezialisierte Form der stationären Palliativversorgung, stellen einen in besonderem Maße geschützten Raum für Betroffene dar. Gleichzeitig gehören Palliativstationen zur palliativmedizinischen Maximalversorgung. Deshalb ist - vergleichbar einer Intensivstation in der Inneren Medizin oder Stroke Unit (Schlaganfallstation) in der Neurologie – ein vielfältiges Spektrum an hochspezifischen Interventionsmöglichkeiten auch kurzfristig verfügbar vorzuhalten. Die Evidenz in der Literatur gibt nur vereinzelt Hinweise auf spezifische Wirkfaktoren. Zudem limitiert der Einfluss regionaler und nationaler gesundheitspolitischer Rahmenbedingungen die Generalisierbarkeit der Untersuchungen. Insgesamt ist also die Evidenzbasierung für Palliativstationen schwach. Allerdings gibt es in der Literatur Daten zur Beeinflussung klinisch relevanter Faktoren wie zum Opioid-Verbrauch oder zur Reduktion von „aggressiven Behandlungen" [144, 145] und der Beeinflussung patientenbezogener Ergebnisse wie Lebensqualität [146] durch die Behandlung auf einer Palliativstation. Neben den klinischen Effekten sind auch ökonomische Effekte im Sinne einer Kostenreduktion beschrieben [147, 148].

Die individuell empfundene Symptombelastung ist Grundlage einer bedarfsgerechten Zuweisung. In den Studien ist die Kapazität der palliativstationären Behandlung zum Problemlösen belegt [149]. Für die Versorgungspraxis muss Symptombelastung präzisiert werden: Entscheidende Kriterien für die Zuweisung können - wie in der SAPV- die Komplexität mehrerer gleichzeitig bestehender Probleme, die Intensität einer Belastung in einer einzelnen Symptomdimension und der erwartete Aufwand der zu leistenden Versorgung sein.

• **Komplexe Symptom- oder Problembelastung**: Die komplexe Symptom- oder Problembelastung setzt sich aus zwei grundsätzlichen Dimensionen zusammen: der Intensität und der Simultanität von Beschwerden. Die Intensität einer Symptombelastung, wie z. B. bei Schmerz oder Atemnot erfordert bei höheren Schweregraden ein schnelles, kontinuierliches und nachhaltiges Handeln wie z. B. die evtl. notwendige schnelle Titration von Opioiden unter kontrollierten Bedingungen. Um das angemessen umsetzen zu können, benötigt es einen strukturell abgesicherten therapeutischen Rahmen, der ausreichend Zeit für Patientenbeobachtung und emotional stützenden Kontakt sowie die notwendige fachliche Qualifikation und Handlungskompetenz bietet. Dies ist Auftrag einer Palliativstation.

- **Unsicherheiten bezüglich des Therapieziels**: Bei ethisch komplexen Fragestellungen oder hoher Ambivalenz im Festlegen der Therapieziele kann die Palliativstation den emotional „geschützten" Raum bieten, um eine Annäherung an Dilemmasituationen und das Kennenlernen neuer Handlungsoptionen zu bieten. Als Beispiel sei der Umgang mit parenteraler Ernährung genannt. Der Verzicht auf eine bilanzierte, aber nicht indizierte Ernährungstherapie wird häufig als emotional belastend von Patient und Angehörigen empfunden. Durch Moderation des Entscheidungsfindungsprozesses, das Kennenlernen alternativer Unterstützungsmöglichkeiten und emotionaler Stützung der Zulässigkeit des Gedankens, Therapieziele zu ändern, kann auf einer Palliativstation eine Befähigung im Umgang mit diesen Themen erreicht werden, die auch in einer Anschlussbehandlung, z. B. im häuslichen Umfeld, fortgesetzt werden kann.

- **Aufwändige medizinische oder pflegerische Versorgung**: In der Palliativversorgung erfordern bestimmte Situationen wie z. B. die Wundbehandlung bei exulzerierenden Tumoren oder die Lagerung bei massiver Hirndrucksymptomatik und Luftnot mit Angststörung hohe zeitliche Ressourcen und fachliche Kompetenz von mehreren Vertretern verschiedener Berufsgruppen gleichzeitig. Adäquate Voraussetzungen dafür sollten auf einer Palliativstation gegeben sein.

- **Überforderung oder Unsicherheit der häuslichen Versorgung**: Wenn auch ambulante spezialisierte Palliativversorgung nicht mehr ausreicht, um eine häusliche Versorgung adäquat zu gewährleisten, kann die Palliativstation der angemessene Ort sein, um die oftmals dann emotional angespannte Situation für Patienten und Angehörige zu beruhigen.

Die Vielfältigkeit der oben aufgeführten Belastungen, die ihren Ursprung in jeder der palliativmedizinisch relevanten Dimensionen haben können – in der medizinisch-pflegerischen, psychologischen, sozialen und spirituellen Ebene –, erklärt warum das Zusammenwirken im Team von besonderer Bedeutung ist. Alle Angebote der Palliativstation erfordern eine multiprofessionelle Perspektive: die Erfassung der Symptome und Bedürfnisse (in den vier Dimensionen) von Patienten und ihren Angehörigen, die Behandlung von Symptomen und Problemen in allen vier Dimensionen, die Unterstützung des Patienten und seiner Angehörigen im Krankheitsverständnis und die ressourcenorientierte Unterstützung des Patienten und seiner Angehörigen bei der Krankheitsbewältigung (coping) und der Therapiezielfindung.

Eine Besonderheit bietet das Angebot der medizinischen und pflegerischen Versorgung, im Sinne von Entlastungsbetreuung (*Respite Care*), das speziell die Aufnahme des Patienten zur Entlastung der Primärpflegenden für einen begrenzten Zeitraum beschreibt. Grund für die Aufnahme ist hier nicht nur die akute Belastung, sondern die nachhaltige Befähigung des Systems durch vorübergehende Unterbrechung und Entlastung von der Pflegeverantwortung der Primärpflegenden. Aus diesem Grund ist dies die Aufgabe einer Palliativstation und kann meistens von einem stationären Hospiz oder einer Pflegeeinrichtung nicht geleistet werden.

Die Behandlung auf einer Palliativstation benötigt die Präsenz qualifizierter und kompetenter Ansprechpartner für jedes Aufgabengebiet. Das Zusammenwirken im multiprofessionellen Team ist eine entsprechende Grundvoraussetzung. Die spezialisierte Teamkompetenz entsteht durch strukturiertes, aktiv gefördertes und qualifiziert geleitetes Zusammenwirken der verschiedenen Berufsgruppen. Da die Krankheitsverläufe in der spezialisierten Palliativversorgung eine hohe Variabilität und Dynamik aufweisen, ist eine ausreichende Personalausstattung in Zahl, Qualifikation und Multiprofessionalität 24-stündig zu gewährleisten.

Anhaltswerte für eine ausreichende Personalausstattung (nach Empfehlung der DGP):
- **Anzahl:**
  - > Mindestens 1,2 Pflegestellen/aufgestelltes Patientenbett
  - > 0,2 Vollzeitäquivalent Arzt/aufgestelltes Patientenbett
  - > 0,2 Vollzeitäquivalent Vertreter der weiteren Therapiebereiche/aufgestelltes Patientenbett, wie z. B. Sozialdienst, Psychologie, Physiotherapie, Ergotherapie, Künstlerische Therapien (Kunst-, Musiktherapie u. a.), Case Management, Seelsorge, Apotheker
  - > Die ärztliche und pflegerische Leitungsfunktion und damit verbundene Strukturierung und Pflege der Teamprozesse benötigt weitere je 0,1 VZÄ/aufgestelltes Patientenbett.
- **Qualifikation**: Der Anteil von berufsspezifisch curricular in Palliativversorgung und Palliativmedizin spezialisierten Mitarbeitern sollte > 75 % sein.
- **Verfügbarkeit:**
  - > Tägliche 24 Stunden verfügbare Ruf- und Einsatzbereitschaft in spezialisierter Palliativversorgung erfahrener Ärzte
  - > Tägliche 24 Stunden verfügbare Präsenz in spezialisierter Palliativversorgung erfahrener Pflegender
  - > Kurzfristig und regelmäßig verfügbare Angebote der in spezialisierten Palliativversorgung erfahrenen Vertreter der weiteren therapeutischen Bereiche
- **Weiteres**: Regelmäßige externe Teamsupervision

Neben der spezifischen Kompetenz des multiprofessionellen Kernteams der Palliativstation ist die Bereitschaft zur interdisziplinären Zusammenarbeit wichtiges Kennzeichen einer umsichtigen Therapieplanung und -durchführung - für onkologische Patienten sei beispielweise die gemeinsame Erörterung in Tumorboards genannt.

Die räumliche Gestaltung einer Palliativstation ist ein eigenständig wirksamer therapeutischer Faktor, da die therapeutische Flexibilität in der konventionellen Krankenhausbehandlung häufig durch die rein funktionsorientierte Umgebung limitiert wird. So ist in vielen Allgemeinstationen ein unkompliziertes Dabei-Sein von Angehörigen - auch über Nacht - nicht möglich. Die Einbindung von Angehörigen, das Prinzip der Anleitung und Befähigung zur Alltagsgestaltung trotz bestehender und im Verlauf fortschreitender Defizite, benötigen eine spezifische strukturell räumliche Unterstützung, die es erlaubt, den Alltag zu simulieren und gleichzeitig Rückzugsmöglichkeiten und Schutz der Privatsphäre bietet. Dazu gehört die bedarfsgerechte Unterbringung im Einzelzimmer, die Möglichkeit für Angehörige mit zu wohnen (Rooming-in), die Ausstattung der Begegnungsräume und die Erreichbarkeit von Außenbereichen (www.dgpalliativmedizin.de/images/stories/Planungshilfe_Palliativstationen.pdf).

Evidenzzusammenfassung
Wegen Mangel an Studien zur Palliativstation (quantitativ und qualitativ) ist die Aussagefähigkeit zur Wirksamkeit beschränkt und basiert überwiegend auf der klinischen Evidenz (Erfahrung). Es liegt keine Studie vor, die eine Palliativstation als singuläre Intervention evaluiert, sondern nur in Kombination mit anderen Strukturen (gemeinsam mit *home care* bei Greer et al. [149] bzw. gemeinsam mit Palliativdienst und *home care* in Kane et al. [101, 102]). Allein die Daten von zwei prospektiven Studien mit 887 Patienten, deren Behandlungsart am ehesten der Struktur einer deutschen Palliativstation entspricht, können mit großer Einschränkung (methodisch und inhaltlich) zur Untersuchung der Effektivität einer Palliativstation im Vergleich zu konventioneller Behandlung in der Terminalphase ausgewertet werden. Eine Studie erfüllte methodisch die Kriterien eines RCT und erreicht LoE 1- [101, 102], die andere basiert auf einem quasi experimentellen Ansatz mit LoE 2+ [149]. Die Studien beschreiben eine Überlegenheit der Behandlung auf Palliativstationen in der Effektivität der Linderung einzelner Symptome zu bestimmten Zeitpunkten im Behandlungsverlauf, allerdings nicht durchgängig. Die Behandlungszufriedenheit der Patienten selbst bzw. der Angehörigen weist ebenso zu bestimmten Zeitpunkten eine Überlegenheit der Behandlung auf Palliativstationen gegenüber der konventionellen Krankenhausbehandlung aus. Die Inanspruchnahme aggressiver Therapien und Diagnostik fällt auf Palliativstationen geringer aus. Kostenunterschiede zwischen konventioneller und palliativversorgerischer Krankenhausbehandlung werden nicht detektiert.

5.5.4.2 Palliativdienst im Krankenhaus

5.25.	Konsensbasiertes Statement
EK	Ein Palliativdienst ist eine Form der stationären, spezialisierten Palliativversorgung und behandelt Patienten mit einer nicht-heilbaren Erkrankung und begrenzter Lebenszeit, die nicht auf einer Palliativstation behandelt werden. Ein Palliativdienst steht zur begleitenden Mitbehandlung (ein- oder mehrmalige Visiten) mit dem Ziel der Verbesserung der Lebensqualität zu Verfügung.

5.26.	Evidenzbasierte Empfehlung
Empfehlungsgrad **A**	Jedes Krankenhaus, das Patienten wegen einer nicht-heilbaren Krebserkrankung behandelt, *soll* einen Palliativdienst anbieten.
Level of Evidence **4**[1]	Quellen: –

[1] Bei den Empfehlungen dieses Kapitels mit einem LoE 4 wurde eine systematische Literaturrecherche nur für RCTs, CCTs, kontrollierte Prä-Post-Studien und ITS (interrupted time series), d. h. für ein Level-of-evidence 1 bis 2 nach SIGN, durchgeführt. Bei LoE 4 (Expertenmeinung) wurden also die SIGN-Stufen 2 (zum Teil) und 3 übersprungen und dafür keine ergänzende Literatursuche durchgeführt, da Aussagen über die Wirksamkeit von Interventionen auf der Basis von SIGN-Stufen 2 und 3 nicht getroffen werden können.

5.27.	Evidenzbasierte Empfehlung
Empfehlungsgrad **A**	Patienten mit einer nicht-heilbaren Krebserkrankung *soll* während eines stationären Aufenthaltes Kontakt mit einem Palliativdienst angeboten werden.
Level of Evidence **1+**	Quellen: Hanks et al. 2002 [115], Jack et al. 2006 [150], Gade et al. 2008 [93]

5.28.	Evidenzbasierte Empfehlung
Empfehlungsgrad **A**	Ein Palliativdienst *soll* folgende Komponenten einer Behandlung anbieten: • Erfassung der Symptome und Bedürfnisse in allen vier Dimensionen von Patienten und ihren Angehörigen • Behandlung von Symptomen und Problemen in allen vier Dimensionen • Ressourcenorientierte Unterstützung des Patienten und seiner Angehörigen, v. a. bei der Therapiezielfindung und der Krankheitsauseinandersetzung • Vorausschauende Versorgungsplanung • Koordination bzw. Organisation der Palliativversorgung • Mitbegleitung in der Sterbephase • Rituale des Abschiedsnehmen und Erinnerns • Vermittlung von Trauerbegleitung • Unterstützung der Mitglieder des primären Behandlungsteams

5.28.	Evidenzbasierte Empfehlung
Level of Evidence **4**	Quellen: –

5.29.	Evidenzbasierte Empfehlung
Empfehlungsgrad **B**	Ein Palliativdienst *sollte* folgende Strukturqualitätskriterien erfüllen: • Eigenständiges Team • Multiprofessionelles Team mit mindestens drei Berufsgruppen: Ärzte, Pflegende und ein Vertreter eines weiteren Therapiebereiches • Eigener Raum für Besprechungen und Dokumentation • Erreichbarkeit zu den Regelarbeitszeiten im Krankenhaus • Kommunikation der Indikationskriterien, Teamstruktur, Erreichbarkeit und Arbeitsweise des Palliativdienstes an alle Abteilungen, die Patienten mit einer nicht-heilbaren Krebserkrankung betreuen
Level of Evidence **4**	Quellen: –

5.30.	Evidenzbasierte Empfehlung
Empfehlungsgrad **A**	Die Beratung und Mitbehandlung durch den Palliativdienst *soll* in enger Abstimmung mit dem primär behandelnden Team erfolgen.
Level of Evidence **4**	Quellen: –

5.31.	Evidenzbasierte Empfehlung
Empfehlungsgrad **B**	Das Team eines Palliativdienstes *sollte* folgende Maßnahmen zur Sicherstellung der Prozessqualität durchführen: • Individualisierte Therapieplanung • Regelmäßige Evaluation des Therapieziels • Regelmäßige Evaluation der durchgeführten Behandlungsmaßnahmen • Austausch mit zuweisenden und weiterführenden Behandelnden und Abstimmung mit stationären und ambulanten Versorgungs- und Therapieangeboten • Multiprofessionelle, regelmäßige Teamtreffen zur Fallbesprechung • Gemeinsame multiprofessionelle Dokumentation • Angebot einer externen Supervision für alle Teammitglieder
Level of Evidence **4**	Quellen: –

Hintergrund

Ein Palliativdienst im Krankenhaus ist ein multiprofessionelles, spezialisiertes Team, das eine spezialisierte Palliativbetreuung für stationäre Patienten außerhalb einer Palliativstation anbietet [151]. Dies impliziert eine kontinuierliche, palliativmedizinische Beratung und Mitbehandlung im Falle komplexer Symptome und Bedürfnisse. Damit entsprechen Inhalte und Struktur des Palliativdienstes eher dem in der psychiatrischen/psychotherapeutischen Versorgung etablierten Begriff des „Liaisondienstes", welcher über eine rein beratende, kurzfristig ausgelegte Konsiltätigkeit im engeren Sinne hinausgeht. Deshalb wurde auf den oft verwendeten Begriff „Konsildienst" für den Zweck dieser Leitlinie verzichtet. In der deutschen und internationalen Literatur werden mit dem Begriff des Palliativdienstes auch sektorenübergreifend oder ausschließlich ambulant arbeitende Dienste bezeichnet [152]. Weitere Bezeichnungen wie „Palliativmedizinischer Konsildienst", „Palliative Care Consultation Service", „Inpatient Palliative Care Team" oder „Hospital Support Team" spiegeln unterschiedliche Nuancierungen in Tätigkeitsinhalten und Arbeitsweise wider.

Für die Finanzierung von Palliativdiensten im Krankenhaus steht seit 2017 eine OPS (8-98h) mit einem Zusatzentgelt (ZE133/134) zu Verfügung, der aktuell noch krankenhausindividuell ausgehandelt werden muss (Stand: 2018/2019). Der Dienst kann als interner oder als externer Palliativdienst angeboten und abgerechnet werden.

Palliativdienste haben bei Patienten mit einer fortgeschrittenen Krebserkrankung positive Effekte auf klinische (z. B. Symptomkontrolle, Lebensqualität) und strukturelle (z. B. Liegedauer, Kosten) Parameter [93, 110, 115, 150] (siehe auch Evidenzzusammenfassung). Daher sollen Patienten mit einer nicht-heilbaren Krebserkrankung während eines stationären Aufenthaltes einem Palliativdienst vorgestellt werden. Es existieren zwei unterschiedliche Konzepte, die hier integriert werden: ein frühzeitiges, vom Tumorstadium abhängiges Vorgehen (entsprechend den ambulanten „Early-integration"-Konzepten analog der Studie von Temel [48, 153]) und ein bedürfnisorientiertes Vorgehen, welches eine komplexe, palliativmedizinisch relevante Problematik und eine entsprechend vorliegende Unterstützungsbedürftigkeit voraussetzt.

In jedem Krankenhaus, in dem Patienten mit nicht-heilbaren Erkrankungen behandelt werden, ist das Vorhandensein eines Palliativdienstes ein wichtiger Bestandteil einer umfassenden Behandlung. Kleinere und nahe gelegene Krankenhäuser (z. B. in derselben Stadt), deren Patientenzahl für das Betreiben eines Palliativdienstes zu gering ist, können sich auch einen Palliativdienst teilen. Für Krankenhäuser mit einer Palliativstation ergänzt der Palliativdienst die Palliativstation. Für Krankenhäuser ohne eine Palliativstation ist eine enge Kooperation mit einer Palliativstation in einem nahegelegenen anderen Krankenhaus notwendig. Die retrospektive, beschreibende Querschnittsstudie von Gärtner et al. [154] beschreibt und vergleicht klinische und strukturelle Merkmale einer Palliativstation mit einem Palliativdienst und kommt zu der Schlussfolgerung, dass die Koexistenz beider palliativmedizinischer Bereiche aufgrund der gefundenen Unterschiede und der sich ergänzenden Aufgabenbereiche berechtigt und sinnvoll ist.

Ein Palliativdienst sollte dem Patienten und seinen Angehörigen sowie dem primären Behandlungsteam ein breit gefächertes Unterstützungsangebot im Hinblick auf Symptomkontrolle, Therapiezielklärung, Unterstützung bei der Krankheitsbewältigung, u. v. m. machen. Ob einzelne Palliativdienstangebote (Interventionen) oder Teamkonstellationen weniger oder stärker wirksam sind, muss noch in Studien geklärt werden [110].

Die Krankheitsverläufe von Patienten mit nicht-heilbaren Krebserkrankungen sind gekennzeichnet von Phasen zunehmender, aber auch stabiler oder wechselnder Krankheitsaktivität. Die palliativmedizinisch relevanten Bedürfnisse von Krebspatienten variieren dabei. Daher sollte das Palliativdienstteam aus erfahrenen, spezialisierten Palliativmedizinern, Pflegenden und einem Mitarbeiter der psychosozialen Berufsgruppen besetzt sein [151, 155], damit eine umfassende, spezialisierte Palliativversorgung außerhalb einer Palliativstation angeboten werden kann. Ein erweitertes Team je nach Krankenhaussetting könnte z. B. aus Seelsorgern, Apothekern, Physiotherapeuten, Ergotherapeuten, künstlerischen Therapeuten (Kunst-, Musiktherapeuten u.a.) und Case Managern bestehen. Ob eine Konstellation besser als eine andere ist, ist noch unklar.

Das Zusammenwirken im multiprofessionellen Team ist, wie auf der Palliativstation, eine wichtige Grundvoraussetzung. Durch strukturiertes und qualifiziert geleitetes Zusammenwirken der verschiedenen Berufsgruppen entsteht die spezialisierte Teamkompetenz des Palliativdienstes, die folgende Maßnahmen beinhalten sollte:
- Individualisierte Therapieplanung
- Regelmäßige Evaluation des Therapieziels
- Regelmäßige Evaluation der durchgeführten Behandlungsmaßnahmen
- Multiprofessionelle, regelmäßige Teamtreffen zur Fallbesprechung
- Gemeinsame multiprofessionelle Dokumentation
- Angebot einer externen Supervision für alle Teammitglieder

Da die Arbeitsweise des Palliativdienstes (kontinuierliche, multiprofessionelle, palliativmedizinische Beratung und Mitbehandlung im multiprofessionellen Team) sich von der Konsiltätigkeit anderer Fachbereiche unterscheidet, sollten Teamstruktur, Indikation und Erreichbarkeit des Palliativdienstes klar definiert werden. Der enge Austausch mit dem primären Behandlungsteam und die gemeinsame Definition des individuellen Therapieziels für den Patienten stellen hierfür eine Grundvoraussetzung dar [155].

Evidenzzusammenfassung
Für die evidenzbasierte Empfehlung zur Effektivität eines Palliativdienstes wurden fünf Studien extrahiert, publiziert in den Jahren 1995 bis 2008, davon zwei RCTs [93, 115], mit einer Studiengröße von zusammen 778 Patienten und Level of Evidence 1++ und 1+, und ein weiteres RCT mit 4.804 Patienten und methodischen Einschränkungen (LoE 1-) [108]. Hinzu kommen zwei kontrollierte Prä-Post-Studien mit asymmetrischer Kontrollgruppenzuteilung und insgesamt 291 Patienten mit LoE 2+ [156] und 2- [150]. Symptomkontrolle, gesundheitsbezogene Lebensqualität, Krankenhausaufenthalt, Patientenzufriedenheit und Ressourcenverbrauch sind wiederkehrende Beispiele der definierten Dimensionen von Ergebnisqualität und Effektivität der jeweiligen palliativmedizinischen

Interventionen. In allen drei RCTs erhielten die Patienten der Interventionsgruppe eine Betreuung durch den Palliativdienst und die Kontrollgruppen eine Standardbetreuung bzw. lediglich eine telefonische Beratung durch den Palliativdienst [115].

Die Studien mit hauptsächlich onkologischen Patienten [93, 115, 150] zeigten gemischte Ergebnisse in Bezug auf die gewählten Outcomes. Die Prä-Post-Studie von Jack et al. zeigte eine signifikante Besserung der Schmerzkontrolle in beiden Gruppen, aber die Besserung in der Interventionsgruppe (spezialisierter Palliativdienst mit Ärzten und Pflegekräften) war signifikant höher als in der Kontrollgruppe (0,36 Punkte Unterschied mit p = 0,029 am vierten Tag; 0,74 Punkte Unterschied mit p < 0,001 am 7. Tag) [150]. Das RCT von Gade konnte keine signifikanten Ergebnisse für die Outcomes Symptomkontrolle oder Überlebenszeit beweisen, aber zeigte eine signifikant höhere Zufriedenheit der Patienten sowie weniger Aufnahmen auf die Intensivstation [93]. In dem RCT von Hanks et al. waren u. a. Symptomkontrolle und gesundheitsbezogene Lebensqualität signifikant höher in beiden Vergleichsgruppen [115]. Die Prä-Post-Studie von Norton et al. [156] bezieht sich auf Patienten einer internistischen Intensivstation mit entsprechend niedrigem Prozentsatz an Krebspatienten, aber positivem Wirkungsnachweis auf das Kriterium des kürzeren Intensivstationsaufenthaltes. Für Mortalität und Verweildauer (im Krankenhaus und auf Intensivstation) konnte keine Verbesserung belegt werden. Die randomisierte SUPPORT-Studie [108] mit einer niedrigen Prozentzahl (1/6) an onkologischen Patienten und mit dem Ziel, die Entscheidungsfindung am Lebensende zu verbessern, zeigte keinen Wirkungsnachweis u. a. in Bezug auf das Verfassen und die Umsetzung einer DNR-Anordnung, auf aggressive Therapien und auf Schmerzen. Sie weist jedoch methodische als auch konzeptuelle Mängel auf, da sich die Intervention ausschließlich auf kommunikative, prognostische bzw. planerische Aspekte bezieht und in Hinblick auf den Patienten lediglich durch einen Pflegenden (nurse) anstelle eines Teams durchgeführt wird.

Auch wenn der Effekt der Palliativdienste im Krankenhaus aus den eingeschlossenen fünf Studien nicht eindeutig ableitbar ist, gibt die identifizierte Evidenz in Einklang mit anderen nicht kontrollierten Primärstudien aus drei systematischen Reviews [103, 110, 157] und der guten klinischen Erfahrung Hinweise dafür, dass spezialisierte Palliativdienste angeboten werden sollen.

5.5.4.3 Ambulante spezialisierte Palliativversorgung

5.32.	Konsensbasiertes Statement
EK	Diese Leitlinie unterscheidet zwischen „ambulanter spezialisierter Palliativversorgung" und „SAPV":
	Ambulante spezialisierte Palliativversorgung steht für Patienten mit einer nicht-heilbaren Erkrankung und begrenzter Lebenszeit zur Verfügung, wenn ausgeprägte Symptome und/oder ein hoher Koordinationsbedarf zu einer komplexen Versorgungssituation führen und es dem Wunsch des Patienten entspricht, in seiner häuslichen bzw. familiären Umgebung versorgt zu werden.
	SAPV entspricht dem gemäß §§ 37b, 132d SGB V geregelten Anspruch.

5.33.	Evidenzbasierte Empfehlung
Empfehlungsgrad **A**	Ambulante spezialisierte Palliativversorgung *soll* vorhandene Versorgungsstrukturen ergänzen, wenn diese keine angemessene und ausreichende Betreuung des Patienten an dem Ort seines Wunsches in der häuslichen Umgebung (inkl. Pflegeheim) gewährleisten können.
Level of Evidence **4**[1]	Quellen: –

[1] Bei den Empfehlungen dieses Kapitels mit einem LoE 4 wurde eine systematische Literaturrecherche nur für RCTs, CCTs, kontrollierte Prä-Post-Studien und ITS (interrupted time series), d. h. für ein Level-of-evidence 1 bis 2 nach SIGN, durchgeführt. Bei LoE 4 (Expertenmeinung) wurden also die SIGN-Stufen 2 (zum Teil) und 3 übersprungen und dafür keine ergänzende Literatursuche durchgeführt, da Aussagen über die Wirksamkeit von Interventionen auf der Basis von SIGN-Stufen 2 und 3 nicht getroffen werden können.

5.34.	Evidenzbasierte Empfehlung
Empfehlungsgrad **A**	Ambulante spezialisierte Palliativversorgung *soll* folgende Komponenten in der Behandlung von Patienten mit einer nicht-heilbaren Krebserkrankung zur Verbesserung der Lebensqualität anbieten: • Erfassung der Symptome und Bedürfnisse in allen vier Dimensionen von Patienten und ihren Angehörigen • Behandlung von Symptomen und Problemen in allen vier Dimensionen • Ressourcenorientierte Unterstützung des Patienten und seiner Angehörigen bei der Therapiezielfindung und der Krankheitsauseinandersetzung • Vorausschauende Versorgungsplanung • Koordination bzw. Organisation der Palliativversorgung • Begleitung in der Sterbephase • Rituale des Abschiednehmens und Erinnerns • Vermittlung von Trauerbegleitung • Unterstützung des primär behandelnden Teams bzw. des Primärbehandelnden
Level of Evidence **1−**	Quellen: Bakitas et al. 2009 [158], Brumley et al. 2007 [91], Ventafridda et al. 1985 [128], Gomes et al. 2013 [66]

5.35.	Evidenzbasierte Empfehlung
Empfehlungsgrad **A**	Eine ambulante spezialisierte Palliativversorgung *soll* rund um die Uhr zur Verfügung stehen.
Level of Evidence **4**	Quellen: –

5.36.	Evidenzbasierte Empfehlung
Empfehlungsgrad **A**	Das Team der ambulanten spezialisierten Palliativversorgung *soll* als eigenständiges und multiprofessionelles Team (Pflege, Arzt und weitere Berufsgruppe) arbeiten.
Level of Evidence **1-**	Quellen: Ahlner-Elmqvist et al. 2004 [90], Brumley et al. 2007 [91], Cummings et al. 1990 [92], Jordhoy et al. 2000 [94], McCorkle et al. 1989 [159], Ventafridda et al. 1989 [160]

5.37.	Evidenzbasierte Empfehlung
Empfehlungsgrad **A**	Ein ambulantes spezialisiertes Palliativversorgungs-Team *soll* folgende Maßnahmen zur Sicherstellung der Prozessqualität durchführen: • Individualisierte Therapieplanung • Regelmäßige Evaluation des Therapieziels • Regelmäßige Evaluation der durchgeführten Behandlungsmaßnahmen • Austausch mit zuweisenden und weiterführenden Behandelnden und Abstimmung mit stationären und ambulanten Versorgungs- und Therapieangeboten • Multiprofessionelle, regelmäßige Teamtreffen zur Fallbesprechung • Gemeinsame multiprofessionelle Dokumentation • Eigenständiges Team, welches regelmäßig zusammenarbeitet • Angebot einer externen Supervision für alle Teammitglieder
Level of Evidence **4**	Quellen: –

5.38.	Evidenzbasierte Empfehlung
Empfehlungsgrad **A**	Die ambulante spezialisierte Palliativversorgung *soll* in die zur Verfügung stehenden Versorgungsstrukturen integriert werden und gemeinsam mit den primär Behandelnden (z. B. Hausarzt, Onkologe, Pflegedienst) sektorenübergreifend die Patientenversorgung optimal sicherstellen.
Level of Evidence **4**	Quellen: –

Hintergrund

Im Kontext dieser Leitlinie bezieht sich die Abkürzung „SAPV" auf den gesetzlich verankerten Versorgungsanspruch. Der Begriff „ambulante spezialisierte Palliativversorgung" wird verwendet für das von der Leitlinie konsentierte und auf klinischer Erfahrung und Studienevidenz basierende Leistungsangebot, welches an manchen Punkten (z. B. Definition der Komplexität) über den Gesetzestext hinausgeht.

Ambulante spezialisierte Palliativversorgung

Die **ambulante spezialisierte Palliativversorgung** hat das Ziel, für Patienten mit einer nicht-heilbaren Krebserkrankung und zugleich hohen Komplexität ihrer Situation sowie einem hohen Versorgungsaufwand eine spezialisierte Versorgung in der gewohnten Umgebung des Patienten (zu Hause, Pflegeheim, Hospiz) zur Verfügung zu stellen, sodass diese Patienten in ihrer gewohnten Umgebung leben und sterben können. Dadurch können selbst bei schwerstkranken Patienten Krankenhauseinweisungen häufig vermieden werden. Die ambulante spezialisierte Palliativversorgung ist beratend, koordinierend und/oder behandelnd tätig. Sie ist nicht gleichzusetzen mit der „ambulanten Palliativversorgung", sondern ist deren spezialisierter Teil und ergänzt demnach die ambulante allgemeine Palliativversorgung (AAPV). In der täglichen Arbeit erleben die Teams der ambulanten spezialisierten Palliativversorgung, dass ihre Tätigkeit von Patienten und ihren Angehörigen sehr geschätzt wird. Sie vermitteln Sicherheit in einer bedrohlichen Lebenssituation und verhelfen dazu, dass trotz schwerster Erkrankung ein Leben daheim gestaltet werden kann bis hin zum Sterben.

Durch Studien, die ambulante spezialisierte Palliativversorgung untersuchen, sind eine Verbesserung der Lebensqualität und die Senkung von Gesundheitskosten sowie eine Erhöhung der Zahl der Menschen, die auf eigenen Wunsch zu Hause versterben konnten, durch den Einsatz von Home-care-Programmen gut belegt [90-92, 94, 149, 159-163]. Eine Verbesserung hinsichtlich der Linderung der Symptomlast und einer entlastenden Unterstützung von Angehörigen durch den Einsatz von ambulanten Palliativteams konnte durch Studien bisher nur eingeschränkt nachgewiesen werden (siehe auch Evidenzzusammenfassung).

Sichergestellt wird die Versorgung in der ambulanten spezialisierten Palliativversorgung durch ein multiprofessionelles Team aus qualifizierten Ärzten, Pflegenden und weiteren Koordinationskräften. Insbesondere für die Entlastung der Mitarbeiter eines Teams ist es wichtig, eine eigenständige Teamstruktur sowie eine regelmäßige Zusammenarbeit zu pflegen. Auch in Studien wurden fast ausschließlich multiprofessionelle Teams untersucht, bei denen Pflegende durch Ärzte, Psychologen, Sozialarbeiter, Seelsorger und weitere Berufsgruppen ergänzt wurden [94, 135, 158]. Das Haupttätigkeitsfeld aller Mitarbeiter im Team ist die Palliativversorgung. Das Leistungsspektrum reicht von der Beratung von Patienten, Angehörigen und an der Versorgung Beteiligten über die Koordination der Palliativversorgung bis hin zu einer umfassenden Betreuung (Teil- oder Vollversorgung) mit 24-Stunden-Bereitschaft [94, 158]. An Leistungen wird erbracht, was ergänzend benötigt wird, z. B. speziell schwierige Wundversorgung, aufwändige Schmerztherapie, entlastende Punktionen, Anleitung und Unterstützung der Angehörigen, vorausschauende Organisation nötiger weiterer Hilfen. Explizit soll das Team der ambulanten spezialisierten Palliativversorgung ergänzend zur vorhandenen Versorgungsstruktur tätig werden, also z. B. gemeinsam mit Hausärzten, Pflegediensten, Therapeuten und Hospizvereinen arbeiten. Hierbei hat sich auch in Studien gezeigt, dass die palliativmedizinische Beratung der primär Behandelnden und palliativmedizinische Schulung am konkreten Fall wirksam die Palliativversorgung verbessert und zudem die Zusammenarbeit zwischen dem Palliativteam und den primär Behandelnden fördert [91, 158]. Voraussetzung für eine qualitativ hochwertige ambulante spezialisierte Palliativversorgung ist die Integration in bestehende, vernetzte Versorgungsstrukturen. In Studien hat sich eine regelmäßige Rückmeldung (z. B. durch ein Telefonat oder Schreiben) als wirksam gezeigt, vor allem dann, wenn das Palliativteam eine koordinierende Funktion übernommen hat [158].

Die in Studien untersuchten Palliativteams sind bezüglich Struktur-, Prozess- und Ergebnisqualitätskriterien sehr heterogen, sodass eindeutige Kriterien nur eingeschränkt aus den Studiendaten zu definieren sind, mit Ausnahme der Multiprofessionalität im Team sowie der regelmäßigen Therapieüberprüfung anhand von standardisierten Erfassungsinstrumenten; diese beiden Kriterien sind in fast allen Studien erfüllt. Allerdings vergleicht die Mehrheit der Studien die Behandlung durch ein Palliativteam mit einer Standardbehandlung ohne Palliativteam, sodass nur eine globale Aussage über die Wirksamkeit des Teams gemacht werden kann, aber nicht über einzelne Komponenten. Es fehlen Vergleichsstudien zwischen alternativen Komponenten, z. B. zur Teambesetzung (Pflege + Arzt versus Pflege + Arzt + weitere Berufsgruppe), zur Interventionsfrequenz (regelmäßiger Kontakt versus Kontakt bei Bedarf), Art des Kontakts (persönlich versus telefonisch) oder anderen Komponenten.

Zu den Prozessqualitätskriterien gehört ein multiprofessionelles Dokumentationsverfahren. Die Dokumentation dient primär der Qualitätsbesserung der praktischen Versorgung, kann aber auch über Register oder wissenschaftliche Studien indirekt zur Optimierung der Patientenversorgung beitragen. Im Kontext der Palliativversorgung ist z. B. das Hospiz- und Palliativ-Erhebungs-Register (HOPE) zu nennen (http://www. dgpalliativmedizin.de/images/stories/pdf/ag/090602%20Radbruch%20+%20Nauck%20 zu%20HOPE.pdf) oder der Einsatz anderer multiprofessioneller Dokumentationsverfahren (z. B. Integrierte Palliative Outcome Scale (IPOS) [https://pos-pal.org/]).

SAPV

In Deutschland ist die s.g. **SAPV** (Spezialisierte Ambulante Palliativ-Versorgung) ein im Jahr 2007 neu geschaffener Leistungsanspruch nach §§ 37b und 132d SGB V für alle gesetzlich Versicherten, wenn sie unter einer nicht-heilbaren, fortgeschrittenen und fortschreitenden Erkrankung leiden, ihre Lebenszeit dadurch begrenzt wird und wenn komplexe Probleme vorliegen, die eine besonders aufwändige Versorgung benötigen. Der Versorgungsanspruch besteht für Patienten, die in ihrer häuslichen bzw. familiären Umgebung (inklusive Pflegeheim) versorgt werden. Dazu gehören auch stationäre Pflegeeinrichtungen sowie Einrichtungen der Eingliederungshilfe für Menschen mit Behinderung und stationäre Hospize.

Der Gesetzgeber ist davon ausgegangen, dass etwa 10 % der Sterbenden SAPV benötigen, was sich in der klinischen Praxis als ein zu geringer Wert herausgestellt hat - eine Evaluation und konkrete Zahlen stehen aber weiterhin aus. In den verschiedenen Bundesländern ist die SAPV jeweils unterschiedlich geregelt und zeigt somit heterogene Strukturen von der Zusammenarbeit von Pflegediensten und Ärzten, welche die vorgeschriebenen Qualifikationen erfüllen, bis hin zum Vorhandensein eigenständiger SAPV-

Teams. Ebenfalls verschieden wird die Einbindung weiterer Berufsgruppen gehandhabt. Zusätzlich ist die Übertragbarkeit von internationalen Studien auf die SAPV erschwert durch die Vielfalt der Strukturen der Home-care-Programme anderer Länder.

Die wichtigsten Vorschriften zur SAPV
SAPV muss ärztlich verordnet und kassenseitig genehmigt werden. Die Verordnung (Muster 63) richtet sich nach dem aktuellen Bedarf des Patienten und setzt sein Einverständnis voraus.

Grundsätzlich schließt jedes SAPV-Team einen eigenen Vertrag mit den Krankenkassen, inzwischen liegen in den meisten Bundesländern landesspezifische SAPV-Musterverträge vor. Die wesentlichen Vorgaben für die vertraglichen Regelungen finden sich in den Richtlinien des Gemeinsamen Bundesausschusses zur Verordnung von SAPV sowie in den gemeinsamen Empfehlungen der Spitzenverbände der Krankenkassen zur SAPV.

Wichtige Begriffe aus den Richtlinien des Gemeinsamen Bundessauschusses zur SAPV:
Aufwändige Versorgung (GBA Richtlinie § 4):
Bedarf nach einer besonders aufwändigen Versorgung besteht, soweit die anderweitigen ambulanten Versorgungsformen sowie ggf. die Leistungen des ambulanten Hospizdienstes nicht oder nur unter besonderer Koordination ausreichen würden, um die Ziele der SAPV zu erreichen. Anhaltspunkt dafür ist das Vorliegen eines komplexen Symptomgeschehens, dessen Behandlung spezifische palliativmedizinische und/oder palliativpflegerische Kenntnisse und Erfahrungen sowie ein interdisziplinär, insbesondere zwischen Ärzten und Pflegekräften, abgestimmtes Konzept voraussetzt.

Komplexes Symptomgeschehen (GBA Richtlinie § 4):
Ein Symptomgeschehen ist nach der Definition des GBA komplex, wenn mindestens eines der nachstehenden Kriterien erfüllt ist:
- ausgeprägte Schmerzsymptomatik
- ausgeprägte neurologische/psychiatrische Symptomatik
- ausgeprägte respiratorische Symptomatik
- ausgeprägte gastrointestinale Symptomatik
- ausgeprägte urogenitale Symptomatik
- ausgeprägte exulzerierende Wunden oder Tumore

Diese Definition bezieht die Komplexität allein auf Symptome. Das ansonsten in dieser Leitlinie verwendete Verständnis von Komplexität geht darüber hinaus und bezieht deutlich mehr Faktoren mit ein (siehe auch Abschnitt 5.4).

Evidenzzusammenfassung
Studienlage
Die hier beschriebenen Primärstudien stammen aus Systematic Reviews zu SPV, hauptsächlich aus einem aktuellen Cochrane-Review zu palliativmedizinischen Home-care-Programmen von Gomes et al. [66]. Für den Zweck dieser Leitlinie wurden nur Primärstudien gewählt, die eine onkologische Population einschließen. In Studien wur-

de überwiegend die Nicht-Heilbarkeit und das fortgeschrittene Stadium einer Krebs-erkrankung (z. B. mit Metastasierung) als Einschlusskriterium ohne eine bestimmte Bedarfs- oder Bedürfniskomplexität definiert [158]. Auch weisen die in Studien unter-suchten Home-care-Programme eine große Heterogenität auf. Die Home-care-Pro-gramme der Palliativversorgung entsprechen relativ gut dem hier beschriebenen Ver-ständnis der ambulanten spezialisierten Palliativversorgung, jedoch nur mit gewisser Einschränkung dem spezifisch deutschen SAPV.

15 der 18 eingeschlossenen Publikationen belegen ganz oder teilweise die Wirksam-keit von Home-care-Programmen im Vergleich zu anderen Versorgungsformen oder -strukturen; darunter ein RCT mit sehr geringer [158], drei mit geringer Fehleranfäl-ligkeit [91, 94, 104] und eins mit hoher Fehleranfälligkeit [159] sowie sieben CCTs mit Fehleranfälligkeit [90, 128, 160-162, 164, 165], eine prospektive Kohorte [163], eine kontrollierte Prä-Post-Studie [166] und eine quasi-experimentelle Studie [149].

Drei der 18 Publikationen berichten keinen Vorteil durch Home-care-Programme, da-runter drei RCTs (eine mit geringer [135] und zwei mit hoher Fehleranfälligkeit [92, 167]).

Effektivität
Sechs Studien bieten eine belastbare Evidenz (ein 1++ RCT, ein 1- RCT, drei 1- CCTs, eine quasi-experimentelle Studie) zur Wirksamkeit von Home-care-Programmen auf die gesundheitsbezogene [128, 158] oder die soziale **Lebensqualität** des Patienten (z. B. Stunden direkter Zuwendung, Besuch sozialer Kontakte, soziale Unabhängigkeit) [149, 159, 160, 162]. Ein RCT (1+) und eine quasi-experimentelle Studie konnten kei-nen Vorteil der Home-care-Programme auf die gesundheitsbezogene Lebensqualität der Patienten nachweisen [135, 149].

Die Wirksamkeit von Home-care-Programmen auf die **Symptombelastung** ist wi-dersprüchlich. Für die Reduktion der allgemeinen Symptombelastung konnte eine gute Effektivität gefunden werden (strong evidence), hingegen für die Linderung von Schmerzen gab es divergierende Ergebnisse (conflicting evidence). Zwei CCTs belegen eine Verbesserung der Schmerzlinderung [128, 164], dagegen ergaben ein RCT, zwei CCTs und eine quasi-experimentelle Studie uneindeutige Ergebnisse (unterschiedliche Vergleichsgruppen: Palliativstationen, stationäres Hospiz und sonstige Standardversor-gung) [135, 149, 160, 165]. In der Hospizstudie von Greer et al. wurden nur in einer Subgruppe der Interventionsgruppe weniger Symptome als in der Kontrollgruppe be-schrieben [149]. Uneinheitlich wurde die Wirksamkeit auf psychologische Symptome des Patienten berichtet; ein RCT, drei CCTs und eine kontrollierte Prä-Post-Studie zeig-ten Verbesserungen für psychologische und Stimmungsparameter (Vergleich: stationäre Versorgung, Outpatients, Familie, sonstige) [128, 160, 162, 166], während ein RCT und ein CCT dies nicht oder nicht eindeutig belegen [135, 165].

Zwei RCTs, zwei CCTs und eine quasi-experimentelle Studie belegen einheitlich, dass die anfallenden **Gesamtkosten** in Home-care-Programmen verglichen mit institutioneller oder sonstiger Versorgung geringer waren, was zumeist mit der geringeren Inanspruchnahme der Gesundheitsleistungen und kostenintensiver Therapien begründet war [91, 92, 149, 160, 161]. Drei RCTs und zwei CCTs belegen eine Verminderung unangemessener Institutionalisierungen („days spent in hospital", „acute care admissions") und Therapien bei terminal erkrankten Patienten durch die Home-care-Programme [90, 92, 94, 104, 161].

Zudem ist die Evidenz relativ einheitlich darüber, dass die Versorgung durch spezialisierte Teams das **Versterben zu Hause** begünstigt (strong evidence) [90, 91, 94, 161, 163].

5.5.4.4 Spezialisierte Palliativambulanz

5.39.	Konsensbasiertes Statement
EK	Eine Palliativambulanz ist Bestandteil der ambulanten spezialisierten Palliativversorgung.

5.40.	Evidenzbasierte Empfehlung
Empfehlungsgrad **B**	Eine Palliativambulanz *sollte* ergänzend zu vorhandenen Versorgungsstrukturen ambulanten Patienten mit einer nicht-heilbaren Krebserkrankung angeboten werden.
Level of Evidence **1+**	Quellen: Temel et al. 2010 [48], Rabow et al. 2004 [95]

5.41.	Evidenzbasierte Empfehlung
Empfehlungsgrad **A**	Eine Palliativambulanz *soll* folgende Komponenten in der Behandlung von Patienten mit einer nicht-heilbaren Krebserkrankung zur Verbesserung der Lebensqualität anbieten: • Erfassung der Symptome und Bedürfnisse in allen vier Dimensionen von Patienten und ihren Angehörigen • Behandlung von Symptomen und Problemen in allen vier Dimensionen • Ressourcenorientierte Unterstützung des Patienten und seiner Angehörigen bei der Therapiezielfindung und der Krankheitsauseinandersetzung • Vorausschauende Versorgungsplanung • Koordination bzw. Organisation der Palliativversorgung • Unterstützung des primär behandelnden Teams bzw. des Primärbehandelnden
Level of Evidence **1+**	Quellen: Temel et al. 2010 [48], Rabow et al. 2004 [95]

5.42.	Evidenzbasierte Empfehlung
Empfehlungsgrad **A**	Die Beratung und Mitbehandlung durch die Palliativambulanz *soll* in enger Abstimmung mit den Primärbehandelnden bzw. dem Behandlungsteam erfolgen.
Level of Evidence **1+**	Quellen: Temel et al. 2010 [48], Rabow et al. 2004 [95]

Hintergrund

Eine Palliativambulanz ist eine Einrichtung für ambulante Patienten mit dem Angebot einer spezialisierten Palliativversorgung (SPV) ohne eine häusliche Versorgung (diese kann allerdings in Kooperation mit einem Dienst der ambulanten spezialisierten Palliativversorgung zusätzlich angeboten werden). Eine Palliativambulanz kann an ein Krankenhaus oder MVZ (Medizinisches Versorgungszentrum) angebunden oder Teil einer niedergelassenen Praxis (Hausarzt, Onkologie, Schmerzambulanz) sein und ist vergleichbar mit einer onkologischen oder Schmerzambulanz.

Eine Palliativambulanz soll möglichst multiprofessionell besetzt sein, d. h. mit Arzt, Pfleger und einem Vertreter aus einer weiteren Berufsgruppe. Die derzeit wenigen bestehenden Einrichtungen in Deutschland sind allerdings häufig monoprofessionell besetzt (meistens ärztlich). Die einzigen beiden Studien zur Palliativambulanz, die zudem einen Vorteil belegen, beinhalten eine multiprofessionelle Intervention, allerdings fehlt ein direkter Vergleich eines mono- versus multiprofessionellen Ansatzes [48, 95]. Eine spezialisierte, palliativmedizinische Qualifikation ist noch nicht für alle Berufsgruppen eindeutig geregelt, soll dennoch mindestens für Ärzte und Pfleger gegeben sein (siehe Abschnitte Spezialisierte Palliativversorgung (SPV) sowie Qualifikation von Leistungserbringern in der Palliativversorgung).

Insbesondere die Studie von Temel et al. (2010) [48] lässt eine Aussage zur Effektivität von spezialisierten Palliativambulanzen zu (siehe Evidenzzusammenfassung), da hier in einem qualitativ hochwertigen RCT eine signifikante Verbesserung der Lebensqualität gezeigt werden konnte. Auch wenn die Evidenz nur begrenzt übertragbar ist, da die Temel-Studie sich ausschließlich auf eine Patientenpopulation mit der Diagnose von nicht-kleinzelligen Lungenkarzinomen (NSCLC) bezieht und so keine Empfehlung des stärksten Grades gemacht werden kann, sprechen die Ergebnisse der Studie für die Integration der Palliativambulanz in die Behandlung aller Patienten mit einer nicht-heilbaren Krebserkrankung.

Auch Inhalt und Zeitpunkt der Intervention können v. a. auf der Basis der Temel-Studie nun gut festgehalten werden. Demnach – und auf der Basis der klinischen Erfahrung – sollte die Integration der palliativmedizinischen Expertise möglichst frühzeitig, d. h. innerhalb der ersten acht Wochen nach der Diagnosestellung einer nicht-heilbaren Krebserkrankung (hier: metastasiertes Stadium eines NSCLC) erfolgen und im weiteren parallel zur onkologischen Behandlung erfolgen. Ob die parallele Behandlung regelmäßig (an festgelegten Zeitpunkten) oder nach Bedarf erfolgen soll, ist bisher ungeklärt.

Die Studie von Temel et al. und eine weitere Studie kombinierten die zwei Ansätze, indem regelmäßige Termine mit dem Patienten (z. B. monatlich) sowie zusätzlich Termine bei Bedarf [48, 95] vereinbart wurden. Der Nachweis einer Besserung der Lebensqualität wurde auch für Patienten mit anderen Krebsdiagnosen als mit nur metastasierten NSCLC geführt [50].

Eine Palliativambulanz sollte dem Patienten und seinen Angehörigen eine breite Palette palliativmedizinischer Angebote machen (siehe Empfehlung 5.41). Im Rahmen der Temel-Studie zeigte sich, dass sich die Mehrheit der Interventionen der Palliativambulanz auf die Symptombehandlung in allen vier Dimensionen und die Anpassung an die Krankheit (coping) bezogen und die onkologische Behandlung primär auf die Tumortherapie und das Management von medizinischen Komplikationen fokussierte [168]. Durch diese Integration der Palliativversorgung in die onkologische Behandlung konnten eine bessere Symptombehandlung, eine Stärkung der Krankheitsbewältigung, eine Verbesserung des Krankheitsverständnisses und eine angemessene und sensible Prognoseeinschätzung erreicht werden [168].

Die wichtige Frage, ob einzelne Komponenten der Interventionen weniger oder stärker wirksam sind als andere, sowie ob eine Erweiterung oder eine Reduktion der Interventionskomponenten ein besseres Ergebnis erzielen, ist offen und muss durch weitere Studien geklärt werden. Die vorhandenen Studien und die klinische Erfahrung weisen darauf hin, dass ein externer Dienst (Palliativambulanz), der die o. g. palliativmedizinischen Angebote durchführt, ein wichtiger und entscheidender Einflussfaktor für die Verbesserung der Behandlung (v. a. im Hinblick auf die Lebensqualität) ist. Allerdings stehen vergleichende Studien noch aus, die z. B. „palliativmedizinische Interventionen" durch externen Dienst versus durch Primärbehandelnde (Onkologen) vergleichen.

Evidenzzusammenfassung

Eine randomisiert-kontrollierte, klinische Studie [48] verglich die Wirksamkeit und Effektivität einer frühen Integration (acht Wochen nach Diagnosestellung) von SPV in einer Palliativambulanz an einem Krankenhaus für ambulante Patienten mit einem histologisch gesicherten, metastasierten NSCLC. Die Intervention wurde durch einen spezialisierten Palliativarzt und einen erfahrenen Pflegenden mittels einer ambulanten Vorstellung spätestens drei Wochen nach Studieneinschluss und in der Folge mindestens monatlich angeboten. Die Intervention enthielt folgende Komponenten: Erfassung der Symptome und Bedürfnisse in den vier Dimensionen; Unterstützung bei Krankheitsverständnis und Prognoseabschätzung des Patienten und seiner Angehörigen; Diskussion von Wiederbelebungsmaßnahmen; Unterstützung bei der Anpassung an die Krankheit (coping) des Patienten und seiner Angehörigen; Unterstützung in der Therapiezielfindung und Festlegung eines Therapieziels; Koordination der Behandlung nach den individuellen Bedürfnissen des Patienten. Die Kontrollgruppe beinhaltete „standard care". Primäres Studienziel war die Veränderung der Lebensqualität zwischen Studieneinschluss und nach 12 Wochen. Sekundäre Ziele waren Angst/Depression, Inanspruchnahme von Gesundheitsleistungen (v. a. invasive-aggressive Therapie am Lebensende, Notfälle) und Überlebenszeit. 151 Patienten konnten randomisiert werden,

107 Patienten konnten vollständig untersucht werden (u. a. 27 Patienten verstarben). Ergebnisse (Intervention im Vergleich zu standard care): signifikant bessere Lebensqualität (mean FACT-L 98.0 vs. 91.5; p = 0.03); signifikant weniger Patienten hatten depressive Symptome (16 % vs. 38 %, P p = 0.01); weniger Patienten erhielten invasiv-aggressive Therapie am Lebensende (33 % vs. 54 %, p = 0.05) und die Überlebenszeit war signifikant länger für Patienten der Palliativambulanz (11.6 months vs. 8.9 months, p = 0.02).

Eine kontrollierte, klinische Studie mit 90 Patienten [95] (Intervention/Kontrolle: 50/40; Krebspatienten: 13/17) zur Untersuchung der Wirksamkeit eines multiprofessionellen Palliativteams, welches beratend (primärverantwortlicher Hausarzt) und direkt unterstützend (Patienten) innerhalb eines großen Hausarztzentrums (70 Hausärzte) in den USA mit dem Ziel tätig war, eine Verbesserung in der Symptombehandlung, Lebensqualität, Zufriedenheit und Advance Care Planning (ACP) zu erreichen. Die Intervention war durch einen Sozialarbeiter koordiniert und involvierte einen Seelsorger, Krankenpfleger, Apotheker, Psychologen, Freiwilligenkoordinator und drei Palliativärzte. Sie bot Beratung, Gruppenarbeit, Case-Management, Seelsorge und Kunsttherapie an. Der primär behandelnde Hausarzt erhielt schriftliche Empfehlungen zur Therapie und Begleitung, die zuvor in einer Sitzung des Palliativteams erarbeitet wurden. Die Intervention verbesserte Atemnot (p = .01), Angst (p = .05) und spirituelles Wohlbefinden (p = .007). Die Ergebnisse für Schmerz (p = .41), Depression (p = .28), Lebensqualität (p = .43) und Zufriedenheit (p = .26) waren dagegen nicht signifikant. Dennoch führte die Intervention zu einer geringeren Anzahl an Hausarzt- und Notfall-Konsultationen (p = .03 bzw. p = .04). Die sehr komplexe Intervention und differierende Annahme durch die Hausärzte schränkt die Übertragbarkeit der Ergebnisse ein.

5.5.4.5 Palliativmedizinische Tagesklinik und Tageshospiz

5.43.	Konsensbasiertes Statement
EK	Die palliativmedizinische Tagesklinik und das Tageshospiz sind spezialisierte Angebote für ambulante Patienten mit einer nicht-heilbaren Erkrankung und begrenzter Lebenszeit.

Hintergrund

Die palliativmedizinische Tagesklinik oder das Tageshospiz (hospice/palliative day care) ist in den meisten Fällen an eine Einrichtung angeschlossen (z. B. Krankenhaus, stationäres Hospiz, ambulanter Hospizdienst), welche ein tagestherapeutisches Angebot an ambulante Patienten richtet. Das Ziel einer palliativmedizinischen Tagesklinik ist die Förderung der Selbstständigkeit und Verbesserung der Lebensqualität von Menschen mit einer lebenslimitierenden Erkrankung vor allem durch soziale Interaktion (Gruppenangebote, künstlerische Angebote, Café etc.), Rehabilitation, Physiotherapie, Ergotherapie, künstlerische Therapien (Kunst-, Musiktherapie u.a.) und/oder medizinische Betreuung zur Symptomkontrolle [169]. Die erste palliativmedizinische Tagesklinik wurde 1975 in England eröffnet, wo bis heute die meisten palliativmedizinischen Tageskliniken zu finden sind [170]. Weitere, wenige palliativmedizinische Tageskliniken sind auch noch in anderen europäischen Ländern gegründet worden, z. B. Belgien, Schweden, Österreich [171]. Auch in Deutschland gibt es einige wenige Tageskliniken, die an eine Palliativstation oder ein Hospiz angegliedert sind. Die u. g. Studienevidenz lässt keine angemessene Übertragung auf die deutsche Versorgungssituation zu, da die Definition und Konzeption einer palliativmedizinischen Tagesklinik in diesen internationalen Studien nicht auf die palliativmedizinischen Tageskliniken in Deutschland übertragbar sind und es zudem in Deutschland noch zu wenig praktische Erfahrungen mit diesem Versorgungsangebot gibt. Deshalb wurde auf eine Empfehlung zur Wirksamkeit einer palliativmedizinischen Tagesklinik und eines Tageshospizes verzichtet.

Das Angebot einer palliativmedizinischen Tagesklinik oder eines Tageshospizes ist heterogen. Im internationalen Kontext werden zwei Modelle einer palliativmedizinischen Tagesklinik unterschieden, die auch kombiniert werden können [171-173]: zum einen das soziale Modell (im Sinne eines Tageshospizes), welches primär soziale Angebote für den Austausch mit anderen Betroffenen macht und den Patienten zu Aktivitäten ermuntert („andere Betroffene treffen", „mal rauskommen") [171]; zum anderen das medizinische Modell (im Sinne einer palliativmedizinischen Tagesklinik), bei dem die palliativmedizinische (Mit-)Behandlung mit dem Ziel einer verbesserten Symptomkontrolle im Vordergrund steht. Bei dem medizinischen Modell wird die Tagesklinik durch eine, wie weiter oben beschrieben, Palliativambulanz ergänzt (siehe Abschnitte Spezialisierte Palliativambulanz und Palliativmedizinische Tagesklinik und Tageshospiz). Bei dem medizinischen Modell gelten die Empfehlungen zur Palliativambulanz auch für die palliativmedizinische Tagesklinik. Der Patient braucht die Diagnose- und Therapiemöglichkeiten eines Krankenhauses mit einem multiprofessionellen Behandlungsteam, ist aber in einem Gesundheitszustand, der keine 24-Stunden-Krankenhausbetreuung erfordert und einen Transport ins Krankenhaus für den Patienten zumutbar erscheinen lässt. Die tagesklinische Betreuung wird im häuslichen Bereich durch ambulante Palliativpflegedienste (APD) und Ehrenamtliche Ambulante Hospize ergänzt und abgesichert [174].

Die Zeit, die Patienten in der palliativmedizinischen Tagesklinik/Tageshospiz verbringen, ist sehr unterschiedlich. Häufig besuchen die Patienten die Tagesklinik an 1-5 Tagen in der Woche, häufig in der Zeit von 10-15 Uhr [171]. Auch dieses Versorgungsangebot nehmen in der Mehrheit Krebspatienten an (75-96 %) [171]. Gängige Aufnahmekriterien für eine palliativmedizinische Tagesklinik sind der Bedarf des Patienten an sozialer Interaktion, psychologischer Unterstützung, Entlastung für Angehörige, Überwachung und Symptomkontrolle [171]. Die Mehrheit der Patienten in einer palliativmedizinischen Tagesklinik/Tageshospiz wird durch einen ambulanten Dienst oder eine Palliativstation an die Tagesklinik überwiesen - somit repräsentieren diese Patienten eine selektierte Gruppe von Patienten, die schon eine anderweitige Art der Palliativversorgung erhalten [171].

Ein positiver Effekt durch das Angebot einer palliativmedizinischen Tagesklinik/Tageshospiz auf die Lebensqualität oder Symptomkontrolle konnte bisher nicht nachgewiesen werden. Allerdings zeigte sich in qualitativen Studien eine hohe Zufriedenheit und die Förderung der sozialen Interaktion [171].

Evidenzzusammenfassung

Zwei systematische Literaturübersichten fassen insgesamt 42 Studien (davon zwei prospektive kontrollierte Prä-Post-Studien, die anderen nicht-kontrolliert, deskriptiv oder qualitativ) zusammen, die eine palliativmedizinische Tagesklinik/Tageshospiz als Ganzes oder einzelne Komponenten einer Tagesklinik untersuchen [171, 173]. Die Studien sind in der Mehrheit von geringer methodischer Qualität und es fehlen kontrollierte klinische Studien. Zudem erschwert die große Heterogenität in der Angebotspalette der palliativmedizinischen Tageskliniken/Tageshospize eine Vergleichbarkeit. Eine Aussage zur Wirksamkeit bzgl. Verbesserung der Symptomkontrolle oder Lebensqualität durch das Angebot einer palliativmedizinischen Tagesklinik kann derzeit aufgrund mangelnder kontrollierter Studien nicht getroffen werden. Die Mehrheit der bestehenden Studien beschreibt allerdings einen fehlenden Vorteil bzgl. der Outcomes Symptomkontrolle und Lebensqualität. Insbesondere die qualitativen Studien beschreiben jedoch eine hohe Zufriedenheit in der sozialen, psychologischen und spirituellen Dimension bei den Teilnehmern an einem tagesklinischen Angebot.

Eine prospektive, kontrollierte Kohortenstudie [175] konnte bei einem Vergleich mit 173 Patienten, die entweder die Standard-Palliativversorgung oder zusätzlich die Angebote einer palliativmedizinischen Tagesklinik/Tageshospiz wahrnahmen, keinen Unterschied in der Lebensqualität nachweisen. Allerdings wurden etwas mehr starke Schmerzen in der Kontrollgruppe bei der Baseline-Untersuchung ($p = .053$) und mehr schwere Symptome bei der zweiten Untersuchung ($p = .025$) beschrieben.

Eine kontrollierte Kohortenstudie [176] untersuchte zwei palliativmedizinische Tageskliniken/Tageshospize in Schweden. Bei den 48 Teilnehmern wurden Lebensqualität und emotionales Wohlbefinden beschrieben. Das multiprofessionelle Team (Physiotherapeut, Arzt, Sozialarbeiter und Seelsorger) der palliativmedizinischen Tageskliniken/Tageshospize wurde durch einen Ergotherapeuten bzw. Krankenpflegenden koordiniert und bot u. a. kreative und soziale Aktivitäten an. Das Angebot wurde bis zu dreimal wöchentlich für 2–5 Stunden in Anspruch genommen, zumeist in einer Gruppe von 8–10 Teilnehmern. In der Interventionsgruppe zeigte sich ein größeres, dennoch nicht signifikantes, emotionales Wohlbefinden und ein gleiches Level an Lebensqualität zwischen den Gruppen. Studiendesign und -qualität lassen jedoch keine Aussage über eine Wirksamkeit zu.

5.5.5 Stationäres Hospiz

5.44.	Konsensbasiertes Statement
EK	Ein stationäres Hospiz ist Teil der allgemeinen und spezialisierten Palliativversorgung mit dem Ziel der palliativmedizinischen Behandlung sowie einer hospizlichen Begleitung in der letzten Lebensphase bis zum Tod und wird als eigenständige Einrichtung auf der Basis der gesetzlichen Rahmenbedingungen nach § 39a, Abs. 1 SGB V und der dazugehörigen Rahmenvereinbarung betrachtet.

5.45.	Evidenzbasierte Empfehlung
Empfehlungsgrad **A**	Eine palliativmedizinische Behandlung und hospizliche Begleitung in einem stationären Hospiz *soll* Menschen mit einer nicht-heilbaren Krebserkrankung mit einer auf Tage, Wochen oder Monate begrenzten Lebenserwartung angeboten werden, wenn eine Begleitung weder zu Hause noch durch anderweitige stationäre Pflegeeinrichtungen gewährleistet werden kann oder angemessen ist.
Level of Evidence **4**[(1)]	Expertenmeinung

[(1)] Bei den Empfehlungen dieses Kapitels mit einem LoE 4 wurde eine systematische Literaturrecherche nur für RCTs, CCTs, kontrollierte Prä-Post-Studien und ITS (interrupted time series), d. h. für ein Level-of-evidence 1 bis 2 nach SIGN, durchgeführt. Bei LoE 4 (Expertenmeinung) wurden also die SIGN-Stufen 2 (zum Teil) und 3 übersprungen und dafür keine ergänzende Literatursuche durchgeführt, da Aussagen über die Wirksamkeit von Interventionen auf der Basis von SIGN-Stufen 2 und 3 nicht getroffen werden können.

5.46.	Evidenzbasierte Empfehlung
Empfehlungsgrad **A**	Ein stationäres Hospiz *soll* folgende Komponenten einer palliativmedizinischen Behandlung und hospizlichen Begleitung anbieten: <ul><li>Erfassung der Symptome und Bedürfnisse in allen vier Dimensionen von Patienten und ihren Angehörigen</li><li>Basissymptomkontrolle, zusammen mit ambulant tätigen Ärzten</li><li>Unterstützung des Patienten und seiner Angehörigen im Krankheitsverständnis</li><li>Ressourcenorientierte Unterstützung des Patienten und seiner Angehörigen, v. a. auch psychosoziale und spirituelle Unterstützung</li><li>Grund- und Behandlungspflege</li><li>Psychosoziale und spirituelle Unterstützung</li><li>Begleitung durch befähigte Ehrenamtliche</li><li>Begleitung in der Sterbephase</li><li>Rituale des Abschiednehmens und Erinnerns</li><li>Würdevolle, dem Willen des Patienten und der Angehörigen angemessene Aufbahrung</li><li>Vermittlung von Trauerbegleitung</li></ul>
Level of Evidence **4**	Expertenmeinung (siehe Fußnote in Empfehlung 5.26.)

5.47.	Evidenzbasierte Empfehlung
Empfehlungsgrad **A**	Die palliativmedizinische Behandlung und hospizliche Begleitung *soll* durch ein qualifiziertes multiprofessionelles Team mit spezialisierter Palliativpflege erfolgen, das eine Rund-um-die-Uhr-Versorgung gewährleistet und die besonderen Bedürfnisse der schwerkranken Bewohner und ihrer Angehörigen berücksichtigt.
Level of Evidence **4**	Expertenmeinung (siehe Fußnote in Empfehlung 5.26.)

5.48.	Evidenzbasierte Empfehlung
Empfehlungsgrad **B**	Die ärztliche Betreuung *sollte* durch den Hausarzt oder Ärzte mindestens mit einer palliativmedizinischen Basisqualifikation erfolgen, die für 24 Stunden am Tag und 7 Tage in der Woche zur Verfügung stehen.
Level of Evidence **4**	Expertenmeinung (siehe Fußnote in Empfehlung 5.26.)

5.49.	Evidenzbasierte Empfehlung
Empfehlungsgrad **A**	Bei Bedarf *soll* auf die ambulante spezialisierte Palliativversorgung zurückgegriffen werden.
Level of Evidence **4**	Expertenmeinung (siehe Fußnote in Empfehlung 5.26.)

5.50.	Evidenzbasierte Empfehlung
Empfehlungsgrad **A**	Ein stationäres Hospiz *soll* ein Lebensort für Patienten und ihre Angehörigen in der letzten Lebensphase sein, mit Einzelzimmern und Übernachtungsmöglichkeiten für Angehörige. Die Einrichtung *soll* einen wohnlich-familiären Charakter mit Begegnungsräumen und Räumen für Rückzugsmöglichkeiten anbieten.
Level of Evidence **4**	Expertenmeinung (siehe Fußnote in Empfehlung 5.26.)

Hintergrund

Stationäre Behandlung kann unterschiedlich verstanden werden. Grund ist die Doppeldeutigkeit des Wortes „stationär" je nach leistungsrechtlicher Perspektive. Medizinische stationäre Behandlung bedeutet nach § 39 SGB V grundsätzlich, dass Behandlungsleistungen im Krankenhaus erbracht und entsprechend abgerechnet werden. Als Voraussetzung gilt, dass bei Patienten Krankenhausbehandlungsbedürftigkeit besteht, also eine ambulante Behandlung nicht ausreicht. Behandlung im stationären Hospiz bedeutet, dass der Aufenthaltsort des Betroffenen zwar leistungsrechtlich eine stationäre Einrichtung nach § 39a Abs. 1 SGB V ist, d. h. die pflegerischen Leistungen sowie

Leistungen weiterer nicht-ärztlicher Berufsgruppen erfolgen durch Mitarbeiter einer stationären Einrichtung, aber die ärztlichen Leistungen werden in der Regel von Ärzten im Rahmen ihrer vertragsärztlichen (niedergelassenen, ambulanten) Tätigkeit oder im Rahmen der SAPV erbracht.

Es besteht also eine Mischform der Finanzierungsgrundlage mit ärztlichen Leistungen aus dem ambulanten Sektor und nicht-ärztlichen Leistungen aus dem stationären Sektor.

Die stationären Hospize sind nicht eindeutig der APV oder der SPV zuzuordnen und werden im Rahmen dieser Leitlinie beiden Bereichen der Palliativversorgung zugeordnet (APV und SPV). Sie sind organisatorisch und räumlich eigenständige Einrichtungen mit durchschnittlich 9,8 Plätzen (in der Regel mindestens 8, maximal 16) [177]. Die durchschnittliche Verweildauer von Bewohnern in Deutschland ist 20 Tage (http://www.dhpv.de/tl_files/public/Service/Gesetze%20und%20Verordnungen/2009-03-13_Neuregelungen§39a.pdf), wobei in der Praxis eine Prognose von etwa 3–6 Monaten genannt wird [178-180]. Gesetzliche Grundlage bildet § 39a Abs. 1 SGB V in Verbindung mit der entsprechenden Rahmenvereinbarung. In dieser wird ausgeführt: Stationäre Hospize sind selbstständige Einrichtungen mit dem eigenständigen Versorgungsauftrag, für Patientinnen und Patienten mit unheilbaren Krankheiten in der letzten Lebensphase palliativ-medizinische und palliativ-pflegerische Versorgung zu erbringen. Sie sind kleine Einrichtungen mit familiärem Charakter mit in der Regel mindestens 8 und höchstens 16 Plätzen, wobei die räumliche Gestaltung der Einrichtung auf die besonderen Bedürfnisse schwer kranker sterbender Menschen auszurichten ist. Stationäre Hospize verfügen über eine besondere Ausstattung, die eine palliativ-medizinische, palliativ-pflegerische, psychologische, soziale sowie spirituelle Begleitung gewährleistet und müssen einen Anteil der Kosten durch Spenden (mindestens 5 %) aufbringen und zeichnen sich in der Regel durch ein vielfältiges ehrenamtliches Engagement auf. Stationäre Hospize verstehen sich als Teil einer vernetzten Versorgungsstruktur im regionalen Gesundheits- und Sozialsystem. Sie sind integraler Bestandteil eines ambulanten ehrenamtlichen Hospizdienstes (Vergleiche auch: www.dhpv.de/service_gesetze-verordnungen.html).

Voraussetzungen und Indikation für eine Aufnahme im Hospiz sind:
- eine bedarfsgerechte Versorgung kann weder zu Hause noch in einer anderen stationären Pflegeeinrichtung wegen zu großer Last für die Familien und/oder zu anspruchsvoller Pflegetätigkeit oder schwerwiegender palliativpflegerischer Probleme vorübergehend oder auf Dauer erbracht werden und
- eine Krankenhausbehandlung ist nicht indiziert [179, 181-183].

Der Patient soll über die Nichtheilbarkeit der Erkrankung und begrenzte Lebenszeit aufgeklärt sein und der Versorgung in einem Hospiz zustimmen [181, 183]. Das Versorgungsangebot besteht bis zum Tod (rund 90 % der Patienten verbleiben bis zu ihrem Tod im Hospiz) [181, 183].

Die Begleitung erfolgt durch ein multiprofessionelles Team und ehrenamtliche Helfer. Sie richten ihr Handeln an den Bedürfnissen der Patienten und Angehörigen aus [11, 25, 178, 180, 182, 184, 185].

Anhaltswerte für Personalausstattung (nach Empfehlung des DHPV):
- **Anzahl:**
  - › Mindestens 1,2–1,5 Pflegestellen je aufgestelltes Bett
  - › 0,7–1,0 weitere Berufsgruppen (jeweils Sozialarbeiter oder Psychologen; Seelsorger) je Hospiz
  - › mind. 2 Ehrenamtliche je aufgestelltes Bett
- **Qualifikation:**
  - › Anteil Palliative Care Ausbildung unter allen Pflegekräften 55 %–100 %
  - › Alle anderen Mitarbeiter im patientennahen Bereich verfügen über intensive Erfahrungen und Kenntnisse in der Betreuung von und der Linderung belastender Symptome im Sterbeprozess.
- **Weiteres**: Regelmäßige externe Supervision und Weiterbildung [182]

Lebensmittelpunkt des Bewohners ist sein Zimmer mit eigenen Gestaltungsmöglichkeiten. Die wohnliche Ausstattung und Atmosphäre wird ergänzt durch Gemeinschaftsräume, Küche usw. Hospize sollten darüber hinaus Angehörigen und Mitarbeitern die Möglichkeit bieten (räumlich, zeitlich, organisatorisch) sich von Verstorbenen zu verabschieden z. B. Aufbahrungsraum, Raum der Stille usw. [178, 179].

Die medizinische Begleitung erfolgt in der Regel durch ambulant tätige Ärzte. Dies können Hausärzte oder feste Kooperationsärzte mit mindestens einer palliativmedizinischen Basisqualifikation (40-Stunden-Basiskurs Palliativmedizin) sein, die eine Rund-um-die-Uhr-Erreichbarkeit (24 Stunden pro Tag an 7 Tagen in der Woche) sicherstellen [179, 183]. Bei komplexeren Geschehen soll die Möglichkeit bestehen, eine ambulante spezialisierte Palliativversorgung hinzuzuziehen.

Für die SAPV gemäß § 37b Abs.1 SGB V haben Versicherte in stationären Hospizen nur Anspruch auf die Teilleistung der erforderlichen ärztlichen Versorgung im Rahmen der SAPV.

Evidenzzusammenfassung
In der internationalen Literatur wurden keine Studien zum Thema „Stationäres Hospiz" (Wirksamkeit, Ausstattung, Qualifikation etc.) identifiziert, die einerseits den Einschlusskriterien und andererseits der speziellen Form des Hospizes in Deutschland entsprechen. Auch in der deutschen Literatur wurden nach einer systematischen Recherche und einer Expertenbefragung keine relevanten Interventionsstudien gefunden.

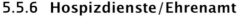

5.5.6 Hospizdienste/Ehrenamt

5.51.	Konsensbasierte Empfehlung
EK	Patienten mit einer nicht-heilbaren Krebserkrankung in der Palliativversorgung und ihren Angehörigen *sollte* Unterstützung durch ehrenamtliche Hospizhelfer unabhängig von Alter, Versorgungsort, Krankheitsphase oder der Art der Palliativversorgung angeboten werden.

Hintergrund

Die Empfehlung zu Hospizdiensten/Ehrenamt basiert auf der Expertenmeinung der Leitliniengruppe.

Seit Beginn der modernen Hospizbewegung (Cicely Saunders 1967 St. Christopher's Hospice, London) sind ehrenamtliche Mitarbeiter essentieller Bestandteil der Hospiz- und Palliativbewegung. So ist auch in Deutschland die Hospizbewegung als Bürgerbewegung seit den 1980er Jahren entstanden. Die Aufgaben, die ehrenamtliche Mitarbeiter übernehmen, sind sehr variabel und unterscheiden sich auch zwischen Ländern innerhalb eines Landes, auch zwischen den Orten der Versorgung und den einzelnen betreuten Familien. Generell lassen sich patientennahe und patientenferne Aufgaben unterscheiden. Bei den patientennahen gibt es vor allem praktische Unterstützung (dabei sein, kleine Erledigungen, Alltagsgespräche, Sitzwachen etc.) sowie emotionale und spirituelle Unterstützung für Patienten und Angehörige. Auf der organisatorischen Ebene sind vielfältige Aktivitäten zu nennen, wie z. B. Telefondienst, Garten versorgen, Spendenakquise oder Fahrdienste. Solche Aufgaben werden von ehrenamtlichen Mitarbeitern an jeglichen Versorgungsorten – ob zu Hause, im Krankenhaus, im Hospiz oder im Pflegeheim –, im Kontext der allgemeinen sowie der spezialisierten Palliativversorgung und auch über den Tod des Patienten hinaus, d. h. in der Trauerphase, übernommen. Essentiell festzuhalten ist, dass derartige ehrenamtliche Tätigkeiten **keinen** Ersatz für hauptamtliche Dienste darstellen, sondern diese die hauptamtlichen Versorgungsangebote sinnvoll ergänzen. Dies betont eine neulich erschienene systematische Übersichtsarbeit von qualitativen Studien zur Rolle der ehrenamtlichen Mitarbeiter. Demnach übernehmen ehrenamtliche Helfer eine eigene Rolle sozialer Natur als Mediatoren zwischen Patienten und Betreuungsteam [186]. Vorteil einer derartigen heterogenen Aufgabenbeschreibung ist eine flexible Anpassung an die Bedürfnisse der Patienten und ihrer Angehörigen.

In Deutschland erfolgt eine Auswahl, Befähigung, externe Supervision und Fortbildung der ehrenamtlichen Mitarbeiter; dies wird als hilfreich für die patientennahen Tätigkeiten gesehen. Deutschland hat im internationalen Vergleich eine herausragende Stellung eingenommen, sodass alle Ehrenamtlichen im Hospizbereich in Deutschland auch im internationalen Vergleich eine gute Befähigung zeigen.

Die ehrenamtliche Begleitung der Angehörigen über den Tod des Patienten hinaus (Trauerbegleitung) ist fester Bestandteil der Aufgaben von Hospizdiensten und wird in Deutschland angeboten.

Ambulante Hospizdienste bieten ehrenamtliche Sterbebegleitung entsprechend der Rahmenvereinbarung zur Förderung der ambulanten Hospizarbeit nach § 39a Abs. 2 SGB V an. Diese Begleitung kann im häuslichen Bereich, in stationären Pflegeeinrichtungen, in Einrichtungen der Eingliederungshilfe für Menschen mit Behinderung oder – seit dem Hospiz- und Palliativgesetz im Jahr 2015 – in Krankenhäusern stattfinden. Für Tätigkeit der Hospizdienste in Krankenhäusern ist der Auftrag des Krankenhausträges notwendig. Die Zusammenarbeit mit stationären Einrichtungen und Krankenhäusern wird meist über Kooperationsvereinbarungen mit regionalen ambulanten Hospizdiensten geregelt.

Die Arbeit der ambulanten Hospizdienste wird durch die Krankenkassen finanziell gefördert. Diese Förderung umfasst Personalkosten für hauptamtlich angestellte und qualifizierte Koordinationskräfte, Aus-, Fort- und weiterbildungskosten sowie Sachkosten.

Über den positiven Effekt von ehrenamtlicher Arbeit gibt es eine wachsende Zahl wissenschaftlicher Studien, wie es eine systematische Übersichtsarbeit hierzu belegt [187]. Die Übersichtsarbeit weist trotz limitierter Evidenz aufgrund methodischer Schwächen darauf hin, dass die Arbeit von ehrenamtlichen Mitarbeitern den Patienten, Angehörigen und Hauptamtlichen zugutekommt. Ehrenamtliche erweitern die Palette an Angeboten für Patienten und Angehörige und ergänzen so die Arbeit der Hauptamtlichen. Das ehrenamtliche Angebot, als „Bürger" die Patienten und ihre Angehörigen zu begleiten, kann kein Hauptamtlicher leisten und kann helfen, die Bedürfnisse der Betroffenen am Lebensende und in der Trauerphase noch besser zu verstehen und zu beantworten. Ein kürzlich abgeschlossenes europäisches Projekt zur Verbesserung der Versorgung Sterbender (OPCARE9) hat internationale Experten zum Thema ehrenamtlicher Mitarbeit in der Sterbephase befragt (www.liv.ac.uk/opcare9). Hieraus resultiert die Feststellung, dass der Einsatz ehrenamtlicher Mitarbeiter auch in der Sterbebegleitung sinnvoll sein kann.

Die klinische Erfahrung sowie die Ergebnisse der wissenschaftlichen Studien haben dazu geführt, dass sowohl im internationalen Bereich (z. B. in den Empfehlungen des Council of Europe 2003 [188] oder des EAPC [25]) als auch im nationalen Bereich (Charta zur Verbesserung der Versorgung Schwerkranker und sterbender Menschen in Deutschland [189]) ehrenamtliche Mitarbeit im Hospiz- und Palliativbereich ausdrücklich empfohlen wird.

5.5.7 Angehörige

Siehe dazu auch Abschnitt Kommunikation mit Angehörigen im Kapitel Kommunikation

5.52.	Evidenzbasierte Empfehlung
Empfehlungsgrad **A**	Angehörige von Patienten mit einer nicht-heilbaren Krebserkrankung *sollen* mit Einverständnis des Patienten über Therapieentscheidungen sowie die Behandlungs- und Versorgungsplanung informiert, in Gespräche zu Diagnose und Prognose einbezogen und ihnen soll Gelegenheit zur Mitgestaltung gegeben werden.
Level of Evidence **4**[1]	Expertenmeinung

[1] Bei den Empfehlungen dieses Kapitels mit einem LoE 4 wurde eine systematische Literaturrecherche nur für RCTs, CCTs, kontrollierte Prä-Post-Studien und ITS (interrupted time series), d. h. für ein Level-of-evidence 1 bis 2 nach SIGN, durchgeführt. Bei LoE 4 (Expertenmeinung) wurden also die SIGN-Stufen 2 (zum Teil) und 3 übersprungen und dafür keine ergänzende Literatursuche durchgeführt, da Aussagen über die Wirksamkeit von Interventionen auf der Basis von SIGN-Stufen 2 und 3 nicht getroffen werden können.

5.53.	Evidenzbasierte Empfehlung
Empfehlungsgrad **A**	Angehörige von Patienten mit einer nicht-heilbaren Krebserkrankung *sollen* entsprechend ihren Bedürfnissen und unter Berücksichtigung spezifischer und individueller Belastungsfaktoren im Erleben und in der Auseinandersetzung mit der Erkrankung des Patienten wahrgenommen, unterstützt und begleitet werden.
Level of Evidence **1+**	Quellen: Candy et al. 2011 [190]

5.54.	Konsensbasierte Empfehlung
EK	Angehörige von Patienten mit einer nicht-heilbaren Krebserkrankung *sollen* über bestehende Unterstützungsangebote wie Selbsthilfegruppen und Angehörigenschulung informiert werden.

Hintergrund

Die Angehörigen und das soziale Umfeld der Patienten sind in zweierlei Hinsicht in der Palliativversorgung von Bedeutung. Zum einen ist es ein wichtiger Bestandteil der palliativen Praxis und Haltung, Familien bzw. nahestehende Bezugspersonen zu befähigen, entsprechend ihrer individuellen Möglichkeiten und Ressourcen, Betreuungs- und Versorgungsaufgaben zu übernehmen (im Sinne von Angehörigen als Teil des Behandlungsteams). Zum anderen sind die Angehörigen schwerstkranker und sterbender Menschen neben ihrem eigenen Lebensalltag spezifischen Belastungsfaktoren (Verlust, Trauer, emotionale Belastung, Rollenveränderungen in der Familie usw.) ausgesetzt, die sich physisch, seelisch und psychisch unterschiedlich stark auswirken können und sie so zu unmittelbar Betroffenen machen (im Sinne von Angehörigen als Teil des betroffenen Familiensystems).

Deshalb sollte das Behandlungsteam Angehörige und dem Patienten nahestehende Menschen im Sinne eines systemischen Ansatzes als Betroffene ansehen und sie durch speziell an die Angehörigen gerichtete Angebote und Interventionen mitbetreuen. Insbesondere vor dem Hintergrund, dass die Angehörigen nach dem Tod des Patienten weiterleben werden, sollte ihre Begleitung und Betreuung schon frühzeitig und präventiv auf diese Trauerzeit ausgerichtet sein. Dies geschieht durch

- angemessene Informationen zu Krankheitsverlauf, Symptomen, Prognose und Zustandsveränderungen des Patienten;
- das Einbeziehen in Therapie- und Versorgungsplanung;
- Anleitung, Schulung und Beratung zu Pflege- und Unterstützungsmöglichkeiten;
- das Zulassen, Fördern und Begleiten von Emotionen;
- die aktive Gestaltung von Abschied und Trauer;
- die Unterstützung bei der Entwicklung geeigneter individueller Coping-Strategien.

Ein stabiles System von Bezugspersonen und Angehörigen ist ein wichtiger Faktor für die Lebensqualität und eine möglichst autonome Lebensführung der Patienten. Die meisten Menschen möchten ihre letzte Lebensphase in gewohnter Umgebung (zu Hause) und sicher versorgt im Kreis ihnen nahestehender Personen verbringen. Angehörige, sowohl als Betroffene als auch als an der Versorgung Beteiligte, spielen hierbei eine wichtige Rolle. Für pflegende Angehörige selbst kann es wichtig sein, Aufgaben in der Versorgung der Patienten verantwortungsvoll zu übernehmen. Gefühlen von Ohnmacht und Hoffnungslosigkeit kann so angemessen begegnet werden. Durch eine angemessene und zumutbare Übernahme von Versorgungsaufgaben sollte dem Anliegen vieler Angehöriger, Verantwortung für den Kranken zu übernehmen, entsprochen werden und ihre Sorge um den Patienten durch praktisches Tun handhabbar gemacht werden. Das gemeinsame offene Besprechen und Erarbeiten von Plänen für eventuell auftretende Komplikationen in palliativmedizinischen Notfällen wie z. B. plötzliche Symptomverschlechterungen insbesondere im häuslichen Bereich und eine durchgehende Erreichbarkeit des professionellen Palliativteams geben Sicherheit, machen handlungsfähig und erhöhen die Eigenkompetenz des sozialen Systems. Eine offene, wertschätzende und respektvolle Kommunikation zwischen allen Beteiligten und Betroffenen unterstützt den Prozess des Abschiednehmens und der Trauer.

Angehörigenschulungen zu medizinisch-pflegerischen Themen, z. B. Umgang mit Schmerzpumpen, Ernährungssystemen, Körperpflege, Lagerung, rückenschonender Pflege, vermitteln den Angehörigen Sicherheit und befähigen sie, diese Maßnahmen möglichst wenig belastend für den Patienten und sich selbst durchzuführen.

Neben der Informationsweitergabe, Schulung und Einbeziehung der Angehörigen in die Versorgungsstruktur ist es auch Aufgabe des professionellen Palliativteams, existierende Belastungsfaktoren zu wissen, auf Anzeichen von Überforderung zu achten und dieser möglichst frühzeitig vorzubeugen. Gezielte Angebote für die Angehörigen können Freiräume zur Selbstpflege und Erholung schaffen (Ressourcen und Kraftquellen [Resilienz] ermitteln und fördern). Häufig spüren die Angehörigen angesichts der schweren Erkrankung und des bevorstehenden Todes der Patienten ihre eigene körperliche und psychische Belastung und Überlastung nicht oder erst sehr spät. Sie fühlen sich unter Umständen so sehr verpflichtet, sich um den Patienten zu kümmern, dass sie sich keine Erholungsphasen „erlauben". Durch Gespräche und Begleitungsangebote (z. B. durch ehrenamtliche Hospizmitarbeiter) für die Zeit, in der sich die Angehörigen erholen, kann dem Gefühl, den Patienten nicht allein lassen zu können, entgegengewirkt werden. Ein besonders hilfreiches Angebot sind Selbsthilfegruppen, die Angehörigen eine Unterstützung anbieten dadurch, dass im Austausch mit anderen Mitbetroffenen Belastungen thematisiert werden können.

Alle Angebote für die Angehörigen müssen individuell abgestimmt und an die familiäre Struktur des Patienten angepasst sein.

Besonderes Augenmerk ist auf die Belange pflegender nahestehender Minderjähriger und die Kinder der Patienten zu richten. Hier sollte eine enge Zusammenarbeit mit Schulen und speziellen Angehörigengruppen für Kinder und Jugendliche erfolgen (siehe dazu Abschnitt Kommunikation mit Angehörigen, Empfehlungen 6.16. und 6.17.).

Evidenzzusammenfassung
Vier systematische Übersichtsarbeiten [191–194] – darunter ein Review mit Update [192, 193] und ein Cochrane-Review von Candy et al. [191] – wurden für das Thema „Angehörige" identifiziert. Sie untersuchen die Effektivität von Interventionen zur Unterstützung von Angehörigen von Patienten am Lebensende. Zwei Übersichtsarbeiten schließen ausschließlich Interventionsstudien oder andere Systematic Reviews ein [191, 194]. Die Arbeit von Harding mit ihrem Update setzt kein bestimmtes Studiendesign als Einschlusskriterium voraus. Es ist dabei anzumerken, dass die identifizierten RCTs im Review Harding et al. nahezu alle im Cochrane-Review von Candy et al. vorhanden sind [191, 193]. Insgesamt ist die Qualität der eingeschlossenen Interventionsstudien niedrig bis mäßig.

Die untersuchte Population besteht aus erwachsenen Angehörigen onkologisch und palliativmedizinisch erkrankter Patienten. Ein Review beschreibt die beste Evidenz für Angehörige von Demenzpatienten, es liefert dennoch Ergebnisse für die Angehörigen von Krebspatienten [194]. Folgende Schlussfolgerungen auf der Grundlage einer Evidenz niedriger Qualität können formuliert werden: Der psychologische Distress der Angehörigen konnte durch die auf sie direkt gerichteten Unterstützungsinterventionen (Interventionen, die hauptsächlich als Ziel hatten, das Coping und das Wohlbefinden der Angehörigen zu steigern) kurzfristig signifikant reduziert werden. Die Lebensqualität der Angehörigen und ihre Fähigkeit, mit der Situation umzugehen, verbesserten sich leicht, aber nicht signifikant [191]. Auch die Belastung konnte v. a. durch individuelle und ganzheitliche Interventionen vermindert werden. Palliativmedizinische Interventionen scheinen die Zufriedenheit der Angehörigen zu steigern [194].

Im Rahmen des Updateprozesses dieser Leitlinie wurde der Cochrane-Review von Candy et al. aktualisiert, wobei nur Studien mit einer onkologischen Zielpopulation eingeschlossen wurden. Fünf RCTs niedrig- bis mittelgradiger Qualität wurden als Ergebnis des Updates identifiziert. Vier RCTs untersuchen Psychotherapien zur Unterstützung und ggf. Information von Angehörigen von Patienten mit einer fortgeschrittenen Krebserkrankung [195–198]. Zwei Studien, die die Lebensqualität der Angehörigen als primäres Outcome gemessen haben, zeigen einen signifikanten positiven Effekt [195, 198]. Eine Minderung des psychologischen Distress erscheint nur in einer der vier Studien [195]. Aufgrund der Verschiedenheit der gewählten Interventionen und Outcomes ist ein weiterer Vergleich der Studien unter sich nicht möglich. Ein letztes RCT untersucht eine spezielle Intervention zur Besserung der Kommunikationsfähigkeit der Angehörigen mit den Patienten bzgl. des Themas der terminalen Prognose [199]. Eine bessere Kommunikation konnte durch die Intervention nicht demonstriert werden.

5.6   Abschieds- und Trauerbegleitung

5.55.	Evidenzbasierte Empfehlung
Empfehlungsgrad **A**	Einrichtungen, die sterbende Menschen betreuen und versorgen, *sollen* eine hauseigene und kultursensible Abschieds- und Trauerkultur entwickeln und etablieren, die Patienten, Angehörigen und Mitarbeitern ein würdevolles Abschiednehmen ermöglicht.
Level of Evidence **4**[(1)]	Quellen: –

[(1)] Bei den Empfehlungen dieses Kapitels mit einem LoE 4 wurde eine systematische Literaturrecherche nur für RCTs, CCTs, kontrollierte Prä-Post-Studien und ITS (interrupted time series), d. h. für ein Level-of-evidence 1 bis 2 nach SIGN, durchgeführt. Bei LoE 4 (Expertenmeinung) wurden also die SIGN-Stufen 2 (zum Teil) und 3 übersprungen und dafür keine ergänzende Literatursuche durchgeführt, da Aussagen über die Wirksamkeit von Interventionen auf der Basis von SIGN-Stufen 2 und 3 nicht getroffen werden können.

5.56.	Evidenzbasierte Empfehlung
Empfehlungsgrad **A**	Patienten mit einer nicht-heilbaren Krebserkrankung und deren Angehörige *sollen* in allen Stadien der Erkrankung Zugang zu Informationen der Trauerbegleitung und -beratung haben.
Level of Evidence **4**	Quellen: –

5.57.	Evidenzbasierte Empfehlung
Empfehlungsgrad **B**	Angehörigen von Patienten mit einer nicht-heilbaren Krebserkrankung *sollte* auf Wunsch das Angebot einer qualifizierten Trauerbegleitung bzw. -beratung, auch über den Tod des Patienten hinaus, vermittelt werden.
Level of Evidence **4**	Quellen: –

Hintergrund

Trauer als Reaktion auf Verluste und schmerzhafte Erfahrungen ist eine wichtige und gesunde Fähigkeit des Menschen. Die Diagnose einer schweren, lebensbedrohlichen Erkrankung löst beim Patienten und seinen Angehörigen Trauerreaktionen aus, die in schwankender Ausprägung im gesamten Krankheitsverlauf immer wieder auftreten können.

Die Art und Ausprägung der Trauerreaktionen von Patienten und Angehörigen bei bereits im Krankheitsverlauf zu verarbeitenden Verlusten von Fähigkeiten (z. B.: Selbstbestimmung, Hoffnungen und Möglichkeiten) und die Trauer der Angehörigen nach einem Verlust des nahestehenden Menschen sind individuell verschieden und hängen von biografischen Vorerfahrungen, der psychischen Konstellation, Beziehungen, dem kulturellen Kontext der Betroffenen und den Umständen des Verlustes ab.

Trauer ist als Verlustbewältigung ein wichtiger Prozess mit dem Ziel, eine neue Lebenswelt und Lebensfähigkeit ohne das verlorene Gut bzw. den verlorenen Menschen zu kreieren. Komplizierte Trauer kann in schweren Fällen die Gesundheit stark beeinträchtigen und (indirekt) sogar zum Tode führen [200, 201]. Deshalb ist es von besonderer Bedeutung, in den Einrichtungen und Kliniken, in denen sterbende Menschen betreut werden, eine Trauerkultur zu entwickeln, die die Betroffenen im Trauerprozess unterstützt.

Aufgabe der Trauerberatung und Trauerbegleitung ist es, allen Betroffenen einen sicheren Raum für die schmerzlichen Trauerprozesse zu geben, sie in ihrer Trauer zu begleiten, den Trauerprozess zu erleichtern, eventuell auftretende komplizierte Trauerreaktionen zu identifizieren und bei Bedarf auf weiterführende Unterstützungsangebote und ggfs. therapeutische Maßnahmen zu verweisen [202]. „Zur Identifikation möglicher komplizierter Trauer hat sich der Multiprofessionelle Fragebogen zur Trauerbewältigung (MFT, engl. BRAT) als hilfreich erwiesen (Lit. Daniel Berthold und Heidi Müller), welcher in Behandlungsteams stationär und ambulant angewendet werden kann." [202].

Einrichtungen und Kliniken, die sterbende Menschen betreuen und versorgen, sollen eine hauseigene und kultursensible Abschieds- und Trauerkultur entwickeln und etablieren, die Patienten, Angehörigen und Mitarbeitern ein würdevolles Abschiednehmen ermöglicht.

In der Palliativversorgung gibt es verschiedene Anbieter für Trauerbegleitung und -beratung. Die Angebote sind von verschiedener Qualität und die Qualifikation der Berater und Begleiter kann sehr unterschiedlich sein. Unter anderem gehört die Trauerbegleitung und -beratung zu den originären Aufgaben der Hospizarbeit. Viele Hospizdienste halten haupt- und ehrenamtlich qualifizierte Trauerberater und Begleiter vor. Zudem gibt es verschiedene örtliche Selbsthilfegruppen für Trauerarbeit (Trauergruppen).

Trauerbegleitung kann in unterschiedlichen Settings (offene und geschlossene Gruppen, Trauercafés, Einzelbegleitungen) stattfinden.

Zur Effektivität der professionellen Trauerbegleitung liegen Studien vor (siehe Evidenz-zusammenfassung), die zeigen, dass eine Begleitung trauernder Angehöriger nach dem Verlust eines geliebten Menschen sinnvoll und hilfreich sein kann.

Erfahrungen in der Praxis zeigen, dass die frühzeitige Information über Begleitungsan-gebote im Trauerfall den Betroffenen die hilfreiche Sicherheit vermittelt, auch nach dem Verlust nicht alleine gelassen zu werden. Zur palliativen Haltung gehört die Begleitung Angehöriger in ihrer Trauer über den Tod des Patienten hinaus als integraler Bestand-teil der Versorgung. In der Charta zur Betreuung schwerstkranker und sterbender Menschen wird die Begleitung der betroffenen Patienten und deren Angehörigen in der Phase des Abschieds als Aufgabe der Gesellschaft hervorgehoben (siehe [189], Kap. Sterben in Verbundenheit).

Ergebnisse einer in Deutschland durchgeführten Befragung zeigen, dass Trauerbeglei-tung von Angehörigen positive Auswirkung auf die Bewältigung von Verlusten hat. In diesem Forschungsprojekt wird ebenfalls betont, dass die Begleitung der Angehörigen über den Tod des Patienten hinaus angeboten werden sollte [203].

Wann und durch wen Informationen zu Trauerangeboten und eine Trauerbegleitung er-folgen sollten, ist in der Tabelle 5 dargestellt.

Tabelle 5: Trauerbegleitung und Trauerkultur in Einrichtungen und Kliniken, die schwerkranke und sterbende Menschen betreuen und versorgen

Zeitpunkt/Trigger-punkt	Angebot/Intervention	Adressaten	Durchführende
Trauerkultur zum Umgang mit Verlusten und Trauer von Patienten, Angehörigen und Mitarbei-tern für die gesamte Einrichtung/Klinik			
Diagnose einer nicht-heilbaren Krebserkran-kung des Patienten	Informationen über Angebote der Trauerbe-gleitung	• Patienten • Angehörige	Befähigte Teammitglieder in der Patientenversor-gung
Anfrage/Bedürfnis-se des Patienten oder seiner Angehörigen im Verlauf der Behandlung	Frühzeitige Trauerbera-tung und –begleitung in Einzelgesprächen oder Gruppen	• Patienten • Angehörige	Qualifizierte Trauerberater/-begleiter, z. B. aus dem Kreis der Hospizarbeit, der Seel-sorge oder Psychoonko-logen
Nach dem Versterben des Patienten: • Auf Anfrage der An-gehörigen • Besondere Betrof-fenheit im Team	• Trauerberatung und –begleitung in Ein-zelgesprächen oder Gruppen • Identifikation even-tuell auftretender Anzeichen kompli-zierter Trauer	• Angehörige • Team der Versorger	Qualifizierte Trauerberater/-begleiter, z. B. aus dem Kreis der Hospizarbeit, der Seel-sorge oder Psychoonko-logen

Zeitpunkt/Trigger-punkt	Angebot/Intervention	Adressaten	Durchführende
Bei Verdacht auf oder bereits diagnostizierte komplizierte Trauer	Psychotherapeutische Trauertherapie in Einzelgesprächen oder Gruppensetting	Angehörige mit komplizierten Trauerreaktionen	Qualifizierte Psychotherapeuten, Psychologen, Psychiater

Die dauerhafte Konfrontation mit dem Leiden und Sterben von Patienten löst bei den Mitarbeitern in Einrichtungen, die schwerstkranke und sterbende Menschen betreuen, selbst Trauerreaktionen aus. Die Gestaltung einer angemessenen, einrichtungsindividuellen Abschiedskultur in Form von (Gedenk-)Ritualen und Regeln im Umgang mit den Sterbenden und den Verstorbenen ist hilfreich für die Verlustverarbeitung für Mitarbeiter (siehe Abschitt Sterben und Tod und das Betreuungsteam im Kapitel Sterbephase).

Evidenzzusammenfassung

Zwei aktuelle Systematic Reviews bilden die Evidenzgrundlage. Ein Systematic Review von Interventions- und Beschreibungsstudien untersuchte den Effekt von der Begleitung am Lebensende (End-of-life care) sowie den Effekt von Trauerinterventionen auf Witwen von Patienten mit einer Krebserkrankung [204]. Die eingeschlossenen Studien höherer Qualität (2 RCTs [205, 206]) zeigten einen möglichen positiven Effekt der Begleitung am Lebensende, aber keinen eindeutigen Effekt durch die Trauerinterventionen auf das Wohlbefinden der Witwen.

Das zweite Systematic Review von 14 RCTs höherer Qualität inklusive Metaanalyse untersuchte die Prävention und Therapie von komplizierter Trauer nach gewaltsamem oder nicht-gewaltsamem Tod [207]. Nur 4 % der Studienpopulation waren Angehörige von Patienten mit einer Krebserkrankung. Das Review zeigte einen signifikanten kurz- und langfristigen positiven Effekt der Therapie von komplizierter Trauer mittels kognitiven Verhaltenstherapieformen. Eine Effektivität von Präventionsmaßnahmen hingegen konnte nicht belegt werden.

In einem weiteren RCT mit mäßiger Qualität, das im Rahmen eines Updates identifiziert wurde, konnten Guldin et al. festhalten, dass von Hausärzten durchgeführte Programme zur Trauerbewältigung bei Hinterbliebenen Hinweise auf einen positiven Effekt im Hinblick auf Trauerverarbeitung liefern - jedoch ohne statistische Signifikanz [208]. Zudem wurden in der Interventionsgruppe im Vergleich zur Kontrollgruppe weniger Psychopharmaka zur Behandlung von komplizierter Trauer verschrieben.

6.   Kommunikation

AG-Leiter: Martin Weber, Joachim Weis

6.1   Einleitung

Die patientenzentrierte Kommunikation mit Patienten mit einer nicht-heilbaren Krebserkrankung sowie deren Angehörigen ist unverzichtbare Voraussetzung für eine umfassende Behandlung. Aufgrund der besonderen Lebenssituation der Betroffenen und
der existentiellen Dimension des Geschehens stellt sie eine besondere Herausforderung
für alle in der Palliativmedizin tätigen Berufsgruppen dar. Dies ist nicht zuletzt auch
darin begründet, dass sich in der Realität der Kommunikation am Lebensende auch
der gesellschaftliche und kulturelle Umgang mit unheilbarer Krankheit, Tod und Sterben widerspiegelt. Trotz einer in den letzten Jahrzehnten zunehmenden Präsenz der
Thematik in den Medien und einer wachsenden öffentlichen Akzeptanz von Hospizbewegung und Palliativmedizin fällt das Sprechen über Tod und Sterben in der konkreten
Betroffenheit schwer, wird oftmals vermieden, nicht selten tabuisiert, und nur allzu oft
durch die Hoffnung auf immer neue Errungenschaften der modernen Medizin ersetzt.
Ebenso spielt die Kommunikation in den gerade bei nicht-heilbaren Krebserkrankungen oft schwierigen Behandlungsentscheidungen eine zentrale Rolle.

Das vorliegende Leitlinienkapitel fokussiert fünf zentrale Bereiche der Kommunikation,
die im Kontext der Palliativmedizin von weitreichender Bedeutung sind.

Im ersten Abschnitt werden Grundlagen einer patientenzentrierten Kommunikation
dargestellt. Eine Kommunikation, die sich an den aktuellen Bedürfnissen, Problemlagen
und Präferenzen von Patienten orientiert, ist für eine gelungene palliativmedizinische
Behandlung und Begleitung von zentraler Bedeutung.

In der Begegnung mit Palliativpatienten stellen Gespräche über schwerwiegende Änderungen im Krankheitsverlauf sowie des Umgangs damit Schnittstellen von besonderer
Bedeutung dar. Aus dem theoretischen Wissen, dass jeder Mensch sterben muss, wird
eine konkrete Realität: „Ich werde sterben" [209]. Der zweite Abschnitt gibt hier praktische Hinweise an die Hand, unter besonderem Verweis auf die Notwendigkeit der Einbeziehung der emotionalen Ebene.

Der dritte Abschnitt befasst sich mit der Thematisierung von Tod und Sterben. Er adressiert damit zum einen die eingangs benannte Problematik einer immer noch häufig
anzutreffenden gesellschaftlichen Tabuisierung, zum anderen den Umgang mit dem
Sterbewunsch betroffener Patienten, der etwa im Kontext aktueller ethischer und
rechtlicher Diskussionen um den ärztlich assistierten Suizid zunehmende Bedeutung
gewinnt.

Die herausragende Rolle der Angehörigen im palliativmedizinischen Kontext wird durch
den folgenden vierten Abschnitt gewürdigt, der noch einmal besondere Aspekte des

Angehörigengesprächs hervorhebt, u. a. das Familiengespräch und auch den Umgang mit Kindern.

Thema des fünften Abschnitts ist schließlich die vorausschauende Versorgungsplanung, die in einem weitgefassten Sinn alle Präferenzen des Patienten hinsichtlich seines letzten Lebensabschnittes anspricht.

Insgesamt stimmen die Empfehlungen dieses Kapitels mit den Hauptaussagen der ASCO-Leitlinie zur Kommunikation in der onkologischen Versorgung überein, insbesondere zur Kommunikation am Lebensende [210].

6.2 Grundsätze einer patientenzentrierten Kommunikation

6.1.	Konsensbasierte Empfehlung
EK	Um eine patientenzentrierte Kommunikation mit Patienten mit einer nicht-heilbaren Krebserkrankung zu gewährleisten, *sollen* die an der Behandlung Beteiligten • den Patienten in einer von Aufrichtigkeit, Empathie und Wertschätzung gekennzeichneten Beziehung Vertrauen und Sicherheit vermitteln; • die Patienten mit ihren Werten, Ressourcen, Bedürfnissen, Beschwerden, Sorgen und Ängsten wahrnehmen und beim größtmöglichen Erhalt von Selbstbestimmung und realistischer Hoffnung unterstützen; • den Patienten - orientiert an deren aktuellen Wünschen und Präferenzen - alle Informationen vermitteln, die ihnen ein umfassendes Verständnis ihrer Situation sowie informierte Entscheidungen ermöglichen.

6.2.	Konsensbasierte Empfehlung
EK	In der Kommunikation mit Patienten mit einer nicht-heilbaren Krebserkrankung und unterschiedlichem kulturellem und religiösem Hintergrund *sollen* die an der Behandlung Beteiligten die persönlichen, kultur- und religionsgebundenen Wertvorstellungen der Patienten berücksichtigen.

6.3.	Konsensbasierte Empfehlung
EK	Bei eingeschränkter Kommunikationsfähigkeit des Patienten mit einer nicht-heilbaren Krebserkrankung *sollen* nonverbale und technische Möglichkeiten zur Kommunikationsverbesserung angeboten werden.

6.4.	Konsensbasierte Empfehlung
EK	Alle an der Behandlung von Patienten mit einer nicht-heilbaren Krebserkrankung Beteiligten *sollen* ihre kommunikativen Kompetenzen durch geeignete Fortbildungsmaßnahmen schulen und weiterentwickeln.
	Sie *sollten* die kommunikativen Kompetenzen z. B. durch Super-/Intervision regelmäßig reflektieren.

Hintergrund

Die Empfehlungen zur patientenzentrierten Kommunikation basieren auf der Expertenmeinung der Leitliniengruppe.

Patienten mit einer nicht-heilbaren Krebserkrankung sowie ihre Angehörigen stehen vor vielfältigen Herausforderungen körperlicher und seelischer Art, die alle Lebensbereiche umfassen. Eine Kommunikation, die sich an den aktuellen Bedürfnissen, Problemlagen und Präferenzen von Patienten orientiert (Patientenzentrierung), hat günstige Auswirkungen auf Behandlungszufriedenheit, Entscheidungsfindung, seelisches Befinden bzw. psychische Belastung und körperliche Beschwerden [211-214].

In diesem Abschnitt werden die Anforderungen an eine patientenzentrierte Kommunikation im Hinblick auf die Patienten erörtert. Die Besonderheiten in der Kommunikation mit den Angehörigen werden in einem eigenen Abschnitt dargelegt (siehe Abschnitt Kommunikation mit Angehörigen).

Patientenzentrierte Kommunikation zielt darauf ab, Potentiale zu aktivieren, die in der Gestaltung und Reflexion einer stärker von Wechselseitigkeit gekennzeichneten Beziehung zwischen Patient und den an der Behandlung Beteiligten liegen [215-217]. Es wird versucht, dem Patienten ein umfassendes Verständnis seiner Situation zu ermöglichen, wobei nicht nur die kognitive Ebene, sondern auch die emotionale und soziale Dimension adressiert werden, was den Patienten in die Lage versetzt, informierte und für ihn und sein Umfeld tragbare Entscheidungen zu treffen. In der S3-Leitlinie Psychoonkologie wird dieses Thema ausführlich behandelt [4]. Für die Zielgruppe der Patienten mit nicht-heilbarer Krebserkrankung werden in diesem Kapitel darüber hinaus spezifische Aspekte der Kommunikation erläutert. Patientenzentrierte Kommunikation vermittelt auf diese Weise eine Annäherung an die unterschiedlichen subjektiven Wirklichkeiten der Patienten, ihrer Angehörigen und der an der Behandlung Beteiligten. Menschen mit einer nicht-heilbaren Krebserkrankung bevorzugen eine patientenzentrierte Kommunikation [218-222]. Diese ist hilfreich bezogen auf eine Verringerung von Angst und Stärkung der Selbstwirksamkeit [213, 223], Verbesserung des Vertrauens in Onkologen [224] sowie bessere Compliance [225]. Körperliche und seelische Belastungen und Probleme können besser wahrgenommen und dadurch wirksamer behandelt werden [221, 222].

Patientenzentrierte Kommunikation ist nicht nur durch umschriebene Techniken bzw. Fertigkeiten gekennzeichnet; sie vermittelt sich vorrangig in einer Haltung von nicht-wertender Achtung und Aufrichtigkeit gegenüber dem Patienten als Person sowie in der

Bereitschaft, den Patienten in seinem subjektiven Erleben – körperlich wie seelisch – einfühlsam wahrzunehmen [226-228].

Hoffnung wandelt sich in der Regel im Verlauf einer Krebserkrankung und kann für Behandelnde und Außenstehende eines Patienten in den verschiedenen Phasen einer fortgeschrittenen Krebserkrankung angemessen oder unangemessen, realistisch oder unrealistisch erscheinen. Um realistische Hoffnung zu unterstützen und zu stärken, bedarf es seitens der Behandelnden [229]:

- ehrlich zu sein, ohne zu verletzen oder ohne mehr (detaillierte) Informationen zu vermitteln, als vom Patienten verlangt wird
- keine irreführenden oder falschen Informationen zu geben, um die Hoffnung des Patienten positiv zu beeinflussen
- zu versichern, dass notwendige Unterstützung, Behandlung und die dafür notwendigen Ressourcen vorhanden sind, um Schmerz oder andere Symptome so erträglich wie möglich zu halten, dabei aber vorzeitige Beruhigung zu vermeiden
- realistische Ziele und Wünsche, so wie täglich Bewältigungsmöglichkeiten zu explorieren und zu ermöglichen, wo es angemessen ist.

Patientenzentrierte Kommunikation ist gekennzeichnet durch folgende Merkmale [226-228]:

- Aktives Zuhören
- Wahrnehmen von Emotionen
- Eruieren, ob und wie der Patient über seine Situation informiert werden möchte, und aufrichtiges Vermitteln dieser Informationen
- Eruieren individueller Belastungen, Problemlagen und Nöte
- Kontinuierliche aktive Rückversicherungen, ob oder wie Botschaften „angekommen" sind bzw. verstanden wurden (beispielsweise durch Paraphrasierung)
- Ermutigung zur aktiven Beteiligung an Entscheidungsprozessen (partizipative Entscheidungsfindung)

Bei Patienten mit unterschiedlichem kulturellem und religiösem Hintergrund erfordern deren persönliche und kulturgebundene Wertvorstellungen eine **kultursensible Kommunikation**. Insbesondere die Bedeutung der Familie gegenüber der Individualität des Patienten oder die gewünschte Form der Übermittlung einer infausten Prognose können angesichts der in unserer Kultur heute vorherrschenden Gepflogenheiten fremd erscheinen. Deshalb ist bei der Aufklärung über diese Themen interkulturelle Kompetenz erforderlich [230, 231]. Sprachbarrieren und die Übernahme von Dolmetscheraufgaben durch die Familie können zu zusätzlichen Problemen führen [232]. Um eine interkulturelle Kompetenz zu erreichen, kann die Vernetzung mit örtlichen Kulturkreisen und Religionsgemeinschaften hilfreich sein. Allerdings muss auch eine kultursensible Kommunikation die in Deutschland gültigen rechtlichen Rahmenbedingungen beachten, beispielsweise hinsichtlich des informierten Einverständnisses.

Ist die Kommunikationsfähigkeit des Patienten durch körperlich bedingte Einschränkungen wie Hör-, Sprech-, Sprach- oder Schluckstörungen beeinträchtigt, stehen entsprechende technische Hilfsmittel wie Schreibblock, Seh-, Hör- oder Sprechhilfen sowie computergestützte Hilfsmittel zur Überwindung der Barrieren zur Verfügung (www.rehadat-hilfsmittel.de/de/kommunikation-information/index.html). Wurde der Patient mit einer geblockten Trachealkanüle versorgt, so sollte geprüft und ggf. veranlasst werden, dass stimmliches Sprechen mit einer Sprechkanüle oder mit einem Sprechventil – zumindest stundenweise – ermöglicht wird [233].

Die Behandlung von Patienten in fortgeschrittenen Krankheitsphasen mit häufigen Übergängen und Grenzsituationen sowie die Begleitung ihrer Angehörigen stellt an die an der Behandlung Beteiligten hohe Anforderungen im Hinblick auf die Kommunikation sowie Interaktion. Sie gehen unvermeidlich mit eigener emotionaler Beanspruchung einher [234, 235], mit potentiell ungünstigen Auswirkungen auf die Patientenversorgung und das eigene Wohlbefinden [236, 237]. Daher ist die **kontinuierliche berufsbegleitende Reflexion** der Interaktionen mit Patienten und ihren Angehörigen erforderlich. Diese kann in Form von klinischen Fallbesprechungen, Supervision, Intervision (kollegiale Beratung), Qualitätszirkel, Balintgruppen, Modelllernen von und Rückmeldung durch Kollegen und Vorgesetzte erfolgen [238–241]. Qualifizierte Fortbildungsmaßnahmen durch kompetente und professionelle Ausbilder geben einen geschützten Rahmen, um die kommunikativen Kompetenzen zu fördern und die dadurch angestoßenen Lern- und Entwicklungsprozesse zu unterstützen [242–251]. Die zahlreichen Studien zu diesem Bereich zeigen, dass Empathie- und Handlungsfähigkeit der Teilnehmer gefördert bzw. erhalten werden können, und die Erweiterung und Bereicherung kommunikativer Kompetenzen zur verbesserten Behandlung von Patienten und Angehörigen, wie auch Verringerung der Belastung und Erhöhung der Zufriedenheit der an der Behandlung Beteiligten beitragen. Für die Wirksamkeit derartiger Maßnahmen in Form einer objektiven Veränderung kommunikativer Kompetenz sprechen die Ergebnisse einiger randomisierter Studien (Onkologie & Palliativmedizin, z. B. Rabow et al. 2004 [252]), siehe dazu aktuelle Metaanalysen [253, 254] und ein aktualisiertes Cochrane-Review [255]. Ungeachtet zahlreicher Hinweise der Literatur auf positive Effekte verbesserter Kommunikation muss abschließend einschränkend festgehalten werden, dass weiterhin ein erheblicher Forschungsbedarf in diesem Bereich besteht, um mittels methodisch hochwertiger Studien evidenzbasierte Empfehlungen aussprechen zu können [4].

Die Fortbildung kommunikativer Fähigkeiten muss den Erfordernissen sowie dem Tätigkeitsfeld der jeweiligen Berufsgruppe angepasst werden. Entsprechende Aktivitäten zur Verbesserung in Aus-, Fort- und Weiterbildung in der kommunikativen Kompetenz insbesondere für die Ärzte und das Pflegepersonal wurden im Rahmen des Nationalen Krebsplanes in der Arbeitsgruppe Patientenorientierung erarbeitet und verabschiedet (www.bundesgesundheitsministerium.de/themen/praevention/nationaler-krebsplan/was-haben-wir-bisher-erreicht/ziel-12a12b13.html).

In Deutschland werden aktuell entsprechende Fortbildungsangebote durch verschiedene universitäre oder freie Anbieter durchgeführt. Entsprechende Kurse werden beispielsweise über ein Schulungszentrum in Heidelberg (www.kompass-o.org) oder über den Verein zur Fort- und Weiterbildung in der Onkologie (WPO e. V. www.wpo-ev.de) im Rahmen von Vertiefungskursen angeboten und können dort über die angegebenen Kontaktadressen erfragt werden.

6.3 Gespräche über schwerwiegende Änderungen im Krankheitsverlauf

6.5.	Konsensbasierte Empfehlung
EK	Die Aufklärung über die Krankheit und deren Verlauf *soll* primär über den behandelnden Arzt erfolgen.
	Bei der Auseinandersetzung mit den Informationen *soll* der Patient durch alle an der Behandlung beteiligten Berufsgruppen unterstützt werden.
	Dazu *soll* der Stand des Aufklärungsprozesses nachvollziehbar dokumentiert werden.

6.6.	Konsensbasierte Empfehlung
EK	Vor der Informationsübermittlung *soll* erfragt werden, mit welchem Wissen, mit welchen Vorstellungen, Hoffnungen und Befürchtungen im Zusammenhang mit seiner Erkrankung der Patient in das Gespräch geht.

6.7.	Konsensbasierte Empfehlung
EK	Informationen *sollen* schrittweise übermittelt werden mit regelmäßiger Rückversicherung, ob und inwieweit der Patient diese verstanden hat.
	Hierbei *soll* der Patient ausdrücklich zu Fragen ermutigt werden.

6.8.	Konsensbasierte Empfehlung
EK	Dem emotionalen Erleben und den spirituellen Bedürfnissen *sollen* ausreichend Raum gegeben werden.
	Beides *sollte* gezielt angesprochen werden, auch wenn der Patient es nicht zum Ausdruck bringt.

Hintergrund

Die Empfehlungen zu den Gesprächen über schwerwiegende Änderungen im Krankheitsverlauf basieren auf der Expertenmeinung der Leitliniengruppe.

Schwerwiegende Veränderungen im Krankheitsverlauf durch das Wiederauftreten oder Fortschreiten der Tumorerkrankung, den ausbleibenden Erfolg der Tumortherapie oder der nahende Tod konfrontieren Patienten mit Begrenzungen von Lebenszeit und -perspektiven und können krisenhaftes Erleben auslösen [256]. Es ist die Aufgabe des primär behandelnden Arztes (z. B. Hausarzt, Onkologe), diese Sachverhalte mit dem

Patienten unter Beachtung der im Kapitel 6.2 ausgeführten Grundlagen einer patientenzentrierten Kommunikation angemessen zu vermitteln. Die primäre Aufklärung erfolgt über den Arzt, die unterstützende Begleitung des Patienten in seiner Verarbeitung der Informationen ist jedoch Aufgabe aller an der Behandlung beteiligten Berufsgruppen. Daher sind die nachvollziehbare Dokumentation und der teambezogene Austausch über den Stand der Aufklärung und Information des Patienten eine wichtige Aufgabe.

Für den Patienten geht es dabei um einen Prozess der schrittweisen inneren Annäherung an die neue Wirklichkeit in seinem eigenen Tempo, den Ärzte und andere an der Behandlung beteiligte Berufsgruppen mit kontinuierlicher Bereitschaft zu weiteren Gesprächen wirksam unterstützen können [209, 257]. Solche Gespräche stellen auch für erfahrene Ärzte eine beanspruchende Herausforderung dar. Vorbereitung auf Inhalte und Ziele, die Reflexion des eigenen Erlebens und Strukturierung des Gesprächs erleichtern es dem Arzt, handlungs- und empathiefähig zu bleiben [226, 258, 259]. In Verbindung mit einer Haltung wertschätzender Achtung, Aufrichtigkeit und Empathie gegenüber der Person, erhöhen sie die Wahrscheinlichkeit, dass der Patient dem Arzt vertrauen kann, dass er sich nicht fallengelassen fühlt und eigene Ressourcen entdecken und nutzen kann [209, 211, 260-262].

Jede Vermittlung von Informationen, mit denen sich die Perspektive des Patienten verändert, setzt voraus, dass der Arzt sich zunächst ein Bild davon macht, mit welchem Wissen, welchen Vorstellungen und Ahnungen der Patient in das Gespräch geht; erst dann ist eine Annäherung an seine subjektive Wirklichkeit möglich [259, 261, 263]. Daran anknüpfend, und orientiert am aktuellen Bedürfnis und an der Präferenz von Patienten, können bedeutsame Informationen leichter integriert werden. Knappe, klare Aussagen ohne Beschönigung, angepasst an den Sprachgebrauch des Patienten, beugen Miss- und Fehlverständnissen vor [258, 264]. Mit kurzen Pausen während des Gesprächs, mit wiederholten Rückfragen und Erläuterungen und mit der ausdrücklichen Ermutigung zu Fragen kann man sich rückversichern, wie der Patient die Mitteilungen aufgefasst hat [209, 256, 260]. Zu ausführliche und detaillierte, unerbetene (Über-) Information, die der Patient zum gegebenen Zeitpunkt nicht verarbeiten kann, können eher zu einer Verunsicherung des Patienten beitragen [263, 265]. Wenn ein Patient mit Verleugnung auf die veränderte Situation reagiert, sollte diese Haltung respektiert werden. Damit schützt er sich - zumeist vorübergehend - vor einer Wirklichkeit, die er (noch) nicht anders verarbeiten kann. Zugleich ist zu berücksichtigen, dass die Konzentration auf sachliche Informationen eine Strategie des Arztes sein kann, die Situation besser bewältigen zu können und sich vor eigenen Emotionen und Ängsten in Bezug auf den Patienten zu schützen. Diese besonderen Herausforderungen auf Seiten des aufklärenden Arztes machen die Notwendigkeit einer begleitenden Supervision deutlich.

Die emotionale und spirituelle Dimension können für den Patienten wichtige Ressourcen sein. Lassen der Arzt und die weiteren an der Behandlung beteiligten Berufsgruppen dem emotionalen und spirituellen Erleben des Patienten - sei es verbal oder nonverbal geäußert - Raum, unterstützen sie ihn wirksam beim Wiedergewinn von Selbstwert und Kontrolle sowie in der Suche nach neuer Orientierung [256, 266]. Auch hier geht es um einen Prozess, dessen Inhalte und Zeitablauf vom Patienten zu bestimmen sind. Erfährt der Patient, dass er vom Arzt empathisch wahrgenommen, ohne Beschwichtigung und Beschämung respektiert und der Ausdruck von Emotionen „ausgehalten" wird, ermöglicht ihm diese modellhafte Beziehungserfahrung den Zugang zu seinen Ressourcen und damit zu eigener Veränderung und Entwicklung [209, 211, 226].

Im klinischen Alltag hat sich das von Buckman und Baile vorgeschlagene **SPIKES-Modell** in vielen Gesprächssituationen als Leitfaden bewährt [267]. Es gliedert das Gespräch in sechs Schritte, die die wesentlichen Elemente des patientenzentrierten Gesprächs umfassen:
- **S**etting: geeigneten Gesprächsrahmen schaffen
- **P**erception: Kenntnisstand (Wahrnehmung) des Patienten ermitteln
- **I**nvitation: Informationsbedarf des Patienten ermitteln
- **K**nowledge: Wissensvermittlung
- **E**xploration of Emotions: Emotionen wahrnehmen, ansprechen und mit Empathie reagieren
- **S**trategy and Summary: Planen und zusammenfassen

Die Erfassung und Berücksichtigung der spirituellen Ebene entspricht dem Selbstverständnis der Palliativmedizin und ist insofern Aufgabe aller an der Behandlung Beteiligten. Erste Untersuchungen zeigen, dass sich hier das von E. Frick et al. in Anlehnung an Puchalski entwickelte Instrument „**SPIR**" als halbstrukturiertes Interview als hilfreich erwiesen hat [268–270]. Das Akronym SPIR dient dazu, in vier Schritten die spirituellen Bedürfnisse des Patienten und deren Bedeutung ins Gespräch zu bringen:
- **S**pirituelle und Glaubensüberzeugungen des Patienten
- **P**latz und Einfluss, den diese Überzeugungen im Leben des Patienten einnehmen
- **I**ntegration in eine spirituelle, religiöse, kirchliche Gemeinschaft oder Gruppe
- **R**olle der Beteiligten: Wie sollen die an der Behandlung Beteiligten mit den Überzeugungen umgehen?

6.4 Thematisieren von Sterben und Tod

6.9.	Konsensbasierte Empfehlung
EK	Patienten mit einer nicht-heilbaren Krebserkrankung *soll* frühzeitig und wiederholt die ausdrückliche Bereitschaft vermittelt werden, über das Sterben an der Erkrankung zu sprechen; dabei *sollten* auch Worte wie „Sterben" und „Tod" von den an der Behandlung Beteiligten in einfühlsamer und situativ angemessener Weise ausgesprochen werden.

Hintergrund

Die Empfehlungen zu den Gesprächen über Thematisieren von Sterben und Tod basieren auf der Expertenmeinung der Leitliniengruppe.

Gespräche über Sterben und Tod gehören zu den großen Herausforderungen in der Behandlung von Patienten mit einer nicht-heilbaren Krebserkrankung. Untersuchungen haben Defizite in der Kommunikation über die Themen „Prognose, Lebensende und Tod" gezeigt [271-276]. Es bedarf einer besonderen Aufmerksamkeit und dem Bewusstsein über die Bedeutung dieser Gesprächsinhalte, um dem Patienten und seinen Angehörigen frühzeitig und wiederholt im Krankheitsverlauf ein offenes Gespräch über das Sterben in allen Dimensionen anzubieten. Gespräche über Sterbe-/Todeswünsche sollten ebenfalls proaktiv erfolgen [277, 278] (siehe Kapitel Todeswünsche).

Die meisten Patienten möchten über Belange des Lebensendes sprechen [279-282]. Wenn Patienten diese Inhalte nicht selbstständig thematisieren, sollte nicht angenommen werden, dass diese Inhalte nicht angesprochen werden möchten. Das Bedürfnis der Patienten nach Information und Gespräch soll aktiv und empathisch erfragt werden. Der Gesprächszeitpunkt im Erkrankungsverlauf und die Informationstiefe sollten von den Patienten und ihren Angehörigen festgelegt werden [279]. Ärzte sollen im Gespräch über das Lebensende in klaren Worten mit den Patienten und ihren Angehörigen sprechen. Es wird deshalb empfohlen, dass Worte wie „Sterben" und „Tod" von den an der Behandlung Beteiligten in einfühlsamer und situativ angemessener Weise ausgesprochen werden [283, 284]. Gerade wenn Patienten selbst ahnen, dass Sterben und Tod für sie eine reale Bedeutung erlangen, können sie Trost und Sicherheitsgefühl dadurch erfahren, dass sie mit dieser Thematik nicht allein gelassen werden. Instrumente wie Gesprächsleitfäden können hilfreich sein, damit diese Inhalte nicht übergangen werden [285, 286].

Wenn Themen des Lebensendes frühzeitig angesprochen werden, führt das bei Patienten und Angehörigen in der Sterbephase zu mehr Zufriedenheit und reduziert die psychische Belastung [287-289]. Patienten mit einer nicht-heilbaren Krebserkrankung erwarten von ihrem behandelnden Arzt neben medizinischer Fachkompetenz offene Gespräche, in denen sie ernst genommen werden und in denen realistische Hoffnungsinhalte entwickelt werden [290]. Zahlreiche Publikationen zeigen, dass für Patienten neben der Hoffnung auf Heilung weitere sehr differenzierte Hoffnungsinhalte Bedeutung gewinnen können, etwa die Hoffnung auf Leidenslinderung, auf Lebensqualität, darauf, nicht allein gelassen zu sein, oder auf eine Geborgenheit im Jenseits [291-293].

Der Wunsch, vorzeitig zu versterben, wird ausführlich im Kapitel Todeswünsche behandelt (siehe Kapitel Todeswünsche).

6.5 Kommunikation mit Angehörigen

6.10.	Konsensbasierte Empfehlung
EK	Angehörige *sollen* in ihrer Rolle als Unterstützer und Mitbetroffene wahrgenommen und gewürdigt werden. Sie *sollen* nach ihren Bedürfnissen gefragt und bei Bedarf zum Annehmen von Unterstützungsangeboten ermutigt werden.

6.11.	Konsensbasierte Empfehlung
EK	Familiengespräche *sollen* mit Zustimmung des Patienten einberufen werden, • wenn für Patient und Angehörige ein gemeinsamer Informationsstand geschaffen werden soll; • wenn Patient und Angehörige Unterstützung benötigen beim Eintritt in fortgeschrittene Krankheitsphasen oder bei Entscheidungen über anstehende einschneidende Therapiezieländerungen; • wenn familiäre Meinungsverschiedenheiten im Rahmen der palliativen Versorgung in den Vordergrund treten. Der Moderator des Familiengesprächs *soll* verschiedene Sichtweisen zur Sprache bringen und alle Beteiligten zum Austausch motivieren.

6.12.	Konsensbasierte Empfehlung
EK	Ist der Patient damit einverstanden, *sollen* Angehörige möglichst gemeinsam mit dem Patienten über den Krankheitsverlauf aufgeklärt werden. Wenn der Patient oder seine Angehörigen nicht offen über die Erkrankung sprechen wollen, *soll* dies respektiert werden und *sollen* Gesprächsangebote über zugrunde liegende Befürchtungen gemacht werden.

6.13.	Konsensbasierte Empfehlung
EK	Die Bedürfnisse der Eltern mit einer nicht-heilbaren Krebserkrankung hinsichtlich Informationen, Familiengesprächen und ggf. weiterer Unterstützung bzgl. des Umgangs mit den Kindern *sollen* eruiert werden. Die betroffenen Eltern mit einer nicht-heilbaren Krebserkrankung *sollen* ermutigt und auf Wunsch unterstützt werden zu einer offenen Kommunikation mit ihren Kindern. Minderjährige Kinder von Patienten mit einer nicht-heilbaren Krebserkrankung *sollen* in Absprache mit ihren Eltern altersgerecht und bedürfnisorientiert in die Kommunikation über die Krankheitssituation in allen Phasen der Behandlung einbezogen werden.

6.14.	Konsensbasierte Empfehlung
EK	Minderjährige Kinder als Angehörige von Patienten mit einer nicht-heilbaren Krebserkrankung *sollen* bei Bedarf Unterstützung durch qualifizierte Fachkräfte erhalten.

Hintergrund

Die Empfehlungen zu den Gesprächen über Kommunikation mit Angehörigen basieren auf der Expertenmeinung der Leitliniengruppe.

Für die Kommunikation mit den Angehörigen gelten die gleichen Grundprinzipien wie sie unter den Abschnitten 6.2 und 6.3 für eine patientenzentrierte Kommunikation dargelegt sind. Angehörige fühlen sich in der mehrfachen Belastung als Unterstützer, Pflegende und/oder Mitbetroffene [294, 295] oft allein gelassen und nicht genügend informiert; sie benötigen verlässliche Absprachen [296]. Wichtig ist eine offene Kommunikation und vorausschauende, frühzeitige Versorgungsplanung unter Einbeziehung unterschiedlicher Berufsgruppen [297]. Pflegende Angehörige wollen von ihrem Tun als Unterstützer berichten und sollen in dieser Rolle als nicht-professionelle Pfleger gesehen und wertgeschätzt werden [295, 298-300]. Angehörige berichten häufig nicht offen von ihren Belastungen. Sie sollen deshalb aktiv dazu ermutigt werden, Belastungen auszusprechen und Hilfe anzunehmen [298]. Neben gemeinsamen Gesprächen können auch Einzelgespräche mit Patient und Angehörigen sinnvoll sein. Die Anwesenheit des Patienten kann bewirken, dass Angehörige weniger Gefühle zeigen und weniger offen sprechen (z. B. über Prognose und den zu erwartenden Verlauf), weil sie den Patienten nicht mit ihren Gefühlen und Gedanken belasten wollen [301].

Unter einem **Familiengespräch** versteht man eine Zusammenkunft der bedeutsamen Nahestehenden des Patienten (Familienangehörige im biologischen Sinn, rechtliche Vertreter, außerfamiliäre wichtige Bezugspersonen des Patienten) [302]. Familiengespräche wirken positiv auf den Behandlungsverlauf [303, 304]. Neben erkrankungs- und behandlungsassoziierten Themen sollte der zu erwartende Krankheitsverlauf einschließlich des Geschehens in der Sterbephase angesprochen werden. Eine adäquate Symptomkontrolle in der Endphase soll zugesichert werden [305-307]. Hierbei sollen Ängste erfragt und beantwortet werden, die durch subjektive Vorstellungen über Ersticken, Verhungern, Opioid-Wirkungen verursacht werden [296-298, 300, 305-307]. Es soll auch auf die Möglichkeit eines unerwartet frühen Todeseintritts hingewiesen werden [305]. Die Familienmitglieder können davon profitieren, ihre gegenseitige Wertschätzung und Liebe gemeinsam zu benennen und zu vertiefen [304]. Angehörige stehen oft unter Druck, ein häusliches Sterben ermöglichen zu müssen [297, 305]. Für den Moderator des Familiengesprächs ist es von großer Bedeutung, dass er sich allparteilich und wertneutral verhält, d. h. weder Position für bestimmte Familienmitglieder bezieht, noch Werturteile über bestimmte Verhaltensweisen abgibt [308, 309]. In problematischen familiären Konstellationen hat sich dabei die von Kissane entwickelte „Family focused grief therapy" als wirksames Instrument zur Verminderung von psychosozialer Belastung und Depression der überlebenden Familienmitglieder erwiesen [310, 311].

Insbesondere in weit fortgeschrittenen Krankheitssituationen tragen Patienten wie Angehörige nicht selten den Wunsch an die behandelnden Ärzte heran, nicht offen mit allen Beteiligten über die Bedrohlichkeit der Situation zu sprechen. Diese Haltung ist meist getragen von dem Wunsch nach wechselseitiger Schonung und dem Bemühen, sich gegenseitig zu schützen, sowie der Sorge, der jeweils andere sei mit der Wahrheit überfordert und würde in Verzweiflung und Hoffnungslosigkeit geraten.

Im Umgang damit sind sowohl das Recht des Patienten auf Information und Entscheidung in eigener Angelegenheit als auch die möglichen Konsequenzen einer mangelnden Einbeziehung der Angehörigen zu berücksichtigen. Daher ist es Aufgabe der an der Behandlung beteiligten Berufsgruppen, die Patienten und die Angehörigen mit ihren Beweggründen ernst zu nehmen, wobei die Wünsche und Meinungen des entscheidungsfähigen Patienten maßgebend und handlungsleitend sind. Hinsichtlich des praktischen Vorgehens empfiehlt die Literatur einhellig, im gemeinsamen Gespräch (Arzt, Patient, Angehöriger, andere an der Behandlung Beteiligte) eine behutsame Annäherung an die jeweiligen Bedürfnisse anzustreben und gleichzeitig die Verbundenheit, die Anstrengungen und das Engagement aller Beteiligten zu würdigen [286, 312–314].

Die minderjährigen Kinder von lebensbedrohlich erkrankten Eltern bilden eine spezifische Gruppe von Angehörigen. Sie sind je nach Alter unterschiedlich und in besonderer Weise mitbetroffen und können starken Belastungen ausgesetzt sein, die zu psychischen Problemen führen können. Dies kann auch zutreffen, wenn den Kindern nahestehende Bezugspersonen lebensbedrohlich an Krebs erkranken. Die altersgerechte Einbindung und kommunikative Vermittlung bieten hier präventive Möglichkeiten, Belastungen in der Entstehung zu verringern und stark belastete Kinder zu stabilisieren [315–318]. In dem von der Deutschen Krebshilfe geförderten Verbundprojekt „Kinder krebskranker Eltern" wurden spezifische Beratungskonzepte für Eltern und Kinder sowie Jugendliche erarbeitet und auch die spezifischen Erfordernisse für die palliative Behandlungssituation fokussiert [319].

Hinweise auf qualifizierte Fachkräfte und regionale Initiativen für Kinder krebskranker Eltern (www.dapo-ev.de [Deutsche Arbeitsgemeinschaft für Psychosoziale Onkologie e. V.],www.verbund-kinder-krebskranker-eltern.de) eröffnen zusätzliche Möglichkeiten, Unterstützung vor Ort einzuleiten.

6.6   Vorausschauende Versorgungsplanung

6.15.	Konsensbasierte Empfehlung
EK	Gegenstand der Gespräche zur vorausschauenden Versorgungsplanung *soll* sein: • Umfang und Grenzen der Behandlung im Fall (erkrankungs-)typischer sowie häufiger und möglicher Szenarien und Komplikationen; • individuelle Präferenzen hinsichtlich der Versorgung in der letzten Lebensphase, des Betreuungs- und Sterbeortes sowie ggf. der Bestattung; • Benennung eines Vorsorgebevollmächtigten oder Vorschlag eines Betreuers.

6.16.	Konsensbasierte Empfehlung
EK	Patienten mit einer nicht-heilbaren Krebserkrankung *sollen* das Angebot einer vorausschauenden Versorgungsplanung erhalten.

6.17.	Konsensbasierte Empfehlung
EK	Die Gesprächsbegleitung zur vorausschauenden Versorgungsplanung *soll* frühzeitig im Verlauf sowie wiederholt bei wesentlichen Veränderungen von Befinden und Prognose angeboten werden.

6.18.	Konsensbasierte Empfehlung
EK	Gespräche zur vorausschauenden Versorgungsplanung *sollten* durch schriftliche Informationsmaterialien unterstützt sowie die Inhalte und Ergebnisse dokumentiert werden.

6.19.	Konsensbasierte Empfehlung
EK	In die Gespräche zur vorausschauenden Versorgungsplanung *sollen* im Einvernehmen mit dem Patienten dessen Angehörige sowie gegebenenfalls Vorsorgebevollmächtigter/Betreuer einbezogen werden.

Hintergrund

Die Empfehlungen zu den Gesprächen über vorausschauende Versorgungsplanung basieren auf der Expertenmeinung der Leitliniengruppe.

Die „vorausschauende Versorgungsplanung" beschreibt einen systematischen, interprofessionell begleiteten Kommunikations- und Implementierungsprozess zwischen Patienten, Angehörigen und relevanten an der Behandlung des Patienten beteiligten Personen. Der Prozess umfasst die bestmögliche Sensibilisierung, Reflexion, Dokumentation und ggf. klinische Umsetzung der Behandlungspräferenzen von Patienten hinsichtlich künftiger hypothetischer klinischer Szenarien. Im deutschsprachigen Raum werden verschiedene Begriffe für das englische *Advance Care Planning (ACP)* verwendet. Einen einheitlichen Terminus gibt es nicht. Dies ist u. a. auf das unterschiedliche Verständnis des Inhalts von ACP zurückzuführen. Im Kontext dieser Leitlinie wurde der Begriff „vorausschauende Versorgungsplanung" gewählt, da er die wesentlichen Elemente (siehe Empfehlung 6.15.) des englischen ACP am besten und umfassend aufgreift. Die im deutschsprachigen Raum auch verwendete Bezeichnung „Behandlung im Voraus planen (BVP)" beschreibt ein Konzept zur Realisierung wirksamer Patientenverfügung, welches ein Gesprächsprozess und die Einbeziehung relevanter regionaler Versorgungsstrukturen umfasst. Allerdings setzt BVP die Einbeziehung eines qualifizierten bzw. zertifizierten Gesprächsbegleiters voraus. Der Paragraph §132g des Sozialgesetzbuches V (SGB V) verwendet den Begriff „Gesundheitliche Versorgungsplanung für die letzte Lebensphase" nur für Menschen in Pflegeeinrichtungen und ist damit ebenfalls für diese Leitlinie zu eng gefasst. Schließlich integriert der Begriff „umfassende Versorgungsplanung" zwar auch eine breite Palette an Themen, die am Lebensende besprochen werden sollen, ist dennoch vom englischen Terminus *Advance Care Planning* weiter entfernt.

Die in dieser Leitlinie verwendete Terminologie wurde im Rahmen der Aktualisierung 2019 erneut ausführlich diskutiert und der in dieser Leitlinie verwendete Begriff „Vorausschauende Versorgungsplanung" in seinem weitem Verständnis bestätigt.

Das **Ziel** der vorausschauenden Versorgungsplanung ist die bestmögliche Umsetzung der individuellen Präferenzen des betroffenen Patienten und seiner Angehörigen. Diese Präferenzen beziehen sich nicht nur auf das übergeordnete Therapieziel (Lebensverlängerung und/oder Lebensqualität in einer palliativen Situation) und der darauf basierenden Therapieentscheidungen (Therapie der Krebserkrankung sowie von Notfällen und Krisen), sondern ebenso auf Präferenzen und Prioritäten in der verbleibenden Lebenszeit, z. B. hinsichtlich Lebensgestaltung, Lebensort, Sterbeort oder Versorgungsgestaltung. Dies kann auch die Präferenzen und Prioritäten hinsichtlich Situationen einschließen, in welchen der Patient nicht (mehr) selbst entscheidungsfähig ist.

Die vorausschauende Versorgungsplanung ist häufig ein Prozess und kann in mehreren Gesprächen stattfinden. Die Gespräche sollten durch an der Behandlung des Patienten Beteiligte (z. B. Arzt, Pflegekräfte, Sozialarbeiter, Psychologen, Seelsorger) geführt werden. Die Gespräche sollen frühzeitig angeboten beziehungsweise mit Einverständnis des Patienten durchgeführt werden. Ein Wiederaufgreifen der Versorgungsplanung sollte insbesondere nach Krankheitsphasen angeboten werden, die mit einer erheblichen Veränderung von Prognose und/oder Lebensqualität einhergehen; auch Ereignisse im Umfeld des Patienten können diesen veranlassen, seine Versorgungsplanung präzisieren/modifizieren zu wollen.

Die vorausschauende Versorgungsplanung ist selbstverständlich ein Angebot und wird nicht von allen Patienten gewünscht. Insbesondere die Festlegung auf Therapieentscheidungen für zukünftige, hypothetische Situationen im Falle einer fehlenden Entscheidungsfähigkeit fällt vielen Patienten schwer. Im Falle, dass der Patient eine vorausschauende Versorgungsplanung ablehnt, ist dies zu respektieren.

Schriftliche Informationsmaterialien können das Gespräch und die Entscheidungsfindung unterstützen [320, 321]. In Abstimmung mit dem Patienten sollen wann immer möglich Vorsorgebevollmächtigte, gesetzliche Betreuer und/oder Angehörige mit einbezogen werden, um eine Entwicklung und Reflexion der autonomen Festlegungen des Patienten im Kontext seiner sozialen Beziehungen zu ermöglichen, die Angehörigen an diesem Entwicklungsprozess zu beteiligen und insbesondere dem designierten Vertreter einen unmittelbaren Zugang zu Hintergrund und Inhalt der Patientenpräferenzen zu verschaffen [322].

Gegenstand der Gespräche im Prozess der vorausschauenden Versorgungsplanung ist je nach Setting und Patientenwunsch:

- die gegebene gesundheitliche Situation, zurückliegende Erkrankungen und Erfahrungen sowie Wertvorstellungen des Patienten. Neben möglichen Festlegungen für den Fall hypothetischer künftiger Szenarien (z. B. der permanenten Nicht-Einwilligungsfähigkeit) soll auch die Klärung von Behandlungsgrenzen für den Fall lebensbedrohlicher Krisen, die aus aktuellem Zustand heraus zu Nichteinwilligungsfähigkeit führen, angeboten werden (z. B. Reanimation bei Herzstillstand, intensivmedizinische Behandlung bei Sepsis);
- individuelle Präferenzen hinsichtlich der Versorgung in der letzten Lebensphase, des Sterbeortes sowie der Bestattung;
- Benennung eines Vorsorgebevollmächtigten oder Vorschlag eines Betreuers und Besprechung der Möglichkeit, eine schriftliche Vorausplanung zu verfassen. Hierzu zählen insbesondere die Erstellung einer Vorsorgevollmacht, einer individuellen Patientenverfügung und einer Anweisung für Notfallsituationen.

Zudem sollte schon bei der Aufklärung für Implantierte Kardioverter-Defibrillatoren (ICD) darauf hingewiesen werden, dass ICDs spätestens in der Sterbephase deaktiviert werden können, um nicht durch ICD-Aktivitäten die Sterbephase zu stören und den Patienten zu belasten (siehe hierzu die Empfehlung 19.36. mit Hintergrundtext im Abschnitt Medikamente und Maßnahmen in der Sterbephase/Absetzen von Medikamenten und Maßnahmen in der Sterbephase).

Die **Dokumentation** der Inhalte und Ergebnisse der vorausschauenden Versorgungsplanung ist für die zukünftige Behandlung hilfreich. Bei Entscheidungen zur Behandlung im Notfall und am Lebensende kann auch eine **schriftliche Vorausverfügung** oder ein **Notfallbogen** formuliert werden. Die Verbindlichkeit solcher Vorausverfügungen ist im Betreuungsrecht geregelt (Drittes Gesetz zur Änderung des Betreuungsrechts vom 29. Juli 2009 und § 132g SGB V vom 17.08.2017). Es ist sinnvoll, sie regelmäßig, sowie insbesondere bei wesentlichen gesundheitlichen Veränderungen, zu aktualisieren. Speziell die Dokumentation für Notfälle erfolgt im Rahmen regionaler Programme möglichst auf einheitlichen **Notfallbögen** und für die zeitliche Dringlichkeit adäquat, sodass entsprechende Festlegungen auch vom Rettungsdienst zuverlässig verstanden und umgesetzt werden können. Meist sind dies kurze, prägnante, gemeinsam mit dem Patienten und seinem Bevollmächtigten/gesetzlichen Betreuer festgelegte ärztliche Anweisungen, welche insbesondere Fragen nach Reanimation, Intubation, Sedierung bei

Blutungsgefahr oder akuter Dyspnoe, Antibiotikagabe und Krankenhausweinweisung im Voraus regeln [323, 324]. Weitere Wünsche des Patienten zur Behandlung außerhalb von Notfällen, wie Ernährung und Flüssigkeitsgabe, Pflege, Art und Ort der Betreuung in der letzten Lebensphase sowie religiös-kulturelle Bedürfnisse können ebenfalls besprochen und im Rahmen einer ausführlichen Patientenverfügung dokumentiert werden.

Wie oben beschrieben, gibt es unterschiedliche Ansätze von ACP – in dieser Leitlinie wird ACP weit gefasst verstanden. ACP in einem enger gefassten Verständnis ist ein Ansatz einer „gesundheitlichen Betreuungsplanung" mit einer umfassenden Gesprächsbegleitung und Anfertigung einer schriftlichen Patientenverfügung. In einer systematischen Literaturrecherche zu ACP in diesem engeren Verständnis konnten vier randomisiert kontrollierte Studien zu Patienten mit einer Krebserkrankung ermittelt werden [158, 285, 321, 325]. In Ergänzung zu den vier randomisiert kontrollierten Studien konnten sieben weitere relevante Kohortenstudien ermittelt werden [326–332], in denen sich statistisch signifikante Korrelationen zwischen ACP und einigen Outcomes fanden, die aus palliativmedizinischer Perspektive in der Regel als wünschenswert angesehen werden. Einschränkend muss betont werden, dass die wenigen im Rahmen der systematischen Literatursuche ausgewerteten Studien bezüglich der ACP-Intervention nicht einheitlich sind, was eine zusammenfassende Wertung weiter erschwert. Für die onkologische Klientel schließlich kommt die Einschränkung hinzu, dass hier besonders wenige Studien in einer Palliativsituation vorliegen und somit die Ergebnisse nur eingeschränkt bzw. indirekt übertragbar sind. Da eine systematische Literaturrecherche nur zu ACP im o. g. engeren Verständnis und nicht zu ACP im weiter gefassten Verständnis dieser Leitlinie vorlag, sind die o. g. Empfehlungen konsensbasiert.

Gespräche zu Inhalten des ACP, teilweise unterstützt durch schriftliche Dokumente, führten zu einer signifikanten Verbesserung der Lebensqualität und des Gemütszustandes der Patienten [158, 325]. Patienten, die vor dem Gespräch mit dem Arzt eine Frageliste zu Inhalten des ACP erhielten, hatten im Vergleich zu einer Kontrollgruppe nach dem Gespräch weniger Informationsbedarf. Angst und Zufriedenheitswerte zwischen Interventions- und Kontrollgruppe unterschieden sich nicht [285]. Patienten, die ein Informationsblatt zur Betreuungsplanung erhielten, wussten über die Erfolgsrate von Wiederbelebungsversuchen besser Bescheid. Bei den betreuenden Angehörigen zeigte sich eine Verringerung in Teilen der gemessenen Belastung. Zwischen den Gruppen fanden sich keine Unterschiede bezüglich Zeichen für Ängste oder Depression [321]. In den Kohortenstudien zeigte sich, dass die Gespräche zu Inhalten des ACP mit einer signifikant geringeren Rate aggressiver Therapien in der letzten Lebenswoche sowie mit einer früheren Aufnahme in Hospizen assoziiert waren. Weniger aggressive Therapien in der letzten Lebenswoche gingen mit einer höheren Lebensqualität sowohl der Patienten als auch der trauernden Angehörigen einher [328, 331, 332]. Gespräche zu Inhalten des ACP waren mit einer signifikant erhöhten Rate an Präferenz orientierter Therapie verbunden [329, 330].

7.   Therapiezielfindung und Kriterien der Entscheidungsfindung

AG-Leiter: Bernd Alt-Epping, Alfred Simon

7.1   Einleitung

7.1.	Konsensbasiertes Statement
EK	Die Empfehlungen und Statements dieses Kapitels gelten nicht nur für Patienten mit einer nicht-heilbaren Krebserkrankung. Die Beschränkung auf diese Patientengruppe ist dem Kontext dieser Leitlinie geschuldet.

Hintergrund

Im Kontext einer nicht-heilbaren Krebserkrankung und begrenzter Überlebenszeitprognose steht eine Vielzahl an Fragestellungen zur Entscheidung an, die sowohl medizinisch-therapeutische, pflegerische, versorgungsbezogene, als auch ethisch-normative Aspekte des Lebens betreffen: Soll noch eine weitere Diagnostik oder eine gegen die Tumorerkrankung gerichtete Therapie erfolgen? Was soll geschehen, wenn es zu einer Komplikation kommt? Wer soll meine Zustimmung oder Ablehnung zu Therapiemaßnahmen ausdrücken, wenn ich selbst nicht einwilligungsfähig bin? Wo möchte ich versterben? Was soll mit meinem Körper nach dem Tode geschehen? und viele mehr.

Bereits die Frage nach der Einleitung, der Fortführung oder der Beendigung einer Therapiemaßnahme impliziert vor dem palliativmedizinischen Hintergrund von Endlichkeit und Lebensqualität in hohem Maße die Abwägung von individuellen Werten, die Patienten, ihre Angehörigen, als auch das therapeutische Umfeld betreffen. Daher ist es richtig, die einer Therapieentscheidung zugrundeliegenden Prozesse und Kriterien sowie Entscheidungshilfen und deren zugrundeliegende Evidenz in einer Leitlinie für nicht-heilbar erkrankte Krebspatienten darzulegen.

Bei der Fokussierung auf Patienten mit einer „nicht-heilbaren" Krebserkrankung muss berücksichtigt werden, dass Patienten sich nicht selten in einer Situation befinden, in der unklar ist, ob ihre Erkrankung „nicht-heilbar" oder „heilbar" (im Sinne einer anhaltenden kompletten Remission) ist, sei es zum Beispiel, dass (wie bei kurativ behandelbaren hämatologischen Neoplasien) die Wahrscheinlichkeit der Heilung gegeben ist, zugleich aber eine hohe Wahrscheinlichkeit besteht, bei geheilter Grunderkrankung an Komplikationen zu versterben, oder sei es, dass zwar in „kurativer" Intention behandelt wird, die Wahrscheinlichkeit einer Heilung aber gering ist. Dies kann zum Beispiel auf Patienten mit soliden Tumoren in lokal weit fortgeschrittenen Stadien oder auf Patienten mit begrenzt fernmetastasierter Grunderkrankung („Oligometastasierung") zutreffen.

Auch wenn diese Patienten nicht mehr a priori als prinzipiell „nicht-heilbar" bezeichnet werden, so gelten die im Folgenden dargestellten Entscheidungsprozesse und -kriterien auch für diese Patienten mit unsicherer Prognose. Die Prinzipien der therapeutischen Entscheidungsfindung sind letztlich auf alle Bereiche der Medizin anwendbar; die im Folgenden getroffene Eingrenzung auf Patienten mit einer nicht-heilbaren Krebserkrankung ist lediglich dem Kontext dieser Leitlinie geschuldet.

Für die Kommunikationsprozesse, die diesen Entscheidungsprozess flankieren, wird auf das Kapitel Kommunikation insbesondere die Abschnitte Grundsätze einer patientenzentrierten Kommunikation, sowie Gespräche über schwerwiegende Änderungen im Krankheitsverlauf verwiesen.

7.2 Grundlegende Aspekte im Prozess der Entscheidungsfindung

7.2.	Konsensbasierte Empfehlung
EK	Die Festsetzung von Therapiezielen sowie die Entscheidung über den Beginn, die Fortsetzung oder die Beendigung medizinischer Maßnahmen bei Patienten mit einer nicht-heilbaren Krebserkrankung *sollen* im Rahmen einer partizipativen Entscheidungsfindung, d. h. mit aktiver Beteiligung des Patienten, erfolgen.

Hintergrund

Die Empfehlungen dieses Kapitels basieren auf der Expertenmeinung der Leitliniengruppe.

Unter einer partizipativen Entscheidungsfindung (shared decision making) wird die aktive Beteiligung des Patienten an Entscheidungsprozessen verstanden [333, 334]. Bereits im Kapitel Kommunikation wird das Thema partizipative Entscheidungsfindung behandelt (siehe Abschnitt Grundsätze einer patientenzentrierten Kommunikation im Kapitel Kommunikation, [335, 336]). Der Begriff der Partizipation unterstreicht ein Verhandlungsmoment zwischen Arzt und Patient über die zur Disposition stehende Therapiemaßnahme und verdeutlicht das prozesshafte, iterative, konsenssuchende Vorgehen in der Abstimmung zwischen Arzt und Patient [337, 338]. Damit reicht „Partizipation" über die „informierte Einwilligung" des Patienten (informed consent [339]) zu einem ärztlichen Therapieangebot hinaus [340].

Durch das Konzept der Partizipation wird dem autonomen Denken und Handeln des Patienten entsprochen. So kann der Patient im Austausch mit dem Arzt nicht nur seine Wertvorstellungen einbringen, sondern auch in einem Vertrauensverhältnis dem Arzt einen Teil seiner Entscheidungsverantwortlichkeit überlassen, im Sinne eines relationalen Charakters von Autonomie [341]: Partizipation kann auch bedeuten, einen Teil der Entscheidungsverantwortung dem Arzt in einem inneren Vertrauensverhältnis zu überlassen.

In komplexen, palliativmedizinisch relevanten Entscheidungssituationen kann die Einbeziehung des multiprofessionellen Teams zur Entscheidungsfindung hilfreich sein. Tatsächlich erfolgte der Einbezug von Patienten in Entscheidungen zur Therapiebegrenzung jedoch vor allem dann, wenn deren Zielvorstellung mit dem therapieserseits formulierten Therapieziel im Einklang waren, während bei einem absehbaren Dissens hinsichtlich der Therapieziele Patienten seltener in die Therapiebegrenzungsentscheidung einbezogen wurden [342].

7.3.	Konsensbasierte Empfehlung
EK	Angehörige und sonstige Vertrauenspersonen des Patienten mit einer nichtheilbaren Krebserkrankung *sollen* an der Entscheidungsfindung in dem Maße beteiligt werden, wie dies von dem Patienten gewünscht wird.

Hintergrund
In das Erkrankungsgeschehen sind Angehörige sowohl als Unterstützer, Pflegende und/oder als Mitbetroffene einzubeziehen [343, 344]. Am Therapieentscheidungsprozess partizipieren Angehörige zumeist implizit, aber auch explizit zum Beispiel durch Familiengespräche [303, 345]. Zudem adressiert die WHO-Definition von Palliativmedizin Angehörige in der Palliativsituation als explizite Zielpersonen therapeutischen Handelns [7]. Deren Interessen und Ziele können denen der Patienten entgegenstehen, zum Beispiel bei der Entscheidung über den Ort der weiteren Versorgung, so dass aus dem expliziten systemischen Therapieverständnis der Palliativmedizin Loyalitätskonflikte (*Dual Loyalty*) entstehen können [346]. Das u.U. kulturell unterschiedliche Verständnis der Rolle der Angehörigen im Entscheidungsprozess sollte dabei berücksichtigt werden [347].

7.4.	Konsensbasierte Empfehlung
EK	Entscheidungen über das therapeutische Vorgehen am Lebensende *sollten* frühzeitig im Erkrankungsverlauf – auch antizipierend – gefällt und dokumentiert werden.

Hintergrund
Insbesondere vor dem Hintergrund einer progredienten, lebenslimitierenden Erkrankung sollten Entscheidungen über das therapeutische Vorgehen am Lebensende frühzeitig im Verlauf – auch antizipierend – gefällt und dokumentiert werden (siehe dazu auch Abchnitt Vorausschauende Versorgungsplanung im Kapitel Kommunikation). Im onkologischen Kontext werden antizipierende Gespräche über Entscheidungen, die die letzte Lebensphase betreffen (z. B. über die Beendigung tumorspezifischer Therapien oder den Einbezug palliativmedizinischer Expertise), zumeist verschoben, bis entsprechend anzugehende Symptome und Belastungen aufgetreten sind, bis Patienten danach fragen oder bis keine tumorspezifischen Therapien mehr angeboten werden können [276, 348].

Dem stehen Daten aus mehreren kontrollierten Studien zu palliativmedizinischen Früh-integrationskonzepten gegenüber, zu deren Kernbestandteilen auch die antizipierende Festlegung des Vorgehens bei hypothetischen Krisensituationen gehört. Durch dieses frühzeitige, z.T. ab dem Diagnosezeitpunkt der Inkurabilität einsetzende Vorgehen, konnten diverse Lebensqualitätsparameter verbessert und „aggressive" Behandlungs-maßnahmen (Notfallaufnahmen, Intensivstationsaufenthalte, u. a.) vermieden werden [48, 50, 91, 345, 349–353]. Zudem wurde das aus der hausärztlichen Palliativversor-gung stammende Konzept der „surprise question" („Wären Sie überrascht, wenn der Patient innerhalb des nächsten Jahres versterben würde?" [354]), mit dem der Zeitpunkt des Einbezugs palliativmedizinscher Expertise bzw. der Kommunikation über Thera-pieentscheidungen am Lebensende eingegrenzt werden soll, auf den onkologischen Kontext übertragen [43]. Gerade auch in onkologischen (oder hämatologischen) Er-krankungssituationen, die durch eine unklare Prognose oder einen eher chronischen, langwierigen Verlauf gekennzeichnet sind, könnte das Konzept der „surprise question" den Zeitpunkt, das therapeutische Vorgehen am Lebensende mit dem Patienten zu erörtern, möglicherweise sinnvoller beschreiben als der Zeitpunkt der Diagnose der In-kurabilität.

7.5.	Konsensbasierte Empfehlung
EK	In schwierigen oder kontroversen Entscheidungssituationen bei der Behand-lung von Patienten mit einer nicht-heilbaren Krebserkrankung *sollte* eine Ethikberatung erfolgen.

Hintergrund
Strukturen der Ethikberatung (z. B. klinische oder ambulante Ethikkomitees) sowie kon-krete Beratungsangebote (wie z. B. moderierte Fallbesprechungen), wie sie inzwischen in jedem zweiten Krankenhaus [355] sowie vereinzelt auch in Pflegeeinrichtungen und im ambulanten Bereich [356] angeboten werden, zielen darauf, besonders in Dissenssi-tuationen den Entscheidungsprozess zu moderieren und zu erleichtern und eine Kultur der strukturierten Entscheidungsfindung zu fördern [337, 357, 358]. Deren Evaluation in Bezug zu den Auswirkungen auf das klinische Handeln wird durch die Diversität der Methoden, Strukturelemente und Zielsetzungen erschwert. Bis dato gibt es daher – trotz methodischer Anleitung [359] – nur wenige Studien, die die Auswirkungen klini-scher Ethikberatung auf klinische Parameter untersucht haben [360], wie zum Beispiel auf die Durchführung unangemessener lebenserhaltender Therapien in der Intensivme-dizin (*nonbeneficial life-sustaining treatments*) [361].

7.3   Festsetzung von Therapiezielen

7.6.	Konsensbasierte Empfehlung
EK	Bei der Festsetzung von Therapiezielen in der Behandlung von Patienten mit einer nicht-heilbaren Krebserkrankung *sollen* die aktuelle Krankheitssituation, die zur Disposition stehenden Therapieoptionen sowie die Wünsche, Werte und Ziele des Patienten berücksichtigt werden.

7.7.	Konsensbasierte Empfehlung
EK	Therapieziele in der Behandlung von Patienten mit einer nicht-heilbaren Krebserkrankung *sollen* regelmäßig überprüft und der geänderten Krankheits- und Behandlungssituation bzw. den geänderten Wünschen, Werte und Zielen des Patienten angepasst werden.

7.8.	Konsensbasierte Empfehlung
EK	Beim Umgang mit Patienten mit einer nicht-heilbaren Krebserkrankung, die unrealistische Therapieziele verfolgen, *kann* eine Therapiemaßnahme mit Verweis auf die fraglich medizinische Indikation ärztlicherseits abgelehnt werden. Bei fehlender Indikation *soll* die Maßnahme abgelehnt werden.

Hintergrund

Die Empfehlungen dieses Kapitels basieren auf der Expertenmeinung der Leitliniengruppe.

Die Festsetzung und Priorisierung der anzustrebenden Therapieziele stellt einen bzw. den zentralen Schritt im Entscheidungsfindungsprozess dar. Die Therapieziele werden dabei von der aktuellen Erkrankungssituation und ihren prognostischen Implikationen, den (realistischerweise) zur Verfügung stehenden Therapieoptionen sowie den Wünschen des Patienten determiniert. Zudem werden sich umgekehrt die zur Verfügung stehenden Therapieoptionen daran bemessen lassen müssen, ob sie in der Lage sind, die erklärten Therapieziele in angemessener Weise zu erreichen (vgl. [362]).

In einer im onkologischen Sinne „palliativen", d. h. inkurablen Erkrankungssituation stellt „Heilung" definitionsgemäß kein realistisches Therapieziel dar (zur Problematik des Begriffskonzeptes von „Heilung" und „Heilbarkeit" siehe Einleitung). Es verbleiben drei generelle Therapieziele:

- Lebenszeitverlängerung
- Verbesserung/Erhalt der Lebensqualität/Symptomlinderung
- Ermöglichung eines Sterbens in Würde.

Patienten können bei vergleichbaren Erkrankungssituationen sehr unterschiedliche Therapieziele verfolgen [363–365] und sind in sehr unterschiedlichem Maße dazu bereit, therapiebedingte Belastungen auf sich zu nehmen [366–368]. Zudem können die

Therapieziele zwischen Patienten und Behandlern deutlich differieren [369]. Etwa ein Drittel der Patienten setzt ihren Schwerpunkt auf die Linderung belastender Symptome bzw. Lebensqualität, ein anderes Drittel strebt eine Lebenszeitverlängerung an, auch unter Inkaufnahme therapieassoziierter Toxizität [342, 370]. Daher kann davon ausgegangen werden, dass Patienten eine allgemeine Erwartungshaltung und Therapiezielvorstellung und eine Meinung zur dafür akzeptablen Intensität medizinischer Behandlungsmaßnahmen in den konkreten Therapieentscheidungsprozess mit einbringen. Diese allgemeinen Therapiezielvorstellungen bedingen den Patientenwunsch im konkreten Therapieentscheidungsprozess und sind begrifflich vom tatsächlich realisierbaren „Therapieziel" zu trennen, das auf die konkrete Entscheidungssituation bezogen ist.

Es kommt vor, dass Patienten Therapieziele oder Behandlungswünsche äußern, die nicht oder nur mit einer geringen Wahrscheinlichkeit realisierbar sind, oder die mit unvertretbar hohem Aufwand oder Belastungen verbunden wären. Insbesondere in solchen Situationen bedarf es des klärenden Gespräches über die zugrundeliegenden medizinischen Fakten und die Angemessenheit des Therapieziels. Wünscht der Patient eine Therapiemaßnahme, die nicht bzw. wenig geeignet ist, sein Therapieziel zu erreichen, dann soll bzw. kann die Maßnahme abgelehnt werden (Abschnitt 7.4) [370–375] [BGB §1901b]. Für Situationen, in denen ein Patient eine lediglich fraglich indizierte Therapie wünscht, besteht im Abwägungsprozess zwischen den Belastungen/dem Schaden der Therapiemaßnahme einerseits und dem erhofften Nutzen andererseits auch eine ärztliche Fürsorgeverpflichtung, den Patienten vor Schaden zu bewahren. Im Rahmen einer informierten Entscheidungsfindung, bei der der Patient durch das ärztliche Gespräch zu einer realistischen Einschätzung seiner Situation gelangt ist, kann diese Fürsorgeverpflichtung zurückgestellt werden, wenn der Patient im Wissen um das ungünstige Nutzen-/Schadensverhältnis die Therapie dennoch dezidiert wünscht [376–378]; vgl. auch [379].

7.4 Entscheidung über Beginn, Fortsetzung oder Beendigung medizinischer Maßnahmen

7.9.	Konsensbasiertes Statement
EK	Die maßgeblichen Kriterien bei der Entscheidung über Beginn, Fortsetzung oder Beendigung einer medizinischen Maßnahme sind die medizinische Indikation und die Einwilligung des Patienten.

7.10.	Konsensbasierte Empfehlung
EK	In der Behandlung von Patienten mit einer nicht-heilbaren Krebserkrankung *soll* die Indikationsstellung mit Blick auf das festgesetzte Therapieziel erfolgen und sowohl die Erreichbarkeit des Therapieziels als auch den möglichen Nutzen und Schaden der Maßnahme für den Patienten berücksichtigen.

7.11.	Konsensbasiertes Statement
EK	Die Einwilligung in die Durchführung einer medizinischen Maßnahme setzt eine angemessene Aufklärung des einwilligungsfähigen Patienten mit einer nicht-heilbaren Krebserkrankung über die geplante Maßnahme, deren möglichen Nutzen und Schaden für den Patienten sowie über mögliche Alternativen voraus.

7.12.	Konsensbasiertes Statement
EK	Die Einwilligung in die Durchführung einer medizinischen Maßnahme ist vom Patienten mit einer nicht-heilbaren Krebserkrankung jederzeit widerrufbar.

Grundsätze 4.7.	Konsensbasiertes Statement
EK	Der Patientenwille ist in jeder Phase der Behandlung einschließlich der Sterbephase zu beachten. Kann der Patient sich selbst nicht äußern, hat der Patientenvertreter (durch schriftliche Vorsorgevollmacht befugte Person oder gerichtlich bestellter Betreuer) den Patientenwillen festzustellen und dies mit dem Arzt zu besprechen. Dabei sind eine schriftliche Patientenverfügung und andere Willensbekundungen des Patienten (z. B. mündlich oder schriftlich geäußerte Behandlungswünsche, sonstige Willensbekundungen) einzubeziehen.

7.13.	Konsensbasierte Empfehlung
EK	Bei einem nicht einwilligungsfähigen Patienten mit einer nicht-heilbaren Krebserkrankung *sollen* bei der Entscheidung über Beginn, Fortsetzung oder Beendigung einer medizinischen Maßnahme neben dem Patientenvertreter auch nahe Angehörigen und sonstige Vertrauenspersonen des Patienten einbezogen werden.

7.14.	Konsensbasierte Empfehlung
EK	Im Behandlungsverlauf *soll* regelmäßig geprüft werden, ob die medizinische Indikation und die Einwilligung des Patienten mit einer nicht-heilbaren Krebserkrankung für die einzelnen medizinischen Maßnahmen noch bestehen, und ggf. eine Anpassung des Therapieplans oder eine Therapiezieländerung erfolgen.

Hintergrund

Die Empfehlungen dieses Kapitels basieren auf der Expertenmeinung der Leitliniengruppe und wurden entsprechend der geltenden Rechtslage formuliert.

Die Bundesärztekammer hat in ihren „Grundsätzen zur ärztlichen Sterbebegleitung" Hilfestellungen und Kriterien für Therapieentscheidungssituationen am Lebensende gegeben [337]. Die „Grundsätze" unterscheiden zwischen einer **„Basisbetreuung"** einerseits (Maßnahmen, die jedem Patienten zu Teil werden, wie Pflege, menschenwürdige Unterbringung, Schmerztherapie, Stillen von Hunger und Durst), und medizinischer **„Behandlung"** andererseits. Für die Durchführung einer „Behandlung" sind sowohl das Vorliegen einer Indikation als auch die Einwilligung des Patienten erforderlich.

Die medizinische **Indikation** stellt die fachlich begründete Einschätzung des behandelnden Arztes dar, dass eine konkrete Therapiemaßnahme angezeigt ist, um ein bestimmtes Therapieziel mit einer gewissen Wahrscheinlichkeit zu erreichen [380]. Die Indikation bestimmt so das Therapieangebot und begrenzt zugleich den ärztlichen Heilauftrag: Ist eine Therapiemaßnahme nicht indiziert, muss sie der Arzt nicht anbieten und kann ihre Durchführung verweigern; ist sie sogar kontraindiziert, darf er sie nicht einmal auf ausdrücklichen Wunsch des Patienten durchführen [362, 371].

Das Stellen der Indikation beinhaltet zwei zentrale Schritte: Im ersten wird möglichst evidenzbasiert geprüft, ob die geplante Therapiemaßnahme prinzipiell geeignet ist, das angestrebte Therapieziel zu erreichen, im zweiten, ob die Maßnahme geeignet ist, dem individuellen Patienten in seiner konkreten Krankheitssituation zu helfen, und mit Blick auf den möglichen Schaden und Nutzen für den Patienten angemessen ist [358, 381]. Inwieweit auch Aspekte der Ressourcenallokation und volkswirtschaftlichen „Gerechtigkeit" bei der Indikationsstellung einzubeziehen sind, ist Gegenstand fortwährender Diskussion (vgl. [381, 382]). Die Bundesärztekammer hat sich wiederholt kritisch gegenüber vorrangig ökonomischen Kriterien im Rahmen der Indikationsstellung geäußert (zuletzt [380]).

Nach entsprechender **Kommunikation** und **Aufklärung** über die geplante Maßnahme mit Blick auf das gemeinsam festgelegte Therapieziel, deren möglichen Nutzen und Schaden für den Patienten sowie über mögliche Alternativen (siehe Abschnitt Gespräche über schwerwiegende Änderungen im Krankheitsverlauf im Kapitel Kommunikation) bedarf es der **Einwilligung** des Patienten in die angebotene Therapiemaßnahme (siehe Abbildung 2). Diese kann vom Patienten jederzeit widerrufen werden.

Die Einwilligung bzw. der dahinterstehende Patientenwille kann in verschiedener Form zum Ausdruck kommen: Einerseits als aktuell erklärter Wille, andererseits bei Nichteinwilligungsfähigkeit in verschriftlichter Form als vorausverfügter Wille durch eine Patientenverfügung oder in Form einer stellvertretenden Entscheidung durch Bevollmächtigte und Betreuer. Diese haben die Behandlungswünsche und den mutmaßlichen Willen des Patienten bei Nichteinwilligungsfähigkeit anhand konkreter Anhaltspunkte (z. B. frühere mündliche oder schriftliche Äußerungen, ethische oder religiöse Überzeugungen und sonstige persönliche Wertvorstellungen des Patienten) zu ermitteln und gegenüber den Ärzten zu vertreten. Angehörige und sonstige Vertrauenspersonen können ebenfalls Hinweise auf den mutmaßlichen Patientenwillen geben. Einschlägige Patientenverfügungen können auch direkt, ohne autorisierten Vertreter, ihre Wirkung entfalten. Das Betreuungsgericht ist bei gefährlichen Heileingriffen und bei Entscheidungen über Therapiebegrenzung bzw. -verzicht nur dann einzubeziehen, wenn zwischen dem behandelnden Arzt und dem Bevollmächtigten/Betreuer keine Einigkeit darüber besteht, ob das geplante Vorgehen dem früher erklärten oder mutmaßlichen Willen des aktuell nicht einwilligungsfähigen Patienten entspricht (§ 1904 BGB).

Den Willen und die individuellen Präferenzen des Patienten bzgl. des Vorgehens in hypothetischen Krisenszenarien am Lebensende in einem Kommunikationsprozess festzulegen und zu verschriftlichen, wird als Vorausschauende Versorgungsplanung (Advance Care Planning, ACP) bezeichnet (siehe Abschnitt 6.6 im Kapitel Kommunikation). Andere Bezeichnungen für diesen über das Erstellen einer Patientenverfügung hinausreichenden Prozess lauten „Gesundheitliche Versorgungsplanung für die letzte Lebensphase" [Hospiz–und Palliativgesetz 2015] sowie „Behandlung im Voraus planen" [Task Force Advance Care Planning/Behandlung im Voraus Planen; gefördert durch das Bundesministerium für Gesundheit, 2017].

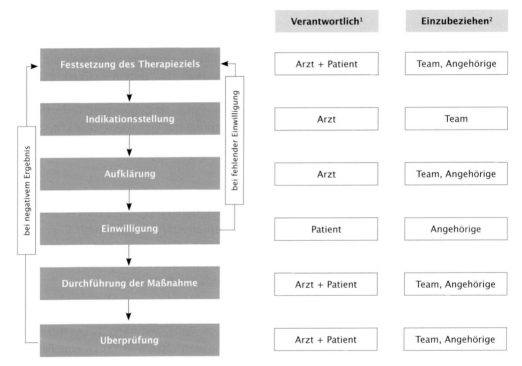

	Verantwortlich[1]	Einzubeziehen[2]
Festsetzung des Therapieziels	Arzt + Patient	Team, Angehörige
Indikationsstellung	Arzt	Team
Aufklärung	Arzt	Team, Angehörige
Einwilligung	Patient	Angehörige
Durchführung der Maßnahme	Arzt + Patient	Team, Angehörige
Überprüfung	Arzt + Patient	Team, Angehörige

[1] Bei begründeten Zweifeln an der Einwilligungsfähigkeit des Patienten ist zusätzlich dessen Stellvertreter (Bevollmächtigter/Betreuer) hinzuzuziehen. Dieser hat die Aufgabe, den Patienten im Prozess der Entscheidungsfindung zu unterstützen und bei Bedarf zu vertreten.
[2] Sofern medizinisch sinnvoll bzw. vom Patienten gewünscht.

Abbildung 2: Entscheidungsbaum zur Festlegung und Durchführung einer medizinischen Maßnahme

7.5   Besondere Situationen

7.15.	Konsensbasierte Empfehlung
EK	Insbesondere in prognostisch uneindeutigen Erkrankungssituationen *sollten* die der Indikationsstellung und der Therapieentscheidung zugrunde liegenden Kriterien explizit formuliert und dokumentiert werden.

7.16.	Konsensbasierte Empfehlung
EK	Bei Patienten mit einer nicht-heilbaren Krebserkrankung *sollten* kulturelle Aspekte sensibel kommuniziert werden und bei der Therapiezielfindung sowie bei der Therapieentscheidung Berücksichtigung finden.

Hintergrund

Die Empfehlungen dieses Kapitels basieren auf der Expertenmeinung der Leitliniengruppe.

Therapieentscheidungssituationen in der palliativen Onkologie werden nicht selten verknüpft mit einer eher geradlinigen Projektion eines stetig voranschreitenden Erkrankungsverlaufes (*disease trajectories*; [383]). Während sich bei den meisten nicht-heilbaren, fortgeschrittenen Krebserkrankungen eine Gesamtprognose abschätzen lässt, ist bei lokal fortgeschrittenen oder begrenzt fernmetastasierten Erkrankungen ein Langzeitüberleben möglich. Auch unter manchen neu entwickelten Tumortherapeutika überleben einige wenige Patienten mit soliden Tumoren langfristig, wo zuvor ein zeitnahes Versterben an der Tumorerkrankung die Regel war. In der Hämatologie finden sich ebenfalls zahllose beispielhafte Erkrankungssituationen, in denen lediglich in Form von Wahrscheinlichkeiten abgeschätzt werden kann, ob eine (dauerhafte) Überlebenschance oder gar Heilungschance besteht, oder ob die Erkrankung absehbar zum Tod führt. In der Kinder- und Jugendlichen-Palliativmedizin mit ihrem noch deutlicher als in der Erwachsenenmedizin ausgeprägten Behandlungsschwerpunkt auf nicht-onkologische Erkrankungsbilder (neurodegenerative Erkrankungen, komplexe z. B. syndromale Fehlbildungen) stellen Kategorien wie „palliativ" oder „kurativ" grundsätzlich keine zielführenden Prognosemerkmale dar.

Trotz aller Schwierigkeiten der Prognoseeinschätzung stellen die medizinische Indikation und die Einwilligung des Patienten bzw. dessen Stellvertreters normative Kriterien der therapeutischen Entscheidungsfindung dar. Diese sollen in allen Bereichen der Medizin Berücksichtigung finden.

Im interkulturellen Kontext, sei es durch Globalisierungseffekte, langjährige Migration oder die jüngsten Fluchtbewegungen, werden diese Kriterien, die wesentlich durch unsere werteplurale Gesellschaft geprägt sind, in Frage gestellt:

- Eine Therapiebegrenzung aufgrund des Wegfalls der medizinischen Indikation wird möglicherweise aus religiösen Gründen nicht akzeptiert; stattdessen wird eine Fortsetzung intensiver Behandlungsmaßnahmen gefordert.
- Die Einwilligung oder Ablehnung einer therapeutischen Maßnahme erfolgt in offenkundiger Weise nicht durch eine selbstbestimmte Entscheidung einer (einwilligungsfähigen) Patientin bzw. Patienten selbst (oder bei Nichteinwilligungsfähigkeit durch einen formal Bevollmächtigten), sondern aufgrund traditioneller Familienstrukturen bzw. durch ein durch kulturelle Codes definiertes Familienoberhaupt.
- Die Weitergabe prognostischer (ungünstiger) Informationen an den Patienten wird aus kulturellen Gründen durch die Familie abgelehnt, so dass diese Informationen z. B. bei einer Übersetzungssituation, unterschlagen werden.

Durch gesellschaftliche Veränderungen stehen religiöse Glaubensüberzeugungen und kulturelle Werte zunehmend häufiger in Konflikt mit dem „besten Interesse" des Patienten (aus der Außenperspektive einer wertepluralen Gesellschaft heraus). Hier bedarf es einer interkulturellen Kompetenz, die diese divergente Gewichtung von Werten und Normen aufgreift. Zudem bedarf es einer dieser Kompetenz zugrundeliegende ärztliche sowie pflegerische Ausbildung. Zu dieser Kompetenz gehören die Techniken und Haltungen der kultursensiblen Kommunikation, die zum Beispiel einen therapeutischen Perspektivenwechsel ermöglicht, aber auch der Aufbau einer Vermittlungsebene, eine angepasste, kultursensible und kultursensitive Patientenverfügung, und den Einsatz von Dolmetscherdiensten (anstatt Übersetzungen durch Familienangehörige), u.v.m. umfasst [384].

Letztlich verbleibt jedoch ein Dilemma in der therapeutischen Entscheidungsfindung, wenn das rechtlich bzw. arztethisch erforderliche Verhalten (z. B. mit Blick auf Patientenautonomie, Selbstbestimmung, Aufklärung) mit einer kulturbedingten Ablehnung dieser ethischen Praxis in Konflikt gerät. Somit steht in Frage, inwieweit medizinethischen Prinzipien, wie dem Respekt vor der Autonomie des Patientienten oder dem Stellenwert der medizinischen Indikationsstellung, eine universale Gültigkeit und kulturinvariante Anwendbarkeit zugesprochen werden kann (siehe [384]).

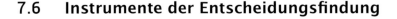

7.6 Instrumente der Entscheidungsfindung

7.17.	Evidenzbasierte Empfehlung
Empfehlungsgrad **0**	Bei Patienten mit einer nicht-heilbaren Krebserkrankung *können* Entscheidungshilfen (z. B. in Form von Broschüren, Videos, Internetprogrammen oder Entscheidungstafeln) zur Unterstützung der gemeinsamen Entscheidungsfindung und der vorausschauenden Versorgungsplanung eingesetzt werden.
Level of Evidence **1−**	Quellen: Auvinen et al. 2004 [385], Berry et al. 2013 [386], Chabrera et al. 2015 [387], Davison et al. 1997 [388], Heller et al. 2008 [389], Jibaja-Weiss et al. 2011 [390], Lam et al. 2013 [391], Leighl et al. 2011 [392], Sawka et al. 2012 [393], Vodermaier et al. 2009 [394], Whelan et al. 2003 [395], Wehlan et al. 2004 [396] (in: Stacey et al. 2017 [397]). Green et al. 2009 [398], Smith et al. 2011 [399], Vogel et al. 2013 [400], Volandes et al. 2012 [401] (in: Butler et al. 2015 [402])

Hintergrund

Entscheidungshilfen (engl. *decision aids*) sollen Patienten beim Abwägen individueller Entscheidungsmöglichkeiten helfen. Ihr Ziel ist es, Patienten darin zu unterstützen, sich im Sinne des Shared Decision Making aktiv am Prozess der Entscheidungsfindung zu beteiligen. Entscheidungshilfen werden u. a. als Broschüren, Videos, Internetprogramme oder Entscheidungstafeln angeboten [397]. Charakteristischerweise enthalten sie Informationen zu Vor- und Nachteilen verfügbarer Optionen sowie Anleitungen zur individualisierten Entscheidungsfindung. Entscheidungshilfen können einzeln oder als Komponenten strukturierter Beratung oder Schulung eingesetzt werden [403], sie ersetzen aber das ausführliche persönliche Gespräch nicht.

Es gibt zahlreiche Studien, die die Wirksamkeit von Entscheidungshilfen untersuchen [397]. Studienteilnehmer sind in der Regel Patienten, die vor der Entscheidung stehen, eine bestimmte Therapie oder (Screening-)Untersuchung durchführen zu lassen. Evaluiert werden Ergebnisparameter wie Wissen, Einstellung, getroffene Entscheidung, informierte Entscheidung (informed choice), Entscheidungssicherheit, Patientenzufriedenheit bezüglich der Entscheidung und Patientenpräferenzen. Nur wenige dieser Studien beziehen sich auf Patienten mit einer (nicht-heilbaren) Krebserkrankung. In einem aktuellen Cochrane Review zum Thema konnten von insgesamt 105 zitierten RCTs nur elf identifiziert werden, die Krebspatienten als Studienteilnehmer hatten (siehe Evidenztabelle im separaten Dokument; [397]). Unter diesen war nur eine Studie, die sich explizit auf Patienten mit einer fortgeschrittenen Krebserkrankung bezog (SIGN LoE 1-) [392].

Fünf der elf Studien konnten zeigen, dass durch den Einsatz von Entscheidungshilfen das Wissen der Patienten über die geplante Therapiemaßnahme signifikant verbessert wurde [387, 390, 392, 393, 395]. Sechs Studien konnten eine Verbesserung der Entscheidungssicherheit nachweisen [386, 387, 391, 393–395]. Die erhöhte Zufriedenheit der Patienten mit der getroffenen Entscheidung wurde von drei Studien beobachtet [387, 390, 395]. Weitere Effekte, die aber jeweils nur von einer Studie nachgewiesen wurden, waren: eine stärkere Einbeziehung des Patienten bei der Entscheidungsfindung und eine Verringerung der Ängstlichkeit [388], ein weniger häufigeres Bedauern der getroffenen Entscheidung und eine Reduzierung der Depression [391] sowie eine eine höhere Zufriedenheit des Patienten mit Blick auf die Art und Weise der Informations-vermittlung [389].

Entscheidungshilfen können darüber hinaus auch bei Gesprächen zur vorausschauen-den Versorgungsplanung (siehe Abschnitt 6.6 im Kapitel Kommunikation) eingesetzt werden. Die Evidenz zur Wirksamkeit solcher Entscheidungshilfen ist in einem Syste-matic Review zusammengefasst [402]. Vier der 16 zitierten Studien bezogen sich auf Patienten mit einer (fortgeschrittenen) Krebserkrankung. Drei unkontrollierte Beobach-tungsstudien konnten eine höhere Zufriedenheit der Patienten mit der Art und Weise der Informationsvermittlung aufzeigen [398, 399, 401]. Zwei dieser Studien konnten zeigen, dass der Einsatz von Entscheidungshilfen sich positiv auf den Abschluss von Vorausverfügungen bzw. das Wissen über die eigene Erkrankung auswirkt [399, 401]. Eine Studie ergab eine höhere Übereinstimmung zwischen der Intensität der Versor-gung und den Patientenpräferenzen. Die einzige randomisierte Studie konnte keine signifikanten Effekte aufweisen [400].

Insgesamt lässt sich feststellen, dass die empirische Evidenz zur Wirksamkeit von Ent-scheidungshilfen bei Patienten mit einer (nicht-heilbaren) Krebserkrankung gering ist.

8. Atemnot

AG-Leiter: Claudia Bausewein, Helgo Magnussen (2011-2015), David Heigener (Aktualisierung 2016-2019)

8.1 Einleitung

Atemnot ist ein häufiges und belastendes Symptom bei Patienten mit einer Krebserkrankung. Die weit verbreitete und international anerkannte Definition von Atemnot durch die *American Thoracic Society* beschreibt Atemnot als „eine subjektive Erfahrung einer unangenehmen Atmung, die in ihrer Ausprägung schwanken kann. Die Erfahrung wird von einem komplexen Zusammenspiel physischer, psychischer, sozialer und umweltbedingter Faktoren beeinflusst und kann sekundäre physiologische und verhaltensbezogene Reaktionen auslösen" [404, 405]. Im internationalen Kontext wird Atemnot als „refractory breathlessness" (dt.: refraktäre Atemnot) beschrieben, wenn die Atemnot trotz optimaler Therapie der Grunderkrankung oder der vermuteten Ursache weiter besteht, sodass eine symptomatische Therapie indiziert ist (z. B. weiter bestehende Atemnot bei einem Patienten mit Lungenkrebs trotz optimaler Chemo- und Strahlentherapie) [406]. Eine internationale Expertengruppe hat vorgeschlagen, den Begriff „Chronisches Atemnotsyndrom" für Patienten mit therapierefraktärer Atemnot einzuführen [407]. Die Empfehlungen in diesem Kapitel beziehen sich nur auf die **symptomatische Therapie** der Atemnot.

In der Terminologie werden verschiedene Begriffe für „Atemnot" synonym verwendet: Luftnot, erschwertes Atmen, Kurzatmigkeit u. a. (im englischen: dyspn(o)ea, breathlessness, difficult breathing, shortness of breath).

Atemnot kann in zwei Hauptkategorien unterteilt werden: kontinuierliche Atemnot und Atemnotattacken [408]. Patienten mit einer kontinuierlichen Atemnot beklagen eine ununterbrochene Belastung durch Atemnot, die allerdings in ihrer Intensität typischerweise schwankt [409]. Atemnotattacken werden auf der Basis eines internationalen Konsensus wie folgt definiert: „Atemnotattacken sind eine Form von Atemnot und durch eine starke Zunahme der Atemnotintensität oder des unangenehmen Gefühls durch Atemnot gekennzeichnet, die nach Empfinden des Patienten außerhalb normaler Schwankungen von Atemnot liegen. Atemnotattacken sind zeitlich begrenzt (Sekunden bis Stunden), treten intermittierend und unabhängig vom Vorliegen kontinuierlicher Atemnot auf. Atemnotattacken können vorhersehbar oder unvorhersehbar sein, abhängig davon, ob Auslöser benannt werden können. Es gibt eine Vielzahl von bekannten Auslösern, die sich gegenseitig beeinflussen können (z. B. körperliche Belastung, Emotionen, Begleiterkrankungen oder Umgebungsfaktoren). Eine Atemnotattacke kann von einem oder mehreren Auslösern verursacht werden" [410, 411].

Atemnot ist ein häufiges Symptom bei Patienten mit einer fortgeschrittenen Krebserkrankung. Eine Registererhebung bei 5.014 Krebspatienten in stationären Palliativ- und Hospizeinrichtungen in Deutschland in den Jahren 2006-2008 ergab eine Atemnot-

Prävalenz von 53,4 % [412]. Die höchste Prävalenz zeigten Patienten mit Lungenkrebs (74,3 %). Diese Ergebnisse werden durch Daten aus anderen Ländern bestätigt [413–415]. Krebspatienten mit einer pulmonalen, pleuralen oder mediastinalen Beteiligung leiden häufiger und stärker unter Atemnot [414, 416]. In der Endphase einer Krebserkrankung nehmen Häufigkeit und Schwere von Atemnot zu [413, 417, 418].

Atemnot ist ein belastendes Symptom, nicht nur für Patienten, sondern auch für ihre Angehörigen [419, 420]. Im Vergleich zu anderen Symptomen verursacht Atemnot den höchsten Grad an Belastung [421]. Patienten beschreiben häufig starke Einschränkungen in ihrer körperlichen Leistungsfähigkeit, was u. a. auch zu sozialer Isolation führt [422]. Atemnot ist eng mit Angst bzw. Panik verknüpft [404, 405, 409, 423]. Hierbei scheint es eine Wechselwirkung zwischen Angst/Panik und Atemnot zu geben, wobei Atemnot Angst verursacht und Angst/Panik in der Folge die Atemnot verschlimmert [424]. Patienten beschreiben dies als *circulus vitiosus*, der häufig zu akuten Notfällen, Krankenhauseinweisungen und Hilfebedarf führt [424, 425].

Die folgenden Empfehlungen beinhalten neben Aussagen zur Erfassung der Atemnot vor allem nicht-medikamentöse und medikamentöse Therapieverfahren zur symptomatischen Linderung der Atemnot. Verfahren, die ursächlich und tumororientiert vorgehen, werden hier nicht behandelt (z. B. Strahlentherapie, Operation, Tracheotomie, Bronchoskopie etc.; siehe auch Abschnitt Erfassung).

8.2   Erfassung

8.1.	Konsensbasierte Empfehlung	
EK	Atemnot *soll* durch die subjektive Beurteilung des Patienten erfasst werden, z. B. im Rahmen einer mehrere Symptome einschließenden Erfassung.	

8.2.	Konsensbasierte Empfehlung	Modifiziert 2019
EK	Bei einer ausführlicheren Erfassung der Atemnot inkl. Atemnotattacken *sollte* Atemnot in drei Dimensionen beurteilt werden: • Sensorisches Erleben: Intensität/Schweregrad der Atemnot • Emotionale Belastung: unangenehmes Gefühl durch Atemnot • Beeinträchtigung im Alltag durch die Atemnot	

8.3.	Konsensbasierte Empfehlung	
EK	Die wiederholte Beurteilung der Atemnot vor, während und nach einer symptomatischen Therapie *soll* Bestandteil der Erfassung sein.	

8.4.	Konsensbasierte Empfehlung
EK	Bei Patienten mit einer nicht-heilbaren Krebserkrankung mit Atemnot und mit deutlich kognitiver oder körperlicher Einschränkung *soll* die Erfassung der Atemnot durch Fremdeinschätzung von Angehörigen oder Personal erfolgen.

8.5.	Konsensbasierte Empfehlung
EK	Potentiell behandelbare Ursachen der Atemnot *sollen* ermittelt werden.

8.6.	Konsensbasierte Empfehlung
EK	Wenn eine ursächliche Therapie der Atemnot möglich ist, *soll* diese vor oder parallel zu einer symptomatischen Therapie durchgeführt werden. Dabei *soll* Folgendes berücksichtigt werden: <ul><li>Abwägung der medizinischen Indikation</li><li>Belastung sowie Nutzen für den Patienten</li><li>Patientenwille</li></ul>

Hintergrund

Die Empfehlungen zur Erfassung von Atemnot basieren auf der Expertenmeinung der Leitliniengruppe.

Atemnot ist definiert als „eine subjektive Erfahrung einer unangenehmen Atmung" [404]. Atemnot kann nur durch die subjektive Beurteilung des Patienten adäquat erfasst werden. Objektive Messverfahren (z. B. Blutgasanalyse, Lungenfunktionstest) oder Parameter (z. B. erhöhte Atemfrequenz) korrelieren insbesondere in fortgeschrittenen Krankheitsstadien nur unzureichend mit dem subjektiven Erleben und sind daher nicht geeignet für die Erfassung von Atemnot [426]. In besonderen Situationen bei deutlich kognitiver oder körperlicher Einschränkung, z. B. bei verwirrten Patienten oder in der Sterbephase, soll auf eine Fremdeinschätzung durch das betreuende Personal oder Angehörige zurückgegriffen werden (z. B. Ausdruck von Unwohlsein oder Unruhe oder Anwendung der Respiratory Distress Observation Scale, RDOS) [427–429].

Atemnot wird überwiegend im Rahmen einer mehrere Symptome einschließenden Erfassung erhoben, z. B. gemeinsam mit der Frage nach Schmerzen, Übelkeit, Erbrechen, Angst, Unruhe etc. Die Atemnotintensität kann mittels eines kategorialen (keine - leichte - moderate - schwere) oder numerischen (0–10) Erfassungsinstruments bestimmt werden. Da Atemnot ein mehrdimensionales und multifaktorielles Symptom ist, das durch physische (und funktionale), emotionale, kognitive, spirituelle und soziale Dimensionen des Menschen moduliert wird, bedarf es wenn möglich einer ausführlicheren Erfassung, um mögliche Angst und damit auch Atemnot verstärkende weitere Belastungen identifizieren zu können [430]. Um diese Dimensionen angemessen zu erfassen, werden drei Bereiche für die Erfassung beschrieben (siehe Tabelle 6).

Tabelle 6: Dimensionen und Outcomes von Atemnot und ihre Erfassungsinstrumente (adaptiert von: Parshall et al. 2012 [404])

Dimensionen	Outcomes	Erfassung
Sensorisches Erleben der Atemnot	Intensität/Schweregrad/ Stärke der Atemnot	Einzelfrage, numerisch oder kategorial (z. B. NRS 0–10, VAS, mod. Borg Skala)
Emotionale Belastung durch die Atemnot	Unangenehmes Gefühl durch Atemnot	Einzelfrage (z. B. NRS) oder Mehrfachfragen (z. B. GAD–2, HADS für Angst/Depression)
Beeinträchtigung durch die Atemnot	Beeinträchtigung bzgl. Arbeit, Funktion, Lebensqualität, soziale Kontakte u. a.	Eindimensional (z. B. MRC-Skala für Funktion/Belastungs-toleranz) oder multidimensional (z. B. CRQ, EORTC-QLQ-C15-Pal für Lebensqualität)

NRS = Numerical Rating Scale; VAS = Visual Analog Scale; mod = modifiziert; GAD-2 = Generalized Anxiety Disorder; MRC = Medical Research Council; CRQ = Chronic Respiratory Disease Questionnaire

Es liegt eine Vielzahl von validierten, ein- und multidimensionalen Instrumenten zur Erfassung der verschiedenen Dimensionen der Atemnot vor [431, 432]. Hilfreiche Fragen für die Auswahl eines geeigneten Instrumentes sind [433]: Was ist das Ziel der Erfassung (z. B. Evaluation der Therapiewirksamkeit oder Bestimmung der Beeinträchtigungen)? Welche Dimensionen (siehe Tabelle 6) sollen erfasst werden? Welche Patientengruppe (z. B. Patienten mit Lungenkrebs, COPD) soll untersucht werden? Wie aufwändig darf die Erfassung sein (Länge des Instrumentes, Zeitbedarf)? Weitere Parameter zur Erfassung der Atemnot sind die Belastungstoleranz, die Art der Atemnot (kontinuierlich und/oder Atemnotattacken), die verstärkenden und lindernden Faktoren und die Auslöser der Atemnot sowie Begleitsymptome (z. B. Schmerz, Angst) [434]. Bei der Erfassung der Atemnotintensität ist es wichtig, den Zeitraum (z. B. aktuelle Atemnot oder durchschnittliche Atemnot über die letzten 24 Stunden) und die Situation (z. B. Atemnot in Ruhe oder bei Belastung) genau zu bestimmen, auf die sich die Erfassung beziehen soll. Bei der Erfassung der Atemnotattacken ist es wichtig, die Art (vorhersehbare oder unvorhersehbare Episoden), die Häufigkeit des Auftretens (z. B. pro Tag) und die Dauer (z. B. in Minuten) der Atemnotattacken zu erfragen. Wichtig ist es, die Erfassung regelmäßig zu wiederholen, um eine eingeleitete Therapie zu evaluieren und ggf. anzupassen [435].

Die Sicherstellung einer optimalen Therapie der Grunderkrankung und der Ausschluss behandelbarer Ursachen sollen einer symptomatischen Therapie vorausgehen bzw. parallel erfolgen. Die Feststellung einer optimalen Therapie der zugrunde liegenden Erkrankung und die diagnostische Abklärung potentiell behandelbarer Ursachen erfolgt in enger Kooperation mit der jeweiligen Fachkompetenz (z. B. Onkologie, Pneumologie, Strahlentherapie). Bei allen diagnostischen und therapeutischen Maßnahmen stehen die Angemessenheit für die Situation des Patienten und der Patientenwille im Vordergrund. So kann z. B. eine Pleurapunktion bei Vorliegen eines malignen Pleuraergusses eine effektive und ursächliche Therapie der Atemnot sein. Sie kann aber auch z. B. bei einem Patienten in einem weit fortgeschrittenen Krankheitsstadium am Lebensende wegen zu hoher Belastung oder Ablehnung durch den Patienten nicht durchgeführt werden, wobei dann eine rein symptomatische Therapie eingeleitet wird.

Bei Patienten mit einer Krebserkrankung sind folgende potentiell reversible Ursachen häufig für die Atemnot verantwortlich (siehe Tabelle 7). Eine Checkliste mit potentiell behandelbaren Ursachen kann hilfreich sein [436]. So kann z. B. bei einer Atemnot infolge einer tumorbedingten Obstruktion der Atemwege eine Strahlentherapie indiziert sein mit dem Ziel, eine Tumorreduktion zu erreichen. Dies kann auch eine Linderung der Atemnot bewirken [437–442]. Eine ursächliche und symptomatische Therapie können nacheinander oder parallel erfolgen.

Tabelle 7: Beispiele möglicher Ursachen von Atemnot und deren ursächliche Therapieoptionen

Ursache von Atemnot	Ursächliche Therapie
Anämie	Transfusion
Atemwegsobstruktion, COPD als wBegleiterkrankung	Antiobstruktive Therapie, Kortikosteroide
Hämoptysen	Antifibrinolytika, bronchoskopische oder operative Intervention (Stent, Laser, Argon–Beamer), Strahlentherapie
Infektionen, z. B. Pneumonie	Antibiotika, Antimykotika
Obere Einflussstauung	Antikoagulantien, Cava-Stent, Kortikosteroide, Strahlentherapie
Obstruktion der Atemwege durch Tumor	Bronchoskopische oder operative Intervention (Stent, Tracheotomie, Laser, Argon–Beamer), Strahlentherapie
Perikarderguss	Perikardpunktion, Perikardiodese, Perikardfensterung
Pleuraerguss	Pleurapunktion, Pleuradrainage, Pleurodese
Pulmonale Stauung	Diuretika, andere adäquate, medikamentöse Therapien

8.3 Nicht-medikamentöse Therapie

8.7.	Konsensbasierte Empfehlung
EK	Bei Patienten mit einer nicht-heilbaren Krebserkrankung und Atemnot *sollen* nicht-medikamentöse Allgemeinmaßnahmen zur Linderung von Atemnot angewendet werden, z. B. Aufklärung über das Symptom Atemnot, Beruhigung/Entspannung, Atemübungen oder Kühlung des Gesichts.

8.8.	Evidenzbasierte Empfehlung
Empfehlungsgrad **B**	Ein auf das Gesicht gerichteter kühler Luftzug (z. B. hervorgerufen durch einen Handventilator) *sollte* zur symptomatischen Linderung von Atemnot bei Patienten mit einer nicht-heilbaren Krebserkrankung und Atemnot eingesetzt werden.
Level of Evidence **1−**	Quellen: Bausewein et al. 2008 [443], Bausewein et al. 2010 [444], Galbraith et al. 2010 [445]

8.9.	Evidenzbasierte Empfehlung
Empfehlungsgrad **B**	Ein Rollator und andere Gehhilfen *sollten* zur Unterstützung der Mobilität und zur Linderung von Atemnot bei Patienten mit einer nicht-heilbaren Krebserkrankung und Atemnot eingesetzt werden.
Level of Evidence **1−**	Quellen: Bausewein et al. 2008 [443]

Hintergrund

Allgemeinmaßnahmen und nicht-medikamentöse Maßnahmen spielen bei der Behandlung der Atemnot entweder alleine oder in Kombination mit Medikamenten eine große Rolle, da Medikamente alleine oft nicht den gewünschten Effekt zeigen. Atemnot hat eine ausgeprägte affektive Komponente, bei der Emotionen, Persönlichkeit, Gedächtnis und Erwartungen die Wahrnehmung von Atemnot beeinflussen [446]. Da Atemnot (und insbesondere Atemnotattacken) bei vielen Patienten Angst und Panik auslösen kann, sollten dem Patienten zudem entsprechende Maßnahmen zur Reduktion von Angst als Teil der nicht-medikamentösen Maßnahmen angeboten werden (siehe Kapitel Angst). Jede Technik, die der Patient für sich selbst zu einem gewünschten Zeitpunkt verwenden kann, fördert das Selbstvertrauen und die Eigeninitiative, sowie Sicherheit. Hierdurch wird das Risiko für Depressionen vermindert und die Lebensqualität der Patienten erhöht [447, 448].

Eine neue Entwicklung in der multimodalen Therapie der Atemnot ist die Einrichtung eines sog. Atemnotservice bzw. einer Atemnotambulanz, die alle drei Komponenten (Allgemeinmaßnahmen, nicht-medikamentöse und medikamentöse Therapien) kombiniert und individuell mit dem Patienten anpasst. Erste Evaluierungen durch klinische Studien liegen vor bzw. werden aktuell durchgeführt und bringen neue Erkenntnisse [449–452].

Zu den Allgemeinmaßnahmen zur Linderung von Atemnot bzw. Atemnotattacken zählen Edukation, Information, Anleitung zu ökonomischer Mobilität, Anpassung des Tagesrhythmus an die schwankende Atemnotintensität, Kühlung des Gesichts durch offenes Fenster, Handfächer oder Ventilator sowie die Einbindung von Angehörigen insbesondere mit dem Ziel, bei starker Atemnot Hektik und Panik zu reduzieren und beruhigend auf den Patienten einzuwirken [448]. Es ist wichtig, Notfallmaßnahmen für

Atemnotattacken bereit zu halten, die auch in Form von Übungen/Ritualen eingeübt werden können (z. B. zu Beginn der Atemnotattacke auf einem Stuhl vor einem Tisch sitzen, die Unterarme auf die Tischoberfläche legen, den Kopf auf die Unterarme legen und versuchen, langsam zu atmen) [447, 450, 453].

Bei den nicht-medikamentösen, evaluierten Therapieverfahren sind Handventilator, Gehhilfen und Entspannungsübungen wirksam und in der Praxis gut einsetzbar. Ein Handventilator ist einfach in der Anwendung und kann kostengünstig erworben werden. Alternativ können auch ein Stand- oder Tischventilator eingesetzt werden. Trotz mäßig guter Evidenzgrundlage hat sich der Ventilator in der Praxis sehr bewährt (s. u.) [454]. Ein Rollator, Gehstock oder andere Gehhilfen fördern die Mobilität des Patienten und können dadurch den Kreislauf Atemnot - Bewegungseinschränkung - Immobilität - Atemnot durchbrechen [453]. Außerdem haben die Patienten bei verlängerter Gehstrecke weniger Atemnot, vermutlich durch eine Unterstützung der Atemhilfsmuskulatur aufgrund einer Stabilisierung des Schultergürtels. Durch eine Zunahme der körperlichen Aktivität wird zudem die Eigeninitiative gefördert und dadurch die Lebensqualität gesteigert. Entspannungsübungen greifen an der emotionalen Komponente der Reaktion auf die Wahrnehmung von Atemnot an, z. B. Angst oder Panik. Durch eine Prävention bzw. Linderung dieser emotionalen Reaktion kann häufig eine Atemnotlinderung erreicht werden. Hier gibt es verschiedene Übungskonzepte, z. B. die Atem-Erholungsmethode (Recovery Breathing Method) [450].

Im Rahmen eines Cochrane-Reviews zu nicht-medikamentösen Interventionen konnten diverse nicht-medikamentöse Verfahren zur symptomatischen Behandlung der Atemnot mit unterschiedlichen Evidenzlevels beschrieben werden [443]. Nach den Kriterien „klinische Relevanz und Umsetzbarkeit" und „Evidenzlevel" wurde eine Auswahl an nicht-medikamentösen Interventionen getroffen, die empfohlen werden können und im Folgenden beschrieben sind.

Gehhilfen (Rollator, Gehstock etc.), Entspannungsübungen
Im Cochrane-Review [443] zeigten vier randomisierte kontrollierte Studien mit COPD Patienten (n = 97) [453, 455–457] eine signifikante Abnahme der Atemnot unter Verwendung von Gehhilfen (Rollator oder Gehstock) bei längeren Strecken, zwei weitere randomisierte kontrollierte Studien mit COPD-Patienten (n = 41) konnten dies nicht bestätigen [458, 459]. Die überwiegende Zahl der Studien wurde mit COPD-Patienten durchgeführt. Die Leitliniengruppe geht von einer Übertragbarkeit auf Krebspatienten aus.

In einem Cochrane Review konnten 10 Studien zu kognitiv-emotionalen Interventionen identifiziert werden, die überwiegend bei COPD-Patienten durchgeführt wurden. Insgesamt konnte entweder nur ein Trend oder kein Effekt für Psychotherapie, Musik oder eine Schreibtherapie gezeigt werden [460].

In einem weiteren Cochrane Review [460] linderten Studien mit respiratorischem Muskeltraining im Vergleich zu einer inaktiven Kontrollgruppe Atemnot gemessen mit ein- oder mehrdimensionalen Skalen signifikant besser (SMD -0,38, 95 % CI -0,64 bis -0,12), nicht aber bei einer aktiven Kontrollgruppe. Für Atemtraining konnten bei aktiven und inaktiven Kontrollgruppen keine signifikanten Unterschiede gezeigt werden. Es konnten zwei Studien identifiziert werden, die einen Handventilator testeten. In einer Studie konnte kein Effekt gezeigt werden [444]. Bei Wong et al. konnte eine signifikante Reduktion der Atemnot gezeigt werden [461]. Im RCT von Galbraith et al., das die Einschlusskriterien des Cochrane Reviews nicht erfüllte, war Atemnot nach der Verwendung eines Handventilators gerichtet auf das Gesicht signifikant geringer im Vergleich zur Kontrollgruppe [445].

8.4   Opioide

8.10.	Evidenzbasierte Empfehlung
Empfehlungsgrad A	Bei Patienten mit einer nicht-heilbaren Krebserkrankung und Atemnot *sollen* orale oder parenterale Opioide* zur symptomatischen Linderung von Atemnot eingesetzt werden. * Off-Label-Use
Level of Evidence 1+	Quellen: Abernethy et al. 2003 [462], Allard et al. 1999 [463], Bruera et al. 2005 [464], Charles et al. 2008 [465], Grimbert et al. 2004 [466], Jennings et al. 2001 [467], Jensen et al. 2011 [468], Johnson et al. 2002 [469], Mazzocato et al. 1999 [470], Navigante et al. 2006 [471], Navigante et al. 2010 [472], Oxberry et al. 2011 [473] Aktualisierung 2019: Barnes et al. 2016 [474], Ekström et al. 2018 [475], Hui et al. 2016 [476], Hui et al. 2017 [477], Pinna et al. 2015 [478], Simon et al. 2016 [479]

8.11.	Evidenzbasierte Empfehlung
Empfehlungsgrad B	Bei einer Niereninsuffizienz und Zunahme der Nebenwirkungen *sollte* die Dosis bzw. die Wahl des Opioids anhand der klinischen Situation und dem Schweregrad der Niereninsuffizienz angepasst werden.
Level of Evidence 3	Quellen: King et al. 2011 [480]

8.12.	Evidenzbasiertes Statement
Level of Evidence 1+	Es gibt keinen Hinweis, dass eine lege artis durchgeführte Therapie der Atemnot mit Opioiden zu einer klinisch relevanten Atemdepression führt.
	Quellen: Abernethy et al. 2003 [462], Allard et al. 1999 [463], Bruera et al. 2005 [464], Charles et al. 2008 [465] , Grimbert et al. 2004 [466], Jennings et al. 2001 [467], Jensen et al. 2011 [468], Johnson et al. 2002 [469], Mazzocato et al. 1999 [470], Navigante et al. 2006 [471], Navigante et al. 2010 [472], Oxberry et al. 2011 [473] Aktualisierung 2019: Barnes et al. 2016 [474], Verberkt et al. 2017 [481]

Hintergrund

Opioide sind die einzige Medikamentengruppe mit einer ausreichenden Studienevidenz bezüglich der symptomatischen Linderung von Atemnot [474, 475]. Angesichts dessen wurde zum ersten Mal weltweit Morphin für diese Indikation in Australien zugelassen (siehe Australian Register of Therapeutic Goods (ARTG) unter www.ebs.tga.gov.au, Zulassung von Morphine Sulfat Pentahydrat 10 bis 20 mg). Das von Jennings et al. 2001 publizierte Cochrane Review wurde 2016 von Barnes et al. aktualisiert [467, 474]. Es wurden 26 RTCs mit 526 Probanden eingeschlossen. Die Meta-Analyse mit Fixed-Effect-Modell zeigte eine durchschnittliche Veränderung (standardised mean difference, SMD) des Baseline Atemnot Scores mit einer Effektstärke von -0,09 [95 % CI -0,36 bis 0,19] in der Opioidgruppe (7 Studien, 107 Probanden) im Vergleich zu Placebo. Die Atemnot Scores nach der Opioidgabe (post-treatment score) waren mit einer Effektstärke von -0,28 Punkten [95 % CI -0,50 bis -0,05] besser in der Opioidgruppe (11 Studien, 159 Probanden) verglichen mit Placebo [474].

Ekström et al. haben die Studien aus dem Review von Barnes und Jennings mit einem eigenen Review verglichen und deutliche Unterschiede in den Ergebnissen gefunden basierend auf unterschiedlichen statistischen Methoden in der Meta-Analyse [467, 474, 475, 482]. Die Re-Analyse der Meta-Analyse von Barnes mit einem Random-Effect-Modell und der besonderen Berücksichtigung von Crossover-Studien ergab eine SMD von -0,37 [95 % CI -0,47 bis -0,18], die eine klinisch bedeutsame Differenz von 0,8 Punkten auf einer NRS reflektiert [475].

Der Wirkmechanismus ist nur unvollständig verstanden [404]. Opioid-Rezeptoren sind im gesamten kardio-respiratorischen System beschrieben und an der Vermittlung des lindernden Effektes beteiligt [483]. Untersuchungen bei Patienten mit chronischer Herzinsuffizienz zeigen, dass endogene Opioide eine wichtige Rolle bei der Modellierung der Wahrnehmung von Atemnot spielen [484]. Studien mittels fMRT (funktionelle Magnetresonanztomographie) weisen auf eine ähnlich enge Verbindung von Atemnot und Emotionen wie beim Schmerz hin, wobei geringere Atemnot mit reduzierter Aktivität in emotionsrelevanten Arealen wie der Inselrinde und gleichzeitig erhöhter Aktivität im zentralen Höhlengrau einhergeht [485, 486]. Dies wird mit der Wahrnehmung der emotionalen Empfindung der Atemnot als „unangenehm" (unangenehmes Gefühl durch Atemnot oder Unangenehmheit, im engl. *unpleasantness*) in Verbindung gebracht [487]. Opioide können neben einer Linderung von Atemnot auch zu reduzierter Aktivität in diesen Hirnarealen führen [488].

Im Review von Barnes gab es einen starken Effekt für Morphin und Dihydrocodein. Für Hydromorphon, orales Diamorphin (in Deutschland nicht im Handel) [474], Oxycodon oder Fentanyl konnte kein Effekt gezeigt werden. Allerdings waren die Studien mit 10 bis 35 Probanden sehr klein.

Im Barnes Review war der Effekt von oral verabreichten Opioiden bei Veränderung von Baseline SMD 0,07 [95 % CI −0,30 bis 0,44] (3 Studien, 58 Probanden), nach Behandlung (6 Studien, 96 Probanden) lag die SMD −0,27 [95 % CI −0,56 bis 0,02]. Bei der

Subkutangabe war die Veränderung von Baseline (1 Studie, 10 Probanden) MD 0,20 [95%CI−2,50 bis 2,90], nach Behandlung (1 Studie, 10 Probanden) MD −19,00 [95 % CI −40,15 bis 2,15]. Es gab keinen Unterschied bei vernebelten Opioiden verglichen mit Placebo (Veränderung von Baseline, 2 Studien, 30 Probanden, SMD −0,06 [95 % CI −0,57 bis 0,45], nach der Behandlung (4 Studien, 48 Probanden) SMD −0,03 [95 % CI −0,43 bis 0,37].[474].

Für andere Verabreichungsformen (intranasal, transmucosal) liegen bisher nur Beobachtungsstudien, Pilot-RCTs oder klinische Erfahrungen ohne ausreichende Aussagekraft zur Wirksamkeit vor [465, 473, 474, 476–479, 489–491]. Die Pilot-RCTs zu den transmukosalen Fentanylen zur Linderung von Atemnotattacken zeigen einen nicht-signifikanten, positiven Effekt, allerdings mit hohem Placeboeffekt-Anteil [476–479]. Für eine Empfehlung reichen die aktuellen Studien allerdings nicht aus und es sind größere Studien mit ausreichender statistischer Power notwendig. Basierend auf klinischen Erfahrungen geht die Leitliniengruppe von einer Wirksamkeit auch der bisher nicht getesteten Opioide und Applikationsformen (außer vernebelt bzw. inhalativ) aus.

Die klinische Erfahrung und externe Evidenz weisen darauf hin, dass die mittlere, effektive Dosis zur Linderung von Atemnot in der Regel niedriger liegt als zur Linderung von Schmerz [492]. In einer zweistufigen Dosistitrations- und Pharmakovigilanzstudie wurde bei einer Gruppe von opioidnaiven Patienten mit Atemnot unterschiedlicher Ursache orales Morphin in einer titrierten Dosis von 10-30 mg als tägliches, orales Morphin bis zum Ansprechen der Atemnot verabreicht. 63 % der Patienten berichteten von einer wirksamen Linderung der Atemnot, von denen 90 % eine Symptomlinderung mit einer Dosis von 20 mg täglich erreichte [492]. Die Opioid-Therapie zur Linderung von Atemnot sollte deshalb mit einer niedrigen Dosis begonnen werden mit anschließender Titration bis zur wirksamen Linderung der Atemnot. Bei Verwendung von retardierten Opioiden scheint die Reduktion der Atemnot größer zu sein als bei schnell freisetzenden Opioiden [482]. Die Mehrheit der Patienten erfährt eine Symptomlinderung bei einer Tagesdosis von 10-30 mg Morphin p. o. [492]. Wenn Patienten bereits Opioide, z. B. zur Schmerztherapie erhalten, muss ggf. die bestehende Opioid-Dosis erhöht werden, um eine zusätzliche Linderung der Atemnot zu erreichen. In einer Studie zeigte sich eine ähnliche lindernde Wirkung bei der Erhöhung der vorbestehenden Opioid-Dosis von 25 % oder 50 %, sodass eine Erhöhung um 25 % empfohlen wird [463]. Die Dosierempfehlungen für Morphin sind in Tabelle 8 dargestellt.

Werden Opioide zur Linderung von Atemnot eingesetzt, gelten die gleichen Prophylaxen von Nebenwirkungen wie bei der Indikation Schmerz (eine dauerhafte Obstipations-Prophylaxe und ggf. Antiemese für die Initialphase, siehe Abschnitt Prophylaxe und Behandlung von Nebenwirkungen im Kapitel Tumorschmerz und Opioidbedingte Obstipation im Kapitel Obstipation).

Tabelle 8: Dosierungsempfehlungen für Morphin

Opioid	Startdosis bei opioidnaiven Patienten	Startdosis bei vorbestehender Opioid-Therapie
Morphin*	2,5–5 mg alle 4 Std. p. o. 1–2,5 mg alle 4 Std. s. c.	Erhöhung um 25 % der vorbestehenden Opioid-Dosen
* Off-Label-Use		

Bei einer bestehenden Niereninsuffizienz und einer Therapie mit Opioiden ist erhöhte Wachsamkeit gefordert (siehe Tabelle 9) [493]. Eine bestehende Niereninsuffizienz darf aber nicht zu einer verzögerten Anwendung von Opioiden zur Linderung von Atemnot führen [480]. Opioide, die nierenpflichtige, aktive Metabolitebilden (v. a. Morphin, Oxycodon, Dihydrocodein, mit Einschränkung auch Hydromorphon) können bei einer Niereninsuffizienz kumulieren und somit zu einer Überdosierung mit vermehrten Auftreten von Nebenwirkungen (z. B. Übelkeit, Schwindel, Benommenheit, Halluzinationen) führen. Die Ergebnisse von Studien, die den Zusammenhang von kumulierenden aktiven Metaboliten mit vermehrten Nebenwirkungen überprüfen, sind allerdings widersprüchlich [480]. Grundsätzlich sollte bei einer bestehenden (v. a. schweren) Niereninsuffizienz nach dem klinischen Bild (vermehrtes Auftreten von Nebenwirkungen?) ggf. die Dosis reduziert, das Dosisintervall verlängert oder auf ein anderes Opioid gewechselt werden, welches keine/weniger nierenpflichtige, aktive Metabolite bildet (siehe Tabelle 10). Die Empfehlung zum Umgang mit Opioiden bei niereninsuffizienten Patienten stützt sich u. a. auf die EAPC/Caraceni-2012-Leitlinie zur Schmerztherapie bei Krebspatienten [480, 494] (siehe Abchnitt Verwendung von Opioiden bei Patienten mit Nierenversagen im Kapitel Tumorschmerz). Es ist wichtig zu betonen, dass die Studienlage zur Frage der Verwendung von Opioiden bei Niereninsuffizienz (unabhängig des adressierten Symptoms, also Schmerz oder Atemnot) sehr limitiert ist und die Empfehlungen primär auf pharmakokinetischer Ratio sowie auf klinischer Erfahrung beruhen [480, 493–495]. Obwohl Hydromorphon bei Niereninsuffizienz in Deutschland oft empfohlen wird, ist darauf hinzuweisen, dass die Studienlage diesbezüglich sehr begrenzt ist und primär auf pharmakodynamischen Überlegungen basiert.

Tabelle 9: Umgang mit Opioiden in Abhängigkeit des Schweregrads der Niereninsuffizienz bei neu aufgetretener oder zunehmender Atemnot (adaptiert von: King et al. 2011 und Twycross et al. 2011 [480, 493])

Grad der Niereninsuffizienz	Umgang mit Opioiden
Milde bis moderate Niereninsuffizienz (GFR 30–89 ml/min)	Alle Opioide, die für die symptomatische Therapie der Atemnot verwendet werden, können nach Abwägung einer Reduktion der Dosis oder Frequenz eingesetzt werden. Verstärkte Beobachtung von Veränderungen der Nierenfunktion oder vorzeitiger Opioid-Wechsel bei sich rasch verschlechternder Nierenfunktion Abklärung möglicher reversibler Ursachen der Niereninsuffizienz Beachte: Die errechnete GFR ist weniger genau bei gleichzeitigem Vorliegen einer Kachexie, geringem Serum-Protein, Ödemen oder einer akuten Niereninsuffizienz.
Schwere Niereninsuffizienz bis Nierenversagen (GFR < 30 ml/min)	Ggf. Opioid-Wechsel zu schnell freisetzendem Hydromorphon oder Fentanyl/Buprenorphin; Deutlich erhöhte Vorsicht, engmaschige Beobachtung und Evaluation, um ggf. rasch eine Dosisanpassung durchzuführen (Dosismenge oder Frequenz); Transdermale Applikationen und langsam freisetzende Präparate sind wegen der verzögerten Elimination und eingeschränkter Möglichkeit zur Dosisanpassung nur mit erhöhter Vorsicht einzusetzen.

GFR = Glomeruläre Filtrationsrate

Tabelle 10: Opioide mit und ohne Bildung nierenpflichtiger, aktiver Metabolite und Dialysierbarkeit (Hämodialyse) (adaptiert von: King et al. 2011, Twycross et al. 2011 und Murtagh et al. 2007 [480, 493, 495])

Opioid	Aktive, nierenpflichtige Metabolite	Wird durch Dialyse entfernt?[1]	Sicher und effektiv bei dialysepflichtigen Patienten?[2]
Morphin	Ja	Ja	Vermeiden, wenn möglich
Hydromorphon	(Ja)	Ja	Ja, mit Vorsicht
Oxycodon	Ja	(Ja)	Unklar (limitierte Evidenz)
Fentanyl	Nein	Nein	Ja, mit Vorsicht
Buprenorphin	(Ja)	Nein	Ja, mit Vorsicht

[1] Ob ein Opioid dialysegängig ist oder nicht, ist ein sehr viel komplexeres Geschehen als es die Ja-Nein-Einteilung ausdrückt und muss u. a. zusätzlich berücksichtigen, ob auch Metabolite entfernt werden. Die Einteilung Ja/Nein an dieser Stelle wird verwendet, um zu beschreiben, ob potentiell ein signifikanter Umfang des Medikamentes oder seiner Metabolite durch die Dialyse entfernt wird.

[2] Bei dialysepflichtigen und niereninsuffizienten Patienten sollten alle Opioide mit erhöhter Vorsicht und zusätzlicher Evaluation und Beobachtung angewendet werden und ggf. eine Dosisadaption (Menge, Frequenz) erfolgen. Die hier genannte Einteilung, ob ein Opioid bei dialysepflichtigen Patienten angewendet werden kann, ist eine Verallgemeinerung und kann von Patient zu Patient variieren. Die Einteilung basiert überwiegend auf Fallberichten und klinischer Erfahrung.

Aus Angst vor einer Atemdepression gibt es nach wie vor Vorbehalte in der Verwendung von Opioiden. Keine der durchgeführten klinischen Studien konnte eine klinisch relevante Atemdepression, einen Abfall der Sauerstoffsättigung oder einen Anstieg des pCO_2 nachweisen, unabhängig von der zugrunde liegenden Erkrankung und unabhängig davon, ob die Patienten opioidnaiv oder opioidtolerant waren [467, 489, 492, 496, 497]. Es ist eine wichtige Aufgabe, über diesen Sachverhalt ausdrücklich aufzuklären, damit diese hochwirksame Therapie Patienten mit Atemnot nicht vorenthalten wird.

8.5 Andere Medikamente

8.5.1 Benzodiazepine

8.13.	Evidenzbasierte Empfehlung
Empfehlungsgrad 0	Benzodiazepine* *können* zur Linderung von Atemnot eingesetzt werden, wenn die Behandlung mit Opioiden nicht wirksam ist. * Off-Label-Use
Level of Evidence 1+	Quellen/Aktualisierung 2019: Simon et al. 2016 [498], Hardy et al. 2016 [499]

8.14.	Evidenzbasierte Empfehlung
Empfehlungsgrad 0	Benzodiazepine* *können* in Kombination mit Opioiden* zur Linderung von Atemnot eingesetzt werden, insbesondere bei Patienten in einem fortgeschrittenen Krankheitsstadium oder in der Sterbephase. * Off-Label-Use
Level of Evidence 1–	Quellen: Allcroft et al. 2013 [500], Navigante et al. 2006 [471]

Hintergrund

Benzodiazepine werden in der Palliativmedizin bei Patienten mit Atemnot häufig eingesetzt und die klinische Erfahrung wird bezüglich der Wirksamkeit als gut bewertet, insbesondere bei Patienten mit einer verstärkten Angst- oder Panikreaktion. Es liegt jedoch keine Studienevidenz für die wirksame Linderung der Atemnotintensität durch Benzodiazepine vor [498].

Benzodiazepine gehören zur Gruppe der sedierenden Medikamente und werden überwiegend bei Schlafstörungen und bei Angst eingesetzt. Ein systematisches Cochrane-Review (Update 2016) mit insgesamt 214 Teilnehmern, dem acht randomisierte, kontrollierte Studien zugrunde liegen, untersuchte die Effektivität von Benzodiazepinen zur Linderung der Atemnotintensität bei Erwachsenen mit einer fortgeschrittenen Erkrankung (COPD n = 66, Krebs n = 148) [498]. Nur eine Studie zeigte einen signifikanten, positiven Effekt für Midazolam im Vergleich zu Morphin [472]. Allerdings steht dieses

Ergebnis in Widerspruch zu einer zweiten Studie der gleichen Forschungsgruppe, bei der Midazolam gegenüber Morphin oder einer Kombination von Midazolam und Morphin unterlegen war [471]. Alle anderen identifizierten Studien konnten keinen Unterschied zwischen Benzodiazepinen und Placebo finden. Zwei weitere Studien, die im benannten Update von 2016 des Cochrane Reviews noch nicht voll publiziert und damit nicht eingeschlossen werden konnten, untersuchen die Wirksamkeit von intranasalem Midazolam zur Linderung von Atemnot. Eine der beiden Studien (inzwischen im Volltext publiziert) untersuchte 75 Patienten mit einer nichtheilbaren Krebs-, Lungen- oder Herzerkrankung, konnte keinen Unterschied zwischen intranasalem Midazolam und Placebo beschreiben [499]. Die zweite Studie ist nur als Konferenzabstrakt publiziert, in dem eine Verbesserung der Symptomkontrolle und Lebensqualität bei 30 Patienten mit schwerer Lungenerkrankung genannt wird - eine angemessene Beurteilung der Studie ist aber somit nicht möglich [501]. Eine kleine Pilotstudie mit 11 COPD-Patienten konnte in einer nicht-kontrollierten Kohortenstudie nach dem Einsatz von 0,5 mg Clonazepam plus 10 mg Morphin eine Linderung von Atemnot beschreiben [500]. Eine Bewertung der Effektivität ist allerdings mit diesem Studiendesign nicht möglich.

Die fehlende Studienevidenz wird u. a. damit erklärt, dass in den Studien die Atemnotintensität als primäres Outcome gemessen wurde. Eine Hypothese lautet, dass Benzodiazepine die Fähigkeit des Umgangs mit Atemnot verbessern (sogenannte *coping capacity*), bzw. die emotionale Empfindung der Atemnot als unangenehmes Gefühl reduzieren. Dies muss jedoch in klinischen Studien evaluiert werden. Die häufigsten Nebenwirkungen von Benzodiazepinen waren Benommenheit und Somnolenz, die im Vergleich zu Placebo signifikant häufiger auftraten, im Vergleich jedoch zu Morphin seltener [498].

Trotz der fehlenden externen Evidenz, aber aufgrund guter klinischer Erfahrungen wird die Therapie mit Benzodiazepinen als Zweit- bzw. Drittlinientherapie von der Leitliniengruppe empfohlen (offene „Kann"-Empfehlung), insbesondere wenn die Behandlungen mit Opioiden oder nicht-medikamentösen Verfahren nicht ausreichend wirksam sind oder eine zusätzliche Angst- bzw. Panikkomponente vorliegt. Eine Kombinationstherapie mit Opioiden wird vor allem bei Patienten in einem fortgeschrittenen Krankheitsstadium oder in der Sterbephase empfohlen [471, 500]. Es wird eine niedrige Startdosis gewählt und ggf. die Dosis nach Wirksamkeit angepasst (siehe Tabelle 11).

Tabelle 11: Dosierungsempfehlungen für Lorazepam und Midazolam

Benzodiazepin	Dosierung
Lorazepam*	0,5–1,0 mg alle 6–8 Std. p. o. / s. l.*
Midazolam*	2,5–5 mg/4 h s. c.*, 10–30 mg/24 Std. s. c.*
* Off-Label-Use	

8.5.2 Phenothiazine

8.15.	Evidenzbasierte Empfehlung
Empfehlungsgrad B	Patienten mit einer nicht-heilbaren Krebserkrankung *sollten nicht* mit Pheno-thiazinen* zur Linderung von Atemnot behandelt werden. * Off-Label-Use
Level of Evidence 1-	Quellen: O'Neill et al. 1985 [502], Rice et al. 1987 [503], Stark et al. 1981 [504], Wood-cock et al. 1981 [505]

Hintergrund

Phenothiazine gehören zur Gruppe der Antispsychotika und wirken unspezifisch und mit einem breiten Spektrum als Antagonisten an Rezeptoren für verschiedene Neuro-transmitter (z. B. D2-, alpha 1-, 5HT2A-, H1-, M1-Rezeptoren). Sie haben eine anti-psychotische und sedierende Wirkung, zudem haben sie auch antiemetische Effekte. Das niederpotente Promethazin wird häufig gegen Angst- und Erregungszustände ver-wendet.

Die Anwendung von Phenothiazinen zur Linderung der Atemnot beruht auf der en-gen Beziehung zu Angst und Agitiertheit. Eine geringe Dosis (z. B. Levomepromazin 2-5 mg/24 Std.) wird häufig als Startdosis verwendet, v. a. bei zusätzlicher Angst-komponente. Allerdings konnte eine Wirksamkeit in Studien bisher nicht nachgewiesen werden. Fünf RCTs mit insgesamt 47 Patienten und gesunden Probanden untersuchten die Wirksamkeit von Promethazin bzw. Chlorpromazin (in Deutschland nicht im Handel) versus Placebo oder Wirkstoffe anderer medikamentöser Gruppen [502–505].

Die Aussagekraft der Ergebnisse im Hinblick auf die Behandlung von Atemnot bei Krebspatienten ist durch die mäßige Qualität und das Alter der Studien (alle vor 1990 veröffentlicht), durch die niedrige Patientenzahl sowie durch die Studienpopulationen (gesunde Probanden und COPD-Patienten) begrenzt.

Bezüglich Promethazin wurden die Outcomes Atemnotintensität und Belastungstoleranz untersucht: Nur eine Studie konnte bei Patienten mit einer schweren COPD einen klei-nen, aber signifikanten Effekt von Promethazin auf die Linderung von Atemnotintensi-tät sowie eine Besserung der Belastungstoleranz zeigen [505]. Zeitgleiche oder spätere Studien mit gesunden Probanden und eine Studie [503] mit stabilen COPD-Patienten konnten diese Ergebnisse nicht bestätigen und keine Besserung der Atemnotintensität oder ggf. der Belastungstoleranz zeigen [503, 505]. Outcome Nebenwirkungen: Schläf-rigkeit wurde als häufigste Nebenwirkung beobachtet [503, 505].

Bezüglich Chlorpromazin (in Deutschland nicht im Handel) konnte nur in einer Studie bei sechs gesunden Probanden eine Reduktion der Atemnotintensität unter Belastung nachgewiesen werden [502].

Bei ähnlicher Studienlage, aber aufgrund eines leicht erhöhten Nebenwirkungsrisikos und vor allem deutlich geringerer klinischer Erfahrung im Vergleich zu Benzodiazepinen hat die Leitliniengruppe eine Nicht-Empfehlung für den Einsatz von Phenothiazinen zur Linderung von Atmenot ausgesprochen, auch wenn es vereinzelte positive klinische Berichte gibt.

8.5.3 Antidepressiva, Buspiron

8.16.	Evidenzbasierte Empfehlung
Empfehlungsgrad **B**	Patienten mit einer nicht-heilbaren Krebserkrankung *sollten nicht* mit Antidepressiva* oder Buspiron* zur Linderung von Atemnot behandelt werden. * Off-Label-Use
Level of Evidence **1–**	Quellen: Argyropolou et al. 1993 [506], Borson et al. 1992 [507], Eiser et al. 2005 [508], Lacasse et al. 2004 [509], Perna et al. 2004 [510], Singh et al. 1993 [511], Smoller et al. 1998 [512], Ström et al. 1995 [513]

Hintergrund

Psychische Belastungen wie Depressionen und Ängste finden sich häufig bei Patienten mit einer Krebserkrankung [514, 515]. Eine Reihe von Studien konnte zeigen, dass Depressionen und Ängste mit einer deutlich erhöhten Wahrnehmung von Atemnot in Ruhe wie auch bei körperlicher Belastung einhergehen und somit die Lebensqualität erheblich reduzieren können [516]. Daher erscheint die Gabe von Antidepressiva oder dem Anxiolytikum Buspiron zunächst als aussichtsreiche Intervention zur Linderung von Atemnot. Es finden sich allerdings nur wenige Studien mit niedriger Qualität, welche den Einfluss von Antidepressiva auf das Atemnot-Empfinden bei Patienten mit einer COPD untersuchten, aber keine bei Patienten mit einer Krebserkrankung.

Vier RCTs (n = 113) und zwei Fallstudien (n = 13) untersuchen Antidepressiva (Nortryptilin, Paroxetin, Citalopram, Sertralin, Protryptilin) zur Linderung von Atemnot bei COPD-Patienten [507–510, 512, 513]. Ein Teil der Patienten litt zusätzlich an einer Depression. Studien bei Patienten mit einer Krebserkrankung liegen nicht vor.

Keine der Studien zeigt eine signifikante Verbesserung der Atemnot durch Gabe von Antidepressiva. Ein RCT zeigt lediglich eine nicht-signifikante Verbesserung der Atemnot durch die Gabe von Paroxetin und beide Fallstudien berichten von einer Atemnotlinderung durch Citalopram bzw. Sertralin [509, 510, 512]. Aktuell laufen weitere Studien u. a. zu Sertralin und Mirtazapin [517]. Drei RCTs untersuchten Buspiron bei insgesamt 433 Patienten mit einer Krebserkrankung und 27 Patienten mit einer COPD [506, 511, 518]. In der einzigen Studie bei Patienten mit einer Krebserkrankung mit einer hohen Teilnehmerzahl konnte die Atemnot durch Placebo besser gelindert werden als durch Buspiron, allerdings lag diese Studie nur als Abstract vor und wurde nicht in die Evidenzgrundlage aufgenommen [518]. Die Studien bei wenigen Patienten mit einer COPD kamen zu entgegengesetzten Aussagen zur Belastungstoleranz. Zwar konnte eine Studie eine Besserung der Belastungstoleranz nachweisen [506], diese wurde allerdings durch eine weitere Studie nicht bestätigt [511].

Die einzige Studie, die Buspiron bei Patienten mit einer Krebserkrankung untersucht, belegt eine schlechtere Linderung der Atemnot durch Buspiron im Vergleich zu Placebo [518]. Diese Studie ist allerdings nur als Abstract vorhanden. In Übereinstimmung mit neueren Übersichtsarbeiten und Empfehlungen kann derzeit aufgrund der vorliegenden Daten weder für Patienten mit COPD noch für Patienten mit einer Krebserkrankung eine Empfehlung zur Gabe von Antidepressiva oder Buspiron zur Linderung von Atemnot gegeben werden [519, 520]. Unberührt davon bleibt die Notwendigkeit, nach dem Vorliegen einer Depression zu screenen und diese ggf. angemessen zu behandeln.

8.5.4 Steroide (Glucocorticoide)

8.17.	Evidenzbasierte Empfehlung	Modifiziert 2019
Empfehlungsgrad **0**	Patienten mit einer nicht-heilbaren Krebserkrankung *können* mit Steroiden* zur Linderung von Atemnot behandelt werden. * Off-Label-Use	
Level of Evidence **1+**	Quellen: Aaron et al. 2003 [521], Choudhury et al. 2007 [522], DuBois et al. 1999 [523], Guenette et al. 2011 [524], Melani et al. 1998 [525], Milman et al. 1994 [526], Rice et al. 2000 [527], Sayiner et al. 2001 [528], Shmelev et al. 2006 [529], Tashkin et al. 2008 [530], Vestbo et al. 2005 [531], Walters et al. 2005 [532], Worth et al. 2010 [533], Wouters et al. 2005 [534], Yang et al. 2012 [535], Yennurajalingam et al. 2013 [536], Zhang et al. 2008 [537] Aktualisierung 2019: Haywood et al. 2019 [538], Hui et al. 2016 [539]	

Hintergrund
Steroide werden in der klinischen Praxis immer wieder zur symptomatischen Therapie der Atemnot eingesetzt. Für den Einsatz von Steroiden zur symptomatischen Linderung von Atemnot bei Patienten mit einer Krebserkrankung liegt eine neue, kontrollierte Studie vor, die die Empfehlung im Vergleich zur vorherigen Leitlinienfassung ändert. Für Patienten mit einer COPD liegt eine Vielzahl von RCTs vor, die eine Wirksamkeit zur Linderung von Atemnot bei diesen Patientengruppen nicht nachweisen – fraglich ist allerdings die Übertragbarkeit der Daten bei unterschiedlicher Pathophysiologie der Grunderkrankungen.

In einer systematischen Literaturübersicht wurde die Wirksamkeit von systematischen Steroiden zur Linderung von Atemnot bei Patienten mit einer Krebserkrankung untersucht. Es konnten nur zwei RCTs eingeschlossen werden [538]. Das Placebokontrollierte Pilot-RCT von Hui et al. prüfte die Gabe von Dexamethason [539]. 41 Patienten mit einer Krebserkrankung und Atemnot wurden randomisiert und 35 (85 %) beendeten die verblindete Phase. Dexamethason führte zu einer signifikanten Reduktion der Atemnotintensität von 1,9 (95 % CI 3,3-0,5; p = 0,01) am 4. Tage auf einer numerischen Rating-Skala. Am Tag 7 betrug die Minderung 1,8 (95 % CI 3,2-0,3; p = 0,02) Dagegen gab es in der Placebogruppe eine Reduktion von 0,7 (95 % CI 2,1-0,6; p=0,38) am 4. Tag und von 1,3 (95 % CI 2,4-0,2; p=0,03) am Tag 7. Der Unterschied zwischen den Gruppen war nicht statistisch signifikant. Die Schläfrigkeit wurde unter Dexamethason gebessert. Dexamethason wurde insgesamt gut vertragen – ohne signifikante Toxizität. Die Autoren schließen daraus, dass Dexamethason vermutlich eine schnelle Linderung von Atemnot bewirkt und gut vertragen wird. Die zweite Studie bei Patienten mit einer Krebserkrankung untersuchte die Gabe von 2x4 mg Dexamethason über 14 Tage gegenüber Placebo mit dem Outcome Fatigue [536]. Als sekundäres Outcome wurde neben Anorexie, Angst und Depression auf Symptombelastung untersucht, inklusive des Unterparameters Atemnot. Hier zeigte sich weder bei dem Gesamtwert der Symptombelastung noch beim Unterparameter Atemnot ein statistisch signifikanter Unterschied zwischen der Gruppe mit Dexamethason und Placebo. Weitere Studien mit ausreichender statistischer Power sind notwendig [538, 539].

Zwei systematische Literaturübersichten und zusätzlich 14 RCTs untersuchen die Wirkung von Steroiden auf die Atemnot, Lebensqualität, Belastungstoleranz und Nebenwirkungen bei COPD-Patienten [532, 535]. Im Hinblick auf das Outcome Atemnotintensität, das vorwiegend als sekundäres Outcome beschrieben ist, zeigen die meisten Studien keine Wirksamkeit der Steroide gegenüber Placebo. Insbesondere die beiden größten Studien mit 1436 bzw. 1704 eingeschlossenen COPD-Patienten konnten keinen signifikanten Vorteil für inhalative Steroide gegenüber Placebo bzgl. der Linderung von Atemnot aufzeigen [530, 531]. Eine der zwei systematischen Literaturübersichten (inkl. Metaanalyse) wertete 24 RCTs, die orale Steroide bei stabilen COPD-Patienten (15 Studien mit moderater bis schwerer COPD) einsetzten [532]. Auch hier zeigte sich keine Wirksamkeit von oralen/systematischen Steroiden zur Linderung von Atemnot, jedoch ein vermehrtes Auftreten von Nebenwirkungen. Bezüglich der weiteren Outcomes Belastungstoleranz und Lebensqualität sind die Ergebnisse widersprüchlich und ohne Vorteil für den Einsatz von Steroiden [521, 535].

Zwei weitere RCTs untersuchen Patienten mit Sarkoidose und beide Studien konnten keine Wirksamkeit von Steroiden bei der Linderung von Atemnot feststellen [523, 526]. Eine nicht-kontrollierte Kohortenstudie beschrieb bei Patienten mit einer chronischen Herzinsuffizienz eine Verbesserung der Atemnot nach der Gabe von systemischen Steroiden [537]. Die Autoren führen die Wirkung allerdings auf einen pathophysiologisch kausalen Zusammenhang zur Steigerung der auch nachgewiesenen Diurese zurück, sodass diese Ergebnisse auf die Patientenpopulation dieser Leitlinie zur symptomatischen Linderung der Atemnot nicht übertragen werden können.

In der Zusammenschau der Evidenz und und zusammen mit der klinischen Erfahrung wird eine offene (kann) Empfehlung ausgesprochen, da die Studie mit der Zielpopulation der Leitlinie [539] eingeschränkt positiv urteilt und die Übertragung der Evidenz von Patienten mit einer COPD auf Krebspatienten aufgrund der sehr unterschiedlichen Pathophysiologie der Grunderkrankung fraglich ist. Insbesondere bei Vorliegen einer Lymphangiosis carcinomatosa oder einer tumorbedingten Atemwegsobstruktion (z. B. mit 8 mg Dexamethason tägl. morgens für eine Woche, anschließend schrittweise Reduktion um 2 mg alle drei Tage bis zur niedrigst möglichen Erhaltungsdosis oder Absetzen) kann ein Therapieversuch mit einem Steroid empfohlen werden. Für diese Indikationen liegen gute klinische Erfahrungen von Experten, jedoch keine ausreichende Studienevidenz vor.

8.6 Sauerstoff

8.18.	Evidenzbasierte Empfehlung
Empfehlungsgrad **B**	Sauerstoff *sollte nicht* zur Linderung von Atemnot bei nicht-hypoxämischen Patienten mit einer nicht-heilbaren Krebserkrankung eingesetzt werden.
Level of Evidence **1+**	Quellen: Abernethy et al. 2010 [406], Cranston et al. 2009 [540], Uronis et al. 2008 [541], Uronis et al. 2011 [542]

Hintergrund

Sauerstoff wird bei Patienten mit Atemnot häufig unreflektiert eingesetzt. Bei Patienten mit einer Hypoxämie (pO2 < 55 mmHg) oder bei einer bestimmten Gruppe von Patienten mit einer COPD gibt es für den Einsatz von Sauerstoff eine Indikation [543, 544]. Es gibt jedoch keinen Nachweis für die Wirksamkeit von Sauerstoff zur symptomatischen Therapie der Atemnot bei nicht-hypoxämischen Krebspatienten (z. B. [406, 540, 541]). In Einzelfällen kann eine Sauerstofftherapie auch bei nicht-hypoxämischen Krebspatienten erwogen werden. Da eine Sauerstofftherapie teuer, ressourcenaufwändig und mit potentiellen Nebenwirkungen verbunden ist (z. B. Austrocknung der Schleimhäute, Einschränkung in der Beweglichkeit, Explosionsgefahr bei gleichzeitigem Rauchen), sollen zunächst weniger belastende Therapieoptionen (z. B. Stand- oder Handventilatoren) überprüft werden und das Ansprechen des Patienten individuell getestet werden.

Zwei Cochrane-Reviews verglichen die Gabe von Sauerstoff versus Raumluft für die Linderung von Atemnot bei insgesamt 846 Patienten, davon 702 mit leicht- oder nicht-hypoxämischer COPD und 97 mit einer Krebserkrankung [540, 542]. Eine weitere, spätere systematische Literaturübersicht von der gleichen Gruppe konnte noch eine weitere Studie mit Krebspatienten einschließen (fünf anstatt vier Studien, 148 anstatt 97 Patienten) [541]. Nicht-hypoxämische bzw. leicht-hypoxämische COPD-Patienten (PaO2 ≥ 60 mmHg bzw. 55–59 mmHg), die nicht die Kriterien für eine Sauerstoff-Langzeittherapie erfüllen, können von einer Sauerstoffgabe zur symptomatischen Linderung von Atemnot profitieren [542]. Bei nicht-hypoxämischen Patienten mit einer Krebserkrankung zeigte sich jedoch kein signifikanter Unterschied der Atemnotintensität zwischen Sauerstoff im Vergleich zu Raumluft [540, 541].

In einem Update des Cochrane Reviews von Uronis konnten 14 zusätzliche Studien mit 493 Teilnehmern eingeschlossen werden. Insgesamt wurden 1195 Teilnehmer untersucht, von denen 901 Teilnehmer (33 Studien) in die Meta-Analyse eingeschlossen werden konnten. Sauerstoff reduzierte Atemnot während körperlicher Aktivität im Vergleich zu Raumluft (32 Studien; 865 Teilnehmer; SMD -0,34, 95 % CI -0,48 bis -0,21; I^2 = 37 %; Evidenz niedriger Qualität). Sauerstoff reduzierte Atemnot während Tests mit körperlicher Aktivität (25 Studien; 442 Teilnehmer; SMD -0,34, 95 % CI -0,46 bis -0,22; I^2 = 29 %; Evidenz moderater Qualität), wohingegen die Evidenz für einen Effekt auf Atemnot im Alltagsleben begrenzt ist (zwei Studien, 274 Teilnehmer; SMD -0,13, 95 % CI, -0,37 bis 0,11; I^2 = 0 %; Evidenz niedriger Qualität [545]) .

Dies wurde auch in einem hochqualitativen, „full-powered" RCT mit 239 Patienten mit unterschiedlichen Grunderkrankungen (16 % mit einer Krebserkrankung) bestätigt, die die Wirksamkeit von Sauerstoff und Raumluft über den gleichen Applikationsweg miteinander verglichen [406]. Hierbei stellte sich heraus, dass beide Interventionen im gleichen Ausmaß Atemnot lindern. Da zwischen Sauerstoff und Raumluft kein Unterschied in der Wirksamkeit festgestellt werden konnte, vermuten die Autoren, dass primär die Luftbewegung im Bereich der Nase verantwortlich ist für die Wirkung und empfehlen den Einsatz von weniger belastenden Therapieoptionen (z. B. Stand- oder Handventilatoren) [406].

9. Tumorschmerz

AG-Leiter: Winfried Meißner, Lukas Radbruch

9.1 Einleitung

Nach der Definition der International Association for the Study of Pain (IASP) ist Schmerz „ein unangenehmes Sinnes- und Gefühlserlebnis, das mit aktueller oder potentieller Gewebsschädigung verknüpft ist oder mit Begriffen einer solchen beschrieben wird" [546]. Neben der physischen Komponente (Nozizeption) spielen psychische, soziale und spirituelle Dimensionen eine Rolle bei Tumorschmerzen. Cicely Saunders prägte in diesem Sinne den Begriff des „Total Pain", der die Interrelationalität physischer, psychischer, sozialer und spiritueller Komponenten von Schmerzen bezeichnet [8].

Für die vorliegende S3-Leitlinie „Palliativmedizin für Patienten mit einer nicht-heilbaren Krebserkrankung" wurde die 2012 publizierte europäische EAPC/Caraceni-Leitlinie für medikamentöse Tumorschmerztherapie für Deutschland übersetzt und adaptiert [494] (Sobald die EAPC-Leitlinie aktualisiert wird, wird die Aktualisierung auch in der vorliegenden S3-Leitlinie übernommen; Stand: Anfang 2019). Alle Empfehlungen aus der EAPC-Publikation sind evidenzbasiert. Zusätzlich zu diesen Empfehlungen wurden für die Zwecke der vorliegenden, deutschen Version der Leitlinie weitere Empfehlungen entwickelt. So wurde ein Kapitel zur Schmerzerfassung verfasst, um so eine einheitliche Struktur mit anderen, symptombezogenen Kapiteln dieser Leitlinie zu gewährleisten. Die Empfehlungen zur Schmerzerfassung basieren auf der Expertenmeinung der Leitliniengruppe. Ebenso wurden evidenzbasierte Empfehlungen zu Metamizol neu entwickelt mit dem Ziel, die schmerztherapeutische Praxis in Deutschland besser widerzuspiegeln (siehe Abschnitt Metamizol). Anpassungen der Originalleitlinie wurden im Hinblick auf die Besonderheiten der deutschen Praxis vorgenommen. So wurden Aussagen zu Pharmaka, die in Deutschland nicht zugelassen sind (Diamorphin, Hydrocodon) nicht übernommen. Wenn solche Anpassungen der originalen Empfehlungen gemacht wurden, wurden diese im Hintergrundtext erläutert und begründet.

Die WHO hat für die pharmakologische und radiotherapeutische Behandlung von Tumorschmerz bei Heranwachsenden und Erwachsenen evidenzbasierte Leitlinien entwickelt und anlässlich des World Cancer Day im Februar 2019 veröffentlicht (www.who.int/ncds/management/palliative-care/cancer-pain-guidelines/en/). Im Vergleich zu der letzten Version der WHO-Richtlinien zur Tumorschmerzbehandlung von 1998 sind die neuen Richtlinien in einigen Punkten anders formuliert. So ist das WHO-Stufenschema nur noch im Anhang zu finden, und in den Leitlinien wird nicht mehr unterschieden zwischen WHO-Stufe-II und WHO-Stufe-III Opioiden. Neben Morphin werden Hydromorphon und Oxycodon empfohlen. Für die Einstellung der Opioidtherapie können nach den Empfehlungen nicht-retardierte oder retardierte Applikationsformen gewählt werden, auf jeden Fall aber sollte die Dauermedikation mit einer schnellwirkenden Bedarfsmedikation ergänzt werden. Die Empfehlungen entsprechen denen dieser Leitlinie.

Die vorliegende Leitlinie fokussiert ausschließlich auf medikamentöse und symptomatische Therapieoptionen. Nicht-medikamentöse Verfahren (z. B. physiotherapeutische oder psychotherapeutische Verfahren [4]) werden hier nicht bewertet. Es werden zudem keine Bewertungen von tumorspezifischen Maßnahmen (z. B. Strahlentherapie, operative Verfahren, medikamentöse Tumortherapien) oder invasiven Therapieverfahren vorgenommen, die ebenfalls einen Stellenwert in der Tumorschmerztherapie haben (siehe dazu organspezifische Leitlinien des Leitlinienprogramms Onkologie, www.leitlinien-programm-onkologie.de/leitlinien/).

Mittlere bis starke Tumorschmerzen sind häufig und treten bei 70-80 % der Patienten im fortgeschrittenen Stadium der Krebserkrankung auf. Nach dem derzeitigen Kenntnisstand können Tumorschmerzen bei fast allen Patienten gelindert werden [547]. Daten aus Umfragen und Beobachtungsstudien belegen, dass dennoch viele Patienten unter mittleren oder starken Schmerzen leiden und keine angemessene Therapie erhalten [548]. Die Empfehlungen zur Schmerztherapie beziehen sich auf verschiedene Stufen der Schmerzintensität, die als leicht, mittel oder stark beschrieben werden. Die Einteilung basiert auf einer subjektiven Einschätzung durch den Patienten und wird bewusst nicht näher definiert bzw. wird nicht bestimmten NRS-Werten zwischen 0-10 zugeordnet.

Die meisten Opioid-Analgetika unterliegen betäubungsmittelrechtlichen Vorschriften. Für den klinischen Alltag sind vor allem das Betäubungsmittelgesetz und die Betäubungsmittelverschreibungsverordnung (BtMVV) relevant. Die BtMVV regelt u. a.
  * wer welche Betäubungsmittel und in welcher Menge verordnen darf;
  * die Verordnung (Form und Inhalt der Verschreibung);
  * die Dokumentation des gesamten Betäubungsmittelverkehrs;
  * den Umgang mit Betäubungsmitteln in verschiedenen Einrichtungen des Gesundheitswesens, inkl. Hospizen und SAPV-Teams.

Eine adäquate Opioid-Therapie setzt die Kenntnisse dieser Verordnungen voraus.

Eine pharmakoökonomische Bewertung wurde nicht vorgenommen. Im Einzelfall kann es schwierig sein, den klinischen Vorteil, der die Grundlage für die Empfehlung darstellt, gegen die höheren Preise neuer Medikamente im Vergleich zu kostengünstigeren älteren oder weniger wirksamen Medikamenten abzuwägen. Dies trifft beispielsweise für die schnell wirkenden Opioid-Präparate zur Behandlung von Durchbruchschmerzen und für die Opioidantagonisten zur Prophylaxe und Behandlung der opioidbedingten Obstipation zu. Weitere potentielle Verzerrungen (Bias) der eingeschlossenen Studien sind natürlich nicht auszuschließen, auch wenn diese in der EAPC/Caraceni-2012-Leitlinie sowie in den neu entwickelten Abschnitten dieser Empfehlungen durch eine standardisierte Qualitätsbewertung möglichst ausführlich berücksichtigt wurden (siehe auch Leitlinienreport im separaten Dokument).

Im Rahmen der Schmerzdiagnose ist abzuklären, ob eine behandelbare Schmerzursache vorliegt (inkl. Indikation für eine tumorspezifische Therapie). Generell gilt, dass eine Verkleinerung der Tumormasse in aller Regel auch eine Abnahme der Schmerzen bedingt. Insbesondere bei schmerzhaften Knochenmetastasen sollte die Möglichkeit einer Strahlentherapie überprüft werden, da hiermit eine effektive Schmerzlinderung erreicht werden kann [549–551]. Allerdings ist bei den tumorspezifischen Verfahren auch mit einer gewissen Latenz in der Schmerzlinderung zu rechnen, sodass bis dahin immer auch eine ausreichend medikamentöse Analgesie gewährleistet werden sollte. Die Beseitigung anderer Ursachen, z. B. die Punktion von Aszites oder Pleuraergüssen oder die Reduktion von Leberkapselspannungs- oder Nervenkompressionsschmerz kann ebenso zu einer akuten Entlastung von Druckschmerzen beitragen. Auch andere Formen der Druckentlastung, z. B. durch eine Ablaufsonde bei gastrointestinaler Obstruktion, können sinnvoll sein. Ebenso kann die Behandlung von Infektionen angezeigt sein, wenn dadurch Schmerzen – z. B. durch Schleimhautläsionen – reduziert werden können. Generell gilt, dass kausale Therapieansätze in der Tumorschmerztherapie genutzt werden sollten. Jedoch sind diese in aller Regel nicht allein ausreichend wirksam oder zeigen eine verzögerte Wirkung und sollten daher mit einer symptomatischen Analgesie kombiniert werden.

9.2 Schmerzerfassung

9.1.	Konsensbasierte Empfehlung
EK	Schmerzanamnese und schmerzbezogene klinische Untersuchung *sollen* Bestandteil jeder Schmerzdiagnostik sein.

9.2.	Konsensbasierte Empfehlung
EK	Die Einschätzung der Schmerzintensität *soll* nach Möglichkeit durch den Patienten selbst erfolgen, z. B. durch einfache eindimensionale Schmerzintensitätsskalen im Rahmen einer mehrere Symptome einschließenden Erfassung.

9.3.	Konsensbasierte Empfehlung
EK	Bei Patienten mit einer nicht-heilbaren Krebserkrankung und Schmerzen sowie einer deutlichen kognitiven oder körperlichen Einschränkung *soll* die Erfassung der Schmerzintensität durch Fremdeinschätzung von Angehörigen oder Personal erfolgen.

Hintergrund

Die Empfehlungen zur Schmerzerfassung basieren auf der Expertenmeinung der Leitliniengruppe.

Eine Basisdiagnostik zur Schmerzanalyse stellt eine notwendige Voraussetzung für eine rationale Schmerztherapie dar. Jedoch ist die Anwendung umfänglicher Untersuchungsprozeduren oder umfangreicher Fragenkataloge aufgrund des eingeschränkten Allgemeinzustandes für viele Patienten nicht zumutbar. Grundsätzlich sollten Schmerzen bei allen schmerzhaften Prozeduren und schmerztherapeutischen Maßnahmen miterfasst werden. Im Folgenden werden praktikable Empfehlungen zur Schmerzerfassung bei Patienten in der Palliativversorgung vorgestellt.

Schmerzdiagnostik

Zu Beginn und im Verlauf der Palliativversorgung sollten Patienten nach dem Vorhandensein von Schmerzen befragt und untersucht werden. Dies sollte Teil der Symptomerfassung sein.

Die Basisdiagnostik dient zur Erfassung der Ausbreitung und Dynamik der Schmerzen, der Schmerzursache (tumor- und therapiebedingt, unabhängig von Krebserkrankung und Therapie), des Schmerztyps (nozizeptiv, neuropathisch) und der Schmerzintensität.

Die Lokalisation der Schmerzbereiche (mit/ohne Ausstrahlung) kann in einer Körperzeichnung dokumentiert werden.

Die Schmerzintensität kann z. B. mittels einer vierstufigen verbalen Rating-Skala (VRS) erfasst werden: keine, leichte, mittlere und starke Schmerzen [552] oder einer elfstufigen numerischen Ratingsskala (NRS, 0–10). Eine definierte Zuordnung zwischen der vierstufigen VRS und der elfstufigen NRS wurde bewusst nicht vorgenommen, da die Einteilungen auf subjektiven Einschätzungen der Patienten beruhen. Gegebenenfalls kann zwischen der aktuellen Schmerzstärke sowie der maximalen und minimalen Schmerzstärke in Ruhe und unter Belastung (z. B. beim Aufstehen/Laufen) innerhalb der letzten 24 Stunden unterschieden werden. In dieser Form wird der Schmerz zum Beispiel im Brief Pain Inventory (BPI) erhoben [553].

Gegebenenfalls sollten Auftreten, Zeitverlauf und mögliche Ursachen von Schmerzattacken erfasst werden.

Zur Therapiekontrolle sollte die Schmerzerfassung regelmäßig wiederholt werden.

Klinische Untersuchung

Bei der körperlichen Untersuchung sollte gezielt die schmerzhafte Region untersucht werden, um pathologische Veränderungen zu erfassen. Die Extremitäten sollten aktiv und passiv bewegt werden, um Bewegungsdefizite zu entdecken. Im Bereich ossärer Strukturen sollte an die Möglichkeit pathologischer Frakturen gedacht werden.

Zur Differenzierung zwischen nozizeptiven und neuropathischen Schmerzen sollte nach Pluszeichen (z. B. Hyperalgesie, Allodynie) und Minuszeichen (z. B. Hypästhesie, Paresen) gefahndet werden. Begleitsymptome wie ein „Taubheitsgefühl" im Versorgungsgebiet zentraler oder peripherer Nervenstrukturen, Paresen, Reflexauffälligkeiten und weitere vegetative Symptome können auf einen neuropathischen Schmerz hinweisen. Ebenfalls finden sich bei neuropathischer Schmerzkomponente häufiger Brennschmerzen, Parästhesien, evozierte Schmerzen (Allodynie) und spontane Schmerzattacken.

Schmerzfragebögen

Zur neurophysiologischen Evaluation von Schmerzen mit nozizeptivem und/oder neuropathischem Charakter steht als validierter multidimensionaler Fragebogen der McGill-Pain-Questionnaire - auch in einer deutschen Fassung [554, 555] - zur Verfügung. Beim Verdacht auf neuropathische Schmerzen kann auch ein Screening-Fragebogen (z. B. painDETECT [556], DN4 [557]) zur Anwendung kommen. Hierbei sind allerdings die o. g. Einschränkungen der pragmatischen Anwendbarkeit bei Palliativpatienten in eingeschränktem Allgemeinzustand zu beachten. Außerdem sind diese Screening-Fragebögen für neuropathische Schmerzen bei Tumorschmerzpatienten nicht validiert.

Für die Mehrzahl der Patienten ist ein Screening mit einem Symptomfragebogen sinnvoll, der neben Schmerzen auch andere körperliche Symptome und psychosoziale oder spirituelle Probleme erfasst wie z. B. die Symptomcheckliste der Hospiz- und Palliativ-Erfassung (HOPE) [558] oder die Palliative Care Outcome Scale (POS) [559, 560].

Schmerzerfassung bei Patienten mit kognitiven Einschränkungen

Bei Patienten mit kognitiven Einschränkungen ist eine Selbsterfassung der Schmerzen oft nicht ausreichend möglich. In diesem Fall sollte eine Fremderfassung der Schmerzintensität erfolgen, entweder durch die Angehörigen oder durch das medizinische Personal. Hierbei kommt der Gesichtsmimik und der Verhaltensbeobachtung eine besondere Bedeutung zu. Weitere indirekte Hinweise auf das Vorhandensein von Schmerzen können Unruhe, Lautäußerungen, vegetative Reaktionen wie z. B. Schwitzen, Tachykardie und Blutdruckentgleisungen sein.

Hilfestellung bei der Fremdeinschätzung bieten strukturierte Beobachtungsbögen wie das BISAD-Instrument (BISAD = Beobachtungsinstrument für die Schmerzerfassung bei alten Menschen mit Demenz [561]) oder der BeSD-Fragebogen (BeSD = Beurteilung von Schmerzen bei Demenz; www.dgss.org/alt/uploads/media/BESD_Fassung_Dezember_2008_01.pdf). Apparative Zusatzdiagnostik ist im Rahmen einer Schmerzerfassung bei Palliativpatienten nur selten indiziert und sollte nur bei unmittelbarer therapeutischer Konsequenz durchgeführt werden.

9.3   Anwendung verschiedener Opioid-Klassen

9.3.1   WHO-Stufe-II-Opioide

9.4.	Evidenzbasierte Empfehlung
Empfehlungsgrad **B**	Patienten mit leichten bis mittleren Tumorschmerzen, oder Patienten, deren Schmerzen nicht adäquat durch orale[1], regelmäßige Verabreichung von Nicht-Opioid-Analgetika kontrolliert werden können, *sollten* zusätzlich orale[1] Stufe-II-Opioide oder alternativ niedrig dosierte Stufe-III-Opioide verabreicht werden.
Level of Evidence **1–**	Leitlinienadaptation: EAPC/Caraceni et al. 2012 [494] (Tassinari et al. 2011a [562]); Leppert et al. 2010 [563]

[1] Die orale Applikation schließt die enterale Applikationsform (z. B. über PEG [Perkutane endoskopische Gastrostomie]) ein.

Hintergrund

Stufe-II-Opioide (siehe Tabelle 12) werden traditionell bei mittleren Tumorschmerzen eingesetzt, wenn diese durch Nicht-Opioid-Analgetika nicht adäquat kontrolliert werden. Im Originaltext werden in der Empfehlung Paracetamol und nicht steroidale Antiphlogistika statt Nicht-Opioid-Analgetika genannt. Um dem in der deutschen Praxis regelmäßigen Einsatz von Metamizol besser zu entsprechen, wurde der Begriff „Nicht-Opioid-Analgetika" vorgezogen, um auch Metamizol einzuschließen (siehe dazu auch Abschnitt Metamizol). Es ist dennoch zu erwähnen, dass Metamizol in der dieser Empfehlung zugrunde liegenden systematischen Übersichtsarbeit nicht erwähnt wird [562]. Die systematische Übersichtsarbeit Tassinaris hat gezeigt, dass Codein und Tramadol im Vergleich zu Placebo wirksam sind. Die analgetische Wirkung von Paracetamol in Kombination mit Codein wurde in einem RCT nachgewiesen [564]. 150 mg Codein zweimal täglich waren genauso wirksam und sicher wie die Kombination aus 60 mg Codein plus 600 mg Paracetamol viermal am Tag.

Nur ein RCT liefert einen direkten Vergleich zwischen Stufe-II-Opioiden. Die analgetische Wirksamkeit von Tramadol, Codein plus Paracetamol und Hydrocodon plus Paracetamol war vergleichbar, wenngleich unter Tramadol mehr Nebenwirkungen auftraten [565]. Tramadol wurde mit Morphin in einem separaten RCT verglichen [566]. Morphin zeigte eine bessere Wirkung, aber auch mehr Nebenwirkungen als Tramadol. Das Update von Tassinari et al. hat ein zusätzliches RCT identifiziert, das zwei Stufe-II-Opioide (Tramadol und Dihydrocodein) vergleicht und Dihydrocodein eine höhere analgetische Wirksamkeit zuschreibt [563]. Dies ändert die Aussage der Empfehlung nicht.

In drei Studien wurde ein zweistufiges Vorgehen (Umstellung von Stufe-I- direkt auf Stufe-III-Analgetika) gegenüber einem dreistufigen Vorgehen untersucht [567–569]. Allerdings wiesen alle drei Studien erhebliche methodische Mängel, eine ungenügende statistische Aussagekraft und einen Selektionsbias auf. Insgesamt zeigt die begrenzte Datenlage, dass orales Morphin in niedriger Dosierung bei opioidnaiven Patienten mit einer Krebserkrankung eingesetzt werden kann, und dass dadurch bei manchen Patienten die Schmerzlinderung besser gelingt als durch Stufe-II-Analgetika. Allerdings ließ sich kein eindeutiger Vorteil für eine zwei- oder dreistufige Vorgehensweise nachweisen (siehe Tabelle 12, sowie Abschnitte WHO-Stufe-III-Opioide der ersten Wahl und Metamizol).

Tabelle 12: WHO-Stufe-II-Opioide (schwache Opioide) für mittlere Tumorschmerzen bei opioidnaiven Patienten

WHO-Stufe-II-Opioide	Charakteristika und Kommentare
Tramadol, Tilidin/Naloxon	Nur Stufe-II-Analgetikum; Verwendung allein oder in Kombination mit Paracetamol oder Metamizol; tägliche Dosis ≥ 400 mg nicht empfohlen
Oxycodon	Nur in niedrigen Dosierungen (z. B. ≤ 20 mg pro Tag) als Stufe-II-Opioid zu bewerten - Anwendung allein oder in Kombination mit Paracetamol oder Metamizol
Morphin	Nur in niedrigen Dosierungen (z. B. ≤ 30 mg pro Tag) als Stufe-II-Opioid zu bewerten
Hydromorphon	Nur in niedrigen Dosierungen (z. B. ≤ 4 mg pro Tag) als Stufe-II-Opioid zu bewerten

In Deutschland werden Tramadol, Tilidin und Oxycodon häufig in einer Kombination mit Metamizol anstatt Paracetamol eingesetzt. Deshalb wird Metamizol neben Paracetamol in Tabelle 12 genannt, auch wenn Metamizol in der systematischen Übersichtsarbeit von Tassinari et al. 2011a [562] und im Originaltext der Leitlinie nicht erwähnt wird.

Aufgrund der im Vergleich zu Tramadol und Tilidin/Naloxon deutlich geringeren Effektivität und starken Variabilität im Metabolismus sollte Codein in Deutschland nicht als Stufe-II-Medikament eingesetzt werden. Codein ist deshalb in Tabelle 12 in Abweichung zur englischen Originalleitlinie nicht erwähnt. Als Stufe-II-Opioid werden in Deutschland häufig Tramadol sowie Tilidin in fester Kombination mit Naloxon (Tilidin/Naloxon) eingesetzt [570]. Deshalb wurden diese Präparate in der o. g. Tabelle eingefügt, obwohl Tilidin in der diesem Kapitel zugrunde liegenden systematischen Übersichtsarbeit (Tassinari et al. [562]) nicht untersucht wurde und in der englischen Originalleitlinie nicht vorkommt. Hydrocodon, das ebenso in der Originalpublikation genannt wird, ist im Handel in Deutschland nicht erhältlich und erscheint deshalb in Tabelle 12 dieser Leitlinie nicht.

Morphin, Hydromorphon und Oxycodon werden in Deutschland als Stufe-III-Opioide eingestuft. In den hier angegebenen niedrigen Dosierungen sind diese Opioide aber in der Wirkung den Opioiden der Stufe II vergleichbar und werden deshalb in den Empfehlungen der EAPC/Caraceni-2012-Leitlinie in niedriger Dosierung als Stufe-II-Opioid aufgelistet. Sie unterliegen aber auch in diesen niedrigen Dosierungen den Bestimmungen der Betäubungsmittelverschreibungsverordnung (BtMVV). Zum vergleichenden Nebenwirkungs- bzw. Toleranzprofil dieser Opioide verweisen wir auf Kapitel 9.3.2. Tapentadol ist zugelassen für die Behandlung chronischer starker Schmerzen, die nur mit Opioiden angemessen gelindert werden können. Eine Empfehlung für die Behandlung von Tumorschmerzen kann nicht gegeben werden, da dazu keine Studien vorliegen.

Das Nebenwirkungsprofil von Tramadol und Tilidin/Naloxon umfasst u. a. Obstipation, Übelkeit, Erbrechen und Schwindel sowie Sedierung. Tramadol hat ein höheres Risiko mit anderen Medikamten zu interagieren, u. a. mit SSRI mit der Gefahr eines Serotonin-Syndroms [16].

9.3.2 WHO-Stufe-III-Opioide der ersten Wahl

9.5.	Evidenzbasierte Empfehlung	Modifiziert 2019
Empfehlungsgrad **A**	Bei Patienten mit mittleren bis starken Tumorschmerzen *sollen* Stufe-III-Opioide verwendet werden.	
Level of Evidence **1–**	Aktualisierung 2019: Wiffen et al. 2017 [571]	

9.6.	Evidenzbasierte Empfehlung
Empfehlungsgrad **0**	Als Stufe-III-Opioide der ersten Wahl *können* Morphin, Oxycodon und Hydromorphon verwendet werden.
Level of Evidence **1–**	Leitlinienadaptation: EAPC/Caraceni et al. 2012 [494] (Caraceni et al. 2011 [572], King et al. 2011a [573], Pigni et al. 2011 [96]); Mercadante et al. 2010 [574] Aktualisierung 2019: Corli et al. 2016 ([575]

Hintergrund

Stufe-III-Opioide sind bei mittleren bis starken Tumorschmerzen indiziert. Diese Empfehlung (6.5.) befindet sich nicht explizit in der originalen EAPC/Caraceni-2012-Leitlinie. Sie wurde auf Beschluss der Leitliniengruppe und basierend auf Expertenkonsens zusätzlich zur nachfolgenden Empfehlung ergänzt, die eine Aussage zur Auswahl der verschiedenen Medikamente innerhalb der Stufe-III-Opioide macht.

Morphin ist der Prototyp des Opioid-Analgetikums. Seit 1987 wird orales Morphin als das Medikament der ersten Wahl bei der Behandlung von mittleren bis starken Tumorschmerzen angesehen. Morphin ist auch heute noch die erste Wahl, jedoch eher aus Gewohnheits-, Verfügbarkeits- und Kostengründen und nicht aufgrund einer nachgewiesenen Überlegenheit.

Mittlerweile sind von vielen Opioiden (z. B. Hydromorphon, Oxycodon, Fentanyl) Darreichungsformen mit spezieller Galenik erhältlich, und die weltweite Verfügbarkeit dieser Opioide hat sich verbessert.

Zwei systematische Reviews unterstützen die Verwendung von oralem Morphin bei Tumorschmerz [572, 576] – updated Version des Cochrane-Reviews von Wiffen (als die Originalversion der Leitlinie verfasst wurde, war das Systematic Review von Wiffen et al. noch nicht aktualisiert. Da Cochrane-Reviews jedoch nur in ihrer letzten Fassung zitierbar sind, wurde an dieser Stelle das 2013 aktualisierte Review zitiert. Die Ergebnisse dieses Updates sind im nächsten Absatz beschrieben). In der Originalleitlinie ist noch die alte Version des Reviews angegeben. Eine systematische Literaturübersicht zu Oxycodon aktualisiert eine frühere Übersichtsarbeit und Metaanalyse [573], eine andere befürwortet die Verwendung von Hydromorphon [96]. Diese Reviews umfassen neun randomisierte Studien, in denen die orale Verabreichung von Morphin, Oxycodon und Hydromorphon bei insgesamt 654 Patienten verglichen wurde. Acht davon wurden als Überlegensheitsstudien („superiority trials") klassifiziert, von denen sieben keine großen Unterschiede in der Wirksamkeit der verschiedenen Opioide zeigten. Zu ähnlichen Ergebnissen kam die einzige Metaanalyse von vier RCTs zu Oxycodon im Vergleich zu Morphin bzw. Hydromorphon [577]. In einer Studie wurde ein klinisch marginal bedeutsamer Unterschied zu Gunsten von Morphin im Vergleich zu Hydromorphon gezeigt [578]. In einer anderen Studie waren Morphin und Hydromorphon gleichwertig [579]. Ein Vergleich der Toleranzprofile der drei Opioide zeigte vergleichbare Ergebnisse [572, 580].

Das o. g. Cochrane-Review von Wiffen et al. 2007 wurde 2013 vom Autor aktualisiert [576], wobei zehn neue Studien identifiziert wurden. Davon sind manche Studien im o. g. Systematic Review von Caraceni et al. 2011 [572] schon eingeschlossen; andere entsprechen den Einschlusskriterien von Caraceni nicht. Nur eine Studie aus Wiffen et al. 2013 erfüllt diese Einschlusskriterien: Es handelt sich um ein RCT, das Morphin mit Oxycodon vergleicht, wobei ähnliche analgetische Ergebnisse gezeigt werden [574]. Dies ändert die Aussage der Empfehlungen nicht.

In einem Phase-IV-RCT mit 520 Krebspatienten mit Schmerzen, die im Jahr 2016 publiziert wurde, wurden vier starkwirksame Opioide verglichen: Morphin, Oxycodon, Fentanyl und Buprenorphin [575]. Es konnten keine signifikanten Unterschiede bzgl. Schmerzkontrolle, Ansprechrate und Nebenwirkung nachgewiesen werden, jedoch zeigte sich bei Fentanyl und Buprenorphin eine geringere Schmerzlinderung und eine häufigere Dosissteigerung bei Fentanyl.

Ungenauigkeiten in den Studien sollten bei diesen Empfehlungen berücksichtigt werden. Es war jedoch ein hoher Grad an Übereinstimmung der Studien bei der Wirksamkeit und der toxischen Wirkung erkennbar.

9.3.3 Levomethadon in der Tumorschmerztherapie

9.7.	Evidenzbasierte Empfehlung
Empfehlungsgrad **0**	Bei Patienten mit mittleren bis starken Tumorschmerzen *kann* Levomethadon als Stufe-III-Opioid der ersten oder späteren Wahl verwendet werden.
Level of Evidence **1−**	Leitlinienadaptation: EAPC/Caraceni et al. 2012 [494] (Cherny et al. 2011 [581])

9.8.	Evidenzbasierte Empfehlung
Empfehlungsgrad **A**	Levomethadon *soll* aufgrund seines komplexen pharmakokinetischen Profils mit einer unvorhersehbaren Halbwertszeit nur von erfahrenen Ärzten eingesetzt werden.
Level of Evidence **1−**	Leitlinienadaptation: EAPC/Caraceni et al. 2012 [494] (Cherny et al. 2011 [581])

Hintergrund

Dieses Kapitel bezieht sich in der englischen Originalleitlinie auf Methadon und nicht auf Levomethadon. Auch die entsprechenden systematischen Literaturrecherchen wurden zu Methadon durchgeführt. Methadon (als Racemat) ist in Deutschland nur zur Substitutionsbehandlung zugelassen. Für die Schmerzbehandlung ist in Deutschland nur Levomethadon als Fertigarzneimittel im Handel erhältlich und ist deshalb Thema dieses Kapitels. Levomethadon hat eine doppelt so hohe analgetische Potenz im Vergleich zu Methadon, bezogen auf die Wirkung am μ-Opiatrezeptor. Es gibt verschiedene Modelle zum Wechsel bzw. zur Titration von Methadon/Levomethadon, z. B. nach Nauck et al. [582]. Es sollte nur von schmerztherapeutisch erfahrenen Ärzten eingesetzt werden.

Levomethadon wird bisweilen als Alternative zu oralem Morphin angesehen. Aufgrund seiner speziellen pharmakokinetischen Eigenschaften und einer sehr langen und unvorhersehbaren Halbwertzeit [583] ist jedoch eine sorgfältige, individualisierte Dosiseinstellung erforderlich. Orales Levomethadon ist das Medikament, das am häufigsten als Therapieoption bei einem Opioid-Wechsel in Erwägung gezogen wird.

In einem Cochrane-Review [581, 584] wurden in drei RCTs mit insgesamt 277 Patienten Methadon mit einem anderen Stufe-III-Opioid verglichen (in einer Studie erhielt eine dritte Gruppe transdermales Fentanyl) [585–587]. Die Medikamente unterschieden sich nicht in ihrer Wirkung bei mit Stufe-II-Opioid vorbehandelten oder opioidnaiven Patienten. In einer der Studien wurde Methadon mit einer höheren Sedierungshäufigkeit in Verbindung gebracht, sodass mehr Patienten die Studie aufgrund dieser Nebenwirkung abbrachen [585]. In einer älteren Studie beendeten vier von 26 (15 %) versus zwei von 26 (8 %) Patienten aus der Methadon- bzw. Diamorphin- plus Kokaingruppe die Untersuchung aufgrund der Sedierung [588].

Unter dem Vorbehalt methodischer Einschränkungen zeigen die Daten keine signifikanten Unterschiede zwischen Methadon und Morphin hinsichtlich der analgetischen Wirkung. Die Datenlage zu ZNS-Nebenwirkungen (Sedierung) bei Methadon ist in den Studien nicht einheitlich. Methadon bzw. Levomethadon sollte als Alternative zu anderen Stufe-III-Opioiden in Betracht gezogen werden.

9.4 Opioid-Titration

9.9.	Evidenzbasierte Empfehlung
Empfehlungsgrad **0**	Bei Patienten mit Tumorschmerzen *können* schnell und langsam freisetzende orale[1] Morphin-, Oxycodon- und Hydromorphon-Präparate zur Dosistitration verwendet werden.
Level of Evidence **1−**	Leitlinienadaptation: EAPC/Caraceni et al. 2012 [494] (Klepstadt et al. 2011 [589])

[1] Die orale Applikation schließt die enterale Applikationsform (z. B. über PEG [Perkutane endoskopische Gastrostomie]) ein. Ob eine Darreichungsform für die Anwendung über eine Sonde geeignet ist, muss handelspräparatspezifisch überprüft werden.

9.10.	Evidenzbasierte Empfehlung
Empfehlungsgrad **B**	Bei Patienten mit Tumorschmerzen *sollten* die Titrationszeitpläne für schnell und langsam freisetzende Darreichungsformen durch die orale[1] Verabreichung von schnell freisetzenden Opioiden als Bedarfsmedikation ergänzt werden.
Level of Evidence **1−**	Leitlinienadaptation: EAPC/Caraceni et al. 2012 [494] (Klepstadt et al. 2011 [589])

Hintergrund

Die langjährige Praxis der Einleitung einer Morphintherapie mit schnell freisetzenden (unretardiertem) oralem Morphin alle vier Stunden basiert nicht auf kontrollierten klinischen Studien, sondern auf dem pharmakokinetischen Profil dieser Darreichungsform (t_{max} < 1 h; $t_{1/2}$ 2-3 h; Wirksamkeitsdauer ca. 4 h) [583, 590]. Eine individuelle Anpassung der Opioid-Dosis wird dadurch erreicht, dass zunächst eine niedrige Dosis verabreicht wird, die dann nach oben titriert wird, bis die gewünschte Wirkung erzielt wird [591]. Mit der Einführung der oralen und transdermalen langsam freisetzenden (retardierten) Opioide setzte sich eine Titration mit einem schnell freisetzenden Opioid und einem anschließenden Wechsel zu einem Präparat mit langsamer Freisetzung durch [592]. Schnell freisetzende Präparate sind sehr viel flexibler als langsam freisetzende Präparate, sowohl zur Titration als auch zur Behandlung schlecht kontrollierter Schmerzen. Die klinische Erfahrung zeigte jedoch, dass eine Opioid-Therapie auch mit langsam freisetzenden Opioiden im ambulanten Bereich begonnen werden kann.

In einer systematischen Literaturübersicht [589] wurden nur zwei klinische Studien identifiziert, die verschiedene Ansätze zur Dosis-Titration bei initialer Verabreichung von oralem Morphin beschrieben. Eine der Studien umfasste 40 Patienten und zeigte keine wesentlichen Unterschiede zwischen der Titration mit schnell freisetzendem Morphin und oralem Morphin mit langsamer Freisetzung [593]. In der zweiten, offenen (nicht verblindeten) Studie mit 62 Patienten war unter einer intravenösen Morphin-Titration bei gleicher Verträglichkeit eine schnellere Schmerzkontrolle möglich als unter oralem Morphin [594].

9.5   Applikationsformen

9.5.1   Die Rolle transdermaler Opioide

9.11.	Evidenzbasierte Empfehlung
Empfehlungsgrad **0**	Für einige Patienten mit Tumorschmerzen *können* transdermales Fentanyl oder transdermales Buprenorphin als Alternative zu oralen[1] Opioiden das bevorzugte Stufe-III-Opioid sein.
Level of Evidence **1-**	Leitlinienadaptation: EAPC/Caraceni et al. 2012 [494] (Tassinari et al. 2011b [595]) Aktualisierung 2019: Corli et al. 2016 [575]

[1] Die orale Applikation schließt die enterale Applikationsform (z. B. über PEG [Perkutane endoskopische Gastrostomie]) ein. Ob eine Darreichungsform für die Anwendung über eine Sonde geeignet ist, muss handelspräparatspezifisch überprüft werden.

9.12.	Evidenzbasierte Empfehlung
Empfehlungsgrad **0**	Bei Patienten mit Tumorschmerzen und Schluckstörungen *können* transdermale Opioide als ein wirksames, nicht-invasives Mittel zur Opioid-Verabreichung eingesetzt werden.
Level of Evidence **1-**	Leitlinienadaptation: EAPC/Caraceni et al. 2012 [494] (Tassinari et al. 2011b [595])

Hintergrund
Transdermale Fentanyl- und Buprenorphin-Trägersysteme ermöglichen eine langsame Erhöhung des Medikamentenspiegels mit sehr langer Halbwertzeit (mehrere Tage) und mit einer langen Latenzzeit vor Erreichen eines konstanten Wirkstoffspiegels [596]. Die Verwendung dieser Präparate als Stufe-III-Opioide der ersten Wahl alternativ zu Stufe-II-Opioiden wurde diskutiert. Die Titration muss gemäß der erwarteten Halbwertzeit erfolgen, d. h. ca. alle drei Tage unter Verabreichung von zusätzlichen schnell freisetzenden Opioiden bei Bedarf. In Abhängigkeit vom verwendeten Handelspräparat werden vom Hersteller verschiedene Intervalle zum Wechsel des Wirkstoffpflasters empfohlen. So sind z. B. Buprenorphin-Trägersysteme erhältlich, die für sieben Tage eingesetzt werden können. Die Titration kann dennoch auch mit kürzerem Intervall stattfinden.

Eine systematische Übersichtsarbeit untersuchte die Wirksamkeit von transdermalem Fentanyl und Buprenorphin für die Linderung von mittleren bis starken Tumorschmerzen [595]. Sie enthält eine Metaanalyse von vier RCTs, in denen orales Morphin mit Fentanyl und Buprenorphin verglichen wurde [597], und ein dreiarmiges, paralleles RCT, in dem orales Morphin mit Fentanyl und Methadon verglichen wurde [586]. Es gab keine wesentlichen Unterschiede in der Wirksamkeit transdermaler Präparate im Vergleich zu anderen Opioiden. Es gab jedoch einen Unterschied zugunsten transdermaler Systeme in Bezug auf Obstipation und Patientenpräferenz [597]. Dieses weist darauf hin, dass ein transdermales Opioid bei einigen Patienten auch als initiales Stufe-III-Opioid angemessen sein kann [586].

Keine dieser Studien war verblindet, einige waren von geringer methodischer Qualität und zwei wurden an Patienten durchgeführt, die bereits Stufe-III-Opioide bekamen.

Unter mehreren Studien, in denen transdermales Buprenorphin mit Placebo verglichen wurde, gab es nur ein Doppelblind-RCT. Es umfasste 189 Patienten mit einer Krebserkrankung und zeigte einen signifikanten Vorteil für Buprenorphin hinsichtlich des Anteils an Respondern [598].

Das Update des Systematic Reviews von Tassinari et al. [595] identifizierte ein Cochrane-Review von RCTs zur Rolle von transdermalem Fentanyl [599]. Dieses beinhaltete keine neuen Studien, die den Einschlusskriterien von Tassinari et al. entsprechen. Deshalb ändert sich die Aussage der Empfehlung nicht.

9.5.2 Alternative systemische Applikationsformen für Opioide

9.13.	Evidenzbasierte Empfehlung
Empfehlungsgrad **A**	Bei Patienten, denen Opioide nicht auf oralem[1] oder transdermalem Weg verabreicht werden können, *soll* der subkutane Applikationsweg bei der Verabreichung von Morphin oder Hydromorphon die erste Alternative sein.
Level of Evidence **1+**	Leitlinienadaptation: EAPC/Caraceni et al. 2012 [494] (Radbruch et al. 2011 [600])

[1] Die orale Applikation schließt die enterale Applikationsform (z. B. über PEG [Perkutane endoskopische Gastrostomie]) ein. Bei Patienten mit Schluckstörungen stehen neben den transdermalen oder parenteralen Anwendungen auch andere Applikationswege bei Verwendung entsprechender Darreichungsformen zur Verfügung. Beispielsweise kann Morphin in flüssiger Form (schnell freisetzend) oder als retardiertes Granulat über enterale Sonden (Magensonde, PEG) verabreicht werden. Die Verfügbarkeit und Eignung der verschiedenen Darreichungsformen kann beim Apotheker erfragt werden.

9.14.	Evidenzbasierte Empfehlung
Empfehlungsgrad **A**	Bei Patienten mit Tumorschmerz, bei denen die subkutane Verabreichung kontraindiziert ist (z. B. aufgrund peripherer Ödeme, Gerinnungsstörungen, schlechter peripherer Durchblutung und bei Notwendigkeit von hohen Volumina und Dosen), *soll* die intravenöse Applikation in Betracht gezogen werden.
Level of Evidence **1+**	Leitlinienadaptation: EAPC/Caraceni et al. 2012 [494] (Radbruch et al. 2011 [600])

9.15.	Evidenzbasierte Empfehlung
Empfehlungsgrad **A**	Bei Patienten mit Tumorschmerzen *soll* die intravenöse Verabreichung für die Opioid-Titration verwendet werden, wenn eine schnelle Schmerzkontrolle erforderlich ist.
Level of Evidence **1+**	Leitlinienadaptation: EAPC/Caraceni et al. 2012 [494] (Radbruch et al. 2011 [600])

9.16.	Evidenzbasierte Empfehlung
Empfehlungsgrad **0**	Für Patienten, bei denen keine adäquate Analgesie mit oraler[1] und transdermaler Applikation erzielt werden kann, *kann* die kontinuierliche intravenöse oder subkutane Applikation eine Therapiealternative sein, um eine optimale Schmerzkontrolle zu erzielen.
Level of Evidence **3**	Leitlinienadaptation: EAPC/Caraceni et al. 2012 [494] (Radbruch et al. 2011 [600])

[1] Die orale Applikation schließt die enterale Applikationsform (z. B. über PEG [Perkutane endoskopische Gastrostomie]) ein.

9.17.	Evidenzbasierte Empfehlung
Empfehlungsgrad **0**	Der subkutane und intravenöse Zugangsweg *kann* für eine patientenkontrollierte Analgesie genutzt werden.
Level of Evidence **3**	Leitlinienadaptation: EAPC/Caraceni et al. 2012 [494] (Radbruch et al. 2011 [600])

9.18.	Evidenzbasierte Empfehlung
Empfehlungsgrad **B**	Wenn von der oralen[1] zur subkutanen oder intravenösen Morphin-Applikation gewechselt wird, *sollte* dies entsprechend einer relativen analgetischen Potenz zwischen 3:1 und 2:1 erfolgen.
Level of Evidence **3**	Leitlinienadaptation: EAPC/Caraceni et al. 2012 [494] (Radbruch et al. 2011 [600])

[1] Die orale Applikation schließt die enterale Applikationsform (z. B. über PEG [Perkutane endoskopische Gastrostomie]) ein.

9.19.	Evidenzbasierte Empfehlung
Empfehlungsgrad **B**	Die rektale Opioid-Applikation *sollte* nur als Methode der zweiten Wahl eingesetzt werden, da entsprechende Präparate oft nicht zeitnah zur Verfügung stehen und die Akzeptanz dieser Applikationsform von Seite der Patienten oft gering ist.
Level of Evidence **3**	Leitlinienadaptation: EAPC/Caraceni et al. 2012 [494] (Radbruch et al. 2011 [600])

Hintergrund

Eine parenterale Opioid-Gabe kann erforderlich sein bei Patienten, die nicht schlucken können, unter Übelkeit und Erbrechen leiden, oder bei Patienten am Lebensende, die aufgrund von Schwäche oder Erschöpfung keine orale Medikation mehr zu sich nehmen können [601, 602]. Die subkutane Verabreichung von Morphin und Hydromorphon wird in diesem Fall als Methode der ersten Wahl empfohlen. In der Originalversion der Leitlinie ist als zusätzliches Präparat für die subkutane Applikation auch Diamorphin genannt. Diamorphin ist in Deutschland jedoch nur für die Substitutionsbehandlung in speziellen Programmen zugelassen, nicht aber für die Schmerztherapie und erscheint deshalb in der vorliegenden Empfehlung nicht. Neben Morphin und Hydromorphon gibt es auch die Möglichkeit, Oxycodon subkutan zu verabreichen.

In einer systematischen Literaturübersicht wurden 18 Studien identifiziert, in denen verschiedene Applikationswege zur Tumorschmerzkontrolle verglichen wurden [600]. Zusätzlich wurden drei systematische Reviews als thematisch relevant eingestuft [580, 603, 604].

In vier Studien wurden subkutane und intravenöse Opioid-Applikation verglichen. Es handelte sich jedoch nur bei einer um eine hochwertige, doppelblinde, Double-Dummy-, Crossover-Studie, die 99 Patienten umfasste. Diese Studien zeigten eine ähnliche Wirksamkeit und Toleranz beider Darreichungsformen bei gleicher Dosierung. Die Schmerzlinderung war durch die intravenöse Gabe schneller zu erzielen. Dieses Ergebnis wurde in vier weiteren Studien, in denen die Opioid-Gabe sequentiell von intravenös zu subkutan umgestellt wurde, bestätigt. In einer dieser Studien musste bei Patienten, die eine hohe intravenöse Dosis erhalten hatten, die subkutane Dosis erhöht werden. Die weiteren Studien umfassten mehr als 1.100 Patienten und waren unkontrollierte Beobachtungsstudien.

Die intravenöse Anwendung wurde für eine schnelle Titration starker Schmerzen in Betracht gezogen [605–608] und mit der subkutanen Applikation verglichen [609]. In einer Studie wurde die intravenöse Titration mit 1,5 mg Morphin alle 10 Minuten mit der oralen Morphintitration (5–10 mg) alle 4 Stunden verglichen. Die Schmerzen konnten durch die intravenöse Verabreichung bei den meisten Patienten innerhalb einer Stunde unter Kontrolle gebracht werden [594].

Das relative Potenzverhältnis zwischen oralem und intravenösem Morphin bei Patienten, die sich aufgrund von Tumorschmerzen in Dauerbehandlung befanden, lag bei 2,9. Dieses Verhältnis ist ähnlich für orales und subkutanes Morphin [610].

Die rektale Morphin-Anwendung wurde in zwei RCTs mit der oralen und subkutanen Darreichungsform verglichen. Dabei zeigte sich eine vergleichbare Schmerzlinderung, aber ein schnellerer Wirkungseintritt [600]. Die Empfehlung, rektale Opioide nur als Methode der zweiten Wahl einzusetzen, wird also nicht aufgrund mangelnder Effektivität, sondern aufgrund mangelnder Akzeptanz und auch schwieriger Steuerbarkeit in der Dauertherapie bei ungleichmäßiger Resorption begründet.

Patientenkontrollierte intravenöse oder subkutane Opioid-Infusionen wurden nur in wenigen Studien [611], darunter zwei nicht verblindete kontrollierte Studien [612, 613] und mehrere unkontrollierte Fallserien, untersucht [614-616].

9.5.3 Rückenmarksnahe Verabreichung von Opioiden

9.20.	Evidenzbasierte Empfehlung
Empfehlungsgrad **0**	Bei Patienten, bei denen die Analgesie nicht ausreichend ist oder die trotz eines optimierten Einsatzes oraler[1] und parenteraler Opioide und Nicht-Opioid-Analgetika unter unerträglichen Nebenwirkungen leiden, *können* Opioide in Kombination mit Lokalanästhetika oder Clonidin* rückenmarksnah (peridural oder intrathekal) verabreicht werden. * Off-Label-Use
Level of Evidence **1-**	Leitlinienadaptation: EAPC/Caraceni et al. 2012 [494] (Kurita et al. 2011 [617]); Lauretti et al. 2013 [618]

[1] Die orale Applikation schließt die enterale Applikationsform (z. B. über PEG [Perkutane endoskopische Gastrostomie]) ein.

Hintergrund

Die rückenmarksnahe Verabreichung von Opioiden wird seit vielen Jahren in der Behandlung von Tumorschmerzen eingesetzt. Die potentielle Reduktion von opioidbedingten Nebenwirkungen durch diese Art der Applikation und die Möglichkeit, spezielle Adjuvanzien hinzuzufügen, kann für Patienten von Vorteil sein, bei denen die Analgesie nicht befriedigend ist und/oder bei denen die systemische Opioid-Therapie mit schweren Nebenwirkungen assoziiert ist. Die Anwendung anderer Substanzen, die nicht gleichzeitig eine rückenmarksnahe Anwendung von Opioiden einschließt, wurde hier nicht berücksichtigt.

In ihrer Literaturübersicht identifizierten Kurita et al. 42 relevante Artikel, die zwischen 1982 und 2009 veröffentlicht wurden [617]. Insgesamt wurden jedoch nur neun RCTs mit 424 eingeschlossenen Patienten gefunden. Die Ergebnisse deuten darauf hin, dass orales und subkutanes Morphin eine ähnliche Wirkung wie peridurales Morphin haben. Vorteile hinsichtlich Wirksamkeit und Dosisreduktion konnten durch die Addition von Lokalanästhetika, Ketamin oder Clonidin zu periduralen oder intrathekalen Infusionen beobachtet werden. Weniger Nebenwirkungen bei der intrathekalen Verabreichung waren in dem einzigen RCT erkennbar, in der dieser Applikationsweg mit umfangreicher medizinischer Behandlung verglichen wurde. Aufgrund vieler methodischer Mängel wird dieses RCT als qualitativ gering eingestuft. Durch ein Update des Systematic Review von Kurita et al. wurde ein zusätzliches, sechsarmiges RCT identifiziert, das peridurales Methadon in verschiedenen Dosierungen und Lidocain mit Lidocain alleine oder Lidocain und Dexamethason vergleicht. Ein dosisabhängiger Effekt konnte für die Kombination Methadon plus Lidocain gezeigt werden. Eine zusätzliche Verbesserung konnte zudem durch epidural verabreichtes Dexamethason erreicht werden [618].

9.6 Opioid-Wechsel

9.21.	Evidenzbasierte Empfehlung
Empfehlungsgrad 0	Bei Patienten, die unter Stufe-III-Opioiden keine ausreichende Analgesie erreichen und unter schweren bzw. unkontrollierbaren Nebenwirkungen leiden, *kann* auf ein alternatives Opioid gewechselt werden.
Level of Evidence 3	Leitlinienadaptation: EAPC/Caraceni et al. 2012 [494] (Dale et al. 2011 [619], Laugsand et al. 2011 [620]); Moksnes et al. 2011 [621]

Hintergrund
Der in der englischen Originalleitlinie formal als Statement verfasste Empfehlungstext („might benefit") wird in einem Beschluss der Leitliniengruppe als Handlungsempfehlung formuliert, was der Intention der EAPC/Caraceni-2012-Leitlinie besser entspricht.

Opioid-Wechsel ist der Fachbegriff für die klinische Praxis, bei der ein Stufe-III-Opioid durch ein anderes ersetzt wird, wenn kein zufriedenstellendes Gleichgewicht zwischen Schmerzlinderung und Nebenwirkungen nach angemessener Titration des ersten Opioids erreicht werden kann. Diese Praxis lässt sich pharmakologisch am ehesten durch das Phänomen der unvollständigen Kreuztoleranz erklären [622, 623]. In einem Cochrane-Review [624] und einem aktualisierten systematischen Review [619] konnten keine randomisierten Studien identifiziert werden, die die Praxis des Opioid-Wechsels stützten. Die verfügbaren unkontrollierten Studien umfassten 679 Patienten [619, 624] und zeigten, dass ein Opioid-Wechsel besonders oft durchgeführt wird, wenn bei unzureichender Analgesie Nebenwirkungen eine Steigerung der Dosis verbieten. Die Erfolgsraten des Opioid-Wechsels liegen zwischen 40 und 80 %. Der Wechsel erfolgt am häufigsten von Morphin, Hydromorphon oder Fentanyl auf Methadon.

Es gibt verschiedene Modelle zum Wechsel bzw. zur Titration von Methadon/Levomethadon, z. B. nach Nauck et al. [582]. Levomethadon sollte nur von schmerztherapeutisch erfahrenen Ärzten eingesetzt werden.

Das Update des Systematic Reviews von Dale et al. [619] identifizierte ein zusätzliches RCT, das zwei verschiedene Wechselstrategien untersucht: Stop and Go (SAG) versus Switch over 3 days (3DS). Hiernach wird 3DS bevorzugt, da sich bei SAG eine höhere Schmerzintensität, eine höhere Drop-out-Rate und drei schwerwiegende unerwünschte Nebenwirkungen (SAEs) zeigten [621]. Diese Ergebnisse ändern die Aussage der Empfehlungen nicht.

9.6.1 Äquianalgetische Opioid-Dosierungen

9.22.	Evidenzbasierte Empfehlung
Empfehlungsgrad **B**	Bei Patienten mit Tumorschmerzen, die auf ein anderes Opioid umgestellt werden, *sollte* die Umstellung anhand von Umrechnungsfaktoren erfolgen.
Level of Evidence **1–**	Leitlinienadaptation: EAPC/Caraceni et al. 2012 [494] (Mercadante et al. 2011 [625])

9.23.	Evidenzbasierte Empfehlung
Empfehlungsgrad **B**	Bei Patienten mit Tumorschmerzen, die aufgrund einer unzureichenden Analgesie und/oder übermäßigen Nebenwirkungen auf ein anderes Opioid umgestellt werden, *sollte* die Anfangsdosierung niedriger sein als die nach publizierten Äquipotenztabellen berechnete. Die Dosis ist anhand des klinischen Ansprechens dann zu titrieren.
Level of Evidence **1–**	Leitlinienadaptation: EAPC/Caraceni et al. 2012 [494] (Mercadante et al. 2011 [625])

Hintergrund

Der Wechsel von einem Opioid auf ein anderes – aufgrund einer unzureichenden Analgesie – erfordert, dass das neue Medikament in einer Dosierung eingesetzt wird, die sicher und wirksam ist. Berechnungen der Äquipotenz-Dosierungen in Crossover-Studien und bei der engmaschigen Dosisüberwachung bei Patienten mit bisher geringer Dosis oder Opioidnaiven führten zu den ersten äquianalgetischen Dosistabellen [623].

Spätere Berechnungen praktikabler äquianalgetischer Dosierungsverhältnisse wurden entweder aus RCTs hergeleitet, in denen die Wirksamkeit von zwei Medikamenten verglichen wurde, oder aus Fallserien, in denen ein Opioid-Wechsel bei dauerhafter Verabreichung beschrieben wurde (siehe Tabelle 13).

Tabelle 13: Relatives analgetisches Verhältnis für den Opioid-Wechsel

	Relatives analgetisches Verhältnis	Stärke der Empfehlung zur Anwendung
Orales Morphin zu oralem Oxycodon	1,5:1	stark
Orales Oxycodon zu oralem Hydromorphon	4:1	stark
Orales Morphin zu oralem Hydromorphon	5:1	schwach
Orales Morphin zu Buprenorphin TTS[1]	75:1	schwach
Orales Morphin zu Fentanyl TTS[2]	100:1	stark

TTS = Transdermale Therapeutische Systeme.

[1] Beispiel: 60 mg orales Morphin zu 35 μg/h TD Buprenorphin (gleich 0,8 mg pro 24 h).

[2] Beispiel: 60 mg orales Morphin zu 25 μg/h TD Fentanyl (gleich 0,6 mg pro 24 Stunden).

In der Originalfassung sind die Angaben der analgetischen Verhältnisse in den ersten drei Zeilen fälschlicherweise vertauscht worden. Für diese Tabelle wurden diese Angaben korrigiert. Die hier aufgeführten Angaben der analgetischen Verhältnisse sind somit korrekt.

Die Übersichtsarbeit von Mercadante und Caraceni [625] befasst sich speziell mit der Evidenz aus sechs RCTs mit Crossover-Design und 26 Fallserien. Die verlässlichsten Daten stammen von Patienten, die vor dem Crossover bei äquianalgetischen Dosierungen von Oxycodon und Morphin (vier RCTs), Oxycodon und Hydromorphon (ein RCT) und Hydromorphon und Morphin (ein RCT) eingestellt wurden. Die Umrechnungsverhältnisse beim Wechsel von oralen Opioiden auf Fentanyl basieren nur auf einer einzigen Fallserie, wenngleich hier die Qualität der Daten hoch ist [625]. Die Analyse der 26 Fallserien legt nahe, dass wegen der Heterogenität der Gründe für den Wechsel (d. h. schlechte Analgesie, opioidbedingte Nebenwirkungen oder beides), der Opioid-Dosistitration vor dem Wechsel und der gesamten Opioid-Vorgeschichte die Umrechnungsverhältnisse nur als ungefähre Empfehlungen bei der Anwendung in der klinischen Praxis anzusehen sind. In vielen Fällen war nach Umstellung auf ein alternatives Opioid anhand einer äquivalenten Dosisberechnung eine weitere Dosisanpassung im Verlauf notwendig. Die klinische Erfahrung regt dazu an, dass das zweite Opioid anfangs in einer geringeren Dosis als der, die nach veröffentlichten Potenzverhältnissen berechnet wurde, verabreicht werden sollte.

Das Umrechnungsverhältnis von oralem Morphin zu oralem Methadon wird durch die vorherige Opioid-Verabreichung beeinflusst und variiert stark zwischen 1:5 und 1:12 oder mehr [625]. Die Berechnung wird außerdem durch die lange Halbwertszeit des Medikaments erschwert. Aus diesem Grund sind Äquivalenzfaktoren für Methadon ebenso wie für Levomethadon in diesen Empfehlungen nicht enthalten.

9.7   Prophylaxe und Behandlung von Nebenwirkungen

9.7.1   Behandlung von opioidbedingter Übelkeit und Erbrechen
Siehe auch Kapitel Übelkeit und Erbrechen (nicht Tumortherapie-induziert)

9.24.	Evidenzbasierte Empfehlung
Empfehlungsgrad **B**	Bei Patienten mit opioidbedingter Übelkeit und Erbrechen *sollten* Medikamente mit antidopaminergen (z. B. Haloperidol*) bzw. antidopaminergen und weiteren Wirkungsmechanismen (z. B. Metoclopramid) verwendet werden. * Off-Label-Use
Level of Evidence **1-**	Leitlinienadaptation: EAPC/Caraceni et al. 2012 [494] (Laugsand et al. 2011 [620])

Hintergrund

Opioidbedingte Übelkeit und opioidbedingtes Erbrechen betreffen 40 % der Patienten mit einer Krebserkrankung, die zuvor keine Anzeichen von Übelkeit zeigten. Da diese Nebenwirkungen keine regelmäßige Folge der Opioid-Therapie sind, werden Antiemetika im Allgemeinen nicht prophylaktisch verschrieben.

In der systematischen Übersichtsarbeit von Laugsand et al. [620] wurden acht Studien genannt, in denen die Linderung von opioidassoziierter Übelkeit und Erbrechen primäres Outcome war. Nur in einem RCT konnte die Wirksamkeit eines Antiemetikums nachgewiesen werden – und zwar von Metoclopramid in hohen Dosierungen [626].

In 37 weiteren Studien von geringer Qualität waren Übelkeit und/oder Erbrechen nur sekundäre Outcomes. Aufgrund der geringen Qualität wurden die in der systematischen Literaturübersicht formulierten Empfehlungen bzw. beschreibende Zusammenfassung [Wechsel auf ein anderes Opioid, Änderung der Darreichungsform (z. B. von oral zu transdermal oder parenteral) oder Reduktion der Opioid-Dosis] in der EAPC-Leitlinie, wie auch in der vorliegenden Leitlinie, nicht übernommen.

In einer nicht-kontrollierten prospektiven klinischen Studie mit 42 Patienten mit einer Krebserkrankung, die 1,5 mg Haloperidol zur Therapie einer nicht-chemotherapieinduzierten Übelkeit (aber nicht spezifisch opioidinduziert) erhielten, wurde eine Ansprechrate von 61 % am Tag 2 bzw. 74 % am Tag 5 beschrieben [627].

Die Wirksamkeit von Haloperidol zur Linderung von Übelkeit, die postoperativ oder im Rahmen einer gastroenterologischen Erkrankung auftritt, ist relativ gut belegt [628].
In der Studie von Buttner et al. ist der Nutzen wie folgt beschrieben: „Bei der Prävention von post-operativen Übelkeit/Erbrechen (24 Stunden postoperativ) war der relative Nutzen von 0,5-4 mg Haloperidol gegenüber Placebo 1,26-1,51 (NNT 3,2-5,1) - ohne Nachweis für eine dosis-abhängige Antwort; 0,25 mg wirkte nicht antiemetisch. Für die Behandlung der postoperativer Übelkeit/Erbrechen während 2 bis 4 Stunden betrug der relative Nutzen von 1 mg Haloperidol im Vergleich zu Placebo 1,53 (95 % CI, 1,17-

2,00; NNT 6); mit 2 mg war der relative Nutzen 1.73 (1.11–2.68; NNT 4). Bei Patienten mit einer gastroenterologischen Grunderkrankung war 2 mg Haloperidol wirksamer als 1 mg."

Die Studienevidenz ist bezüglich der Therapie der opioidinduzierten Übelkeit und Erbrechen sehr limitiert, sodass die Empfehlung sich vor allem auf klinische Erfahrung (Expertenwissen) und eingeschränkte, indirekte Evidenz stützt. Antidopaminerge (z. B. Haloperidol, Levomepromazin) und auf anderen Wirkmechanismen basierende Medikamente (v. a. Metoclopramid) werden seit vielen Jahren bzw. Jahrzehnten in der Palliativmedizin mit guter Erfahrung eingesetzt.

9.7.2 Behandlung opioidbedingter Obstipation

Siehe dazu auch Abschnitt Opioidbedingte Obstipation im Kapitel Obstipation

9.25.	Evidenzbasierte Empfehlung
Empfehlungsgrad **A**	Laxantien zur Behandlung oder Vorbeugung von opioidbedingter Obstipation *sollen* routinemäßig verordnet werden.
Level of Evidence **1+**	Leitlinienadaptation: EAPC/Caraceni et al. 2012 [494] (Candy et al. 2011 [629]) Aktualisierung 2019: Candy et al. 2015 [630]

9.26.	Evidenzbasiertes Statement
Level of Evidence **1+**	Es gibt keine Evidenz, nach der ein Laxans gegenüber anderen zu bevorzugen ist.
	Leitlinienadaptation: EAPC/Caraceni et al. 2012 [494] (Candy et al. 2011 [629]) Aktualisierung 2019: Candy et al. 2015 [630]

9.27.	Evidenzbasierte Empfehlung
Empfehlungsgrad **0**	Bei opioidbedingter, therapieresistenter Obstipation *kann* eine Kombination aus Laxantien mit unterschiedlichem Wirkmechanismus eingesetzt werden.
Level of Evidence **1+**	Leitlinienadaptation: EAPC/Caraceni et al. 2012 [494] (Candy et al. 2011 [629]) Aktualisierung 2019: Candy et al. 2015 [630]

9.28.	Evidenzbasierte Empfehlung	Modifiziert 2019
Empfehlungsgrad **A**	Bei einer opioidbedingten Obstipation *soll* die Gabe von peripher wirksamen Opioidantagonisten (PAMORA), wie z. B. Methylnaltrexon, Naldemedin, Naloxegol, oder die Kombination von Oxycodon mit dem Opioidantagonisten Naloxon* in Betracht gezogen werden, wenn herkömmliche Laxantien nicht ausreichend wirken. * Off-Label-Use	
Level of Evidence **1+**	Leitlinienadaptation: EAPC/Caraceni et al. 2012 [494] (Candy et al. 2011 [629]) Aktualisierung 2019: Candy et al. 2018 [631], Esmadi et al. 2019 [632], Hanson et al. 2019 [633], Luthra et al. 2018 [634], Mehta et al. 2016 [635], Nee et al. 2018 [636], Nishie et al. 2019 [637], Siemens et al. 2016 [638], Sridharan et al. 2018 [639]	

Hintergrund

Eine prophylaktische **Laxantienbehandlung** wird häufig bei Patienten mit lang anhaltender Opioid-Therapie durchgeführt. In der systematischen Cochrane-Analyse von Candy et al. wurden sieben RCTs mit 616 teilnehmenden Patienten ausgewertet [629, 630]. Es wurden verschiedene Arten von Laxantien (Co-Danthramer [Dantron und Poloxamer] vs. Senna; Laktulose plus Senna vs. Magnesiumhydroxid plus flüssiges Paraffin; Senna vs. Laktulose; Mishrakanesham [eine ayurvedische Rezeptur] vs. Senna; und Dokusat-Natrium plus Senna vs. Placebo plus Senna) verglichen. Es zeigten sich jedoch keine signifikanten Unterschiede zwischen den Substanzen. Eine Kombination aus Laxantien mit unterschiedlichem Wirkmechanismus ist wahrscheinlich besser wirksam als eine einzelne Substanz. Der im englischen Original formal als Statement verfasste Empfehlungstext („is likely to be effective") zur Kombination von Laxantien wurde in einem Beschluss der Leitliniengruppe als Handlungsempfehlung formuliert, was der Intention der EAPC/Caraceni-2012-Leitlinie besser entspricht.

Bei der opioidbedingten Obstipation gibt es zwei zusätzliche Wirkprinzipien, neben den o. g. primär osmotisch wirksamen und/oder stimulierenden Laxantien: der Einsatz des Opiatantagonisten Naloxon sowie der peripher wirksamen Opioidantagonisten (PAMORA) wie z. B. Methylnaltrexon, Naloxegol und Naldemedin.

Der oral verabreichte Opioidantagonist **Naloxon** steht in Deutschland als Rezeptur und als Kombinationspräparat* (z. B. in Kombination mit Tilidin oder Oxycodon) zu Verfügung. Naloxon ist in keiner dieser Darreichungsformen zur Anwendung bei einer opioidinduzierten Ostipation zugelassen. Naloxon bei Patienten in der Palliativversorgung wurde im Cochrane Review von Candy et al. untersucht [631]. Es wurden drei RCTs identifiziert. Sykes testete Naloxon an Patienten mit einer Krebserkrankung in einer randomisierten, placebokontrollierten Studie (RCT) getestet, die wegen der geringen Patientenzahl und der kurzen Studiendauer bezüglich der praktischen Anwendung von Naloxon eine nur geringe Aussagekraft besitzt [640]. Ab etwa 20 % der opioidäquivalenten Dosis an Naloxon wurde bei sieben von zwölf Patienten mit einer Krebserkrankung ein Stuhlgang provoziert. Der Autor empfiehlt, Naloxon individuell zu titrieren. Die Anfangsdosis sollte bei etwa 20 % der Opioid-Dosis und absolut bei maximal 5 mg oral liegen, um eine Entzugssymptomatik, Diarrhoe und Koliken zu vermeiden. Ein RCT zur opioidbedingten Obstipation mit einer Kombination aus oralem Oxycodon und Naloxon (Verhältnis 2:1) bis zu einer maximalen Tagesdosis von 120 mg Oxycodon und 60 mg Naloxon ergab, dass sich die opioidinduzierte Obstipation gemessen mit dem validierten Bowel Function Index (BFI) durch die Zugabe von oralem Naloxon ohne Einbuße der analgetischen Wirkung oder wesentliche Zunahme von Nebenwirkungen statistisch signifikant besserte und die Gabe anderer Laxantien um 20 % reduziert werden konnte [641]. Der positive Effekt auf den BFI bei Patienten mit maligner und nicht-maligner Erkrankung durch Oxycodon/Naloxon Retardtabletten (verzögerter Freisetzung; bis zu 160 mg Oxycodon / 80 mg Naloxon täglich) verglichen mit Oxycodon Retardtabletten konnte darüber hinaus in einer weiteren RCT bestätigt werden [642]. Naloxon (allein oder als Kombination) wurde in weiteren systematischen Reviews bei Patienten mit chronischen Schmerzen ohne maligner Grunderkrankung untersucht und dessen Effektivität bestätigt [634, 636, 639].

In vier RCTs, in denen Patienten in der Palliativversorgung – größtenteils mit einer Krebserkrankung – eingeschlossen wurden, konnte demonstriert werden, dass **Methylnaltrexon** eine opioidbedingte Obstipation wirksam antagonisiert [643–646]. Dieses Ergebnis wurde durch eine Metaanalyse von drei RCTs bestätigt [631]. Sie ergab für Methylnaltrexon gegenüber Placebo ein Risk Ratio von 3,87 (95 % Konfidenzintervall: 2,83 bis 5,28) bezüglich der Auslösung eines Stuhlgangs innerhalb von vier Stunden nach Applikation. Prädiktive Faktoren für das Ansprechen oder Nichtansprechen auf die Methylnaltrexon-Therapie konnten nicht erfasst werden. Weitere Ergebnisse liegen in verschiedenen systematischen Übersichtsarbeiten mit (Netzwerk-)Metaanalysen bei einer allgemeinen Patientenpopulation unter Opoidtherapie bei malignen und nicht-malignen Schmerzen vor [633–639]. Die Erfolgsrate, definiert als Stuhlgang innerhalb von vier Stunden ohne Verwendung von Laxantien, lag beispielsweise in einer der Metaanalyse mit Methylnaltrexon bei ca. 62 % und mit Placebo bei 16 % [638]. Die Anwendung von Methylnaltrexon wurde jedoch mit Flatulenz und Schwindel in Verbindung gebracht [644, 645]. Auch von dosisabhängigen abdominellen Schmerzen wurde berichtet [631, 638], wobei die onkologischen Patienten ein deutlich erhöhtes Risiko für abdominale Schmerzen aufweisen (Risk Ratio 2,42, 95 % Konfidenzintervall 1,62 bis 3,61) [638]. In den ersten 18 Monaten nach der Zulassung des Medikamentes im Juli 2008 für die opioidinduzierte Obstipation, in denen Methylnaltrexon 6.900 Patienten verschrieben wurde, wurden in den USA sieben Fälle einer Darmperforation mit dem Medikament in Verbindung gebracht [629]. Alle Patienten hatten einen Tumorbefall des Darms. Deswegen ist die Gabe von Methylnaltrexon bei Perforationsgefahr, z. B. durch Tumorinfiltration des Darms, Obstruktion, Divertikulitis oder Kolitis, streng kontraindiziert. Auch unter einer entsprechend gefährdenden Medikation, z. B. unter nicht-steroidalen Antiphlogistika, Steroiden oder nach Gabe von Bevacizumab, ist der Einsatz nicht zu empfehlen [646].

Die Wirksamkeit folgender weiterer PAMORAs konnte in einer Reihe von (Netzwerk-) Metaanalysen bestätigt werden [631–637, 639]. **Naldemedin** war bei Krebspatienten wirksam wie sich in einer randomisierten, vierarmigen Phase 2b-Studie zeigte [647]. Die zugehörigen Phase 3 Studien für die Zulassung von Naldemedin wurden bei Patienten mit nicht-malignen Erkrankungen durchgeführt [648, 649]. Es wird von der Europäischen Arzneimittel-Agentur betont, dass die Verabreichung von Naldemedin auch für Krebspatienten mit opioidbedingter Obstipation wirksam ist [650], was in später in einem RCT bestätigt wurde [651]. Die „responder"-Rate für das Auslösen eines spontanen Stuhlgangs wurde in einer Metaanalyse von fünf RCTs mit einem Risk Ratio von 1,69 (95 % CI 1,55 bis 1,98) angegeben [637]. Unter Naldemedin kann angenommen werden, dass ca. 1/10 Patienten abdominale Schmerzen und Durchfall bekommen [650]. Das Risk Ratio für unerwünschte Nebenwirkungen aus fünf RCTs ergab keinen signifikanten Unterschied zwischen Naldemedin und Placebo (RR 1,05, 95 % CI 0,97 bis 1,14) [637]. Naldemedin ist noch nicht auf dem deutschen Markt verfügbar (Stand 07.2019).

Die Zulassungsstudien des peripheren Opioidantagonisten **Naloxegol** wurden bei Patienten mit nicht-malignen Erkrankungen durchgeführt (Übersicht der vier RCTs bei [633, 634, 636, 637, 639]). Dennoch verweist die EMA explizit darauf, dass der Wirkmechanismus sich nicht für Krebspatienten unterscheiden dürfte [652]. In einer der Metaanalysen mit zwei RCTs wurde ein Risk Ratio für das spontane Auslösen von Stuhlgang über 9 bis 12 Wochen von 1,43 (95 % CI 1,19 bis 1,71) gerechnet (responder rate) [633]. Bei Einnahme von Naloxegol können ca. 5/100 Patienten abdominale Schmerzen, Durchfall, Übelkeit, Kopfschmerzen und Flatulenzen entwickeln [652]. Das Risk Ratio für die Unterbrechung der Therapie aufgrund der Nebenwirkungen betrug 2,33 (95 % CI 1,62 bis 3,35) in einer Metaanalyse von vier RCTs [633].

Die Empfehlungen dieses Kapitels entsprechen denen der American Gastroenterological Association für opioidinduzierte Obstipation bei Patienten mit oder ohne maligner Erkrankung [653].

9.7.3 Behandlung opioidbedingter ZNS-Symptome

9.29.	Evidenzbasierte Empfehlung
Empfehlungsgrad **0**	Bei Patienten mit einer opioidinduzierten Sedierung *kann* Methylphenidat* verwendet werden, wobei der therapeutische Bereich zwischen erwünschten und unerwünschten Wirkungen von Methylphenidat sehr eng ist. * Off-Label-Use
Level of Evidence **1–**	Leitlinienadaptation: EAPC/Caraceni et al. 2012 [494] (Stone et al. 2011 [654])

9.30.	Evidenzbasierte Empfehlung
Empfehlungsgrad **0**	Bei Patienten mit opioidbedingten neurotoxischen Nebenwirkungen (Delir, Halluzinationen, Myoklonien und Hyperalgesie) *kann* eine Dosisreduktion oder ein Wechsel des Opioids durchgeführt werden.
Level of Evidence **1–**	Leitlinienadaptation: EAPC/Caraceni et al. 2012 [494] (Stone et al. 2011 [654])

Hintergrund

Opioidbedingte ZNS-Nebenwirkungen können als Bewusstseinsstörungen (Sedierung, Benommenheit), kognitive und psychomotorische Beeinträchtigungen sowie als Übererregbarkeit (Halluzinationen, Myoklonus und Hyperalgesie) auftreten. Ein systematisches Review von 25 Studien konzentrierte sich auf diese spezifischen ZNS-Nebenwirkungen [654].

Vier verschiedene Medikamente (Methylphenidat, Donepezil, Dexamfetamin und Koffein intravenös) wurden in 11 Publikationen zur Behandlung opioidinduzierter Sedierung identifiziert. Die Gabe von Methylphenidat wurde in drei RCTs überprüft: Bei zwei davon waren die Ergebnisse positiv, bei einer negativ. Die Qualität der Studie mit negativen Ergebnissen war jedoch geringer als die der beiden Studien mit positiven Ergebnissen. Verschiedene Nebenwirkungen (Angstzustände, Halluzinationen und Schwitzen) wurden mit der Verabreichung von Methylphenidat in Verbindung gebracht [654]. Die Qualität der Studien, die sich mit Dexamphetamin, Koffein und Donepezil beschäftigten, war nicht ausreichend, um eine Empfehlung zu deren Verabreichung zu geben.

Myoklonien als eine Nebenwirkung bei zumeist systemisch, aber auch rückenmarksnah angewendeten Opioiden wurde in mehreren Fallstudien dokumentiert. Belege einer erfolgreichen Kontrolle von Myoklonien und Halluzinationen durch eine symptomatische Therapie sind auf Fallberichte begrenzt. Hyperalgesie wurde selten dokumentiert und wurde im Allgemeinen mit einer Dosisreduktion oder einem Opioid-Wechsel erfolgreich behandelt.

Zusätzlich zeigte ein nicht-gepowertes RCT zu Methylphenidat gegenüber Placebo eine Verbesserung der kognitiven Leistungen (z. B. Finger Tapping ($p < 0,001$), Arithmetik-Test ($p < 0,001$), Zahlengedächtnis mit rückwärtiger Wiedergabe ($p < 0,01$), visuelles Gedächtnis ($p < 0.001$) bei 20 Patienten unter kontinuierlicher, mindestens fünf Tage anhaltender s. c. Opioid-Infusion [655].

Das ebenso nicht-gepowerte RCT zu einmalig i. v.-verabreichtem Koffein gegenüber Placebo nach einmaliger i. v. Gabe von Morphin als Bedarfsmedikation konnte bei 12 Patienten unter Langzeit-Opioid-Therapie und mit stabiler Schmerzkontrolle nur eine Verbesserung zweier Finger-Tapping-Tests ($p = 0,041$ bzw. $p = 0,010$) zeigen, aber keine Verbesserung anderer kognitiver und psychomotorischer Tests [656].

9.8   Verwendung von Opioiden bei Patienten mit Nierenversagen

9.31.	Evidenzbasierte Empfehlung
Empfehlungsgrad **B**	Bei Patienten mit stark eingeschränkter Nierenfunktion (glomeruläre Filtrationsrate < 30 ml/min) *sollten* Opioide vorsichtig eingesetzt werden.
Level of Evidence **3**	Leitlinienadaptation: EAPC/Caraceni et al. 2012 [494] (King et al. 2011b [480])

9.32.	Evidenzbasierte Empfehlung
Empfehlungsgrad **B**	Bei Patienten mit stark eingeschränkter Nierenfunktion (glomeruläre Filtrationsrate < 30 ml/min) *sollte* als Opioid der ersten Wahl Fentanyl oder Buprenorphin in niedrigen Anfangsdosierungen und nachfolgender vorsichtiger Titration verabreicht werden.
Level of Evidence **3**	Leitlinienadaptation: EAPC/Caraceni et al. 2012 [494] (King et al. 2011b [480])

9.33.	Evidenzbasierte Empfehlung
Empfehlungsgrad **0**	Bei Patienten mit stark eingeschränkter Nierenfunktion (glomeruläre Filtrationsrate < 30 ml/min) *können* als kurzfristige Strategie die Morphindosis reduziert bzw. das Dosisintervall verlängert werden.
Level of Evidence **3**	Leitlinienadaptation: EAPC/Caraceni et al. 2012 [494] (King et al. 2011b [480])

Hintergrund

Mehrere Leitlinien, Expertenmeinungen und Interpretationen beschäftigten sich mit der Verwendung von Opioiden bei Patienten mit einer Krebserkrankung und eingeschränkter Nierenfunktion (siehe dazu auch Abschitt Opioide im Kapitel Atemnot). Empfehlungen wurden auf Basis der bekannten Pharmakokinetik der Opioide gegeben, die zum Teil zur Kumulation des ursprünglichen Medikamentes und dessen Stoffwechselprodukten bei Patienten mit Nierenversagen führen kann. In der systematischen Literaturübersicht von King et al. [480] wurden 15 Studien (acht prospektive Beobachtungsstudien und sieben retrospektive Studien) identifiziert, die speziell über die klinischen Ergebnisse der Verwendung von Opioiden bei Patienten mit einer Krebserkrankung und Nierenversagen berichteten. Alle diese Studien wiesen jedoch eine geringe Qualität auf.

Für Morphin stehen mehr Beobachtungen zur Verfügung als für andere Opioide. Belege für den Beitrag der Morphin-Metaboliten zu den Nebenwirkungen bei Patienten mit Niereninsuffizienz sind jedoch uneinheitlich. Aus diesem Grund basierten Leitlinien bisher auf allgemeinen Vorsichtsmaßnahmen und indirekt pharmakologischer Evidenz.

Deshalb werden in der vorliegenden Leitlinie Präparate empfohlen, die wenige bzw. keine aktiven Metaboliten aufbauen. Dazu zählen Fentanyl, Buprenorphin und – mit Einschränkung – Hydromorphon. Obwohl Hydromorphon bei Niereninsuffizienz in Deutschland oft empfohlen wird, ist darauf hinzuweisen, dass die Studienlage diesbezüglich sehr limitiert ist und primär auf pharmakodynamischen Überlegungen basiert. Der Originaltext erwähnt den subkutanen oder intravenösen Applikationsweg für diese Präparate. In der klinischen Praxis in Deutschland wird oft die transdermale Form eingesetzt, deshalb wurde in der o. g. Empfehlung auf die Erwähnung von Applikationswegen verzichtet.

9.9 Nicht-Opioide

9.9.1 Metamizol

9.34.	Evidenzbasierte Empfehlung
Empfehlungsgrad **0**	Metamizol *kann* als Monotherapie bei leichten Schmerzen und als Kombinationstherapie mit Opioiden bei mittleren und starken Tumorschmerzen als Alternative zu NSAR und Paracetamol eingesetzt werden.
Level of Evidence **1−**	Quellen: Douarte-Souza et al. 2007 [657], Rodriguez et al. 1994 [658], Yalcin et al. 1997 [659], Yalcin et al. 1998 [660] Aktualisierung 2019: Schüchen et al. 2018 [661]

Hintergrund

Metamizol ist in Deutschland ein häufig verwendetes Medikament in der Palliativmedizin. Es ist ein Nicht-Opioid-Analgetikum (WHO Stufe I), das neben seiner analgetischen Wirkung auch stark antipyretisch wirkt und spasmolytische Effekte auf die glatte Muskulatur besitzt [662, 663]. Im Gegensatz zu den NSAR ist es nur leicht antiphlogistisch wirksam. Metamizol kann oral, rektal, subkutan und intravenös verabreicht werden [662].

Für den Bereich Tumorschmerztherapie liegen nur wenige aussagekräftige Studien vor, was z. T. durch die fehlende Verfügbarkeit der Substanz in den USA und in Großbritannien erklärbar sein dürfte.

Vier Studien – drei RCTs und eine Kohortenstudie – bilden die Evidenzgrundlage zur Anwendung von Metamizol bei Patienten mit einer Krebserkrankung [657–660]. Die Qualität der Studien ist insgesamt sehr gering. Eine Power-Analyse wurde nur bei einer randomisierten kontrollierten Studie durchgeführt, die jedoch mit erheblichem Verzerrungs-(Bias-)Risiko behaftet ist [658]. Das Systematic Review von Schüchen et al. zur Frage der Wirksamkeit von Nicht-Opioiden zur Schmerbehandlung in der Palliativversorgung konnte keine aktuelleren RCTs identifizieren [661].

Eine Kohortenstudie und eine nicht verblindete Crossover-Studie mit jeweils 50 Patienten verglichen niedrig dosiertes Metamizol (1,5 g/Tag) mit dem NSAR Ketorolac bzw.

Diflunisal (in Deutschland nicht erhältlich) [659, 660]. Sowohl Metamizol als auch das jeweilige NSAR linderten in beiden Studien die Schmerzen signifikant. Bei Knochenmetastasen war Diflunisal besser wirksam als Metamizol. Allerdings wiesen beide Studien deutliche Qualitätsmängel auf. In einer verblindeten, randomisierten dreiarmigen Studie bei Patienten mit einer Krebserkrankung ohne wesentliche analgetische Vormedikation war die Analgesie mit Metamizol 6 g p. o./Tag vergleichbar mit der unter Morphin 60 mg p. o./Tag [658]. Schwere Nebenwirkungen waren unter Morphin häufiger als unter Metamizol. Nur in einer Untersuchung wurde Metamizol als Zusatzmedikation mit einem Opioid kombiniert [657]. In diesem Crossover-RCT führte die Kombination Morphin plus Metamizol zu einer signifikant besseren Schmerzkontrolle als Morphin plus Placebo. Gewisse methodische Mängel sind aber auch in dieser Studie zu verzeichnen (u. a. unklarer Randomisierungsprozess, Heterogenität der Patientengruppen bei Studienbeginn).

In drei der genannten vier Studien wurde Metamizol sehr niedrig dosiert eingesetzt, was die Aussagekraft zur analgetischen Wirksamkeit einschränkt [657, 659, 660]. Der einzige Dosisvergleich zeigt eine bessere Analgesie unter 3x2 g versus 3x1 g Metamizol pro Tag [658].

Metamizol ist für die Indikation Tumorschmerz in Deutschland zugelassen [664]. Das Nebenwirkungsspektrum von Metamizol wird in der klinischen Praxis im Vergleich zu NSAR vorteilhaft bewertet, da die toxischen Effekte auf den Gastrointestinaltrakt und die Nieren geringer ausgeprägt sind. Eine sehr seltene, unerwünschte Wirkung von Metamizol ist die Agranulozytose (Fachinformation: < 0,01 %) [664], deren Risiko und Relevanz jedoch im Einzelfall beurteilt und gegenüber unerwünschten Risiken alternativer Medikamente abgewogen werden muss. Bei der Anwendung von Metamizol sollten aufgrund des Risikos einer Agranulozytose Kontrollen des Blutbildes in regelmäßigen Abständen erfolgen [664]). Außerdem sollte auf mögliche klinische Warnzeichen einer Agranulozytose geachtet werden, z. B. infektähnliche Symptome (hohes Fieber, Halsschmerzen, Schleimhautläsionen). Schließlich kann die sehr rasche intravenöse Gabe von Metamizol zu hypotensiven Reaktionen führen, die bei subkutaner Verabreichung oder langsamer intravenöser Infusion dagegen nicht auftreten [665].

Metamizol kann in Kombination mit oder als Alternative zu NSAR auch bei Knochenschmerzen eingesetzt werden, allerdings liegen keine vergleichenden Studien zu in Deutschland erhältlichen NSAR vor. Bei viszeralen, z. B. kolikartigen Schmerzen bietet Metamizol in der klinischen Praxis aufgrund seiner spasmolytischen Eigenschaften und der fehlenden gastrointestinalen Nebenwirkungen deutliche Vorteile gegenüber den NSAR. Generell kann Metamizol bei leichten Schmerzen als Monotherapie und bei mittleren und starken Schmerzen als Kombinationstherapie mit Opioiden eingesetzt werden.

9.9.2 NSAR und Paracetamol als Ergänzung zu Stufe-III-Opioiden

9.35.	Evidenzbasierte Empfehlung
Empfehlungsgrad **0**	Stufe-III-Opioide *können* mit NSAR ergänzt werden, um die Analgesie zu verbessern oder um die Opioid-Dosis zu verringern, die zum Erreichen einer ausreichenden Analgesie erforderlich ist.
Level of Evidence **1−**	Leitlinienadaptation: EAPC/Caraceni et al. 2012 [494] (Nabal et al. 2011 [666]) Aktualisierung 2019: Schüchen et al. 2018 [661],

9.36.	Evidenzbasierte Empfehlung
Empfehlungsgrad **B**	Die Verwendung von NSAR *sollte* aufgrund des Risikos schwerer Nebenwirkungen, insbesondere bei älteren Patienten und Patienten mit Nieren-, Leber- oder Herzinsuffizienz, eingeschränkt erfolgen.
Level of Evidence **1−**	Leitlinienadaptation: EAPC/Caraceni et al. 2012 [494] (Nabal et al. 2011 [666])

9.37.	Evidenzbasierte Empfehlung
Empfehlungsgrad **0**	In Kombination mit Stufe-III-Opioiden *kann* Metamizol bzw. Paracetamol den NSAR aufgrund eines günstigeren Nebenwirkungsprofils vorgezogen werden, auch wenn die Wirksamkeit nicht gut dokumentiert ist.
Level of Evidence **1−**	Leitlinienadaptation: EAPC/Caraceni et al. 2012 [494] (Nabal 2011 et al. [666])

Hintergrund

Die erste Stufe der WHO-Analgetika-Leiter empfiehlt die Verwendung von Paracetamol oder NSAR ohne Opioide. Eine Kombination mit Opioiden ist im Rahmen von Stufe II und Stufe III möglich. Unsere Empfehlung gilt jedoch nur für die Verwendung dieser Medikamente in Kombination mit Stufe-III-Opioiden. Die englische Orginal-Leitlinie behandelt hier nur Paracetamol und NSAR, da Metamizol in vielen Ländern nicht zur Verfügung steht. In Deutschland wird Metamizol jedoch als Alternative zu Paracetamol und NSAR eingesetzt. Die analgetische Effektivität scheint deutlich höher als bei Paracetamol zu sein, zusätzlich weist Metamizol eine spasmolytische Wirkung auf, die insbesondere bei viszeralen kolikartigen Schmerzen von Vorteil ist. Der Einsatz von Paracetamol sollte demgegenüber eher die Ausnahme bleiben (siehe Abschnitt Metamizol). Die Evidenz zu Metamizol wurde im vorherigen Absatz zusammengefasst. Metamizol als Ergänzung zu Stufe-III-Opioiden wird nur in einer Studie - einem Crossover-RCT mit methodischen Verzerrungs-(Bias-)Risiken - untersucht [657]. Hier führte die Kombination Morphin plus Metamizol zu einer signifikant besseren Schmerzkontrolle als Morphin plus Placebo.

Ein bis März 2003 aktualisiertes Cochrane-Review zu NSAR (unter Einschluss von Para-cetamol und Dipyron/Metamizol, aber ohne gesonderte Auswertung dieser beiden Me-dikamentengruppen aufgrund der zu geringen Studienzahl) identifizierte 42 Studien, die den Einschlusskriterien entsprachen [667]. Die Ergebnisse dieser Untersuchungen zeigen die Überlegenheit von NSAR gegenüber Placebo, wobei ein Pooling der Ergeb-nisse aufgrund der Heterogenität der Outcomes nicht möglich war und sich also keine gepoolte Effektstärke herableiten lässt. Es konnten keine Unterschiede zwischen den verschiedenen NSAR gefunden werden. In Bezug auf die zusätzliche Gabe von NSAR oder Paracetamol zu Stufe-III-Opioiden wurden fünf placebokontrollierte Doppelblind-Studien identifiziert [668–672].

In einer weiteren Übersichtsarbeit [666] wurden sieben weitere Artikel gefunden [657, 673–678], sodass insgesamt 12 geeignete Studien für diese Empfehlungen vorlagen (sieben zu NSAR [657, 668–672, 676] und fünf zu Paracetamol [673–675, 677, 678]). In drei Studien zeigte sich eine verbesserte Analgesie [657, 669, 672] und in zweien eine Verringerung des Opioid-Bedarfs bei der Kombination von NSAR und Opioiden [668, 676]. In einer Studie wurde eine durchschnittliche Differenz von 0,4 auf einer nummerischen Schmerzskala von 0 bis 10 zugunsten von Paracetamol gefunden [677]. In einer anderen Studie zeigte sich eine höhere Prävalenz gastrointestinaler Nebenwir-kungen bei Patienten, die mit Opioiden und NSAR behandelt wurden gegenüber einer ausschließlichen Opioid-Therapie [676]. Im Allgemeinen waren diese Studien zur Be-urteilung der Nebenwirkungen unter einer langfristigen Anwendung von NSAR nicht geeignet. Besonders bei älteren Patienten wurde eine zurückhaltende Anwendung emp-fohlen, da diese Medikamente für ihre gastrointestinalen, renalen und kardiovaskulären Nebenwirkungen bekannt sind [679].

Aufgrund der Unterschiede von Studiendesign, untersuchtem Patientenkollektiv und verwendeter Messgrößen bzw. Outcomes sowie fehlender Daten zur Langzeitanwen-dung haben diese Untersuchungen nur eine stark eingeschränkte Aussagekraft.

Das Systematic Review von Schüchen et al. zur Frage der Wirksamkeit von Nicht-Opio-iden zur Schmerbehandlung von Patienten in der Palliativversorgung identifizierte 43 RCTs niedriger bis mittelgradiger Qualität, davon 6 zu Paracetamol und 33 zu NSAR (davon 2 zu COX-2 Inhibitoren) [661]. In allen Studien wurden Patienten mit einer Krebserkrankung eingeschlossen. Es konnte keine Überlegenheit eines gegenüber eines anderen NSAR (inkl. COX-2 Inhibitoren) bzgl. Schmerzlinderung gezeigt werden. Des-halb kann sich die Wahl eines Präparats am Risikoprofil zu orientieren (siehe dazu z. B. [680]). Die Kombination von NSAR mit Stufe-III-Opioiden ergab keinen Unterschied im Vergleich mit Opioiden allein weder bzgl. der Anzahl von Patienten mit unerwünschten Arzneilmittelwirkungen oder der Anzahl von Therapieabbrüchen aufgrund von Ne-benwirkungen (Metaanalyse mit 4 bzw. 3 RCTs: Risk difference 0.00 (95 % CI –0.06 to 0.06)) [661].

In der klinischen Praxis bewährt sich der Einsatz von NSAR vor allem bei bewegungs-abhängigen Knochen- und Weichteilschmerzen, während bei viszeralen Schmerzen der

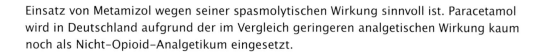

Einsatz von Metamizol wegen seiner spasmolytischen Wirkung sinnvoll ist. Paracetamol wird in Deutschland aufgrund der im Vergleich geringeren analgetischen Wirkung kaum noch als Nicht-Opioid-Analgetikum eingesetzt.

9.10 Adjuvanzien bei neuropathischen Schmerzen (Antidepressiva und Antikonvulsiva)

9.38.	Evidenzbasierte Empfehlung
Empfehlungsgrad **A**	Bei Patienten mit neuropathischen Tumorschmerzen, die nur teilweise auf Opioid-Analgetika ansprechen, *soll* Amitriptylin, Gabapentin oder Pregabalin in Betracht gezogen werden.
	Bei der Kombination eines Opioids mit Amitriptylin, Pregabalin oder Gabapentin treten häufig ZNS-Nebenwirkungen auf, sofern nicht beide Medikamente vorsichtig titriert werden.
Level of Evidence **1+**	Leitlinienadaptation: EAPC/Caraceni et al. 2012 [494] (Benett et al. 2011 [681]); Mishra et al. 2012 [682]

Hintergrund

Tumorschmerzen werden durch eine Mischung aus nozizeptiven und neuropathischen Mechanismen generiert. Opioide werden häufig mit adjuvanten Analgetika ergänzt, um bestimmte neuropathische Schmerzmechanismen zu beeinflussen. Die am häufigsten verwendeten Adjuvanzien bei neuropathischen Schmerzen sind trizyklische Antidepressiva, wie Amitriptylin und Imipramin, sowie Antiepileptika, wie Pregabalin und Gabapentin. Pregabalin befindet sich nicht in der Empfehlung des englischen Originaltextes. Dieses Präparat wurde laut Beschluss der Leitliniengruppe zugefügt, da in Deutschland häufig Pregabalin als Alternative zu Gabapentin eingesetzt wird, auch wenn dafür nur wenig Studienevidenz aus einem RCT mit geringer methodischer Qualität vorliegt [682]. Bei den Antidepressiva werden häufig auch Citalopram (als wenig sedierendes SSRI) und Duloxetin (selektiver Serotonin- und Noradrenalin-Wiederaufnahmehemmer SSNRI) eingesetzt. Auch hier liegt keine Evidenz aus kontrollierten Studien zur analgetischen Effektivität dieser Substanzen vor.

In einer systematischen Literaturübersicht [681] wurden fünf RCTs identifiziert. Definitionen neuropathischer Tumorschmerzen waren in allen Studien verfügbar, jedoch sehr heterogen. Nur zwei Studien waren placebokontrolliert. Eine Studie beschäftigte sich mit Gabapentin [683], eine andere mit Amitriptylin [684] – jeweils als Komedikation zu Opioiden. In beiden Studien war eine zusätzliche analgetische Wirkung in Bezug auf die Schmerzintensität nachweisbar (durchschnittlicher Schmerz auf 1-10 NRS: Gabapentin 4,6 versus Placebo 5,4; p = 0,0250 – stärkster Schmerz: Amitriptylin 7,0 versus Placebo 7,9; p = 0,035), jedoch mit Nebenwirkungen verbunden, meist zentralnervöse, insbesondere Somnolenz und Schwindel, sowie in einem Fall eine Atemdepression (UAW:

Gabapentin 36,2 % versus Placebo 17 %; Amitriptylin: Somnolenz p = 0,036; Verwirrtheit p = 0,003).

Ein Update dieses Systematic Reviews ergab ein zusätzliches, vierarmiges Doppelblind-RCT, das Amitryptilin, Gabapentin, Pregabalin und Placebo verglich [682]. Über vier Wochen verbesserte sich die Schmerzintensität (VAS) in allen vier Gruppen signifikant, wobei sich die stärkste Verbesserung in der Pregabalin-Gruppe zeigte.

9.11   Opioide bei Schmerzexazerbation und Durchbruchschmerzen

9.39.	Evidenzbasierte Empfehlung
Empfehlungsgrad **A**	Eine Schmerzexazerbation infolge unkontrollierter Dauertumorschmerzen *soll* mit zusätzlichen Dosen schnell freisetzender, oraler* Opioide behandelt werden.
Level of Evidence **1+**	Leitlinienadaptation: EAPC/Caraceni et al. 2012 [494] (Zeppetella et al. 2011 [685]); Zeppetella et al. 2013 [686]

* Die orale Applikation schließt die enterale Applikationsform (z. B. über PEG [Perkutane endoskopische Gastrostomie]) ein. Ob eine Darreichungsform für die Anwendung über eine Sonde geeignet ist, muss handelspräparatspezifisch überprüft werden.

9.40.	Evidenzbasierte Empfehlung
Empfehlungsgrad **A**	Bei einer Schmerzexazerbation infolge unkontrollierter Dauertumorschmerzen *soll* die Dauermedikation auf eine angemessene Höhe titriert werden und nicht ausschließlich mit Bedarfsmedikation reagiert werden.
Level of Evidence **1+**	Leitlinienadaptation: EAPC/Caraceni et al. 2012 [494] (Zeppetella et al. 2011 [685])

9.41.	Evidenzbasierte Empfehlung
Empfehlungsgrad **A**	Bei Patienten mit einer Krebserkrankung *sollen* Durchbruchschmerzen (z. B. bewegungsabhängige Schmerzen) mit oralen[1], schnell freisetzenden Opioiden oder mit transmucosalen[2] Fentanyl-Darreichungsformen behandelt werden.
Level of Evidence **1+**	Leitlinienadaptation: EAPC/Caraceni et al. 2012 [494] (Zeppetella et al. 2011 [685]); Zeppetella et al. 2013 [686]

[1] Die orale Applikation schließt die enterale Applikationsform (z. B. über PEG [Perkutane endoskopische Gastrostomie]) ein. Ob eine Darreichungsform für die Anwendung über eine Sonde geeignet ist, muss handelspräparatspezifisch überprüft werden.
[2] Die „transmucosale" Darreichungsform schließt folgende Formen ein: buccal, sublingual oder intranasal.

9.42.	Evidenzbasierte Empfehlung
Empfehlungsgrad **B**	In bestimmten Fällen von Durchbruchsschmerzen *sollten* die transmucosalen Fentanyl-Darreichungsformen den schnell freisetzenden oralen[1] Opioiden aufgrund des schnelleren Wirkeintritts und der kürzeren Wirkdauer vorgezogen werden.
Level of Evidence **1−**	Leitlinienadaptation: EAPC/Caraceni et al. 2012 [494] (Zeppetella et al. 2011 [685]); Zeppetella et al. 2013 [686]

[1] Die orale Applikation schließt die enterale Applikationsform (z. B. über PEG [Perkutane endoskopische Gastrostomie]) ein. Ob eine Darreichungsform für die Anwendung über eine Sonde geeignet ist, muss handelspräparatspezifisch überprüft werden.

9.43.	Evidenzbasierte Empfehlung
Empfehlungsgrad **B**	Bei Patienten mit einer Krebserkrankung *sollten* schnell freisetzende Opioide mit einer kurzen Halbwertszeit verwendet werden, um präventiv vorhersehbare Episoden von Durchbruchschmerzen 20–30 Minuten vor dem auslösenden Ereignis zu behandeln.
Level of Evidence **1+**	Leitlinienadaptation: EAPC/Caraceni et al. 2012 [494] (Zeppetella et al. 2011 [685]); Zeppetella et al. 2013 [686]

Hintergrund

Als Schmerzexazerbation wird jede signifikante Zunahme der Schmerzintensität gegenüber einem vorher stabilen Niveau bezeichnet. Schmerzexazerbationen können vorübergehend oder länger anhaltend auftreten. Für diese Leitlinie wurde entschieden, die Definition von Durchbruchschmerzen auf transitorische Schmerzverstärkungen zu begrenzen, die vor dem Hintergrund gleichbleibender Schmerzen auftreten, die ansonsten durch eine Opioid-Therapie rund um die Uhr angemessen beherrscht werden [687, 688]. Das Cochrane-Review von Zeppetella und Ribeiro 2006 [689] wurde 2011 [685] und 2013 [686] aktualisiert. In diesem letzten Update konnten acht weitere Studien identifiziert werden, die die Aussagen des ursprünglichen Reviews dennoch nicht ändern. Insgesamt standen neun RCTs zur Verfügung, in denen es um neue Darreichungsformen von transmucosalem, oralem oder intranasalem Fentanyl ging. In allen Studien waren die Patienten bereits mit variablen Dosierungen von systemischen Opioiden mit einem Dosisäquivalent von mindestens 60 mg oralem Morphin behandelt. Oral-transmucosale und intranasale Präparate waren mit besseren Ergebnissen bei Durchbruchschmerzen assoziiert als Placebo. Oral-transmucosales Fentanyl war wirksamer als schnell freisetzendes orales Morphin. Unverblindete Vergleiche deuten an, dass intravenöses Morphin gegenüber oralem transmucosalem Fentanyl in den ersten 15 Minuten, jedoch nicht mehr nach 30 Minuten überlegen ist [690], und dass intranasales Fentanyl zu einem schnelleren Analgesie-Eintritt führt als das oral-transmucosale Präparat. Auf der Basis der verschiedenen Studienergebnisse - mit einigen Einschränkungen im Hinblick auf die Studienqualität - wurde der Zeitverlauf der Analgesie durch verschiedene Fentanyl-Präparate in Tabelle 14 zusammengefasst [691-694].

Es konnte in den RCTs keine einfache Relation zwischen den wirksamen Dosierungen von oral-transmucosalem bzw. intranasalem Fentanyl sowie Fentanyl-Buccaltabletten und der 24-h-Basisdosis von Opioiden belegt werden. Ein Zusammenhang deutete sich jedoch in zwei offenen (nicht verblindeten) Studien [690, 692] und in einer empirischen Kohortenstudie an [695]. Erfahrene Mediziner beginnen die Behandlung bei Patienten, die bereits hohe Opioid-Basisdosierungen erhalten, oft mit höheren Dosierungen als der empfohlenen geringsten Initialdosis.

Die meisten Studien berichteten von unerwünschten Wirkungen, einschließlich der erwarteten opioidbedingten Symptome wie Sedierung und Schwindel, als potentielle Limitation der Titration einer wirksamen Dosis von oral-transmucosalem bzw. intranasalem Fentanyl sowie Fentanyl-Buccaltabletten. Die lokale mucosale Toleranz war gut, in einigen Fällen wurde jedoch von lokalen Ulzera berichtet und Daten zur Langzeitanwendung sind begrenzt [696]. Auch eine intravenöse Opioid-Titration und Bolusgabe wurden zur besseren Kontrolle von Durchbruchschmerzen verwendet [600, 697].

Tabelle 14: Ansprechraten nach Fentanylgabe unterschiedlicher Darreichungsformen (in Studien mit gleichen Outcome-Messungen).

	Studientyp	Verglichene Medikamente	Responder-Rate (%)[1]		
			10 Min	15 Min	30 Min
Mercadante et al. 2009 [692]	Open-label RCT	INF vs OTFC	50 % (INF) 20 % (OTFC)	70 % (INF) 40 % (OTFC)	90 % (INF) 80 % (OTFC)
Kress et al. 2009 [691]	Doppelblinde RCT	INF vs Placebo	58 % (INF)	ND	80 % (INF)
Portenoy et al. 2006 [693]	Doppelblinde RCT	FBT vs Placebo	ND	13 % (FBT)	48 % (FBT)
Slatkin et al. 2007 [694]	Doppelblinde RCT	FBT vs Placebo	16 % (FBT)	30 % (FBT)	51 % (FBT)

RCT = randomisierte kontrollierte Studie. INF = intranasales Fentanyl. OTFC = orales transmucosales Fentanylcitrat. ND = not done (nicht durchgeführt). FBT = Fentanylbuccaltabletten, [1]33 % Schmerzreduktion im Vergleich vor Verabreichung

10. Fatigue

AG-Leiter: Pia Heußner, Lukas Radbruch

10.1 Einleitung

Die European Association for Palliative Care (EAPC) beschreibt Fatigue als ein subjektives Gefühl von Müdigkeit, Schwäche oder Energiemangel [698]. Tumorbedingte Fatigue wird durch das National Comprehensive Cancer Network (NCCN) definiert als „besorgniserregendes, anhaltendes, subjektives Gefühl von körperlicher, emotionaler und/ oder kognitiver Müdigkeit oder Erschöpfung mit Bezug zur Tumorerkrankung oder Tumorbehandlung, das nicht im Verhältnis zu aktuellen Aktivitäten steht und die übliche Funktionsfähigkeit beeinträchtigt" [699]. Glaus betont die qualitativen Unterschiede von alltäglicher gegenüber tumorbedingter Fatigue, die den Körper (physisch), die Emotionen (affektiv) und die kognitiven Funktionen (mental) beeinflusst, für mehrere Wochen anhält und mit Ruhe oder Schlaf nur teilweise oder gar nicht erleichtert wird [700]. Müdigkeit stellt bei Gesunden ein physiologisches Regulativ dar, das physische oder psychische Anstrengungen beantwortet [701] und kann als angenehm und normal empfunden sowie durch Ruhe behoben werden [700].

Fatigue ist mit einer Prävalenz von 70-90 % [18, 702-709] das häufigste Symptom bei Patienten mit einer Tumorerkrankung und eine häufige Nebenwirkung der Tumortherapie [710, 711]. Die Prävalenz und der Einfluss von Fatigue werden aber oft nicht erkannt [702, 710]. Fatigue kann in primärer und sekundärer Form auftreten. Das primäre Fatiguesyndrom wird als ein Teil des inflammatorischen Tumorsyndroms interpretiert, so dass eine häufige Koinzidenz mit dem primären Anorexie-Kachexiesyndrom sowie mit Depression beobachtet wird. Während die primäre Fatigue vermutlich im Zusammenhang mit hohen Zytokinspiegeln steht, wird die sekundäre Form durch tumor- oder therapiebegleitende Symptome oder Komorbiditäten ausgelöst. Als Hypothese zur Entstehung der primären Fatigue wird aus tierexperimentellen Studien auf den Abbau quergestreifter Muskulatur durch einen Reflexbogen mit vagaler afferenter Stimulation hingewiesen [712]. Bei den meisten Patienten werden im Verlauf der Erkrankung mehrere Symptome zur Entstehung sekundärer Fatigue beitragen [713]. So wurde z. B. periphere Erschöpfung der Energie infolge verringerter Nahrungszufuhr als Ursache von Fatigue postuliert [712, 714]. Es bleibt jedoch unklar, inwieweit der Energiemangel der Patienten mit Fatigue vor allem Ausdruck der begleitenden Kachexie ist. Auch andere Symptome und Komorbiditäten wie Anämie, Fieber, Infektionen, Depressionen oder Dysbalancen des Elektrolyt- und Hormonhaushalts können die Energieressourcen weiter schwächen und damit das Gefühl von Energiemangel und Fatigue steigern [715, 716]. Ebenso können neue immunsystemmodulierende Therapieverfahren, mit neuen Mechanismen, wie z. B. Checkpointinhibitoren zur Entstehung von Fatigue beitragen [717]. So wurde Hypomagnesämie als Folge von Cetuximab, einem monoklonalen Antikörper des epithelialen Wachstumsfaktorrezeptors (EGFR), als Ursache für sekundäre Fatigue benannt [718, 719]. Auch viele der Medikamente, die in der Palliativversorgung zur Symptomkontrolle eingesetzt werden, wie Opioide, Benzodiazepine, Antidepressiva oder Antikonvulsiva, können aufgrund ihrer sedierenden Wirkung Fatigue verstärken.

Die hier vorgelegten Empfehlungen basieren auf den Leitlinien der EAPC zu medikamentösen und nicht-medikamentösen Behandlungsoptionen bei Fatigue [698]. Die Leitlinien des NCCN mit einem Schwerpunkt auf nicht-medikamentösen Behandlungsoptionen für Patienten mit Tumorerkrankungen (nicht nur in der Palliativversorgung) wurden, soweit möglich, berücksichtigt [699]. Studien zur Behandlung von Fatigue bei Tumorpatienten außerhalb der Palliativversorgung oder bei Patienten mit anderen lebenslimitierenden Erkrankungen in der Palliativversorgung wurden berücksichtigt, wenn keine Evidenz aus der Palliativversorgung von Tumorpatienten vorlag. Nicht berücksichtigt werden Erschöpfungssyndrome ohne Assoziation zu einer Tumorerkrankung, wie z. B. das Chronic Fatigue Syndrome oder die Fibromyalgie. Wir verweisen auch auf die S3-Leitlinie Müdigkeit, die Empfehlungen für die allgemeine Patientenpopulation macht [720] sowie auf die S3-Leitlinie Psychoonkologische Diagnostik, Beratung und Behandlung von erwachsenen Krebspatienten mit Empfehlungen zur Behandlung von onkologischen Patienten [4].

10.2 Differentialdiagnose

10.1.	Konsensbasierte Empfehlung
EK	Bei Patienten mit einer nicht-heilbaren Krebserkrankung und Fatigue *soll* differentialdiagnostisch überprüft werden, ob die Symptomatik durch eine behandelbare Ursache (z. B. eine Depression oder Medikamentennebenwirkungen) verursacht wird.

Hintergrund

Zwischen Fatigue und Depression bestehen deutliche Überschneidungen [721]. Schwächegefühl und Antriebslosigkeit sind wesentliche Symptome bei der Depression, und ein depressives Gefühl ist Teil der affektiven Komponente von Fatigue. Es gibt jedoch auch Unterschiede, so werden manche Zeichen nur bei Depression berichtet (z. B. anhaltendes Gefühl von Wertlosigkeit, unangemessene Schuldgefühle und wiederkehrende Gedanken an den Tod), während andere Symptome typisch für Fatigue sind (z. B. inadäquate Erschöpfung nach Anstrengung) [721].

Auch zwischen Fatigue und Kachexie (beziehungsweise dem Kachexie-Anorexie Syndrom) gibt es Überschneidungen, und die Symptome können beim Patienten gleichzeitig vorliegen [722]. Kachexie ist eine häufige Ursache für Fatigue. Wie bei Depression sollte allerdings zwischen diesen Symptomen klar unterschieden werden, da sie unterschiedliche Entitäten darstellen. Die Erfassung und Behandlung sollte spezifisch für diese Symptome erfolgen. Die Erforschung von Fatigue als Teil eines Symptomclusters, nicht als einzelnes Symptom, ist allerdings für die Zukunft vielversprechend [723, 724].

Tabelle 15: Laborparameter für potentiell behandelbare Differentialdiagnosen zu Fatigue

Ko-Morbiditäten	Parameter
Anämie	Hämoglobin
	Transferrin, Ferritin, Eisen
	Erythropoetin
Elektrolyte	Kalzium (und Albumin), Magnesium, Phosphat
Organische Dysfunktionen	Kreatinin, Harnstoff, Bilirubin, Cholinesterase
Hypothyreose	TSH, freies T3 und T4
Infektion	C-reaktives Protein, Procalcitonin
Hormone	ACTH, Cortisol, Freies Testosteron
	Melatonin
Vitaminmangel	Vitamin B1, Vitamin B6, Vitamin B12

Für die Bestimmung der Zytokinlast eignen sich Marker besser als das Zytokin selbst (Interleukin-1 Rezeptor Antagonist [IL-1ra], lösliche Tumor-Nekrose-Faktor-Rezeptoren Typ II und Neopterin [Makrophagenaktivitätsmarker]). Diese Untersuchungen sind jedoch nur im Rahmen von klinischen Studien sinnvoll. Cortisol erfordert ein 24-Stunden-Profil.

Tabelle 16: Definition von Fatigue nach der Fatigue Coalition [725]

A1 und mindestens 5 der Kriterien A2 – A11 müssen an den meisten Tagen von mindestens zwei konsekutiven Wochen im letzten Monat präsent sein	
A1	Signifikante Fatigue, Energiemangel, gesteigerter Bedarf an Ruhepausen, der nicht im Verhältnis steht zur aktuellen Aktivität
A2	Allgemeine Schwäche, Schwere der Gliedmaßen
A3	Verringerte Aufmerksamkeit oder Konzentrationsfähigkeit
A4	Motivationsmangel, fehlendes Interesse an üblichen Aktivitäten
A5	Schlaflosigkeit oder vermehrte Schläfrigkeit/Schlafsucht
A6	Schlaferleben als nicht erfrischend oder nicht erholsam
A7	Gefühlte Anstrengung, um Inaktivität zu überwinden
A8	Ausgeprägte emotionale Reaktion auf das Gefühl von Fatigue (zum Beispiel Traurigkeit, Frustration, Gereiztheit)
A9	Schwierigkeiten mit der Bewältigung der Alltagsaufgaben aufgrund des Gefühls von Fatigue
A10	Schwierigkeiten mit dem Kurzzeitgedächtnis
A11	Nach Anstrengung Unwohlsein über mehrere Stunden
	Die Symptome lösen klinisch signifikante Belastung oder Beeinträchtigungen im sozialen, beruflichen oder anderen wichtigen Funktionsbereichen aus
Nachweis aus der Anamnese, körperlichen oder Laboruntersuchung, dass die Symptome eine Folge von Tumorerkrankung oder Tumorbehandlung sind	
Die Symptome sind nicht primär als Folge einer psychischen Komorbidität wie zum Beispiel Depression, Somatisierungsstörungen oder Delir zu werten	

Die American Fatigue Coalition hat Kriterien für die Definition des tumorbedingten Fatigue-Syndroms vorgeschlagen (siehe Tabelle 16) [725]. Die Beeinträchtigung durch Fatigue muss deutlich sein, Fatigue muss im Zusammenhang mit dem Tumor oder seiner Behandlung stehen und nicht auf eine komorbide psychiatrische Erkrankung zurückzuführen sein. Diese Definition von tumorbedingter Fatigue stimmt weitgehend überein mit der Definition des Chronic Fatigue Syndroms (G93.3: Chronisches Müdigkeits-Syndrom), das als eigene Krankheitsentität definiert worden ist, wahrscheinlich ausgelöst durch zentralnervöse Dysfunktion (Übersicht bei [726]). Die Zahl von mindestens fünf Begleitsymptomen und die Zeitspanne von zwei Wochen wurden so festgelegt, um möglichst viele Ursachen von Fatigue zu erfassen, ohne die Diagnose bedeutungslos zu machen [727]. Die Kriterien wurden entwickelt, um Fatigue in allen Stadien der Tumorerkrankung zu erkennen, sind aber möglicherweise nur von eingeschränktem Wert für die Diagnose von Fatigue im Rahmen der Palliativversorgung, bei der die Komorbidität der psychischen Störungen hoch ist [728, 729].

10.3   Erfassung

10.2.	Konsensbasierte Empfehlung
EK	Screening für Fatigue bei Patienten mit einer nicht-heilbaren Krebserkrankung *sollte* Fragen zu Schwäche und Müdigkeit enthalten wie „Fühlen Sie sich außergewöhnlich müde und/ oder schwach?" oder „Wie müde sind Sie? Wie schwach sind Sie?"

10.3.	Konsensbasierte Empfehlung
EK	Bei Patienten mit einer nicht-heilbaren Krebserkrankung und komplexen Fragestellungen *können* validierte multidimensionale Fragebögen im Rahmen des Assessments eingesetzt werden.

Hintergrund

Die Empfehlungen dieses Kapitels basieren auf der Expertenmeinung der Leitliniengruppe.

Fatigue kann als einzelnes Symptom, als Symptomcluster oder als klinisches Syndrom verstanden werden. Für das einzelne Symptom werden einzelne Items („Werden Sie ohne besonderen Grund müde?") vorgeschlagen. Für die Erfassung eines Symptomclusters wurden Checklisten oder Fragebögen mit multiplen Dimensionen validiert (Übersicht bei [730]). Mit dem Ansatz des NCCN wird Fatigue als klinisches Syndrom mit einer Checkliste nach dem dazugehörigen Algorithmus erfasst.

Eine Reihe von Fragebögen wurde zur Erfassung von Fatigue entwickelt. Einige dieser Fragebögen sind umfangreich, wie zum Beispiel der Functional Assessment of Cancer Therapy - Fatigue (FACT-F: www.facit.org/FACITOrg/Questionnaires, [731]) mit 47

Items, allerdings können hier auch die 13 Items der Fatigue-Unterskala als einzelner Fragebogen eingesetzt werden. Das Piper Fatigue Inventory umfasst 22 Items [732], das Multidimensional Fatigue Inventory 20 Items [733]. Einige Instrumente wie zum Beispiel die Fatigue-Unterskala des FACT differenzieren nicht zwischen den verschiedenen Dimensionen von Fatigue. Das Brief Fatigue Inventory (BFI) wurde nach der gleichen Methodik wie das Brief Pain Inventory entwickelt. Das BFI erfasst Intensität und Beeinträchtigung durch Fatigue mit nur neun Fragen, allerdings laden die Items alle auf den gemeinsamen Faktor der Intensität [734]. Der EORTC QLQ-C30 beinhaltet eine Unterskala mit drei Items zu Fatigue [735]. EORTC-QLQ-C30, FACT-F und BFI sind in vielen Sprachen übersetzt und liegen auch in validierten deutschen Versionen vor.

Fatigue wird als multidimensionales Konstrukt beschrieben. Glaus schlug körperliche, kognitive und affektive Dimensionen der tumorbedingten Fatigue vor [736, 737], von anderen Autoren wurden Beeinträchtigungen von Funktionsfähigkeit, Kraft, Stimmung, Aktivität oder Motivation als zusätzliche Dimensionen beschrieben, oft in Verbindung mit der Entwicklung von Erfassungsinstrumenten [698].

Eine körperliche und eine kognitive Dimension werden von allen Autoren bestätigt. Als Umschreibung der körperlichen Dimension scheint Schwäche gut geeignet, ebenso wie Müdigkeit für die kognitive Dimension. Bei der affektiven Dimension hingegen ist es am schwierigsten, zwischen Ursache und Reaktion zu unterscheiden. Begriffe wie Erschöpfung und Erschöpfbarkeit greifen die Dimension der inadäquaten Müdigkeit und damit die affektive Antwort mit auf.

Im internationalen Vergleich sind jedoch semantische Schwierigkeiten zu berücksichtigen, da Fatigue als Begriff nur im englischen oder französischen Sprachraum bekannt ist, aber nicht in der deutschen Sprache. Patienten begegnen dem Begriff oft im Rahmen von onkologischen Studien, bei denen Fatigue mittlerweile ein häufiger sekundärer Endpunkt ist. Dabei ist aber unklar, welche Informationen die Patienten zu Fatigue erhalten. Selbst wenn der Onkologe oder Palliativmediziner ausreichende Kenntnisse zu Fatigue hat, kann er diese Informationen möglicherweise nicht dem Patienten vermitteln, der mit diesem Konzept nicht vertraut ist. Außerhalb von onkologischen Studien erfahren onkologische Patienten nur wenig über Fatigue.

Eine Übersetzung des Begriffs Fatigue ins Deutsche ist nur eingeschränkt möglich. Vorgeschlagen wurde „Ermüdung" oder „Ermüdbarkeit" [738]. Bei der Übersetzung von Fragebögen müssen diese semantischen Schwierigkeiten berücksichtigt werden. Patienten in einer Validierungsstudie zur deutschen Version des BFI betonten die kognitiven und affektiven Dimensionen von Fatigue deutlich stärker als die körperliche Dimension, und die Grenzwerte für stärkste Intensität unterschieden sich zwischen der deutschen und englischen Version [739]. Selbst bei Einsatz einheitlicher Fragebögen können Sprachprobleme die Vergleichbarkeit von Studienergebnissen erschweren. Die Übersetzung von Wörtern wie „fatigue", „tiredness", „weakness" oder „exhaustion" aus einem englischen Fragebogen in eine andere Sprache kann problematisch sein. Aber auch im angloamerikanischen Raum können Unterschiede im Verständnis der einzelnen

Begriffe bestehen. Demnach versteht ein Amerikaner unter „tiredness" eher Schwäche und würde „drowsiness" als Begriff für Müdigkeit wählen. Ein Engländer würde hingegen „tiredness" als Müdigkeit interpretieren, und „weakness" für Schwäche benutzen [740].

10.4.	Konsensbasierte Empfehlung
EK	Die Erfassung von Fatigue bei Patienten mit einer nicht-heilbaren Krebserkrankung *soll* zu Beginn und im gesamten Erkrankungsverlauf wiederholt erfolgen.

Hintergrund

Das Screening in der Grundversorgung sollte mit einer Frage wie „Fühlen Sie sich außergewöhnlich müde oder schwach?" durchgeführt werden. Im Rahmen der Palliativversorgung und in der Onkologie sollten zwei Fragen nach Müdigkeit und Schwäche als den beiden wesentlichen Dimensionen von Fatigue gestellt werden. Dokumentationssysteme wie das Minimale Dokumentationssystem (MIDOS) [741] oder der IPOS (Integrated Palliative care Outcome Scale), die Müdigkeit und Schwäche als Item einer Symptomcheckliste enthalten, werden für die Routineerfassung in spezialisierten Einrichtungen empfohlen. Empfohlen wird ein wiederholtes Erfassen von Fatigue im gesamten Krankheitsverlauf.

Bei Patienten mit hoher Intensität von Fatigue im Screening sollten eine ausführlichere Erhebung und Untersuchung folgen, um behandelbare Ursachen von Fatigue zu identifizieren und die Belastung durch Fatigue zu erfassen. Wenn Fatigue im Vordergrund der Behandlung steht, können standardisierte multidimensionale Fragebögen eingesetzt werden oder ein klinisches Interview zu Ausmaß und Umfang der Beeinträchtigungen.

Für Forschungsprojekte mit Fatigue als primärem oder sekundärem Endpunkt wird ein ausführliches Vorgehen empfohlen. Standardisierte Fragebögen wie BFI oder FACT-F sollten zu Studienbeginn, vor und nach der Intervention und am Ende der Studie ausgefüllt werden.

Eine objektive Erfassung von Fatigue ist nicht möglich, es können lediglich Veränderungen gemessen werden. Somit basiert die Erfassung von Fatigue auf der subjektiven Selbsteinschätzung des Patienten. Diese Selbsterfassung durch den Patienten ist z. B. anhand einer Skala von 1 - 10 oder kategoriell möglich, kann jedoch infolge von kognitiven Beeinträchtigungen verhindert sein. Bei einer milden kognitiven Beeinträchtigung können die Patienten in der Regel noch einfache kategorische Skalen benutzen, bei mittlerer oder schwerer kognitiver Beeinträchtigung ist auch das meist nicht möglich. Hier kann ersatzweise eine Erfassung durch Angehörige oder Behandler erfolgen. Bei der Bewertung der Angaben ist davon auszugehen, dass Angehörige in der Regel die Intensität überschätzen, Behandler hingegen zur Unterschätzung neigen.

Eine objektive Testung der kognitiven Dimension von Fatigue kann mit psychomoto-rischen Tests erfolgen. Dazu gehören zum Beispiel repetitives Fingertippen (Tapping) oder komplexe Meßmethoden wie die Testbatterie zur Untersuchung der Fahrtüchtig-keit [742]. Jedoch werden diese Untersuchungen in der Palliativversorgung nur einen eingeschränkten Wert haben, da tumorbedingte körperliche und kognitive Beeinträchti-gungen bei der Mehrzahl der Patienten eine Teilnahme an den Tests verhindern. Ebenso waren bislang Versuche mit einer objektiven Bewertung der körperlichen Dimension, zum Beispiel mit einem Ergometer, wenig geeignet bei Patienten mit fortgeschrittener Tumorerkrankung [1]. Allerdings wurden vielversprechende Versuche mit elektroni-schen Aktivitätsmeßgeräten berichtet [743]. Durch Dokumentation der Körperhaltung und anderer Parameter kann die körperliche Aktivität des Patienten über längere Zeit-räume aufgezeichnet werden. In der Palliativversorgung wird damit eine komplexere Erfassung, bei der die subjektive Einschätzung der Beeinträchtigung mit objektiven Parametern der körperlichen und kognitiven Aktivität kombiniert wird, möglich. Beson-ders für Studien können diese Testungen interessant sein.

Bei Patienten mit mittlerer oder hoher Intensität oder subjektiver Beeinträchtigung durch Fatigue sind weitere Informationen aus Anamnese (siehe Abbildung 3), klinischer Untersuchung oder Laboruntersuchungen (siehe Tabelle 15) erforderlich, um potentiell behandelbare Ursachen von Fatigue abzuklären.

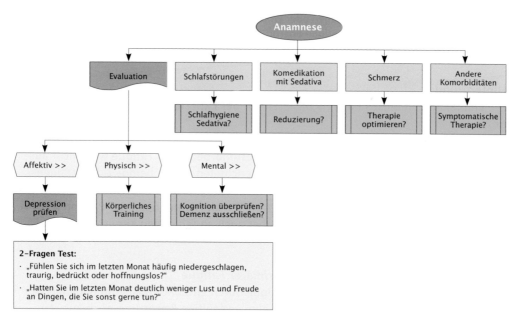

Abbildung 3: Erfassen von Fatigue: Anamnese und daraus folgende mögliche ursächliche Therapie-ansätze [1]

10.4   Haltungen, Strategien und Behandlungsoptionen

10.5.	Konsensbasierte Empfehlung
EK	Patienten mit einer nicht-heilbaren Krebserkrankung und mit einer Belastung oder Beeinträchtigung durch Fatigue *sollen* spezifische Informationen und therapeutische Unterstützungen angeboten werden.

10.6.	Konsensbasierte Empfehlung
EK	Bei Patienten mit einer nicht-heilbaren Krebserkrankung und Fatigue *sollten* mögliche Ursachen behandelt werden.

10.7.	Konsensbasierte Empfehlung
EK	Erythropoetin zur Behandlung von Fatigue bei Patienten mit einer nicht-heilbaren Krebserkrankung *sollte* aufgrund der ungünstigen Nutzen-Risiko-Abwägung *nicht* zum Einsatz kommen.

10.8.	Konsensbasierte Empfehlung
EK	In den letzten Tagen oder Wochen des Lebens *sollte* die Indikation für die Behandlung von Fatigue überprüft werden, um Belastungen durch diese Behandlung zu vermeiden.

Hintergrund

Die Empfehlungen dieses Kapitels basieren auf der Expertenmeinung der Leitliniengruppe.

Die überwiegende Mehrzahl der Patienten mit tumorbedingter Fatigue wird nicht ausreichend behandelt. Nur 27 % der Patienten berichteten nach Chemo- oder Strahlentherapie, dass der Onkologe irgendwelche Behandlungsmaßnahmen zur Reduktion von Fatigue empfohlen hatte [702]. Dies liegt zum Teil an Hemmungen der Patienten [744], Fatigue gegenüber dem Arzt anzugeben, aber auch an fehlenden Kenntnissen und Fähigkeiten bei den behandelnden Ärzten [702].

Ursachenspezifische Behandlung von primärer Fatigue

Eine kausale Behandlung von primärer Fatigue durch entzündungshemmende Medikamente wird untersucht, allerdings steht eine endgültige Bewertung noch aus. Angesichts der möglichen Rolle der Zytokine in der Pathophysiologie von Fatigue sind antiinflammatorische Therapieansätze, mit denen exzessive Zytokinspiegel gesenkt werden, denkbar. Thalidomid als TNF-Antagonist wurde für die Behandlung von Kachexie bei Tumorerkrankungen [704, 745] und AIDS [746] vorgeschlagen, jedoch fehlen bislang aussagekräftige Studien [747–749]. Der Zytokinantagonist Pentoxiphyllin zeigte keinen signifikanten Effekt auf Kachexie in randomisierten Studien bei Patienten mit

Tumorerkrankung [750] oder HIV [751]. Aus den wenigen Studien ergeben sich keine eindeutigen Aussagen zum Einfluss auf Fatigue. Sedierung als Nebenwirkung von Thalidomid erschwert seinen Einsatz zur Behandlung von Fatigue.

Ursachenspezifische Behandlung von sekundärer Fatigue

Bei Patienten mit sekundärer Fatigue sollte die Behandlung der zugrunde liegenden Ursachen eingeleitet werden (siehe Abbildung 4). Einige Ursachen von sekundärer Fatigue wie zum Beispiel Anämie, Depression, Infektionen, Dehydratation, Unterernährung, Hyperkalzämie, Hypomagnesämie oder die sedierende Nebenwirkung von Opioiden oder anderen Medikamenten können behandelt werden. Mit einer effektiven Behandlung solcher Ursachen kann Fatigue gelindert werden.

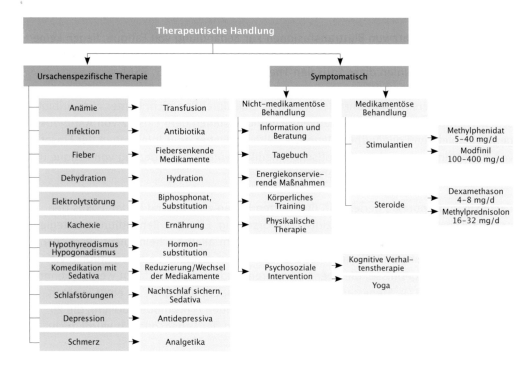

Abbildung 4: Therapieoptionen bei primärer und sekundärer Fatigue [1]

Die Behandlung der Anämie mit erythropoetischen Medikamenten wie Erythropoetin oder Darbopoetin alpha hatte in der Onkologie viel Aufmerksamkeit gewonnen (siehe auch S3-Leitlinie Supportivtherapie [2]). Die Behandlung mit diesen Substanzen war spezifisch auf die Linderung von tumor- oder therapiebedingter Fatigue als Hauptsymptom der Anämie gerichtet worden [752]. Randomisierte Studien zeigten eine Abnahme von Fatigue bei Zunahme der Erythropoetinspiegel (Übersichten bei [706, 753]). Eine Behandlung mit Erythropoetin wird jedoch erst nach einem längeren Zeitraum (bis zu 12 Wochen) effektiv sein, so dass onkologische Patienten mit kurzer Lebenserwartung nicht von einer solchen Behandlung profitieren werden. Neuere Publikationen wiesen auf die Komplikationen der Behandlung (Thromboembolien, Hypertension, Thrombopenie und Blutungen) hin, die zu einer erhöhten Mortalität unter Erythropoetin oder Darbopoetin führten (Übersicht bei [754]) und auch zu beschleunigten Tumorprogressionen. Der Einsatz dieser Medikamente wird deshalb in der Palliativversorgung nicht empfohlen.

Bluttransfusionen können den Hämoglobinspiegel erhöhen und können deshalb bei Palliativpatienten mit Fatigue aufgrund einer ausgeprägten Anämie indiziert sein. Der Effekt ist allerdings nur kurzfristig, und Transfusionen müssen deshalb öfter wiederholt werden, teilweise nach wenigen Tagen. Die Risiken der Transfusionen, die Kosten der Behandlung und der hohe Aufwand sprechen gegen einen Einsatz, jedoch können wiederholte Transfusionen bei ausgewählten Patienten zur Behandlung der Fatigue und weiterer Anämiesymptome sinnvoll sein.

Wie auch zum Einsatz von Bluttransfusionen zur Behandlung von Fatigue, liegen keine klinischen Studien zur Behandlung anderer Ursachen von sekundärer Fatigue vor, obwohl klinische Leitlinien diese kausalen Therapien betonen [755, 756].

In der Palliativversorgung führt der Nachweis einer Infektion nicht immer zur antibiotischen Therapie und manche Palliativeinrichtungen stehen dem Einsatz von Antibiotika generell ablehnend gegenüber. Dennoch sollte bei Fieber oder Infektionen der Einsatz von fiebersenkenden oder antibiotischen Medikamenten zur Linderung von Fatigue und weiterer assoziierter Symptome erwogen werden.

Kachexie und Anorexie gerieten in den letzten Jahren zunehmend in den Fokus der onkologischen und palliativmedizinischen Forschung. Effektive Behandlungsstrategien fehlen aber noch. Eine Steigerung der Kalorienzufuhr alleine scheint nicht ausreichend. Nahrungsergänzungsmittel wie Omega-3-Fettsäuren zeigten in einigen Studien vielversprechende Ergebnisse, die aber in größeren Studien nicht bestätigt werden konnten (Übersicht bei [757]). Megesterol verbessert den Appetit und führt zu einer leichten Gewichtszunahme, ist aber auch mit Risiken verbunden (Thromboembolien), die zu einer erhöhten Mortalität führen. Eine Verbesserung der Lebensqualität wurde nicht bestätigt (Übersicht bei [758]).

Andere Substanzen wie Cannabinoide, Cyproheptadin oder Hydrazinsulfat wurden zur Behandlung von Kachexie vorgeschlagen, jedoch konnte der Einfluss auf Appetit- oder Energiemangel bisher nicht in klinischen Studien bestätigt werden (Übersichten bei [759-761]).

Kortikosteroide werden zur Steigerung von Appetit und Aktivität empfohlen. In der Palliativversorgung von onkologischen Patienten führen Kortikosteroide zu einer Steigerung der Lebensqualität, jedoch waren die Ergebnisse der klinischen Studien zum Einfluss auf Fatigue nicht eindeutig (Übersicht bei [740]). Bei längerfristigem Einsatz sind Nebenwirkungen der Kortikosteroide (unter anderem Schwäche durch proximale Myopathie) zu beachten.

Der Einsatz von Androgenen zur Behandlung eines Hypogonadismus, aber auch wegen der anabolen Effekte, wurde vor allem bei Patienten mit HIV/AIDS untersucht, dabei wurden positive Effekte auf Fatigue und Lebensqualität bestätigt (Übersicht bei [740]). Entsprechende Untersuchungen bei onkologischen Patienten stehen aber noch aus.

Angesichts der Zusammenhänge von Depression und Fatigue sollte bei Patienten mit klinischen Zeichen einer Depression und Fatigue eine antidepressive Therapie erwogen werden. Allerdings sind die aktivitätsmodulierenden Eigenschaften der Antidepressiva zu berücksichtigen. Es sollten Antidepressiva mit aktivierendem Wirkspektrum ausgewählt werden. Zu erwarten wäre ein Rückgang der depressiven Komponente der psychischen Situation. Das Gefühl der inadäquaten Müdigkeit und Erschöpfung bleibt unbeeinflusst. In einer randomisierten Studie führte Paroxetin zwar zu einer Verringerung der Depression bei Tumorpatienten unter Chemotherapie, nicht aber zu einer Linderung von Fatigue [711].

Für andere sekundäre Ursachen von Fatigue wie Hypothyreodismus, Dehydratation, Elektrolytstörungen (zum Beispiel Hyperkalzämie oder Hypomagnesämie) oder andere Stoffwechselstörungen sollten ebenfalls kausale Behandlungsmaßnahme erwogen werden. Allerdings liegen keine kontrollierten Studien zu solchen Interventionen vor.

Symptomatische Behandlung von Fatigue – Nutzen-Risiko-Abwägung

Bei den meisten Patienten wird eine ursächliche Behandlung von primärer oder sekundärer Fatigue nicht ausreichend sein oder zu lange dauern. Für diese Patienten ist eine symptomatische Behandlung, möglichst in Kombination von medikamentösen und nicht-medikamentösen Maßnahmen, erforderlich (siehe Abbildung 4 sowie Abschnitte Symptomatische nicht-medikamentöse Verfahren und Symptomatische medikamentöse Therapien).

Die Berücksichtigung der individuellen Prioritäten und Bedürfnisse des Patienten ist ein fundamentales Prinzip in der palliativmedizinischen Grundhaltung. Dies muss bei der Therapieplanung für Fatigue wie bei jedem anderen Symptom berücksichtigt werden. Die Fatigue-bedingten Beeinträchtigungen des Patienten müssen erkannt werden und das Behandlungsteam muss effektive medikamentöse und nicht-medikamentöse Behandlungsoptionen vorhalten und anbieten. Die Nebenwirkungen und Risiken der Behandlungsoptionen müssen gegenüber den Vorteilen einer effektiven Linderung von Fatigue berücksichtigt werden.

Intensität und Beeinträchtigung durch Fatigue werden sich im Verlauf der Erkrankung ändern. Bei der Therapieplanung sind deshalb Krankheitsverlauf und Prognose der Überlebenszeit zu berücksichtigen. Dies kann unter Umständen wiederholte und auch kurzfristige Anpassungen der Therapie von Fatigue erforderlich machen. In den letzten Tagen oder Wochen des Lebens kann Fatigue als eine angemessene Antwort auf die mit dem Sterben verbundenen Belastungen und Beeinträchtigungen gesehen werden. Die Fatiguesymptomatik schützt den Patienten vor Leid und erleichtert den Übergang vom Leben zum Tod. In den letzten Stunden und Tagen des Lebens könnte eine effektive

Behandlung von Fatigue dazu führen, dass Patienten wieder ihre Symptomatik stärker spüren, wenn Sedierung, Schwäche und emotionale Abschirmung aufgehoben werden [698]. Der Zeitpunkt, an dem die intensivierte Behandlung von Fatigue nicht mehr länger indiziert ist, muss erkannt werden, um die Belastungen am Lebensende zu vermeiden.

Kenntnisse und Fähigkeiten zur Behandlung von Fatigue sind wesentliche Voraussetzungen in der Palliativversorgung, um Fatigue intensiv zu behandeln bei den Patienten, die von einer solchen Behandlung profitieren, und um eine Behandlung zu unterlassen bei den Patienten, die dadurch eher belastet würden. Damit wird eine optimale Versorgung der vielen Patienten mit Fatigue möglich.

10.5   Symptomatische nicht-medikamentöse Verfahren

10.9.	Evidenzbasierte Empfehlung
Empfehlungsgrad **B**	Ein regelmäßiges aerobes Ausdauer- und Krafttraining *sollte* Patienten mit einer nicht-heilbaren Krebserkrankung und tumorbedingter Fatigue angeboten werden.
Level of Evidence **1-**	Quellen: Dittus et al. [762]; Mochamat et al. [persönliche Kommunikation]; Pyszora et al. 2017 [763]

10.10.	Evidenzbasierte Empfehlung
Empfehlungsgrad **B**	Psychoedukative Verfahren, insbesondere kognitive Verhaltenstherapien, *sollten* Patienten mit einer nicht-heilbaren Krebserkrankung und Fatigue angeboten werden.
Level of Evidence **1-**	Quellen: Mochamat et al. [persönliche Kommunikation]; Poort et al. [764]

10.11.	Evidenzbasierte Empfehlung
Empfehlungsgrad **B**	Eine Beratung zu Strategien zum Energiemanagement und zur energieadaptierten Tagesstruktur *sollte* Patienten mit einer nicht-heilbaren Krebserkrankung und Fatigue angeboten werden.
Level of Evidence **1-**	Quellen: Poort et al. [764]; Warth et al. 2015 [765]

Hintergrund
Das Spektrum der nicht-medikamentösen Maßnahmen umfasst Beratung, Tagebuch führen, Energiekonservierung und -planung, psychoedukative Verfahren und körperliches Training. Die meisten Patienten versuchen, sich durch längere und häufigere Ruhepausen von Erschöpfung, Schwäche und Müdigkeit zu erholen [766]. Durch das

Behandlungsteam können solche Tendenzen noch verstärkt werden. In einer englischen Umfrage war der häufigste Rat zu Fatigue mehr Ruhe und Entspannung zu suchen [767]. In vielen Fällen werden die Ruhepausen aber nicht zum Aufladen der Energie führen und die Reduktion der körperlichen Aktivität kann Fatigue sogar verstärken. Die Beratung zu Coping-Strategien kann bei diesen Patienten effektiv sein.

Eine systematische Recherche wurde zur Frage der Wirksamkeit von nicht-medikamentösen Verfahren durchgeführt. Vier systematische Übersichtsarbeiten wurden identifiziert, in denen speziell Ergebnisse zu Patienten mit einer nicht-heilbaren Krebserkrankung aufgeführt sind. Das systematische Review von Mochamat et al. untersuchte die nicht-medikamentöse Behandlung von Fatigue mit körperlicher Aktivität, Entspannungstechniken und psycho-edukativer Therapie bei Patienten mit einer fortgeschrittenen Erkrankung und schloss insgesamt 13 RCTs - davon neun zu Patienten mit einer nicht-heilbaren Krebserkrankung - ein [persönliche Kommunikation]. Die meisten dieser Studien wiesen eine relativ geringe Teilnehmerzahl auf, lediglich vier der RCTs hatten ein Kollektiv von über 100 Patienten. Das Cochrane Review von Poort et al. zu psychosozialen Interventionen untersuchte ausschließlich Patienten, die sich einer palliativen Tumortherapie unterzogen, und schloss 14 RCTs mit einem hohen Risiko für Bias ein [764]. Das Cochrane Metareview von Payne et al. (wegen nicht stattgefundener Aktualisierung inzwischen zurückgezogen) konnte ein Cochrane Review zu psychosozialen Interventionen mit 27 RCTs einschließen, das allerdings Patienten sowohl mit einer heilbaren als auch mit einer nicht-heilbaren Krebserkrankung untersuchte [768]. Ein weiteres Systematic Review konnte 19 Studien zur Wirkung von körperlichem Training auf Fatigue - davon 10 RCTs - identifizieren [762]. Zudem wurden zwei RCTs zu einem physiotherapeutischen Programm bzw. einer Musikintervention in der Palliativmedizin identifiziert [763, 765]. Die Evidenz basiert somit auf insgesamt 30 RCTs, davon 14 zu körperlichem Training und 16 zu psychosozialen Interventionen.

Die Effektivität von **körperlichem Training** wurde in der Onkologie umfassend in klinischen Studien untersucht. Die Prävention und Linderung von Fatigue durch aerobes Training wurden bei Überlebenden und Patienten unter kausalen Tumortherapien in Übersichtsarbeiten bestätigt [769-773] sowie in Leitlinien empfohlen (z. B. S3-Leitlinie Psychoonkologie [4]). Auch zu Übungen gegen Widerstand (anaboles Training) liegen Studien vor [774]. Die meisten Studien wurden allerdings bei Patienten mit gutem Funktionsstatus durchgeführt. Die systematische Übersicht von Mochamat et al. fand sechs Studien mit insgesamt 684 Patienten zu körperlichem Training bei onkologischen Patienten in der Palliativversorgung [Mochamat et al., persönliche Kommunikation]. Drei dieser Studien sowie ein weiteres RCT (n= 60) zu einem physiotherapeutischen Programm [763] zeigten eine statistisch signifikant positive Korrelation zwischen Zunahme der Aktivität und Reduktion von Fatigue im Zwischengruppenvergleich (p-Wert zwischen 0,003 und 0,02; Effektstärke nur in einem RCT angegeben 0,33, 95 % CI 0,04 bis 0,61 [nach Cohen]), die auch mit einer signifikanten Verbesserung der Lebensqualität einherging (SIGN LoE 1-). Eine weitere Studie zeigte eine signifikante Besserung von Fatigue im Prä-Post-Vergleich, aber nicht im Zwischengruppenvergleich (p =0,05) [Mochamat et al., persönliche Kommunikation]. Das Systematic Review von Dittus et al.

schloss aufgrund von breiteren Einschlusskriterien sieben weitere RCTs, davon vier mit signifikanten Ergebnissen für die Reduktion von Fatigue, ein [762]. Das Training ist bei Patienten mit fortgeschrittener Tumorerkrankung an den reduzierten Funktionsstatus anzupassen, so können der mehrfach tägliche Wechsel zwischen Bett und Stuhl/ Sessel, Aufsetzen an der Bettkante oder Bewegungsübungen im Liegen mehrmals pro Tag für bettlägerige Patienten ausreichend sein. Die Berücksichtigung des klinischen Zustands der Patienten in der Palliativversorgung ist der Grund für die abgeschwächte Empfehlung zum körperlichen Training („sollte"). Eine Supervision beim Training ist sinnvoll, um Patienten zum Durchhalten zu motivieren bzw. ihnen ein positives Gefühl für die Bewegung zu vermitteln.

Fatigue-spezifische **psychoedukative Verfahren**, insbesondere kognitive Verhaltenstherapie, wurde bei Mochamat et al. in drei RCTs mit insgesamt 209 Patienten mit fortgeschrittenen Tumorerkrankungen untersucht, sie führten in zwei Studien zu einer signifikanten Linderung von Fatigue im Zwischengruppenvergleich (edukative Intervention zur Symptomkontrolle und zur progressiver Muskelrelaxation: p= 0,11, Effektstärke= 0,033; kognitive Verhaltenstherapie: p= 0,02; keine Effektstärke angegeben); SIGN LoE 1-; Übersicht bei Mochamat et al., persönliche Kommunikation). Zehn weitere RCTs zu psychosozialen und -edukativen Verfahren bei Patienten unter palliativen Tumortherapie wurden von Poort et al. identifiziert, wobei zwei davon signifikante Ergebnisse im Zwischengruppenvergleich aufweisen konnten (Intervention: psychologische Intervention bzw. pychosoziale „support group") [764]. In der Metaanalyse von Poort et al. zeigte sich nur im ersten Follow-up ein signifikanter positiver Effekt (SMD -0.66, 95 % CI -1,00 bis -0,32; n= 147 in vier RCTs mit hohem Risiko für Bias), im zweiten Follow-up und in der Postintervention jedoch nicht mehr. Weitere Übersichtsarbeiten bei onkologischen Patienten außerhalb der Palliativversorgung bestätigen den Einsatz von psychoedukativen Verfahren [772, 775]. Bei der Implementierung von psychoedukativen Verfahren kommt der Einbeziehung naher Bezugspersonen in der Psychoedukation zur Identifikation zielführender Strategien und Vermeidung maladaptiver Mechanismen ein großer Stellenwert zu. Die Empfehlungsstärke „sollte" wurde aufgrund der guten klinischen Erfahrung bei schwacher Studienevidenz gewählt.

Eine große Metaanalyse von RCTs zu tumorassoziiertem Fatigue bei Patienten mit einer Krebserkrankung zeigte eine signifikante Überlegenheit von körperlichem Training und psychologischen Verfahren über pharmakologische Therapien zur Verbesserung der Schwere von tumorassoziiertem Fatigue [776]. Diese Metaanalyse führt keine Ergebnisse für nicht-heilbare Krebserkrankte gesondert auf und gehört deshalb nicht zu den identifizierten Publikationen der systematischen Recherchen. Aufgrund ihrer interessanten Schlussfolgerungen wird sie dennoch hier erwähnt.

Andere Interventionen zur **Energieerhaltung** wurden vorgeschlagen, aber nicht ausreichend in klinischen Studien untersucht. Mochamat et al. konnte keine Studien bei Patienten mit einer nicht-heilbaren Krebserkrankung identifizieren. Poort et al. schlossen zwei RCTs ein, die keine signifikanten Ergebnisse für das Outcome Fatigue post-interventionell aufweisen konnten (SIGN LoE 1-) [764]. Zur Musiktherapie prüfte ein RCT bei

84 Patienten in der Palliativversorgung die Wirksamkeit einer Intervention, die eine signifikante Verbesserung von Fatigue aufwies (Messungsinstrument: Subskala des EORTC QLQ-C15-PAL; F = 4.74; p = 0,03). Im Rahmen der Sensitivitätsanalysen (Einschluss aller Patienten, die die Studie abgeschlossen haben) konnte allerdings keine Signifikanz mehr erreicht werden (p = 0,07) (SIGN LoE 1-) [765]. Zu Yoga wurde in einer Studie mit Patienten mit fortgeschrittenem Nierenversagen mit zweimal wöchentlichen Yogaübungen eine Linderung von Fatigue ebenso wie von Schmerz und Schlafstörungen erreicht [777]. Ansonsten liegen Ergebnisse für Patienten in früheren Krebsstadien vor, die nicht Teil der systematischen Evidenzbasierung sind: Eine Intervention zur Schlafhygiene (Individualized Sleep Promotion Plan ISPP) führte zu verbessertem Nachtschlaf und weniger Fatigue bei Patientinnen mit Brustkrebs unter Chemotherapie (Stadium I-II) [778]. Weitere Ausführungen zum Thema Schlafstörungen, siehe Kapitel 11. Weitere Ergebnisse liegen für Patienten mit einer heilbaren Krebserkrankung vor [779-781].

Als Interventionen werden außerdem Maßnahmen zum **Energiemanagement** empfohlen [782]. Dazu gehört das Führen eines Tagebuchs (siehe Abbildung 5) zu den täglichen Aktivitäten und der Intensität von Müdigkeit und Schwäche ebenso wie die Beratung zu energiekonservierenden Maßnahmen. Damit werden die Planung und vor allem Priorisierung der täglichen Aktivitäten beschrieben. Die Patienten sollen lernen, dass sie die bevorzugten Aktivitäten zu den Tageszeiten ausüben, an denen sie die meiste Energie verspüren, und weniger wichtige Aktivtäten nach Möglichkeit delegieren [755, 783, 784]. Dies sollte unterstützt werden durch Maßnahmen zur Energierestoration, zum Beispiel durch angemessene Planung von Ruhepausen, angemessene Ernährung, Stressvermeidung durch Medikamente oder Entspannungsverfahren oder die Teilnahme an angenehmen und genussvollen Aktivitäten.

Uhrzeit	Aktivität	Wie müde	Wie schwach	Kommentar
		0 = klein, 1 = leicht, 2 = mittel, 3 = schwer		

Abbildung 5: Tagebuch für Patienten mit tumorbedingter Fatigue

Andere nicht-medikamentöse Maßnahmen wurden bei onkologischen Patienten empfohlen, wenn auch keine Studien aus der Palliativversorgung vorliegen. Aromatherapie und Massage [785], Psychotherapie [786] oder die Teilnahme an Selbsthilfegruppen [787, 788] zeigten Effekte auf Fatigue, obwohl bei diesen Studien nicht immer klar ist, ob die Ergebnisse auf die Palliativversorgung übertragen werden können.

Komplexe multidimensionale Interventionsprogramme sind möglicherweise effekti-
ver als enger gefasste Therapieansätze [789, 790]. Jedoch ist der Aufwand für solche
Programme unter Umständen für Patienten in der Palliativversorgung mit körperlichen
oder kognitiven Einschränkungen zu groß, wenn zum Beispiel in einem multimodalen
Programm wöchentlich neun Stunden körperliches Training, Entspannungsübungen und
Übungen zur Körperwahrnehmung über sechs Wochen benötigt wurden [790].

10.6 Symptomatische medikamentöse Therapien

10.12.	Evidenzbasierte Empfehlung
Empfehlungsgrad **0**	Ein Therapieversuch mit Methylphenidat* oder Modafinil* *kann* bei Patienten mit einer nicht-heilbaren Krebserkrankung und Fatigue erwogen werden. * Off-Label-Use
Level of Evidence **1–**	Quellen: Mücke et al. 2015 [711]

10.13.	Evidenzbasierte Empfehlung
Empfehlungsgrad **0**	Ein Therapieversuch mit Kortikosteroiden* *kann* bei Patienten mit einer nicht-heilbaren Krebserkrankung und Fatigue erwogen werden. * Off-Label-Use
Level of Evidence **1–**	Quellen: Mücke et al. 2015 [711]

10.14.	Evidenzbasierte Empfehlung
Empfehlungsgrad **B**	Ein Therapieversuch mit Kortikosteroiden* bei Patienten mit einer nicht-heil-baren Krebserkrankung und Fatigue *sollte* aufgrund potentieller Nebenwirkun-gen zeitlich begrenzt erfolgen. * Off-Label-Use
Level of Evidence **4**	Quellen: Mücke et al. 2015 [711]

Hintergrund

Eine systematische Recherche zur Frage der Wirksamkeit von medikamentösen Verfahren identifizierte drei systematische Übersichtsarbeiten, die Patienten in der Palliativversorgung untersuchen. In der umfangreichen systematischen Übersicht von Mücke et
al. zur medikamentösen Therapie von Fatigue bei Palliativpatienten wurden 45 Studien
aufgenommen (davon 18 mit onkologischen Patienten), in denen insgesamt 4.696 Patienten mit 18 Substanzen behandelt wurden [711]. Studien zu tumorbedingter Fatigue
waren auf Modafinil und Methylphenidat fokussiert. Eine Metaanalyse war für Methylphenidat bei tumorbedingter Fatigue und für Pemolin und Modafinil für Fatigue bei Mul-

tipler Sklerose möglich, wobei Pemolin in Deutschland seit 2006 nicht mehr im Handel ist. Die Metaanalyse bestätigte die Effektivität von Methylphenidat und die Autoren halten Therapieversuche sowohl mit Methylphenidat wie mit Modafinil für gerechtfertigt. Die zwei weiteren identifizierten Reviews sind älter und ihre Ergebnisse wurden von Mücke et al. bzgl. Methyphenidat [768] bzw. Kortikosteroiden [740] bestätigt.

Methylphenidat ist ein Amphetaminderivat, das die Wirkung monoaminerger Transmitter im synaptischen Spalt verstärkt, entweder durch die Blockade der Wiederaufnahme von Dopamin oder durch die verstärkte Freisetzung von Katecholaminen [791]. Methylphenidat hat eine geringe Bioverfügbarkeit (11–52 %) und eine kurze Halbwertszeit von circa zwei Stunden. Nach der Metabolisation in der Leber werden die inaktiven Metaboliten über die Niere ausgeschieden.

Methylphenidat ist zur Behandlung von Depression und Aufmerksamkeits-Defizit-Störung zugelassen. Bei Patienten mit einer nicht-heilbaren Krebserkrankung sollten Psychostimulanzien aber nicht zur Therapie einer Depression eingesetzt werden. Die Hoffnung auf einen schnellen Eintritt der Wirkung [792, 793] hat sich nicht bestätigt (siehe Abschnitt Andere Wirkstoffe im Kapitel Depression).

Die Wirksamkeit in der Behandlung von Sedierung als Nebenwirkung einer Opioidtherapie wurde in mehreren Studien nachgewiesen [794–796]. Die Wirksamkeit in der symptomatischen Behandlung von tumorbedingter Fatigue wurde in einer Metaanalyse von Mücke et al. mit zwei kleinen RCTs (standardisierte mittlere Differenz: 0,49; 95 % CI 0,15–0,83) sowie in zwei weiteren RCTs ([797, 798] in [711], SIGN LoE 1-) bestätigt.

Die Behandlung mit Methylphenidat wird mit einer Dosierung von 5–10 mg oral initiiert, die Gabe der stimulierenden Medikation sollte morgens erfolgen. Dosissteigerungen auf 40–60 mg pro Tag können notwendig werden, aufgeteilt auf morgendliche und mittägliche Gabe. Alternativ ist auch eine bedarfsorientierte Gabe (5 mg, mindestens zwei Stunden bis zur nächsten Bedarfsdosis) möglich [799]. Als Nebenwirkungen werden häufig Nervosität, Gereiztheit, Agitiertheit und selten kardiale Nebenwirkungen wie Tachykardie oder Rhythmusstörungen berichtet. Die Nebenwirkungen können zur Reduktion oder zum Abbruch der Therapie führen.

Modafinil wird überwiegend zur Behandlung der Narkolepsie eingesetzt. Dabei wirkt Modafinil spezifisch auf das zentrale Nervensystem. Die Zunahme der Wachheit erfolgt über eine selektive Aktivierung des Schlaf-Wach-Zentrums im vorderen Hypothalamus. Durch eine Steigerung der c-fos-Expression in Neuronen wird eine indirekte Hemmung GABA-erger Neurone angenommen. Dadurch werden wiederum exzitatorische Neurotransmitter wie Dopamin, Norepinephrin und Serotonin in den Regulationszentren des Schlaf-Wach-Rhythmus ausgeschüttet [800, 801].

Modafinil wurde vor allem zur Behandlung von Fatigue bei Patienten mit Multipler Sklerose, anderen neurologischen Erkrankungen und HIV erfolgreich eingesetzt (Übersicht bei [711]). Bislang wurden nur wenige Berichte zur Behandlung von Fatigue bei

Tumorpatienten in der Palliativversorgung vorgelegt, in denen die Effektivität bestätigt wird ([802] in [711], SIGN 1+), während andere Autoren keine Wirkung fanden ([803] in [711], SIGN 1++). Weitere Ergebnisse liegen für onkologische Patienten außerhalb der Palliativversorgung vor, die ebenso zu unterschiedlichen Schlussfolgerungen kommen [804–807]. In der Therapie werden Tagesdosierungen von 200 bis 400 mg eingesetzt. Maximale Plasmakonzentrationen werden 2–3 Stunden nach oraler Aufnahme gemessen, die Eliminationshalbwertzeit beträgt 10–12 Stunden. Die Plasmaeiweißbindung liegt bei 60 %. Modafinil wird in der Leber metabolisiert und die inaktiven Metaboliten vorwiegend über die Niere ausgeschieden, daher sollte bei Patienten mit schwerer Einschränkung der Leber- oder Nierenfunktion die Tagesdosis halbiert werden.

Kortikosteroide sind in der Palliativversorgung von onkologischen Patienten mit einer Steigerung der Lebensqualität verbunden, jedoch ist die Evidenz aus klinischen Studien zur Effektivität in der Behandlung von Fatigue nicht eindeutig (Übersicht bei [711, 740]). In den Studien wurde Methylprednisolon in Dosierungen bis zu 500 mg täglich, Prednison und Prednisolon bis 20 mg täglich und Dexamethason bis 20 mg täglich eingesetzt [536, 808], wobei eine signifikante Besserung von Fatigue erreicht wurde. Diese beiden Studien enthalten allerdings ein hohes Risiko für Bias (SIGN LoE 1–). Bei längerer Behandlung mit Steroiden können Insulinresistenz zur Zunahme der Kachexie, proximale Myopathie zu zunehmender Schwäche und die Immunsuppression zu einem höheren Risiko für Infektionen und damit zur Zunahme von Fatigue führen. Kortikosteroide scheinen deshalb besonders geeignet, wenn konkrete Ziele in einem überschaubaren Zeitpunkt für den Patienten im Vordergrund stehen, zum Beispiel eine Familienfeier in den nächsten Wochen.

Als **weitere** medikamentöse Behandlungsoptionen stehen Donepezil*, Acetylsalicylsäure*, Armodafinil*, Amantadin* and L-Carnitin* zur Verfügung (*Off-Label-Use). Zu diesen Optionen liegt nur wenig Evidenz vor.

Donepezil ist ein zentraler Inhibitor der Acetylcholinesterase (ACE), der für die symptomatische Behandlung der leichten bis mittelschweren Demenz vom Alzheimer-Typ zugelassen ist. In einem RCT mit onkologischen Patienten und mit niedrigem Risiko für Bias konnte kein Vorteil gegenüber Plazebo festgestellt werden (SIGN LoE 1+; [809] in [711]).

Amantadin verstärkt die Wirkungen von cholinergen, dopaminergen, adrenergen und glutamatergen Neurotransmittern. Eine moderate Linderung von Fatigue bei Patienten mit multipler Sklerose wurde in mehreren Studien berichtet [711]. Ergebnisse zur Effektivität bei onkologischen Patienten mit Fatigue liegen bislang nicht vor.

Pemolin ist eine weitere Substanz, die allerdings seit 2006 in Deutschland nicht mehr im Handel ist. Es wirkt über die gleichen Mechanismen wie Methylphenidat, durch Zunahme der monoaminergen Transmitter im synaptischen Spalt. Die Wirksamkeit von Pemolin wurde vor allem bei Patienten mit HIV/AIDS nachgewiesen [711], jedoch ist der klinische Einsatz durch das Risiko einer Lebertoxizität eingeschränkt.

11. Schlafbezogene Erkrankungen / Nächtliche Unruhe

AG-Leiter: Jan Rémi, Johannes Rosenbruch

11.1 Einleitung

Schlaf dient der Erholung, Verarbeitung von Emotionen und dem Lernen. Der Mensch verbringt etwa ein Drittel seines Lebens im Schlaf. Qualitativ und quantitativ ausreichender Schlaf ist unter anderem wichtig für Wachheit tagsüber, Leistungsfähigkeit, Wohlbefinden und Lebensqualität. Bei schweren Erkrankungen wie einer nicht-heilbaren Krebserkrankung mit dauerhafter Bettlägerigkeit, physischen und psychischen Belastungen, Schmerzen oder Unruhe können der Schlaf, aber auch der Wachzustand gestört sein und dadurch ihre wichtigen Funktionen verlieren.

Persistierende Schlaflosigkeit ist mit einem höheren Risiko für die Entwicklung von Angst oder Depression assoziiert und ist ein wichtiger Faktor für die Lebensqualität von Patienten mit einer nicht-heilbaren Krebserkrankung [810]. Gestörter Schlaf belastet Patienten durch Einschlaf- und Durchschlafstörungen, Früherwachen, ungewollte Verhaltensmuster im Schlaf oder durch nicht erholsamen Schlaf mit erhöhter Tagesmüdigkeit [811]. Bei Patienten mit einer nicht-heilbaren Krebserkrankung sind Schlafstörungen zum einen ein belastendes Symptom, zum anderen treten Schlafstörungen wegen der Grunderkrankungen oder Begleitsymptomen vermehrt auf, und sind oft assoziiert mit situativen Belastungen, höherem Alter und Medikamenteneinnahmen. Insbesondere bei bettlägerigen Patienten wird das Bett zum Lebensraum und ist nicht mehr nur für den Schlaf reserviert. Ein reduzierter Aktivitätsumfang führt vice versa zu weiteren Schlafstörungen.

Schlafstörungen können zur Aggravation anderer Symptome führen, so treten zum Beispiel Delire bei Schlafstörungen sowohl im häuslichen als auch im stationären Bereich häufiger auf [812, 813]. Aber auch Schmerzen und Atemnot nehmen bei Schlafstörungen zu [814]. Ein gestörter Schlaf kann mit einem erhöhten Sterbewunsch assoziiert sein [815, 816]. Adäquater Schlaf kann hingegen die Schmerztoleranz erhöhen und Patienten ohne Schlafstörungen weisen deutlich niedrigere Raten an Depressionen und weniger Fatigue auf [817].

Schlafstörungen und Tagesmüdigkeit werden von Fatigue unterschieden, auch wenn sich diese Konzepte in der Praxis nicht immer strikt voneinander unterscheiden lassen (siehe Tabelle 17). Regelmäßig gestörter Schlaf führt zu einer Verstärkung eines Fatigue-Syndroms, Fatigue tagsüber kann eine Verschlechterung des Nachtschlafs bewirken [818]. Häufig werden die Begriffe Fatigue und Tagesmüdigkeit gleichbedeutend benutzt. Jedoch ist Fatigue im engeren Sinn als raschere Erschöpfbarkeit bzw. reduzierte Belastbarkeit und das subjektive Gefühl von Müdigkeit, Schwäche oder Energiemangel definiert. Tagesmüdigkeit (TM) ist das Gefühl, einschlafen zu müssen, und Tagesschläfrigkeit (TS) im engeren Sinn ist die Neigung tatsächlich tagsüber zu häufig einschlafen zu müssen [819, 820]. Beide können Ausdruck von Fatigue sein. Die Behandlung von Fatigue und Schlafstörungen ist oft komplementär und beide Entitäten sind jeweils in der Differentialdiagnose zu bedenken (siehe Kapitel Fatigue).

Tabelle 17: Begriffsklärung schlafbezogener Beschwerden und verwandter Begriffe

Begriff	Definition	Belastung für Patienten
Schlafstörung	Störung des Schlafs im engeren Sinn.	Insomnie, resultierende Tagesmüdigkeit oder ungewöhnliches Verhalten (Schlafwandeln) führen zu Beschwerden
Tagesschläfrigkeit (TS)	Reduktion der zentralnervösen Aktivierung mit Einschlafdrang und tatsächlichem Einschlafen. Auch als Einschlafdrang bezeichnet. Messbar über Vigilanztests.	TS kann Teilhabe am Leben reduzieren, kann Fahrtauglichkeit einschränken.
Tagesmüdigkeit (TM)	Allgemeiner Begriff zur Beschreibung belastungsabhängiger Reduktion von psychischen und physischen Leistungen.	TM ist eine normale Erfahrung jedes Menschen, wenn dadurch keine Einschränkungen im Alltag entstehen. Wenn sie zu Einschränkungen führt, oder wenn Kompensationsmechanismen erschöpft sind, kann sie krankhaft sein.
Fatigue	Subjektive Wahrnehmung von physischer und/ oder psychischer Erschöpfung. Sie tritt ohne Beanspruchung auf oder ist im Vergleich zur Beanspruchung überproportional stark.	Fatigue reduziert die Teilhabe am Leben und die Fähigkeit, die Teilhabe als angenehm und nicht als Belastung wahrzunehmen.

Schlaferkrankungen sind vielfältig. Die Patientenangabe von gestörtem Schlaf ist nicht gleichzusetzen mit einer Diagnose der klassischen Insomnie. Gestörter Schlaf kann im Sinne einer Insomnie mit tatsächlich fehlendem Schlaf auftreten, das Kernsymptom ist jedoch oft eine Störung der Tagesbefindlichkeit, sodass der Weg zur Diagnose oft zunächst zum Beispiel über die Beschwerde der Tagesmüdigkeit zu erzielen ist. Die internationale Klassifikation der Schlafstörungen (ICSD-3, www.aasmnet.org) zeigt die Vielfältigkeit der Erkrankungen auf. Sie teilt Schlafstörungen in sieben Hauptgruppen ein: Insomnien (Schlaflosigkeit), schlafbezogene Atmungsstörungen, zentrale Hypersomnien, circadiane Störungen, Parasomnien (unerwünschte Verhaltensmuster aus dem Schlaf heraus), schlafbezogene Bewegungsstörungen (wie zum Beispiel das Restless-Legs-Syndrom) und sonstige Schlafstörungen. Alle Gruppen können bei Patienten mit einer nicht-heilbaren Krebserkrankung vorkommen, ihre jeweilige Bedeutung ist je nach palliativmedizinischem Kontext unterschiedlich.

Schlafstörungen sind bei Palliativpatienten insgesamt sehr häufig (bis zu 100 % der Patienten je nach Setting), insbesondere bei Patienten mit einer nicht-heilbaren Krebserkrankung [821], müssen jedoch individuell in ihrer Bedeutung für den Patienten erfasst werden. Die Prävalenzangaben unterscheiden sich wegen unterschiedlicher Erfassungsinstrumente teils deutlich. Bei Patienten mit einer nicht-heilbaren Krebserkrankung bleiben Schlafstörungen oft außer Acht und werden häufig zu selten berichtet, da sie neben den anderen Symptomen nicht ausreichend beachtet oder wahrgenommen werden [822–827]. Siehe zur Häufigkeit von Schlafstörungen Tabelle 18. Insomnische Schlafstörungen sind bei Krebspatienten ein gut beschriebener Symptombereich, jedoch ist bei nicht onkologischen Palliativpatienten die bisherige Studienlage noch relativ gering [817, 828]. Die Ursachen sind vielfältig und können in psychische (emotionale Belastung, nächtliche Unruhe) und physische (Schmerzen, Atemnot etc.) Ursachen unterteilt werden [828–830]. Chronischer Schmerz führt häufig zu insomnischen Beschwerden [831, 832]. Schlafstörungen sind nicht nur für die Patienten, sondern auch für ihre Angehörigen belastend [833, 834] und können ihrerseits zu Schlafstörungen der betreuenden Personen führen [835].

Tabelle 18: Häufigkeit von Schlafstörungen

Schlafstörung/ Prävalenz nach Situation	Patienten mit einer nicht-heilbaren Krebs-erkrankung	Sterbephase	Patienten mit Depression	Gesamtbevölkerung
Insomnie	30–100 % [821, 827]	Sehr häufig [821]	16–20 % [836]	Ca. 10 % [837]
Schlafbezogene Atmungsstörungen (AHI = Apnoe/ Hypopnoeindex)	Unbekannt	Unbekannt	Unbekannt, SBAS-Patienten haben 1,8-faches Risiko für Depression [838]	Männer 3–7 %; Frauen 2–5 %; AHI >5 bei 20 %; AHI >15 bei 6 % [839]
Hypersomnien (hohe Tagesschläfrigkeit ohne andere Ursache)	Unbekannt	Unbekannt	Bis zu 50 % der Narkolepsiepatienten haben vor Diagnosestellung eine Depression [840]	<0,1 % [841, 842]
Schlafbezogene Bewegungsstörungen, Restless-Legs-Syndrom (RLS)	1–50 % [843, 844]	Unbekannt	Depression bei RLS häufiger. RLS bei Depression keine Daten [845]	Behandlungsbedürftig 2,4–3,5 % [846, 847]
Parasomnien (ungewollte Verhaltensmuster im Schlaf)	Unbekannt	Unbekannt	Unbekannt	Kinder bis 17 %; Erwachsene bis 4 % [848]
Circadiane Störungen	Unbekannt	Unbekannt	Erhöht, Ausmaß unbekannt [849]	Intrinsisch selten (<1 %); Extrinsisch (Schichtarbeit, Jet lag) häufig (>20 %)

Die Diagnostik und Therapie von Schlafstörungen wird in einer S3-Leitlinie der Deutschen Gesellschaft für Schlafmedizin (DGSM) „Nicht erholsamer Schlaf" in ihrer Version von 2009 ausführlich und pragmatisch dargestellt [850]. Aktuell ist diese Leitlinie in Überarbeitung, einzelne Kapitel wie schlafbezogene Atmungsstörungen und Insomnie wurden bereits veröffentlicht [819, 851]. Dieses Kapitel der S3-Leitlinie Palliativmedizin ersetzt nicht die Leitlinie „Nicht erholsamer Schlaf", sondern soll diese hinsichtlich der speziellen Anforderungen und Situationen der Palliativmedizin komplementieren. Daher werden die allgemeinen, nicht palliativmedizinischen Prinzipien nur kurz in Übersichtsform dargestellt, der Schwerpunkt liegt auf den speziellen Gegebenheiten von Schlafstörungen bei Patienten mit einer nicht-heilbaren Krebserkrankung und in der Palliativsituation.

11.2   Erkennung und Erfassung

11.1.	11.1.Konsensbasierte Empfehlung
EK	In der Erfassung von Symptomen bei Patienten mit einer nicht-heilbaren Krebserkrankung *soll* nach Schlafstörungen und Tagesmüdigkeit/ Tagesschläfrigkeit gefragt werden.

11.2.	Konsensbasierte Empfehlung
EK	Fragebögen zur Symptomerfassung bei Patienten mit einer nicht-heilbaren Krebserkrankung *sollten* Schlafstörungen beinhalten.

Hintergrund
Die Empfehlungen dieses Kapitels basieren auf der Expertenmeinung der Leitliniengruppe.

Neben den anderen Symptomen der Grunderkrankung werden Schlafstörungen bei Patienten mit einer nicht-heilbaren Krebserkrankung zu selten berichtet [827], nur ein Drittel der Patienten berichtet von sich aus über Schlafbeschwerden [852]. Patienten berichten oft nicht von selbst über Schlafstörungen, weil sie den anderen Problemen der Grunderkrankung wie Schmerzen, Obstipation oder Atemnot im Gespräch mit dem Arzt mehr Zeit einräumen wollen [822-827]. Deshalb soll die Frage nach der Quantität und Qualität des Schlafs immer gestellt werden. Durch strukturierte Anamnesen wird die Erkennungsrate für Schlafstörungen deutlich erhöht [853]. In der Anamnese sollte bedacht werden, dass Schlafstörungen in den drei Dimensionen des subjektiv gestörten Schlafs (z. B. Insomnie), der Störungen im Schlaf (Parasomnien) und der erhöhten Tagesmüdigkeit/ Tagesschläfrigkeit in Erscheinung treten können (siehe Tabelle 19).

Tabelle 19: Typische Symptome für Schlafstörungen bei Patienten mit einer nicht-heilbaren Krebs-erkrankung

Symptom	Mögliche Ursachen	Erfassung
Schlaflosigkeit/ "Insomnie"	Sorge um Erkrankung, Depression, Angsterkrankungen, Schmerzen, Atemnot, nächtliche Störungen (z. B. Pflegemaßnahmen), Substanzmißbrauch, Medikamente	(Fremd-) Anamnese, Aktigraphie (Aktivitätsmessung)
Tagesmüdigkeit/ Tagesschläfrigkeit	nicht erholsamer Nachtschlaf (Schlafapnoe, Restless-Legs-Syndrom (RLS), Schlafmangel, Medikamentennebenwirkung, Depression, Tumore, Chemotherapie	Fremdanamnese, Epworth Sleepiness Scale
Schlafbezogene Atempausen	Schlafapnoesyndrom, Opioid- oder Benzodiazepinwirkung, HNO-Tumore, Lungenerkrankungen, Herzinsuffizienz, Sterbephase	Fremdanamnese für Atempausen direkt, Anamnese und Fremdanamnese für die resultierende Tagesmüdigkeit/ Tagesschläfrigkeit
Restless-Legs-Beschwerden	RLS, Neuropathie, pAVK, rheumatische Erkrankungen, Myopathien, Medikamente	Anamnese
Störung des Tagesrhythmus	fehlende Tagesstruktur, nächtliche Störungen (z. B. Pflegemaßnahmen), fehlende Zeitinformationen (z. B. Licht), Delir	Anamnese, Fremdanamnese
Parasomnien (unerwünschte Verhaltensmuster aus dem Schlaf)	Parasomnien können vorbestehen (z. B. Schlafwandeln), Auslösung durch Psychopharmaka, Anticholinergika möglich	Anamnese, Fremdanamnese

Aufgrund der hohen Prävalenz von Schlafstörungen bei Patienten mit einer nicht-heilbaren Krebserkrankung sollen derartige Symptome in der Anamnese aktiv erfragt werden, da sie oft zu wenig aktiv vom Patienten selbst berichtet werden. Die Diagnostik umfasst prädisponierende Faktoren, Einschlaf- und Schlafdauer, Aufwach- bzw. Einschlafepisoden während der Nacht, Erholungswert, körperliches Aktivitäts- und Leistungsvermögen, Betreuungsroutinen, Schlafgewohnheiten bzw. -störungen (Schlafzeit, Vorfeldaktivitäten (z. B. Essen, Medikamente, Bad), Ernährungsgewohnheiten, Symptome wie z. B. Mundtrockenheit, Einnahme von Medikamenten, Rauchen, Alkohol, Drogenkonsum, schwer verträgliche Nahrungsmittel, Koffeinkonsum, psychosoziale Belastungsfaktoren sowie den emotionalen Status. In der stationären Versorgung liefern die Beobachtungen des Pflegepersonals v.a. nachts wichtige Informationen zum Schlaf des Patienten und sind deshalb in die Bewertung des Schlafs durch den Arzt aufzunehmen.

Die systematische Erfassung kann durch eine strukturierte Anamnese erleichtert werden [824]. Werden Fragebögen zur allgemeinen Symptomerfassung benutzt, empfiehlt sich die Verwendung von Fragebögen, die auch Schlafstörungen screenen (siehe Tabelle 20) [823, 853]. Als Beispiel beinhaltet die Mehrheit von validierten und reliablen Depressionsfragebögen Items zur Erfassung von Schlafstatus. Einige Instrumente beinhalten lediglich einzelne Items, die auf Schlafstörungen hinweisen. Sie eignen sich trotzdem, weil sie darauf verweisen, dass eine weitere (umfassende) Diagnostik und zielgerichtete Anamnese erforderlich wären [827, 854, 855]. Soll die Fremdanamnese nach Schlafstörungen strukturiert werden, kann der „Essener Fragebogen Alter und Schläfrigkeit" (EFAS) eingesetzt werden [856]. Die genauere Erfassung von Schlafstörungen sollte jedoch gegenüber einer Überforderung mit vielen Fragebögen abgewogen werden, da auch typischerweise mehrere Symptombereiche bestehen. In dieser Leitlinie wird zur Symptomerfassung – der klinischen Praxis entsprechend – ein mehrere Symptome umfassendes Instrument (z. B. IPOS, MIDOS, ESAS) empfohlen. Ist die Indikation zur palliativmedizinischen Betreuung auf ein fortgeschrittenes Krankheitsstadium zurückzuführen (z. B. nicht-heilbare Krebserkrankung), werden teilweise diagnosespezifische Fragebögen benutzt. Auch hier sollte darauf geachtet werden, dass Schlafstörungen miterfasst werden. Bei manchen Erkrankungen werden in Erfassungsinstrumenten zur Symptomausprägung auch Schlafstörungen erfasst.

Tabelle 20: Fragebögen, die Schlafstörungen miterfassen (Auswahl)

Fragebogen	Schlafinhalte	Erhebung	Literatur	Sprache
Edmonton Symptom Assessment System Revised (ESAS-r)	Müdigkeit (NRS)	Patient	[823]	Englisch, modifizierte deutsche Version: MIDOS [44]
Brief Pain Inventory	Schlafstörungen durch Schmerzen	Patient	[822]	Deutsch
IPOS	Müdigkeit	Patient/ Professionelle/ Angehörige	[857]	Deutsch
M.D. Anderson Symptom Inventory (MDASI)	Schlafstörung	Patient	[858]	Deutsch (nur sprachlich validiert)

Wenn belastende Schlafstörungen vorhanden sind, sollten diese weiter diagnostisch klassifiziert werden (S3 Leitlinie „Nicht-erholsamer Schlaf"). Die Ausprägung belastender Schlafstörungen sollte idealerweise im Verlauf mit denselben Instrumenten der Erstbewertung erfasst werden (Anamnese, Fragebögen), um Änderungen der Symptomlast verlässlich abbilden zu können [827, 854]. Für die Schlafqualität im Allgemeinen bietet sich der Pittsburgh Sleep Quality Index (Download unter www.dgsm.de) an [859] oder der Insomnia Severity Index [860]. Keiner der Fragebögen ist für die spezielle Situation von Patienten in der Palliativversorgung validiert. Pragmatischerweise werden die Beschwerden anamnestisch erfasst. Dabei ist nur zu beachten, dass gestörter Schlaf oder Tagesmüdigkeit eben nicht nur die Diagnose Insomnie bedeuten kann, sondern dass es viele Gründe und verschiedene Schlafstörungen gibt.

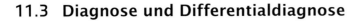

11.3   Diagnose und Differentialdiagnose

11.3.	Konsensbasierte Empfehlung
EK	Der Einsatz diagnostischer Methoden über die Anamnese hinaus (z. B. patientenbasierte Fragebögen oder Schlaflabor) *sollte* bei Patienten mit einer nicht-heilbaren Krebserkrankung kritisch in Hinblick auf die therapeutischen Konsequenzen geprüft werden.

11.4.	Konsensbasierte Empfehlung
EK	In der Anamnese von Schlafstörungen *soll* eine psychosoziale, spirituelle und somatische Anamnese mit Erfassung aller aktuell verabreichten Medikamente erfolgen.

11.5.	Konsensbasierte Empfehlung
EK	Bei Patienten mit einer nicht-heilbaren Krebserkrankung und Schlafstörungen *soll* differentialdiagnostisch überprüft werden, ob die Symptomatik durch eine behandelbare oder beeinflussbare Ursache (z. B. Schmerzen, Angst, Medikamentennebenwirkungen, Atmungs- oder Bewegungsstörungen, Mundtrockenheit) verursacht wurde.

Hintergrund

Die Empfehlungen dieses Kapitels basieren auf der Expertenmeinung der Leitliniengruppe.

Die Diagnose und Differentialdiagnose von Schlafstörungen wird bei den meisten Patienten mit nicht-heilbaren Krebserkrankungen oder anderen Palliativpatienten mittels Anamnese und Fremdanamnese erfolgen. Für die zu erfragenden Aspekte verweisen wir auf die S3-Leitlinie „Nicht erholsamer Schlaf" der DGSM [861]. Oft besteht eine deutliche Diskrepanz zwischen wahrgenommenem und im Schlaflabor gemessenem Schlaf als Fehlwahrnehmung des Schlafs. Patienten glauben schlechter zu schlafen, als sie es messbar tun, ein messbar besserer Schlaf kann zur Beruhigung der Patienten genutzt werden [862]. Da das subjektive Wohlbefinden gerade bei Patienten mit einer nicht-heilbaren Krebserkrankung eine entscheidende Bedeutung hat, sollte die Bewertung der Zufriedenheit mit dem Schlaf eine hohe Priorität haben. Eher seltener bedarf es spezifischer Fragebögen, eine Polysomnographie (Schlaflaboruntersuchung) oder Aktimetrie (Aktivitätsmessung) werden nur in sehr ausgewählten Situationen bei dieser Patientengruppe sinnvoll sein. Zwar bietet die Polysomnographie bei einigen Schlaferkrankungen einen großen Informationszugewinn, wie zum Beispiel bei Schlafwandeln, diese Erkrankungen spielen jedoch bei nicht-heilbarer Krebserkrankung eine untergeordnete Rolle. Die Bedeutung der Polysomnographie (Schlaflaboruntersuchung) und Aktigraphie (Aktivitätsmessung mit tragbaren Geräten) und die zu erwartenden Befunde bei Patienten mit einer nicht-heilbaren Krebserkrankung sind nicht systematisch untersucht.

11.3.1 Insomnien

Die Insomnien sind eine der wichtigsten Gruppen von Schlafstörungen. Die typischen Ein- und Durchschlafstörungen werden vom Patienten berichtet. Kurzzeitige Insomnien bei zum Beispiel akuten schlechten Nachrichten sind von chronischen Insomnien zu unterscheiden. Für die Einteilung und Diagnostik der verschiedenen Insomnien verweisen wir auf die S3-Leitlinie der DGSM [851]. Für die operationalisierte Diagnose von Insomnien im strengeren Sinne nach der Internationalen Klassifikation der Schlafstörungen ist eine Mindestdauer gefordert. Diese Dauer (zum Beispiel 3 Monate) ist bei Patienten in der Palliativsituation, insbesondere bei Patienten mit einer nicht-heilbaren Krebserkrankung, nicht pragmatisch. Daher sollte die operationale Definition mit mindestens 3 Monaten Dauer hier mit Augenmaß angewendet werden. Dagegen ist die Häufigkeit des Auftretens (z. B. täglich vs. einmal pro Woche) eine sinnvolle Hilfe bei der Bewertung der Schwere.

Die Diagnose wird mittels Anamnese, Schlaffragebögen und Schlaftagebüchern gestellt (S3-Leitlinie „Nicht-erholsamer Schlaf" der DGSM [851]). Bei Patienten mit einer heilbaren Krebserkrankung steht die Anamnese dabei im Vordergrund. Zur Anamnese gehören eine umfassende psychosoziale (z. B. Angst, Depression, Traurigkeit), spirituelle (z. B. Schuldgefühle, Todesangst) und somatische Anamnese mit Erfassung aller Medikamente (siehe Tabelle 21). Die Polypharmazie in der Palliativsituation stellt einen besonderen Risikofaktor für Insomnien dar [863].

Tabelle 21: Insomnie-begünstigende Substanzen

Substanzen, die die Insomnie begünstigen	
Alkohol	andere Rauschmittel
Stimulanzien (Kaffee, Amphetamine)	Diuretika
Blutdruckmedikamente (Betablocker)	Antiasthmatika (Theophyllin, Sympathomimetika)
Antibiotika (Gyrasehemmer)	aktivierende Antidepressiva
Steroide (insb. abendliche Einnahme)	Antidementiva

Da bei Insomnien Beschwerden über einen längeren Zeitraum vorliegen, einzelne Nächte möglicherweise ein verzerrtes Bild der Krankheitsausprägung darstellen, und da es eine Diskrepanz zwischen berichteter Schlafstörung und tatsächlich objektivierbarer Ausprägung der Schlafstörung gibt, kann die Diagnostik bei Bedarf durch eine Aktigraphie ergänzt werden. Bei Patienten mit einer nicht-heilbaren Krebserkrankung kann die Aktigraphie, als Darstellung der Aktivitäts- und Ruhephasen wahrscheinlich gut die Aktivität und den gestörten Schlaf bei Insomnien darstellen [864, 865]. Mittels Aktigraphie kann die Schlafeffizienz annähernd bestimmt werden [866]. Eine Aktigraphie wird mit einem Gerät in der Größe einer Armbanduhr durchgeführt, und ist somit deutlich weniger belastend als eine volle Schlaflaboruntersuchung. Ausführliche, kontrollierte

Studien zum Einsatz der Aktigraphie bei Patienten mit einer nicht-heilbaren Krebser-krankung bestehen bisher nicht. Pragmatischerweise könnte in Zukunft die Aktigraphie genutzt werden, um die subjektiven Beschwerden zu objektivieren bzw. um Therapie-erfolge zu messen. Mit immer besser verfügbaren Geräten zu niedrigen Kosten wird der Einsatz in den nächsten Jahren mutmaßlich wesentlich häufiger geschehen.

11.3.2 Schlafbezogene Atmungsstörungen

Schlafbezogene Atmungsstörungen (SBAS) sind durch Störungen der physiologischen Atmung im Schlaf durch Apnoen und Hypopnoen gekennzeichnet. Die Atempausen ge-hen mit Hypoxie, Hyperkapnie mit Azidose und neurophysiologisch mit Weckreaktionen (Arousals) im Schlaf einher, müssen aber damit auch von einer Änderung der Parameter im Sinne der Sterbephase unterschieden werden. Die Diagnostik und mögliche Therapie von SBAS ist ausführlich im Kapitel „Schlafbezogene Atmungsstörungen bei Erwachse-nen" der DGSM-S3-Leitlinie „Nicht erholsamer Schlaf" dargestellt [819].

Die typische Beschwerde bei einer schlafbezogenen Atmungsstörung (SBAS) ist eine erhöhte Tagesmüdigkeit. Zudem können morgendliche Kopfschmerzen auftreten. Selte-ner besteht nächtliche Luftnot, wenn nicht ohnehin Lungenerkrankungen vorliegen. Für Patienten mit einer nicht-heilbaren Krebserkrankung wurde gezeigt, dass bei nächtli-chen Hypoxämien der Schlaf gestört und die Tagesmüdigkeit erhöht ist [867].

Durch das Hauptsymptom der erhöhten Tagesmüdigkeit und der auch sonst hohen Prävalenz sind die SBAS eine sehr relevante Differentialdiagnose zum Beispiel zur In-somnie. Das Auftreten oder Vorliegen einer Krebserkrankung im Allgemeinen ändert die Inzidenz und Prävalenz einer Schlafapnoe nicht [867]. Studien bei Patienten mit nicht-heilbaren Krebserkrankungen, die möglicherweise eine höhere Inzidenz haben könnten, liegen nicht vor.

Eine Untersuchung zur Reliabilität klinischer Angaben wie Tagesmüdigkeit in Abgren-zung zum Beispiel zu Fatiguesymptomatik bei Patienten mit einer nicht-heilbaren Krebserkrankung existiert bisher nicht. Fremdanamnestisch werden typischerweise durch den Bettpartner Atempausen berichtet. Eine SBAS ist häufig mit Schnarchen as-soziiert, jedoch ist Schnarchen an sich keine zwingende Bedingung für eine SBAS und für die Diagnose einer solchen nicht ausreichend. Erfassungsinstrumente zu SBAS sind in Tabelle 22 dargestellt.

Tabelle 22: Fragebögen zu schlafbezogenen Atmungsstörungen (SBAS)

Fragebogen	Beschreibung
Epworth Sleepiness Scale	erfasst Tagesschläfrigkeit als zentrales Symptom der SBAS [868]
STOP-BANG-Fragebogen	Screening-Tool für SBAS [869] (www.stopbang.ca/osa/screening.php)
Berlin-Fragebogen	ausführlicher Fragebogen zur Schlafapnoe [870]

In der klinischen Untersuchung sollte die Nase und der Mund-Rachenraum nach möglichen Atemflusshindernissen und Mundtrockenheit untersucht werden. Beispiele bei Patienten mit einer nicht-heilbaren Krebserkrankungen sind ausgeprägte Mundtrockenheit mit Borkenbildung, ödematöse Schwellungen, HNO-Tumore oder post-OP-Residuen derselben. Zudem sollten klinische Befunde erfasst werden, die über eine generelle Einschränkung der Atemarbeit auch den Nachtschlaf beeinträchtigen könnten, wie z. B. Adipositas, stark raumfordernde Tumore, die die Atemexkursion behindern, oder Aszites/ Pleuraergüsse. Die Bedeutung dieser Befunde bei Patienten mit einer nicht-heilbaren Krebserkrankung ist bisher nicht untersucht. Bei Verdacht auf eine SBAS aus Anamnese und klinischer Untersuchung werden bei allgemeinen Patienten typischerweise eine Polygraphie und/oder Polysomnographie zur Bestätigung durchgeführt [819]. Diese Untersuchungen sind aufgrund ihres apparativen und zeitlichen Aufwands eine Belastung für den Patienten. Daher ist ihr Einsatz bei Patienten mit einer nicht-heilbaren Krebserkrankung mit der Frage der therapeutischen Konsequenz kritisch zu überprüfen.

11.3.3 Restless-Legs-Syndrom (RLS)

Das Restless-Legs-Syndrom ist eine klinische Diagnose. Kernsymptom ist eine unangenehme Bewegungsunruhe der Beine (seltener sind auch die Arme betroffen). Die Symptome treten vor allem in Ruhe auf, sind abends und nachts betont und bessern sich, sobald der Patient sich bewegt. Hier unterscheidet sich das RLS von weiteren Erkrankungen, die schmerzhafte Missempfindungen der Beine verursachen. Bei der Claudicatio intermittens treten die Beschwerden erst mit Bewegung auf, ebenso sind die Schmerzen bei Gelenkerkrankungen meist bewegungsabhängig. Bei der schmerzhaften Polyneuropathie sind die Missempfindungen bewegungsunabhängig. Ein behandlungsbedürftiges Restless-Legs-Syndrom liegt bei ca. 3,4 % der Bevölkerung vor [871]. Die Prävalenz von RLS-Beschwerden bei Palliativpatienten ist bisher nur wenig untersucht und wird je nach Population sehr unterschiedlich angegeben. Zwischen 1 und 50 % der Palliativpatienten berichten RLS-Beschwerden [843, 844]. Möglicherweise liegt die Spanne der berichteten Beschwerden an den unterschiedlichen Stadien der Erkrankung und der Frage, ob die Patienten bereits Opioide für die Grunderkrankung erhalten, was die RLS-Beschwerden gut therapieren würde. Bei Krebspatienten sind die RLS-disponierenden Faktoren noch häufiger als in der Allgemeinbevölkerung. Zu ihnen zählen Eisenmangel, Polyneuropathien, Nierenerkrankungen, neurodegenerative Erkrankungen (speziell Morbus Parkinson), und medikamentös bedingte Auslöser (vor allem Antidepressiva wie Mirtazapin oder Antipsychotika).

Ein Restless-Legs-Syndrom kann schon durch Anamnese und klinische Untersuchung diagnostiziert werden [871]. Es müssen dafür die vier essenziellen Kriterien erfüllt sein:
1. Ein Bewegungsdrang der Beine/Arme mit unangenehmen Missempfindungen.
2. Der Bewegungsdrang ist bei Ruhe oder Inaktivität verstärkt.
3. Durch Bewegung wird der Bewegungsdrang gebessert.
4. Die Beschwerden sind abends oder nachts verstärkt.

Im Verlauf der Erkrankung oder bei anderen Komorbiditäten können die vier essenziellen Kriterien unter Umständen nicht so klar eruiert werden. Dafür wurden drei unterstützende Kriterien [871] definiert:
1. Die Beschwerden bessern sich unter dopaminerger Therapie.
2. In der Polysomnographie werden periodische Beinbewegungen nachgewiesen.
3. Positive Familienanamnese.

Neben der Anamnese und der körperlichen Untersuchung (vor allem Untersuchung
auf Polyneuropathie und Gefäßstatus) ist vor allem die Laboruntersuchung diagnostisch wegweisend. Im Labor sollte der Eisen-Status erhoben werden (vor allem Ferritin
mit einem Mindestwert von 50 µg/l), die Nierenfunktion sollte überprüft werden, und
ebenso Vitamine, deren Mangel Neuropathien begünstigt (Vitamin B6, B12 und Folsäu-
re). Diese Mängel können leicht substituiert werden, praxisorientiert bietet sich an, die
Laborwerte erst zu erheben, wenn erste Therapieversuche nicht erfolgreich sind. Die
Polysomnographie ist typischerweise nicht nötig, und dient bei allgemein schlafkran-
ken Patienten nur dem Nachweis oder Ausschluss anderer Schlaferkrankungen. Weitere
schlafbezogene Bewegungsstörungen können die Schlafqualität einschränken (siehe
Tabelle 23), haben bei Patienten mit einer nicht-heilbaren Krebserkrankung jedoch eine
weniger prominente Rolle.

Tabelle 23: Weitere schlafbezogene Bewegungsstörungen

Diagnose	Typische Beschwerden	Diagnostik und Differenti-aldiagnose
Periodische Bein-Bewegungsstörung (PLMD)	Repetitive Bewegungen der Beine im Schlaf mit nachfolgenden Weckreaktionen	Anamnese: Gestörter Schlaf, Diagnose nur mittels Schlaf-labor, da in Unterscheidung zum RLS keine subjektiven Beinbeschwerden bestehen.
Schlafbezogene Beinkrämpfe	Schmerzhafte muskuläre Kontraktionen im Schlaf; bei 50 % der Patienten über 80 Jahre [872], häufiger nach körperlicher Anstrengung, Exsikkose oder metaboli-schen Störungen	Diagnose durch typische Anamnese und Diagnostik typischer Auslöser (z. B. Elektrolyte)
Bruxismus (Zähneknirschen)	Krankhafte rhythmische Aktivität der Kau-muskulatur, häufiger nach Kaffee, Tabak, Alkoholkonsum [873]. Krankheitswert durch Zahnabrasion und Kopfschmerzen [874]	Klinische Diagnose

11.3.4 Parasomnien

Parasomnien sind Störungen im Schlaf, bei denen unwillkürliche und unerwünschte
Verhaltensweisen auftreten. Je nachdem in welcher Phase des Schlafs diese auftreten,
wird grundsätzlich zwischen Non-REM-Schlaf-Parasomnien und REM-Schlaf-Parasom-
nien unterschieden (REM-Schlaf: rapid eye movement-Schlaf). Typische Beispiele sind
Schlafwandeln, der Pavor nocturnus, die REM-Schlaf-Verhaltensstörung und Albträume

[850]. Die Diagnose kann bei klassischen Manifestationen oft klinisch gestellt werden. Typischerweise beruht die Diagnose auch auf fremdanamnestischen Angaben, da der Betroffene üblicherweise nicht erwacht bzw. für die Dauer der Episode eine Amnesie aufweist. Das Auftreten ist deutlich altersabhängig, im Kindesalter sind die Parasomnien sehr häufig (10–20 %) und sind oft in Form des Pavor nocturnus zu eruieren, im Erwachsenenalter dominieren Schlafwandeln und die REM-Schlaf-Verhaltensstörung (RBD). Bei Patienten mit nicht-heilbaren Krebserkrankungen ist ihre Prävalenz nicht evaluiert. Da ihr Auftreten belastend sein kann, und da zum Beispiel die RBD mit neurodegenerativen Erkrankungen assoziiert ist, sind sie bei Patienten in der Palliativversorgung eine relevante Differentialdiagnose.

Prädisponierende Faktoren sind Schlafmangel, Medikamente, Alkoholkonsum, körperliche Beschwerden (zum Beispiel auch eine gefüllte Harnblase) und neurodegenerative Erkrankungen.

Für die Parasomnien wurden Fragebögen entworfen [875, 876]. Die Bewegungsmuster der Parasomnien können nächtlichen epileptischen Anfällen sehr ähnlich sein, diese sind die wichtigste Differentialdiagnose [877, 878]. Zur Differentialdiagnose, insbesondere zur Differentialdiagnose von Parasomnie und Epilepsie kann eine Polysomnographie notwendig sein. Da die therapeutische Konsequenz meist nur in der Vermeidung auslösender Medikamente und dem Schutz der Patienten vor Unfällen liegt, ist bei Patienten mit einer nicht-heilbaren Krebserkrankung der Aufwand der Polysomnographie gegenüber dem möglichen Nutzen der diagnostischen Anwendung abzuwägen.

11.3.5 Circadiane (Tag-Nacht-Rhythmus-)Störungen

11.6.	Konsensbasierte Empfehlung
EK	Es *sollte* anamnestisch nach Verschiebung/ Umkehr des Tag-Nacht-Rhythmus gefragt werden.

Hintergrund

Schlaf im speziellen und der Tagesrhythmus im Allgemeinen brauchen neben homeostatischen Faktoren wie der Erschöpfung die Vorgaben der inneren Uhr [879] für einen normalen Ablauf. Zwar erhöht sich der Schlafdruck durch Wachphasen und körperliche Betätigung, aber die Zeiten, in denen ein Ein- und Durchschlafen gut möglich ist, werden von der inneren Uhr vorgegeben. Die innere Uhr muss jeden Tag neu synchronisiert werden. Die Synchronisation der inneren Uhr erfolgt bei Menschen fast ausschließlich über Licht, welches über die Netzhaut der Augen aufgenommen und an den suprachiasmatischen Nucleus weitergegeben wird. Diese Synchronisation kann bei Patienten mit einer nicht-heilbaren Krebserkrankung zum Beispiel wegen Bettlägerigkeit eingeschränkt sein. Die Zimmer-Beleuchtung ist um ein Vielfaches geringer als Sonnenlicht. Wird zudem nachts zur Pflege Helligkeit benötigt, ist die Zuordnung von Dunkel-Nacht und Hell-Tag für die innere Uhr nicht mehr sichergestellt [880]. Es existieren bisher nur sehr wenige Studien, die die fehlende Synchronisation mit dem äußeren Tag bei Palliativpatienten untersuchen.

Fehlt diese Synchronisation, kann dies bis zu einer Tag-Nacht-Umkehr gehen. Dann sind Patienten nachts unruhig und finden kaum Schlaf, tagsüber sind sie müde und schlafen immer wieder ein. Beschrieben ist diese Tag-Nacht-Umkehr bisher für Demenzpatienten und Patienten mit anderen psychiatrischen Erkrankungen [881]. Die Tag-Nacht-Umkehr ist hier aber nicht wie bei einem sonst gesunden Patienten mit zum Beispiel schwerem Jetlag zu verstehen, sondern diese Patientengruppen haben zunächst keine konsolidierte Ruhe- und Aktivitätsphase, sondern einen zersplitterten Tagesrhythmus. Diese Fragmente können sich leichter eher in die Nacht oder in den Tag verteilen als zwei stark konsolidierte Aktivitäts- und Ruhephasen. Der Übergang von einer Insomnie mit kompensatorischen Tagesschlafepisoden bis zur Tag-Nacht-Umkehr kann bei Patienten mit nicht-ausreichenden Zeitgeberinformationen fließend sein.

Die Symptome von Patienten können auch Tages-Schwankungen aufweisen. So wurde zum Beispiel für Schmerzen eine deutliche circadiane Schwankung gezeigt [882]. Diese Schwankungen sollten bei Evaluation und Therapie von Symptomen bedacht werden und können sich bei circadianen Störungen verschieben.

In der Anamnese sind Änderungen des Tag-Nacht-Rhythmus wichtig. Eine Polysomnographie ist für circadiane Störungen allein nicht zielführend, da sie nur eine Momentaufnahme darstellt, eine Aktigraphie über mehreren Tage, bevorzugt 14 Tage und mehr, kann die allmähliche Verschiebung besser anzeigen [883]. Der diagnostische Aufwand einer Aktigraphie oder einer Polysomnographie sollte beim Patienten mit einer nicht-heilbaren Krebserkrankung gegenüber dem möglichen Nutzen abgewogen werden.

11.4 Rahmenbedingungen und Therapiegrundsätze

11.7.	Konsensbasierte Empfehlung
EK	Die Erwartungshaltungen an den Schlaf *sollten* thematisiert werden.

11.8.	Konsensbasierte Empfehlung
EK	Bei der Auswahl nicht-medikamentöser und medikamentöser Therapieverfahren für Schlafstörungen bei Patienten mit einer nicht-heilbaren Krebserkrankung *sollen* sowohl Krankheitsstadium als auch Symptomschwere berücksichtigt werden.

11.9.	Konsensbasierte Empfehlung
EK	Alle Therapieverfahren, die potentiell eine Belastung für den Schlaf des Patienten mit einer nicht-heilbaren Krebserkrankung darstellen, *sollen* kritisch auf ihren Nutzen im Gesamtkontext geprüft werden.

11.10.	Konsensbasierte Empfehlung
EK	Bei vorliegenden psychosozialen und spirituellen Ursachen von Schlafstörungen (z. B. Angst, Depression, Traurigkeit, Schuldgefühle, Todesangst) *sollen* den Patienten mit einer nicht-heilbaren Krebserkrankung Gespräche und/oder therapeutische Interventionen angeboten werden.

Hintergrund

Die Empfehlungen dieses Kapitels basieren auf der Expertenmeinung der Leitliniengruppe.

Gesunder Schlaf kann nicht erzwungen werden. Daher muss im Umgang mit Schlafstörungen zum einen ein multimodales Herangehen gewählt werden. Dies beinhaltet medikamentöse und nicht-medikamentöse (schlafhygienische und andere) Maßnahmen. Zum anderen sollten überhöhte Erwartungen thematisiert und realistische Ziele für Schlafqualität und -quantität besprochen werden. Bei Patienten, die zum Beispiel mehrfach pro Nacht therapeutische Anwendungen oder pflegerische Maßnahmen benötigen, ist ein ungestörter Nachtschlaf schwer zu erreichen. Es sollte jedoch eine möglichst geringe Belastung angestrebt werden, durch z. B. Reduktion von Lärm, Zeitwahl von Medikamentengaben und vor allem eine genaue Abwägung, ob nächtliche Maßnahmen tatsächlich erforderlich sind. Dies erfordert eine individuelle Risikoabschätzung zum Beispiel bei der Dekubitusprophylaxe. Auch seitens des Behandlungsteams kann eine überhöhte Erwartung bestehen, völlig ungestörter Schlaf ist unrealistisch und gewisse nächtliche Störungen und Aktivität können angemessen sein.

Die Voraussetzungen für einen erholsamen und die Lebensqualität fördernden Schlaf wirken sowohl präventiv als auch therapeutisch (siehe Abschnitt Nicht-medikamentöse Therapieverfahren: Schlafhygiene). Grundsätzlich muss mit Patienten und Angehörigen die Erwartungshaltung an den Schlaf besprochen werden. Es ist zu prüfen, unter welchen Bedingungen ein ungestörter (erholsamer) und ausreichender Schlaf bei fortgeschrittenen Erkrankungen erreichbar wäre. Gewisse Einschränkungen können unter Umständen unumgehbar sein, wie zum Beispiel nötige nächtliche Pflegemaßnahmen oder eine Lichtquelle im Zimmer, sie sollten jedoch minimiert werden. Die Aufklärung über diese Einschränkungen allein kann die Zufriedenheit mit dem Nachtverlauf, u. U. auch dem Schlaf verbessern. Die berichtete Schlafqualität und die gemessene Schlafqualität können divergieren, das Berichten von „schlechtem Schlaf" drückt möglicherweise auch andere Symptome wie Schmerzen, Depressionen, Angst etc. aus [884].

11.5   Nicht-medikamentöse Therapieverfahren

11.11.	Konsensbasierte Empfehlung
EK	Die Schlafhygiene von Patienten mit einer nicht-heilbaren Krebserkrankung *soll* bei nächtlichen Beschwerden überprüft und optimiert werden.

11.12.	Konsensbasierte Empfehlung
EK	Die Unterscheidung von Tag und Nacht *sollte* dem Patienten durch eine klare Tagesstrukturierung erleichtert werden.

11.13.	Konsensbasierte Empfehlung
EK	Stimuluskontrolle *kann* bei Patienten mit einer nicht-heilbaren Krebserkrankung angewendet werden, um die Schlafqualität zu verbessern.

11.14.	Evidenzbasierte Empfehlung
Empfehlungsgrad **0**	Die kognitive Verhaltenstherapie für Insomnie *kann* bei Patienten mit einer nicht-heilbaren Krebserkrankung durchgeführt werden.
Level of Evidence **2++**	Quelle (LL-Adaptation): S3-LL Nicht erholsamer Schlaf/Schlafstörungen, Kapitel Insomnie [851]

11.15.	Konsensbasierte Empfehlung
EK	Entspannungstechniken wie autogenes Training und die progressive Muskelrelaxation *können* zur Insomniebehandlung bei Patienten mit einer nicht-heilbaren Krebserkrankung eingesetzt werden.

11.16.	Konsensbasierte Empfehlung
EK	Hohe Lichtzufuhr tagsüber *kann* eingesetzt werden, um den Tag-Nacht-Rhythmus im Besonderen und das Wohlbefinden im Allgemeinen zu verbessern.

11.17.	Evidenzbasierte Empfehlung
Empfehlungsgrad **0**	Eine CPAP-Therapie *kann* bei Patienten mit einer nicht-heilbaren Krebserkrankung und mit obstruktiver Schlafapnoe durchgeführt werden.
Level of Evidence **2-**	Quelle (LL-Adaptation): S3-LL Nicht erholsamer Schlaf/Schlafstörungen, Kapitel Schlafbezogene Atmungsstörungen [819]

Hintergrund

Für die Empfehlungen zur kognitiven Verhaltenstherapie und zur CPAP-Therapie wurde eine Leitlinienadaptation vorgenommen. Die restlichen Empfehlungen dieses Kapitels basieren auf der Expertenmeinung der Leitliniengruppe.

Die nicht-medikamentösen Therapieverfahren bilden eine wichtige Grundlage in der Behandlung von Schlafstörungen. Ihre Wirksamkeit kann der pharmakologischen Therapie ebenbürtig sein. Da sie weniger Nebenwirkungen als die medikamentöse Therapie haben, ist ihr Stellenwert in der Behandlung von Schlafstörungen hoch.

Die allgemeinen Voraussetzungen für guten Schlaf werden auch unter dem Thema **Schlafhygiene** zusammengefasst (siehe Tabelle 24) [851, 885]. Nicht jede Maßnahme ist mit Evidenz belegt, ein Einhalten der Maßnahmen ist aber allgemein als förderlich angesehen. Sie sollten nicht nur von Patienten mit schon bestehenden Schlafstörungen, sondern auch von allen Gesunden zur Vorbeugung der Entstehung von Schlafstörungen angewandt werden. Eine gute Schlafhygiene kann den Schlaf verbessern. Es ist anzunehmen, dass dies auch für Patienten mit einer nicht-heilbaren Krebserkrankung der Fall ist, jedoch fehlen Studien in diesem Patientenkollektiv.

Tabelle 24: Maßnahmen für gute Schlafhygiene [851]

Maßnahmen
Verzicht auf koffeinhaltige Getränke nach dem Mittagessen
Alkohol weitestgehend vermeiden und nicht als Schlafmittel benutzen
Regelmäßige körperliche Betätigung
Verringerung der Aktivität vor dem Schlafen
Einführen eines persönlichen Einschlafrituals
Angenehme Atmosphäre im Schlafzimmer, angemessene Raumtemperatur und Luftfeuchtigkeit
Nachts Verzicht auf wiederholte Uhrzeitkontrolle (Wecker, Armbanduhr, Smartphone)
Keine Benutzung von Smartphone oder Notebook im Bett
Keine salzhaltigen Getränke oder Speisen vor dem Schlafengehen

Neben den typischen Rahmenbedingungen ist insbesondere auf die Einrichtung einer klaren **Tagesstruktur** auch für Patienten mit einer nicht-heilbaren Krebserkrankung zu achten. Patienten im stationären Setting leiden unter dem Verlust einer natürlichen Tageseinteilung. Daher brauchen insbesondere bettlägerige Patienten tagsüber eine Aktivierung zum Beispiel durch Beschäftigungsangebote, um eine Tagesstruktur zu erreichen. Durch eine Monotonie des Stationsalltags können Patienten eher kleine Schlafpausen haben, welche den Schlafdruck für den Nachtschlaf reduzieren und bei häufigem Auftreten sogar zu vermehrter Tagesmüdigkeit führen können [886]. Vermehrte Tagesaktivität verbessert die Tagesstruktur, reduziert Schlafstörungen und Tagesmüdigkeit bei Patienten mit einer nicht-heilbaren Krebserkrankung [865]. Weitere typische Maßnahmen zur Verbesserung der Tagesstruktur sind feste Zeiten: für Mahlzeiten, für therapeutische Anwendungen, für Freizeitaktivitäten oder Visiten und Besprechungen. Störungen der Nachtruhe z. B. im Rahmen von Routinekontrollen des Pflegepersonals, wenn kein direkter Bedarf es begründet, sind zu vermeiden.

Neben dem präventiven Einsatz von Schlafhygiene sind schlafhygienische Maßnahmen gut geeignet, gestörten Schlaf zu verbessern. Etablierte Maßnahmen zur Verbesserung der Schlafhygiene sind tabellarisch aufgelistet (siehe Tabelle 24) [887, 888]. Die Umsetzung der allgemeingültigen Empfehlungen bei Patienten mit einer nicht-heilbaren Krebserkrankung kann sich aufgrund der teils intensiven Pflegebedürftigkeit schwierig gestalten. Dennoch sollte ihre Anwendung versucht werden, da sich ein verbesserter

Nachtschlaf erreichen lässt [827]. Ausführliche Studien mit sorgfältig ausgewählten Kontrollgruppen fehlen. Allerdings konnte bei Patienten mit einer nicht-heilbaren Krebserkrankung nachgewiesen werden, dass die Aktivierung zur Erlangung einer Tagesstruktur und sowie körperliche Aktivität während des Tages den Nachtschlaf verbessert [865].

Die **Stimuluskontrolle** ist eine verhaltenstherapeutische Therapie auf der Basis der klassischen Konditionierung. Sie eignet sich zur Behandlung der Insomnieerkrankungen. Es soll der Stimulus des „im Bett Liegens" wieder mit dem Verhalten „Schlafen" verknüpft werden [889]. Es wurde angenommen, dass diese Verknüpfung bei Insomniepatienten nicht mehr gut hergestellt ist. Der Aufenthalt im Bett soll das gesamte psychologische Programm des Entspannens, Abschaltens und schließlich Einschlafens anstoßen. Im Gegensatz dazu führt regelmäßiges Fernsehen, Essen oder Rauchen im Bett möglicherweise zur erhöhten Aufmerksamkeit und der Erwartung von Aktivität und somit zur Fehlverknüpfung. Die Technik der Stimuluskontrolle wird erfolgreich eingesetzt und ist eine Grundmethode in der Behandlung von Schlaferkrankungen [890]. Mittlerweile ist die Stimuluskontrolle typischerweise ein Teil der Programme der kognitiven Verhaltenstherapie bei Insomnie. Studien zur Stimuluskontrolle allein bei Patienten mit einer nicht-heilbaren Krebserkrankung existieren nicht. Bei nichtbettlägerigen Patienten kommen folgende Maßnahmen in Betracht (siehe Tabelle 25):

Tabelle 25: Maßnahmen zur Stimuluskontrolle (soweit durchführbar)

Maßnahmen
Nur bei deutlicher Müdigkeit im Sinne der Schlafbereitschaft zu Bett gehen
Im Bett soll nur geschlafen werden.
Wenn nach 10 Minuten nicht eingeschlafen, dann aufstehen und erst wieder zu Bett, wenn die Müdigkeit groß ist. Dieser Schritt kann und soll wiederholt werden, wenn das Einschlafen weiterhin nicht klappt.
Feste Bettzeiten
Morgens immer zur selben Zeit aufstehen
Keine Verlängerung der Liegezeit, wenn die Nacht schlecht war
Kein Schlafen tagsüber

Für nicht wenige Patienten mit einer nicht-heilbaren Krebserkrankung ist das Bett der überwiegende Lebensort, daher kann bei ihnen versucht werden, einen anderen Stimulus zu wählen, z. B. eine bestimmte Schlafkleidung.

Ein für immobile Patienten modifiziertes Verfahren der Stimuluskontrolle ist das Counter-Controll-Verfahren nach Lichtstein [891]. Dabei werden die Patienten mit erhöhtem Oberkörper gelagert und zur Ausführung von Tätigkeiten wie Lesen, Musikhören und Fernsehen angehalten. Diese Anpassungen sind auch wirksam, jedoch nicht vergleichbar effektiv mit oben erwähnten Maßnahmen der Stimulus-Kontrolle.

Kognitive Verhaltenstherapie bei Insomnie (KVT-i oder CBT-i) ist bei der Allgemein-bevölkerung eine effektive Therapie für Insomnie mit nur geringen Nebenwirkungen. So wird sie in der S3-Leitlinie Nicht erholsamer Schlaf/Schlafstörung mit starkem Empfeh-lungsgrad und hohem Evidenzniveau zur Behandlung der Insomnie empfohlen [851]. Die zugrunde liegende Evidenz besteht aus 15 Systematic Reviews mit Metaanalysen, die KVT-i bei Erwachsenen Patienten mit primärer oder komorbider Insomnie – davon eine Metaanalyse bei Patienten mit einer Krebserkrankung [892] – untersuchen. Die Evidenz belegt die Wirsamkeit der KVT-i, auch bei komorbider Insomnie bei Krebser-krankungen (SIGN LoE 1++). In einem typischerweise festen Therapieablauf werden Stimuluskontrolle, Entspannungstechniken und Verhaltenstherapie kombiniert. Die Kombination verschiedener Herangehensweisen verspricht bessere Erfolge als die An-wendung nur einzelner Aspekte [893, 894]. Diese Verfahren sind auch in patientenori-entierten Ratgebern zusammengefasst [895]. In Wirksamkeitsstudien wurde die KVT-i mit einfachen Schlafhygieneratgebern, Bedingungen für eine Wartelistenaufnahme oder mit dem Verzicht auf Therapie verglichen [896, 897]. KVT-i kann auch als Video- oder Internet-basierte Therapie eingesetzt werden [897–900], sie ist der üblichen Gruppen-therapie mit Präsenzform möglicherweise ebenbürtig.

Eine Teilnahme an einer KVT-i erfordert einen klar definierten und strukturierten Therapieplan. Die Umsetzung dieses Therapieplans ist bei Patienten mit einer nicht-heilbaren Krebserkrankung durch die Grunderkrankung und die krankheitspezifische Therapie möglicherweise eingeschränkt. Studien, die die spezielle Situation bei Palli-ativpatienten und/oder Patienten mit einer nicht-heilbaren Krebserkrankung auf die Möglichkeit und Effektivität von KVT-i untersuchen, wurden bisher nicht durchgeführt. Studien bei Krebspatienten in nicht-fortgeschrittenen Stadien wurden bisher meist bei Brustkrebspatientinnen durchgeführt [892, 901]. Die Kontrollbedingungen waren meist einfache Beratungen und/ oder die Bedingung, auf eine Warteliste zu kommen. KVT-i konnte die Insomnie hierbei deutlich bessern. Zudem besserten sich auch die Stim-mung und die Lebensqualität. Die Verbesserungen waren für mindestens 12 Monate anhaltend [901]. Einschränkend ist hier anzuführen, dass die Studien meist an Patien-tinnen mit kurativ behandelter Brustkrebserkrankung durchgeführt wurden, die Ergeb-nisse sind somit nur bedingt auf die Situation von Patienten mit einer nicht-heilbaren Krebserkrankung übertragbar.

Basierend auf diesen Ergebnissen wird die Empfehlung zur KVT-i aus der S3-Leitlilnie Nicht erholsamer Schlaf/Schlafstörung adaptiert. Dennoch ist nur eine schwache Emp-fehlung möglich aufgrund 1) der erschwerten Umsetzung des Therapieplans im pallia-tiven Kontext und 2) der indirekten Evidenz bzgl. der Patientenpopulation (Patienten in der Allgemeinbevölkerung bzw. mit einer heilbaren Krebserkrankung). Somit wird ein *downgrading* der Evidenzstärke vorgenommen (SIGN LoE 2++).

Entspannungstechniken (autogenes Training, Meditation, progressive Muskelrelaxa-tion, Biofeedbackverfahren) können bei Patienten mit Insomnie und nächtlichen Ängs-ten wirksam sein, und können das Einschlafen verbessern. Typischerweise sind sie ein Teil multimodaler Therapieansätze wie zum Beispiel bei Programmen der kognitiven

Verhaltenstherapie. Bei Patienten mit einer nicht-heilbaren Krebserkrankung wurde dies in wenigen Studien untersucht. In kleineren kontrollierten, nicht-verblindeten Studien wurden Entspannungstechniken und Massagetherapie zur Verbesserung der Schlafqualität erprobt [902–904]. Die Ergebnisse zeigen mit Ausnahme der subjektiven Schlafqualität bei progressiver Muskelrelaxation keinen statistisch signifikanten Effekt, allerdings wurden auch keine Nebenwirkungen berichtet.

Die innere Uhr benötigt Licht zur Synchronisation. Die **Lichttherapie** ist vor allem aus der Depressionsbehandlung bekannt. Bei Patienten, die aufgrund von Immobilisation zu wenig Licht tagsüber erhalten, könnte eine Lichttherapie sinnvoll sein. Auch in Situationen, in denen nicht klar eine Desynchronisation der Inneren Uhr gezeigt wurde, kann ausreichende Lichtzufuhr von mehr als 1000 Lux zu einer Verbesserung von Schlaf und einer Verringerung von Fatigue und Depressionen führen [880]. Kontrollierte Studien bei Palliativpatienten fehlen. Möglichkeiten der erhöhten Lichtzufuhr sind spezielle Lampen, Vermeidung von Lichtblockaden an Fenstern (z. B. dunkle Vorhänge) oder auch den Patienten, sogar im Bett, an das Tageslicht zu bringen.

Die häufigste nicht-medikamentöse Behandlungsmethode bei Schlafbezogenen Atmungsstörungen ist die **Überdruckbeatmung** (positive airway pressurem, PAP). Bei der obstruktiven Schlafapnoe erreicht die PAP-Therapie eine Schienung der zusammengefallenen Atemwege durch ein typisches Überdruckniveau von 6–12 mbar. Da die Methode jedoch einen apparativen Aufwand und spezifische Diagnostik mittels Polysomnographie bedeutet, und auch auf einen langfristigen Benefit, zum Beispiel auf die kardiovaskuläre Morbidität und Mortalität ausgerichtet ist, wird sie bei Patienten mit einer nicht-heilbaren Krebserkrankung insbesondere bei begrenzter Prognose eine untergeordnete Rolle spielen. Aus diesem Grund wird die adaptierte Empfehlung aus der S3-Leitlinie Nicht erholsamer Schlaf/ Schlafstörung [819] mit einem schwachen Empfehlungsgrad formuliert. Ein *downgrading* des Empfehlungsgrads und entsprechend der Evidenzstärke (SIGN LoE 1- auf 2-) ist außerdem durch das Heranziehen von indirekter Evidenz hinsichtlich der Patientenpopulation (Patienten mit Schlafapnoe ohne Krebserkrankung und außerhalb des palliativen Kontextes) zu begründen.

Bei längerfristiger Lebenserwartung sollte sie jedoch in Betracht gezogen werden, da die Beatmung das Schlafprofil, den Tiefschlaf- und REM-Schlafanteil verbessert. Die Patienten fühlen sich erholter nach dem Schlaf, die Tagesmüdigkeit und die Neigung tagsüber einzuschlafen reduzieren sich. Bei der Indikationsstellung, Anwendung, Beatmungsparameter, Nebenwirkungen und Zielparameter wird auf die Leitlinie der DGSM verwiesen [819].

Maßnahmen der Komplementär- und Alternativmedizin zur Behandlung von Schlafstörungen werden in der palliativmedizinischen Praxis häufig eingesetzt. Zur Evidenzbasierung dieser Maßnahmen in der Onkologie verweisen wir auf entsprechende Leitlinien (siehe Statement im Vorwort). Akupunktur ist vor allem als zusätzliche Behandlung bei Insomnie untersucht. Sie verbessert subjektiv die Schlafqualität. In einer erheblichen Zahl kontrollierter Studien wurde traditionelle Akupunktur/ Akupressur mit Akupunktur/ Akupressur von nicht-traditionellen Zielpunkten verglichen. Sowohl im Vergleich gegen nicht-interventionelle Kontrollgruppen als auch gegen Gruppen mit Akupunktur, aber nicht-traditionellen Zielpunkten, war die traditionelle Akupunktur/ Akupressur überlegen [905, 906]. Sogar im Vergleich zu Medikamenten in nicht-verblindeten Studiendesigns war die Akupunktur überlegen. Auch Ohrakupunktur schien effektiv zu sein [907]. Neben der Insomniebehandlung wurde Akupunktur auch für das Restless-Legs-Syndrom angewendet und hatte in nicht verblindeten Studien Erfolg. Es existieren nur sehr wenige Studien, die verblindet die Akupunkturtechniken oder Akupunktur und andere Therapien vergleichen [905, 906, 908].

Die Überlegenheit der Akupunktur gegenüber Placebo kann wegen systematischer Einschränkungen der Studien (ungenaue Diagnosekriterien, nicht-systematische Therapiewahl, ungenaue Verblindung und schlechte Messung von Outcomes) nicht angenommen werden [909, 910]. Akupunktur im Allgemeinen wird wegen der möglichen reinen Placebowirkung kontrovers diskutiert [911-913].

Bei Patienten mit einer (nicht-heilbaren) Krebserkrankung wurde bereits Studien zur Akupunktur als Behandlung bei Insomnie durchgeführt [914]. Sie verbessert den Schlaf und die Lebensqualität bei Krebspatienten. Hochwertige, randomisierte, doppel-blinde Studien fehlen aber [914].

Aromatherapie mit und ohne Massage kann die Lebensqualität bei Patienten mit einer Krebserkrankung im Allgemeinen und bei Patienten mit einer nicht-heilbaren Krebserkrankung im Speziellen verbessern [785, 915, 916]. Die Ergebnisse zeigen meist eine Besserung verschiedener Symptomkomplexe, jedoch ist die Evidenz durch meist fehlende Kontrollgruppen schwach. Angst und Depression bessern sich subjektiv kurzfristig, sind jedoch nicht objektiv messbar über einen längeren Zeitraum verbessert [917]. Die Wirkung von Aromatherapie auf Schlafstörungen wurden hauptsächlich bei asiatischen Patienten untersucht [918-920]. Die Studien waren entweder Kohortenstudien oder verglichen die Aromatherapie mit einer nicht-aromatherapeutisch-behandelten Gruppe. Gemessen wurden nur subjektive Schlafparameter und keine Polysomnographien. Die getesteten Aromastoffe waren sehr heterogen. Lavendel war eines der häufigsten Aromen, die Kontrolle in diesen Untersuchungen oft natives Mandelöl [920]. Eine einfache Verblindung der Interventions- und Kontrollgruppen wurde teilweise durchgeführt, die Auflösung der Verblindung durch den Geruch wurde jedoch meist nicht ausführlich genug diskutiert. Die subjektiven Schlafparameter waren unter Therapie deutlich gebessert [919].

Bei Palliativpatienten wurde eine kleine kontrollierte Studie mit dem Vergleich von Massage, Massage mit Aromatherapie und einer Kontrollgruppe (n=13 pro Gruppe) durchgeführt. Hier besserte sich der Verran and Snyder-Halpern Sleep-Score in den beiden Therapiegruppen signifikant [921].

11.6   Medikamentöse Therapien

11.18.	Konsensbasierte Empfehlung
EK	Die medikamentöse Therapie von Schlafstörungen *soll* ursachenspezifisch erfolgen.

11.19.	Konsensbasierte Empfehlung
EK	Bei Verwendung sedierender Medikamente in anderer Indikation *sollte* deren Wirkung auf den Schlaf bei zusätzlicher Insomnie genutzt werden.

Hintergrund

Für dieses Kapitel wurde eine systematische Recherche zur Frage der Wirksamkeit von Antipsychotika, Antidepressiva, Z-Substanzen, Benzodiazepine, Melatonin, Pregabalin und Phytotherapeutika für die Behandlung von Schlafstörungen durchgeführt.

Die Therapie von Schlafstörungen unterliegt bei Patienten mit einer nicht-heilbaren Krebserkrankung besonderen Anforderungen. Sie sollte einen raschen Wirkeintritt haben, sollte den Patienten nicht durch übermäßigen Zeitanspruch belasten und sollte die Durchführung anderer Therapien nicht unangemessen beeinträchtigen. Daher stellt die medikamentöse Therapie von Schlafstörungen bei Patienten mit einer nicht-heilbaren Krebserkrankung eine der wichtigsten Therapiesäulen dar.

Die medikamentösen Therapien von Schlafstörungen sind für gesunde Menschen mit Schlafstörungen und Patienten mit verschiedenen Erkrankungen (inkl. Tumorerkrankungen) teilweise sehr gut mit Daten belegt, in der speziellen Gruppe der Patienten mit einer nicht-heilbaren Krebserkrankung sind teilweise nur wenige Daten verfügbar. Die grundlegenden Therapieprinzipien der Schlafstörungen unterscheiden sich konzeptuell nicht, daher verweisen wir auch auf die S3-Leitlinien der Deutschen Gesellschaft für Schlafmedizin (www.dgsm.de).

Bei der medikamentösen Therapie stellen die Therapien der Insomnien bei Patienten mit nicht-heilbaren Krebserkrankungen die deutlich relevanteste Erkrankungsgruppe dar. Daher konzentriert sich diese Darstellung auf die Insomnien, mit kurzer Darstellung weiterer Erkrankungen. Dabei sollte aber erneut betont werden, wie vielfältig Schlafstörungen sind, und dass die Therapie von „gestörtem Schlaf" oder erhöhter Tagesmüdigkeit unbedingt erfordert, dass zuvor eine möglichst genaue Diagnose gestellt wurde. So wird beispielsweise der durch ein Restless-legs-Syndrom gestörte Schlaf nur wenig von der Gabe eines Benzodiazepins profitieren und würde durch ein sedierendes Antidepressivum sogar möglicherweise weiter gestört. Eine erhöhte Tagesmüdigkeit wegen einer Schlafapnoe würde durch die Benzodiazepingabe weiter verschlechtert, da der Muskeltonus des Schlundes weiter abnehmen würde und damit das Zusammenfallen des Atemwegs weiter begünstigt. Auch ist essentiell, dass spezifische Ursachen von gestörtem Schlaf, wie zum Beispiel Schmerzen, auch spezifisch behandelt werden, zum Beispiel mit Schmerzmitteln und nicht nur eine undifferenzierte Sedierung stattfindet.

Synergien der Medikamentenwirkung

Neben der Behandlung von Schlafstörungen durch Medikamente können Medikamente mit anderen Indikationen die Schlafqualität verändern. Die für Patienten mit einer nicht-heilbaren Krebserkrankung wichtigsten Medikamentengruppen werden in ihrer Wirkung auf den Schlaf diskutiert. Ein wichtiges Konzept ist dabei das Ausnutzen einer sedierenden Wirkung nicht-schlafspezifischer Medikamente als synergistische Wirkung.

Medikamente haben typischerweise viele Wirkorte und damit verschiedene Wirkungen. Beispiele sind die Wirkung von Opioiden auf Schmerzen und Atemnot oder die Wirkung von Benzodiazepinen auf Angst und Schlaflosigkeit. Oft sind diese Wirkmechanismen auch zunächst als Nebenwirkungen von Medikamenten aufgefallen, zum Beispiel als sedierende Nebenwirkung mancher Antidepressiva. Diese mehrfachen Wirkungen und Nebenwirkungen sind gut synergistisch nutzbar. So könnte zum Beispiel die sedierende Wirkung von Pregabalin bei Schmerzbehandlung als Zusatznutzen auf den Schlaf oder von anticholinergen und sedierenden Antidepressiva wie Amitryptilin auf Hypersalivation und Schlaf ausgenutzt werden. Andererseits ist dann auch darauf zu achten, dass zum Beispiel sedierende Antidepresssiva nach Möglichkeit abends und nicht morgens gegeben werden.

Diese Kombination von Wirkprinzipien als synergistische Nutzung ist im klinischen Alltag oft umgesetzt, aber nicht in Studien auf ihre messbare Wirksamkeit evaluiert. Es lohnt sich aber, sie in der Auswahl von Medikamenten zu bedenken und könnte zur Reduktion der Medikamentenzahl führen.

11.6.1 Medikamentöse Therapie von Insomnien

Die medikamentöse Therapie der Insomnien bei Patienten mit einer nicht-heilbaren Krebserkrankung unterscheidet sich in ihren Grundzügen nicht von der Therapie bei Patienten ohne Krebserkrankung. Daher verweisen wir auf das Kapitel „Insomnie bei Erwachsenen" der S3-Leitlinie „Nicht-erholsamer Schlaf" der Deutschen Gesellschaft für Schlafmedizin [851].

11.6.1.1   Behandlungsgrundsätze

11.20.	Konsensbasierte Empfehlung
EK	Der übliche Zeitraum einer Kurzzeitbehandlung (3–4 Wochen) von Insomnien mit Medikamenten *kann* bei Patienten mit einer nicht-heilbaren Krebserkrankung ausgeweitet werden.

Hintergrund

Medikamente zur Insomniebehandlung sollten so kurz wie möglich und so niedrig dosiert wie möglich eingesetzt werden. Sie dienen auch der Unterstützung anderer Therapieverfahren und nach Verbesserung des Schlafs kann und soll ihr Gebrauch reduziert und/ oder beendet werden. Bei Patienten mit einer nicht-heilbaren Krebserkrankung können diese Therapiegrundsätze jedoch teilweise schwer umsetzbar sein, da manche Ursachen der Insomnien wie depressive Verstimmungen, Atemnot, Sorge wegen der Erkrankung oder psychosoziale Belastungen, gerade wegen der Grunderkrankung nicht enden, sondern sich sogar im Verlauf verstärken. Daher wird diese Therapie auch oft bis in die letzte Lebensphase weitergeführt. Sie sollte dann mit erhöhter Vorsicht beobachtet werden.

Mittlerweile stehen viele Substanzen zur Behandlung von Schlafstörungen zur Verfügung. Es können dabei zwei Gruppen unterschieden werden: Medikamente, die eine primäre sedierende und schlafanstoßende Wirkung haben, wie zum Beispiel Benzodiazepine oder die Z-Substanzen Zopiclon und Zolpidem und solche Medikamente, bei denen die sedierende Wirkung zunächst nur eine Nebenwirkung darstellt, welche aber in der Insomniebehandlung als primäre Wirkung eingesetzt werden. Beispiele für letztere sind sedierende Antidepressiva, sedierende Antipsychotika und sedierende Antihistaminika. Die Medikamente der ersten Gruppe sind oft für die Behandlung von Insomnien zugelassen, letztere sind formal meist nicht für die Behandlung zugelassen, werden jedoch mittlerweile sogar häufiger eingesetzt.

11.6.1.2 Empfehlungen und Datenlage bei Patienten mit einer nicht-heilbaren Krebserkrankung

11.21.	Evidenzbasierte Empfehlung
Empfehlungsgrad **B**	Zur Behandlung der Insomnien bei Patienten mit einer nicht-heilbaren Krebserkrankung *sollten* kurzfristig bevorzugt Zopiclon und Zolpidem und mittelfristig bevorzugt sedierende Antidepressiva eingesetzt werden.
Level of Evidence **4**	Quellen: –

Hintergrund
Head-to-head-Vergleiche der Medikamente für die Behandlung von Insomnien sind schon in der Population außerhalb der Palliativmedizin nur teilweise verfügbar, bei Patienten mit einer nicht-heilbaren Krebserkrankung liegen kaum Vergleiche vor. Daher basieren die Empfehlungen zur Therapie bei Insomnien bei Patienten mit einer nicht-heilbaren Krebserkrankung auf einem pragmatischen Vorgehen unter Berücksichtigung der Empfehlungen für die Allgemeinbevölkerung und der Nebenwirkungen.

In der Empfehlung werden zunächst nur Zopiclon, Zolpidem und sedierende Antidepressiva erwähnt. Zur zeitlichen Reihenfolge der Medikamentengabe konnte keine Evidenz identifiziert werden, deshalb basiert die Empfehlung auf der Expertenmeinung der Leitliniengruppe (SIGN LoE 4). Evidenzergebnisse zu den einzelnen Substanzen werden weiter unten in den entsprechenden Unterkapiteln beschrieben. Auch die anderen verfügbaren Medikamente können je nach klinischer Situation früh zum Einsatz kommen, sie sind im jeweiligen Abschnitt besprochen und die Schlüsselempfehlungen sind dort aufgeführt.

11.6.1.2.1 Z-Substanzen (Zopiclon und Zolpidem)

11.22.	Evidenzbasierte Empfehlung
Empfehlungsgrad **B**	Bei Patienten mit einer nicht-heilbaren Krebserkrankung *sollten* Zopiclon und Zolpidem zur kurzfristigen Behandlung der Insomnie verwendet werden.
Level of Evidence **1–**	Quellen: Joffe et al. 2010 [922]

Hintergrund

Die Z-Substanzen Zopiclon und Zolpidem wirken am Benzodiazepinrezeptor. Sie haben ein gewisses Abhängigkeitspotential, ein geringeres Suchtpotential als die reinen Benzodiazepine, unterscheiden sich aber vor allem aufgrund der deutlich kürzeren Halbwertszeit von den meisten reinen Benzodiazepinen (siehe Tabelle 26). Daher wird ihnen der Vorzug gegenüber Benzodiazepinen gegeben, wenn nicht andere Indikationen auch für Benzodiazepine sprechen. Z-Substanzen können in sehr hohen Dosierungen auch muskelrelaxierend und anxiolytisch wirken. Diese Dosierungen sind aber deutlich außerhalb der üblichen Dosierungen, daher ist die synergistische Nutzung hier nicht sinnvoll durchführbar.

Typische Nebenwirkungen der Z-Substanzen sind Müdigkeit, seltener tritt ein Hangover in den nächsten Tag auf. Weitere Nebenwirkungen sind Schwindel, Kopfschmerzen und Mundtrockenheit. Es sind vermehrt Episoden mit „Schlafwandeln" beschrieben, auch noch am nächsten Tag, daher sind die Patienten über Fahrtauglichkeit aufzuklären.

Studienergebnisse bei Patienten mit nicht-heilbaren Krebserkrankungen liegen nur für Zolpidem vor. Eine doppelblinde RCT untersuchte als Hauptvariable die Wirksamkeit der Behandlung von Hitzewallungen mit Zolpidem in Kombination mit Serotonin-Noradrenalin-Wiederaufnahmehemmern bei 38 Brustkrebspatientinnen [922]. Als sekundäres Ergebnis konnten keine signifikanten Unterschiede der Schlafquantität und -qualität zwischen Interventions- und Kontrollgruppe festgestellt werden (SIGN LoE 1-).

Tabelle 26: Z-Substanzen und Benzodiazepine zur Therapie der Insomnie

Wirkstoff und Dosis (mg)	HWZ (h)	Insomnie-Zulassung	Kommentar	Anwendunghinweise
Z-Substanzen				Alle Z-Substanzen und Benzodiazepine sind nur für die Kurzzeitbehandlung (3–4 Wochen) von Insomnien zugelassen.
Zolpidem 5–10	2–4	Ja	keine aktiven Metabolite, meist verordnetes Hypnotikum, Dosierung >10mg ist BtM	
Zopiclon 3,75–7,5	5–6	Ja	typische Nebenwirkung: bitterer oder metallischer Geschmack	Kleinste Packungsgröße rezeptieren. Sorgfältige Indikationsprüfung.
Benzodiazepine[1]				Therapiedauer vor Beginn festlegen.
Triazolam 0,125–0,25	2–5	Ja	Dosierung >0,25mg ist BtM	Frühzeitige Dosisreduktion.
Lormetazepam 0,5–1	12	Ja	HWZ bei älteren Patienten bis >20h	Bei Suchtanamnese vermeiden.
Temazepam 10–20	5–13	Ja	Dosierung >20mg ist BtM	
Oxazepam 10–20	8–12	Ja	Metabolit von Diazepam, selbst keine aktiven Metabolite	
Nitrazepam 5–10	15–30	Ja	Hangover möglich, wenig Einfluss auf REM-Schlaf	
Diazepam* 5–10	24–48	Nein	HWZ aktiver Metaboliten 50–80h, Verfügbarkeit auch i.v. und p.r.	
Clonazepam* 0,25–2	30–40	Nein	Verwendung bei Epilepsie und Parasomnien	

[1] Lorazepam wird bei Anxiolyse und in der Therapie von epileptischen Anfällen eingesetzt. Für die Insomnie ist Lorazepam nicht Mittel der ersten Wahl und wird deshalb in dieser Tabelle nicht erwähnt.

* Off-Label-Use

11.6.1.2.2 Sedierende Antidepressiva

11.23.	Evidenzbasierte Empfehlung
Empfehlungsgrad **0/B**	a) Zur kurzfristigen medikamentösen Behandlung der Insomnie *können* sedierende Antidepressiva verwendet werden. b) Zur mittelfristigen medikamentösen Behandlung der Insomnie *sollten* sedierende Antidepressiva verwendet werden.

11.23.	Evidenzbasierte Empfehlung
Level of Evidence **1–**	Quellen: Cankurtara et al. 2008 [923], Palesh et al. 2012 [924], Tanimukai et al. 2012 [925], Theobald et al. 2002 [926]

Hintergrund

Sedierende Antidepressiva werden typischerweise bei Patienten mit Depressionen und Schlafstörungen in der abendlichen Gabe eingesetzt. Mittlerweile sind sie auch eine weit verbreitete Substanzgruppe zur Behandlung von nicht-depressionsassoziierten Insomnien in der allgemeinen Bevölkerung, wenn nicht-medikamentöse Verfahren nicht ausreichend wirksam sind (siehe Tabelle 27). Es werden zur reinen Insomniebehandlung typischerweise niedrigere Dosierungen eingesetzt als in der Depressionbehandlung. Für manche Substanzen ist die schlaffördernde Wirkung bei höheren Dosierungen sogar nicht mehr wesentlich gegeben (z. B. Mirtazapin). Sie sind zur reinen Insomniebehandlung wegen fehlendem Abhängigkeitspotential und geringem hang-over den Benzodiazepinen vorzuziehen.

Als wichtige synergistische Wirkung ist die Nutzung in der Schmerztherapie zum Beispiel von Amitriptylin zu nennen. Die wichtigsten typischen Nebenwirkungen sind bei den älteren Substanzen die anticholinergen Wirkungen (zum Beispiel Mundtrockenheit, Verdauungsstörungen) und die Wirkungen auf das Reizleitungssystem des Herzens. Die Gefahr eines serotonergen Syndroms besteht nur bei Kombinationstherapie mit anderen serotonergen Medikamenten. Eine wichtige Nebenwirkung, vor allem bei Mirtazapin, ist die Möglichkeit einer Verstärkung eines Restless-legs-Syndroms.

Es konnten vier Primärstudien zur Wirkung von Antidepressiva auf Schlafstörungen bei Patienten mit einer Krebserkrankung identifiziert werden. Zwei davon waren RCTs, die Mirtazapin und Imipramin (n=53) [923] sowie Paroxetin mit Placebo (n=426) [924] verglichen. Während die erstgenannte Studie keine signifikante Überlegenheit von Mirtazapin oder Imipramin zeigen konnte, konnte für Paroxetin eine signifikante Überlegenheit zu Placebo festgestellt werden ($X^2(1) = 5.97$, $p = 0.01$, Cohen d = 0.23) (SIGN LoE 1–). Der Anteil der Patienten mit Schlafproblemen nach der Intervention (nach Chemo-Zyklus 4) lag in der Interventions-Gruppe bei 79 % (n=172/217) und in der Placebo-Gruppe bei 88 % (n=184/209). Diese Unterschiede blieben auch nach Kontrolle (adjustment) der Baseline-Schlafprobleme und -Depression signifikant ($p < 0.05$; I: 80.6 %, n=175/217 vs. C: 81.1 %, n=171/209).

Eine Crossover-RCT mit sehr hohem Risiko für Bias zur Wirkung von Mirtazapin auf verschiedene Symptome - u. a. Insomnie - bei 36 Patienten mit einer Krebserkrankung konnte keine signifikanten Unterschiede zwischen einer Dosierung von 15 mg/d und 30 mg/d feststellen (SIGN LoE 1–) [926]. Eine prospektive Beobachtungsstudie betrachtete den Effekt der Behandlung von Schlafstörungen und Albträumen mit Trazodon bei Krebspatienten (n=30), von denen 50 % eine Verbesserung der Schlafstörungen aufwiesen (SIGN LoE 3) [925].

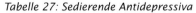

Tabelle 27: Sedierende Antidepressiva

Wirkstoff und Dosis (mg)	HWZ (h)	Kommentar
Doxepin 3–100	8–24	Zugelassen für Schlafstörungen im Zusammenhang mit einer Depression; Nebenwirkungen: anticholinerge Effekte; EKG-Veränderungen; phototoxische Reaktionen möglich
Agomelatin* 25–50	1–2	Wirkung auf Melatonin- und Histaminrezeptoren. Möglicherweise circadiane Resynchronisierung
Trazodon* 25–100	5–8	keine anticholinergen Nebenwirkungen, keine Gewichtszunahme; QTc-Verlängerung; in Kombination kann serotonerges Syndrom auftreten
Amitryptilin 25–100	10–28	Adjuvante Schmerztherapie; in der speziellen Kopfschmerztherapie wirksam; anticholinerge Nebenwirkungen; QTc-Verlängerung; Abbau über CYP3A4
Trimipramin 50–100	24 (15–40)	Zugelassen für Schlafstörungen im Zusammenhang mit einer Depression; anticholinerge Nebenwirkungen, adjuvante Schmerztherapie; Leukopenie; Gewichtszunahme
Mirtazapin* 7,5	20–40	Schlafanstoßende Wirkung vor allem im niedrigen Dosisbereich. Nebenwirkungen: Auftreten von RLS-Symptom. Appetitzunahme (möglicherweise erwünscht bei Patienten mit einer nicht-heilbaren Krebserkrankung)

* Off-Label-Use

11.6.1.2.3 Benzodiazepine

11.24.	Evidenzbasierte Empfehlung
Empfehlungsgrad **B**	Benzodiazepine *sollten* zur Behandlung der Insomnie bevorzugt nur bei ebenfalls bestehenden anderen Indikationen für ihren Einsatz verwendet werden.
Level of Evidence **4**	Quellen: Hirst et al. 2000 [927], Matsuo et al. 2007 [928], Kaneishi et al. 2015 [929]

Hintergrund

Benzodiazepine sind die klassischen Hypnotika. Sie sind sehr gut schlafanstoßend, haben jedoch ein deutliches Abhängigkeitspotential und das Absetzen wird durch eine deutliche Reboundsymptomatik erschwert. Als Behandlung der Insomnie sind sie nur für Kurzzeitbehandlungen zugelassen und in Studien evaluiert. Bei der Kurzzeitbehandlung von Insomnien in der Allgemeinbevölkerung stehen sie mittlerweile hinter den Z-Substanzen Zopiclon und Zolpidem zurück. Grund hierfür ist das Abhängigkeits- und Suchtpotential und der vermehrte Hangover wegen längerer Halbwertszeit. Zudem verändern sie die Schlafarchitektur deutlicher als Z-Substanzen oder sedierende Antidepressiva.

Bei Patienten mit einer nicht-heilbaren Krebserkrankung können Benzodiazepine wegen der Behandlung anderer Symptome, wie zum Beispiel Angst, einen höheren Stellenwert haben, die synergistische Wirkung ist nicht untersucht. Die Halbwertszeiten der Benzodiazepine unterscheiden sich teilweise stark (siehe Tabelle 26). Dies sollte in der Auswahl beachtet werden und es sollte auf Nebenwirkungen am nächsten Tag wie zum Beispiel Müdigkeit, Gangunsicherheit oder die Beeinträchtigung der Fahrtauglichkeit geachtet werden.

Ein qualitativ hochwertiger systematischer Review von RCTs zur Wirksamkeit und Sicherheit von Benzodiazepinen oder Benzodiazepin-Rezeptor-Agonisten bei Schlaflosigkeit unter Palliativpatienten im Allgemeinen konnte keine RCTs einschließen, was den Mangel an hochwertigen Studien aufzeigt [927]. Eine retrospektive Kohortenstudie (n= 167) verglich Midazolam mit Flunitrazepam [928]. In Bezug auf die subjektive Schlafqualität war der Unterschied zwischen beiden Präparaten nicht signifikant (SIGN LoE 2-). Allerdings verursachte Flunitrazepam signifikant häufiger Atemdepression im Vergleich zu Midazolam (17 % vs. 3.8 %, p=.0073). Bei Patienten, die ≥ 14 Tage die Schlafmittel erhielten, war die Notwendigkeit der täglichen Dosissteigerung zur Erreichung eines adäquaten Schlafes dagegen bei Midazolam signifikant höher als bei Flunitrazepam (11 % versus 2.6 %, p = 0.015). In einer retrospektiven, deskriptiven Studie betrug die Rate der Patienten, die über sechs Stunden Schlaf erreichten, 57 % in der Midazolamgruppe und 75 % in der Flunitrazepamgruppe - ohne relevante Nebenwirkungen (SIGN LoE 3) [929].

11.6.1.2.4 Sedierende Antipsychotika

11.25.	Evidenzbasierte Empfehlung
Empfehlungsgrad 0	Bei Patienten mit einer nicht-heilbaren Krebserkrankung *können* sedierende Antipsychotika zur Behandlung der Insomnie eingesetzt werden, wenn andere Therapien nicht möglich sind, oder wenn sie für andere Symptome synergistisch genutzt werden können.
Level of Evidence 3	Quellen: Pasquini et al. 2009 [930]

Hintergrund

Antipsychotika werden bei isolierten Schlafstörungen in der Allgemeinbevölkerung nicht zur Therapie empfohlen. Bei Krebspatienten und älteren Patienten mit Risiko für die Entwicklung eines Delirs können sie jedoch präventiv hilfreich sein. Wenn eine andere Indikation für die Gabe eines Neuroleptikums besteht, dann könnte bei gleichzeitiger Schlafstörung eher ein sedierendes Neuroleptikum gewählt werden (siehe Tabelle 28).

Zu Antipsychotika wurde lediglich eine Fallstudie mit sechs weiblichen Brustkrebspatienten identifiziert, die Quetiapin (mind. 25 mg) für ihre Schlafstörungen erhielten [930]. Fünf der sechs Frauen zeigten eine Verringerung der Schlafstörungen von „moderat" zu „nicht vorhanden" auf der italienischen Version der Insomnia Severity Index scale (ISI) (SIGN LoE 3). Studien zu niederpotenten Antipsychotika wie Melperon fehlen.

Tabelle 28: Sedierende Antipsychotika

Wirkstoff und Dosis (mg)	HWZ (h)	Kommentar
Melperon 10–100	6–8	Für Insomnie zugelassen. Extrapyramidal-motorische Störungen (EPMS, Dyskinesien) selten; als Saft verfügbar
Pipamperon 40–120	17–22	Für Insomnie zugelassen. Delirbehandlung; keine anticholinergen NW; mehr EPMS als Melperon; als Saft verfügbar
Prothipendyl* 40–120	2–3	Deutlicher First-pass-effect, daher i.v. und i.m. niedrigere Dosierungen; Blutdrucksenkung; Mundtrockenheit; als Tropfen verfügbar
Quetiapin* 12,5–150	7(–12)	Potentes Neuroleptikum in höheren Dosierungen. Für schlafanstoßende Wirkung eher unretardiert verwenden, sehr niedriges EPMS-Risiko; Orthostase; Abbau über CYP3A4; als Saft verfügbar
Chlorprothixen* 15–90	8–12	Zur Therapie der Manie; bei Depression nur mit besonderer Vorsicht zu verwenden; anticholinerge NW
Levomepromazin* 2,5–5	15–30	Lange HWZ, daher eher allgemein dämpfend, Gefahr des Hangover. Als i.v.-Lösung und als Tropfen verfügbar
Olanzapin* 5–10	32–52	Potentes Neuroleptikum. Lange HWZ, daher eher allgemein dämpfend, Gefahr des Hangover. Als Schmelztablette und als Tropfen verfügbar.
* Off-Label-Use		

11.6.1.2.5 Melatonin

11.26.	Evidenzbasierte Empfehlung
Empfehlungsgrad **0**	Melatonin *kann* als Therapie einer Insomnie nach den anderen Substanzklassen eingesetzt werden.
Level of Evidence **1+**	Quellen: Hansen et al. 2014 [931], Innominato et al 2016 [932], Kurdi et al. 2016 [933]

Hintergrund

Melatonin ist als körpereigenes Nachthormon eine Alternative zur Behandlung von Schlafstörungen. Zu bedenken ist, dass bereits physiologisch beim Patienten Melatonin ausgeschüttet wird, sodass je nach Einnahmezeitpunkt das schlafanstoßende Signal mehr oder weniger stark wahrgenommen wird. Es ist in der Allgemeinbevölkerung zur Therapie der Insomnie bei Patienten über 55 Jahren zugelassen. Es ist zu beachten, dass Melatonin laut Zulassung nicht in Kombination mit anderen Hypnotika angewendet werden darf.

Zwei doppelblinde placebo-kontrollierte RCTs und eine prospektive, nicht-kontrollierte open-label-Phase II-Studie untersuchten die Wirksamkeit bzw. den Effekt von Melatonin auf Schlafstörungen bei Brustkrebspatientinnen. Die nicht gepowerte RCT von Hansen et al. (n=54) mit hohem Risiko für Bias ergab eine signifikant größere Schlafeffizienz in der Interventionsgruppe zwei Wochen postoperativ (mean difference = 4.28 % [95 % CI 0.57; 7.82]; p=0.02). 12 Wochen postoperativ waren die Ergebnisse aber nicht mehr signifikant [931]. Die gesamte Schlafzeit war zwölf Wochen postoperativ signifikant länger (mean difference = 37.0 min [95 % CI 3.6; 69.7]; p=0.03), aber nicht zwei Wochen postoperativ. Eine weitere gepowerte RCT (n=48) mit mittlerem Risiko für Bias ergab ebenfalls signifikant bessere Ergebnisse für Melatonin im Vergleich zu Placebo (Verbesserung der Schlafstörungen auf AIS [Athens insomnia scale]: AIS-Mittelwert 9.56 (SD: ±2.58) versus 14.44 (SD: ±4.69), $t = -4.5562$, p = 0.00001)) (SIGN LoE 1+) [933].

Eine unkontrollierte Phase II-Studie überprüfte den Effekt von Melatonin (5 mg/d) bei Patientinnen mit fortgeschrittenem Mamma-Karzinom (n=32) im Prä-Post-Vergleich [932]. Dabei wurde eine signifikante Verbesserung der durchschnittlichen Tagesaktivität (p = 0.031), der Schlaffragmentierung (p = 0.037) sowie ein signifikanter Anstieg der Gesamtschlafdauer (p = 0.012) festgestellt. Daten zur Effektgröße ließen sich der Arbeit nicht entnehmen (SIGN LoE 3).

Derzeit wird außerdem untersucht, ob die Wirkung von Melatonin auch über den Schlaf hinausgeht und das Risiko eines Delirs bei Insomnie reduziert wird [934].

11.6.1.2.6 Phytotherapeutika

Phytotherapeutika (Baldrian, Hopfen, Lavendel, Mistel, siehe Tabelle 29) sind in Deutschland zwar teilweise apothekenpflichtig, aber sie sind frei verkäuflich. Sie sind pharmakologisch schwer zu analysieren, da sie oft ein Substanzgemisch darstellen. Sie können den Schlaf verbessern und sind in der Allgemeinbevölkerung beliebte Medikamente zur Selbstmedikation. Die wichtigsten Nebenwirkungen sind gastrointestinale Beschwerden und Überempfindlichkeitsreaktionen.

Tabelle 29: Phytotherapeutika in der Insomniebehandlung

Wirkstoff	Kommentar
Baldrian	Häufigstes Phytotherapeutikum, Einnahme 30–60 Minuten vor dem Zubettgehen, Wirkmechanismus unklar; mögliche NW: Verdauungsstörungen und Überempfindlichkeitsreaktionen.
Mistel	In der Krebstherapie häufig verwendetes Phytotherapeutikum; für Schlafförderung Anwendung vor dem Zubettgehen. Mögliche NW: gastrointestinale NW, Kopfschmerzen.
Lavendel	Anwendung unter anderem als Öl oder als Tee; NW: gastrointestinal und allergische Reaktionen
Hopfen	Verfügbar als Kombinationspräparat oder als Tee; Wirkeintritt oft nicht sofort

Die Evidenzlage zur Wirksamkeit von Phytotherapeutika in der palliativmedizinischen Versorgung ist schwach [935, 936]. Zur Evidenzbasierung dieser Maßnahmen bei onkologischen Patienten verweisen wir auf die Leitlinie Komplementärmedizin in der Behandlung von onkologischen PatientInnen (siehe Statement im Vorwort).

11.6.2 Medikamentöse Therapie des Restless-Legs-Syndroms

11.27.	Konsensbasierte Empfehlung
EK	Die medikamentöse Therapie des Restless-Legs-Syndroms *sollte* synergistische Effekte anderer symptomorientierter Therapien nutzen.

Hintergrund

Das Restless-legs-Syndrom ist wegen seiner hohen Prävalenz eine wichtige Differentialdiagnose. Die Patienten können wegen der unangenehmen Missempfindungen der Beine nicht gut ein- und durchschlafen. Die oben aufgeführten Medikamente zur Insomniebehandlung sind wenig zielführend in der Therapie des RLS, daher ist die diagnostische Abgrenzung von Insomnie und RLS wichtig.

Die medikamentöse Therapie des RLS in der Allgemeinbevölkerung ist gut mit Studien belegt [850]. Wir verweisen auf die Leitlinien der Deutschen Gesellschaft für Neurologie (www.dgn.org/leitlinien). Die typischen medikamentösen Therapieprinzipien sind (1): Die dopaminerge Therapie mit Bevorzugung von Dopaminagonisten vor L-Dopa-Präparaten, (2) die Opioidtherapie und (3) weitere Therapien, zum Beispiel mit Antiepileptika oder Eisenpräparaten. Diese Therapieprinzipien unterscheiden sich nicht grundsätzlich bei der Therapie von Patienten mit nicht-heilbaren Krebserkrankungen, jedoch bestehen hier sehr wahrscheinlich deutliche synergistische Therapiemöglichkeiten.

Es ist klinisch zu erwarten, dass Opioidtherapien bei Krebspatienten (Schmerz, Atemnot) ein mögliches RLS gut behandeln könnten. Möglicherweise ist dies der Grund für die sehr variablen Prävalenz des RLS bei Krebspatienten [843, 844]. Ein weiteres mögliches synergistisches Therapiekonzept ist durch Pregabalin und Gabapentin gegeben. Beide Substanzen werden zur adjuvanten Schmerztherapie verwendet und sind in der Therapie eines RLS eine wirksame Therapiealternative. Sowohl Opioide als auch Antiepileptika werden in der Therapie des RLS in der Allgemeinbevölkerung typischerweise erst nach den dopaminergen Therapien verwendet. Bei Krebspatienten bestehen aber häufiger andere Indikationen zur Anwendung dieser beiden Substanzgruppen.

11.6.3 Besondere Aspekte

11.6.3.1   Nebenwirkungen auf den Schlaf bei typischen Medikamenten in der Therapie von Patienten mit einer nicht-heilbaren Krebserkrankung

11.6.3.1.1 Opioidtherapie und Schlaf

Opioide sind für die Behandlung von Schmerzen und Atemnot eine häufig verwendete Stoffklasse in der symptomatischen Therapie bei Patienten mit einer nicht-heilbaren Krebserkrankung. Opioide können jedoch je nach Dosis den Schlaf auch direkt verändern, es treten bei akuter Gabe vermehrt Änderungen der Schlaftiefe und weniger physiologischer Schlaf auf [937–940]. Die kurzfristige Störung des Schlafs allein muss noch nicht zu langfristigen Störungen führen [941]. Bei langfristiger Gabe von Opioiden zur Schmerztherapie bleibt die positive Wirkung auf die subjektive Schlafqualität durch Reduktion des Schmerzes erhalten. Die Gabe von retardierten Präparaten verursacht weniger negative Effekte auf den Schlaf [863, 942, 943]. Durch Langzeitbehandlung mit Opioiden treten bei Patienten mit vorbestehenden schlafbezogenen Atmungsstörungen etwas mehr zentrale Schlafapnoen (verringerter Atemantrieb) auf, obstruktive Schlafapnoen treten nicht vermehrt auf [944, 945].

Durchbruchschmerzen können den Schlaf deutlich verschlechtern. Durch Anwendung kurzwirksamer Opioide ist neben der Behandlung der Schmerzen auch die Schlafqualität und -dauer verbessert, wenn diese zu einer besseren Wachheit tagsüber führen [824]. Hier scheinen die möglichen negativen Wirkungen der kurzfristigen Gabe von Opioiden auf die Schlafstruktur durch den positiven Effekt auf Schmerzen und folgend auch den Schlaf aufgewogen zu werden. Auch eine nächtliche Dosiserhöhung kann Schlafstörungen durch Schmerzen reduzieren [946].

Die Auswirkungen der Opioide auf den Schlaf sind vor allem bei Patienten mit schlafbezogenen Atmungsstörungen kritisch zu bedenken. Atemnot ist ein belastendes Symptom bei Patienten in der Palliativsituation (siehe Kapitel Atemnot). Atemnot und ihre zugrunde liegenden Erkrankungen führen oft zur Schlafstörungen [947–949]. Eine der symptomatischen Behandlungsoptionen der Atemnot ist eine Opioidtherapie. Neben der Atemnot können Opioide auch die subjektive Schlafqualität verbessern, das Aufwachen durch Atemnot wird deutlich reduziert [950]. Die o. g. Auswirkungen der Opioide auf den Schlaf sollten vor Therapiebeginn abgewogen werden. Möglicherweise ist dies erst im Verlauf durch eine sorgfältige Schlafanamnese zu bewerten.

11.6.3.1.2 Benzodiazepine bei Atemnot und ihre Wirkung auf den Schlaf

Eine Behandlung mit Benzodiazepinen kann Atemnot verbessern, jedoch auch eine störende Mundtrockenheit verursachen. Da sie aber auch den Muskeltonus reduzieren können, ist denkbar, dass das Auftreten von schlafbezogenen Atmungsstörungen gefördert wird [951]. Allerdings ist dieser Effekt wahrscheinlich gering [952]. In der klinischen Anwendung sollte die Gabe von Benzodiazepinen kritisch geprüft sowie der Effekt auf die Tagesmüdigkeit durch vermehrte nächtliche Apnoen erwogen werden. Zudem sollte, auch aufgrund des Abhängigkeitspotenzials, die therapeutische Anwendung zeitlich möglichst begrenzt werden bzw. bezüglich der individuellen Relevanz mit einbezogen werden [951].

11.6.3.2 Dauersedierung und Schlaf

11.28.	Konsensbasierte Empfehlung
EK	Eine intermittierende Sedierung (parenteral oder Sedativa mit langer Halbwertzeit) *sollte* außer im Kontext anderer Symptomtherapien *nicht* als Therapie für Schlafstörungen eingesetzt werden.

Hintergrund

Auch in der Palliativversorgung kommen je nach Situation Sedierungstherapien zur Anwendung. Diese nutzen eine medikamentöse Sedierung zur Behandlung von Symptomen, die mit direkt symptomorientierten Therapien nicht mehr zu behandeln sind (siehe Abschnitt Medikamente und Maßnahmen in der Sterbephase/Absetzen von Medikamenten und Maßnahmen in der Sterbephase im Kapitel Sterbephase). Der klinische Eindruck eines so behandelten, „schlafenden" (eigentlich zunächst ja nur bewusstlosen, aber erweckbaren) Patienten darf nicht zur direkten Interpretation führen, dass der Patient auch erholsam physiologisch schlafen würde. Bei kontinuierlicher Sedierungstherapie ist die Schlafqualität nur noch schwer zu beurteilen. Zwar ist bei flacher Sedierung mit relativ (abhängig vom Gewöhnungsgrad) geringen Dosierungen ein annähernd physiologischer Schlaf denkbar, aber hier sind keine belastbaren Untersuchungen durchgeführt.

Eine intermittierende Sedierung kann die nächtliche Ruhephase unterstützen, die Datenlage ist jedoch sehr gering, und es ist nicht bekannt, ob die Effekte der Erholung durch Schlaf ebenso gut auftreten. Daher sollte die intermittierende Sedierung außer im Kontext anderer Symptomtherapien nicht als Standardschlaftherapie eingesetzt werden [953].

12. Übelkeit und Erbrechen (nicht Tumortherapie-induziert)

AG-Leiter: Gesine Benze, Bernd Oliver Maier

12.1 Einleitung

Übelkeit und Erbrechen sind zwei eigenständige Symptome, die aber häufig miteinander einhergehen.

In dieser Leitlinie verwenden wir Übelkeit synonym für das Gefühl, erbrechen zu müssen, und Erbrechen für den Prozess selbst, durch den es zu einem Auswurf von Magen- oder Darminhalt über den Mund kommt. Vor allem bei Erbrechen können Inappetenz, Malnutrition, Dehydratation, Elektrolytstörungen und Schleimhautschädigung somatische Folgen sein. Außerdem resultiert eine verminderte oder fehlende Möglichkeit, Medikamente oral aufzunehmen. Für Patienten haben Übelkeit und Erbrechen bedeutende Auswirkungen auf die Lebensqualität [954, 955].

In dieser Leitlinie werden nicht-tumortherapieinduzierte Übelkeit und Erbrechen bei Palliativpatienten mit einer onkologischen Erkrankung beschrieben.

Übelkeit und Erbrechen können desweiteren durch tumorspezifische Therapien, wie z. B. Chemotherapie, Immuntherapie und Strahlentherapie, hervorgerufen werden. Die Datenlage zu diesem in der Literatur als CINV (Chemotherapy induced nausea and vomiting) bezeichneten Symptomenkomplex ist gut, ebenso sind evidenzbasierte Leitlinien implementiert. Insbesondere verweisen wir hier auf die S3-Leitlinie Supportive Therapie [2], in der tumortherapieinduzierte Übelkeit und Erbrechen spezifisch adressiert werden. Es ist in der Praxis zu berücksichtigen, dass in vielen Fällen eine klare Abgrenzung tumortherapieinduziert/nicht-tumortherapieinduziert oft nicht möglich ist, da häufig parallel zu den therapieassoziierten Auslösern krankheitsspezifische potentielle Auslöser gefunden werden. Manche Therapieansätze können in beiden Situationen zur Anwendung kommen und positive Effekte haben.

Die maligne intestinale Obstruktion als Sonderform der Funktionseinschränkung des Gastrointestinaltraktes geht meist auch mit Übelkeit und Erbrechen einher. Aufgrund der spezifischen Aspekte und der ätiologisch klar definierten Zuordnung gastrointestinaler Symptome zur malignen intestinalen Obstruktion wird deren Therapie in einem eigenständigen Kapitel dieser Leitlinie behandelt (siehe Kapitel Maligne intestinale Obstruktion).

Ziel dieses Kapitels ist es, Empfehlungen auf Basis der Evidenzlage bezüglich der antiemetischen Therapie bei Patienten mit nicht-heilbaren Krebserkrankungen mit palliativmedizinischem Versorgungsbedarf vorzustellen, die sich an der komplexen Situation des schwerkranken Menschen orientieren. Hierbei geht es um Linderung von Übelkeit

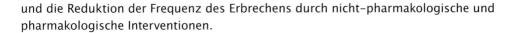
und die Reduktion der Frequenz des Erbrechens durch nicht-pharmakologische und pharmakologische Interventionen.

Epidemiologie und Pathogenese
Viele der Untersuchungen zu Übelkeit und Erbrechen erfassen die beiden Symptome gemeinsam, ohne präzise Differenzierung einzelner Prävalenzzahlen für Übelkeit oder Erbrechen. Werte von ca. 10-70 % für Übelkeit bei Krebspatienten in einem weit fortgeschrittenen Stadium und ca. 10-40 % für Erbrechen [18, 956–963] zeigen die Bedeutung des Symptomenkomplexes.

Ursachen für die Entstehung des Symptomenkomplex Übelkeit und Erbrechen sind vielfältig: toxische Substanzen, metabolische, gastrointestinale und zentrale Störungen, sowie eine psychische Genese sind plausibel belegt. Die multifaktorielle Ätiologie ist eher Regel als Ausnahme und eine eindeutige Zuordnung oft nicht möglich.

In ca. 50 % der Fälle liegen als Ursache organische und funktionelle Veränderungen des Gastrointestinaltrakts vor [964, 965].

Häufig sind auch Medikamente oder Interaktionen von Medikamenten Ursache von Übelkeit und Erbrechen. So leiden beispielsweise zu Beginn einer Opioidmedikation bis zu 40 % der zuvor opioidnaiven Krebspatienten unter der Nebenwirkung Übelkeit und Erbrechen [966]. Bezüglich der Behandlung von opioidbedingter Übelkeit und Erbrechen verweisen wir auch auf das Kapitel Tumorschmerz.

Pathophysiologie
Verschiedene anatomische Strukturen spielen bei der Entstehung von Übelkeit und Erbrechen eine Rolle. Im zentralen Nervensystem sind es die Chemorezeptortriggerzone in der Area postrema am Boden des IV. Ventrikels, das Brechzentrum im Hirnstamm, der cerebrale Cortex und der Vestibularapparat, peripher vagale Afferenzen und der Gastrointestinaltrakt [960, 967, 968]. Die Impulsübermittlung erfolgt über eine Vielzahl von Neurotransmittern und Rezeptoren wie muskarinische Acetycholinrezeptoren (mACh), Histamin- (H_1–), Dopamin- (D_2–), sowie die Serotonin-Rezeptoren ($5HT_2$–, $5HT_3$–, $5HT_4$–Rezeptor) und Neurokinin (NK_1)-Rezeptoren [960].

Bewertung und Auswirkung der Symptome sowie Therapieansätze
Häufig unterscheiden sich die subjektive Wahrnehmung der Belastung durch den Erkrankten und der Einschätzung des Umfeldes. Ein möglicher Grund dafür wird in der Unsichtbarkeit des Gefühls Übelkeit im Vergleich zur visuellen und olfaktorischen Präsenz des Erbrechens gesehen. In der Konsequenz wird Erbrechen in seiner Auswirkung auf den Erkrankten vom Umfeld eher über- und Übelkeit eher unterschätzt. Übelkeit kann durchaus einen stärkeren negativen Einfluss auf die Lebensqualität haben als Erbrechen [969]. Erbrechen bzw. Erbrochenes lösen beim Umfeld aversive Reaktionen wie Ekel hervor. Das kann wiederum eine Distanzierung vom Patienten zur Folge haben. Nicht selten kommt es im sozialen Umfeld zu Gefühlen wie Hilflosigkeit oder Frustration. Diese soziale Dimension und deren Auswirkungen für die Versorgungsplanung

und die emotionale Verbundenheit der Betroffenen muss bei der Therapiezielfindung berücksichtigt werden.

Verschiedene nicht-medikamentöse und medikamentöse Maßnahmen stehen zur Verfügung. Aufgrund der oft multifaktoriellen Ätiologie und der teilweise unterschiedlichen Bewertung der Symptome durch Patient, Angehörige und Therapeuten kann es eine Herausforderung sein, im ersten Schritt ein realistisches Therapieziel zu konsentieren und eine dafür effektive Therapie anzusetzen.

Die Literatur zur Therapie der beiden immer wieder miteinander assoziierten Symptome in der Palliativsituation unterscheidet nicht durchgängig zwischen der Erfassung des einen oder des anderen Symptoms. Somit ist eine spezifische Differenzierung in der Effektivität der Therapie der Einzelsymptome unter Berücksichtigung der Evidenzlage nur punktuell möglich.

12.2 Erfassung

12.1.	Konsensbasierte Empfehlung
EK	Patienten mit einer nicht-heilbaren Krebserkrankung *sollen* im Rahmen systematischer Symptomerfassung bei jedem Symptomassessment nach dem Vorliegen von Übelkeit und Erbrechen gefragt werden.

12.2.	Konsensbasierte Empfehlung
EK	Die Anamnese für Übelkeit und Erbrechen bei Patienten mit einer nicht-heilbaren Krebserkrankung *sollte* für jedes der beiden Symptome folgende Aspekte erfassen: • Häufigkeit, Intensität und Dauer • Zeitgleich auftretende weitere Symptome • Zeitlicher Zusammenhang mit Nahrungs-, Flüssigkeits- und Medikamentenaufnahme • Intensität der subjektiven Belastung durch die Symptome • Beeinträchtigung von oraler Aufnahme von Nahrung, Flüssigkeit und Medikamenten • Auslösende und modulierende Faktoren (inkl. psychosoziale Belastungen) • Aktuelle Medikamentenanamnese inklusive tumorspezifischer Therapie • Effekt nach dem Erbrechen (Erleichterung? Besserung der Übelkeit?)

12.3.	Konsensbasierte Empfehlung
EK	Die Anamnese für Erbrechen bei Patienten mit einer nicht-heilbaren Krebserkrankung *sollte* folgende Aspekte zusätzlich erfassen: • Aussehen des Erbrochenen • Menge des Erbrochenen • Geruch des Erbrochenen

12.4.	Konsensbasierte Empfehlung
EK	Die Bedeutung von Übelkeit und Erbrechen bzw. ihrer Belastung für das Umfeld des Patienten mit einer nicht-heilbaren Krebserkrankung *soll* erfasst werden.

12.5.	Konsensbasierte Empfehlung
EK	Das Ausmaß der körperlichen Untersuchung, der apparativen und laborchemischen Diagnostik bei Patienten mit Übelkeit und Erbrechen und einer nicht-heilbaren Krebserkrankung *soll* anhand der klinischen Situation, Krankheitsphase und Relevanz für Entscheidungen nach Verhältnismäßigkeit abgewogen werden.

12.6.	Konsensbasierte Empfehlung
EK	Die Intensität der Belastung durch Übelkeit und Erbrechen *soll* bei kognitiv dazu fähigen Patienten durch Selbsteinschätzung, z. B. im Rahmen des Einsatzes eines mehrere Symptome einschließenden validierten Selbsterfassungsinstruments, erhoben werden.

12.7.	Konsensbasierte Empfehlung
Empfehlungsgrad **0**	Die subjektive Belastung durch Übelkeit und Erbrechen bei Patienten mit einer nicht-heilbaren Krebserkrankung *sollte* zur schnellen und häufigen Erfassung mit eindimensionalen Erfassungsinstrumenten (VAS/NRS) oder im Rahmen einer mehrere Symptome erfassenden Erhebung, z. B. MIDOS oder IPOS, ermittelt werden.
Level of Evidence **4**	Quellen: –

Hintergrund

Eine systematische Recherche wurde zur Identifizierung von Studien durchgeführt, die die Validität bzw. Reliabilität von spezifischen (d. h. nicht mehrere Symptome umfassense) Instrumenten zu Screening, Erfassung und/oder Diagnose von Übelkeit und Erbrechen bei Patienten mit einer (nicht-heilbaren) Krebserkrankung untersuchen (s.u.). Die Empfehlungen zu weiteren Themen basieren auf der Expertenmeinung der Leitliniengruppe.

Anamnese

Die vollständige Erfassung der Relevanz der Symptome Übelkeit und Erbrechen basiert auf Erfassung der objektivierbaren Merkmale und klinischen Zeichen und auf der Erhebung der individuell empfundenen Belastung durch die Symptome.

Vor der Erfassung der objektiven klinischen Zeichen der Symptome Übelkeit und Erbrechen steht die Anamnese zu auslösenden und modulierenden Faktoren, Häufigkeit, Intensität und Dauer von Übelkeit und Erbrechen sowie Aussehen (verdaute oder unverdaute Nahrung, Blut, Hämatin, Schleim etc.), Volumen und Geruch (sauer, gallig, fä-kulent, faulig, geruchslos) des Erbrochenen. Hierdurch kann die Ätiologie häufig einge-grenzt und ggf. schon spezifische therapeutische Maßnahmen ergriffen werden (siehe auch Abbildung 8). Die Medikamentenanamnese und das Erfragen von Ernährungsge-wohnheiten können weitere wichtige Informationen liefern, da bestimmte Medikamente und Ernährungsgewohnheiten ursächlich für Übelkeit und Erbrechen sein können. Der zeitliche Zusammenhang mit der Nahrungs- und Medikamentenaufnahme sollte erfragt werden. Beispielsweise könnte ein Erbrechen direkt nach Nahrungsaufnahme darauf schließen lassen, dass eine Störung im oberen Gastrointestinaltrakt vorliegt. Übelkeit nach Medikamenteneinnahme und entsprechender Zeitspanne zur Resorption wäre ein Hinweis auf eine medikamenteninduzierte Ursache. Gezielt sollte nach abdominellen, kardialen und neurologischen Erkrankungen sowie Stoffwechselerkrankungen gefragt werden. Begleitsymptome, wie Fieber, abdominelle Schmerzen, Diarrhoe, Schwindel, Kopfschmerzen, Bewusstseinsstörungen, fokale neurologische Ausfälle und Gewichts-abnahme können weitere wichtige Hinweise für die Ätiologie liefern. Des Weiteren ist die subjektive Belastung, die durch diese Symptome auftritt, präzise zu erfragen, und den erfassten objektiven Merkmalen eine entsprechende klinische Relevanz aus Sicht des Betroffenen zuzuordnen. Zudem sollten psychosoziale Belastungen wie z. B. Angst (gerichtet oder ungerichtet) oder Sorgen (die Sorge, anderen zur Last zu fallen, eventuelle finanzielle Sorgen etc.) erfragt werden. Das erlaubt in der Folge eine Prio-risierung der Therapieziele vorzunehmen. Hierbei ist die unterschiedliche Perspektive der Mitglieder eines multiprofessionellen Behandlungsteams eine besonders wertvolle Ressource, da besonders die subjektive Belastung in den Kontakten zu den Vertretern unterschiedlicher Berufsgruppen sehr variabel geschildert und wahrgenommen werden kann und erst die gemeinsame Erörterung zu einem ausgewogenen Therapieziel und Behandlungsplan führt.

Auch die Fremdanamnese bringt wichtige Informationen, gerade bei kognitiv einge-schränkten Patienten.

Die Erfassung von **Übelkeit** sollte folgende Fragen beinhalten [970]:
- Beginn: Seit wann haben Sie Übelkeit?
- Intensität: Wie stark ist die Übelkeit? Für die Abstufung können unterschiedliche Skalen genutzt werden (z. B. Numerische Rating Skala (NRS), Visuelle Analogskala (VAS), Edmonton Symptom Assessment Scale (ESAS), Minimales Dokumentationssys-tem (MIDOS), Integrierte Palliative Outcome Scale (IPOS))
- Dauer: Haben Sie gleichbleibende Übelkeit oder Schwankungen in der Intensität?
- Grad der Belastung: Wie sehr sind Sie von der Übelkeit beeinträchtigt? Welche Be-deutung messen Sie der Übelkeit bei?
- Lindernde Einflussfaktoren: Was lindert Ihre Übelkeit?
- Verstärkende Einflussfaktoren: Gibt es auslösende oder verstärkende Faktoren? (Me-dikamente? Mahlzeiten? Gerüche? Situationen? Angst? Sorgen? Anspannung?) In wel-chem Zusammenhang tritt die Übelkeit auf?
- Simultane Symptome: Gibt es andere Symptome, die mit der Übelkeit einhergehen? ((Kopf-)Schmerz? Durst?)

Das Assessment von **Erbrechen** sollte folgende Fragen beinhalten [970]:

- Häufigkeit: Wie häufig müssen Sie am Tag erbrechen?
- Qualität: Wie ist das Erbrechen (z. B. schwallartig, würgend, etc.)?
- Menge: Erbrechen Sie eine große oder kleine Menge?
- Übelkeit: Ist vor dem Erbrechen Übelkeit aufgetreten? Ist die Übelkeit im Anschluss gelindert?
- Zeitliches Auftreten: In welchen Intervallen tritt es auf? Ist es bewegungsabhängig?
- Beimengungen: Erbrechen Sie unverdaute Nahrung/ Schleim/ Blut/ Stuhlgang?
- Effekt: Empfinden Sie nach dem Erbrechen eine Erleichterung bezüglich der Übelkeit, die länger (Stunden) anhält oder nicht?

Die Frage nach einer eventuellen Linderung von Übelkeit nach erfolgtem Erbrechen ist eine der wichtigsten Fragen, um zwischen gastrointestinaler Stase und anderen Ursachen zu unterscheiden.

Körperliche Untersuchung

Das Ausmaß der Untersuchung richtet sich nach den benötigten Informationen für eine adäquate Therapie und nach dem Zustand bzw. der Lebensphase des Patienten. Ziel ist es, insbesondere Störungen im Gastrointestinaltrakt und ZNS-Bereich sowie Haut- und Schleimhautveränderungen zu erfassen. Auch auf Infektzeichen und Symptome einer Überdosierung von Medikamenten sollte geachtet werden. Die Untersuchung des Abdomens besteht aus Inspektion, Auskultation und Palpation. In der aktuellen Situation und in der Verlaufsbeurteilung hat die abdominelle Untersuchung eine wichtige Bedeutung.

Bei Palliativpatienten können kognitive Einschränkungen und Co-Morbidität eine akkurate Symptomerfassung erschweren. Insofern ist die Fremdeinschätzung ein wichtiges Instrument. Im Rahmen der Krankenbeobachtung können vegetative Symptome, wie z. B. verminderte Darmgeräusche, Blässe, verminderter Hautturgor, Kaltschweißigkeit, Tachykardie etc. auf Übelkeit hinweisen [971].

Weitere Diagnostik

Laboruntersuchungen detektieren metabolische Störungen, Elektrolytverschiebungen, Organinsuffizienzen und Infekte, die im kausalen Zusammenhang mit Übelkeit und Erbrechen stehen. Medikamentenspiegel können ergänzend sinnvoll sein.

Unter anderem können folgende Laborwerte diagnostisch hilfreich sein, um die Ätiologie von Übelkeit und Erbrechen zu eruieren: kleines Blutbild, GOT, Blutzucker, Kalzium, Kalium, Natrium, Chlorid, CRP, Kreatinin. Im Einzelfall können bei entsprechender Anamnese bzw. klinischen Verdacht und therapeutischer Konsequenz eine Blutgasanalyse, Lipase, Troponin, LDH, GPT, γGT, Bilirubin, Laktat, TSH, FT3, FT4, Cortisol, ein Schwangerschaftstest, Serologien, Urin-, Stuhl- oder Liquordiagnostik sowie toxikologische Untersuchungen und bei entsprechender medikamentöser Therapie Medikamentenspiegel, wie z. B. Digoxin- oder Digitoxinspiegel, hilfreich sein.

Als apparative Diagnostik stehen u. a. Sonographie, Endoskopie (z. B. Oesophago-gastroduodenoskopie), EKG und radiologische Verfahren (z. B. Röntgen Abdomen, kraniales oder abdominelles CT/MRT) zu Verfügung. Insbesondere bei belastender apparativer Diagnostik ist kritisch zu prüfen, ob die untersuchungsassoziierte Belastung angemessen ist, wenn sie keinen Einfluss auf die Therapieentscheidung hat. Die Sonographie ist die grundlegende apparative Untersuchungsmethode des Abdomens zur Diagnostik von Ileus, Obstipation, Aszites und Pathologien parenchymatöser Organe (z. B. Lebermetastasen, Cholestase). Bei weitergehendem Informationsbedarf und zur Therapieplanung ist ggf. radiologische bildgebende Diagnostik, Röntgen Abdomen oder Abdomen-CT notwendig. Die Endoskopie hat den Vorteil, falls angemessen, dass im Rahmen der Untersuchung Material zur weiteren Diagnostik gewonnen werden kann (Sekret oder Gewebe) und dass (direkt) eine Intervention möglich ist (Entfernung einer Bolusobstruktion im Oesophagus, Blutstillung, Drainage/-Stentanlage etc.). Wird eine Hirndrucksymptomatik bzw. cerebrale Metastasierung als Ursache von Übelkeit und Erbrechen vermutet, hat die cerebrale Bildgebung in Form von CT oder MRT vor allem dann ihren Stellenwert, wenn durch den Erkenntnisgewinn eine entsprechende Konsequenz (Umstellung der medikamentösen Therapie, Hirnbestrahlung, Shuntanlage etc.) resultiert.

Das Ausmaß der Diagnostik sollte sich nach medizinischer Indikation, Therapieziel, Patientenwille und Lebensphase richten.

Erfassungsinstrumente

Die systematische Recherche zur Identifizierung von Studien, die die Validität bzw. Reliabilität von spezifischen (d. h. nicht mehrere Symptome umfassenden) Instrumenten zur Erfassung von nicht-tumortherapieinduzierter Übelkeit und Erbrechen bei Patienten mit einer (nicht-heilbaren) Krebserkrankung untersuchen, konnte nur zwei deskriptive Studien zur Validierung von INV-R (Index of Nausea, Vomiting and Retching) identifizieren [972, 973]. Das Instrument wurde in einer Mischpopulation von onkologischen Patienten und Schwangeren getestet. Es liegt keine deutsche Übersetzung des INV-R vor. Weitere Studien, die spezifische Instrumente in der Palliativversorgung validieren, liegen nicht vor.

Multidimensionale Instrumente, wie der o. g. überarbeitete Index of Nausea, Vomiting and Retching (INV-R) [973] sind umfassend, indem sie Daten über Häufigkeit, Menge, Dauer und die Belastung erheben, die durch ein Symptom hervorgerufen werden. Allerdings sind solche Instrumente für eine häufige und möglichst wenig belastende Erfassung im palliativen Setting nur begrenzt geeignet.

In der klinischen Praxis werden zur häufigen Erfassung oft mehrere Symptome umfassende Instrumente eingesetzt, die für Palliativpatienten entwickelt und validiert wurden. Hierzu gehören u. a. die Edmonton Symptom Assessment Scale (ESAS) [58], das Minimale Dokumentationssystem (MIDOS) [974] und die Integrierte Palliative Outcome Scale (IPOS) [59]. Eindimensionale Instrumente, wie die Visuelle Analogskala (VAS), Numerische Ratingskala (NRS) und Verbale Kategorische Skala (VKS) sind prinzipiell von Vorteil, wenn nach erfolgtem Screening der allgemeinen Symptomlast ein einzelnes Symptom, wie Übelkeit oder Erbrechen, in der Folge mehrfach, z. B. täglich, in der Intensität erfasst werden soll und die Ergebnisse die Anpassung der symptomatischen Therapie bedingen. Die Belastung für die Patienten ist durch eine einzelne Frage niedriger als bei multidimensionalen Erfassungsinstrumenten (siehe auch [975, 976]). Deshalb werden im Rahmen dieser Leitlinie eindimensionale oder mehrere Symptome umfassende Erfassungsinstrumente auf Basis des Expertenkonsenses empfohlen (SIGN LoE 4).

Differentialdiagnosen

Aus Anamnese und Diagnostik ergibt sich eine klinisch relevante Arbeitshypothese als Grundlage der therapeutischen Entscheidungen. Hierbei ist zu eruieren, ob es sich um eine reversible oder um eine nicht reversible Ursache handelt, und in welcher Lebensphase sich der Patient befindet (siehe Abbildung 6). Manche Ursachen wirken sich auf unterschiedliche Bereiches des Körpers aus, d. h. die Folgen sind nicht rein auf metabolische, gastrointestinale, zentrale, psychogene oder sonstige Prozesse zurückzuführen. Auch können mache Ursachen, die in der Abbildung 6 sehr allgemein aufgeführt sind im Einzelfall bei genauerer Differenzierung unterschiedliche Auswirkungen haben. So können Nahrungsmittel Unverträglichkeitsreaktionen auslösen, das Immunsystem als Allergen stimulieren oder auch über Toxine zu Übelkeit und Erbrechen führen.

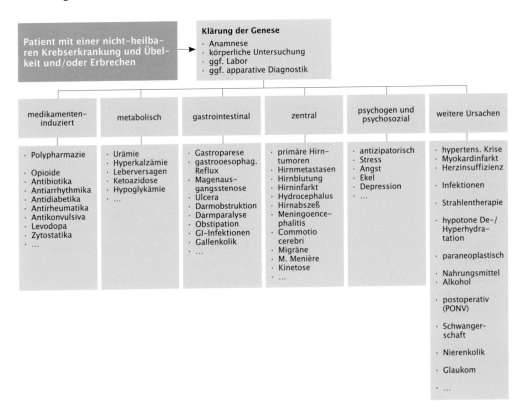

Abbildung 6: Differenzialdiagnosen von Übelkeit und Erbrechen

12.3 Therapiegrundsätze

12.8.	Konsensbasierte Empfehlung
EK	Patienten mit einer nicht-heilbaren Krebserkrankung und ihre Angehörigen *sollen* individuell und situationsspezifisch über Ursachen von Übelkeit und Erbrechen aufgeklärt werden.

12.9.	Konsensbasierte Empfehlung
EK	Patienten mit einer nicht-heilbaren Krebserkrankung und ihre Angehörigen *sollen* bei der Entwicklung von Coping-Strategien unterstützt werden.

12.10.	Konsensbasierte Empfehlung
EK	Aggravierende Faktoren für Übelkeit und Erbrechen, insbesondere Stress sowie vom Patienten als unangenehm empfundener Geruch und/oder Geschmack, *sollen* vermieden werden.

Hintergrund

Die Empfehlungen dieses Kapitels basieren auf der Expertenmeinung der Leitliniengruppe.

Auch bei der Therapie von Übelkeit und Erbrechen gelten für die Therapieziele die Grundsätze der Palliativversorgung. Eine gute Aufklärung von Patienten und Angehörigen über die Erkrankung an sich und die Ursachen von Übelkeit und Erbrechen sind ebenso essenziell wie Beratung zur Prävention und Behandlung dieser Symptome. Zu den Allgemeinmaßnahmen gehören das Schaffen einer angenehmen Atmosphäre, das bewusste Gestalten von Mahlzeiten und die Vermeidung von unangenehmen Einflüssen (strenge Gerüche, unangenehmer Geschmack, belastende visuelle Eindrücke, Stress, Anstrengung) [977, 978]. Frischluft sowie manche Raumdüfte (Zitrone, Orange, Grapefruit, Minze) können individuell als angenehm empfunden werden [979]. Angehörige sollten im Vermeiden von aggravierenden Einflüssen und der Förderung positiver Einflüsse einbezogen werden. Bestimmte pflegerische Maßnahmen, Entspannungstechniken, Verhaltenstherapeutische Methoden (z. B. systematische Desensibilisierung, kognitive Ablenkungstechniken), Hypnotherapie, Akupunktur, Akupressur etc. können neben der medikamentösen Therapie Übelkeit und Erbrechen lindern. Hierauf wird im Abschnitt Nicht-medikamentöse Verfahren, näher eingegangen. Manchmal ist eine Kombination aus verschiedenen Maßnahmen sinnvoll.

Grundlegend ist, dass die Wirksamkeit der eingesetzten Maßnahmen mittels einer geeigneten Symptomerfassung evaluiert wird (siehe Abbildung 7).

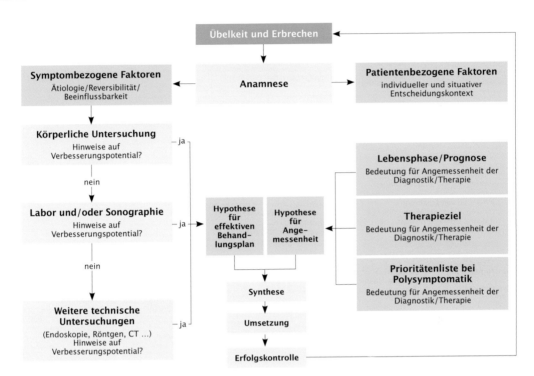

Abbildung 7: Generierung und Reevaluation eines Behandlungsplans unter Berücksichtigung der Angemessenheit

Allgemeine, nicht-medikamentöse und medikamentöse Maßnahmen zur Behandlung von Übelkeit und Erbrechen werden in den kommenden Kapiteln behandelt und sind im folgenden Flussdiagramm dargestellt (siehe Abbildung 8):

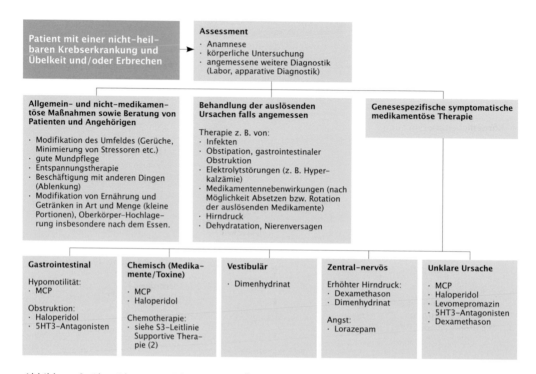

Abbildung 8: Algorithmus zur Therapie von Übelkeit und Erbrechen

12.4   Nicht-medikamentöse Verfahren

12.11.	Konsensbasierte Empfehlung
EK	Nach jedem Erbrechen *soll* dem Patienten Mundpflege angeboten und diese ermöglicht werden.

12.12.	Konsensbasierte Empfehlung
EK	Nahrung *sollte* dem Patienten mit Übelkeit und Erbrechen und einer nicht-heilbaren Krebserkrankung in kleinen, appetitlichen Portionen offeriert werden.

12.13.	Konsensbasierte Empfehlung
EK	Bei Patienten mit einer nicht-heilbaren Krebserkrankung und deutlich reduzierter oraler Flüssigkeits- und Nahrungsaufnahme mit drohender oder vorliegender Exsikkose sowie Nährstoffmangel aufgrund von Übelkeit und Erbrechen *soll* abhängig vom Therapieziel geprüft werden, ob eine parenterale Substitution indiziert ist.

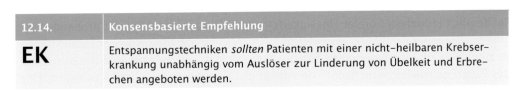

12.14.	Konsensbasierte Empfehlung
EK	Entspannungstechniken *sollten* Patienten mit einer nicht-heilbaren Krebserkrankung unabhängig vom Auslöser zur Linderung von Übelkeit und Erbrechen angeboten werden.

12.15.	Konsensbasierte Empfehlung
EK	Verhaltenstherapeutische Methoden (z. B. systematische Desensibilisierung) und hypnotherapeutische Methoden *sollten* Patienten mit einer nicht-heilbaren Krebserkrankung bei Nachweis von psychischen Ursachen angeboten werden.

12.16.	Konsensbasierte Empfehlung
EK	Bei anhaltendem, nicht durch andere Methoden beherrschbarem Erbrechen *sollte* dem Patienten mit einer nicht-heilbaren Krebserkrankung eine nasogastrale Ablaufsonde angeboten werden.

Hintergrund

Die Empfehlungen dieses Kapitels basieren auf der Expertenmeinung der Leitliniengruppe.

Für das Wohlbefinden des Patienten gibt es verschiedene Maßnahmen, wie konsequente Mundpflege insbesondere nach Erbrechen, Erbrochenes schnell entsorgen, bequeme Lagerung mit erhöhtem Oberkörper zur Vermeidung von Aspiration (bei vigilanzgeminderten Patienten mit Erbrechen stabile Seitenlage), Wäsche wechseln, Gesicht und Hals kalt abwaschen, Schalen/Beutel/Tücher außer Sichtweise bereitstellen, eventuell Magenablaufsonde bei häufigem Erbrechen anbieten und vieles mehr [980]. Das Wahren der Intimsphäre hat ebenfalls einen hohen Stellenwert [970].

Für die Effektivität nicht-medikamentöser Maßnahmen in der Behandlung von Übelkeit und Erbrechen bei Palliativpatienten ohne aktive onkologische Therapie gibt es wenig Evidenz.

Bezüglich diätetischer Maßnahmen zeigt die Erfahrung, dass Wunschkost, fünf bis sechs kleine Mahlzeiten und appetitliche Portionen, kalte Speisen, langsames Essen und gutes Kauen, trockene und leichte Kost (z. B. Zwieback, Kartoffeln, Salzstangen), das Lutschen von Bonbons (z. B. Zitrone oder Pfefferminz) oder Eiswürfeln sowie Ingwerprodukte (z. B. Ingwertee) zur Beschwerdelinderung führen können [980]. Bei anhaltendem Erbrechen oder Verdacht auf eine maligne intestinale Obstruktion ist eine Nahrungskarenz teilweise sinnvoll. Risiko und Nutzen bezüglich chirurgischer Maßnahmen bei einer malignen intestinalen Obstruktion sollten individuell abgewogen werden. Genauere Erläuterungen hierzu finden sich im Kapitel zur malignen intestinalen Obstruktion (siehe Kapitel Maligne intestinale Obstruktion).

Bei deutlich reduzierter oraler Flüssigkeits- und Nahrungsaufnahme mit drohender oder vorliegender Exsikkose sowie Nährstoffmangel ist abhängig von der Lebensphase zu prüfen, ob eine parenterale Substitution erfolgen soll. Hierbei sind die Wünsche des Patienten sowie die medizinische Indikation (Therapieziel) zu berücksichtigen. Eine Volumensubstitution kann jedoch auch eine Erhöhung der gastrointestinalen Sekretion zur Folge haben, und somit gerade bei Stase im Gastrointestinaltrakt Übelkeit und Erbrechen verstärken.

Komplementäre Maßnahmen zur Linderung von Übelkeit und Erbrechen werden in der palliativmedizinischen Praxis häufig eingesetzt. Da die Evidenz bei Patienten mit einer nicht-heilbaren Krebserkrankung schwach ist, wurde keine systematische Literaturrecherche dazu durchgeführt. Zur Evidenzbasierung dieser Maßnahmen in der Onkologie verweisen wir auf entsprechende Leitlinien (siehe Statement im Vorwort).

Komplementäre Maßnahmen, wie Wickel und Auflagen mit Kamille, Melisse, Pfefferminz oder Schafgarbe sind weitere Möglichkeiten zur Symptomlinderung [981]. Fuß- oder Baucheinreibungen mit Pfefferminz-, Zitronen- oder Kümmelöl können zur Linderung von Übelkeit und Antiemese beitragen. Individuelle Vorlieben und Aversionen des Patienten sind hierbei zu beachten. In einem systematischen Review zur komplementären und alternativen Medizin in der Symptombehandlung am Ende des Lebens bezüglich der Symptome Übelkeit und Erbrechen konnte nur eine Studie mit sechs Hospizpatienten identifiziert werden, die die Wirkung eines Akupressurarmbandes untersuchte [982]. Die Evidenzlage erlaubt keine Empfehlung von komplementären bzw. alternativen Methoden bei Patienten mit einer nicht-heilbaren Krebserkrankung, die keine tumorspezifische Therapie erhalten. Es ist aber nicht ausgeschlossen, dass z. B. Entspannungstechniken und Verhaltenstherapie (v. a. systematische Desensibilisierung und Ablenkungsstrategien) in Einzelfällen Linderung bewirken können [983]. Darüber hinaus haben sich in Einzelfallberichten auch hypnotherapeutische Interventionen ergänzend zu anderen Interventionen als hilfreich erwiesen [984, 985].

Die Stimulation des Punktes Neiguan P6 durch Akupressur oder Akupunktur kann unter Umständen ebenfalls in Einzelfällen Übelkeit und Erbrechen verringern. Diese Therapie ist allerdings nicht unumstritten. Akupressur bietet sich primär an, da sie atraumatisch ist und auch vom Patienten selbst oder von Angehörigen durchgeführt werden kann.

Kann Erbrechen nicht anderweitig durch nicht-medikamentöse oder medikamentöse Verfahren beherrscht werden (siehe auch Abschnitt Medikamentöse Therapien), so bieten eine nasogastrale Ablaufsonde kurzfristig oder längerfristig eine perkutane Gastrostomie (z. B. endoskopisch angelegt) gerade im Falle einer (malignen) intestinalen Obstruktion eine Entlastung [986–990]. Bei einer malignen intestinalen Obstruktion kann auch eine Stentanlage oder eine Operation (z. B. Exzision oder Umgehung einer Stenose, Anus praeter) ein sinnvoller Eingriff sein. Genauer wird im Kapitel zur malignen intestinalen Obstruktion auf das Thema Ablauf-PEG und chirurgische Interventionen eingegangen (siehe Kapitel Maligne intestinale Obstruktion).

Sollte bei Patienten in Folge der Symptomatik in subjektiv belastender Weise Ekel vor sich selbst und damit einhergehend Verlust des Selbstwertgefühls einstellen, bedarf dies psychologischer Unterstützung zur Krankheitsverarbeitung und Stärkung des Selbstwertgefühls und Stärkung der Würde [991] (siehe dazu auch „ABCD der Würde", Abschnitt Haltungen und allgemeine nicht-medikamentöse Maßnahmen im Kapitel Angst).

Angehörige sind im Umgang mit Übelkeit und Erbrechen anzuleiten [970]:
- Angehörige empfinden oft Ekel und Hilflosigkeit. Es ist wichtig, Angehörigen die Möglichkeit zu geben, ihre eigenen Gefühle, Ängste und Sorgen zu kommunizieren sowie ihre eigene Grenzen aufzuzeigen.
- Angehörige können, nach Möglichkeit, bei der Mundhygiene unterstützen.
- Es ist wichtig, den Angehörigen zu vermitteln, dass sie dem Ruhebedürfnis des Patienten nachkommen.
- Mit Routine und Ritualen können Angehörige von der Übelkeit ablenken, sie sollten dazu angehalten werden, diese beizubehalten und durchzuführen.
- Angehörige sind darin zu begleiten und zu stärken, nicht änderbare Zustände zu akzeptieren und mit auszuhalten.

12.5 Medikamentöse Therapien

12.17.	Konsensbasierte Empfehlung
EK	Das Antiemetikum *sollte* bei Patienten mit einer nicht-heilbaren Krebserkrankung und Übelkeit und Erbrechen ätiologiebasiert ausgewählt werden.

12.18.	Konsensbasierte Empfehlung
EK	Bei Patienten mit einer nicht-heilbaren Krebserkrankung und Übelkeit und Erbrechen *soll* geprüft werden, ob Medikamente, die Übelkeit und Erbrechen auslösen können, abgesetzt, ausgetauscht oder reduziert werden können.

12.19.	Evidenzbasierte Empfehlung
Empfehlungsgrad **0**	Bei Patienten mit einer nicht-heilbaren Krebserkrankung und opioidbedingter anhaltender Übelkeit oder Erbrechen trotz entsprechender antiemetischer Therapie und bei ansonsten adäquater Opioiddosis *kann* ein Wechsel des Opioids vorgenommen werden.
Level of Evidence **1–**	Quellen: Laugsand et al. 2011 [620], Sande et al. 2018 [992]

Schmerz 9.24	Evidenzbasierte Empfehlung
Empfehlungsgrad **B**	Bei Patienten mit einer nicht-heilbaren Krebserkrankung und opioidbedingter Übelkeit und Erbrechen *sollten* Medikamente mit antidopaminergen (z. B. Haloperidol*) bzw. antidopaminergen und weiteren Wirkungsmechanismen (z. B. Metoclopramid) verwendet werden. * Off-Label-Use
Level of Evidence **1−**	Leitlinienadaptation: EAPC/Caraceni et awl. 2012 (Laugsand et al. 2011 [620])

12.20.	Evidenzbasierte Empfehlung
Empfehlungsgrad **B**	Antipsychotika mit einem breiten Wirkspektrum, wie z. B. Levomepromazin*, *sollten* bei unzureichendem Ansprechen auf andere Antiemetika als Therapie zur Linderung von Übelkeit und Erbrechen bei Patienten mit einer nicht-heilbaren Krebserkrankung eingesetzt werden. * Off-Label-Use
Level of Evidence **3**	Quellen: Dietz et al. 2013 et al. [993], Benze et al. 2012 [994]

12.21.	Evidenzbasierte Empfehlung
Empfehlungsgrad **0**	Antihistaminika, wie z. B. Dimenhydrinat, *können* als Antiemetika bei Patienten mit Übelkeit und Erbrechen und einer nicht-heilbaren Krebserkrankung eingesetzt werden, insbesondere wenn eine vestibuläre oder zerebrale Ursache wahrscheinlich ist.
Level of Evidence **4**	Quellen: − (Benze et al. 2012 [995])

12.22.	Evidenzbasierte Empfehlung
Empfehlungsgrad **B**	Dexamethason* *sollte* zur Linderung von Übelkeit und Erbrechen bei Patienten mit einer nicht-heilbaren Krebserkrankung und erhöhtem Hirndruck durch Hirnmetastasen eingesetzt werden. * Off-Label-Use
Level of Evidence **1−**	Quellen: Vayne-Bossert et al. 2017 [996]

12.23.	Evidenzbasierte Empfehlung
Empfehlungsgrad **0**	5HT$_3$-Rezeptor-Antagonisten (Setrone*) *können* zur Linderung von Übelkeit und Erbrechen bei Patienten mit einer nicht-heilbaren Krebserkrankung auch außerhalb der tumortherapieinduzierten Genese ergänzend eingesetzt werden, wenn Dopaminantagonisten, wie z. B. Metoclopramid und Haloperidol kontraindiziert sind oder nicht ausreichend wirken. * Off-Label-Use
Level of Evidence **1−**	Quellen: Glare et al. 2004 [997], Davis et al. 2010 [998] (in Benze et al. 2012 [995])

12.24.	Evidenzbasierte Empfehlung
Empfehlungsgrad **0**	Bei unzureichendem Ansprechen der ätiologiebasierten Pharmakotherapie von Übelkeit und Erbrechen *können* Cannabinoide* als Reservemittel bei Patienten mit einer nicht-heilbaren Krebserkrankung eingesetzt werden. * Off-Label-Use
Level of Evidence **1+**	Quellen: Mücke et al. 2018 [761, 999]

12.25.	Evidenzbasierte Empfehlung
Empfehlungsgrad **B**	Bei unzureichendem Ansprechen von Einzelsubstanzen zur Linderung von Übelkeit und Erbrechen bei Patienten mit einer nicht-heilbaren Krebserkrankung *sollte* eine Kombination von Antiemetika mit unterschiedlicher Rezeptoraffinität eingesetzt werden.
Level of Evidence **4**	Quellen: –

12.26.	Konsensbasierte Empfehlung
EK	Bei anhaltendem Erbrechen bei Patienten mit einer nicht-heilbaren Krebserkrankung *sollte* die Medikamentengabe parenteral erfolgen.

Hintergrund

Für dieses Kapitel wurde eine systematische Recherche zur Identifizierung von Studien durchgeführt, die die Wirksamkeit einer medikamentösen Therapie oder eines Opioidwechsels bei opioidbedingter Übelkeit zur Linderung von Übelkeit und Erbrechen bei Patienten mit einer (nicht-heilbaren) Krebserkrankung untersuchen. Die Ergebnisse dieses Kapitels stimmen mit den Ergebnissen der MASCC/ESMO-Leitlinie überein [1000].

Falls medizinisch möglich und der Lebensphase sowie den Wünschen des Patienten angemessen, sollte die zugrundeliegende Ursache von Übelkeit und Erbrechen behandelt werden. Begleitend sowie bei fehlender Möglichkeit und/oder Angemessenheit einer kausalen Therapie ist eine symptomatische Therapie wichtig. Medikamente, die Übelkeit und Erbrechen auslösen, sind nach Möglichkeit abzusetzen, auszutauschen oder zu reduzieren. Medikamente, die u. a. Übelkeit und Erbrechen auslösen können, sind z. B. Opioide, Antibiotika, Antiarrhythmika, Antidiabetika, Antirheumatika, Antikonvulsiva, Levodopa und Zytostatika. Auf Opioide und deren Modifikation in Dosis, Applikationsroute und Substanz wird an anderer Stelle eingegangen. Bei den anderen genannten Substanzen und Stoffklassen ist kritisch zu prüfen, ob deren Gabe an sich, die Dosis oder die Applikationsart angesichts von dadurch ausgelöster Übelkeit und/ oder Erbrechen in Abwägung von Nutzen und Nebenwirkung weiterhin zielführend ist.

Für die medikamentöse Therapie stehen Prokinetika, Antipsychotika, Antihistaminika, Anticholinergika, 5HT$_3$-Antagonisten, Kortikosteroide, Somatostatinanaloga, Cannabinoide, NK$_1$-Rezeptor-Antagonisten und Phytotherapeutika zur Verfügung. Auf Homöopathie, antroposophische Therapie und Bachblütentherapie wird an dieser Stelle nicht eingegangen, sondern auf entsprechende Leitlinien verwiesen (siehe Statement im Vorwort).

Die genannten Medikamente wirken an unterschiedlichen Rezeptoren, so dass es sinnvoll ist, sich bei der Auswahl der Medikation die Ätiologie und die wahrscheinlich involvierten Rezeptoren vor Augen zu führen. Die zugrundeliegende Ursache für Übelkeit und Erbrechen (z. B. medikamentös induziert, metabolisch, gastrointestinal, zentral, psychogen und psychosozial) erlaubt Rückschlüsse auf wahrscheinlich in diesen Fällen wirksame Medikamente (siehe auch Abbildung 8). Bezüglich der Rezeptoraffinität unterscheiden sich die Antiemetika (siehe Tabelle 30).

Bei unzureichendem Ansprechen einer Monotherapie von Übelkeit und Erbrechen ist möglicherweise ein multimodaler Ansatz notwendig, um die Symptome zu lindern. Dabei können Antiemetika mit unterschiedlicher Rezeptoraffinität miteinander kombiniert werden, um eine ausreichende Wirkung zu erzielen.

Bei unzureichender Einnahme der oralen Medikation bei massiver Übelkeit, häufigem Erbrechen oder auch bei Schluckstörungen kann ein Wechsel der Applikationsform sinnvoll sein. Hier stehen prinzipiell die mukosale (oral und rektal), subkutane und intravenöse Gabe sowie transdermale Systeme zur Verfügung. Allerdings gibt es für diese alternativen Applikationsformen nur eine begrenzte Medikamentenauswahl. Bei der mukosalen Form ist zu bedenken, dass eventuell erhöhter Speichelfluss oder trockene Mundschleimhäute die Applikation erschweren bzw. die Resorption zu unsicher ist. Auch wird eventuell die mukosale Form nicht von allen Patienten toleriert.

Da sowohl Obstipation als auch eine maligne intestinale Obstruktion mit Übelkeit und Erbrechen einhergehen können, wird diesbezüglich auf die entsprechenden Kapitel der S3-Leitlinie verwiesen (siehe Kapitel Obstipation und Maligne intestinale Obstruktion).

Tabelle 30: Rezeptoraffinität von Antiemetika (nach Rémi und Bausewein 2018 [1001])

	D_2-Rezeptor-Antagonist	H_1-Rezeptor-Antagonist	Antimuscarinikum	$5HT_2$-Rezeptor-Antagonist	$5HT_3$-Rezeptor-Antagonist	NK_1-Antagonist	$5HT_4$-Rezeptor-Agonist	CB_1-Agonist	GA-BA-Mimetikum
Metoclopramid	++	–	–	–	+	–	++	–	–
Domperidon	++	–	–	–	–	–	–	–	–
Ondansetron, Granisetron	–	–	–	–	+++	–	–	–	–
Dimenhydrinat	–	++	++	–	–	–	–	–	–
Promethazin	+/++	++	++	–	–	–	–	–	–
Haloperidol	+++	–	–	–	–	–	–	–	–
Levomepromazin	++	+++	++	+++	–	–	–	–	–
Olanzapin	++	+	++	++	+		–	–	–
Lorazepam	–	–	–	–	–	–	–	–	+++
Dronabinol, Nabilon	–	–	–	–	–	–	–	+++	–
Scopolaminhydrobromid	–	–	+++	–	–	–	–	–	–
Aprepitant	–	–	–	–	–	+++	–	–	–

Affinität: +++hoch, ++ mäßig, + gering, – geringfügig oder nicht vorhanden.
H = Histamin, D = Dopamin, HT = Hydroxytryptamin, NK = Neurokinin, CB = Cannabinoid,
GABA = γ-Aminobuttersäure

Opioidbedingte/s Übelkeit und Erbrechen

Besteht der Verdacht, dass Übelkeit und Erbrechen opioidbedingt sind, ist zunächst eine Therapie mit Antiemetika, wie Metoclopramid oder Haloperidol sinnvoll, wenn die Opioiddosis an sich für die Kontrolle von Schmerzen oder Luftnot passend erscheint [494].

Falls hierdurch keine Linderung von Übelkeit und Erbrechen erreicht werden kann, sind auch eine Opioidrotation oder eine Dosisreduktion in Erwägung zu ziehen. Dazu wurde im Rahmen der systematischen Recherchen ein Systematic Review von Sande et al. identifiziert, das einen Opoidwechsel zur Reduktion von Übelkeit und Erbrechen auf der Grundlage von schwacher Evidenz empfiehlt [992] (Update des Reviews von Laugsand et al. [620]). Diese besteht aus acht RCTs (n=20 bis 289) mit einem hohen Risiko für Bias (SIGN body of evidence 1-), die Übelkeit und/oder Erbrechen als sekundäres Outcome untersuchten. Vier RCTs zeigten eine signifikante Besserung von Übelkeit und Erbrechen beim Wechsel von Morphin zu Oxycodon, von Tramadol zu Codein oder Hydromorphon und von Morphin/Oxycodon zu Methadon (SIGN body of evidence 1-). Auch die Frage der Änderung der Applikationsform wurde im Hinblick auf die Linderung von Übelkeit und Erbrechen untersucht, wobei die Autoren keine Empfehlung aufgrund der schwachen Evidenz formulieren. Im älteren Systematic Review von Laugsand et al. (durch das o. g. Update von Sande et al. ersetzt) empfahlen die Autoren den Wechsel von oralem zu subkutanem Morphin auf der Grundlage von Beobachtungsstudien [620]. Zudem gibt es keinen Hinweis dafür, dass transdermal applizierte Opioide wie Fentanyl und Buprenorphin weniger emetogene Eigenschaften haben als orale Opioide ([1002] in [620]).

Die Erfahrung aus der Praxis zeigt, dass sowohl Haloperidol in Einzeldosen von 0,3– 1 mg oral und Metoclopramid in einer Einzeldosis von 10 mg p. o./i. v./s. c./rektal Linderung bringen. Da es Hinweise dafür gibt, dass phenolische Opioide, wie Morphin und Hydromorphon, spezifische Interaktionen mit $5HT_3$-Rezeptoren haben [1003], wäre der Einsatz von $5HT_3$-Antagonisten zur Linderung von opioidinduzierter Übelkeit und Erbrechen denkbar, wenn Metoclopramid und Haloperidol nicht wirksam sind.

Pharmakologische Substanzen
Prokinetika
Metoclopramid (MCP) hat einen direkten Effekt auf die Motilität des oberen Gastrointestinaltrakts [960]. Die antiemetische Aktivität beruht auf dem peripheren und in hohen Dosen auch auf dem zentralen D_2-Rezeptor-Antagonismus sowie dem peripheren $5HT_4$-Rezeptor-Agonismus [1004]. In hohen Dosen, die allerdings nicht mehr zugelassenen sind, kann Metoclopramid auch $5HT_3$-Rezeptoren blockieren.

Die Studienlage zeigt eine moderate Evidenz für MCP bei Patienten mit einer Krebserkrankung in der Palliativsituation (SIGN LoE 1-). Das Systematic Review von Benze et al. fand 13 Publikationen, die die Wirksamkeit bzw. den Effekt von Metoclopramid (MCP) bei Palliativpatienten (die meisten davon mit einer Krebserkrankung) untersuchten, darunter zwei systematische Reviews, sieben RCTs (SIGN LoE 1-), zwei retrospektive Studien und zwei Fallserien [994]. U.a. zeigte ein RCT eine signifikante Reduktion von Übelkeit (p=0.04). Vier weitere RCTs zeigten einen nicht-signifikanten Trend zur Symptomverbesserung, u. a. ein RCT bei Patienten mit opioidinduzierter Übelkeit und Erbrechen (MCP vs. Ondansetron vs. Placebo). Auch die unkontrollierten Studien resümierten einen positiven Effekt von MCP bei der Reduktion von Übelkeit und Erbrechen (SIGN LoE 3).

Aufgrund einer neuen Risikobewertung sind Konzentrationen von mehr als 1 mg/ml bei Tropfen und mehr als 5 mg/ml bei parenteralen Zubereitungen seit 2014 in Deutschland nicht mehr auf dem Markt und die Anwendungsbestimmungen sind strenger geworden [1005]. Die Tageshöchstdosis beträgt 30 mg bei einer maximalen Einzeldosis von 10 mg. Die Therapiedauer sollte nach den neuen Bestimmungen fünf Tage nicht überschreiten. MCP ist beispielsweise nicht mehr zugelassen bei gastrointestinalen Motiliätsstörungen. Die klinische Praxis zeigt, dass MCP in der Palliativmedizin weiterhin bei gastrointestinal bedingter Übelkeit und Erbrechen eingesetzt wird und das z.T. auch über fünf Tage hinaus. Insofern kann MCP nach Nutzen-Risiko-Abwägung weiter im Sinne eines Off-Label-Use auch in dieser Indikation und ggf. auch länger als fünf Tage verwendet werden. Als Nebenwirkungen können u. a. extrapyramidalmotorische Nebenwirkungen auftreten.

Domperidon ist ein Prokinetikum, das an den peripheren Dopaminrezeptoren wirkt und die Blut–Hirn-Schranke nicht überwindet. Daher hat es bei intakter Blut–Hirn-Schranke keine zentralnervösen Nebenwirkungen, sonst aber eine ähnliche Wirkung wie Metoclopramid. Es ist daher auch für den Einsatz als Antiemetikum und Prokinetikum bei Patienten mit M. Parkinson geeignet. Allerdings ist nur die orale (und nicht die parenterale) Applikationsform verfügbar. Es gibt zudem Bedenken hinsichtlich der Wirkung auf die QT-Zeit. Die Studienlage erlaubt aktuell keine evidenzbasierte Empfehlung zur Anwendung bei Krebspatienten außerhalb einer antitumorösen Therapie.

Prokinetika sollten bei kompletter intestinaler Obstruktion bzw. kolikartigen Schmerzen bei Darmobstruktion nicht angewendet werden, da sie zu einer Verschlechterung der Symptomatik führen können.

Antipsychotika

Haloperidol wird als D_2-Rezeptor-Blocker in der Palliativmedizin häufig gegen Übelkeit und Erbrechen metabolischer oder toxischer Ätiologie sowie bei Darmobstruktion genutzt. Substanzspezifische beschriebene Nebenwirkungen sind extrapyramidalmotorische Störungen, das maligne neuroleptische Syndrom und eine Verlängerung des QT-Intervalls, weshalb die i. v.-Gabe nur unter EKG-Monitoring zugelassen ist. Die Beobachtung dieser Nebenwirkungen bezieht sich aber in der Regel auf den Einsatz im psychiatrischen Behandlungskontext, in dem deutlich höhere Dosierungen angewendet werden. Der Einfluss vom Applikationsweg und damit von einem unterschiedlich schnellen Anfluten ist nicht vollständig geklärt; neuere Erkenntnisse deuten darauf hin, dass die Gabe geringer Haloperidol-Dosierungen i. v. keinen Effekt auf die QT-Zeit hat [1006, 1007]. Spezifische Untersuchungen zum Nebenwirkungsspektrum, wenn als Antiemetikum im Niedrigdosisbereich eingesetzt, liegen nicht vor. Randomisierte kontrollierte Studien, die die klinische Praxis in der Palliativmedizin untermauern, gibt es nicht [1008]. Im Cochrane Review von Murray-Brown et al. [1008], in dem nur randomisiert kontrollierte Studien eingeschlossen wurden, wurde zwar eine kleine Studie mit ABH-Gel (Inhalt: Haloperidol, Diphenydramin und Lorazepam) zur externen Anwendung identifiziert (moderates Risiko für Bias, SIGN LoE 1+), allerdings war dieses gegenüber Placebo nicht überlegen. Abgesehen davon gibt es keine Berichte, dass Haloperidol in signifikanter Menge bei der topischen Anwendung resorbiert wird. Fallserien und Fallberichte, die vom Systematic Review von Benze et al. identifiziert wurden, lassen darauf schließen, dass Haloperidol bei Patienten mit einer Krebserkrankung und mit Übelkeit und Erbrechen außerhalb antitumoröser Therapie effektiv sein kann [955, 960, 994, 1009–1011]. Allerdings lässt die Qualität dieser Studien keine auf guter Evidenz basierte Empfehlung zu (SIGN LoE 3). Eine orale Einzeldosis von 0,3–1 mg wird in der Praxis angewendet.

Droperidol, auch Dehydrobenzperidol (DHB) genannt, hat eine starke Affinität zum D2-Rezeptor in der Area postrema sowie geringere Affinität zu $5HT_2$-Rezeptoren. Da es die Blut-Hirn-Schranke nicht passiert, macht es keine zentralnervösen Nebenwirkungen. Es wird zur Prophylaxe und Therapie von Übelkeit und Erbrechen perioperativ eingesetzt. Storrar et al. führten 2014 ein Cochrane Review durch, um nach Evidenz für die Effektivität dieses Medikamentes bei Palliativpatienten zu suchen [1012]. Sie konnten keine randomisierte kontrollierte Studie hierzu finden.

Levosulpirid inhibiert selektiv D_2-Rezeptoren in der CTZ und im Gastrointestinaltrakt. Die Datenlage bezüglich Palliativpatienten ist unzureichend. In einer doppelblinden randomisierten Crossover-Studie mit 30 Patienten zeigte Levosulpirid eine signifikante Überlegenheit gegenüber Metoclopramid (beide intramuskulär) (SIGN LoE 1-; [1013] in [994]). Angesichts der unzureichenden Evidenz – eine einzelne Studie mit geringer Patientenzahl und einer kurzen Therapiedauer (insgesamt 14 Tage, cross-over nach 7 Tagen) –lässt sich keine Empfehlung ableiten. Zudem ist die dreimal tägliche intramuskuläre Gabe bei Palliativpatienten (im fortgeschrittenen Krankheitsstadium) nicht zuzumuten.

Olanzapin blockiert multiple Rezeptoren (D_1-D_4, $5HT_{2A}$, $5HT_{2C}$, $5HT_3$, $5HT_6$, $\cdot_1$, AChm, H_1). Wegen 5-fach höherer Affinität zu $5HT_2$- als zu D_2-Rezeptoren hat es weniger extrapyramidale Nebenwirkungen als andere Antipsychotika, allerdings besteht eine sedierende Wirkung, die nicht zu unterschätzen ist. Die Studienlage lässt für nicht-chemotherapieinduzierte Übelkeit und Erbrechen keine evidenzbasierte Empfehlung zu (zwei kleine Fallserien, SIGN LoE 3) [994]. Bei chemotherapieinduzierter Übelkeit oder Erbrechen wird Olanzapin als Reservemittel empfohlen [2].

Levomepromazin, ein Phenothiazin, ist als H_1-, $5HT_2$-, D_2- und $\cdot_1$-Rezeptor-Antagonist mit zusätzlicher muskarinerg-anticholinerger Wirkung ein Antiemetikum mit breitem Spektrum. Cox et al. fanden in ihrem Cochrane Review keine randomisierten kontrollierten Studien zur Therapie von Übelkeit und Erbrechen bei Palliativpatienten [1014]. Dietz et al. sowie Benze et al. machten bezüglich des Studiendesigns bei ihren Systematic Reviews keine Einschränkungen [993, 994]. Sie fanden keinen signifikanten Zusammenhang zwischen der Levomepromazin-Dosis und dem Behandlungserfolg, aber Tendenzen für den Effekt des Medikamentes (SIGN LoE 3). Experten räumen diesem Reservemedikament oral oder subkutan appliziert durchaus einen Stellenwert ein [1015, 1016]. Diese Sicht basiert nicht nur auf Erfahrungswissen, sondern auch auf den prospektiven, nicht kontrollierten Beobachtungsstudien, die in den oben genannten Reviews eingeschlossen wurden [1017-1021]. Die in der Literatur genannten Dosierungen haben eine sehr hohe Spannbreite. Aus der klinischen Praxis heraus scheint eine Einzeldosis von 1 bis 5 mg oral oder 1 bis 2,5 mg parenteral sinnvoll zu sein. Ggf. kann die Einzeldosis erhöht werden. Bei einer relativ langen Halbwertszeit von 15–30 Stunden ist eine Einmalgabe häufig ausreichend. Zentralnervöse (Vigilanzminderung, malignes neuroleptisches Syndrom, Parkinsonoid, Senken der Krampfschwelle etc.) und kardiovaskuläre Nebenwirkungen sowie weitere unerwünschte Effekte sind jedoch möglich.

Promethazin, ein Phenothiazin, bindet an H_1-, $5HT_2$-, D_2- und $\cdot_1$-Rezeptoren sowie an den muskarinischen Acetylcholinrezeptor. Es gibt keine Studien mit Palliativpatienten, die eine evidenzbasierte Empfehlung ermöglichen [994].

Mirtazapin blockiert $5HT_2$-, $5HT_3$-Rezeptoren und $\cdot_2$-Rezeptoren, außerdem stimuliert es $5HT_1$-Rezeptoren [1022]. Mangels Studien mit Palliativpatienten kann keine evidenzbasierte Empfehlung erfolgen.

5HT3-Rezeptorantagonisten
$5HT_3$-Rezeptorantagonisten blockieren $5HT_3$-Rezeptoren vagaler Nervenfasern, im Gastrointestinaltrakt, in der Chemorezeptortriggerzone und in der Medulla oblongata. Chemische oder mechanische Stimulation des Darmes ruft eine vermehrte Ausschüttung von Serotonin aus den enterochromaffinen Zellen hervor [1023–1025] und Opioide interagieren teilweise mit dem Serotoninsystem über Serotoninrezeptoren und über eine Hemmung des Serotonintransporters [1003]. Von daher ist eine Linderung von Übelkeit und Erbrechen bei Krebspatienten auch außerhalb von Chemotherapie und Radiatio bekannt, insbesondere bei einer malignen intestinalen Obstruktion. Es gibt mittlerweile zahlreiche $5HT_3$-Rezeptorantagonisten, die sich hinsichtlich Wirkdauer und Rezeptoraffinität unterscheiden. In drei Systematic Reviews ergab sich ein heterogenes Bild bezüglich der Wirksamkeit von $5HT_3$-Rezeptorantagonisten außerhalb von Tumortherapie ([997, 998] in [995]). Bei opioidbedingter Übelkeit und Erbrechen gab es in den eingeschlossenen Studien keinen signifikanten Unterschied zu Metoclopramid (SIGN LoE 1-). Bei Übelkeit und Erbrechen anderer, nicht Tumortherapie-bedingter Genese, weisen die Studienergebnisse darauf hin, dass der Einsatz von 5HT3-Antagonisten dann sinnvoll sein kann, wenn Patienten auf Dopaminantagonisten nicht ausreichend ansprechen bzw. bei Kontraindikation dieser Pharmaka. In den Studien wurde Ondansetron in Dosierungen von 8 bis 24 mg pro Tag oral oder intravenös verwendet. Aufgrund des dosisabhängig steigenden Risikos einer QT-Verlängerung darf eine Einzeldosis bei Menschen unter 75 Jahren 16 mg und bei Menschen von 75 Jahren oder älter 8 mg nicht überschreiten [1026]. Als Nebenwirkung von $5HT_3$-Antagonisten sollte u. a. eine mögliche Obstipation beachtet werden [1027, 1028].

Kortikosteroide
Steroide finden in der Palliativmedizin unspezifisch bei Inappetenz, Übelkeit, Schmerz und Antriebslosigkeit ihren Einsatz. Der genaue Wirkmechanismus von Steroiden bei Übelkeit und Erbrechen ist nicht bekannt. Es wird vermutet, dass die antiinflammatorische Aktivität ein peritumoröses Ödem reduziert und so z. B. dazu führt, dass bei Hirnmetastasen und bei maligner intestinaler Obstruktion eine Symptomverbesserung erreicht wird. Darüber hinaus wirken sie antisekretorisch, indem sie die Wasser- und Salzsekretion in das Darmlumen vermindern. Möglicherweise reduzieren sie die Permeabilität der Area postrema und der Blut-Hirn-Schranke für emetogene Substanzen, den neuronalen Gehalt an γ-Amino-Buttersäure im Hirnstamm, die Leu-Enkephalin-Ausschüttung aus dem Hirnstamm sowie die Synthese und Ausschüttung von Prostaglandin und Serotonin [960, 1004, 1029].

In einem aktuellen Cochrane-Review erfüllten drei RCTs (n=451) mit hohem Risiko für Bias die Einschlusskriterien [996]. Zwei der Studien verglichen Dexamethason mit Placebo [536, 1030], die dritte verglich verschiedene Medikamente (Dexamethason, Metoclopramid, Chlorpromazin, Tropisetron) in unterschiedlichen Kombinationen [1031]. In allen Studien wurden keine signifikanten Ergebnisse zugunsten von Dexamethason berichtet. Eine Metaanalyse der zwei RCTs (n=127), die Dexamethason und Placebo verglichen, konnte nur einen nicht signifikanten Trend zur Reduktion der Intensität von Übelkeit zeigen (mittlere Differenz: –0.48; 95 % CI: –1.53 bis 0.57) (SIGN LoE 1–; [996]).

In einem anderen Review wird die Rolle von Steroiden bei Hirnmetastasen untersucht [1032]. Auch wenn die Evidenz gering ist und keine direkten Ergebnisse zu Übelkeit und/oder Erbrechen vorliegen, kommen die Autoren zu der Empfehlung, Kortikosteroide bei symptomatischen Hirnmetastasen, die einen erhöhten intrakraniellen Druck hervorrufen bzw. zur umgebenden Ödembildung führen, einzusetzen. Bei milden Symptomen wird eine Startdosis von 2–4 mg pro Tag, bei mittleren bis schweren Symptomen eine Startdosis von 8 mg empfohlen. Dexamethason ist wegen der geringeren mineralokortikoiden Nebenwirkungen das Kortikoid der ersten Wahl.

Generell sind bei der Anwendung von Kortikoiden die Nebenwirkungen, wie z. B. höhere Infektanfälligkeit, Wundheilungsstörungen, Hyperglykämie, Myopathie und andere zu bedenken. Das Risiko für Infektanfälligkeit, Wundheilungsstörungen und Myopathie nimmt abhängig von der Therapiedauer und der Dosis zu.

Antihistaminika
Antihistaminika blockieren H_1-Rezeptoren und sind als Antiemetika insbesondere sinnvoll, wenn eine vestibuläre oder eine zerebrale Komponente der Übelkeit vorhanden ist. Es liegt keine ausreichende Datenlage für eine evidenzbasierte Empfehlung vor (Fallbericht, n= 2) [995].

Dimenhydrinat ist zur Prophylaxe und symptomatischen Therapie von Reisekrankheit, Schwindel, Übelkeit und Erbrechen zugelassen. Es wirkt über den H_1-Rezeptor und zudem anticholinerg. Als häufigste Nebenwirkungen tritt Müdigkeit auf.

Für Patienten mit einer nicht-heilbaren Krebserkrankung existieren keine evidenzbasierten Daten, weder für Patienten mit, noch für solche ohne tumorspezifische Therapie.

Anticholinergika
Anticholinergika, wie Butylscopolamin reduzieren die Motilität der Darmmuskulatur durch kompetitive Hemmung von muskarinergen Rezeptoren auf Ebene der Muskelzellen und der ganglionären neuralen Transmission in der Darmwand. Außerdem reduzieren sie die intestinale Sekretion. Butylscopolamin ist nicht antiemetisch wirksam, da es aufgrund der Butylstruktur die Blut-Hirn-Schranke nicht passiert und daher nicht zentral wirksam ist. Die Studien, die Anticholinergika zur Linderung von Übelkeit und Erbrechen bei Patienten in der Palliativversorgung untersuchen, schließen Patienten mit

maligner gastrointestinaler Obstruktion ein. Deshalb verweisen wir hierzu auf das Kapitel Maligne intestinale Obstruktion.

Cannabinoide

Delta-9-Tetrahydrocannabinol (THC) bewirkt eine G-Protein-gekoppelte Aktivierung von Cannabinoid (CB)-Rezeptoren im Gehirn und in peripheren Geweben. Über zentrale CB_1-Rezeptoren werden Antiemese, Appetitsteigerung, Verlust der Merkfähigkeit sowie Analgesie hervorgerufen. Für die Palliativbehandlung stehen derzeit als Rezepturarzneimittel das Tetrahydrocannabinol (Dronabinol) und das synthetische THC-Analogon Nabilon zur Verfügung. Beide sind als Reserveantiemetika anzusehen. Die Studienlage zeigt einen Effekt von Cannabinoiden zur Kontrolle von chemoinduzierter Übelkeit und Erbrechen [1033], erlaubt aber keine evidenzbasierte Empfehlung für Palliativpatienten außerhalb antitumoraler Therapien. In einer systematischen Literaturübersicht von RCTs konnten nur drei Studien mit moderatem Risiko für Bias eingeschlossen werden, die die antiemetische Wirkung von Cannabinoiden bei Patienten mit fortgeschrittener Krebserkrankung überprüften [761]. Es zeigte sich keine signifikante Überlegenheit gegenüber Placebo (SIGN LoE 1+). Die Studienlage ist unzureichend, um die Nutzung von Cannabis bzw. Cannabinoiden bei Palliativpatienten mit einer fortgeschrittenen Krebserkrankung zu empfehlen. Nicht zu unterschätzen sind die zentralnervösen Nebenwirkungen, wie Vigilanzminderung, kognitive Einschränkungen, Schwindel, Dysphorie, Halluzinationen und Paranoia sowie Blutdruckabfälle [1033]. Aufgrund dieser potenziellen Nebenwirkungen ist Vorsicht bei der gleichzeitigen Behandlung mit anderen zentral wirksamen Substanzen geboten. Bei opioidbedingter Übelkeit sind Cannabinoide daher nicht Mittel der Wahl.

NK1-Rezeptorantagonisten

Die Neurokinin (NK_1)-Rezeptoren befinden sich im Hirnstamm. Die NK_1-Rezeptorantagonisten, wie z. B. Aprepitant, sind nur zur Prophylaxe chemotherapieinduzierter Übelkeit zugelassen. Angewendet werden sie aber auch bei radiotherapieinduzierter und postoperativer Übelkeit und Erbrechen. Evidenz für die Behandlung außerhalb von Chemotherapie und Strahlentherapie gibt es nicht.

Sonstige

Benzodiazepine sind keine Antiemetika, werden aber bei antizipatorischer Übelkeit eingesetzt. Antizipatorische Übelkeit ist im Sinne einer Konditionierung bedingt durch eine erlernte Aversion gegen einen spezifischen Stimulus (z. B. Infusionsflasche mit Chemotherapie), der zuvor die unangenehmen Symptome Übelkeit und Erbrechen hervorgerufen hat [1034]. Es existieren keine evidenzbasierten Daten für Palliativpatienten. Es gibt Daten, dass Benzodiazepine antizipatorische Übelkeit und Erbrechen im Rahmen von Chemotherapie reduzieren können [1000].

Erythromycin ist ein Antibiotikum und wird wegen seines propulsiven Nebeneffektes zur raschen Entleerung des Magens z. B. vor Notfallgastroskopien genutzt [1035]. Es existieren keine evidenzbasierten Empfehlungen für Palliativpatienten außerhalb dieser

Indikation. Bei Gastroparese ist ein Therapieversuch möglich, falls andere Propulsiva wie Metoclopramid nicht effektiv sind.

Phytotherapeutika
Für die Zwecke dieser Leitlinie wurde keine systematische Recherche zum Effekt von Phytotherapeutika durchgeführt. Dazu verweisen wir auf entsprechende Leitlinien (siehe Statement im Vorwort).

Ingwer hat eine lange über 2000-jährige Geschichte in der medizinischen Anwendung. Er wird traditionell genutzt, um die Verdauung zu unterstützen und Magenbeschwerden und Übelkeit zu behandeln [1036]. Ingwer kann z. B. als Tee, aber auch in Kapselform verabreicht werden. Studien zeigen, dass Substanzen in der Ingwerwurzel u. a. am $5-HT_3-$ und Acetylcholinrezeptor antagonistisch wirken, antiinflammatorische Eigenschaften haben und die gastrointestinale Motilität inklusive der Magenentleerung fördern [1037]. Zur Einnahme von Ingwer bezüglich Prophylaxe und Therapie chemotherapieinduzierter Übelkeit gibt es Studien, die eine positive Wirkung beschreiben [1037, 1038]. Andere negieren einen relevanten Effekt diesbezüglich [1039, 1040]. Auch bei Übelkeit in der Schwangerschaft findet Ingwer Anwendung [1041]. Für Krebspatienten mit Übelkeit und Erbrechen außerhalb von antitumoröser Therapie und unabhängig von Operationen gibt es keine ausreichende Evidenz für die Verwendung von Ingwer.

Tabelle 31: Medikamente und Dosierungen (adaptiert nach Bausewein et al. [1042])

Medikament	Oral	Subkutan für 24 h	Andere Applikation
Prokinetika			
Metoclopramid	10 mg/8 h	30 mg*	10 mg/8 h rektal, 10–30 mg/ 24 h i. v.
Domperidon	10–20 mg/6–8 h[1]	–	–
Anthihstaminika			
Dimenhydrinat	50–100 mg/6–8 h*	62–372 mg*	150 mg/6–8 h*rektal, 31–62 mg/ 4 h i.v. (max. 372 mg/ 24 h i.v.)
Antipsychotika			
Haloperidol*	0,5–1 mg zur Nacht und bis zu 2-stündlich bei Bedarf	s.c.* 2,5–5 mg/24h und 1 mg bis zu 1-stündlich bei Bedarf; übliche maximal Dosierung s.c.* 5 mg/24h	(i. v.–Gabe[2])
Levomepromazin*	1–5 mg abends 1–5 mg/12 h	1–2,5 mg[3]	–
Olanzapin*	1,25–2,5 mg z.N., ggf. bis 5 mg		

Medikament	Oral	Subkutan für 24 h	Andere Applikation
Anticolinergika			
Scopolamin*	–	–	1,54 mg/72 h transdermal
5HT$_3$-Antagonisten			
Ondansetron*	8 mg/8–12 h	–	8 mg/8–12 h i. v.
Granisetron*	2 mg p. o./d	1 mg 1×/d*	1 mg i. v.
Steroide			
Dexamethason*	2–4 mg/d (bis zu 8 mg)	2–4 mg* (bis zu 8 mg)	2–4 mg/24 h i. v. (bis zu 8 mg)
Cannabinoide			
Dronabinol (z. B. Dronabinol-Tr.)	2,5–40 mg/6–12 h	–	–
Benzodiazepine			
Lorazepam*	0,5–1,0 mg/8 h	–	–

* Off-Label-Use (bezieht sich auf das Präparat des Erstanbieters; Zulassungsstatus für Generika wird in der Regel nicht berücksichtigt) [1043]. Subkutangaben sind nicht zugelassen für Metoclopramid, Dimenhydrinat, Haloperidol, Levomepromazin, Granisetron und Dexamethason. Zugelassene Tageshöchstdosen sind geringer bei Dimenhydrinat (400 mg/ p.o, 450 mg/d rektal)

[1] Domperidon: Zugelassen sind 10 mg bis zu 3-mal tägl. Die Indikation für die rektale Gabe bezieht sich nur auf bestimmte Formen von Übelkeit und Erbrechen.

[2] Haloperidol (i. v.-Gabe analog der s. c.-Anwendung): Die Zulassung für die i. v.-Gabe wurde wegen des erhöhten kardialen Nebenwirkungsrisikos zurückgenommen. Im palliativmedizinischen Kontext findet die i. v.-Gabe weiterhin Anwendung, hat jedoch nur nach strenger Nutzen-Risiko-Abwägung zu erfolgen. Neuere Erkenntnisse deuten darauf hin, dass die i. v.-Gabe niedrigerer Haloperidol-Dosierungen keinen Effekt auf die QT-Zeit haben (siehe auch Hintergrundtext).

[3] Levomepromazin: In der Fachinformation von Neurocil® wird von der subkutanen Anwendung wegen des Risikos von Gewebeschädigungen explizit abgeraten. Da das Präparat auch in Tropfenform verfügbar ist, kann dies eine Alternative zur s. c.-Gabe sein.

13. Obstipation

AG-Leiter: Gerhild Becker, Martin Holtmann (2011–2015), Philipp Lenz (2016–2019 für die Aktualisierung)

13.1 Einleitung

Während die Obstipation traditionell eher den Stellenwert einer Befindlichkeitsstörung einnahm, wird ihr seitens der Fachgesellschaften zunehmend Krankheitswert beigemessen und die Obstipation als Diagnose betrachtet. Dies gilt vor allem für die chronische Obstipation [1044].

Die aktuelle Leitlinie bezieht sich ausdrücklich auf palliativmedizinische Patienten mit einer nicht-heilbaren Krebserkrankung. Die besonderen Umstände in der palliativmedizinischen Situation rechtfertigen die Unterscheidung zwischen passagerer und chronischer Obstipation bzw. zwischen Befindlichkeitsstörung und Diagnose nicht. Die Rom-Kriterien für die Definition der Obstipation und die klinischen Subtypen besitzen nur eingeschränkte Bedeutung [1045].

Die Prävalenz der Obstipation in der palliativmedizinischen Situation wird in der Literatur je nach verwendeter Definition und untersuchter Patientenpopulation mit Werten zwischen 32–82 % angegeben [1046, 1047]. Ungefähr die Hälfte aller Patienten klagt bei Aufnahme auf Palliativstationen über Obstipation [962], bei Patienten, die ein Opioid erhalten, kann die Prävalenz der Obstipation bis zu knapp 90 % betragen [1048, 1049]. Pathophysiologisch spielen Immobilität, ballaststoffarme Ernährung, entzündliche Ödembildung, verminderte intestinale Sekretion, Veränderungen der Darmflora und sekundäre Motilitätsstörungen, vor allem als medikamentös bedingte Nebenwirkung, aber auch infolge tumoröser Infiltration der Darmwand eine wichtige Rolle.

Die Definition der Obstipation in der palliativmedizinischen Situation ist genauso schwierig wie unter anderen Umständen. Ein fehlender Stuhlgang ist von untergeordneter Bedeutung, wenn der Patient beschwerdefrei ist. Die subjektive Beeinträchtigung des Betroffenen ist handlungsleitend. Bei nicht auskunftsfähigen Patienten ist der Abdomenstatus besonders kritisch zu prüfen. Bei prallem Abdomen oder Schmerzreaktion bei der Untersuchung sollte an eine Obstipation gedacht werden.

Die Grundsätze der guten klinischen Praxis hinsichtlich einer sorgfältigen Anamnese, körperlichen Untersuchung und bildgebender bzw. Labordiagnostik unterscheiden sich in der palliativmedizinischen Situation nicht wesentlich von anderen klinischen Szenarien – nach möglichen therapeutischen Konsequenzen ist immer kritisch zu fragen. Bezüglich der Therapie stehen bei palliativmedizinisch betreuten Patienten im Wesentlichen die gleichen Möglichkeiten zur Verfügung wie bei kurativ betreuten Patienten. Allerdings ist die Frage langfristiger Nebenwirkungen von Laxantien von untergeordneter Bedeutung. Grundsätzlich ist ein prophylaktisch-proaktiver Ansatz einem therapeutisch-reaktiven Ansatz vorzuziehen.

Die Empfehlungen dieses Kapitels beziehen sich ausschließlich auf die Obstipation und nicht auf die Behandlung der malignen intestinalen Obstruktion (MIO). Wie in der internationalen Literatur wird die MIO auch im deutschsprachigen Raum als eigenständige Entität betrachtet [1050, 1051]. Unter einer malignen gastrointestinalen Obstruktion (MIO) wird das Vorliegen eines klinischen und bildgebenden gastrointestinalen Verschlusses aufgrund eines inkurablen intraabdominalen Tumors oder einer intraperitonealen Metastasierung verstanden [1050]. Die Obstruktion kann komplett oder inkomplett sein (siehe Kapitel Maligne intestinale Obstruktion (MIO)).

13.2 Erfassung/Diagnose der Obstipation

13.1.	Konsensbasierte Empfehlung	Modifiziert 2019
EK	Zur Diagnose einer Obstipation *sollen* bei Patienten mit einer nicht-heilbaren Krebserkrankung sowohl subjektive Parameter wie das Gefühl einer unvollständigen Entleerung, Pressen und/oder Beschwerden als auch objektive Parameter wie Stuhlfrequenz und/oder harte Stuhlkonsistenz berücksichtigt werden.	

13.2.	Konsensbasierte Empfehlung	
EK	Bei Patienten mit einer nicht-heilbaren Krebserkrankung *soll* die Erfassung der Obstipation eine gezielte Anamnese mit Erfassung von Stuhlverhalten, Medikamenteneinnahme, Begleitsymptomen und -erkrankungen, eine körperliche Untersuchung sowie den Ausschluss von reversiblen Ursachen beinhalten.	

13.3.	Konsensbasierte Empfehlung	
EK	Die Stuhlmenge und -frequenz sowie die subjektive Beeinträchtigung *sollen* bei Patienten mit einer nicht-heilbaren Krebserkrankung zur Früherkennung einer Obstipation dokumentiert werden.	

Hintergrund

Die Empfehlungen zur Diagnose der Obstipation basieren auf der Expertenmeinung der Leitliniengruppe.

Bei Patienten mit einer nicht-heilbaren Krebserkrankung ist die normale Stuhlfrequenz wechselnd. Bei Beschwerdefreiheit ist ein fehlender täglicher Stuhlgang daher von eingeschränkter klinischer Relevanz. Befürchtungen einer inneren Vergiftung oder Schädigung durch im Dickdarm verbleibenden Stuhl bei einer individuell erniedrigten Stuhlfrequenz mit normaler Stuhlentleerung sind unbegründet [1052, 1053].

Die Symptomatik der Obstipation bei Patienten mit einer nicht-heilbaren Krebserkrankung ist wie auch bei der Normalbevölkerung vielfältig und wird mehr durch die subjektive Beeinträchtigung des Patienten (starkes Pressen, Entleerungsschwierigkeit/

Stuhlverhalt) als durch objektive Parameter (z. B. Stuhlfrequenz, harter Stuhl) bestimmt [1053–1055]. Hierbei können obstipationsassoziierte Begleitsymptome (Unwohlsein, Völlegefühl, Bauchschmerzen, Blähungen, Pseudodiarrhoe, Unruhe) im Vordergrund stehen. Diese Begleitsymptome könnten sowohl durch impaktierten Stuhl mit konsekutiver bakterieller Zersetzung ausgelöst werden, als auch durch Rückstau des Darminhaltes vermittelte Motilitätsstörungen des oberen Verdauungstraktes (u. a. Magenentleerungsstörungen, Dünndarmmotilitätsstörungen) bedingt sein. Bei einer Stuhlimpaktierung kann sich durch die bakterielle Verflüssigung des Stuhls eine paradoxe Diarrhoe oder Überlaufdiarrhoe entwickeln, die häufig mit einer Stuhlinkontinenz assoziiert ist [1056].

Bei Patienten mit einer nicht-heilbaren Krebserkrankung sollte eine Obstipation sorgfältig abgeklärt werden. Allerdings muss insbesondere in fortgeschrittenen Krankheitsphasen eine Abwägung zwischen potentiellem Nutzen und unnötiger Belastung der Patienten durch Diagnostik und Therapie erfolgen.

Eine Basisdiagnostik (ausführliche Anamnese mit Erfassung von Stuhlverhalten, Medikamenteneinnahme, Begleitsymptomen und -erkrankungen, der Ausschluss einer vorbestehenden funktionellen Obstipation sowie möglicher reversibler Ursachen) zur Evaluation der chronischen Obstipation ist ratsam. Systematische Studien liegen allerdings nicht vor. Die Dokumentation von Stuhlfrequenz und -menge ist wichtig, um eine Obstipation frühzeitig zu erkennen. Diese soll deshalb regelmäßig stattfinden, d. h. initial und bei Therapieänderungen oder Änderungen im Krankheitsverlauf sowie bei auf eine Obstipation hinweisenden Beschwerden.

Gezielte Fragen zu Stuhlfrequenz, -konsistenz und Mühsamkeit bzw. Vollständigkeit der Stuhlentleerung können Hinweise darauf geben, ob eine Obstipation eher auf einer Kolontransitstörung (*slow transit constipation* [STC], seltener, harter Stuhlgang ohne im Vordergrund stehendes Entleerungsproblem) oder auf einer Stuhlentleerungsstörung (Gefühl der unvollständigen Entleerung) beruht. Die Symptomatik ist diesbezüglich aber nicht eindeutig [1053].

Verschiedene Risikofaktoren verstärken beim Palliativpatienten die Obstipation. Hierzu gehören die Einnahme bestimmter Medikamente (u. a. Opioide, Anticholinergika, Antidepressiva, Diuretika, Antazida, Eisen), Immobilität, das Vorliegen einer Paraparese bzw. eine verminderte Flüssigkeitszufuhr [1056].

Systematische Studien über die Wertigkeit von Stuhltagebüchern und validierten Erfassungen der Stuhlbeschaffenheit (z. B. *Bristol Stool Form Scale*) gibt es nicht. Dennoch kann die genaue, möglichst auch quantitative Erfassung der Stuhlgewohnheiten helfen, Therapieerfolge zu beurteilen, und erscheint deshalb sinnvoll [1057–1059].

Die Basisdiagnostik der Obstipation beinhaltet in der Regel eine körperliche Untersuchung des Abdomens einschließlich Anus-/Stomainspektion bzw. Austastung, soweit dies in der fortgeschrittenen Erkrankungssituation des Patienten angemessen ist und die Erfassung möglicher Therapieoptionen der Obstipation realistisch scheint. Durch die körperliche Untersuchung der Patienten können Risikofaktoren für eine Obstipation (schlechter Allgemeinzustand, Exsikkose, Mangelernährung) erfasst werden. Laboruntersuchungen (Blutbild, Schilddrüsenfunktion, Serum-Kalcium), radiologische, endoskopische oder Funktionsuntersuchungen werden aufgrund fehlender Evidenz nicht als Basisdiagnostik empfohlen [1053].

Wichtig ist das frühzeitige Erkennen eines mechanischen Ileus bedingt durch eine mechanische Obstruktion (maligne intestinale Obstruktion, MIO). Bei Stuhlerbrechen besteht ein hochgradiger Verdacht auf einen mechanischen Ileus, aber auch schon Stuhlgeruch kann hinweisend sein. Klinische Befunde eines mechanischen Ileus sind äußerlich sichtbare Darmbewegungen, plätschernde bzw. klingende (hochgestellte) Darmgeräusche mit krampfartigen Schmerzen bzw. sonographisch beobachtete Pendelperistaltik. Es ist zu beachten, dass eine peritoneale Symptomatik (Klopfschmerz, Abwehrspannung) durch einen reduzierten Allgemeinzustand bzw. eine analgetische Therapie verschleiert sein können. Die Therapie der MIO ist jedoch nicht Gegenstand dieses Kapitels und kann hier nicht näher ausgeführt werden (siehe Kapitel Maligne intestinale Obstruktion (MIO)).

Durch die digitale Austastung des Rektums bzw. Stomas kann eine Stuhlimpaktierung nachgewiesen werden, die zu einer Stuhlentleerungsstörung mit Absetzen kleiner Stuhlportionen verminderter Konsistenz und konsekutiver Stuhlinkontinenz führen kann. Bei der rektal digitalen Austastung kann auch die Analsphinkterfunktion (Sphinkterruhetonus, Defäkationsversuch) überprüft und ein rektoanaler Prolaps, Rektozelen bzw. ein paradoxes Pressen mit Kontraktion des externen Analsphinkters beim Defäkationsversuch erfasst werden. Bei der rektal digitalen Untersuchung ist das Auftreten von Schmerzen verdächtig auf das Vorliegen einer Analfissur, die proktoskopisch gesichert werden kann.

Bei einer neu aufgetretenen Obstipation ist auch an die Möglichkeit einer Rückenmarkskompression durch Tumore, Metastasen bzw. Wirbelkörperfrakturen zu denken [1053, 1056].

Bildgebende Verfahren (Sonographie, Röntgenübersichtsaufnahme, CT- bzw. MRT-Untersuchungen des Abdomens) oder weitere diagnostische Maßnahmen (z. B. Proktoskopie) können auch bei palliativmedizinischen Patienten bei fehlender Klärung der Ätiologie der Obstipation durch Anamnese und körperliche Untersuchung eingesetzt werden, soweit dies in der fortgeschrittenen Erkrankungssituation des Patienten angemessen ist und die Befunde eine therapeutische Konsequenz haben. Die Sonographie kann am Patientenbett eingesetzt werden und der Beurteilung der Peristaltik, dem Nachweis von Stuhlmassen, Darmverengungen und ungewöhnlicher Luftansammlungen dienen [1056, 1060]. Die Proktoskopie hat ebenfalls den Vorteil, am Krankenbett durchgeführt werden zu können. Sie benötigt in der Regel keine Darmvorbereitung oder Sedierung. Die Proktoskopie erlaubt die morphologische Beurteilung des Anorektums bei Analfissur und Stuhlentleerungsstörung bei anorektalem Prolaps.

Bei fehlenden Warnzeichen (Blutung, Stenose, obstruktiver Ileus) und durchgeführter Basisdiagnostik kann zunächst eine probatorische medikamentöse Therapie erfolgen [1053] (siehe Abschnitt Medikamentöse Therapien sowie Nicht-medikamentöse Verfahren). Insbesondere bei Palliativpatienten hilft dieses Vorgehen, unnötige Untersuchungen und Belastungen zu vermeiden.

13.3 Prophylaxe

13.4.	Konsensbasierte Empfehlung
EK	Bei Patienten mit einer nicht-heilbaren Krebserkrankung *soll* eine medikamentöse Prophylaxe beim Einsatz von Opioiden begonnen und im weiteren Verlauf regelmäßig dem Bedarf angepasst werden.

13.5.	Konsensbasierte Empfehlung
EK	Bei Patienten mit einer nicht-heilbaren Krebserkrankung *können* physiotherapeutische Maßnahmen (aktive Bewegungsübungen, Mobilisation, Kolonmassage) unterstützend eingesetzt werden.

Hintergrund

Die Empfehlungen zur Prophylaxe einer Obstipation basieren auf der Expertenmeinung der Leitliniengruppe. Die Wahrscheinlichkeit, dass ein Patient mit einer nicht-heilbaren Krebserkrankung eine Obstipation entwickelt, ist aufgrund der Allgemeinumstände deutlich erhöht (siehe Einleitung). Aus diesem Grunde ist eine nicht-medikamentöse, primäre Obstipationsprophylaxe sinnvoll. Eine medikamentöse Obstipationsprophylaxe wird nur bei der gleichzeitigen Einnahme von Opioiden empfohlen (s. u.). Der Übergang zwischen Prophylaxe und Therapie der Obstipation ist fließend und eine Unterscheidung zwischen Prophylaxe und Therapie ist nach dem erstmaligen Auftreten einer Obstipation nicht mehr möglich. Grundsätzlich gelten für die Prophylaxe ähnliche Prinzipien wie für die Behandlung der Obstipation. Den nicht-medikamentösen Verfahren ist grundsätzlich der Vorzug zu geben (siehe Abschnitt Nicht-medikamentöse Verfahren). Allerdings hängt dies entscheidend von den Vorlieben und Möglichkeiten des einzelnen Patienten ab. Eine bisher bevorzugte Ernährungsweise, die nicht den Grundsätzen einer verdauungsfördernden Ernährung entspricht, kann häufig nur eingeschränkt modifiziert werden. Hier hat der Erhalt von Lebensqualität in Form der bevorzugten Ernährungsweise Priorität. Krankengymnastische Übungen und eine Änderung des Defäkationsverhaltens kommen ebenfalls für manche Patienten nicht in Frage. Eine schlackenreiche Ernährung ist an die noch mögliche Trinkmenge anzupassen, wobei die Nebenwirkungen wie Blähungen zu berücksichtigen sind. Blähende Speisen sind möglichst zu reduzieren.

Eine medikamentöse Obstipationsprophylaxe ist prinzipiell parallel zu einer Opioid-Therapie durchzuführen (seltene Ausnahme: Patienten, die parallel zur Opioid-Einnahme unter Durchfällen leiden). Hierbei sollten nur die osmotisch wirksamen Substanzen wie Macrogrol (Polyethylenglykol), Lactitol, Sorbitol und Laktulose eingesetzt werden [1055]. Die stimulierenden Laxantien wie Natriumpicosulfat, Bisacodyl und Anthrachinone, die Opiatantagonisten Methylnaltrexon, Naloxegol oder Kombinationspräparate mit Naloxon, die neuen medikamentösen Prokinetika und Sekretagoga sowie die rektalen Entleerungshilfen sollten der Sekundärprophylaxe bzw. Therapie vorbehalten bleiben.

13.4 Medikamentöse Therapien

13.4.1 Obstipation (unabhängig von der Ursache)

13.6.	Evidenzbasierte Empfehlung
Empfehlungsgrad **A**	In der medikamentösen Mono- oder Kombinationstherapie zur Behandlung einer Obstipation bei Patienten mit einer nicht-heilbaren Krebserkrankung *sollen* osmotisch wirksame und/oder stimulierende Laxantien eingesetzt werden.
Level of Evidence **1–**	Quellen: Bader et al. 2012 [1046] Aktualisierung 2019: Candy et al. 2015 [630]

13.7.	Evidenzbasierte Empfehlung	Modifiziert 2019
Empfehlungsgrad **B**	Osmotisch wirksame Salze und Magnesiumhydroxid *sollten* bei Patienten mit einer nicht-heilbaren Krebserkrankung und einer Obstipation *nicht* eingesetzt werden.	
Level of Evidence **1–**	Quellen: Bader et al. 2012 [1046]	

13.8.	Evidenzbasierte Empfehlung
Empfehlungsgrad **B**	Bei Hinweis auf Stuhlentleerungsstörung bei Patienten mit einer nicht-heilbaren Krebserkrankung *sollten* rektale Entleerungshilfen eingesetzt werden.
Level of Evidence **1–**	Quellen: Bader et al. 2012 [1046]

13.9.	Evidenzbasierte Empfehlung
Empfehlungsgrad **0**	Medikamentöse Therapien mit Prokinetika oder Sekretagoga *können* bei Patienten mit einer nicht-heilbaren Krebserkrankung und einer Obstipation bei Versagen der konventionellen Therapie eingesetzt werden.
Level of Evidence **1–**	Quellen: Bader et al. 2012 [1046]

Hintergrund

Es liegen nur wenige Studien zur medikamentösen Behandlung der Obstipation vor, sodass die Empfehlungen überwiegend auf den klinischen Erfahrungen der Experten beruhen und dies in die Stärke der Empfehlungen einfließt.

Die medikamentösen Therapieverfahren sind bei Patienten mit einer nicht-heilbaren Krebserkrankung ein wichtiger Baustein in der Therapie der Obstipation. Es gibt eine Reihe verschiedener Wirkprinzipien [630, 1046]. Hierbei sollten primär osmotisch wirksame und/oder stimulierende Laxantien zur Anwendung kommen und osmotisch wirksame Salze, Magnesiumhydroxid bzw. Paraffinöl vermieden werden. Die Wirksamkeit und Sicherheit von Macrogolen (osmotisch, z. B. Polyethylenglycol 3350 bzw. 4000), Natriumpicosulfat bzw. Bisacodyl (prokinetisch, sekretagog, resorptionshemmend), Anthrachinonen (prokinetisch und sekretagog), osmotisch wirksamen Zucker und Zuckeralkoholen bei Obstipation konnte in zahlreichen Studien und Metaanalysen bei Nicht-Palliativpatienten nachgewiesen werden [1053, 1055]. Die klinische Erfahrung und die vorhandenen Studien bestätigen die relativ gute Verträglichkeit von Laktulose, Macrogol, Senna, Natriumpicosulfat und Natriumdocusat in der palliativen Situation. Zur Wirksamkeit bezüglich der einzelnen Substanzen kann aber auf der Basis der Studienlage keine Aussage getroffen werden [629, 630, 1046]. Dies gilt auch für sporadisch eingesetzte Substanzen wie Neostigmin*, wobei keine Aussagen zur Sicherheit dieser Substanz bei schwer kranken Patienten vorliegen [1046]. Als weiteres osmotisch wirksames Präparat kann noch die therapeutisch eingesetzte Beschleunigung der Darmpassage durch Gabe von Amidotrizoeessigsäure* im Off-Label-Use (=*) genannt werden.

Für dieses Kapitel liegen zwei systematischen Reviews vor, die die Wirksamkeit von Laxantien bei Patienten mit Obstipation in der Palliativversorgung untersuchen [629, 630, 1046]. Insgesamt wurden sechs RCTs zu herkömmlichen Laxanzien identifiziert. Studien zu ·-Opioidantagonisten sind hier nicht einbegriffen (siehe dazu Kapitel Opioidbedingte Obstipation). In der 2015 aktualisierten systematischen Cochrane-Analyse von Candy et al. wurden fünf RCTs mit 370 teilnehmenden Patienten überprüft [629, 630]. In vier der Studien wurden verschiedene Arten von Laxantien (Co-Danthramer [Dantron und Poloxamer] vs. Senna; Laktulose plus Senna vs. Magnesiumhydroxid plus flüssiges Paraffin; Senna vs. Laktulose; Mishrakanesham [eine ayurvedische Rezeptur] vs. Senna); und Dokusat-Natrium plus Senna vs. Placebo plus Senna) verglichen. Es zeigten sich keine signifikanten Unterschiede zwischen den Substanzen. Aufgrund der geringen Fallzahlen und methodischen Mängel im Studiendesign muss die Aussagekraft dieser Studien jedoch als eingeschränkt bewertet werden. Für herkömmliche Laxantien liegen bezüglich der Studienoutcomes Patientenzufriedenheit, Symptomreduktion und Stuhlfrequenz keine verlässlichen systematischen Studien vor. Die „oral-zaekale Transitzeit" bzw. „Zeit bis zum Abführen" haben in der Palliativsituation nur eine eingeschränkte klinische Relevanz.

Zur Wirkung von osmotisch wirkenden Salzen wie Glaubersalz (Na_2SO_4, Karlsbadersalz), Bittersalz ($MgSO_4$) und Magnesiumhydroxid ($Mg(OH)_2$, milk of magnesia) liegen keine verlässlichen Daten vor. Nur zu Magnesiumhydroxid existieren kontrollierte Studien

[1061–1064], die jedoch größtenteils keine erwachsenen Palliativpatienten einschließen. Bei Überdosierung mit Magnesiumhydroxid droht ein paralytischer Ileus oder ein Nierenversagen. Die anderen Salze können ebenfalls teilweise resorbiert werden und sind daher bei Herz- und Niereninsuffizienz potentiell problematisch [630]. Die Verwendung von Paraffinöl hat wegen der Gefahr der Lipidpneumonie durch Mikroaspiration und der Störung der Resorption fettlöslicher Vitamine inzwischen einen geringeren Stellenwert [1053].

Rektale Entleerungshilfen sollen insbesondere bei Entleerungsstörungen des Enddarms eingesetzt werden. Aufgrund der Pathophysiologie dieser Störungen und klinischer Erfahrung liegt es nahe, in diesem Fall rektale Maßnahmen wie Klysmen, Einläufe und Zäpfchen zu bevorzugen. Systematische Studien bei palliativmedizinischen Patienten liegen nicht vor. Die klinischen Erfahrungen bezüglich der Wirkung von rektalen Entleerungshilfen in der nicht palliativen Situation können aber auf Palliativpatienten übertragen werden. Hierbei wurden bei der Daueranwendung phosphathaltiger Klysmen Elektrolytstörungen beschrieben. Bisacodyl-Zäpfchen werden als effektive Rescue-Medikation in den meisten kontrollierten Studien mit den neueren Laxantien verwendet. CO_2-freisetzende Zäpfchen zeigten in einer randomisierten kontrollierten Studie einen Vorteil gegenüber Placebo [1065]. Zur Wirksamkeit von Glycerinzäpfchen liegen keine Daten vor. Bei schwerwiegender Stuhlimpaktierung kann die Anwendung von Macrogol über Darmrohre indiziert sein [1065]. Ultima Ratio bei schwerer Impaktierung ist die manuelle Ausräumung des Stuhls aus den distalen Darmabschnitten [1053].

Zu den in Deutschland zugelassenen Prokinetika zählt als Serotonin-Agonist z. B. Prucaloprid. Durch Freisetzung von Acetylcholin werden Darmbewegungen gefördert und die Passage im Kolon beschleunigt [1066]. Zugelassen ist Prucaloprid für die symptomatische Behandlung chronischer Verstopfung bei Erwachsenen, bei denen Laxantien keine ausreichende Wirkung erzielen [1067]. Neostigmin als Acetylcholinesterasehemmer wirkt prokinetisch, Erytrhomycin als Makrolid besitzt einen prokinetisch-ähnlichen Nebeneffekt (Motilin-Rezeptor-Agonist). Linaclotid ist ein Sekretagogum, das in Deutschland zur symptomatischen Behandlung des mittelschweren bis schweren Reizdarmsyndroms mit Obstipation (RDS-O) bei Erwachsenen zugelassen ist. Es aktiviert die Guanylatcyclase-C-Rezeptoren (GC-C) auf der luminalen Seite des Epithels von Dünndarm und Kolon, was seinerseits zur Aktivierung des Cystic Fibrosis Transmembrane Conduction Regulator (CFTR) und so zur Sekretion von Bikarbonat, Chlorid und Wasser ins Lumen führt. Ein Off-Label-Use-Therapieversuch mit Sekretagoga oder Prokinetika kann bei therapierefraktärer Obstipation bei Palliativpatienten gerechtfertigt sein.

Für den Einsatz aller Laxantien gilt, dass Kontraindikationen wie Allergie, Unverträglichkeit, mechanisch bedingter Ileus, akut entzündliche Magen-Darm-Erkrankungen, Blutungen unbekannter Ursache im Verdauungstrakt, schwere Störungen des Wasser- und Elektrolythaushalts und die in den Arzneimittel-Fachinformationen angegebenen jeweiligen substanzspezifischen Kontraindikationen zu berücksichtigen sind.

13.4.2 Opioidbedingte Obstipation

Siehe dazu auch Abschnitt Behandlung opioidbedingter Obstipation im Kapitel Tumorschmerz, aus dem die hier dargestellten Empfehlungen entnommen sind.

Schmerz 9.25.	Evidenzbasierte Empfehlung
Empfehlungsgrad **A**	Laxantien zur Behandlung oder Vorbeugung von opioidbedingter Obstipation *sollen* routinemäßig verordnet werden.
Level of Evidence **1+**	Leitlinienadaptation: EAPC/Caraceni et al. 2012 [494] (Candy et al. 2011 [629]) Aktualisierung 2019: Candy et al. 2015 [630]

Schmerz 9.26.	Evidenzbasiertes Statement
Level of Evidence **1+**	Es gibt keine Evidenz, nach der ein Laxans gegenüber anderen zu bevorzugen ist.
	Leitlinienadaptation: EAPC/Caraceni et al. 2012 [494] (Candy et al. 2011 [629]) Aktualisierung 2019: Candy et al. 2015 [630]

Schmerz 9.27.	Evidenzbasierte Empfehlung
Empfehlungsgrad **0**	Bei opioidbedingter therapieresistenter Obstipation *kann* eine Kombination aus Laxantien mit unterschiedlichem Wirkmechanismus eingesetzt werden.
Level of Evidence **1+**	Leitlinienadaptation: EAPC/Caraceni et al. 2012 [494] (Candy et al. 2011 [629]) Aktualisierung 2019: Candy et al. 2015 [630]

Schmerz 9.28.	Evidenzbasierte Empfehlung	Modifiziert 2019
Empfehlungsgrad **A**	Bei einer opioidbedingten Obstipation *soll* die Gabe von peripher wirksamen Opioidantagonisten (PAMORA) wie z. B. Methylnaltrexon, Naldemedin, Naloxegol, oder die Kombination von Oxycodon mit dem Opioidantagonisten Naloxon* in Betracht gezogen werden, wenn herkömmliche Laxantien nicht ausreichend wirken. * Off-Label-Use	
Level of Evidence **1+**	Leitlinienadaptation: EAPC/Caraceni et al. 2012 [494] (Candy et al. 2011 [629] Aktualisierung 2019: Candy et al. 2018 [631], Esmadi et al. 2019 [632], Hanson et al. 2019 [633], Luthra et al. 2018 [634], Mehta et al. 2016 [635], Nee et al. 2018 [636], Nishie et al. 2019 [637], Siemens et al. 2016 [638], Sridharan et al. 2018 [639]	

Hintergrund

Bei der Anwendung von Opioiden stellt die opioidinduzierte Obstipation eine häufige Nebenwirkung dar, deren Prävalenz mit bis zu 90 % angegeben wird [630, 631, 638]. Eine prophylaktische Laxantienbehandlung wird häufig bei Patienten mit lang anhaltender Opioid-Therapie durchgeführt und soll routinemäßig eingesetzt werden [638] (siehe Abschnitt Obstipation (unabhängig von der Ursache)).

Bei der opioidbedingten Obstipation gibt es zwei zusätzliche Wirkprinzipien, neben den o. g. primär osmotisch wirksamen und/oder stimulierenden Laxantien: der Einsatz des Opiatantagonisten Naloxon sowie der peripher wirksamen Opioidantagonisten (PAMO-RA) wie z. B. Methylnaltrexon, Naloxegol und Naldemedin.

Der oral verabreichte Opioidantagonist **Naloxon** steht in Deutschland als Rezeptur und als Kombinationspräparat* (z. B. in Kombination mit Tilidin oder Oxycodon) zu Verfügung. Naloxon ist in keiner dieser Darreichungsformen zur Anwendung bei einer opioidinduzierten Ostipation zugelassen. Naloxon bei Patienten in der Palliativversorgung wurde im Cochrane Review von Candy et al. untersucht [631]. Es wurden drei RCTs identifiziert. Sykes testete Naloxon an Patienten mit einer Krebserkrankung in einer randomisierten, placebokontrollierten Studie (RCT) getestet, die wegen der geringen Patientenzahl und der kurzen Studiendauer bezüglich der praktischen Anwendung von Naloxon eine nur geringe Aussagekraft besitzt [640]. Ab etwa 20 % der opioidäquivalenten Dosis an Naloxon wurde bei sieben von zwölf Patienten mit einer Krebserkrankung ein Stuhlgang provoziert. Der Autor empfiehlt, Naloxon individuell zu titrieren. Die Anfangsdosis sollte bei etwa 20 % der Opioid-Dosis und absolut bei maximal 5 mg oral liegen, um eine Entzugssymptomatik, Diarrhoe und Koliken zu vermeiden. Ein RCT zur opioidbedingten Obstipation mit einer Kombination aus oralem Oxycodon und Naloxon (Verhältnis 2:1) bis zu einer maximalen Tagesdosis von 120 mg Oxycodon und 60 mg Naloxon ergab, dass sich die opioidinduzierte Obstipation gemessen mit dem validierten Bowel Function Index (BFI) durch die Zugabe von oralem Naloxon ohne Einbuße der analgetischen Wirkung oder wesentliche Zunahme von Nebenwirkungen statistisch signifikant besserte und die Gabe anderer Laxantien um 20 % reduziert werden konnte [641]. Der positive Effekt auf den BFI bei Patienten mit maligner und nicht-maligner Erkrankung durch Oxycodon/Naloxon Retardtabletten (verzögerter Freisetzung; bis zu 160 mg Oxycodon / 80 mg Naloxon täglich) verglichen mit Oxycodon Retardtabletten konnte darüber hinaus in einer weiteren RCT bestätigt werden [642].

Naloxon (allein oder als Kombination) wurde in weiteren systematischen Reviews bei Patienten mit chronischen Schmerzen ohne maligner Grunderkrankung untersucht und dessen Effektivität bestätigt [634, 636, 639]. Es liegen zudem Beobachtungsstudien vor. In einer prospektiven, monozentrischen Therapiebeobachtungsstudie an Palliativpatienten und in einer multizentrischen Beobachtungsstudie zur Opioid-Therapie bei chronischen Schmerzen, die Patienten mit einer Krebserkrankung miteinschloss, deren Opioid-Medikation auf diese Kombination umgestellt wurde, bestätigte sich dieser Trend auch für Patienten in potentiell palliativer Situation. Die Aussagekraft einer Beobachtungsstudie ohne Kontrollgruppe ist jedoch als gering einzustufen [1068, 1069].

Mit **Methylnaltrexon** wurde erstmals ein peripher wirksamer μ-Rezeptorantagonist an Patienten in einer palliativen Situation getestet [643–646, 1070]. Im Gegensatz zu Naloxon ist Methylnaltrexon aufgrund seiner Polarität beim Menschen so gut wie nicht liquorgängig und kann systemisch eingesetzt werden, ohne die vorwiegend zentral lokalisierte Schmerzhemmung zu beeinträchtigen oder Entzugssymptome auszulösen. Dies belegen mehrere präklinische und klinische Studien an gesunden Probanden,

Probanden in Methadonprogrammen und an Tumorpatienten unter Opioid-Therapie [1071–1076]. Methylnaltrexon wurde in mehreren systematischen Reviews mit Metanalysen (insg. acht RCTs) in einer allgemeinen Patientenpopulation unter Opioidtherapie untersucht [633–639]. Candy et al. untersuchte speziell Patienten in palliativer Situation, vorwiegend mit Krebserkrankungen, deren Schmerztherapie auf Opioiden basierte (vier RCTs) [631]. Die Metaanalyse von Candy et al. schloss 517 Patienten aus drei RCTs ein: Sie ergab für Methylnaltrexon gegenüber Placebo ein Risk Ratio von 3,87 (95 % Konfidenzintervall: 2,83 bis 5,28) bezüglich der Auslösung eines Stuhlgangs innerhalb von vier Stunden nach Applikation [631]. Prädiktive Faktoren für das Ansprechen oder Nichtansprechen auf die Methylnaltrexon-Therapie konnten nicht erfasst werden. Alle Patienten nahmen während der Studien ihre bisherigen konventionellen Laxantientherapien ein, diese wurden jedoch nicht im Detail erfasst. Die onkologischen Patienten unter Methylnaltrexon weisen ein deutlich erhöhtes Risiko für abdominale Schmerzen auf (Risk Ratio 2,42, 95 % Konfidenzintervall 1,62 bis 3,61) [638]. In den ersten 18 Monaten nach der Zulassung des Medikamentes im Juli 2008 für die opioidinduzierte Obstipation, in denen Methylnaltrexon 6.900 Patienten verschrieben wurde, wurden in den USA sieben Fälle einer Darmperforation mit dem Medikament in Verbindung gebracht [629]. Alle Patienten hatten einen Tumorbefall des Darms. Deswegen ist die Gabe von Methylnaltrexon bei Perforationsgefahr, z. B. durch Tumorinfiltration des Darms, Obstruktion, Divertikulitis oder Kolitis, kontraindiziert. Auch unter einer entsprechend gefährdenden Medikation, z. B. unter nicht-steroidalen Antiphlogistika, Steroiden oder nach Gabe von Bevacizumab, ist der Einsatz nicht zu empfehlen [646].

Die Wirksamkeit weiterer PAMORAs konnte in einer Reihe von (Netzwerk-)Metaanalysen bestätigt werden [631–637, 639]. **Naldemedin** war bei Krebspatienten wirksam wie sich in einer randomisierten, vierarmigen Phase 2b-Studie zeigte [647]. Die zugehörigen Phase 3 Studien für die Zulassung von Naldemedin wurden bei Patienten mit nicht-malignen Erkrankungen durchgeführt [648, 649]. Es wird von der Europäischen Arzneimittel-Agentur (EMA) betont, dass die Verabreichung von Naldemedin auch für Krebspatienten mit opioidbedingter Obstipation wirksam ist [650], was in einem RCT bestätigt wurde [651]. Die „responder"-Rate für das Auslösen eines spontanen Stuhlgangs wurde in einer Metaanalyse von fünf RCTs mit einem Risk Ratio von 1,69 (95 % CI 1,55 bis 1,98) angegeben [637]. Unter Naldemedin kann angenommen werden, dass ca. 1/10 Patienten abdominale Schmerzen und Durchfall bekommen [650]. Das Risk Ratio für unerwünschte Nebenwirkungen aus fünf RCTs ergab keinen signifikanten Unterschied zwischen Naldemedin und Placebo (RR 1,05, 95 % CI 0,97 bis 1,14) [637]. Naldemedin ist noch nicht auf dem deutschen Markt verfügbar (Stand 07.2019).

Die Zulassungsstudien des peripheren Opioidantagonisten **Naloxegol** wurden bei Patienten mit nicht-malignen Erkrankungen durchgeführt (Übersicht der vier RCTs bei [633, 634, 636, 637, 639]). Dennoch verweist die EMA explizit darauf, dass der Wirkmechanismus sich nicht für Krebspatienten unterscheiden dürfte [652]. In einer der Metaanalysen mit zwei RCTs wurde ein Risk Ratio für das spontane Auslösen von Stuhlgang über 9 bis 12 Wochen von 1,43 (95 % CI 1,19 bis 1,71) gerechnet (responder rate) [633]. Bei Einnahme von Naloxegol können ca. 5/100 Patienten abdominale Schmerzen,

Durchfall, Übelkeit, Kopfschmerzen und Flatulenzen entwickeln [652]. Das Risk Ratio für die Unterbrechung der Therapie aufgrund der Nebenwirkungen betrug 2,33 (95 % CI 1,62 bis 3,35) in einer Metaanalyse von vier RCTs [633].

Die Empfehlungen dieses Kapitels entsprechen denen der American Gastroenterological Association für opioidinduzierte Obstipation bei Patienten mit oder ohne maligner Erkrankung [653].

13.4.3 Stufentherapie

13.10.	Konsensbasierte Empfehlung
EK	Bei der Prophylaxe und Therapie einer Obstipation *sollte* ein standardisiertes Vorgehen in Form eines Stufenplans gewählt werden.

Hintergrund
Die Empfehlung zur Stufentherapie basiert auf der Expertenmeinung der Leitliniengruppe.

Die Häufigkeit des Auftretens einer Obstipation bei Patienten mit einer nicht-heilbaren Krebserkrankung erfordert eine konsequente Obstipationsprophylaxe und -therapie. Allgemeine Maßnahmen, wie in Abschnitten 13.3 und 13.5 beschrieben, sollten dabei ebenso berücksichtigt werden wie auch das in diesem Abschnitt beschriebene medikamentöse Stufenschema (siehe Abbildung 9) unter Berücksichtigung der unter Abschnitt Medikamentöse Therapien genannten medikamentösen Präferenzen.

Die Anwendung eines standardisierten Vorgehens bzw. eines strukturierten Protokolls mit Anwendung verschiedener medikamentöser Wirkprinzipien zur Prophylaxe oder Therapie einer Obstipation erscheint vor allem aufgrund der klinischen Erfahrung sinnvoll. Zusätzlich liegen neben Studien zur Opioid-Therapie auch Ergebnisse aus den Bereichen Intensivmedizin und Geriatrie vor, welche aller Wahrscheinlichkeit nach auf Patienten mit einer Krebserkrankung und einer Obstipation übertragbar sind [1077–1082].

Stufe 1: Bisher etabliert war eine Kombinationstherapie von Laxantien mit unterschiedlichen physiologischen Ansatzpunkten, die eine hohe Effektivität aufweisen (siehe Abbildung 9). Prophylaktisch sollte in der Stufe 1 ein Laxans mit entweder propulsiver oder osmotisch/hydragoger Wirkung eingesetzt werden.

Stufe 2: Bei einer nicht ausreichenden Wirksamkeit sollte das Laxans der Stufe 1 komplementär um eine Substanz mit dem jeweils andersartigen Wirkprinzip ergänzt werden.

Stufe 3: Die Entwicklung moderner Formulierungen von μ-Opioidantagonisten erlaubt eine Modifikation des Stufenschemas für den Fall, dass gleichzeitig eine Opioidtherapie des Patienten erfolgt und eine opioidinduzierte Obstipation wahrscheinlich ist. Falls die Kombinationstherapie anderer Laxantien nicht ausreichend ist, soll in der Stufe 3 die Gabe von peripher wirksamen Opioidantagonisten (PAMORA) wie z. B. Methylnaltrexon,

Naldemedin, Naloxegol, oder die Kombination von Oxycodon mit dem Opioidantagonisten Naloxon* in Betracht gezogen werden (siehe Empfehlung Schmerz 9.28) (*Off-Label-Use) [631–639].

Stufe 4: Die zusätzliche Gabe eines Suppositoriums kann ebenso erwogen werden wie der Off-Label-Einsatz (*) von Amidotrizoeessigsäure*, Neostigmin*, Erythromycin*, Prucaloprid*, Linaclotid*, Einläufen oder manuellen Maßnahmen. Bei schwerwiegenden Stuhlimpaktierungen kann osmotisch wirksames Macrogol über ein Darmrohr gegeben werden. Ultima Ratio bei schwerer Impaktierung ist die manuelle Ausräumung des Stuhls aus den distalen Darmabschnitten [1047, 1083–1087]. Der mögliche Nutzen der Durchführung dieser Maßnahmen muss im Kontext der fortgeschrittenen Erkrankung der Patienten gegen die damit verbundenen Belastungen abgewogen werden. Dies gilt insbesondere in der Sterbephase, in der die medikamentöse Behandlung der Obstipation primär nicht indiziert ist (siehe auch Kapitel Sterbephase).

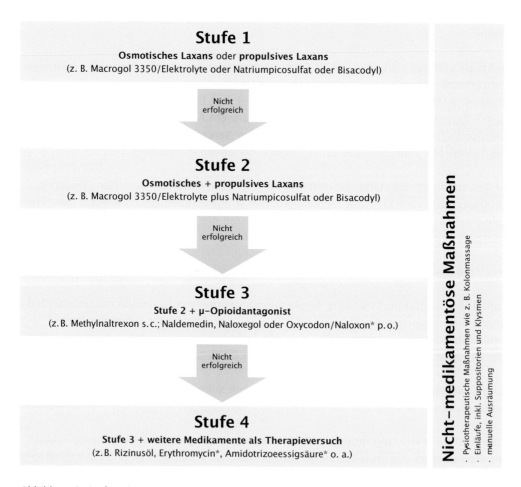

Abbildung 9: Stufenschema zur Therapie der Obstipation (Off-Label-Use)*

13.5 Nicht-medikamentöse Verfahren

13.11.	Konsensbasierte Empfehlung
EK	Unterstützende Maßnahmen zur Therapie der Obstipation *sollten* eingesetzt werden, wie z. B. • Verhaltensberatung • physiotherapeutische Maßnahmen.

Hintergrund

Die Empfehlung zu den nicht-medikamentösen Verfahren basiert auf der Expertenmeinung der Leitliniengruppe.

Kontrollierte Untersuchungen über den Einfluss der Nahrung auf das Auftreten einer Obstipation liegen bei palliativmedizinischen Patienten nicht vor. Wie auch in anderen Fällen werden hier Erkenntnisse aus den Untersuchungen anderer Patientengruppen transferiert. In der Regel wird empfohlen, dass die Kost bei Obstipation mäßig ballaststoffreich sein sollte und auf eine ausreichende Trinkmenge von 1,5–2 l pro Tag zu achten sei [1088, 1089]. Allgemein wird empfohlen, blähende Speisen wie Hülsenfrüchte, Kohl und Zwiebeln zu reduzieren, jedoch sollten die Vorlieben des Patienten, der erwartete Therapieeffekt und die subjektive Verträglichkeit einzelner Nahrungsmittel beachtet werden, um die Lebensqualität der Patienten nicht unnötig zu reduzieren.

Eine Obstipation kann von weitreichenden subjektiven Vorstellungen wie innerer Vergiftung und Unreinheit begleitet sein. Dem kann in einfühlsamen Gesprächen begegnet werden. Dabei sind Patienten häufig dankbar für einen Gesprächsbeginn, den sie selber möglicherweise nicht wagen. Häufig tritt im weiteren Krankheitsverlauf zusätzlich eine Stuhlinkontinenz auf. Die Hilfe soll individuell auf den Patienten abgestimmt sein, auf die Wahrung von Schamgefühlen soll geachtet werden.

Eine zunehmende Immobilität im Verlauf des palliativen Krankheitsstadiums verstärkt die Obstipation und den Meteorismus [1053]. Dem sollen Krankengymnastik (im Sinne eines normalen, altersentsprechenden Maßes an Bewegung) und Bauchdeckenmassage/Kolonmassage nach Vogler entgegenwirken, allerdings ist die diesbezügliche Evidenzlage sehr begrenzt [1090]. Die Bindegewebsmassage soll über den kutiviszeralen Reflex (Wirkung über die Haut auf den Darm) eine positive anregende Wirkung auf das Kolon haben. Die Verhaltensschulung schließt o. g. Empfehlungen zur Ernährung und Trinken ein. Zudem kann durch Modifikation des Defäkationsverhaltens, Hinweise zu der richtigen Sitzposition beim Stuhlgang und das Vermeiden einer regelmäßigen Unterdrückung des Stuhldranges möglicherweise eine Erleichterung erzielt werden [1053]. Auch hier gibt es einzelne und individuelle Erfahrungen, aber keine Studienevidenz [1053, 1091].

Aus klinischen Erfahrungen haben sich Wärmeanwendung (z. B. feuchtwarme Wickel/Bauchauflagen) evtl. in Kombination mit ätherischen Ölen (Fenchel, Kümmel) bewährt. Studien zur Effektivität dieser Maßnahmen liegen nicht vor.

In der fortgeschrittenen Terminal- oder Präfinalphase kommen diätetische und physiotherapeutische Maßnahmen immer weniger zur Anwendung.

14.   Maligne intestinale Obstruktion (MIO)

AG-Leiter: Claudia Bausewein, Robert Siegel

14.1   Einleitung

Definition

Unter einer malignen gastrointestinalen Obstruktion (MIO) wird das Vorliegen eines klinischen und bildgebenden gastrointestinalen Verschlusses aufgrund eines inkurablen intraabdominalen Tumors oder einer intraperitonealen Metastasierung verstanden [1050]. Die Obstruktion kann komplett oder inkomplett sein. Im deutschen Sprachraum werden häufig auch die Begriffe „Ileus" oder „Subileus" verwendet, die aber zum einen das Problem der Obstruktion aufgrund einer malignen Tumorerkrankung nicht ausreichend definieren und sich zum anderen auch nicht im englischen Sprachraum wiederfinden und daher in dieser Leitlinie nicht verwendet werden.

Differentialdiagnostisch ist bei einer MIO auch ein paralytischer Ileus ohne Obstruktion zu erwägen, der aber hier nicht weiter erörtert wird. Es soll aber darauf hingewiesen werden, dass sich die Behandlung des paralytischen Ileus im Spätstadium aufgrund der Ähnlichkeit zur MIO nicht wesentlich von der Therapie der MIO unterscheidet. Eine ausgeprägte Obstipation, ggf. mit Kotsteinen, kann klinisch die Zeichen einer gastrointestinalen Obstruktion haben, ist aber von dieser zu unterscheiden.

Die MIO und ihre klinischen Folgen gehört bei Patienten mit fortgeschrittenen Tumorerkrankungen zu den am meisten belastenden Situationen. Die Prävalenz einer MIO liegt bei kolorektalen Tumoren bei 10–28 % und bei Ovarialkarzinomen bei 20–50 % [1092]. Unter einem erhöhten Risiko für eine MIO leiden auch Patienten mit Zervix-, Prostata- und Blasenkarzinomen. Bei ca. 60 % der Patienten kommt es zu einem primären Dünndarmbefall, bei 33 % zu einem Befall des Kolons und bei über 20 % der Patienten sind beide Darmabschnitte betroffen [1093].

Ursachen, Pathophysiologie

Begrifflicher und pathophysiologischer Hintergrund der malignen gastrointestinalen Passagestörungen ist in Abbildung 10 dargestellt.

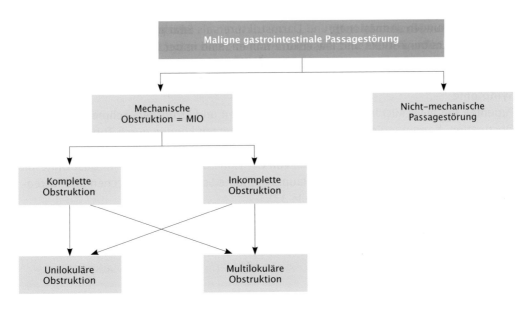

Abbildung 10: Differenzierung der malignen gastrointestinalen Passagestörung

Die in Tabelle 32 aufgeführten Ursachen können zu einer MIO führen.

Tabelle 32: Ursachen der gastrointestinalen Obstruktion (adaptiert nach Ripamonti et al. 2001 [1093], Anthony et al. 2007 [1050])

Ursachen und pathogenetische Faktoren der gastrointestinalen Obstruktion
• Druck auf das Darmlumen von außen: Primärtumor, Metastasen, Adhäsionen, radiogene Fibrose
• Intraluminaler Verschluß des Darms
• Tumorinfiltration der intestinalen Muskulatur und dadurch Starre der Darmwand („intestinale Linitis plastica")
• Motilitätsstörungen des Darmes, hervorgerufen durch Tumorinfiltration in das Mesenterium, den Plexus coeliacus oder andere Nervenstrukturen
• Ausgeprägte Obstipation durch potentiell motilitätshemmende Medikamente: Opioide, Anticholinergika

Meist liegt einer MIO eine Kombination von verschiedenen Ursachen zugrunde. Maligne gastrointestinale Obstruktionen beruhen in der Regel auf dem Befall von Mesenterium und Darmwand durch Tumorrezidive bzw. Metastasen, meist in Form einer Peritonealkarzinose.

Intestinale Obstruktionen nicht-malignen Ursprungs sind nicht Teil dieses Kapitel. Zu ihnen gehören Adhäsionen und Briden nach einer vorangegangenen Operation. Bei isolierter bzw. klar lokalisierter Ursache (z. B. „Bridenileus") kann auch bei Patienten mit einer nicht-heilbaren Krebserkrankung eine Operation sinnvoll sein. Entzündliche

Darmerkrankungen, Adhäsionen und Darmstrikturen als Spätfolge einer Strahlentherapie, besonders bei Zervix- und Blasenkarzinomen, sind in der Mehrzahl der Fälle nicht
unilokulär und profitieren daher nur in Einzelfällen von einer operativen Therapie.

Symptome

Patienten mit einer MIO leiden häufig unter Übelkeit und Erbrechen, Schmerzen und
Obstipation. Kontinuierliche oder kolikartige Schmerzen können durch Tumor, Hepato-
megalie oder ausgeprägten Meteorismus bedingt sein. Übelkeit und Erbrechen treten
intermittierend oder kontinuierlich auf. Von der Höhe der Obstruktion im Gastrointestinaltrakt hängt der Schweregrad der Hauptsymptome Schmerzen, Erbrechen und Meteorismus des Abdomens ab (siehe Tabelle 33).

Tabelle 33: Höhe der MIO und Schweregrad der Symptome (nach Bausewein 2015 [1094])

Lokalisation der Obst-ruktion/ Symptome	Erbrechen	Schmerzen	Blähungen
Magenausgang/ Duodenum	+++ Meist unverdautes Essen	+	0
Dünndarm	+	++ Kolikartig, Epigastrium, umbilikal	+
Kolon	(++) Spätes Symptom, bis zum Miserere	+ Paraumbilikal, Unterbauch	+++

Bei einer kompletten Obstruktion wird in der Regel kein oder wenig Stuhl abgesetzt, bei
einem inkompletten Verschluss kann der Patient aber durchaus zeitweise noch Stuhlgang haben [1095]. Winde gehen ab, solange die Obstruktion nicht vollständig ist. Eine
sog. Pseudodiarrhoe entsteht, wenn sich Stuhl proximal der Engstelle ansammelt und
durch eine bakterielle Übersiedelung verflüssigt wird. Dieser flüssige Stuhl kann dann
die Engstelle leichter passieren und tritt als vermeintliche Diarrhoe in Erscheinung.
Außerdem beklagen Patienten Sodbrennen, Mundtrockenheit, Appetit- und Gewichtsverlust.

Ob die MIO komplett oder inkomplett ist, ist klinisch oft nur schwer zu unterscheiden.
Ein Hinweis können abgehende Winde sein, die bei kompletten Verschlüssen fehlen.

Meistens entwickeln sich die Symptome einer MIO langsam über Tage oder Wochen. In
der Regel ist die MIO kein Notfall, da Symptome sehr selten akut auftreten. Obstruktionen können auch auch intermittierend, mit Rückbildung der Symptome bestehen und
es kann zu spontanen Rückbildungen, auch ohne Therapie, kommen.

Als Komplikationen können bei einer MIO eine Peritonitis, Perforation und Reflux mit
der Gefahr der Aspiration auftreten. Außerdem sind Patienten und ihre Angehörigen

psychisch durch die Situation stark belastet. Neben der Symptomlinderung sind Fragen der Ernährung und Flüssigkeitsgabe, aber auch der häuslichen Betreuung zu klären.

Auch wenn die MIO kein einheitliches klinisches Bild darstellt, ist die Prognose bei vielen Patienten, besonders wenn nur noch eine rein symptomatische Therapie möglich ist, oft auf wenige Wochen oder Tage begrenzt. Daher sollte spätestens beim Auftreten einer MIO auch an eine vorausschauende Versorgungsplanung gedacht werden, um den Patienten zu ermöglichen, für sie wichtige Fragen zu klären.

14.2 Erfassung und Diagnostik

14.2.1 Erfassung

14.1.	Konsensbasierte Empfehlung
EK	Bei Patienten mit einer nicht-heilbaren Krebserkrankung und Verdacht auf MIO *sollen* Übelkeit, Erbrechen, Meteorismus und abdominelle Schmerzen sowie Veränderungen des Stuhlverhaltens durch die subjektive Beurteilung des Patienten erfasst werden, z. B. im Rahmen einer mehrere Symptome umfassenden Erhebung.

14.2.	Konsensbasierte Empfehlung
EK	Bei Patienten mit einer nicht-heilbaren Krebserkrankung *sollen* Übelkeit, Erbrechen, Meteorismus und abdominelle Schmerzen sowie Veränderungen des Stuhlverhaltens vor, während und nach einer symptomatischen Therapie der MIO wiederholt erfasst werden.

14.3.	Konsensbasierte Empfehlung
EK	Bei Patienten mit einer nicht-heilbaren Krebserkrankung und Verdacht auf MIO *soll* eine sorgfältige Anamnese, insbesondere mit allen abdominellen Voroperationen, Interventionen und Bestrahlungen, aktueller Diätform bzw. -änderungen und Medikamenten, sowie eine Stuhlanamnese durchgeführt werden.

14.4.	Konsensbasierte Empfehlung
EK	Parallel zur Einleitung einer symptomatischen Therapie der MIO bei Patienten mit einer nicht-heilbaren Krebserkrankung *sollen* potentiell behandelbare Ursachen ermittelt werden.

Hintergrund
Die Empfehlungen dieses Kapitels basieren auf der Expertenmeinung der Leitliniengruppe.

Grundlage für die Behandlung der MIO ist eine umfassende Beurteilung und Bewertung der Symptome, der bereits vorliegenden Befunde und der Gesamtsituation mit Formulierung entsprechender Therapieziele durch das behandelnde Team gemeinsam mit dem Patienten. Abhängig von dieser Einschätzung sollte eine weiterführende Diagnostik durchgeführt werden bzw. parallel veranlasst werden, wenn die Diagnose bzw. Abschätzung der möglichen Therapieoptionen dafür notwendig ist. Wenn eine Intervention oder OP nicht prinzipiell abgelehnt wird und als zumutbar erscheint, ist zur sicheren Diagnosestellung und daraus folgenden Entscheidungsfindung eine CT des Abdomens und Beckens unverzichtbar (siehe auch Abschnitt Diagnostik).

Bei einer anzunehmenden Lebenserwartung von mehreren Wochen wird zusätzlich zur ausführlichen Anamnese eine Risikoeinschätzung bezüglich der Interventionen inkl. Operation empfohlen (siehe auch Abschnitt Erfolgsaussichten einer operativen Maßnahme: prognostische Faktoren und Prädiktionsabschätzungen).

Zur Anamnese gehören alle Vor-OPs (aktuelle gastrointestinale anatomische Situation/ Rekonstruktion sowie R1/R2-Situationen) und vorangegangenen Bestrahlungen. Weiterhin ist eine genaue Problembeschreibung vor allem in Bezug auf aktuelle Änderungen der Diät/oralen Nahrungszufuhr (plötzliches Ereignis bzw. akute Verschlechterung oder langsame, schrittweises Entstehen des Problems) erforderlich. Zur differentialdiagnostischen Beurteilung der beschriebenen Symptome sowie zur weiteren Diagnostik und Therapie ist eine Erfassung aller aktuellen Medikamente und Ernährungsgewohnheiten notwendig. Eine neu aufgetretene Obstipation oder Minderung der Darmmotilität kann z. B. unabhängig von der tumorbedingten Obstruktion eine Wirkung bzw. Nebenwirkung der aktuellen Medikation sein. Eine paraneoplastische, intestinale Pseudoobstruktion ist klinisch häufig nicht abgrenzbar. Die Stuhlanamnese erfolgt insbesondere auf Volumen, Beschaffenheit, Beimengungen, Farbe, Konsistenz und Häufigkeit.

14.2.2 Diagnostik

14.5.	Konsensbasierte Empfehlung
EK	Weiterführende diagnostische Maßnahmen zur MIO *sollen* in Abhängigkeit von der klinischen Situation des Patienten, bestehenden systemischen Therapieoptionen, einer möglichen Operabilität und von Vorbefunden erwogen werden.

14.6.	Konsensbasierte Empfehlung
EK	Bei Patienten mit einer nicht-heilbaren Krebserkrankung und Verdacht auf MIO *sollte* im Rahmen der körperlichen Untersuchung eine rektal-digitale Austastung erfolgen.

14.7.	Konsensbasierte Empfehlung
EK	Eine CT Abdomen und Becken *soll* zur Abklärung einer möglichen MIO bei Patienten mit einer nicht-heilbaren Krebserkrankung durchgeführt werden, wenn operative, systemtherapeutische oder interventionelle Maßnahmen in Erwägung gezogen werden oder wenn die Bildgebung zur Diagnosestellung und Entscheidungsfindung mit dem Patienten erforderlich ist.

14.8.	Konsensbasierte Empfehlung
EK	Eine Ultraschalluntersuchung des Abdomens *kann* bei Patienten mit einer nicht-heilbaren Krebserkrankung und Verdacht auf MIO durchgeführt werden, wenn die CT-Untersuchung nicht gewünscht oder nicht möglich ist, oder im Rahmen der Verlaufsbeurteilung unter der Behandlung.

14.9.	Konsensbasierte Empfehlung
EK	Wird eine operative oder interventionelle Maßnahme zur Behandlung der MIO erwogen, *soll* zur Abschätzung des Risikos eine laborchemische Untersuchung zur Erfassung wichtiger Parameter wie Blutbild, Elektrolyte, Nieren- und Leberwerte (inkl. Albumin und Gerinnung) durchgeführt werden.

Hintergrund

Die Empfehlungen dieses Kapitels basieren auf der Expertenmeinung der Leitliniengruppe.

Bei der körperlichen Untersuchung ist besonders auf Mundsoor, Darmgeräusche, Meteorismus, Aszites und abdominelle Resistenzen zu achten. Die klinische Untersuchung des Abdomens ist durch eine digitale rektale Untersuchung zu ergänzen, wenn diese für den Patienten zumutbar ist. Die weiterführende apparative Diagnostik der Wahl ist eine CT-Untersuchung.

Eine CT des Abdomens und Beckens mit i. v. Kontrastmittel ist der Goldstandard für die Diagnose einer MIO [1096], da sie eine Spezifität und Sensitivität von über 90 % hat [1092, 1097]. Die CT sollte nur durchgeführt werden, wenn eine Intervention oder Operation nicht prinzipiell abgelehnt wird und zumutbar erscheint. Bei bestehender Übelkeit und/oder Erbrechen sowie dem Verdacht auf eine hochgradige Obstruktion oral des Kolons sollte kein orales KM verabreicht werden [1096]. Die Strahlenbelastung durch CT-Untersuchungen spielt in der Palliativsituation eine untergeordnete Rolle.

Eine Ultraschalluntersuchung des Abdomens durch einen erfahrenen Untersucher ist bettseitig sinnvoll, wenn eine CT-Untersuchung nicht erfolgte oder im Rahmen der Verlaufsbeurteilung unter Therapie.

Die Aussagekraft einer Röntgen Abdomen-Übersicht ist limitiert und kann u. a. weder die konkrete Lokalisation noch das Ausmaß der MIO darstellen. Dadurch ist eine Abdomen-Übersicht für die Beurteilung der MIO und die weitere Therapieentscheidung nicht hilfreich.

Wird eine operative oder interventionelle Maßnahme zur Behandlung der MIO erwogen, kann eine Blutuntersuchung sowohl zur Risikoabschätzung beitragen [1098] als auch Hinweise für eine prä-operative bzw. prä-interventionelle Optimierung geben. Hierzu gehören insbesondere das Erkennen und Behandeln einer Anämie sowie einer Mangelernährung.

14.3   Strategien, Haltungen, Techniken

14.3.1 Information und Vorausschauende Versorgungsplanung

14.10.	Konsensbasierte Empfehlung
EK	Mit Patienten mit einer nicht-heilbaren Krebserkrankung und MIO und mit ihren Angehörigen *soll* frühzeitig (d. h. sobald die klinische Symptomatik für den Patienten relevant bzw. vorstellbar ist) über den möglichen Krankheitsverlauf, die Therapieoptionen und Therapieziele sowie die Wünsche des Patienten gesprochen und ein entsprechender Behandlungsplan formuliert werden.

Hintergrund
Diese Empfehlung basiert auf der Expertenmeinung der Leitliniengruppe.

Das Vorliegen einer malignen gastrointestinalen Obstruktion, besonders im Rahmen einer schon bekannten und fortgeschrittenen Krebserkrankung, ist für Patienten und Angehörige mit einer großen Belastung verbunden. Daher ist die Information über die Symptome, Therapieoptionen und auch Prognose wesentlich in der Kommunikation mit den Patienten. Zur Abwägung der Wünsche der Patienten in Bezug auf weitere Therapien und auch Komplikationen bzw. für Phasen der Nicht-Einwilligungsfähigkeit soll ein Gespräch über Vorausschauende Versorgungsplanung durchgeführt werden (siehe Abschnitt 6.6 im Kapitel Kommunikation).

14.3.2 Pflegerische Maßnahmen
Siehe dazu auch Kapitel Übelkeit und Erbrechen

14.11.	Konsensbasierte Empfehlung
EK	Zur Linderung der Mundtrockenheit bei Patienten mit einer nicht-heilbaren Krebserkrankung und MIO *soll* Mundpflege inkl. Lippenbefeuchtung regelmäßig und mehrmals täglich angeboten und durchgeführt werden.

14.12.	Konsensbasierte Empfehlung
EK	Zur Linderung der Mundtrockenheit bei Patienten mit einer nicht-heilbaren Krebserkrankung und MIO *sollten* Eiswürfel zum Lutschen, Crushed Ice, gefrorene Fruchtstücke, saure Bonbons und/oder Kaugummi angeboten werden.

14.13.	Konsensbasierte Empfehlung
EK	Bei Patienten mit einer nicht-heilbaren Krebserkrankung und MIO-bedingtem Erbrechen *sollten* im Rahmen der Gespräche Themen wie Ekel und Scham beachtet werden.

14.14.	Konsensbasierte Empfehlung
EK	Nach jedem Erbrechen *soll* dem Patienten Mundpflege angeboten und diese ermöglicht werden.

14.15.	Konsensbasierte Empfehlung
EK	Bei Patienten mit einer nicht-heilbaren Krebserkrankung, MIO und Meteorismus *können* zur Entspannung feucht-warme Bauchwickel/-auflagen angeboten werden.

14.16.	Konsensbasierte Empfehlung
EK	Bei Patienten mit einer nicht-heilbaren Krebserkrankung und einer inkompletten MIO *können* Einläufe als Begleitmaßnahme zu einer medikamentösen Therapie zur Aufrechterhaltung oder Wiederherstellung der Darmpassage und/oder zum Ableiten von entstehenden Gasen angeboten werden.

Hintergrund

Die Empfehlungen dieses Kapitels basieren auf der Expertenmeinung der Leitliniengruppe.

Für die Symptome der MIO, wie Erbrechen, Meteorismus, krampfartige Schmerzen und Mundtrockenheit können pflegerische Maßnahmen eine besondere Bedeutung haben.

Als besonders belastend wird von MIO-Patienten die Mundtrockenheit beschrieben. Regelmäßige Mundbefeuchtung ist besonders wichtig [8]. Dazu eignen sich alle vom Patienten gewünschten Flüssigkeiten von reinem Wasser über säuerliche Tees, blaue Malvenblütentee bis zu Bier und Wein. Eine alleinige Befeuchtung der Lippen wird von den Patienten oft bevorzugt. Zur Befeuchtung der Mundhöhle eignen sich besonders Sprühfläschchen (z. B. in der Apotheke erhältlich) zum Sprühen der verwendeten Flüssigkeit in die Mundhöhle. Befeuchten der Mundhöhle mit Mundstäbchen wird immer wieder von den Patienten als unangenehm beschrieben. Eisgekühlte Flüssigkeiten oder Fruchtstücke (insbesondere Ananas, die durch die enthaltene Ananase (Syn. Bromelain) eine reinigende Wirkung besitzt) können ebenfalls symptomlindernd sein. Glycerinhaltige Fertigprodukte zur Mundpflege sind zu vermeiden, da Glycerin die Mundschleimhaut sekundär austrocknet und die Geschmacksmischung von vielen Patienten als unangenehm empfunden wird.

Patienten, die wiederholt erbrechen, sollten entsprechende Auffangschalen, Beutel und Tücher in Reichweite haben, damit das Erbrochene schnell entsorgt werden kann. Wenn Patienten an Übelkeit und Erbrechen leiden sind belastende Gerüche, u. a. von Speisen oder Blumen, zu vermeiden. Dagegen können manche Raumdüfte zum Wohlbefinden vom Patienten als positiv empfunden werden. Hier ist auf die Wünsche und Vorlieben des Patienten einzugehen. Das Sorgen für gute Raumluft durch regelmäßiges Lüften ist von zentraler Bedeutung. Nach dem Erbrechen sollte eine ausgiebige Mundpflege erfolgen, Erbrochenes schnell entsorgt sowie beschmutzte Wäsche umgehend gewechselt werden (siehe dazu auch Kapitel Übelkeit und Erbrechen). Vor einer möglichen Mundspülung sollten Zahnprothesen entfernt und gesäubert werden.

Bei krampfartigen Schmerzen können feucht-warme Wickel eine zusätzliche Linderung bringen, ggf. können Darmgase abgehen und somit für weitere Entlastung sorgen [1099, 1100].

Soll bei inkompletter MIO versucht werden, die Passage wiederherzustellen oder aufrechtzuerhalten, können Hebe-Senk-Einläufe[2] für die Betroffenen eine schonende Anregung der Darmperistaltik, eine Aufweichung des Stuhls und somit auch eine Förderung der eingeschränkten Darmpassage bewirken [1101, 1102]. In einigen Zentren bestehen gute Erfahrungen z. B. mit Milch-Honig- [608, 1103] bzw. ACC-Einläufen [1104, 1105]). Eine Perforation durch Heber-Schwenk-Einläufe* ist bei behutsamer Anwendung und initial geringem Volumen nahezu auszuschließen. Ursache der sehr selten auftretenden Perforation ist zumeist eine Verletzung der Darm- bzw. Rektumwand durch das eingeführte oder über lange Zeit einliegende Darmrohr, nicht die Spülung oder Volumenbelastung.

Neben den therapeutischen Effekten dieser pflegerischen Maßnahmen spielt die menschliche Zuwendung ebenso eine große Rolle.

14.3.3 Medikamentenapplikation

14.17.	Konsensbasierte Empfehlung
EK	Bei anhaltendem Erbrechen und Resorptionsstörungen bei Patienten mit einer nicht-heilbaren Krebserkrankung und MIO *sollen* Medikamente parenteral appliziert werden.

Hintergrund
Diese Empfehlung basiert auf der Expertenmeinung der Leitliniengruppe.

Solange ein Patient unter Übelkeit und Erbrechen leidet, ist die orale Applikation der Medikamente - z. B. Antiemetika, Analgetika, sekretionshemmende Medikamenten, Hormonsubstitution, Antihypertensiva - zu vermeiden, da die Medikamente nicht ausreichend resorbiert werden und daher nicht wirken können [1093]. Die parenterale Medikamentengabe ist daher zu bevorzugen. Dies kann subkutan, intravenös oder transdermal erfolgen. In Einzelfällen kann die Medikamentengabe auch transmukosal (intranasal oder sublingual, solange die Resorption bei dem durch Übelkeit vermehrten Speichelfluss gesichert ist)[3] oder rektal als Suppositorium erfolgen. Opioide können bei stabiler Schmerzsituation auch transdermal appliziert werden (siehe Kapitel Tumor-

---

[2] Die Begriffe „Heber-Schwenk-Einlauf", „Schwenkeinlauf" oder auch „hoher Einlauf" werden hier als Synonyme verwendet.
[3] Es gibt bestimmte Darreichungsformen, die nicht unbedingt mit einem einzigen Resorptionsort des Wirkstoffes verbunden sind. Dies trifft vor allem auf Schmelztabletten zu.

schmerz). Im ambulanten Setting ist die subkutane leichter als die intravenöse Gabe durchführbar. Die meisten Medikamente, die zur Symptomlinderung bei gastrointestinaler Obstruktion notwendig sind, können subkutan verabreicht und auch in einer Medikamentenpumpe als Dauerinfusion gemischt werden (siehe Abschnitt Medikamentöse Therapie); meistens handelt es sich hierbei jedoch um einen Off-Label-Use. Wenn Übelkeit und Erbrechen gut kontrolliert sind und für drei Tage sistieren, können die Medikamente versuchsweise auf die orale Gabe umgestellt werden.

14.3.4 Orale und parenterale Gabe von Flüssigkeit und Ernährung

14.18.	Konsensbasierte Empfehlung
EK	Patienten mit einer nicht-heilbaren Krebserkrankung und MIO *sollte* Flüssigkeit oral angeboten werden.

14.19.	Konsensbasierte Empfehlung
EK	Patienten mit einer nicht-heilbaren Krebserkrankung und MIO *kann* orale Kost angeboten werden.

14.20.	Konsensbasierte Empfehlung
EK	Beim Vorliegen von Elektrolytstörungen und Dehydrierung *sollen* Infusionen zum Ausgleich gegeben werden, bis eine Entscheidung über eine chirurgische oder interventionelle Behandlung der MIO gefallen ist.

14.21.	Konsensbasierte Empfehlung
EK	Wenn keine chirurgische oder interventionelle Behandlung der MIO erfolgt und die Therapie rein symptomatisch ist, *kann* eine parenterale Flüssigkeitsgabe je nach Therapieziel erwogen werden.

14.22.	Evidenzbasierte Empfehlung
Empfehlungsgrad **B**	Bei Patienten mit einer nicht-heilbaren Krebserkrankung und MIO, die eine erwartete Überlebenszeit von wenigen Wochen haben, *sollte* eine parenterale Ernährung kritisch abgewogen werden.
Level of Evidence **3**	Quellen: Aria Guerra et al. 2015 [1106], Chouan et al. 2016 [1107], Diver et al. 2013 [1108], Hu et al. 2014 [1109], Naghibi et al. 2015 [1110], Rath et al. 2013 [1111], Sowerbutts et al. 2018 [1112]

14.23.	Evidenzbasierte Empfehlung
Empfehlungsgrad **A**	Bei Patienten mit einer nicht-heilbaren Krebserkrankung und MIO, die eine erwartete Überlebenszeit von mehreren Wochen oder Monaten haben, *soll* eine parenterale Ernährung erwogen werden.
Level of Evidence **3**	Quellen: Aria Guerra et al. 2015 [1106], Chouan et al. 2016 [1107], Diver et al. 2013 [1108], Hu et al. 2014 [1109], Naghibi et al. 2015 [1110], Rath et al. 2013 [1111], Sowerbutts et al. 2018 [1112]

Hintergrund

Die Empfehlungen zu oraler und parenteraler Gabe von Flüssigkeit sowie zu oraler Ernährung basieren auf der Expertenmeinung der Leitliniengruppe. Für die Empfehlungen zu parenteraler Ernährung wurde eine systematische Literaturrecherche durchgeführt.

Wenn Patienten mit gastrointestinaler Obstruktion Flüssigkeit **oral** zu sich nehmen, ist der Wunsch des Patienten für die Wahl des Getränks entscheidend. Bevorzugt werden kühle Getränke, Tee oder Cola; auch lutschen die Patienten gerne Eiswürfel (eingefrorene Fruchtsäfte, Ananas- oder andere Obststückchen) oder Crushed Ice. Entsprechend des Patientenwunsches ist es möglich, dem Patienten mit einer MIO oral Kost anzubieten, wenn er ein ggf. dadurch induziertes Erbrechen in Kauf nehmen will. Sollte ein operatives Verfahren bevorstehen bzw. die Entscheidung dazu noch ausstehen, ist der Patient entsprechend vorzubereiten und ggf. nüchtern zu lassen.

Die Gabe von **parenteraler Flüssigkeit** bei gastrointestinaler Obstruktion wird kontrovers diskutiert. Bei profusem Erbrechen aufgrund von hohen gastroduodenalen Verschlüssen kann eine parenterale Flüssigkeitsgabe indiziert sein. Zur Therapie von Mundtrockenheit und Durstgefühl hilft parenterale Flüssigkeit in der Regel wenig, da beides v.a. durch die zur Symptomlinderung notwendigen Medikamente verursacht ist und nicht vom Flüssigkeitsstatus abhängt. Größere parenterale Flüssigkeitsmengen können verstärkte gastrointestinale Sekretionen und damit mehr Erbrechen verursachen und müssen daher zwischen Nutzen und Belastung abgewogen werden [1095]. Parenterale Flüssigkeit kann sowohl intravenös als auch subkutan verabreicht werden. Die Nahrungsaufnahme sollte sich wiederum an den Wünschen des Patienten orientieren. Eine grundsätzliche Nahrungskarenz ist bei gastrointestinaler Obstruktion nicht notwendig. Viele Patienten nehmen das Erbrechen nach Nahrungsaufnahme in Kauf, da sie auf den Genuss des Essens nicht verzichten wollen. Gutes Kauen oder passierte Kost (auch in Form von Babynahrung) sowie häufiger kleine Mengen sind hilfreich. Viele Patienten bevorzugen Eis (v.a. säuerliches, Sorbet), säuerliche Speisen oder auch Suppen.

Die Rolle der **parenteralen Ernährung** wird bei Patienten mit einer inoperablen gastrointestinalen Obstruktion kontrovers diskutiert [1093].

Eine systematische Recherche wurde zur Frage der Wirksamkeit/Wirkung von parenteraler Ernährung durchgeführt. Zwei systematische Übersichtsarbeiten (eine davon mit Metaanalyse) liegen vor, die insgesamt 16 Primärstudien zu parenteraler Ernährung im häuslichen Kontext bei Patienten mit nicht operabler MIO eingeschlossen haben [1110,

1112]. Fünf weitere Primärstudien wurden zudem identifiziert, die parenterale Ernährung im Krankenhaus untersuchen[4]. Von den insgesamt 21 Studien sind nur drei kontrollierte Beobachtungsstudien - eine retrospektive [1114] und zwei prospektive mit hohem Risiko für Bias [1109, 1115]. Die meisten Studien sind deskriptive Fallserien.

Überlebenszeit: Das Cochrane Review verzichtete auf die Durchführung einer Metaanalyse auf Grund der Datenheterogenität. Die mediane Überlebenszeit beträgt 15 bis 155 (Range: 3 bis 1278 Tage) [1112]. In der Metaanalyse von Naghibi et al. mit 244 Patienten aus sieben Studien beträgt die mediane Überlebenszeit 83 Tage (95 % CI: 67 bis 100 Tage) und die mittlere Überlebenszeit 116 Tage [1110]. Die 3-Monats-Mortalität beträgt 55 %. Subgruppenanalysen aus begrenzten Patientenkollektiven geben eine Assoziation zwischen einer erhöhten Überlebenszeit und einem Karnofsky Index > 50 (Log-Rank-Test: $p = 0.01$) bzw. der zugrundeliegenden Tumorerkrankung (Log-Rank-Test: $p = 0.012$ für gastrointestinale versus gynäkologische Karzinome) an. Es gibt dagegen keine Assoziation zwischen Radio-Chemotherapie parallel zur parenteralen Ernährung und der Überlebenszeit, d. h. dass die Daten der Übersichtsarbeit keinen Vorteil des Einsatzes einer Radio-Chemotherapie in Kombination mit parenteraler Ernährung zeigen. Manche Ergebnisse der Studien, die nach der Metaanalyse erschienen, sind mit den Ergebnissen von Naghibi et al. konsistent, andere dagegen nicht: Guerra et al. stellt in einer prospektiven Fallserie deskriptiv eine Assoziation zwischen erhöhter Überlebenszeit und Chemotherapie in Kombination mit parenteraler Ernährung fest, dagegen keine Assoziation mit dem Performance-Status [1106]. Chouhan et al. empfiehlt keine Kombination von parenteraler Ernährung und Chemotherapie aufgrund des ungünstigen Nutzen-Risiken-Verhältnisses aus retrospektiven deskriptiven Daten [1107].
Lebensqualität: Vier Studien mit hohem Risiko für Bias (SIGN LoE 3) im Systematic Review von Naghibi et al. [1110] untersuchen die Lebensqualität von Patienten mit MIO unter parenteraler Ernährung - nur eine davon mit einem validierten Instrument [1116]. Letztere führte als Einzige einen Prä-Post-Vergleich über einen längeren Zeitraum durch und zeigte eine Besserung der Symptome unter Ernährung, die bis 2-4 Monate vor dem Tod anhielt. Naghibi et al. hebt die Limitierungen dieser Studie hervor, die als Grundlage für die ESPEN-Empfehlung diente, wobei Patienten mit einer fortgeschrittenen Krebserkrankung und einer Prognose über 1-3 Monate von einer parenteraler Ernährung profitieren können [1117, 1118]. Sowerbutts et al. heben die widersprüchlichen Ergebnissen aus drei Studien hervor, in denen die Lebensqualität mit einem validierten Instrument gemessen wurde und die sowohl eine Besserung als auch eine Verschlechterung der Lebensqualität beschreiben [1112].Die aktuelle Evidenzlage zur parenteralen Ernährung bei MIO ist somit begrenzt (LoE SIGN 3). Sie liefert einige Anhaltspunkte zur Prädiktion der Überlebenszeit bzw. der Lebensqualität für den

---

[4] Die bisher größte durchgeführte prospektive Fallserie mit 414 Patienten wurde ins Update von Naghibi nicht eingeschlossen, da sie den Einschlusskriterien bzgl. des prozentualen Anteils an MIO-Patienten im gesamten Patientenkollektiv nicht entsprach [1113. Bozzetti, F., et al., *The prognosis of incurable cachectic cancer patients on home parenteral nutrition: a multi-centre observational study with prospective follow-up of 414 patients.* Ann Oncol, 2014. **25**(2): p. 487-93.] Die Ergebnisse dieser Studie zur Überlebenszeit stimmen dennoch mit denen der Metaanalyse von Naghibi et al. überein.

effektiven Einsatz von parenteraler Ernährung bei Patienten mit einer MIO (Karnofsky Index > 50, gastrointestinales Karzinom, Prognose > 1–3 Monate), erlaubt dennoch nur Empfehlungen mit einem sehr niedrigen Evidenzniveau.

Bei Patienten mit einer Prognose von mehr als 1–3 Monaten [1117, 1118], mangelnder enteraler Nahrungsaufnahme, langsam wachsenden Tumoren und fehlender Organ-metastasierung, die eher am Energiemangel sterben würden, kann eine langfristige parenterale Ernährung den Funktionsstatus des Patienten stabilisieren oder verbessern [1118, 1119]. Das Dilemma besteht im Spannungsfeld zwischen der Belastung des Patienten durch die komplexe Maßnahme mit dem Risiko für Komplikationen und statio-nären Behandlungen um extra Zeit und eine geringe Verbesserung der Lebensqualität zu gewinnen oder den Patienten eher versterben zu lassen, möglicherweise mit mehr Würde [1120].

Bei kürzerer Prognose (wenige Wochen Überlebenszeit) ist eine parenterale Ernährung also kritisch zu hinterfragen. Die Frage, ob der Patient an der Tumorerkrankung oder der mangelnden Energiezufuhr stirbt, kann bei der Entscheidung helfen, genauso wie ein mögliches Hungergefühl. Wenn eine parenterale Ernährung in Erwägung gezogen wird, sind Nutzen und Risiko gut abzuwägen.

14.4   Operative Verfahren

Die Empfehlungen dieses Kapitels basieren auf der Expertenmeinung der Leitlinien-gruppe.

Operative Maßnahmen können die Symptome einer MIO beseitigen oder deutlich lin-dern, sind aber bei vielen dieser Patienten mit einer hohen Morbidität und Mortalität (post-OP Morbidität 5–87 % und post-OP 30-Tage Mortalität 4–40 % [1121]) verbunden.

Die Rolle der Chirurgie bzw. operativer Interventionen in der Behandlung der MIO bei Patienten mit einer nicht-heilbaren Krebserkrankung ist wissenschaftlich nicht ausrei-chend untersucht. Die vorhandene Literatur besteht zumeist aus retrospektiven Unter-suchungen, umfasst überproportional Frauen bzw. gynäkologische Krebserkrankungen und in der überwiegenden Mehrzahl der Arbeiten werden keine Symptome oder Le-bensqualitätsparameter berichtet bzw. nicht validiert gemessen [1121, 1122]. Aufgrund des Fehlens von kontrollierten (randomisierten) prospektiven Studien sind die aktuellen Arbeiten aber dennoch eine hilfreiche Unterstützung erfahrungs- und expertenbasier-ter Empfehlungen und geben im Einzelfall wichtige Abschätzungen bzw. Prädiktoren für den Erfolg und die Risiken operativer Maßnahmen.

Bei den Patienten, die eine operative Therapie erhalten haben, zeigen die vorhande-nen Studien zusammenfassend einen Benefit chirurgischer Interventionen bei MIO, gemessen u. a. an der Besserung bzw. dem Verschwinden obstruktiver Symptome (32–100 % der operierten Patienten), der Wiederaufnahme oraler Kost (45–75 %) und der

Entlassung nach Hause (34–87 %) [1122]. Diese positiven Ergebnisse sind aufgrund des Selektionsbias und zum Teil mehrfacher onkologischer und nicht-operativer Behandlungen aber nicht auf jeden Patienten mit einer MIO übertragbar. Im Einzelfall sind die erreichbaren Vorteile gegenüber den möglichen Komplikationen (6–32 % schwerwiegende Komplikationen wie enterokutane Fistel, Anastomoseninsuffizienz, Wunddehiszenz, Myokardinfarkt, Thrombose/Embolie) sowie einer Reobstruktion in 6–47 % der Patienten abzuwägen [1122]. Die hohe post-OP 30-Tage-Mortalität (4–40 %) ist zwar im Kontext einer hohen 30-Tage-Letalität auch konservativ behandelter Patienten mit MIO zu sehen, verdeutlicht aber die Notwendigkeit der sorgfältigen Selektion, um zusätzliches Leid zu verhindern und Ressourcen zu sparen.

Zusätzlich zu Mortalität und Morbidität ist ein möglicher Nutzen chirurgischer Maßnahmen auch immer in Bezug zum eingeschränkten Überleben des Tumorpatienten zu setzen. Um sich von der Operation oder damit verbundenen Komplikationen zu erholen wird ggf. ein substantieller Teil der verbleibenden Lebenszeit im Krankenhaus verbracht. Anhand von Registerdaten konnte gezeigt werden, dass Patienten im UICC Stadium 4 (disseminierter Tumor) im Vergleich zu nicht-disseminierten Tumorpatienten nach chirurgischen Maßnahmen nicht nur eine signifikant erhöhte Morbiditäts- und Mortalitätsrate, sondern auch einen deutlich längeren Krankenhausaufenthalt und eine höhere Wiederaufnahmerate haben [1123]. Von besonderer Bedeutung ist dabei, dass auch Patienten ohne postoperative Komplikationen im Stadium 4 gegenüber den gematchten nicht disseminierten Tumorpatienten eine signifikant längere Verweildauer und höhere 30-Tage-Mortalität haben [1123].

14.4.1 Partizipative Entscheidungsfindung und Therapieziele

Eine sorgfältige Indikationsstellung, möglichst unter Berücksichtigung bekannter Risikoscores, sowie eine patientenzentrierte, partizipative Entscheidungsfindung („shared decision making") sind notwendige Voraussetzungen für die Entscheidung zu einer Operation. Die partizipative Entscheidungsfindung sollte ein konkretes Therapieziel, welches durch die operative Maßnahme erreicht werden kann, definieren. Im Vordergrund stehen klar begrenzte Ziele wie Vermeiden von Erbrechen, die Wiederaufnahme der oralen Nahrungszufuhr oder Verbessern bzw. Ausschalten einer enteralen Fistel oder Verhindern bzw. Sanieren eines septischen Fokus bei drohender Perforation oder Peritonitis durch die MIO [1122, 1124]. Allgemeine bzw. unspezifische Zielsetzungen wie eine Lebensverlängerung oder Verbesserung der Lebensqualität sollten vermieden werden.

Eine MIO ist nur sehr selten ein Notfall. Daher sollte eine Entscheidung für oder gegen eine OP nicht unter Zeitdruck getroffen werden. Den Patienten und Angehörigen ist eine angemessene Zeit zur Verfügung zu stellen, um die vielen Aspekte zu bedenken und so die für den Patienten individuell beste Therapieentscheidung zu treffen [1125].

14.4.2 Interdisziplinäre Entscheidungsfindung unter Einbeziehung der Viszeralchirurgie

14.24.	Konsensbasierte Empfehlung
EK	Die Empfehlung für oder gegen eine operative Behandlung der MIO *soll* multidisziplinär erfolgen.

Hintergrund

Die Empfehlung für oder gegen eine Operation soll multidisziplinär erfolgen, d. h. unter Einbeziehung eines erfahrenen Viszeralchirurgen, eines Palliativmediziners, eines Anästhesisten und ggf. Kollegen weiterer Fachgebiete. Die Aufklärung des Patienten über die Vor- und Nachteile einer operativen Maßnahme und die Einschätzung sowie Kommunikation einer „Inoperabilität" sollte unter Einbindung eines Viszeralchirurgen erfolgen. Insbesondere in der Situation, in der eine Operation als nicht sinnvoll oder nicht erfolgversprechend eingeschätzt wird, erscheint die Aufklärung durch den operativen Spezialisten dem Patienten möglicherweise glaubwürdiger und kann ggf. zu einer realistischen Einordnung der Situation beitragen. Für die Einschätzung des perioperativen Risikos aus anästhesiologischer Sicht sollte frühzeitig eine interdisziplinäre Beurteilung mit den Kollegen aus der Anästhesie unter Einbeziehung des Viszeralchirurgen und Palliativmediziners erfolgen.

14.4.3 Erfolgsaussichten einer operativen Maßnahme: prognostische Faktoren und Prädiktionsabschätzungen

In mehreren retrospektiven Studien und anhand von Registerdaten wurden negative prognostische Faktoren bei Patienten mit MIO identifiziert. Insbesondere Aszites und tastbare Tumormassen, fortgeschrittenes Lebensalter sowie vorangegangene abdominelle oder pelvine Bestrahlung, aber auch Hypalbuminämie und Leukozytose wurden als prognostisch ungünstige Faktoren in Bezug auf eine erfolgreiche chirurgische Intervention beschrieben [1121, 1126–1129]. Da bei diesen Patienten ein rein symptomatisches Vorgehen im Vordergrund steht und die Lebenserwartung oft nur wenige Wochen bis Tage beträgt, sollte spätestens diese Situation zum Anlass genommen werden, Fragen der vorausschauenden Versorgungsplanung anzusprechen und zu klären.

Wurde die letzte Operation in kurativer Intention durchgeführt bzw. bei der zuletzt durchgeführten Operation eine vollständige Tumorreduktion (R0/R1 oder CCR0/CCR1) erreicht, ist eine operative Exploration abzuwägen bzw. mit einer höheren Wahrscheinlichkeit der Beseitigung der Obstruktion verbunden.

Datenbank-basierte Risikokalkulatoren sowie publizierte Nomogramme (einfache graphische Darstellung multivariabler Regressionsmodelle zur individuellen Abschätzung der Wahrscheinlichkeit eines Ereignisses) können eine Entscheidungshilfe für den Chirurgen und den Patienten darstellen, um die Risiken der Operation bzw. der Morbidität und Mortalität aufgrund empirischer Daten abzuschätzen [1128, 1130]. Diese Risikokalkulatoren und Nomogramme ermöglichen zum einem dem Chirurgen eine Objektivierung der vermuteten Chancen und Risiken und können zum anderen dem Patienten helfen, seine Erwartungen mit realistischen Wahrscheinlichkeiten abzugleichen. Spezielle Nomogramme für Patienten mit disseminierter Tumorerkrankung werden in den Arbeiten von Henry et al. und Tseng et al. zur Verfügung gestellt [1126, 1128]. Online abrufbar ist der Risikokalkulator des American College of Surgeons, der „ACS NSQIP surgicalriskcalculator" (http://riskcalculator.facs.org/RiskCalculator/).

14.4.4 Operatives Vorgehen

14.25.	Konsensbasierte Empfehlung
EK	Die operative Behandlung eines Patienten mit MIO *soll* durch einen in der Tumorchirurgie erfahrenen Operateur erfolgen.

14.26.	Konsensbasierte Empfehlung
EK	In einzelnen Fällen *kann* die Operation einer MIO auch laparoskopisch durchgeführt werden.

Hintergrund
Es gibt verschiedene Optionen der operativen Palliation einer intestinalen Obstruktion, die der durchführende Chirurg entsprechend der individuellen Situation anwenden kann. Nach der Exploration, meist durch Laparotomie, sollte sich der Chirurg für das sicherste und schnellste Verfahren entscheiden. Eine Resektion des obstruktiven Darmanteils kann mit oder ohne Kontinuitätswiederherstellung erfolgen (Anastomose oder Stoma). Erscheint eine Resektion nicht sinnvoll bzw. nicht risikoarm durchführbar, sollte eine Umgehungsanastomose (Bypass) durchgeführt werden. Eine Resektion mit Kontinuitätswiederherstellung oder eine Umgehungsanastomose sollte nur durchgeführt werden, wenn mit hinreichender Sicherheit im weiteren (aboralen) Verlauf andere Stenosen bzw. Passagehindernisse ausgeschlossen wurden. Bei entsprechender Indikation (Passagehindernis aboral des Zoekums und freie Bauchdecke im rechten unteren Quadranten) kann zur enteralen Stuhl- und Luftableitung auch die Anlage einer Zoekumfistel (Zökostoma) als risikoarme Maßnahme ohne Notwendigkeit der Laparotomie durchgeführt werden. In einzelnen Fällen kann auch nur die alleinige Gastrostomie/PEG sinnvoll sein [1122, 1127]. Die PEG-Anlage erfolgt vorzugsweise endoskopisch.

Je nach Vor-OP und Distension (Überdehnung bzw. Aufblähung) des Darmes kann die Operation in erfahrenden Händen auch laparoskopisch (minimal-invasiv) durchgeführt werden. Insbesondere zur Symptomreduzierung erwogene Umgehungsanastomosen und Stomata können bei begrenzten Adhäsionen und nicht-disseminierter Peritonealkarzinose laparoskopisch ausgeführt werden.

14.4.5 Perioperatives Management

14.27.	Konsensbasierte Empfehlung
EK	Vor einer operativen oder interventionellen Therapie *sollten* Patienten mit einer nicht-heilbaren Krebserkrankung und MIO eine transnasale Magensonde zur Dekompression bzw. Entlastung von Magen und Dünndarm erhalten.

14.28.	Konsensbasierte Empfehlung
EK	Vor jeder Operation der MIO *soll* die präoperative Stomamarkierung erfolgen. Prä- und postoperativ *soll* die Betreuung durch einen Stomatherapeuten gewährleistet werden.

14.29.	Konsensbasierte Empfehlung
EK	Begleitend zu einer operativen oder interventionellen Therapie der MIO *soll* eine symptomatische Therapie durchgeführt werden.

Hintergrund

Aufgrund der MIO mit u. a. abdomineller Distension mit massiver, intraluminaler Flüssigkeitsansammlung sowie mangelnder enteraler Nahrungsaufnahme bzw. -resorption sind die Patienten oft mangelernährt und/oder dehydriert. Wenn möglich, sollte die frühzeitige präoperative Anlage einer nasogastralen Sonde erfolgen, um durch eine Dekompression bzw. Entlastung von Magen und Dünndarm das perioperative Risiko zu minimieren. Die Anlage der Magensonde hat hier u. a. das Ziel, eine Aspiration bei der Narkoseeinleitung zu vermeiden und verbessert durch Ableitung und Dekompression das intraoperative oder endoskopische Vorgehen. Nach Entscheidung für eine operative Maßnahme sollte eine präoperative Optimierung, ggf. durch zusätzlich parenterale Ernährung, Elektrolytausgleich und/oder Substitution von Blut- oder Gerinnungsprodukten, durchgeführt werden.

Vor jeder Operation sollte die Markierung möglicher Stomapositionen im Bereich der Bauchdecke erfolgen. Diese präoperative Markierung bildet, in Kombination mit der ärztlichen Aufklärung und einem ersten präoperativen Gespräch mit dem Stomatherapeuten, eine wichtige Voraussetzung für eine sichere Stomaversorgung, bessere Lebensqualität und weniger Stoma-bezogene Komplikationen [1131, 1132]. Für Patienten mit einem Stoma ist die Verfügbarkeit eines Stomatherapeuten (zu Regelarbeitszeiten) eine Voraussetzung für eine operative Versorgung der MIO.

14.4.6 Therapiebegrenzung bei intra- und post-operativer Morbidität

14.30.	Konsensbasierte Empfehlung
EK	Gleichzeitig mit der Entscheidung für eine operative Behandlung der MIO *soll* mit dem Patienten und seinen Angehörigen über mögliche post-operative Behandlungsbegrenzungen gesprochen werden.

Hintergrund

Im Rahmen der partizipativen Entscheidungsfindung sollen mit der Entscheidung für eine operative Maßnahme zugleich konkrete Vorkehrungen für den post-operativen Verlauf bzw. eintretende Komplikationen getroffen werden. Entsprechend des Prinzips der Vorausschauenden Versorgungsplanung (Advance Care Planning) sollten die Betroffenen und Therapeuten (insbesondere Chirurgen, Intensivmediziner und Palliativmediziner) bereits vor der operativen Maßnahme über mögliche Therapiebegrenzungen bzw. einen Verzicht auf weitere Eskalationen im post-operativen Verlauf sprechen (u. a. Frage der Langzeitbeatmung und post-operative Tracheotomie, Nierenersatzverfahren o. ä.). Siehe dazu auch Abschnitt 6.6 im Kapitel Kommunikation.

14.5 Interventionelle Verfahren

14.5.1 Endoskopische Verfahren und Stents

14.31.	Konsensbasierte Empfehlung
EK	Bei Patienten mit einer nicht-heilbaren Krebserkrankung und mit einer Tumorbedingten Obstruktion im Magenausgang und Duodenum *kann* eine endoskopische Stentanlage zur Symptomlinderung durchgeführt werden.

14.32.	Konsensbasierte Empfehlung
EK	Bei Patienten mit einer nicht-heilbaren Krebserkrankung und mit einer Lebenserwartung von wenigen Monaten oder einem schlechten Allgemeinzustand (ECOG 3-4) *kann* ein endoskopisches Verfahren bei einer isolierten Obstruktion im Bereich des Magens oder gastroduodenalen Überganges erwogen werden.

14.33.	Konsensbasierte Empfehlung
EK	Bei Patienten mit einer nicht-heilbaren Krebserkrankung und mit einer umschriebenen, isolierten Obstruktion des Kolons oder Rektums *kann* eine endoskopische Stentanlage erwogen werden, vor allem auch bei Patienten, bei denen eine Operation aufgrund von Komorbiditäten schwierig erscheint.

14.34.	Konsensbasierte Empfehlung
EK	Die Indikation zur endoskopischen Stentanlage bei Patienten mit einer nicht-heilbaren Krebserkrankung und MIO *sollte* interdisziplinär mit dem endoskopierenden Gastroenterologen und dem Viszeralchirurgen gestellt werden.
	Das Aufklärungsgespräch mit dem Patienten *sollte* dabei auch mögliche Konsequenzen des Versagens der endoskopischen Therapie bzw. damit verbundener Komplikationen beinhalten.

Hintergrund

Die Empfehlungen zu endoskopischen Verfahren bei MIO basieren auf der Expertenmeinung der Leitliniengruppe.

Obwohl das klinische Bild dramatisch imponieren kann, stellt die interventionelle Versorgung einer MIO keinen Notfalleingriff dar und sollte mit dem Patienten und seinen Angehörigen ausführlich besprochen werden. Eine endoskopische Therapie und Stentanlage ermöglicht eine Wiederherstellung der Darmpassage mit einem minimal-invasiven Aufwand und hoher technischer Erfolgsrate [1133-1139].

Wichtig ist es, bei der Therapieplanung alle Einflussfaktoren (Patientenfaktoren und technische Faktoren) in die Entscheidungsfindung mit einzubeziehen, um eine Übertherapie zu vermeiden [1092].

Der Vorteil der endoskopischen Therapie und Stentimplantation liegt in der geringen Invasivität und dem damit verbundenen geringeren Morbiditätsrisiko. Darüber hinaus führt dieses Verfahren zu einer schnelleren Wiederaufnahme der oralen Nahrungszufuhr und kürzeren Krankenhausliegezeiten [1140, 1141]. Diese Vorteile gelten sowohl für ein therapeutische Intervention am oberen, als auch unteren Gastrointestinaltrakt [1142]. Aufgrund des heterogenen Patientenkollektives palliativmedizinischer Patienten und den nur spärlich vorhandenen kontrolliert, randomisierten Studien ist die Aussagekraft von Metaanalysen zum Stellenwert der endoskopischen Stentapplikation für diese Patientengruppe eingeschränkt.

Von einer endoskopischen Therapie ist kurzfristig das beste Therapieergebnis zu erwarten, bei geringer Belastung des Patienten, jedoch unter dem Risiko von späteren Komplikationen (e.g. Stentmigration und -perforation). Daher sollte diese Intervention bei Patienten mit einer geringen Lebenserwartung < 6 Monaten) und schlechtem Allgemeinzustand (ECOG 3-4) favorisiert werden [1143, 1144]. Ein chirurgisches Vorgehen stellt gegebenenfalls eine größere Belastung für den Patienten dar, bei jedoch längerfristigem Therapieansprechen [1145, 1146].

Vor Anlage eines Stents im oberen GI-Trakt sollten distal gelegene Passagestopps weitgehend ausgeschlossen werden, da sonst eine Aggravierung der Symptomlast droht.

Bei intestinaler Obstruktion im Bereich des Kolons ist die Datenlage sowie die Empfehlungen in den Leitlinien ebenfalls heterogen (siehe z. B. Empfehlungen zur Stentimplantation in der Palliativsituation der Europäischen Gesellschaft für Endoskopie [1147] und der S3-Leitlinie zur Therapie des kolorektalen Karzinoms [1148]). In der Zusammenschau erscheint es aufgrund der aktuellen Datenlage jedoch sinnvoll, eine Stentimplantation bei Obstruktion im Bereich des Kolons in Erwägung zu ziehen, wenn einerseits der Allgemeinzustand des Patienten eine Operation schwierig oder unmöglich erscheinen lässt [1149], und andererseits die Prognose nicht ohnehin auf wenige Tage beschränkt ist.

Vor Durchführung der Stentimplantation sollten im Rahmen der partizipativen Entscheidungsfindung mögliche Konsequenzen des Versagens der endoskopischen Therapie bzw. damit verbundener Komplikationen besprochen werden. Wurde initial eine Operation als nicht sinnvoll bzw. als nicht erfolgversprechend eingeschätzt, sollte vor der endoskopischen Intervention eine mögliche Therapielimitierung im Fall einer Perforation oder anderen schwerwiegenden Stentkomplikationen thematisiert werden. Die Indikation zur endoskopischen Stentanlage sollte daher möglichst interdisziplinär mit dem endoskopierenden Gastroenterologen und dem Viszeralchirurgen gestellt werden.

Eine Peritonealkarzinose stellt keine Kontraindikation gegen eine Stentimplantation dar. Bei eindeutig umschriebener, singulärer Stenosierung kann auch in diesem Fall endoskopisch ein Therapieerfolg erzielt werden [1127, 1150].

Ein wesentlicher Faktor für eine erfolgreiche endoskopische Therapie stellt neben der strengen Indikationsstellung die Erfahrung des Endoskopikers [1151] und der gezielte Einsatz der vorhandenen Technik dar [1152].

14.5.2 Nasogastrale Ablaufsonde und Ablauf-PEG

14.35.	Konsensbasierte Empfehlung
EK	Bei Patienten mit einer nicht-heilbaren Krebserkrankung und MIO, bei denen ein operatives Vorgehen nicht mehr möglich ist, *kann* zur Erleichterung von Übelkeit und Erbrechen zeitweilig eine nasogastrale Sonde gelegt werden, wenn die symptomatische Therapie nicht zufriedenstellend ist.

14.36.	Konsensbasierte Empfehlung
EK	Bei Patienten mit einer nicht-heilbaren Krebserkrankung und MIO, bei denen eine nasogastrale Sonde Linderung von Übelkeit und Erbrechen verschafft, *sollte* die Anlage einer Ablauf-PEG geprüft werden.

Hintergrund
Die Empfehlungen zu nasogastraler Ablaufsonde und Ablauf-PEG bei MIO basieren auf der Expertenmeinung der Leitliniengruppe.

Patienten, die anhaltend Erbrechen haben ein erhöhtes Aspirationsrisiko. Zudem ist das Erbrechen, besonders wenn mehrmals täglich, für viele Patienten sehr belastend. Durch die Distension aufgrund der Flüssigkeitsmenge kann sich der Magen außerdem nicht mehr entleeren [1127]. Die vorübergehende Dekompression durch eine nasogastrale Sonde kann durch die Entleerung von Magen- und Dünndarmsekret zur Verbesserung der Symptome Übelkeit und Erbrechen, aber auch der abdominellen Schmerzen beitragen. Allerdings wird die Sonde von vielen Patienten nicht gut oder überhaupt nicht toleriert, insbesondere, wenn sie länger liegt (> 2–3 Tage). Bei einer Langzeitbehandlung mit einer nasogastralen Sonde steigt zudem die Gefahr von unerwünschten Nebenwirkungen bzw. Komplikationen wie z. B. Pneumonie, Erosionen/Ulzerationen der Nasen- und/oder Magenschleimhaut, Pharyngitis, Ösophagitis oder Sinusitis [1127]. Da die Distension der Darmwand eine kritische pathophysiologische Größe darstellt und aufgrund der erhöhten Wandspannung mit konsekutiver Mikrozirkulationsstörung und Hypoxie über zahlreiche Regulationsmechanismen zu einem Kreislauf der Verstärkung der Ileus-Symptome mit Hypovolämie und bakterieller Durchwanderung führt, ist eine initiale Entlastung durch Anlage einer nasogastralen Sonde sinnvoll [1153]. Es gibt allerdings keine wissenschaftliche Evidenz, die eine routinemäßige Anlage einer Magensonde bei Patienten mit einer Dünndarmobstruktion fordert [1154]. Insbesondere vor einer Operation oder Intervention sollte aber bei Patienten mit distendiertem Magen und/oder einer Obstruktion im Dünndarm die Anlage einer Magensonde erwogen werden (siehe Abschnitt Perioperatives Management). Eine nasogastrale Sonde sollte erst entfernt werden, wenn das Sekret auf < 1 l/24 Stunden reduziert ist [1127]. Falls auf eine nasogastrale Sonde trotz medikamentöser Sekretionshemmung (s.u.) nicht verzichtet werden kann, ist eine Ablauf-PEG (perkutane endoskopische Gastrostomie) als Alternative zeitnah zu erwägen.

Studien zur Anlage einer Ablauf-PEG sind retrospektiv [987, 1111, 1155–1160] – mit einer Ausnahme [1161]. Besonders Patienten mit einer hohen MIO im Magen oder Duodenum und unstillbarem Erbrechen können von einer Ablauf-PEG profitieren [1127]. Eine eher frühzeitige Anlage der Ablauf-PEG scheint von Vorteil zu sein, um eine schnellere Symptomlinderung zu erreichen [1158, 1162]. Nach Anlage einer Ablauf-PEG können Patienten in der Regel Flüssigkeit und unter Umständen auch kleinere Mengen Nahrung zu sich nehmen. Allerdings muss darauf geachtet werden, dass die Sonde nicht verstopft. Die Anlage der Ablauf-PEG erfolgt in der Regel endoskopisch. Aszites sollte vorher drainiert werden [1163]. Kontraindikationen sind infragastrale Tumormassen bzw. perigastrale Peritonealkarzinose.

14.6   Medikamentöse Therapie

Die medikamentöse Therapie der Symptome, die durch eine gastrointestinale Obstruktion verursacht werden, stellt eine wesentliche Säule in der Betreuung von Patienten mit einer gastrointestinalen Obstruktion dar und muss v.a. dann, wenn ein operatives oder anderes interventionelles Vorgehen nicht möglich ist, intensiviert werden. Im Vordergrund der medikamentösen Therapie stehen Übelkeit, Erbrechen und abdominelle Schmerzen.

Bei der medikamentösen Therapie sind grundsätzlich zwei verschiedene Ansätze abzuwägen [1164]. Wenn eine Wiederherstellung der Passage angestrebt wird (inkomplette MIO), finden neben prokinetischen Antiemetika und Laxantien auch Kortikosteroide zur Ödemreduktion Verwendung. Ist eine medikamentöse Wiederherstellung der Darmpassage ausgeschlossen (komplette MIO), werden neben Antiemetika und Analgetika insbesondere antisekretorische Pharmaka eingesetzt, die die intraluminale Sekretion vermindern sollen [1164].

Die Wahl der Medikamente, die Kombination der Medikamente und die Applikationsform müssen für jeden Patienten individuell gewählt werden [1095]. Die Therapie sollte so durchgeführt werden, dass sie auch zuhause, ggf. mit Unterstützung eines SAPV-Teams durchgeführt werden kann.

14.6.1 Therapie von Übelkeit und Erbrechen bei MIO

(siehe auch Kapitel Übelkeit und Erbrechen (nicht Tumortherapie-induziert))

14.37.	Evidenzbasierte Empfehlung
Empfehlungsgrad **B**	Für die Behandlung von Übelkeit und Erbrechen bei Patienten mit einer nichtheilbaren Krebserkrankung und einer **inkompletten MIO** *sollten* Prokinetika wie Metoclopramid zur Antiemese eingesetzt werden.
Level of Evidence **4**	Quellen: –

14.38.	Evidenzbasierte Empfehlung
Empfehlungsgrad **B**	Für die Behandlung von Übelkeit und Erbrechen bei Patienten mit einer nichtheilbaren Krebserkrankung und mit einer **kompletten MIO** *sollten* Prokinetika wie Metoclopramid zur Antiemese *nicht* eingesetzt werden.
Level of Evidence **4**	Quellen: –

14.39.	Evidenzbasierte Empfehlung
Empfehlungsgrad **B**	Für die Behandlung von Übelkeit und Erbrechen bei Patienten mit einer nichtheilbaren Krebserkrankung und mit einer **kompletten MIO** *sollten* Antipsychotika (z. B. Haloperidol*, Levomepromazin*, Olanzapin*) oder Antihistaminika allein oder in Kombination zur Antiemese eingesetzt werden. * Off-Label-Use

14.39.	Evidenzbasierte Empfehlung
Level of Evidence **3** **4**	Quellen Antipsychotika: Kaneishi et al. 2012 [1165] Quellen Antihistaminika: –

14.40.	Evidenzbasierte Empfehlung
Empfehlungsgrad **0**	Für die Behandlung von Übelkeit und Erbrechen bei Patienten mit einer nicht-heilbaren Krebserkrankung und einer **kompletten MIO** *können* 5HT$_3$-Antagonisten* zur Antiemese in Kombination mit typischen und atypischen Antipsychotika und Antihistaminika eingesetzt werden. * Off-Label-Use
Level of Evidence **4**	Quellen: –

14.41.	Evidenzbasierte Empfehlung
Empfehlungsgrad **0**	Anticholinergika wie Butylscopolamin* *können* zur Reduktion der gastrointestinalen Sekretion bei Patienten mit einer nicht-heilbaren Krebserkrankung und MIO eingesetzt werden. * Off-Label-Use
Level of Evidence **3**	Quellen: Obita et al. 2016 [1166], Klein et al. 2012 [1164]

14.42.	Evidenzbasierte Empfehlung
Empfehlungsgrad **0**	Anticholinergika und Prokinetika *sollen nicht* in Kombination bei Patienten mit einer nicht-heilbaren Krebserkrankung und MIO gegeben werden.
Level of Evidence **4**	Quellen: –

14.43.	Evidenzbasierte Empfehlung
Empfehlungsgrad **0**	Somatostatin-Analoga* *können* zur Reduktion der gastrointestinalen Sekretion bei Patienten mit einer nicht-heilbaren Krebserkrankung und MIO eingesetzt werden. * Off-Label-Use
Level of Evidence **1+**	Quellen: Obita et al. 2016 [1166], Klein et al. 2012 [1164]

14.44.	Evidenzbasierte Empfehlung
Empfehlungsgrad **0**	Somatostatin-Analoga* *können* bei Patienten mit einer nicht-heilbaren Krebs-erkrankung und MIO in Kombination mit Butylscopolamin* zur Reduktion der gastrointestinalen Sekretion eingesetzt werden. * Off-Label-Use
Level of Evidence **4**	Quellen: –

14.45.	Konsensbasierte Empfehlung
EK	Ranitidin* oder Protonenpumpen-Hemmer* *können* zur Sekretionsminderung bei Patienten mit einer nicht-heilbaren Krebserkrankung und MIO eingesetzt werden. * Off-Label-Use

14.46.	Evidenzbasierte Empfehlung
Empfehlungsgrad **0**	Glukokortikoide* *können* als Therapieversuch zur Passagewiedereröffnung für 5-10 Tage bei Patienten mit einer nicht-heilbaren Krebserkrankung und MIO eingesetzt werden. * Off-Label-Use
Level of Evidence **1+**	Quellen: Feuer et al. 2000 [1167]

Hintergrund

Die Empfehlungen dieses Kapitels basieren auf einer systematischen Literaturrecherche zur Wirksamkeit bzw. Wirkung von Antiemetika, Sekretionsinhibitoren und Steroiden zur Linderung von Übelkeit und Erbrechen bei Patienten mit einer MIO.

Obwohl Übelkeit und Erbrechen bei Patienten mit gastrointestinaler Obstruktion häufig gleichzeitig auftreten, sind es zwei unterschiedliche Symptome, die beide so weit wie möglich reduziert werden sollten. Für Patienten sind eine Verringerung der Übelkeit und die Reduzierung der Brechfrequenz auf 1-2 ×/d und des Volumens häufig schon eine deutliche Erleichterung und ein realistischeres Ziel als die komplette Symptomfreiheit. Patienten mit hohen gastroduodenalen Verschlüssen leiden manchmal unter profusem Erbrechen, das allein mit medikamentöser Therapie schwer zu kontrollieren ist. Bei tieferliegenden Verschlüssen kann mit medikamentöser Therapie in vielen Fällen eine deutliche Symptomlinderung ohne die Notwendigkeit einer nasogastralen Sonde erreicht werden [1168].

Gegen Übelkeit und Erbrechen werden sowohl Antiemetika als auch sekretionshemmende Medikamente, die aber selbst nicht antiemetisch wirken, eingesetzt (siehe Tabelle 34).

Antiemetika

Zur Therapie stehen Antiemetika mit unterschiedlichen Ansatzpunkten zur Verfügung, die ggf. auch kombiniert werden können.

Prokinetika wie Metoclopramid, Domperidon und Prucaloprid wirken auf die Magen-Darm-Peristaltik, d. h. sie sind motilitätsfördernd. Daher sollten sie nicht bei Hinweis auf eine komplette Obstruktion oder krampfartigen abdominellen Schmerzen eingesetzt werden. Falls es unter Gabe von Prokinetika zu einer Zunahme von (krampfartigen) abdominellen Schmerzen oder vermehrtem Erbrechen kommt, sollten Prokinetika abgesetzt werden. Metoclopramid ist ein peripher und zentral wirksamer D_2-Antagonist, ein peripherer $5HT_4$-Agonist und in höheren Dosierungen ein $5HT_3$-Antagonist [1169]. Da Prokinetika Acetylcholinrezeptoren stimulieren, sollten sie nicht mit Anticholinergika kombiniert werden [1165, 1168] (siehe unten Sekretionshemmung). Wegen der zentralen Dopaminantagonisierung besteht die Gefahr extrapyramidal-motorischer Nebenwirkungen. Domperidon hat eine ähnliche Wirkweise wie Metoclopramid, passiert aber die Blut-Hirn-Schranke nicht, so dass es keine extrapyramidal-motorischen Nebenwirkungen verursacht [1169]. Da Domperidon aber nur in oraler Applikationsform zur Verfügung steht, spielt es bei der Therapie der gastrointestinalen Obstruktion nur eine untergeordnete Rolle. Prucaloprid ist als Agonist an serotonergen $5-HT_4$-Rezeptoren prokinetisch wirksam. Durch Freisetzung von Acetylcholin werden Darmbewegungen gefördert und die Passage im Kolon beschleunigt [1066]. Zugelassen ist Prucaloprid für die symptomatische Behandlung chronischer Verstopfung bei Erwachsenen, bei denen Laxantien keine ausreichende Wirkung erzielen [EMA 2017, www.ema.europa.eu]. Da es nur in oraler Form verfügbar ist, ist der Einsatz bei der inkompletten MIO eingeschränkt. Dimenhydrinat ist ein **antihistaminisch-antimuskarinisches Antiemetikum** mit sedierender Nebenwirkung. Als **Antipsychotika** werden Haloperidol*, Levomepromazin* und Olanzapin* in der Therapie von Übelkeit und Erbrechen verwendet (* Off-Label-Use). Sie haben unterschiedliche Wirkansätze mit Haloperidol als hochpotenten und alleinigem Dopaminantagonist, Levomepromazin und Olanzapin mit einer breiten Rezeptorwirkung an zentralen Dopamin-, Histamin-, Acetycholin- und $5HT_2$-Rezeptoren. **Setrone** wie Ondanseton und Granisetron blockieren die verstärkende Wirkung von überschüssigem Serotonin (5HT) auf vagale Nervenfasen, die u. a. bei geschädigter Darmschleimhaut oder bei Darmdistension aus enterochrom-affinen Zellen entsteht [1169].

Die Studienlage für Antiemetika bei MIO ist sehr begrenzt. Es konnte eine einzige, retrospektive und unkontrollierte Prä-Post-Studie eingeschlossen werden (d. h. ohne Aussagekraft zur Wirksamkeit), die Olanzapin bei 20 Patienten mit inkompletter intestinaler Obstruktion untersucht (SIGN LoE 3) [1165]. Die Intensität von Übelkeit und die Häufigkeit an Brechepisoden pro Tag nahmen signifikant ab ($p < 0.001$ bzw. < 0.01).

Es konnten keine Studien zu $5HT_3$-Antagonisten, H_1-Antagonisten, Prokinetika oder weiteren Antipsychotika identifiziert werden. Die Studien, die ein Antiemetikum in Kombination mit anderen Wirkstoffen untersuchen, werden weiter unten beschrieben.

Bei der Therapie von Übelkeit und Erbrechen bei MIO gibt es keine Hinweise, welches Antiemetikum gegenüber den anderen bevorzugt werden soll [1127]. Bei inkompletter Obstruktion wird üblicherweise Metoclopramid (* Off-Label-Use) als Antiemetikum der ersten Wahl verordnet (SIGN LoE 4) [1127]. Die langjährige, gute klinische Erfahrung rechtfertigt einen B-Empfehlungsgrad. Bei kompletter MIO sind Prokinetika kontra-indiziert. Die negative, abgeschwächte B-Empfehlung gegen die Verabreichung von Prokinetika bei kompletter MIO ist damit begründet, dass eine scharfe diagnostische Abgrenzung zwischen kompletter und inkompletter Obstruktion oft nicht möglich ist. Antipsychotika und/oder Antihistaminika, die in der Praxis häufig Anwendung fin-den, sind im Fall einer kompletten MIO zunächst zu empfehlen (SIGN LoE 3 bzw. LoE 4; Empfehlungsgrad B). $5HT_3$-Antagonisten können ergänzend in Kombination verabreicht werden, da es bei MIO immer auch zu einer Serotonin-Ausschüttung im Darm kommt [1168].

Sekretionsinhibitoren (Somatostatin-Analoga, Butylscopolamin, Antihistaminika, und Protonenpumpeninhibitoren)
Antisekretorische Medikamente, die bei der gastrointestinalen Obstruktion zum Einsatz kommen, sind Butylscopolamin* und Somatostatinanaloga wie Octreotid* und Lanreo-tid* (* Off-Label-Use). Ziel ist es, durch Minderung der gastrointestinalen Sekretion eine Linderung des Erbrechens zu erreichen.

Butylscopolamin hat sowohl antisekretorische als auch spasmolytische Wirkung. Es ist ein **Anticholinergikum**, das aufgrund seiner quartären Struktur die Blut-Hirn-Schranke nicht passiert. Damit verursacht es keine zentralnervösen Nebenwirkungen, hat aber auch keine eigene antiemetische Wirkung. Da Anticholinergika die Acetylcholinrezepto-ren blockieren, während Prokinetika diese stimulieren, sollen die beiden Substanzklas-sen nicht miteinander kombiniert werden [1169, 1170].

Somatostatin-Analoga hemmen u. a. die Sekretion verschiedener Hormone des gas-troenteropankreatischen Systems und der Magensäuresekretion, der GI-Motilität (ver-zögerte Magenentleerung und Dünndarmpassage) und der Gallenblasenentleerung. Es kommt außerdem zu einer verminderten Resorption von Kohlenhydraten, erhöhter Re-sorption von Elektrolyten und Wasser, zu einer verringerten Durchblutung im Splanch-nikusgebiet und einer Minderung des erhöhten Drucks des unteren Ösophagussphink-ters [1094].

Zwei systematische Übersichtsarbeiten ohne Metaanalyse zu Somatostatin-Analoga wurden identifiziert. Das aktuelle und methodisch gut durchgeführte Systematic Review von Obita et al. untersucht in sieben RCTs die Effektivität von Somatostatin-Analoga bei insgesamt 427 Patienten mit inoperabler MIO [1166]. Das etwas ältere Review von Klein et al. zu Sekretionsinhibitoren gibt keine zusätzlichen Informationen zur Wirksamkeit von Somatostatin-Analoga. Es wurden zudem keine zusätzlichen, neuen RCTs oder CCTs nach Publikation von Obita et al. durch eine systematische Recherche (Update von Obita) identifiziert.

Generell bleibt die Effektivität von Somatostatin-Analoga zur Symptomlinderung bei MIO unklar [1166]. Einerseits konnten vier RCTs mit hohen bzw. unklaren Bias-Risiken und ohne bzw. unklarer Powerkalkulation eine Überlegenheit von Octreotid über Butylscopolamin für die Reduktion von Erbrechen und/oder Übelkeit und zum Teil für die Linderung von kontinuierlichen abdominalen Schmerzen zeigen, die allerdings meistens nur wenige Tage (ca. drei) anhielt (SIGN LoE 1- bis 1+) [1166]. Andererseits fanden zwei gepowerte RCTs guter Qualität (SIGN LoE 1++) keinen signifikanten Unterschied zwischen Octreotid bzw. Lanreotid und Placebo für diese Outcomes [1171, 1172] (in [1166]). Für die Linderung von kolikartigen Schmerzen waren die Ergebnisse nicht signifikant. Obita et al. hebt zudem den mangelnden Konsensus hervor, den es bezüglich der klinischen Relevanz von Outcomes bei MIO gibt und deshalb den Studienvergleich erschwert. Somatostatin-Analoga zeigten generell eine gute Verträglichkeit.

Als interventionelle Studien zur Frage der Effektivität von Butylscopolamin wurden nur die o.g. vier nicht oder unklar gepowerten RCTs identifiziert, die Butylscopolamin als Kontrolle gegen Octreotid testen [1173-1176]. Butylscopolamin war unterlegen (s.o.). Der Prä-Post-Vergleich innerhalb des Studienarmes Butylscopolamin konnte in drei der bereits genannten RCTs gesondert bewertet werden (SIGN LoE 3) [1173, 1175, 1176]. Butylscopolamin wurde in vergleichbarer Weise subkutan mit einer Dosierung von 60 (bis 80) mg/d kontinuierlich über drei Tage verabreicht. Die Episoden von Erbrechen [1173, 1175], das Volumen an gastrointestinalen Sekretionen [1175] sowie kontinuierliche oder kolikartige Schmerzen [1176] nahmen in einem Teil der Studien signifikant ab, Übelkeit wurde dagegen nicht signifikant gelindert [1173, 1175] (SIGN LoE 3). In den anderen Studien sind die Daten zu diesen Outcomes unzureichend dargestellt. Nur in Peng et al. war das Patientenkollektiv im Butylscopolamin-Arm etwas größer (n=49), in den anderen zwei Studien war es unter zehn. Eine kleine Fallserie mit drei Patienten berichtet zudem über eine signifikante Reduktion der gastrointestinalen Flüssigkeiten über die nasogastrale Sonde und der kolikartigen Schmerzen [1177] (SIGN LoE 3). Damit ist die Evidenzlage für Anticholinergika sehr begrenzt, wobei nur eine offene Empfehlung (0) formuliert wurde.

Antihistaminika (H_2-Antagonisten) und **Protonenpumpeninhibitoren** (PPI) haben einen dosisabhängigen Effekt auf die gastrointestinale Sekretion. H_2-Antagonisten blockieren H_2-Rezeptoren der Parietalzellen im Magen und hemmen dadurch den stimulierenden Effekt von Histamin auf die Menge der gastrointestinalen Sekretion [1178]. PPIs blockieren die Hydrogen/Kalium-Adenosin-Triphosphatase (H+/K+ ATPAse), die „Protonenpumpe" der Parietalzellen im Magen mit Inhibition der stimulierenden Effekte von Histamin, Gastrin und Acetylcholin [1178]. Zu dieser Medikamentenklasse wurde keine systematische Recherche durchgeführt. Literatur liegt als indirekte Evidenz vor: In einer systematischen Literaturübersicht wurden sieben Studien im perioperativen Setting bei elektiven Operationen identifiziert, die Ranitidin mit PPI (Omeprazol, Lansoprazol, Pantoprazol und Rabeprazol) mit einander verglichen haben [1178]. Insgesamt ist die Sekretionshemmung bei Ranitidin ausgeprägter als bei PPI (0,16 ml/kg vs. 0,41 ml/kg [1178].

Glukokortikoide

Glukokortikoide reduzieren das peritumoröse Ödem, wodurch die gastrointestinale Motilität verbessert werden soll. Zudem haben sie möglicherweise eine zentrale antiemetische Wirkung (siehe auch Kapitel Übelkeit und Erbrechen (nicht Tumortherapie-induziert)). Ein systematisches Cochrane Review mit Metaanalyse von drei nicht-gepowerten RCTs mit einem gesamten Kollektiv von 89 Patienten und mit niedrigem Risiko für Bias (SIGN LoE 1+) wurde identifiziert [1167]. Das für die Zwecke dieser Leitlinie durchgeführte Update dieses Cochrane Review konnte keine weiteren interventionellen Studien zur Frage der Effektivität von Steroiden einschließen. In diesen drei RCTs wurden Dexamethason oder Methylprednisolon i. v. gegen Placebo getestet. Für das Outcome der klinischen Besserung der MIO („clinical resolution of bowel obstruction") innerhalb von zehn Tagen konnte kein signifikanter Unterschied zwischen den Studienarmen trotz eines positiven Trends zugunsten der Steroide erreicht werden (Random effect model: OR=0.51; 95 % CI 0.19, 1.43; NNT=6). Die Mortalität änderte sich nicht signifikant zwischen beiden Armen (OR=0.91; 95 % CI 0.37, 2,23). Statistische Ergebnisse zu Symptomlinderung oder Lebensqualität sind nicht verfügbar. Steroide wurden generell gut vertragen.

Kombination aus verschiedenen Wirkstoffklassen

a) Analytische Studien

Eine multizentrische, gut durchgeführte, unkontrollierte Phase-II-Studie testete Granisetron (3 mg/d iv) bei 24 Patienten (SIGN LoE 3). Das Antiemetikum wurde mit Dexamethason (4 mg/12h iv) kombiniert – trotz potentiellem antiemetischem Effekt des Steroids –, da dieses zum klinischen Therapiestandard der MIO gehört. In der statistischen Prä-Post-Analyse nahmen die Episoden an Erbrechen, die Übelkeit, die kontinuierlichen und kolikartigen Schmerzen schon nach 24 Stunden (p < 0.001 bis p < 0.05) – mit anhaltenden Ergebnissen nach 4 Tagen (p < 0.001) – signifikant ab. Asthenie und Anorexie wurden dagegen nicht signifikant gelindert [1179].

In einer älteren, prospektiven, unkontrollierten Prä-Post-Studie untersuchte Ventafridda et al. die Wirkung von Scopolamin, Morphin und/oder Haloperidol auf die Symptome von MIO bei 22 Patienten [1180]. Da die Substanzen je nach Symptomlast unterschiedlich kombiniert wurden, ist die Aussagekraft begrenzt. Im gesamten Patientenkollektiv wurde eine signifikante Linderung von Schmerzen erreicht. Das Erbrechen konnte bis in drei Fällen gut kontrolliert werden (SIGN LoE 3).

b) Deskriptive Studien

Sechs Fallserien (n=4 bis 75) mit dem den deskriptiven Studien eigens hohen Risiko für Bias beschreiben die Kombination von verschiedenen Substanzen für die symptomatische Behandlung von MIO.

Laval et al. untersuchte bei 75 Patienten mit insgesamt 80 MIO-Episoden und einer medianen Überlebenszeit von 31 Tagen (7–521 Tage) eine dreistufige Therapie [1162]: 1) Antiemetikum (Haloperidol oder Chlorpromazin), Scopolamin, Kortikosteroid und Analgetikum (nach WHO-Schema) während fünf Tagen; 2) bei Nicht-Besserung der MIO (klinisch und radiologisch): Octreotid s. c. oder i. v. für drei Tage (Scopolamin abgesetzt; Steroid abgesetzt oder reduziert); 3) bei refraktären Symptomen (Übelkeit und Erbrechen), Legen einer Ablauf–PEG. Nach Behandlung mit der zweiten Stufe konnten die Symptome bei 76 % der Patienten erfolgreich kontrolliert werden, nach Stufe 3 waren es 90 %. Bei 10 % musste eine nasogastrale Sonde dauerhaft gelegt werden. Eine Besserung der MIO fand bei insgesamt 36 % der MIO-Episoden statt (SIGN LoE 3).

Vier Fallserien (insgesamt n=42) – davon zwei prospektive mit konsekutiver Rekrutierung [1181, 1182] – beschreiben eine therapeutische Kombination aus Octreotid, einem Steroid und einem Antiemetikum (Metoclopramid: n=39; Ondansetron: n=3) [1181–1184]. Die meisten Patienten wurden zudem mit Opioiden behandelt. In einer Studie wurde außerdem ein Kontrastmittel als oraler Bolus (Amidotrizoat) zu Therapiebeginn verabreicht um die Passage wieder herzustellen [1181]. Bei den meisten Patienten konnte in wenigen Tagen die Durchgängigkeit wiederherstellt und eine gute Symptomlinderung erreicht werden (Übelkeit, Erbrechen, Schmerz) (SIGN LoE 3).

Eine weitere, ältere Fallserie (n=24) beschreibt die Kombination von Metoclopramid und Morphin mit positiven Ergebnissen auf die Symptomlast [1185]. Zwei Fallberichte fanden ebenso eine Linderung der Symptome unter Kombination von Octreotid, Butylscopolamin und Opioiden [1186] und von Octreotid, Metcoclopramid, Dexamethason und Morphin [1187].

Tabelle 34: Therapie von Übelkeit und Erbrechen bei gastrointestinaler Obstruktion (adaptiert von Bausewein et. al. [1094])

Substanzklasse	Medikament	Dosis	Bemerkung
Prokinetikum	Metoclopramid	30–40* mg/d s. c.*	Mittel der Wahl, wenn inkomplette Obstruktion oder funktionelle Störungen vermutet werden. Wegen Verstärkung der GI-Motilität können Schmerzen und Erbrechen verstärkt werden. **Cave**: Bei Vorliegen einer kompletten Obstruktion Medikament absetzen
Antipsychotika	Haloperidol*	2,5–10 mg/d s. c.* oder i. v.*	Mittel der Wahl, wenn komplette Obstruktion und keine prokinetischen Antiemetika verwendet werden können
	Levomepromazin*	1–5 mg oral/ s. c.* zur Nacht	Erhöhung bis 25 mg/d möglich, aber selten notwendig
	Olanzapin*	2,5 mg als Anfangsdosis, ggf. 5 – 10 mg oral/ s. l. tgl.	Cave bei älteren und dementen Patienten wegen verlängerter Halbwertzeit und erhöhtem Mortalitätsrisiko
Antihistaminikum	Dimenhydrinat	150 mg rektal 62–400 mg/d s. c.* oder i. v.	Wirkt sedierend

Substanzklasse	Medikament	Dosis	Bemerkung
Setrone	Ondansetron*	8 mg oral oder s. l./ s. c.*/ i. v. 2–3 mal tgl.	Verstärkung Obstipation
	Granisetron*	1–2 mg oral/ s. c.*/ i. v. 1mal tgl.	Verstärkung Obstipation, Steigerung bis 9 mg tgl. möglich
Anticholinergikum	Butylscopola-min*	40–80 mg/d s. c./i. v. Dosiserhöhung bis 120 mg* möglich	Zur Verminderung der GI-Sekretion, keine eigene antiemetische Wirkung. Zunahme von Mundtrockenheit und Durst möglich
Somatostatinanaloga	Octreotid*	Anfangsdosis 100 µg 12–stdl., Steigerung bis 750 µg/d mög-lich, darüber selten mehr Effekt	Zur Verminderung der GI-Sekretion, Mittel der 2. Wahl, da teuer
	Lanreotid*	60 mg tief s. c. in äußeren obe-ren Quadranten des Gesäßes alle 3 Monate	Falls notwendig 120 mg alle 4 Wo-chen
H$_2$-Blocker	Ranitidin*	50 mg 2–4 mal tgl. oder kon-tinuierlich 100 – 200 mg/24 h i. v.	
Protonenpumpen-inhibitoren	Omeprazol*	40 – 80 mg/ d i.v, s. c.*	
Kortikosteroide	Dexametha-son*	8–12 mg/d s. c.*/ i. v.	Zur Reduktion des peritumorösen Ödems (mögliche Wiedereröffnung der Passage) und Antiemese, weni-ger mineralokortikoide Nebenwir-kungen als Methylprednisolon

* Off-Label-Use

14.6.2 Therapie von abdominellen Schmerzen bei MIO

14.47.	Konsensbasierte Empfehlung
EK	Bei Patienten mit einer nicht-heilbaren Krebserkrankung und MIO *sollen* abdo-minelle Schmerzen mit Nicht-Opioiden (z. B. Metamizol) und Opioiden behan-delt werden.

14.48.	Konsensbasierte Empfehlung
EK	Für die Behandlung von kolikartigen abdominellen Schmerzen bei Patienten mit einer nicht-heilbaren Krebserkrankung und MIO *sollte* Butylscopolamin gegeben werden.

14.49.	Konsensbasierte Empfehlung
EK	Für die Behandlung von kolikartigen abdominellen Schmerzen bei Patienten mit einer nicht-heilbaren Krebserkrankung und MIO *sollten* motilitätssteigernde Arzneimittel wie Prokinetika und stimulierende Laxantien *nicht* verabreicht werden.

Hintergrund

Die Empfehlungen dieses Kapitels basieren auf der Expertenmeinung der Leitliniengruppe.

Patienten mit gastrointestinaler Obstruktion leiden sowohl an kontinuierlichen als auch kolikartigen abdominellen Schmerzen. Kolikartige Schmerzen können ein Hinweis auf das Vorliegen einer kompletten Obstruktion sein. Kolikartige Schmerzen sprechen in der Regel gut auf Spasmolytika wie Butylscopolamin an. Auch Metamizol hat spasmolytische Eigenschaften und ist daher als Nicht-Opioid besonders geeignet (siehe Tabelle 35). NSAR finden als Nicht-Opioide bei MIO keine Anwendung, da sie sowohl aufgrund des Nebenwirkungsspektrums (gastrointestinale Blutung) und auch wegen eingeschränkter parenteraler Verabreichung nicht geeignet sind. Darüber hinaus unterscheidet sich die Schmerztherapie bei Patienten mit gastrointestinaler Obstruktion nicht von anderen Tumorschmerzen, d. h. dass das WHO-Stufenschema genauso zum Einsatz kommt. Lediglich bei der oralen Verabreichung der Medikamente sollte die parenterale Gabe bei anhaltender Übelkeit und wiederholtem Erbrechen vorgezogen werden. Daher wird auf das entsprechende Kapitel verwiesen (siehe Kapitel Tumorschmerz).

Tabelle 35: Medikamentöse Therapie intestinaler Koliken (nach Bausewein 2015 [1094])

Medikament	Dosis	Bemerkung
Metamizol	1.000–4.000 mg/d s. c.* oder i.v.)	Zusätzliche spasmolytische Komponente. Bei subkutaner Gabe: keine Einzeldosis sondern als Infusion verabreichen
Butylscopolamin (Anticholinergikum)	40–80 mg/d s. c./ i. v.	Gleichzeitig auch Verminderung der GI-Sekretion. Zunahme von Mundtrockenheit und Durst mögl.
Morphin (bzw. andere Opioide Stufe III)	10–20 mg/d s. c. bzw. titrieren	Bei opioidnaiven Patienten bzw. entsprechend der vorher verschriebenen oralen Dosis
* Off-Label-Use		

14.6.3 Therapie der Obstipation bei MIO

14.50.	Konsensbasierte Empfehlung
EK	Patienten mit einer nicht-heilbaren Krebserkrankung und mit einer **inkompletten MIO** *sollten* stimulierende Laxantien und hohe Einläufe nur unter engmaschiger Überwachung bekommen.

14.51.	Konsensbasierte Empfehlung
EK	Patienten mit einer nicht-heilbaren Krebserkrankung und mit einer **inkompletten MIO** *können* weichmachende Laxantien verabreicht werden.

14.52.	Konsensbasierte Empfehlung
EK	Patienten mit einer nicht-heilbaren Krebserkrankung und mit einer **kompletten MIO** *sollten keine* stimulierenden Laxantien und hohe Einläufe bekommen.

Hintergrund

Die Empfehlungen dieses Kapitels basieren auf der Expertenmeinung der Leitliniengruppe.

Eine Obstipation ist nicht zwingend für die Diagnose einer gastrointestinalen Obstruktion, d. h. Patienten können auch trotz einer Obstruktion Stuhlgang haben. Daher sind weitere Abführmaßnahmen bei einer inkompletten gastrointestinalen Obstruktion durchaus indiziert. Stimulierende Laxantien können zu einer Zunahme der Obstruktion und kolikartigen Schmerzen führen. Deshalb sollten stimulierende Laxantien nur unter engmaschiger Überwachung bei einer inkompletten MIO verabreicht werden - bei kompletter MIO sind diese kontraindiziert. Weichmachende Laxantien bzw. Gleitmittel wie flüssiges Paraffin benetzen die Stuhloberfläche und bewirken so eine bessere Gleitfähigkeit des Stuhls [1169]. Für weitere Informationen zu Laxantien, siehe Kapitel Obstipation; zu pflegerischen Maßnahmen, siehe Abschnitt 14.3.2.

15. Maligne Wunden

AG-Leiter: Axel Doll, Elisabeth Krull

15.1 Einleitung

Die Empfehlungen in diesem Kapitel beziehen sich auf die symptomorientierte Behandlung, Pflege und Begleitung von Patienten mit malignen Wunden sowie auf die Begleitung ihrer Angehörigen. Eine maligne Wunde (fungating wound, malignant wound) wird von der British Columbia Cancer Agency als „maligne Läsion der Haut, verursacht durch einen primären Hauttumor, durch eine Hautmetastase eines anderen Primärtumors oder durch den Durchbruch eines Tumors aus tieferen Gewebeschichten" definiert [1188]. Auch die European Oncology Nursing Society beschreibt maligne kutane Wunden als die „Infiltration eines Tumors oder von Metastasen in die Haut, wobei Blut- und Lymphgefäße einbezogen sein können" [1189, 1190].

Über die Prävalenz von malignen Wunden liegen wenige verlässliche Zahlen vor. Die vorhandene Literatur beschreibt eine Prävalenz zwischen 6,6 % und 14,5 % unter allen Tumorpatienten [1191–1193]. Maligne Wunden können in allen Körperregionen auftreten: Brust (49.3 %), Hals (20.9 %), Thorax (17.6 %), Extremitäten (16.6 %), Genitalien (16.6 %), Kopf (13.5 %) oder anderen Regionen, z. B. Achselhöhle (1.7 %) [1193].

Abhängig vom Allgemeinzustand, dem Krankheitsstadium und der zu erwartenden verbleibenden Lebenszeit gibt es auch bei Menschen in einer palliativen Situation Wunden, bei denen eine realistische Chance auf eine Wundheilung oder Verkleinerung der Wunde besteht (s.u.). Patienten mit einer nicht-heilbaren Grunderkrankung und mit einer Wunde, die abheilen kann, sind nicht Bestandteil dieser Leitlinie.

Nachfolgend aufgeführte Wunden werden in dieser Leitlinie nicht behandelt, sondern es wird auf die bereits vorhandenen Leitlinien verwiesen:
- Chronische Wunden: Ulcus cruris venosum/arteriosum/mixtum/sonstige und diabetisches Fußulkus (Nationaler Expertenstandard „Pflege von Menschen mit chronischen Wunden" 2015 des Deutschen Netzwerkes für Qualitätsentwicklung in der Pflege, 1. Aktualisierung [1194] und die AWMF S3-Leitlinie „Lokaltherapie chronischer Wunden bei Patienten mit den Risiken periphere arterielle Verschlusskrankheit, Diabetes mellitus, chronisch venöse Insuffizienz" 2012 [1195])
- Tumortherapie-induzierte Wunden und Hautveränderungen (z. B. S3-Leitlinie „Supportive Therapie bei onkologischen PatientInnen" 2017 [2]):
  › Tumortherapie-induzierte Exantheme (siehe Kapitel 8.1)
  › Paravasate (siehe Kapitel 11)
  › Radiodermatitis (siehe Kapitel 12.5)
- Akute Wunden, z. B. Frakturen, Verletzungen durch Sturz, Verbrennungen
- Versorgung von Stomata
- Therapiebedingte Wunden, z. B. nach Operationen, Punktionen, ggf. mit sekundärer Wundheilung

- Graft-versus-Host Erkrankung akut bzw. chronisch (Leitlinien der Deutschen Gesellschaft für Hämatoonkologie [1196, 1197])
- Dekubitusprophylaxe und- therapie (s.u.)

Für Patienten in der Palliativversorgung gelten ebenfalls die Leitlinie zur Dekubitusprophylaxe und -therapie der National Pressure Ulcer Advisory Panel (NPUAP), European Pressure Ulcer Advisory Panel (EPUAP) und Pan Pacific Pressure Injury Alliance (PPPIA) [1198] sowie der Expertenstandard „Dekubitusprophylaxe in der Pflege" 2017, 2. Aktualisierung des Deutschen Netzwerkes für Qualitätsentwicklung in der Pflege [1199]. In beiden Empfehlungen wird die Palliativsituation explizit thematisiert. Bei Patienten mit einer nicht-heilbaren Krebserkrankung ist eine Dekubitusprophylaxe nach den Leitlinien durchzuführen bei vorliegendem Dekubitus werden die Zielsetzungen (Abheilung/Verkleinerung/Symptomlinderung) abgewogen [1200].

15.2 Erfassung und Evaluation

15.1.	Konsensbasierte Empfehlung
EK	Bei Patienten mit malignen Wunden *soll* zu Beginn der Versorgung eine umfassende wundspezifische Anamnese durchgeführt werden, die Folgendes erfasst: • Faktoren, die Einfluss auf die Wunde haben, • subjektives Erleben der Betroffenen und seiner Angehörigen mit der Wunde, • Beeinträchtigung der Lebensqualität durch die Wunde, • Wissen und Selbstmanagementfähigkeiten von Patient und Angehörigen in Bezug auf die Wunde.

15.2.	Konsensbasierte Empfehlung
EK	Das Assessment der malignen Wunde mit kompletter Analyse der Wundsituation *soll* schriftlich anhand strukturierter Wunddokumentationsbögen zu Beginn der Versorgung und zum weiteren Monitoring regelmäßig im Verlauf erfolgen.

Hintergrund

Die Empfehlungen dieses Kapitels basieren auf der Expertenmeinung der Leitliniengruppe. Trotz fehlender Studienevidenz entscheidet sich die Leitliniengruppe für einen hohen Empfehlungsgrad, da die Erfassung der Wundsituation (Wundassessment) und der Gesamtsituation des Menschen mit der Wunde (Wundanamnese) den Ausgangspunkt für die weitere Behandlung, Pflege und Begleitung und damit eine wichtige Grundlage für die Sicherstellung der Behandlungskontinuität darstellt.

Wundanamnese

Nach der Aufnahme/Übernahme des unheilbar an Krebs erkrankten Menschen mit einer malignen Wunde ist die Erfassung der Gesamtsituation des Patienten und individueller Bedarfe/ Bedürfnisse essentiell für die gemeinsame Festlegung realistischer Behandlungsziele sowie die Planung spezifischer Maßnahmen bezüglich der Wundversorgung und Verbesserung der Lebensqualität [1191, 1201].

Der Fokus der wundspezifischen Anamnese liegt auf dem bisherigen Verlauf der lokalen Versorgung, dem subjektiven Erleben des Betroffenen und den Auswirkungen der Wunde auf alle Lebensbereiche (per Selbst- oder Fremdeinschätzung). In Tabelle 36 und Tabelle 38 sind mögliche Schwerpunkte der Wundanamnese und des Wundassessments aufgelistet. Soziale und psychische Einflussfaktoren bzw. systemische Auswirkungen auf die Familie und das soziale Umfeld sollen dabei erfasst werden. Situationsspezifisch sind individuelle Priorisierung bei der Erhebung vorzunehmen. In Tabelle 37 sind Anamnesefragen für die Erfassung der Körperbildveränderung zusammengestellt. Sie sollten situationsspezifisch ausgewählt werden, um das tabuisierte Thema proaktiv anzusprechen.

Tabelle 36: Schwerpunkte für die Anamnese (aus verschiedenen Expertenstandards zusammengestellt [1188, 1194, 1202-1206])

Schwerpunkte der wundspezifischen Anamnese
Anamnese der Krankheitsgeschichte (Grunderkrankung, Ko-Morbiditäten)
Bisherige Behandlung der Grunderkrankung, bisherige Wunddiagnostik, Medikation (z. B. Cortison, Analgetika) und Allergien
Informationsstand/ Krankheitsverständnis des Patienten/ seiner Angehörigen zur Wundursache, Wundsituation, Durchführung spezieller Maßnahmen (z. B. Druckentlastung, Kompressionstherapie)
Wunde besteht seit... (Wunddauer)
Wundversorgungskonzept (eingesetzte Wundversorgungsprodukte, Häufigkeit des Verbandwechsels, wer führt diesen bisher durch, Einschränkungen durch Verband)
Auswirkungen der Wunde auf die Lebensqualität
Motorisch/ funktionale Einschränkungen durch die Wunde (sprechen, schlucken, hören, sehen, Schonhaltung, Kontrakturen)
Auswirkungen auf den Alltag (z. B.: Schlafstörungen, Lebensaktivitäten, Auswahl der Kleidung, finanzielle Belastungen)
Psychologische und soziale Bedeutung der Wunde für den Patienten und seine Angehörigen (z. B. Isolation, Scham, Ekel, Kontrollverlust)
Sozialer Hintergrund und Unterstützung bei Wundversorgung
Auswirkungen der Wunde auf das Selbst-/Körperbild
Auswirkungen der Wunde auf Partnerschaft, Intimität, Sexualität, Familienbeziehungen
Bisherige Bewältigungsstrategien; Fähigkeit zum Selbstmanagement; Externe Ressourcen/Unterstützung

Tabelle 37: Anamnesefragen zur Körperbildveränderung und Auswirkungen auf Angehörige und das Umfeld (nach [1207-1210])

Auswirkungsbereich	Mögliche Anamnesefragen
Auswirkungen der Wunde auf das Körperbild	• Erleben Sie Veränderungen des Umfeldes, seit Sie die Wunde haben? • Was empfinden Sie angesichts der Veränderungen Ihres Körpers? • Was ist für Sie das Schlimmste? • Hat sich etwas an den Dingen verändert, die Sie selbständig tun können? Ist das problematisch für Sie? • Hat sich Ihre Einstellung gegenüber sich selbst oder Ihrem Körper seit Beginn der Erkrankung verändert? • Wie erleben Sie es, sich nicht mehr so gut wie zuvor bewegen zu können oder mit anderen Einschränkungen von Körperfunktionen umgehen zu müssen? • Wie ist es für Sie, mit der Wunde und mit den sich daraus ergebenden Konsequenzen zu leben?
Auswirkungen der Wunde auf Partnerschaft, Intimität, Sexualität, Familie	• Was denken Sie, wie es für Ihren Partner ist, Sie mit der Wunde zu erleben? • Wie und in welcher Weise verändert die Wunde die Beziehung zu Ihrem Partner? Wie ist das für Sie? • Erleben Sie eine Veränderung ihres Umfeldes, seit Sie die Wunde haben? • Haben sich Kontakte und Beziehungen zu den Ihnen nahestehenden Menschen, zu Freunden, Bekannten verändert? • Beeinflusst die Wunde Ihre Beziehung zu Familie und/oder Freunden?

Wundassessment und Erfassung der wundassoziierten Symptome

Das Wundassessment erfolgt bei jedem Verbandwechsel im Anschluss an die Wundreinigung [1193, 1205]. In Anlehnung an Leitlinien zu nicht malignen Wunden – z. B. [1194, 1198] – ist es bei malignen Wunden sinnvoll, die lokale Wundsituation anhand folgender Kriterien zu erfassen und im Verlauf beobachten zu können:

Tabelle 38: Kriterienliste für ein wundspezifisches Assessment (nach [1188, 1194, 1201-1206, 1211, 1212])

Kriterien für das Wundassessment
Wundart: z. B. Hautmetastase, Fistel, kutane Infiltration durch den Primärtumor
Wundlokalisation: Einzeichnen in Grafik des Körperschemas
Wundgröße (in cm): Ausmessen mit Maßband (Tiefe, Höhe, Breite, Länge), Tracing (Abpausen der Wundränder auf Folie), Taschen, Fisteln, Unterminierung
Wundgrund (Wundfläche): z. B. Beläge (Fibrin, feuchte/trockene Nekrose), Knochen, Sehnen, Faszie, Epithelgewebe, Granulationsgewebe
Wundrand (epithelisierter Bereich zwischen Wundfläche und originalgeschichteter Haut ge-schichteter Haut): z. B. Mazeration, Rötungen, livide Verfärbung, Ödem
Wundumgebung: Bereich, der an den Wundrand grenzt und umgibt; z. B. Schwellung, Mazeration, Spannungsblasen, Kratzspuren, Ödem
Lokale Entzündungszeichen: Geruch ↑, Exsudation ↑, Rötung, Schwellung

Wundassoziierte Symptome:	Wund-und wundnaher Schmerz: Dauerschmerz, Bewegungsschmerz, Berührungsschmerz, NRS/VAS
	Juckreiz: durch Entzündungsreaktion, durch Verbandstoffe kontinuierlich, intermittierend
	Wundgeruch: • **Kein Geruch** nahe am Patienten wahrnehmbar, Verband gelöst (Cave: Geruch wird evtl. trotzdem vom Patienten empfunden) • **Leicht**: Geruch merkbar nahe am Patient Verband gelöst • **Moderat**: Geruch merkbar beim Eintritt in den Raum (2–3 m Patientenentfernung) Verband gelöst • **Stark:** Geruch merkbar beim Eintritt in den Raum (2–3 m Patientenentfernung) bei intaktem Verband (Cave: Zeitpunkt des letzten Verbandwechsels) • **Sehr stark** Geruch merkbar auf Station/ im Haus bei intaktem Verband (Cave: Zeitpunkt des letzten Verbandwechsels)
	Blutung/Blutungsneigung: Spontanblutung oder Kontaktblutung, Lokalisation der Blutung (Bereich des Wundrand, Tumor, Gefahr des Verblutens/ der Obstruktion, Menge (Keine, leicht, mäßig, stark)
	Exsudat-Quantität: › **Kein** Verband ist trocken › **Wenig** Verband ist feucht › **Mittel** Verband ist feucht, Kleidung trocken › **Stark** Verband ist nass und Kleidung feucht › **Sehr stark** Verband und Kleidung sind durchtränkt
	Exsudat-Qualität (Beispiele für mögliche Ursachen): › Klar, serös (physiologisch oder z. B. Lymph-/ Harnfistel) › Serös/trüb (Fibrinogen= Entzündung) › Schleimig/zäh (eitrig = infiziert) › Gelb (z. B. Harnfistel, Rückstände von Hydrokolloidverbänden) › Braun (z. B. Enterofistel, Reste von Alginaten, Hydrokolloiden) › Grün (z. B. Pseudomonas aeruginosa oder chlorophylhaltige Auflagen)

Die zusätzliche Fotodokumentation kann die schriftliche Wunddokumentation sinnvoll ergänzen. Sie hat bei malignen Wunden das vorrangige Ziel, die Veränderungen im Verlauf zu visualisieren. Zudem dient sie der Evaluation der lokalen Versorgung im therapeutischen Team. Da Wunden bei Patienten Scham und Peinlichkeit bewirken können, sollte auf die Beachtung geltender datenschutzrechtlicher Bestimmungen besonderen Wert gelegt werden. Alternativ können Zeichnungen oder Schablonen angefertigt werden.

Die wundspezifische Schmerzanamnese wird nach den gültigen Leitlinien und Standards durchgeführt (siehe Kapitel Tumorschmerz, 6.2; Expertenstandards [1213, 1214]). Die Anamnesekriterien, z. B. Lokalisation, Schmerzstärke und Qualität, auslösende und lindernde Faktoren sollten explizit auf die Wundsituation bezogen werden. Um ein ursachenspezifisches Schmerzmanagement durchführen zu können, sind folgende Schmerzsituationen zu differenzieren:
1. Schmerz bei Berührung z. B. Verbandswechsel, Auflagedruck
2. Schmerz bei Bewegung/Belastung
3. Dauerschmerz der Wunde

Die Wundsituation, z. B. Entzündungszeichen, Exsudation, Wundgrund/ Oberfläche, und Aussagen des Patienten zur Schmerzqualität geben Hinweise auf die Schmerzursachen. Zusätzlich können psychische Belastungen wie Angst, Unsicherheit, Gefühle wie Scham oder Ekel Schmerzen verstärken. Ein häufiger Auslöser für wundspezifischen Schmerz ist die Manipulation der Wunde durch notwendige Verbandwechsel. Daher sollte diese Schmerzsituation mit gezielten Anamnesefragen differenziert erfasst werden (siehe Tabelle 39).

Tabelle 39: Anamnesefragen zur Erfassung von durch den Verbandwechsel verursachten Wundschmerzen (nach [1195, 1213, 1215])

Kriterien	Spezifische Anamnesefragen
Art der Schmerzen (nozizeptiv und neuropathisch)	Beschreiben Sie die Schmerzen bei der letzten Verbandabnahme
Ort der Schmerzen	Wo waren die Schmerzen?
	Waren sie auf den unmittelbaren Wundbereich beschränkt oder spürten Sie sie im umliegenden Bereich?
Auslöser der Schmerzen	Welcher Teil des Verfahrens war am schmerzhaftesten, z. B. Abnahme, Reinigung, Anlegen des Verbandes, das Freilegen der Wunde?
Schmerzverringernde Faktoren	Was half, die Schmerzen zu verringern, z. B. Pausen, langsames Abnehmen des Verbandes, den Verband selbst abnehmen zu können?
Schmerzhafter Zeitraum	Wie lange dauerte es, bis die Schmerzen nach dem Verfahren wieder abklang?

In Tabelle 40 sind Assessmentinstrumente für maligne Wunden zusammengestellt. Der Fragebogen zur Lebensqualität (DNQP) bei Wunden ist nicht explizit auf die maligne Wunde fokussiert. Anregungen daraus können jedoch für ein Anamnesegespräch verwendet werden. Die Leitlinie zum chronischen Pruritus enthält hilfreiche Anamnesefragen, um die Zusammenhänge des Juckreizes besser analysieren zu können [1216].

Tabelle 40: Spezifische Assessmentinstrumente für maligne Wunden in deutscher Sprache

Schwerpunkte	Assessment Tool
Maligne Wunde	HOPE Wundversorgung in der Palliativmedizin (2015)
	www.hope-clara.de/download/2016_HOPE_Wundversorgung.pdf
Körperbild	Fragebogen zum Körperbild (FKB-20) [1217].
Lebensqualität bei chronischen Wunden (nicht-malignen Wunden)	Fragebogen zur Lebensqualität bei Wunden (FLQA-wk) [1218]
	Wound-QoL Fragebogen zur Lebensqualität bei chronischen Wunden [1194]
	www.dnqp.de/de/expertenstandards-und-auditinstrumente/#c18466
Wundschmerzen	Schmerzerfassung bei Patienten mit chronischen Wunden (2017)
	www.wundzentrum-hamburg.de/fileadmin/user_upload/standards_WZ/07-2017/WZ-CL-005_V04_Schmerzerfassung_bei_Patienten_mit_chronischen_Wunden.pdf

Reevaluation und Verlaufsdokumentation

Zur Evaluation der lokalen Wundversorgung sollte bei jedem Verbandwechsel eine Wundbeurteilung erfolgen. Hierbei sollen besonders die Veränderungen der Wundsituation bezogen auf Größe oder Tiefe, Wundgrund, Wundrand und Wundumgebung beobachtet und dokumentiert werden. Die Evaluation sollte sich speziell auf die vorhandenen Symptome und ihre Linderung beziehen wie Schmerzen, Blutung, Exsudat und Geruch. Die Auswirkungen des Verbandwechsels auf die Psyche des Patienten sollten ebenfalls ins Monitoring einbezogen werden.

15.3 Therapiegrundsätze

15.3.	Konsensbasierte Empfehlung
EK	Bei Patienten mit malignen Wunden *sollte* ein Fachexperte für Wunden in folgenden Fällen hinzugezogen werden: • bei Unsicherheit im Wundassessment, • bei Unsicherheiten im wundspezifischen Symptommanagement, • bei Unsicherheiten in der Beratung der Patienten und Angehörigen, • bei starken wundbedingten psychosozialen Belastungen, • bei unvorhergesehen Veränderungen der Wundsituation, • bei speziellen Gegebenheiten und Fragestellungen: z. B. ausgedehnte Wunden, Fragen zur Fixierung bei bestimmten Wundlokalisationen.

15.4.	Konsensbasierte Empfehlung
EK	Zur Indikationsstellung spezifischer Therapien bei malignen Wunden *sollten* Experten der jeweiligen Fachdisziplin konsiliarisch hinzugezogen werden.

15.5.	Konsensbasierte Empfehlung
EK	Bei Wechsel des Patienten mit malignen Wunden in ein anderes Versorgungssetting *soll* zur Sicherstellung der Versorgungskontinuität ein Wundverlegungsbericht erstellt werden, der den aktuellen Stand von Wundanamnese und -assessment, die Ziele und eingeleiteten Maßnahmen zur Wundversorgung enthält.

Hintergrund
Die Empfehlungen dieses Kapitels basieren auf der Expertenmeinung der Leitliniengruppe.

Mit Einführung des Expertenstandards „Pflege von Menschen mit chronischen Wunden" sind Fachexperte für Wunden beim Assessment und Management von chronischen nicht-malignen Wunden verbindlich etabliert. Zur Definition der Fachexperten verweisen wir auf den o.g. Expertenstandard [1194]. Die Leitliniengruppe empfiehlt auch bei der Versorgung von malignen Wunden einen Fachexperten für Wunden konsiliarisch hinzuzuziehen, wenn das versorgende Primärteam unsicher bei Anamnese, Assessment, Symptomlinderung und Versorgung der Wunde ist. Bei Unsicherheiten in der Beratung und starker psychosozialer Belastung sollten ebenfalls Wundexperten einbezogen werden. Die Leitliniengruppe entscheidet sich für den mittleren Empfehlungsgrad, da bei sterbenden Menschen oder auch im stationären Hospiz nach Abwägung auf einen Fachexperten für Wunden verzichtet werden kann. Bei starken Auswirkungen der malignen Wunde auf die Emotionen und psychische Lebensqualität gilt zu prüfen, ob ein Psychologe hinzuzuziehen ist.

Bei malignen Wunden ist mit den jeweiligen Fachdisziplinen wie z. B. HNO-Ärzte, Gynäkologen, Dermatologen, Onkologen, Strahlentherapeuten abzuwägen, ob eine tumorspezifische Therapie zu einer Symptomkontrolle von Geruch, Schmerzen, Exsudation oder Blutung beitragen kann. Auch bei inoperablen Tumoren oder beim ausgedehnten Rezidiv kann ein chirurgisches Vorgehen zur Verbesserung der Lebensqualität des Patienten durch Verminderung von Geruch, Blutungsgefahr, Schmerzlinderung und Verminderung eines Infektionsrisikos beitragen (Palliatives Debulking, Exzision, Glättung, plastische Deckung mit Schwenklappen, Ligatur, Laser) [1219]. Zudem kann die Wundsituation verbessert und folgende Verbandswechsel erleichtert werden. Bei malignen Wunden ist die Indikation für eine lokale Strahlentherapie zur Minderung des Blutungsrisikos, der Exsudation oder zur Reduktion entstellender oder schwer zu pflegender Tumormanifestationen und zur Ödemreduktion zu prüfen [1220, 1221]. Die perkutane Strahlentherapie ist ein wirksames und nebenwirkungsarmes Lokalverfahren zur Linderung verschiedener tumorbedingter Symptome. Realistische Ziele einer operativen Intervention oder einer Strahlentherapie sind mit dem Patienten abzustimmen. Hilfreich ist dabei, ein individuelles Konzept festzulegen und – nicht ohne regelmäßige Evaluation des Erreichten – umzusetzen.

Bei komplexen Wundsituationen und anspruchsvollem Wundmanagement ist eine kontinuierliche Versorgung auch bei einem Wechsel der Versorgungssettings und Sektoren sicherzustellen (z. B. von stationär zu ambulant oder umgekehrt). Ein Wundverlegungsbericht mit aktuellem Wundstatus, der konkreten Wundversorgung sowie mögliche belastende Symptome und Begleiterscheinungen und individuelle, patientenbezogenen Informationen ist bei einer Verlegung mitzugeben oder besser noch im Entlassungsmanagement vorausschauend den aufnehmenden Institutionen zuzuleiten [1205, 1211, 1222]. Da nur so eine Versorgungskontinuität gesichert werden kann, entscheidet sich die Expertengruppe für einen hohen Empfehlungsgrad.

Im Rahmen des GKV-Versorgungsstärkungsgesetzes (23.07.2015) wurde § 39 SGB V zur Krankenhausbehandlung erweitert und dabei das Entlassmanagement neugeregelt mit dem Ziel, eine lückenlosen sektorenübergreifenden Versorgung sicherzustellen. Danach können Heil und Hilfsmittel für die Wundversorgung vom Krankenhausarzt verordnet werden. Der Expertenstandard „Entlassungsmanagement in der Pflege" regelt das verfahren für die Pflege [1223]. Darin werden jedoch keine expliziten Empfehlungen für die Wundversorgung gemacht. Die Expertengruppe emfiehlt eine strukturierte Wundverlegung.

15.4   Linderung der wundassoziierten Symptome

15.4.1 Linderung psychosozialer Belastungen

15.6.	Konsensbasierte Empfehlung
EK	Der Patient mit einer malignen Wunde *soll nicht* auf seine Wunde reduziert werden.

15.7.	Konsensbasierte Empfehlung
EK	In der Behandlung von Patienten mit einer malignen Wunde *sollten* das Selbstmanagement und das Kontrollgefühl gestärkt werden.

15.8.	Konsensbasierte Empfehlung
EK	In empathisch, wertschätzenden Gesprächen *sollten* bei Patienten mit malignen Wunden und ihren Angehörigen die Veränderungen des Körperbilds, der Sexualität und des Selbstbildes und deren Auswirkungen auf Partnerschaft, Beziehungen und soziale Teilhabe aktiv angesprochen werden.

Hintergrund

Die Empfehlungen dieses Kapitels basieren auf der Expertenmeinung der Leitliniengruppe.

Maligne Wunden können vielfältige Auswirkungen auf das körperliche, psychische, soziale und spirituelle Wohlbefinden des Patienten und seiner Angehörigen haben [1207]. Das exulzerierende Tumorwachstum führt zu einer einschneidenden Veränderung des Körperbildes bis hin zu Entstellungen. Begleitende Symptome wie Wundgeruch und Exsudation führen zu Unsicherheit, Scham und auch Ekel und können zu sozialem Rückzug führen [1224, 1225]. Durch die Wunde und damit das Sichtbarwerden der lebensbegrenzenden Erkrankung kann es zu vielfältigen emotionalen Reaktionen wie Angst, Verleugnung, Ärger/Wut und Depression kommen [1226, 1227]. Die emotionale Belastung kann so groß sein, dass sich Betroffene den baldigen Tod wünschen. Daher wird die psychosoziale Belastung als ein weiteres Symptom der malignen Wunde verstanden. In der Studie von Lo et al. zeigten die interviewten Patienten (n=70) deutlich erniedrigte Werte bezüglich ihrer Lebensqualität [1228]. Es konnte eine statistisch signifikante Korrelation zwischen der erniedrigten Lebensqualität und dem Alter der Betroffenen, Häufigkeit des Verbandwechsels, Wohlbefinden mit dem Verband und Symptomen wie Schmerz, Geruch und Blutung nachgewiesen werden.

Große oder entstellende Wunden und aufwendige Wundversorgungen können die Aufmerksamkeit aller sehr stark auf die Wunde lenken. Patienten haben zum Teil einen hohen Leidensdruck und haben das Gefühl nur noch aus der Wunde zu bestehen oder darauf reduziert zu werden [1226, 1229]. Daher ist es von großer Bedeutung, dass sich alle Gesundheitsberufe bewusst bemühen, sich nicht nur auf die Wundbehandlung zu fokussieren, sondern immer den Menschen, der mit seiner Wunde leben muss, in den Blick zu nehmen und seine Person in seiner Ganzheit wertzuschätzen. Diese Empfehlung ist mit einem hohen Empfehlungsgrad versehen, da sie ein menschliches Gebot darstellt, jedoch in den Anforderungen des Alltags schnell in Vergessenheit geraten kann.

Gefühl des Kontrollverlustes

Das Gefühl, sich auf den eigenen Körper nicht mehr verlassen, ihm nicht mehr vertrauen und das eigene Leben nicht mehr gestalten und kontrollieren zu können, kann zu vermindertem Selbstwertgefühl und Hoffnungslosigkeit führen. Dadurch wird Hilfe ggf. erst verzögert angenommen, erst dann, wenn die Wunde nicht mehr zu verbergen ist bzw. verdrängt werden kann, oder wenn krankheits- oder wundbedingte Krisen, z. B. Schmerzexazerbationen, Blutungen oder Infektionen auftreten. Das Gefühl der Unvorhersehbarkeit von Geruchsentwicklung, Leckage von Exsudat oder Blutung wird als das Leben in einem „entgrenzten Körper" (unbounded body) beschrieben [1226, 1227, 1229–1232].

Maligne Wunden konfrontieren nicht nur den Patienten, sondern auch seine Angehörigen mit dem Offensichtlich-Werden des Tumors und dem Fortschreiten der Erkrankung. Der Anblick der Wunde und die Veränderungen des Körpers stellen häufig eine Überforderung dar. Angehörige erleben den Leidensdruck ihres erkrankten Angehörigen und fühlen sich diesem hilflos und unsicher ausgeliefert. Angehörige brauchen daher ebenfalls Beratung zu den genannten Themen.

Selbstmanagement stärken

Um dieses Gefühl des Kontrollverlusts zu reduzieren, kann durch partizipative Entscheidung zur Wundversorgung, Anleitung und Edukation nach individuellem Wunsch, Bedürfnissen und Fähigkeiten das Selbstmanagement und somit das Kontrollgefühl verbessert werden. Gaind et al. [1233] konnten nachweisen, dass das Ekelgefühl, die psychische Belastung und das Gefühl der Abhängigkeit und Ausgeliefertseins sanken, wenn Patienten in der Lage waren, ihren Verbandwechsel selbstständig durchzuführen bzw. aktiv eingebunden wurden. Die Wünsche, Vorstellungen und Kompetenzen der betroffenen Menschen bezüglich einer aktiven Beteiligung beim Verbandwechsel sind individuell sehr unterschiedlich. Gemeinsam mit dem Patient sollte ausgehandelt werden, wieweit sie selbst aktiv werden wollen.

Folgende Themen können Inhalt von Patientenedukation sein [1224, 1228, 1230, 1231]:
- Strategien zum Schmerzmanagement, z. B. Auslöser vermeiden, Bedarfsmedikation vor dem Verbandwechsel einnehmen
- Wundreinigung und Auswahl geeigneter Wundauflagen
- Inspektion der Wunde: Exsudatmenge,-farbe und -beschaffenheit, Blutungsanzeichen, Zunahme von Schmerzen, Entzündungszeichen, Veränderungen der Wunde
- Hilfsmittel zur Unterstützung der Selbstständigkeit
- Kosmetika und Anpassung der Bekleidung, z. B. Kaschieren des Verbandes, nicht zu enge bzw. keine einschnürende Kleidung
- Umgang mit dem veränderten Körperbild
- Umgang mit Partner – körperlich, emotional
- Umgang mit Nahestehenden – körperlich, emotional
- Körpernähe und Sexualität

Bei ambulant versorgten Patienten mit malignen Wunden kann eine sozialrechtliche Beratung v.a. zur finanziellen Unterstützung notwendig sein. Sowohl Verbandmaterialien, als auch Wundreinigungssubstanzen, Hautschutzmittel oder Lymphdrainage sind zuzahlungspflichtig und können zu einer erheblichen finanziellen Belastung führen. Eine Beratung zur Eingruppierung in Pflegegrade und Beantragung von Hilfsmitteln stellen eine wichtige Stütze dar.

Körperbildveränderung

Eine Körperbildveränderung wird definiert als „das subjektive Bild, das jemand über sein eigenes physisches Aussehen hat und durch Selbstbeobachtung und Wahrnehmung der Reaktionen anderer entsteht" [1234]. Young spricht im Kontext von Körperbildveränderungen von einer Disbalance und Spannung zwischen Körperrealität, Körperideal und Körperpresentation [1209]. Das exulzerierende Tumorwachstum führt zu einer einschneidenden Veränderung des Körperbildes bis hin zur Entstellung. Für Betroffene ist teilweise ihr eigener Anblick schwer zu ertragen, sie schämen sich vor anderen wegen ihres Aussehens und dem belastenden Geruch. Diese veränderte Selbstwahrnehmung und emotionale Belastung können zur selbst auferlegten Einschränkung von sozialen Aktivitäten bis hin zur Isolation führen (auch um andere nicht zu belasten). Durch das Offensichtlich-Werden des Tumors werden Patienten und Angehörige mit dem Voranschreiten und der Unheilbarkeit ihrer Erkrankung konfrontiert [1224, 1228, 1230-1232, 1235, 1236]. Die Abbildung 11 veranschaulicht die mehrschichtigen Zusammenhänge.

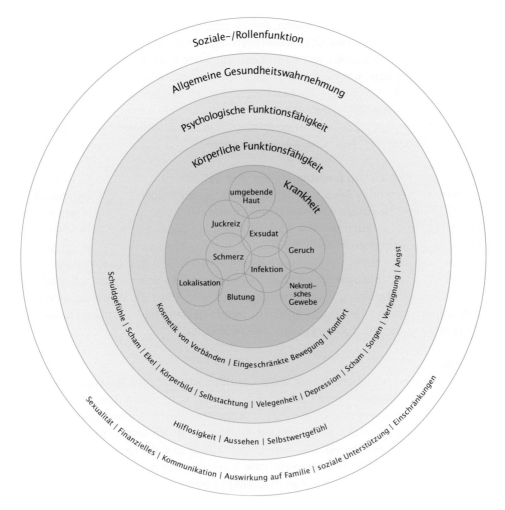

Abbildung 11: Auswirkungen der Wunde auf physisches, psychisches und soziales Wohlbefinden ([1237], eigene Übersetzung)

Gesprächsangebote

Alle Gesundheitsberufe haben den gemeinsamen Auftrag mit besonderer Achtsamkeit auf Körperbildveränderungen einzugehen. Wer so verletzliche Menschen behandelt und pflegt, sollte sich dieser Gesamtzusammenhänge, emotionalen Belastungen und sozialen Auswirkungen bewusst sein und den Menschen mit Achtsamkeit, Sensibilität und Fürsorge begegnen. Eine vertrauensvolle Beziehung ist die Grundlage für die Begleitung dieser vulnerablen Patientengruppe. Die Körperbildveränderungen des Patienten sowie belastende Symptome dürfen nicht ignoriert oder bagatellisiert werden, sondern müssen wahrgenommen und im Umgang mit dem Patienten wertschätzend und Würde wahrend berücksichtigt werden. Fragen der Patienten bezüglich der Wunde, ihres veränderten Körperbildes und bezüglich belastender Symptome, wie Geruch, werden respektvoll, authentisch, aufrichtig und lösungsorientiert beantwortet. Die Gesundheitsberufe sollten empathische Gesprächsangebote machen, die sowohl Patient als auch Angehörigen ermöglichen, ihre Belastungen auszusprechen, besonders bezüglich Körperbildveränderung und Selbstbild, Scham, Partnerschaft und Sexualität. Da Patienten und Angehörige oft nicht den Mut haben, solche tabuisierten Themen anzusprechen, sollten Gespräche aktiv von den Gesundheitsberufen angeboten werden. Im Team werden dazu Absprachen getroffen, wer dafür besonders geeignet ist (Ärztin, Pflegefachperson, Psychologe) bzw. wer eine tragfähige Beziehung dazu hat. Unnötig häufige Angebote sollten durch engmaschige Absprachen vermieden werden. Eine wertschätzende Haltung und unterstützende Kommunikation, die weder tabuisierend noch beschämend für den Betroffenen sind, stellen zentrale Prinzipien in der Behandlung von Menschen mit malignen Wunden dar. (vgl. Kap. Kommunikation)

Manche Betroffene brauchen Ermutigung, um ihre Gefühle zu äußern, sei es verbal oder nonverbal (weinendes Betrauern der Verluste). Sprachlosigkeit und Verschweigen des Geruchs führen zu zusätzlichen Belastungen und der Sorge, nicht ernst genommen zu werden [1238]. Aber auch positive Assoziationen mit anderen, nicht veränderten Körperteilen/ Eigenschaften können dabei unterstützen, nicht nur den Blick auf die verwundete Seite zu richten, sondern die eigenen vorhandenen Ressourcen zu erkennen. Wenn Gesprächsangebote nicht ausreichend sind, kann eine psychologische/ psychoonkolgische Begleitung angeboten werden [1239]. Führt die Wundsituation zu Ängsten, Depressionen oder Todeswünschen, sollten gezielte Interventionen angeboten werden (siehe Kapitel Angst; Depression; Todeswünsche).

Angehörige

Angehörige müssen sich ebenfalls mit ihren Gefühlen wie Ekel und Abneigung beim Anblick des aufbrechenden Tumors auseinandersetzen. Nicht selten haben sie Angst, ihrem erkrankten Familienmitglied zusätzlich Schmerzen durch Berührung zuzufügen und vermeiden Körperkontakt. Diese Distanzierung kann durch Angst vor Ansteckung und Ekel gestärkt werden [1236]. Der Anblick der Wunde und die Geruchsbelästigung stellen für Angehörige oftmals eine solch hohe Belastung dar, dass sie diese nur durch räumliche Distanz zum Patienten ertragen können. Diese Schutzreaktion der Angehörigen kann von der Umwelt als „sich abwenden", „alleine lassen" gewertet werden und zu Schuldgefühlen führen. Ziehen sich Angehörige zurück, kann dies zur Verstärkung der Isolation des Betroffenen führen. Ekel und mögliche Distanzierung der Angehörigen könne sich wechselseitig belastend auf Patient und Angehörige auswirken und eine Belastung für das ganze System darstellen. [1232, 1240]. Angehörige brauchen daher ebenfalls Unterstützung (Information, Gespräche, Fragen zur Belastung) durch Ärzte und Pflegende als auch speziellere therapeutische Angebote von Psychologen, Seelsorge, etc. Im Fokus steht das Anerkennen von möglichen Gefühlen wie Trauer, Enttäuschung, Angst, Hilflosigkeit, Ekel, Wut oder auch Feindseligkeit oder Scham. Es gilt die Überforderung und Überlastung Angehöriger wahr- und ernstzunehmen, ihre Selbstsorge und Ressourcen zu stärken und passende Interventionen anzubieten. Die Bedürfnisse nach Rückzug oder Verleugnung sind zu respektieren ohne sie zu verstärken oder abzuwerten [1241].

15.4.2 Schmerzlinderung

15.9.	Konsensbasierte Empfehlung
EK	Um das Auslösen von Schmerzen durch den Verbandwechsel zu vermeiden, *soll* bei malignen Wunden eine besondere Sorgfalt bei der atraumatischen Wundversorgung erfolgen: • Einsatz von nonadhäsiven Wundauflagen, z. B. hautfreundlichen Silikonbeschichtungen • Behutsames Ablösen des Verbandes z. B. durch Durchfeuchten eines trockenen Verbandes vor dem Ablösen • Mechanische Irritationen vermeiden (z. B. durch Spülen statt Wischen, Nass-Trocken-Phase) • Einsatz von angewärmter Wundspüllösung • Spannungsfreies Anbringen von Wundauflagen und deren Fixierungen.

15.10.	Konsensbasierte Empfehlung
EK	Bei zu erwartenden Schmerzen beim Verbandwechsel der malignen Wunde *soll* vor dem Verbandwechsel präventiv ein schnellwirksames Analgetikum verabreicht werden.

15.11.	Konsensbasiertes Statement
EK	Für die systemische Schmerztherapie von dauerhaften nozizeptiven oder neuropathischen Schmerzen bei malignen Wunden wird auf die Empfehlungen des Kapitels Tumorschmerz verwiesen (WHO-Stufen-Schema und Ko-Analgetika).

15.12.	Evidenzbasierte Empfehlung
Empfehlungsgrad **0**	Bei Wundschmerzen *kann* eine lokale Therapie mit Lokalanästhetikum oder Analgetikum (Morphingel) in Erwägung gezogen werden.

15.12.	Evidenzbasierte Empfehlung
Level of Evidence **4**	Quellen Lokalanästhetikum: EPUAP-Leitlinie 2014 [1198]
2–	Quellen lokales Morphin : Graham et al. 2013 [1242], Le Bon et al. 2009 [1243]

15.13.	Konsensbasierte Empfehlung
EK	Bei bewegungsabhängigen Schmerzen durch maligne Wunden *sollte* eine patientenorientierte Positionierung, eine angepasste Versorgung mit Hilfsmitteln und eine angepasste Bewegungstherapie durchgeführt werden.

15.14.	Konsensbasierte Empfehlung:
EK	Bei Patienten mit einer malignen Wunde und einem assoziiertem Lymphödem *kann* eine manuelle Lymphdrainage durchgeführt werden.

Hintergrund

Schmerzen sind bei malignen Wunden das am häufigsten genannte Symptom. Sie werden verursacht durch Ischämie, Infektion, ausgetrocknete Wundoberfläche, Ödembildung, Mazeration des Wundrandes und der Wundumgebung, Druck durch Tumorwachstum auf umgebendes Gewebe. Nerveninfiltrationen führen zu nozizeptiven und neuropathischen Schmerzen. Zusätzlich können Schmerzen durch das Wundmaterial oder durch eine inadäquate Wundversorgung verursacht werden [1189, 1206, 1244–1246]. Maida beobachtete in einer kleinen Kohorte von Patienten mit malignen Wunden (n=67) eine Punktprävalenz (d. h. Prävalenz zum Zeitpunkt der Messung von Schmerz) von 31,3 % [1247].

Für dieses Kapitel wurde eine systematische Recherche durchgeführt, wobei Studien gesucht und eingeschlossen wurden, die topische Substanzen, Verbände/Wundauflagen oder ein Kombination von beiden untersuchten. Empfehlungen zu weiteren Behandlungsstrategien (inkl. atraumatischen Verbandwechsels) basieren auf der Expertenmeinung der Leitliniengruppe.

Verbandwechsel

Grundsätzlich sollen erforderliche Verbandwechsel bei malignen Wunden so häufig wie nötig und so selten wie möglich erfolgen, um Schmerzen und eine Konfrontation mit der Wunde zu vermeiden. Die Belastung des Patienten soll durch eine sorgfältige Vorbereitung und Planung so gering wie möglich gehalten werden. Erfahrungen des Patienten zum Verbandwechsel und Wünsche des Patienten (z. B. Lagerung, Technik des Vorgehens) sollen berücksichtigt und Pausensignale (z. B. „Halt" oder „Stop") vorausschauend vereinbart werden [1206, 1244, 1248].

Bei zu erwartenden Schmerzen durch den Verbandwechsel ist die präventive Gabe eines schnell wirksamen Analgetikums angezeigt (siehe Kapitel Tumorschmerz; Expertenstandard DNQP akute, chronische Schmerzen [1213, 1214, 1249]).

Der Verbandwechsel sollte generell atraumatisch erfolgen. Da maligne Wunden besonders schmerzempfindlich sind und bereits kleinste Trigger Schmerzen auslösen können, soll beim Wechsel der Wundauflagen eine besondere Sorgfalt auf ein atraumatisches und schmerzarmes Vorgehen gelegt werden. Daher wurde die konsensbasierte Schlüsselempfehlung mit dem höchsten Empfehlungsgrad formuliert. Um Schmerztrigger zu reduzieren empfielt die Expertengruppe den Einsatz nonadhäsiven Wundauflagen, das Vermeiden von Zug und Druck auf die Wunde bzw. Einschnürungen beim Anlegen von Verbänden sowie einer Mazeration des Wundrandes durch nicht angepasste Wundauflagen (s. Kap. Exsudatmanagement) [1204, 1211, 1212].

Topische Schmerztherapie

Neben einer systemischen medikamentösen Schmerztherapie (siehe Kapitel Tumorschmerz) und unterstützenden nicht-medikamentösen schmerzreduzierenden Maßnahmen können auch lokale Interventionen in Betracht gezogen werden.

Die Evidenzlage aus fünf Systematic Reviews (zwei davon RCTs-Reviews) zur topischen Behandlung von malignen Wunden ist gering [1242, 1243, 1250-1252]. Drei Systematic Reviews untersuchen ausschließlich Patienten mit malignen Wunden, wobei das Outcome Schmerzlinderung nur unregelmäßig gemessen wurde [1250-1252]. Es werden nur Ergebnisse zu Manuka-Honig-Verbänden (versus Silberverbänden) bzw. zu topischem Miltefosin 6 % (versus Placebo) in zwei RCTs mit unklarem Risiko für Bias (SIGN LoE 1-) aufgeführt, die nicht signifikant waren ([1253] bzw. [1254] in [1250, 1251]). Miltefosin ist auf dem deutschen Markt nicht mehr erhältlich.

Zwei weitere Systematic Reviews beschreiben den Einsatz von topischen Opioiden bei allen Wundarten (inkl. malignen Wunden) in der Palliativversorgung [1242, 1243]. Die kontrollierten Studien beider Systematic Reviews untersuchten Patienten mit chronischen Ulceri oder Mucositis und kamen zu unterschiedlichen Schlussfolgerungen bzgl. der Wirksamkeit von topischen Opioiden: Fünf RCTs wiesen auf eine signifikante Linderung von Schmerzen hin, drei dagegen nicht (SIGN LoE 1-) [1242, 1243]. Zudem handelt es sich um eine indirekte Evidenz in Bezug auf die Wundart, sodass ein *downgrading* des Evidenzniveaus erforderlich ist (SIGN LoE 2-). Studien, die speziell maligne Wunden untersuchten, sind einige wenige Fallberichte (n=1 bis 3), die topische Opioide als effektiv bewerten (SIGN LoE 3). Somit fehlt es insgesamt an robuster und einheitlicher Evidenz, um klare Empfehlungen formulieren zu können. Zu Lokalanästhetika für die Schmerzlinderung bei malignen Wunden konnte keine Evidenz identifiziert werden. Aus diesem Grund erfolgt die Empfehlung auf Grundlage der klinischen Expertise. Leitlinien zu anderen Wundarten empfehlen Lokalanästhetika ebenso konsensbasiert [1198]. Evidenz zu Steroiden wurde nicht identifiziert.

Trotz mangelnder Evidenz hat sich in der Praxis zur lokalen Schmerzreduktion bewährt, sterile oder aseptisch hergestellte 0,1 % Morphingele i.d.R. einmal täglich auf die Wunde aufzutragen. Bei Herstellung einer polihexanidhaltigen Morphingel-Rezeptur ist eine längere Verwendbarkeit möglich; eine Kontamination ist dennoch zu vermeiden. Es ist daher sinnvoll, kleinere Mengen abzufüllen (siehe Tabelle 41).

Tabelle 41: Herstellung von Morphingel 0,1 % (nach Herbig 2011 [1255])

Morphingel 0,1 % mit Polyhexanid konserviert, modifiziert nach NRF-Rezepturhinweis		
Rezeptur:	Morphinhydrochlorid-Trihydrat	0,1 g
	Ethylendiamintetraessigsäure-Natriumsalz	0,1 g
	Hydroxyethylcellulose 400	4,5 g
	Polihexanid-Konzentrat 20 % (m/V)	0,2 ml
	Gereinigtes Wasser (Ph.Eur.)	Ad 100,0g
Haltbarkeit:	4 Wochen	
Indikation:	schmerzende, infizierte, oberflächliche Wunden	
NRF= neues Rezeptur-Formularium		

Nachteil bei der Anwendung des Morphingels ist der erforderliche häufige Verbandswechsel (mind. 1x/Tag.). Je nach Zustand der Wunde (z. B. bei nekrotischem Gewebe) kann die Wirkung des Morphins auf die peripheren Schmerzrezeptoren fraglich, bzw. nicht gesichert sein [1169, 1242, 1256-1258].

In der klinischen Praxis finden weitere topische Verfahren mit lokalanästhesierenden Cremes, Gels oder Sprays Anwendung, die Schmerzen bei Wundreinigung reduzieren sollen. Sie sind jedoch nicht für diese Indikation zugelassen (Off-Label-Use).

Weitere Maßnahmen

Bewegungsabhängige Schmerzen bei malignen Wunden erfordern eine adäquate Schmerztherapie in Form von schnell freisetzenden oralen oder transmucosalen Opioiden (siehe Kapitel Tumorschmerz, Empfehlung 9.41.). Ein Einsatz von geeigneten Hilfsmitteln, z. B. druckreduzierende Matratzen, Sitzkissen, Polster, kann Schmerzen reduzieren. Verschiedene entlastende Positionierungen ermöglichen, den Druck auf maligne Wunden zu vermeiden oder zu reduzieren, z. B. Seitenlagerungen, Oberkörperhochlagerungen mit aufgestützten Oberarmen. Eine Anleitung der betroffenen Menschen und ihrer Angehörigen zu schonenden und kräftesparenden Bewegungsabläufen kann helfen, krisenhaften Situationen, z. B. Schmerzen, im Alltag zu begegnen bzw. diese zu vermeiden.

Ein Lymphödem um die Wunde kann zu starken Schmerzen, Druck und Spannungsgefühl oder verstärkter Exsudation führen. Studien zur Effektivität der Therapie von Lymphödemen und sich daraus entwickelnden Wunden zeigen die höchste Evidenz für eine Komplexe Physikalische Entstauungstherapie (KPE), die aus mehreren Komponenten besteht: Manuelle Lymphdrainage, Kompressionstherapie, entstauende Bewegungs- und

Atemtherapie, Hautpflege und Edukation zum Selbstmanagement [1202, 1259]. Die Studienlage bezieht sich auf Lymphödeme bei Brustkrebspatientinnen [972] und HNO-Patienten [1260, 1261]. Nur wenige Fallstudien spezialisieren sich auf die Lymphtherapie bei Palliativpatienten [1262–1265]. Zur spezifischen Situation von Patienten mit malignom-assoziierten Wunden und gleichzeitigem Lymphödem liegen derzeit keine Publikationen vor.

Die klinische Expertise und Fallstudien zeigen, dass Patienten von Manueller Lymphdrainage (MLD) profitieren, da vor allem die durch das Lymphödem verursachten Symptome gelindert werden können wie z. B. Schmerzen [1263], Spannungsgefühl und das Gefühl der Schwere (bei Gliedmaßen). Ein weiterer positiver Effekt der MLD bezieht sich auf das veränderte Körperbild: Patienten fühlen sich wieder ansehnlicher, weniger geschwollen und dadurch weniger entstellt. Durch die MDL als Teil der KPE kann die körperliche Funktionsfähigkeit verbessert werden, z. B. Sprechen, Schlucken oder Bewegungsfähigkeit. Die KPE ist von einem zertifizierten Physiotherapeuten durchzuführen. Der interstitielle Abfluss über Kollateralkreisläufe des Lymphsystems wird durch die MDL gefördert und führt somit zur Reduktion von Exsudation (siehe auch Aschnitt 15.4.5). Damit die MLD effektiv symptomlindernd wirken kann, sollte sie möglichst täglich über 30–45 Minuten vom Venenwinkel des Halses bis proximal der Wunde durchgeführt werden. In der S2k Leitlinie „Diagnostik und Therapie der Lymphödeme" (2017) wird das maligne Lymphödem als relative Kontraindikation für eine komplexe physikalische Entstauungstherapie (KPE) beschrieben [1266]. Die Durchführung sollte abhängig von der Belastung des Patienten oder dem Benefit für seine Lebensqualität bedürfnisorientiert modifiziert werden (nur MLD ohne Kompressionstherapie, Kompressionstherapie unter Auslassung der Wunde, Kompressionstherapie inkl. der Wunde mit geeigneter Unterpolsterung, Kompressionstherapie mit nur leichtem Druck, Kompressionstherapie mit sog. Lite-Mehrkomponentensystemen (mit weniger Druck).

Das Triggern von Metastasierung durch die Manuelle Lymphdrainage wird kritisch diskutiert. Godette et al. sehen diese These als nicht bestätigt an und empfehlen daher, die Anwendung der MLD bei Patienten mit einer nicht-heilbaren Krebserkrankung, da die Symptomlinderung als entscheidender Benefit im Vordergrund steht [1267]. Das direkte Tumorgebiet wird dabei ausgespart.

15.4.3 Juckreiz an der malignen Wunde

15.15.	Konsensbasierte Empfehlung
EK	Beim Auftreten von Juckreiz an und um maligne Wunden *sollten* mögliche Ursachen (z. B. Entzündungsreaktionen, Allergie auf oder Unverträglichkeiten von Verbandstoffen) ergründet und nach Möglichkeit behoben werden.

Hintergrund
Diese Empfehlung basiert auf der Expertenmeinung der Leitliniengruppe.

Juckreiz kann durch Kontakt mit sensibilisierenden Substanzen (z. B. Salben, Desinfektionsmittel, Latex, sowie Wundtherapeutika und Wundauflagen) und Entzündungsreaktion an der Wunde entstehen. Wenn möglich, sollte der Juckreiz kausal behandelt werden, z. B. durch eine rehydrierende Hautpflege oder das Vermeiden von sensibilisierenden Substanzen (Wundtherapeutika/ –auflagen).

Anamnese, körperliche Untersuchung und weitere Diagnostik durch den Arzt, sowie die systemische und topische medikamentöse Therapie sind in der S2k-Leitlinie „Diagnostik und Therapie des chronischen Pruritus" ausführlich beschrieben [1216]. Die in der Leitlinie empfohlenen topischen Produkte sind nicht alle zur Anwendung am Wundrand und der Wundumgebung vorgesehen. So können menthol- oder kampferhaltige Präparate oder Capsaicin-Produkte z. B. starkes Brennen/Schmerzen auslösen, vor allem auch an vorgeschädigter Haut

15.4.4 Geruchsminderung

15.16.	Konsensbasierte Empfehlung
EK	Maligne Wunden mit Geruchsbildung *sollen* zur Geruchsreduktion bei jedem Verbandwechsel sorgfältig und schonend gereinigt werden.

15.17.	Evidenzbasierte Empfehlung
Empfehlungsgrad **0**	Bei Geruchsbildung bei malignen Wunden *kann* zur Geruchsreduktion die Wunde mit lokalen Wundantiseptika behandelt werden.
Level of Evidence **3**	Quellen: Norman et al. 2016 [1268], Norman et al. 2016 [1269], Norman et al. 2017 [1270], O'Meara et al. 2014 [1271]

15.18.	Evidenzbasierte Empfehlung
Empfehlungsgrad **0**	Zur Keimminimierung und Geruchsreduktion *kann* Metronidazol* lokal im Wundgebiet angewendet werden. * Off-Label-Use

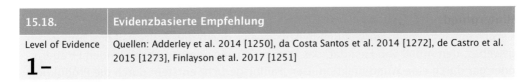

15.18.	Evidenzbasierte Empfehlung
Level of Evidence **1−**	Quellen: Adderley et al. 2014 [1250], da Costa Santos et al. 2014 [1272], de Castro et al. 2015 [1273], Finlayson et al. 2017 [1251]

15.19.	Evidenzbasierte Empfehlung
Empfehlungsgrad **0**	Bei Geruchsbildung bei malignen Wunden *kann* Metronidazol* systemisch (oral/i. v.) verabreicht werden. * Off-Label-Use
Level of Evidence **3**	Quellen: Ramasubbu et al. 2017 [1252]

15.20.	Evidenzbasierte Empfehlung
Empfehlungsgrad **B**	Bei Geruchsbildung bei malignen Wunden *sollte* die Wunde mit exsudatauf-nehmenden und keimbindenden Verbandsmaterialien versorgt werden.
Level of Evidence **4**	Quellen: −

15.21.	Evidenzbasierte Empfehlung
Empfehlungsgrad **0**	Bei Geruchsbildung bei malignen Wunden *können* Wundauflagen mit Aktiv-kohle zur lokalen Geruchsbindung eingesetzt werden.
Level of Evidence **3**	Quellen: da Costa Santos et al. 2010 [1272]

15.22.	Evidenzbasierte Empfehlung
Empfehlungsgrad **0**	Bei Geruchsbildung bei malignen Wunden in Folge einer Wundinfektion *kann* die Wunde mit antiseptisch wirkenden Verbandsmaterialien versorgt werden.
Level of Evidence **2−**	Quellen: Adderley et al. 2014 [1250], Dissemond et al. 2017 [1274]

15.23.	Konsensbasierte Empfehlung
EK	Zur Geruchs- und Schmerzreduktion *sollten* die Nutzen und Risiken/ Belas-tungen eines chirurgischen Abtragens von nekrotischem Gewebe mit dem Patienten sorgfältig abgewogen werden.

Hintergrund

Geruch entsteht bei Tumorwunden beispielsweise durch den Zellzerfall des Tumorgewebes, den Anfall von Exsudat, das Vorhandensein von geruchsbildenden Erregern
oder gar durch eine Wundinfektion. Der „Fäulnisgeruch" entsteht durch die Produktion
von Aminen und Diaminen durch proteolytische und anaerobe Bakterien. Da der Wundgeruch eine große Belastung für die Patienten und ihr Umfeld darstellt, Einfluss auf
alle Lebensbereiche nimmt und die Lebensqualität erheblich einschränken kann, ist die
Linderung bzw. Beseitigung des Geruches ein wichtiges und für viele Patienten vorran-
giges Behandlungsziel [1275, 1276].

Eine systematische Recherche wurde zur Frage der Geruchsminderung bei malignen
Wunden durchgeführt. Obwohl dieses Outcome bei der Frage der Wirksamkeit von Interventionen zu malignen Wunden häufig untersucht wird, ist die Evidenzlage qualitativ
und quantitativ insgesamt sehr begrenzt. Vier systematische Übersichtsarbeiten zur topischen Behandlung mit Substanzen bzw. mit Verbänden/ Wundauflagen [1250, 1251,
1272, 1273] sowie ein Cochrane Review von RCTs zur systemischen Antibiotherapie
[1252] wurden identifiziert. Eine Primärstudiensuche identifizierte ergänzend vier Studien zur systematischen Therapie mit Metronidazol [1277–1281]. Da keine Evidenz zur
Wirksamkeit von Antiseptika in den o.g. Systematic Reviews identifiziert werden konnte, wurde eine ergänzende systematische Recherche nach Systematic Reviews durchgeführt, die eine breitere Population einschließen (indirekte Evidenz) [1268–1271, 1282].
Die Studienergebnisse sind im jeweiligen Kapitel beschrieben (s.u.). Empfehlungen zu
weiteren Behandlungsstrategien basieren auf der Expertenmeinung der Leitliniengruppe.

Wundreinigung

Die Wundreinigung ist ein wesentlicher Bestandteil zur Reduzierung des Geruchs. Bei
der Reinigung werden Zelltrümmer und Exsudat entfernt und geruchsbildende Erreger
durch Verdünnung und ggf. Beläge reduziert. Zur Wundreinigung gibt es verschiedene
Möglichkeiten, die von Größe, Lokalisation, Stadium und Zustand der Wunde und den
Präferenzen der Patienten abhängig sind. Zur Wundreinigung werden physiologische
Lösungen (NaCl 0,9 % oder Ringerlösung) verwendet. Die Reinigung erfolgt durch Spü-
lung mittels Spritze oder Ecolav (Kunststoffkontainer) Behälter mit Spülkonus, ggf. mit
Einmalkathetern (Wundtaschen) oder Infusionssystem [1189, 1193].

Weitere Möglichkeit zur Wundreinigung sind das Auflegen von mit Spüllösung getränk-
ter und anschließend trockener Kompressen und vorsichtiges Tupfen oder ggf. der unterstützende Einsatz von speziellen Reinigungspads oder Tüchern (siehe z. B. [1283]).
Eine weitere Möglichkeit ist das Ausduschen der Wunde mit steril filtriertem Leitungs-
wasser, was einige Patienten als sehr angenehm empfinden, da sie das Gefühl haben,
den Geruch „wegzuspülen". Der Wasserstrahl darf keinen zu hohen Druck haben, da es
sonst zu Verletzungen des Tumorgewebes, Blutungen und Schmerzen kommen kann.
Das Wasser sollte nur lauwarm sein, um eine verstärkte Durchblutung und damit Blu-
tungsneigung zu vermeiden [1205, 1284, 1285].

Durch engmaschigere Verbandwechsel und häufigere Reinigung kann die Geruchsbildung reduziert werden. Die Frequenz der Verbandswechsel wird hinsichtlich der weiteren Symptome, die durch einen Verbandswechsel evtl. verstärkt werden (Schmerz, Blutung), abgewogen.

Hypochlorige Säure bzw. hypochlorithaltige Lösungen und antiseptische Gele, z. B. Polihexanidgel 0,04 % als Fertigpräparat oder Apothekenzubereitung, können durch die Keimminderung zur Geruchsminderung führen und dienen der Infektionsprophylaxe. Hypochlorige Säure bzw. hypochlorithaltige Lösungen können durch das Oxidationsmittel Natriumhypochlorit (=Oxidation von Geruchsstoffen) Gerüche etwas binden. Bei kritischer Kolonisation und bei Infektion haben sie keine Zweckbestimmung und sind nicht angezeigt. Hier kommen Antiseptika zum Einsatz. (s.u.).

Antiseptika

Es konnten fünf Systematic Reviews von RCTs zur Frage der Wirksamkeit von Antiseptika identifiziert werden (Silber- und honighaltige Verbände werden weiter unten gesondert adressiert) [1268–1271, 1282]. Es handelt sich um indirekte Evidenz sowohl in Bezug auf die Patientenpopulation (Wundarten: Dekubitus, Ulcus cruris venosum, Brandwunde, chirurgische Wunde mit Sekundärheilung) als auch auf die Outcomes (Geruchsminderung wurde nur selten gemessen, meistens wurden allgemeine Infektionszeichen als Outcomes angegeben). Insgesamt ist die Evidenz niedriger Qualität (SIGN LoE 1-). Oft wurde nur eine einzige RCT zu einer bestimmten Substanz durchgeführt. Nur zu Iodhaltigen Präparaten liegt eine größere Anzahl an Studien vor, die sich zum Teil als wirksam bzgl. mittlerer Zeit bis zur Heilung erwiesen [1269–1271, 1282], zum Teil aber keine signifikanten Ergebnisse zeigen konnten [1268, 1269]. Aber auch hier ist eine Zusammenfassung der Ergebnisse aufgrund der heterogenen Wundarten und Vergleichsgruppen schwierig. Evidenz zu Infektionsstatus ist kaum vorhanden und evidenzbasierte Aussagen dazu sind daher nicht möglich. Nach *downgrading* der Evidenz aufgrund ihrer Indirektheit hinsichtlich Population und Outcomes kann von einem SIGN LoE 3 für diese Leitlinie ausgegangen werden.

In der Praxis werden Antiseptika häufig mit guter Erfahrung angewendet, deshalb wird die Empfehlung trotz begrenzter Evidenz mit einem stärkeren Grad formuliert („sollte"). Zur Anwendung in der Praxis liegen Empfehlungen für die allgemeine Wundversorgung vor, die auf Expertenkonsens, Evidenz sowie auf In-vitro- und vorklinischen Daten zur Wirkweise der Antiseptika und deren Nebenwirkungen basieren und für dieses Kapitel relevant sind (siehe z. B. Tabelle 42).

Tabelle 42: Orientierende Empfehlungen für die auf die Indikation basierende Wahl von Antiseptika (Kramer et al. 2018 [1286])

Indikation	Antiseptischer Bestandteil	
	1. Wahl	2. Wahl
Kritisch kolonisierte Wunden, Wunden mit Infektionsrisiko	PHMB	OCT, Hypochlorit, Silber
Verbrennungen	PHMB	OCT, Hypochlorit
Biss-, Stich- und Schusswunden	PVP-I	Hypochlorit
MRE-kolonisierte oder infizierte Wunden	OCT / PE	OCT, PHMB, Silber
Prävention von chirurgischen Wundinfektionen	PHMB	OCT / PE
Dekontamination akuter und chronischer Wunden	Hypochlorit, PHMB	–
Peritoneallavage	Hypochlorit	–
Risiko der Exposition von ZNS-Gewebe	Hypochlorit	PVP-I
Wunden mit fehlender Drainage	Hypochlorit	PHMB

MRE = multiresistente Erreger, OCT = Octenidin Dihydrochlorid, PE = Phenoxyethanol, PHMB = Polihexanid, PVP-I = Povidon-Iod, ZNS = Zentralnervensystem

Bei kritischen Kolonisationen und Wundinfekten wird empfohlen, die Wunde mit zeitgemäßen Antiseptika, z. B. Octenidin oder Polihexanid zu versorgen. Die Auswahl des Antiseptikums erfolgt unter Berücksichtigung von Indikation, Kontraindikation sowie Vor- und Nachteilen [1286].

Antibiotika

Zur Geruchsreduktion wird in Studien und von Experten sowohl die lokale als auch die systemische Gabe von Antibiotika empfohlen. Die Studienlage lässt keine Priorisierung oder Festlegung der Reihenfolge zu (z. B. zuerst lokal, dann systemisch oder umgekehrt). Die Auswahl hängt von der Abwägung der Vor-und Nachteile ab (siehe unten). Beide Empfehlungen wurden daher als offene Empfehlung („kann") formuliert.

Systemische Gabe

Bei Wundgeruch durch lokale Besiedelung mit anaeroben Erregern kommen zu den lokalen antiseptischen Maßnahmen systemische Antibiotika zum Einsatz. Bei starkem Wundgeruch kann ggf. ohne systemische Infektion Metronidazol* zur Geruchsreduzierung über einen längeren Zeitraum in Betracht gezogen werden. Auch in der Palliativmedizin sind Resistenzen und Resistenzentwicklungen zu berücksichtigen. Die Antibiotikatherapie sollte daher immer kalkuliert erfolgen, d. h. die Auswahl des Antibiotikums richtet sich nach den wahrscheinlichsten Erregern. Bei einem Keimnachweis sollte die eingesetzte Substanz ggf. angepasst werden. Bei malignen Wunden erfolgt vielfach eine kalkulierte Gabe von Metronidazol. Eine systemische Antibiotikagabe, z. B. mit Metronidazol (* Off-Label-Use), reduziert die Zahl anaerober Keime insbesondere in den tieferen Wundschichten, die mit keimreduzierenden Produkten nicht erreicht werden können. Empfohlen werden dreimal täglich 400 mg oral oder 500 mg i. v. (über 14 Tage). Ggf. kann die Behandlung auch länger erfolgen („low-dose-Antibiotikatherapie" 200 mg 2 mal täglich), je nach aktueller Situation des Patienten, verbleibender Lebenszeit und Belastung des Patienten und seiner Zugehörigen durch den Geruch [1169].

Systemisches Metronidazol wurde in einer sehr kleinen RCT (n=6) untersucht, die eine signifikante Geruchsreduktion aufwies (p < 0.01) [1277]. Aufgrund des kleinen Patientenkollektivs und des hohen Risiko für Bias ist die Studie aber nicht aussagekräftig [1252] (SIGN 3). Das Systematic Review von Ramasubbu et al. konnte keine Interventionsstudien zu weiteren systemischen Antbiotika identifizieren [1252]. Weitere kleine deskriptive Fallberichte oder -serien (n=1 bis 15) beschrieben eine Geruchsreduktion mit systemischem Metronidazol (SIGN 3) [1278-1280].

Nachteile: Eine regelmäßige systemische i.v.-Gabe ist im ambulanten Setting evtl. nur eingeschränkt möglich. Nebenwirkungen wie Übelkeit und Erbrechen, Lebertoxizität und Wechselwirkungen sind zu bedenken.

Lokale Gabe
Ziel der lokalen Anwendung ist es, die anaeroben Keime zu reduzieren und somit den Geruch zu mindern. Zu beachten ist, dass die lokale Applikation von Metronidazol mindestens einmal täglich erfolgen sollte. Die hohe Frequenz erforderlicher Verbandwechsel ist für viele Patienten und gerade bei großen Wunden nicht zumutbar. Hier sollte der Nutzen (Geruchsbindung) gegenüber der Belastung durch häufige Verbandwechsel mit dem Patienten abgewogen werden. Die Anwender sollten den Kontakt mit Metronidazol vermeiden und entsprechende Schutzmaßnahmen einhalten, da eine kanzerogene Wirkung nicht auszuschließen ist.

Das topische Metronidazol-Gel 0,75 bis 0,80 % wurde in einer sehr kleinen RCT (n=9) mit hohem Risiko für Bias [1287] und zwei kleinen unkontrollierten Prä-Post-Beobachtungsstudien (n=16 [1288]; n=11 [1287]) untersucht (in [1250, 1251, 1272, 1273]). Trotz positivem Trend konnte im RCT keine signifikante Geruchsreduktion erreicht werden [1287]. Der Prä-Post-Vergleich der Beobachtungsstudien war signifikant (p < 0.01 [1287] bzw. p < 0.05 [1288]). Die Evidenzstärke zur Wirksamkeit von topischem Metronidazol ist damit sehr schwach (SIGN 1-). Weitere deskriptive Fallserien (n=5 bis 48) zeigten eine Geruchsreduktion bei topischem Metronidazol (SIGN 3) [1289, 1290].

Metronidazol kann entweder durch Aufsprühen von Metronidazol-Lösung*, Auflegen von Metronidazol-getränkten Kompressen/Hydrofasern oder sterilem Metronidazol-Gel* 0,75 % auf die Wunde appliziert werden (* Off-Label-Use).

Nachteile: Besonders die Verwendung von Gels ist kritisch abzuwägen, da es dadurch vermehrt zu Mazeration des Wundrandes und unerwünschtem Aufweichen von Neroseplatten kommen kann. Bei lokaler Anwendung muss der Verbandwechsel mind. einmal täglich durchgeführt werden, dies widerspricht evtl. anderen Empfehlungen zur Symptomlinderung bei malignen Wunden. D. h. entscheidend ist die Symptomlast des

Patienten. Metronidazol besitzt möglicherweise kanzerogenes Potential. Das Personal sollte daher auf ausreichenden Personenschutz achten.

Bei Besiedelung mit multiresistenten Keimen sind die entsprechenden Hygieneleitlinien zu beachten [1291, 1292].

Antibakterielle und geruchsbindende Wundauflagen

Aktivkohleauflagen binden Erreger. Da sie steril sind, können sie direkt auf die Wunde aufgelegt oder in diese eingebracht werden. Neben Fallberichten liegt eine kleine unkontrollierte Prä-Poststudie (n=12) zu aktivierter Kohle vor mit Reduktion des Geruchs von 67 % auf 42 % (SIGN 3; [1293] in [1272]). In der Praxis hat sich der Einsatz von Aktivkohle zur Geruchsbindung über Jahre bewährt. Die Kombination von Silber und Kohle kann sinnvoll sein um die geruchslindernde Wirkung zu verstärken. Da es Superabsorber mit Aktivkohle gibt, können zwei Strategien mit einer Auflage verfolgt werden.

Neben Wundspüllösungen und Antiseptika werden u.a. **silberhaltige Produkte** zur Keimreduktion eingesetzt. Silber wirkt als Antiseptikum; durch die Keimzahlverminderung im Verband kommt es zur Geruchslinderung. Auch hier ist die Evidenzlage für maligne Wunden sehr gering. Eine einzige, im Cochrane Review von Adderley et al. [1250] eingeschlossene RCT (n=26) mit einem unklaren Risiko für Bias ergab eine schwache Evidenz zur Wirksamkeit von silberhaltigen Schaumverbänden zur Reduzierung von Geruch im Vergleich zu Verbänden ohne Silber bei malignen Wunden (Geruchsreduktion 76,9 % versus 30,8 %, p=0.049; SIGN 1-) [1294]. Es liegt ein weiteres Systematic Review – mit methodischen Mängeln – zur Effektivität von Silber in der Behandlung von Wunden aller Arten, das allerdings keine Studien zu malignen Wunden enthält [1274]. Daher sind die Ergebnisse als indirekte Evidenz zu bewerten. Die Autoren schließen auf die Effektivität von silberhaltigen Produkten in Bezug auf die Outcomes Wundheilung, Lebensqualität (inkl. Schmerzen), Kosten und bakterielle Last. Aufgrund der hohen methodischen Mängel des Reviews sowie der doppelten Indirektheit der Evidenz (Population und Outcomes) sind diese Ergebnisse nur begrenzt nützbar. Weitere indirekte Evidenz liegt in einem Cochrane Review vor, der den Einsatz von silberhaltigen Verbänden für die Heilung von Brandwunden unterstützt [1270]. Bei chirurgischen Wunden, Dekubiti und Ulceri cruris ist die Evidenzlage aus drei Systematic Reviews ungenügend, sodass Schlussfolgerungen nicht möglich sind [1268, 1269, 1271]. Die Empfehlung zu antiseptisch wirkenden Verbandmaterialen beruht auf Studien, die sich ausschließlich auf Silber beziehen, sodass diese Evidenz als indirekt anzusehen ist und so ein *downgrading* des Evidenzniveaus vorgenommen wurde.

Die Silbertechnologien und die Bildung von Ag-Kationen der einzelnen Produkte sind sehr unterschiedlich, sodass bzgl. der Wirksamkeit von einer silberhaltigen Wundauflage nicht auf irgendeine andere geschlossen werden kann [1295] [1296]. Bei silberhaltigen Wundauflagen kann es zu allergischen oder Überempfindlichkeit-Reaktionen kommen.

Ein RCT (n=75) mit unklarem Risiko für Bias ergab keine signifikante Verbesserung des Geruchs im Vergleich von Manuka-**Honig**-Verbänden und nanokristallinen Silberverbänden (SIGN 1-; [1253] in [1250, 1251]). Anhand der aktuellen Datenlage können keine Aussagen für oder gegen die Anwendung von Honig getroffen werden.

Zur Geruchslinderung durch **Chlorophyll** (oral oder im Sekundärverband) konnten im Systematic Review von da Costa Santos et al. nur einzelne Fallberichte identifiziert werden [1272]. Daher sind zur Anwendung von Chlorophyll keine Aussagen möglich.

Superabsorbierende Wundauflagen enthalten Polyacrylatgranulat. Dieses besitzt eine hohe Affinität zu Eiweißstoffen. Dadurch werden Proteine in das Granulat aufgenommen, unter anderen Bakterien, dort gebunden und inaktiviert. Durch die Reduktion der Keimmenge, kann sich der Geruch reduzieren [1295, 1296].

Hydrophobe (wasserabweisende) Fasern binden Keime aufgrund der physikalischen Eigenschaften ihrer Beschichtung. Beim Verbandwechsel werden die gebundenen Erreger mit dem Material entfernt. Die Fasern dürfen nicht zusammen mit Fetten angewendet werden, da sonst ihre hydrophobe Eigenschaft verloren geht [1295, 1296].

Das Cochrane Review von Adderley et al. suchte zwar nach RCTs zu primären bzw. Kombination von primären und sekundären Verbänden/ Wundauflagen, konnte aber keine identifizieren, die Aussagen zur exsudataufnehmenden Verbandsmaterialien machen, sodass die entsprechende Empfehlung aufgrund des Expertenkonsenses der Leitliniengruppe formuliert wurde (SIGN LoE 4) [1250]. Die Erfahrung aus der Praxis zeigt, dass bei Wunden mit Geruchsbildung der Geruch durch mit exsudataufnehmende und keimbindende Wundauflagen effektiv gelindert werden kann und dadurch die emotionale Belastung gelindert und soziale Teilhabe gestärkt werden kann. Da mit der Maßnahme ein großer lindernder Effekt bei wenigen unerwünschten Nebenwirkungen erzielt werden kann, entschied sich die Konsensusgruppe für eine starke Empfehlung trotz fehlender Studienevidenz.

Folienverband

Bei starker Geruchsbildung bei malignen Wunden zeigt die praktische Erfahrung, dass eine zusätzliche Abdeckung des Verbandes mit Haushaltsfrischhaltefolie, den Geruch kurzzeitig „einschließen" kann, damit sich der Betroffene bei ihm wichtigen Ereignissen, z. B. Besuchen, in Bezug auf den Geruch sicherer fühlt. Von einer längerfristigen oder sogar dauerhaften Anwendung ist dringend abzuraten, da durch die Abdichtung eine feuchte Kammer entsteht und somit das Infektionsrisiko gesteigert wird. Ob eine Abdeckung analog zu nicht-malignem Gewebe bei malignen Wunden die Neubildung von Blutgefäßen im Tumor beeinflusst und welche Auswirkungen eine mögliche Stimulation der Blutgefäß-Neubildung in dieser Situation hätte, kann wegen fehlender Daten bisher nicht sicher beurteilt werden. Der Einsatz folienbeschichteter Wundauflagen ist ebenfalls nicht angezeigt, kann in der palliativen Situation unter dem Aspekt der Lebensqualität im Einzelfall aber überdacht werden [1204, 1205].

Hydrokolloide

Hydrokolloide sind bei malignen Wunden kontraindiziert und dürfen daher nicht eingesetzt werden. Im Cochrane Review von Adderley et al. [1250] sowie in der für die Zwecke dieser Leitlinie durchgeführte Recherche liegen keine spezifischen Ergebnisse zu
Hydrokolloiden vor. Hydrokolloide können laut Expertengruppe durch die Autolyse die
Geruchsbildung verstärken und das Keimwachstum begünstigen (feuchte Kammer).

Chirurgisches Abtragen

Wird der Geruch durch starke Nekrosenbildung und größeren Mengen von avitalem
Gewebe verursacht, kann nach sorgfältiger Abwägung von Nutzen und Belastungen die
chirurgische Abtragung von avitalem Gewebe erfolgen [1245, 1246]. Das chirurgische
Abtragen erfolgt unter Analgesie- oder Anästhesieverfahren z. B. Lokalanästhetika
(Einwirkzeit von 30–60 Minuten beachten) [1169].

Geruchsbindende Allgemeinmaßnahmen

Wundgeruch bei einer malignen Wunde belastet nicht nur den Patienten, sondern auch
sein Umfeld. Umgebungsbezogene geruchsabsorbierende oder maskierende Maßnahmen können unterstützend wirken [1285]. Zahlreiche Maßnahmen können angeboten
und je nach Wunsch, Vorliebe, Erfahrungen und Möglichkeiten angewandt werden:

- Mehrmals täglich Stoßlüften.
- Empfehlenswert ist ein täglicher Wechsel von Kleidung und Bettwäsche.
- **Geruchsabsorbierende Maßnahmen**
  › Synthetische Geruchsbinder oder Geruchsbinder auf Basis ätherischer Öle. Ein
    synthetischer Geruchsbinder kann auch auf eine Kompresse geträufelt (1–2 Trop-
    fen) und auf dem geschlossenen Verband fixiert werden.
  › Geruchsbindende, –absorbierende oder –überdeckende Stoffe, wie Kaffeepul-
    ver, Essigwasser, Katzenstreu, Waschpulver oder Rasierschaum. Hierbei wird eine
    Schale oder ein Teller befüllt und in die Nähe des Bettes gestellt. Dabei muss der
    verwendete Stoff regelmäßig erneuert werden – mindestens täglich, ggf. mehr-
    mals täglich. Verschiedene Materialien aus dem Bestattungswesen (z. B. Sargein-
    streumittel oder Raumsprays) reduzieren ebenfalls Gerüche [1189], [1205].
  › Zur Geruchsreduktion bei Drainage- oder Stomabeuteln (z. B. bei Fistelgängen
    oder stark exsudierenden Wunden) können Süßstoff in Tablettenform als Geruchs-
    binder oder geruchsneutralisierendes Gleitmittel (Stomabedarf) in den Drainage-
    oder Stomabeutel gegeben werden. Stomabeutel sollten geruchsneutralisierende
    Aktivkohlefilter haben.
- **Geruchsmaskierende Maßnahmen:** Die Anwendung ätherischer Öle ist möglich
  durch Raumbeduftung in Aromalampen oder auf Trägermaterialien, z. B. Kompressen, Taschentücher. Wichtig ist, dass das Öl sorgfältig ausgewählt wird, damit zusammen mit dem Wundgeruch keine übelkeitsauslösende Wirkung entsteht. Eine in
  Aromapflege geschulte und erfahrene Pflegende sollte hinzugezogen werden. Äthe-
  rische Öle (1 Tropfen) können auf einen Mundschutz gegeben, als Nasentamponade
  verwendet oder unter der Nase aufgetragen werden.

Das Stufenschema veranschaulicht wie die Maßnahmen aufeinander aufbauen können (siehe Abbildung 12). Wenn eine Stufe nicht ausreicht, um den Geruch zu mildern, sollte sie durch Maßnahmen der nächsten Stufe ergänzt werden.

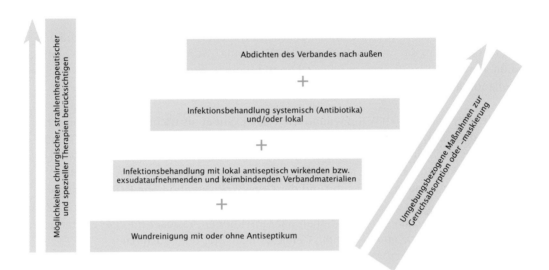

Abbildung 12: Stufenschema der **Maßnahmen zur Geruchsreduktion (erstellt von der AG)**

15.4.5 Exsudatmanagement

15.24.	Evidenzbasierte Empfehlung
Empfehlungsgrad **B**	Maligne Wunden mit starker Exsudatbildung *sollten* mit einem ausreichend saugfähigen Sekundärverband bedeckt werden. Bei malignen Wunden mit hoher Exsudatbildung und einer Wundhöhle *sollte* diese mit geeigneten Wundauflagen aufgefüllt werden.
Level of Evidence **4**	Quellen: LL EPUAP [1198]

15.25.	Konsensbasierte Empfehlung
EK	Bei malignen Wunden mit starker Exsudation oder erhöhter Exsudatbildung durch Fistelbildung *können* Drainagebeutel und Stomamaterialien zur Sammlung des Exsudates angewendet werden.

15.26.	Konsensbasierte Empfehlung
EK	Bei malignen Wunden mit erhöhter Exsudatbildung *soll* zur Vermeidung von Mazerationen und dadurch bedingte Schmerzen ein Wundrand/ -umgebungsschutz durchgeführt werden.

15.27.	Konsensbasierte Empfehlung
EK	Bei malignen Wunden mit massiver Exsudation und starker Geruchsbildung *kann* eine Unterdrucktherapie in Erwägung gezogen werden.

Hintergrund

Für dieses Kapitel wurde eine systematische Recherche durchgeführt, wobei Studien gesucht wurden, die topische Substanzen, Verbände/ Wundauflagen oder ein Kombination von beiden sowie systemisches Octreotid untersuchten. Empfehlungen zu weiteren Behandlungsstrategien basieren auf der Expertenmeinung der Leitliniengruppe.

Bei der physiologischen Wundheilung trägt das Exsudat als wichtiger, physiologischer Faktor dazu bei, die Wunde feucht zu halten, sowie Zelltrümmer, Abfall- und Fremdstoffe aus der Wunde zu spülen. Darüber hinaus transportiert es spezifische Wundheilungsfaktoren, befördert Nährstoffe und unterstützt die Migration neuer Zellen. Bei malignen Wunden treten aufgrund der Gewebszersetzung hohe Exsudatmengen auf. Diese können zum einen durch Selbstreinigungsprozesse verursacht werden. Zum anderen sind mechanische Irritationen oder Infektionen Auslöser für eine verstärkte Exsudation. In Folge einer erhöhten Gefäßpermeabilität oder auch bakteriellen Enzymen kann bei malignen Wunden bis zu einem Liter Exsudat pro Tag produziert werden [1226]. Laut Maida et al. klagen 17,9 % (n=67) der Patienten mit malignen Wunden unter der vermehrten Exsudatproduktion [1192].

Ein optimiertes Exsudatmanagement stellt einen Schwerpunkt in der Versorgung von Patienten mit malignen Wunden dar. Durch das Tragen von dicken, auftragenden Verbänden, die zur Einschränkungen in der Kleidungsauswahl oder der Freizeitgestaltung führen oder der Sorge vor Durchnässung, kann es zu Rückzug und Einschränkung der Lebensqualität kommen. Die Ursachen der Exsudation (z. B. Infektion) sollen ermittelt und, wenn möglich, behoben werden.

Das Outcome Exsudatkontrolle bei malignen Wunden ist wenig untersucht. Zwei systematische Übersichtsarbeiten zur Behandlung mit topischen Substanzen bzw. mit Verbänden/ Wundauflagen oder mit einer Kombination aus beidem [1250, 1251] sowie ein Systematic Review zur systemischen Antibiotherapie [1252] konnten eine einzige analytische Studie mit Aussagen zu diesem Outcome identifizieren: eine gepowerte RCT (n=75) mit unklarem Risiko für Bias, die keine signifikante Verbesserung des Exsudats im Vergleich von Manuka-Honig-Verbänden mit nanokristallinen Silberverbänden ergab (SIGN 1+; [1253] in [1250, 1251]). Primärstudien zur systemischen Gabe von Octreotid nach unseren Einschlusskriterien (interventionelle oder prospektiv kontrollierte Studien) konnten nicht identifiziert werden.

Evidenzbasierte Empfehlungen sind anhand der aktuellen Datenlage nicht möglich und die o.g. Empfehlungen sowie die folgenden Aussagen basieren daher auf Expertenmeinung (Level of Evidence 4).

Wundauflagen zur Exsudataufnahmen

Bei starker Exsudation sollen Wundauflagen viel Exsudat aufnehmen können und ein hohes Retentionsvermögen haben. Hierzu gehören Superabsorber und Vlieskompressen mit Superabsorbern ohne Folienbeschichtung. Da die Vliesumhüllung dieser Produkte ggf. am Wundgrund verkleben kann, ist bei Bedarf der Einsatz von wirkstofffreien Wunddistanzgittern, ggf. mit Silikonbeschichtung, als primäre Wundauflage zu erwägen. Saugkompressen und Alginate ohne Superabsorberpartikel sind nicht empfehlenswert, da diese das Exsudat nicht im Inneren binden, sondern unter Druck wieder abgeben [1189, 1205, 1206, 1245, 1246].

Die Dichtheit und Haltbarkeit des Verbandes ist ein wichtiges Qualitätskriterium des Wundmanagements um soziale Teilhabe zu ermöglichen. Je nach Lage, Größe und Oberflächenbeschaffenheit der malignen Wunde bedarf es kreativer Lösungen. Zu Bedenken ist dabei das Gewicht der feuchten, vollgesogenen Wundauflagen. Die Verbandintervalle sind deshalb entsprechend dem Exsudataufkommen anzupassen. Grundsätzlich gilt: so häufig wie nötig – so selten wie möglich.

Wundauflagen bei Wundhöhlen

Tiefe, zerklüftete und unterminierte Wunden bzw. Wundkavitäten mit starker Exsudation sind grundsätzlich aufzufüllen, bevor eine Abdeckung erfolgt [1198]. Hierzu eignen sich – je nach Wundgröße – Alginate oder Hydrofaserverbände bzw. -tamponaden und Cavity-Schaumverbände. Hierdurch wird verhindert, dass in der Wunde ein infektgefährdeter Hohlraum entsteht. Es ist zu beachten, dass die Produkte beim Verbandwechsel komplett aus der Wunde entfernt werden und keine Rückstände in der Wunde verbleiben.

Stoma und-Drainagematerial

Bei kleineren Exulzerationen mit hohem Exsudataufkommen oder bei Fistelgängen können ggf. Stoma- oder Drainagebeutel zum Einsatz kommen. Zur Versorgung ausgedehnter Befunde sind spezielle Wound-Pouch Systeme erhältlich. Bei längerfristiger starker Exsudation ist ggf. eine Serumkontrolle relevanter Parameter(z. B. Proteine Elektrolyte) zu erwägen [1206, 1297, 1298].

Wundrand/ -umgebungsschutz

Bei stark exsudierenden Wunden besteht am Wundrand und in der Wundumgebung erhöhte Mazerationsgefahr durch das Exsudat bei nicht ausreichend aufnahmefähigen Wundauflagen oder nicht angepassten Verbandswechselintervalle. Mazerierte Haut verliert ihre natürliche Barrierefunktion und stellt eine Eintrittspforte für Pilze und Bakterien dar.

Ein Haut- und Wundrandschutz beugt schmerzhaften Irritationen und weiteren Defekten vor. Hier eignen sich transparente Hautschutzfilme, z. B. Polyacrylatfilm oder Silikonöl. Bei Applikation des Hautschutzfilms sind unbedingt auch intakte Hautareale wie Wundstege/ -inseln auf der Wunde zu schützen [1246], [1189], [1205], [1248].

Bei vorhandenen Hautirritationen sollten Wundauflagen ohne Klebeflächen, aber mit hautfreundlichen Beschichtungen (z. B. Silikon, Soft-Gel) zum Einsatz kommen. Zur hautschonenden Fixierung von Wundauflagen können (bi-elastische) Schlauchverbände, Fixierpflaster auf Silikonbasis oder Binden hilfreich sein. Die Anwendung von Hydrofaserverbänden oder speziellen feinporigen Polyurethanschaumverbanden mit Silikonbeschichtung (ohne Folienabdeckung) können angebracht sein, da sie große Mengen von Exsudat binden können und so einen Schutz von Wundrand und -umgebung gewährleisten.

Zum Abdichten des Verbandes bei Hautfalten oder Einziehungen und somit zum Schutz des Wundrandes und der Wundumgebung stehen unterschiedliche Hilfsmittel wie Modellierstreifen, Hautschutzringe oder Hautschutzpaste aus der Enterostomatherapie zur Verfügung.

Trotz fehlender Evidenz empfiehlt die Expertengruppe den Wundrandschutz mit einem hohen Empfehlungsgrad, da dieser einen hohen Nutzen für den Patienten hat (Schmerzlinderung, Infektprävention), jedoch keine Belastung darstellt oder Schaden verursacht.

In der nachfolgenden Übersicht (siehe Tabelle 43) sind Beispiele für mögliche relevante Produktgruppen zur lokalen Wundversorgung bei erhöhtem Exsudataufkommen aufgeführt.

Tabelle 43: Mögliche Wundauflagen zum Exsudatmanagement (Zusammenstellung AG)

Produktgruppe	Eigenschaften	Anwendung
Wunddistanz-gitter auf Silikonbasis	Atraumatische Entfernung Anhaften des Sekundärverbandes am Wundgrund wird vermieden Exsudat wird durch Gitter in Sekundärverband abgeleitet. Cave: zähflüssiges Exsudat!	Geeignete Größe auswählen Ca. 2 cm über Wundrand hinaus applizieren Einlagig applizieren; doppelt Legen führt zu Exsudatstau und Infektion Mit geeignetem Sekundärverband, z. B. Saugkompressen (mit Superabsorberpartikeln) oder Superabsorber, abdecken
Alginat	Dochtwirkung Wundreinigung/Autolyse Gelbildung Blutstillung	Wundfüller in Kompressen- oder Tamponadenform Auf Wundgröße anpassen Locker in Wunde applizieren Abdeckung mit geeignetem Sekundärverband Rückstandsfreie Entfernung bei Verbandwechsel beachten Geben Feuchtigkeit auf Druck ab
Hydrofaser	Exsudatbindung Wundreinigung Gelbildung Vertikale Flüssigkeitsaufnahme; dadurch bedingter Mazerationsschutz von Wundrand und –umgebung Gute Retention von Wundexsudat	Wundfüller in Kompressen- oder Tamponadenform Ca. 2 cm über Wundrand hinaus applizieren Abdeckung mit geeignetem Sekundärverband Rückstandsfreie Entfernung bei Verbandwechsel beachten
Cavity-Schaumverband	Zügige Exsudatbindung Ausdehnung bei Exsudataufnahme	Wundfüller in heterogenen Formen Herstellerangaben zu Größenanpassung beachten; max. 2/3 der Wunde damit austamponieren Abdeckung mit geeignetem Sekundärverband
Superabsorber	Zügige Exsudatbindung Je nach Produkt: Hohes Retentionsvermögen Schutz von Wundrand und –umgebung Verfügbar in unterschiedlichen Größen und Applikationsformen	Geeignete Größe auswählen Produkt darf in der Regel nicht zer- bzw. zugeschnitten werden

Produktgruppe	Eigenschaften	Anwendung
Transparenter Hautschutzfilm	Schnelltrocknende, lösungsmittelfreie, transparente, sterile Flüssigkeit Langhaftender Hautschutz: je nach Produkt zwischen 72 bis 96 Stunden Auf Silikonbasis verfügbar Unterstützt Haftfähigkeit von Wundauflagen	Applikation nach Herstellerangaben Keine gleichzeitige Anwendung von Hautpflegeprodukten
Fixierpflaster auf Silikonbasis	Atraumatische Entfernung Hautfreundliche Fixierung der Wundauflage insbesondere bei Pergament-/ Cortisonhaut Cave: haftet, aber klebt nicht; d. h. keine sichere Fixierung bei einwirkenden Scherkräften, z. B. Sakralregion	Geeignete Größe auswählen und ggf. anpassen
Folien/dünne Hydrokollide	Wundrand- und Umgebungsschutz Verhindern das Aufrollen von Wundauflagen mit Kleberand (Border)	

Weitere Maßnahmen

Eine manuelle Lymphdrainage kann ebenfalls zur Verminderung der Exsudation maligner Wunden beitragen (siehe Abschnitt Schmerzlinderung).

Die Lokale Unterdrucktherapie (negative pressure wound therapy, NWPT) stellt eine rein palliative Maßnahme bei malignen Wunden dar. Sie bewirkt das Auffangen von Exsudat, den Einschluss von Geruch, die Eindämmung von Wundinfekten und die Reduktion der Verbandwechselfrequenz. Für maligne Wunden geben Hersteller häufig eine Kontraindikation an [1198, 1299]. Dennoch relativieren die Hersteller diese Kontraindikation, wenn die Unterdrucktherapie bei Patienten in der Palliativsituation mit einer begrenzten Prognose eingesetzt wird [1300, 1301]. Die Anwendung des Unterdruckverfahrens zum Exsudatmanagement bei malignen Wunden ist auf Grund von weiteren möglichen Komplikationen, z. B. Blutungen, Schmerzen beim Systemwechsel, Fistelbildung, Triggern von Tumorwachstum kritisch zu betrachten. Das Nutzen-/ Schadensrisiko ist kritisch zu hinterfragen und individuell abzuwägen.

Eine Unterdrucktherapie sollte als palliative Maßnahme nur dann zum Einsatz kommen, wenn alle anderen Therapieoptionen (Einsatz von Superabsorbern, Wunddrainagebeuteln etc.) ausgeschöpft wurden und stellt somit eine ultima ratio (im off-label-use) dar.

15.4.6 Prophylaxe und Management von Blutungen

15.28.	Konsensbasierte Empfehlung	
EK	Zur Prophylaxe von Kontaktblutungen der malignen Wunden *soll* ein atraumatischer Verbandswechsel durchgeführt werden.	

15.29.	Konsensbasierte Empfehlung
EK	Zur Prophylaxe von Blutungen der malignen Wunden *soll* die Medikation mit gerinnungshemmenden Medikamenten kritisch geprüft und nach sorgfältiger Nutzen-/ Risikoabwägung gegebenenfalls abgesetzt werden.

15.30.	Konsensbasierte Empfehlung
EK	Bei einer zu erwartenden akuten, starken Blutung aus einer malignen Wunde *sollen* Absprachen mit dem Patienten für den Blutungsfall getroffen und mit seinen Angehörigen besprochen werden. Dazu *soll* ein schriftlicher Notfallplan erstellt werden.
	Die Angehörigen, Ehrenamtliche und andere Gesundheitsberufe *sollen* auf die potentielle Blutung vorbereitet und in allen Notfallstrategien geschult werden.

15.31.	Konsensbasierte Empfehlung
EK	Bei leichten Blutungen von malignen Wunden *sollten* Maßnahmen zur Vaso-konstriktion (z. B. Kühlung) eingesetzt werden.

15.32.	Evidenzbasierte Empfehlung
Empfehlungsgrad **B**	Bei stärkeren Blutungen von malignen Wunden *sollten* Antifibrinolytika syste-misch (oral/i. v.) oder lokal eingesetzt werden.
Level of Evidence **2+**	Quellen: Montroy et al. 2018 [1302]

15.33.	Konsensbasierte Empfehlung
EK	Bei stärkeren Blutungen von malignen Wunden *sollten* Hämostyptika zur Blut-stillung lokal auf oder in die Wunde eingebracht werden.

Hintergrund

Eine systematische Recherche wurde für dieses Kapitel durchgeführt, wobei Studien eingeschlossen wurden, die topische Substanzen, Verbände/ Wundauflagen oder eine Kombination von beiden sowie systemische Tranexamsäure zur Blutungskontrolle untersuchen.

Blutungen bei malignen Wunden sind bei Patienten, Angehörigen, Professionellen (Arzt, Pflege und weiteren Berufsgruppen) besonders gefürchtet. Bereits kleine Blutmengen wirken bedrohlich, stärkere Blutungen sogar lebensbedrohlich. Wichtig sind hier vor-ausschauende und vorbereitete Maßnahmen für den Fall des Auftretens einer Blutung. Alle Beteiligten müssen einbezogen und gut informiert werden, um im Bedarfsfall angemessen handeln zu können.

Bei Blutungen aus malignen Wunden wird zwischen Kontakt- oder Spontanblutung und Blutung vom Wundgrund, Wundrand ausgehend oder durch Gefäßbeteiligung verursacht, unterschieden. Die Interventionen richten sich nach der Intensität der Blutung: keine Blutung, leichte, oberflächliche Blutung, stärkere bzw. mäßig starke Blutung, akute starke Blutung (potentiell stillbar oder unstillbar); siehe Abbildung 13.

Maligne Wunden zeigen eine hohe Neigung zu Spontan- und Kontaktblutungen, z. B. bei erforderlichen, nicht vermeidbaren Handlungen an der Wunde. Gefäße, die durch Tumorangiogenese neu entstehen sind dünnwandig, fragil, porös und bluten leicht. Häufig kommt es, z. B. im Rahmen eines Verbandwechsels zu lokalen und oberflächlichen Blutungen. Bei ausgedehnten Wunden in Gefäßnahe und bei Tumorinfiltration in Blutgefäße, z. B. im Kopf-und Halsbereich, kann es durch Gefäßruptur zu akuten, teilweise starken bis sehr starken, u.U. arteriellen Blutungen kommen [1189, 1205, 1246, 1303].

Blutungsprophylaxe
Treten beim Verbandwechsel bei malignen Wunden Kontaktblutungen auf, ist sehr genau zu beobachten und zu beschreiben, wann und wodurch die Blutungen auftreten, da diese das weitere Vorgehen und zukünftige Verbandwechsel beeinflussen. Treten die Blutungen beim Lösen und Entfernen des alten Verbandes, bei der Wundreinigung auf oder führen die Wundauflagen und die mechanische Reizung durch diese zu Blutungen, sollte die atraumatische Verbandtechnik soweit als möglich opimiert werden. Langes Belassen der primären Wundauflage mit Wechsel nur des Sekundärverbandes ermöglicht eine Wundruhe mit Verminderung von Blutungen, die durch Manipulationen an der Wunde ausgelöst werden [1304-1306]. Detaillierte Ausführungen zum atraumatischen Verbandwechsel ist im Abschnitt Schmerzlinderung (Empfehlung 15.9) ausgeführt. Diese Empfehlung bringt einen hohen Nutzen für den Patienten (ohne Schadenspotenzial) und ist daher mit einem hohen Empfehlungsgrad formuliert - trotz fehlender Evidenz.

Antikoagulation
Patienten mit Tumorerkrankungen sind besonders thrombosegefährdet und bekommen daher sehr häufig gerinnungshemmende Medikamente, z. B. Thrombozytenaggregationshemmer (ASS, Clopidogrel, Prasugrel), Antikoagulantien (Phenprocoumon), NOAKs – Neue orale Antikoagulantien (Apixaban, Dabigatran, Rivaroxaban) oder Heparin. Bei Patienten mit erhöhtem Risiko einer Blutung an ihrer malignen Wunde sollten Nutzen (Reduktion thromboembolischer Komplikationen) und Risiken (Blutungen) einer gerinnungshemmenden Therapie bzw. deren Absetzen genau geprüft werden. Neben der aktuellen Situation, dem Allgemeinzustand des Patienten, dem Krankheitsstadium, der Prognose/ zu erwartenden verbleibenden Lebenszeit, Größe und Lokalisation (Gefäßnähe) der Wunde sind Wünsche, Ängste und Belastung (durch eine Blutung) des Patienten und seiner Angehörigen in die Entscheidung einzubeziehen. Die Expertengruppe empfiehlt die kritische Prüfung mit hohem Empfehlungsgrad, da sie einen hohen Nutzen hat und die Tendenz besteht, die kritische Überprüfung der Antikoagulantien zu übersehen.

Vorausschauende Versorgungsplanung mit Notfallplan

Medikamente und erforderliche Wundauflagen sind prophylaktisch zu verordnen und in Form eines Notfallsets beim Patienten zu lagern. Umgebungsbezogene Faktoren sind zu benennen und deren Bedeutung den Nahestehenden zu erläutern (dunkle Tücher bei Blutungen, gedämpftes Licht, Ruhe bewahren usw.). Eine konkrete Handlungsempfehlung, die im Vorfeld besprochen und abgestimmt ist, gibt Sicherheit und ermöglicht Angehörigen, im Bedarfsfall sicher und angepasst zu reagieren. Mit Patienten und Angehörigen soll vorausschauend über die Blutungsgefahr gesprochen werden. Wünsche des Patienten zur Krankenhauseinweisung, Notarztversorgung, Notfallmedikamenten oder Sedierung sollten besprochen und schriftlich fixiert werden (siehe Abschnitt Vorausschauende Versorgungsplanung im Kapitel Kommunikation). Da diese Empfehlung praktisch existenziell wichtig für Patient, Angehörige und Behandlungsteam ist, wurde sie mit einem hohen Empfehlungsgrad versehen (auch ohne Studienevidenz). Je nach Versorgungssetting müssen alle im Behandlungsteam auf eine potenzielle Blutung vorbereitet und zu den Notfallmaßnahmen vorausschauend angeleitet werden.

Liegen starke Ängste vor dem Verbandswechsel, z. B. aufgrund schmerzhafter Erfahrungen, Angst vor möglichen Komplikationen (Blutungen), Angst vor der Konfrontation mit der Wunde, Angst vor dem Ungewissen vor, sind einfühlsame und verständliche Information und Begleitung hilfreich. Evtl. kann ein Anxiolytikum angeboten werden (siehe Kapitel Angst).

Nicht-stillbare Blutungen

Bei drohenden akuten, starken Blutungen bei einer malignen Wunde *sollten* potenziell stillbare von zu erwartenden unstillbaren Blutungen unterschieden werden und erforderliche Interventionen erfolgen. Starke nicht stillbare Blutungen sind selten und kommen laut Maida 2009 nur bei 6 % (n=67) der malignen Wunden vor [1247].

Bei einer fortgeschrittenen Tumorerkrankung mit einer malignen Wunde und der Gefahr des Auftretens einer starken Blutung sind vorausschauende Planungen für Patienten, Angehörige und Versorger wichtig. Verhalten und Vorgehen im Notfall sind zu besprechen, zu klären und zu planen.

Insbesondere bei der Infiltration von größeren Blutgefäßen durch den Tumor und durch die häufig schlechte Gerinnungssituation bei Tumorerkrankten, kann es zu einer unstillbaren Blutung kommen. Bei einer fulminanten arteriellen Arrosionsblutung tritt die Bewußtlosigkeit und der Tod in der Regel in kurzer Zeit ein. Häufiger kommt es aber wegen des Hb-Abfalls und daraus resultierender Hypotonie zu einem Sistieren der Blutung. Die Patienten leben dann möglicherweise noch einige Stunden oder sogar Tage bis sie versterben. Bereits während der Blutung und danach ist eine Sedierung des Patienten indiziert.

Bei einer drohenden starken Blutung ist die Option einer palliativen Sedierung zu bedenken und Patienten aufzuzeigen, um das Trauma einer starken Blutung nicht bewusst erleben zu müssen. Häufig gibt allein das Wissen um mögliche entlastende und symptomlindernde Maßnahmen Sicherheit und reduziert Ängste „ausgeliefert und machtlos" zu sein. Im Kapitel Sterbephase (Empfehlung 19.37.) wird auf die palliative Sedierung vertieft eingegangen. Auf der Homepage der Palliativmedizin Erlangen finden sich Dokumentationsvorlagen für die palliative Sedierung (http://www.palliativmedizin. uk-erlangen.de/forschung/projekte-downloads/projekt-dokumentationsvorlage-palliative-sedierung/). Eine starke Blutung sieht Angst einflößend aus und wird daher auch angstbesetzt antizipiert. Durch den starken Blutverlust erlebt der Patient selbst diese Situation in der Regel nur zu Beginn. Die Angehörigen müssen jedoch auf so eine erschreckend wirkende Situation vorbereitet oder im stationären Kontext gut begleitet werden. Auch nach einer stattgefundenen Blutung ist es wichtig, alle Beteiligten im Blick zu behalten und Unterstützung, Entlastung und Hilfe (an-)zubieten. Diese Vorbereitung gilt auch für alle an der Pflege und Behandlung beteiligten Berufsgruppen und Ehrenamtlichen.

Maßnahmen zur lokalen Vasokonstriktion

Bei malignen Wunden, die zu Blutungen neigen oder bei denen wiederholt leichte Blutungen auftreten, ist die schnellste und einfachste Methode ein Versuch zur Kompression der Blutungsquelle. Hier ist aber vorher zu klären, ob dies für den Patienten erträglich und tolerabel ist. Häufig ist eine flächige Kompression mit steriler Kompresse und flacher Hand erträglicher als eine punktuelle Kompression.

Kälteanwendung führt in den wundumgebenden Gefäßen zu Vasokonstriktion und kann leichte bis mittlere Blutungen stillen. Ein Auflegen von Kühlelementen (Coldpacks) auf den alten Verband, vor dessen Lösen, kann Blutungen vermindern. Wichtig ist darauf zu achten, das Gewebe nicht zu lange abzukühlen, da es sonst reaktiv zu einer Hyperämisierung kommt und somit erneut eine Blutung auftreten kann.

Grundlagestudien legen nahe, dass die im Tumor gebildeten Gefäße schlechter und lückenhafter mit Pericyten (bei Kapillaren) bzw. vaskulären glatten Muskelzellen (bei größeren Gefäßen) umhüllt sind als gesunde Gefäße [1307, 1308]. Es wird daher diskutiert, dass vasokonstruktiv wirkende Medikamente (wie Adrenalin, Xylometazolin, Naphazolin) keine oder eine geringere Wirkung bei Applikation in die Wunde entfalten. Die Anwendung ist daher kritisch zu überdenken.

Sucralfat

In Studien konnte die Abheilung von Ulzerationen im Magen und Duodenum nachgewiesen werden. Einige Studien zeigen Effekte von topischem Sucralfat auf die Heilung von Ulcus cruris [1309, 1310]. Aufgrund mangelnder Evidenz für die Blutstillung von malignen Wunden wird von der Applikation von Sucralfat (* Off-Label-Use) abgeraten. Zudem erschwert die Anwendung die Beurteilung der Wunde. Ein Entfernen von Resten beim Verbandwechsel kann zudem Blutungen begünstigen.

Lokale oder systemische antifibrinolytische Therapie

Ein Systematic Review von RCTs mit Metaanalyse wurde identifiziert, das den Einsatz von topischer Tranexamsäure untersucht [1302]. Montroy et al. schlossen eine breite

Patientenpopulation ein, wobei die identifizierten Studien überwiegend mit chirurgischen, insbesondere mit orthopädischen Patienten durchgeführt wurden (67 Studien, n=6.034 Patienten). Das Review ergab keine Studien zu malignen Wunden. Daher sind die Ergebnisse als indirekte Evidenz zu bewerten. Die Autoren schließen auf die Wirksamkeit von topischer Tranexamsäure gegenüber Placebo (gewichtete mittlere Differenz (Weighted Mean Difference, WMD) des mittleren Blutverlustes: -276,6; 95 % CI -327,8 to -225,4; p < 0,0001). Es gab keinen Unterschied in Bezug auf Blutverlust im Vergleich zwischen topischer und intravenöser Verabreichung (WMD -21,95; 95 % CI -66,61 to 27,71; p=0,34) und keine erhöhte thromboembolische Komplikationsrate im Vergleich zwischen topischer Tranexamsäure und Placebo bzw. zwischen topischer und systemischer Verabreichung. Die Autoren weisen allerdings darauf hin, dass keine der Studien die unerwünschten Wirkungen als primäres Outcome mit entsprechender Fallzahlberechnung gemessen haben [1302]. Die meisten RCTs der Metanalyse haben ein moderates, z.T. unklares Risiko für Bias (SIGN LoE 1+). Da es sich um indirekte Evidenz hinsichtlich der Patientenpopulation handelt, wird die Wirksamkeit von topischer Tranexamsäure für diese Leitlinie mit einem SIGN LoE 2+ bewertet.

Eine systematische Suche nach Primärstudien zur Wirksamkeit von systemischer Tranexamsäure zur Blutungskontrolle bei malignen Wunden ergab keine Studien. Zur systemischer Behandlung mit Tranexamsäure wird auf die indirekte Evidenz in Montroy et al. verwiesen (s.o.) [1302], der die Ergebnisse zu systemischer versus lokaler Dareichungsform gesondert auswertet.

Zur lokalen Anwendung von Tranexamsäure (* Off-Label-Use) werden mit der Injektionslösung getränkte Kompressen auf die Blutungsquelle aufgelegt und ggf. leichter Druck ausgeübt. Je nach Größe der Wunde bzw. Blutungsquelle gibt es unterschiedliche Injektionsmengen (500 mg/5 ml oder 1000 mg/10 ml).

Tranexamsäure kann auch oral oder intravenös verabreicht werden. Neben patientenbezogenen Faktoren, z. B. Möglichkeiten bzw. Fähigkeiten peroraler Aufnahme ist die aktuelle Versorgungssituation (stationärer oder ambulanter Bereich, Unterstützung durch Professionelle, z. B. Hausarzt, Pflege) mitentscheidend. Die Dosierung beträgt:
- 1 g oral 3x/Tag, beim Auftreten von Blutungen evtl. 1,5-2g 3x/Tag bis zu 2g 4x/Tag
- 10 mg/kg i. v. innerhalb von 5-10 Min. 3 bis 4x/Tag

Bei stärkeren Blutungen bei malignen Wunden ist eine systemische Therapie von antifibrinolytisch wirksamer Tranexamsäure ggf. angezeigt. In der Regel ist hier die intravenöse Gabe zu bevorzugen (10 mg/kg i. v. innerhalb von 5-10 Min. 3 bis 4x täglich). Der hämostatische Nutzen und das thromboembolische Risiko sind auch hier sorgfältig abzuwägen [1169]. In seltenen Fällen kann systemische Tranexamsäure auch prophylaktisch eingesetzt werden.

Ebenso schränken Kontraindikationen, z. B. thromboembolische Komplikationen in der Vorgeschichte, die Anwendung gerade bei fortgeschrittenen Tumorerkrankungen ein.

Die Dauer der Einnahme richtet sich nach der aktuellen und individuellen Situation des Patienten und kann in der Palliativsituation unter Nutzen-/ Risikoabwägung über die vom Hersteller empfohlene Einnahmedauer hinausgehen, je nach Entscheidung des verordnenden Arztes.

Die Gabe von Thrombozytenkonzentraten bei Patienten mit fortgeschrittenen Tumorerkrankungen und malignen Wunden sollte im Einzelfall unter Berücksichtigung der oben genannten Kriterien und der individuellen Patientensituation getroffen werden.

Hämostyptika

Hämostyptika können zur Blutstillung angewandt werden und auch bei stärkeren Blutungen angezeigt sein [1205, 1295, 1296]:

- Oxigenierte oder oxidierte Zellulose wirkt durch die Aktivierung von Gerinnungsfermenten blutstillend, wenn es auf die Blutungsquelle aufgebracht wird.
- Kollagen aktiviert die Thrombozytenaggregation durch Verkleben der Blutplättchen mit der schwammartigen Oberfläche des Kollagens.
- Gelatine wirkt durch die Adhäsion der Thrombozyten an der Schwammoberfläche der Gelatine.

Diese Hämostyptika verkleben mit der Wunde und werden in der Regel resorbiert. Sie sollen daher nicht aus der Wunde entfernt werden, da es dadurch wieder zu Blutungen kommen kann.

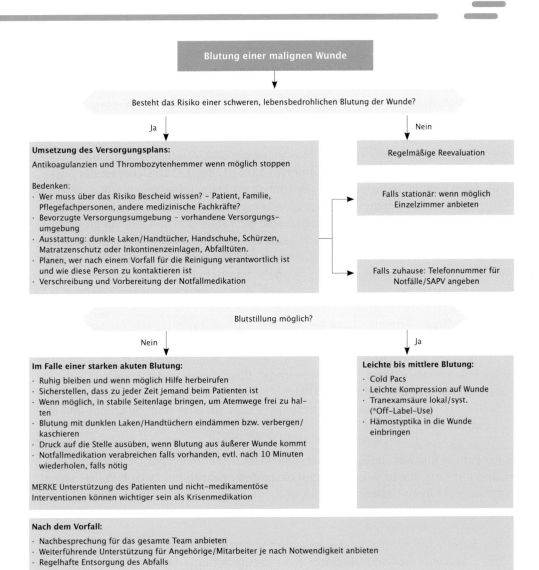

Abbildung 13: Management von Blutung (adaptiert nach Hulme et al. 2008 [1304])

15.5   Belastungen der Teammitglieder

15.34.	Konsensbasierte Empfehlung
EK	Den an der Behandlung von Patienten mit malignen Wunden Beteiligten *sollen* Möglichkeiten angeboten werden, eigene Betroffenheit und Belastung erkennen und äußern zu können und es sollen im Team Lösungen zur Entlastung und Unterstützung entwickelt werden.

Hintergrund

Diese Empfehlung basiert auf der Expertenmeinung der Leitliniengruppe.

Bei Teammitgliedern, vor allem Pflegefachpersonen, die für die Wundversorgung der Menschen mit malignen Wunden direkt zuständig sind, kann es durch die Konfrontation mit dem Anblick der Wunde, den Gerüchen und dem Exsudat sowie dem entstellten Körperbild zu eigenen emotionalen Resonanzen wie Ekel, Abscheu und Berührungsängsten aber auch Mitgefühl/ -leid kommen [1225, 1238, 1311]. Daher ist der Rückhalt im Team wichtig: belastete Kollegen können im Team aufgefangen, unterstützt und bestärkt werden, ihre eigenen Grenzen zu erkennen, zu respektieren und zu akzeptieren [1312]. Implementierte Reflexionsräume wie Fallbesprechungen, Supervision, Teamtage und Fortbildungen können hilfreich sein, um die Mitbetroffenheit gemeinsam kollegial zu reflektieren, gemeinsam zu tragen und Lösungs- und Entlastungsmöglichkeiten (z. B. Mundschutz mit Aromaöl, doppelte Handschuhe, Verbandwechsel zu zweit, bewusste Pausen in der frischen Luft nach dem Verbandwechsel) zu entwickeln.

Für die betroffenen Patienten kann personelle Kontinuität wichtig sein für eine schmerzarme und routinierte Wundversorgung und um die Schamgefühle des Betroffenen zu reduzieren. Gleichzeitig kann ein Wechsel der Teammitglieder in der Betreuung der Betroffenen eine wichtige Maßnahme gegen Überforderung der Teammitglieder darstellen. Dieses bedarf einer sorgfältigen Abwägung. Es ist zudem zu achten, dass Mitglieder des Teams, die emotional besonders stark belastet sind, durch das und im Team entlastet werden.

Die Bedeutung und der Stellenwert der (non-verbalen) Kommunikation bedürfen im Umgang mit Patienten und Angehörigen besonderer Beachtung. Es ist hilfreich, wenn Teammitglieder ihren Gesichtsausdruck und ihre Körpersprache reflektieren, um kongruent verbale und non-verbale Signale zu senden.

Um die betroffene Person trotz des veränderten Körperbildes in ihrer Identität wertzuschätzen, können Fotos und Geschichten aus gesunden unversehrten Tagen eine Brücke bauen, sollten jedoch auch den Patienten nicht zu sehr mit seinem Verlust von Attraktivität konfrontieren.

Im Team sollte gut abgewogen werden, inwieweit Ehrenamtliche, Auszubildende und Pflegehelfer in die Betreuung der Menschen mit malignen Wunden einbezogen werden. Neben einer einfühlsamen Vorbereitung ist eine zuverlässige und kontinuierliche Begleitung und Unterstützung unerlässlich.

Wenn (pflegende) Angehörige in die Betreuung der Patienten involviert sind, brauchen auch sie eine ähnliche Unterstützung. Empfehlungen für Angehörigen wurden in die einzelnen Symptomkapitel integriert.

16. Angst

AG-Leiter: Vjera Holthoff-Detto, Urs Münch

16.1 Einleitung

Angst gehört neben Depressivität zu den häufigsten psychischen Belastungen von Patienten mit einer nicht-heilbaren Krebserkrankung. Ängste können sich je nach Inhalt, Form und Ausprägung in ihrer Erscheinungsform unterscheiden. Das ICD kennt ebenso wie das DSM verschiedene Angststörungen wie die Agoraphobie, Panikstörung, spezielle Phobien, Generalisierte Angststörung, Angst und Depression gemischt. In einem eigenen Kapitel beschrieben, aber von der Störungsursache untrennbar mit Angst verbunden und auch in der kanadischen Leitlinie für Krebspatienten unter der Überschrift Angst subsumiert [1313], sind die Posttraumatische Belastungsstörung und die Akute Belastungsreaktion.

Angststörungen, die die Kriterien der ICD-10 erfüllen, treten bei Patienten mit einer Krebserkrankung im Krankheitsverlauf mit einer Wahrscheinlichkeit von 11,5 % auf [1314]. Deutlich häufiger treten allerdings Ängste auf, die in der Fachliteratur als subsyndromale Angststörungen und spezifische Ängste bezeichnet [1239, 1315] und vom Betroffenen als belastend erlebt werden. Unter subsyndromaler Angst werden Angstsyndrome subsummiert, die die aktuellen Kriterien der ICD oder des DSM zur Diagnose einer Angststörung nicht vollständig erfüllen und daher nicht als Angststörung (Panikstörung/Agoraphobie, generalisierte Angststörung, soziale oder spezifische Phobie) klassifiziert werden [1316]. Spezifische Ängste sind Ängste, die durch die Erkrankungssituation mit all ihren Begleiterscheinungen ausgelöst werden. Sie sind in der Regel in Anbetracht der jeweiligen Erkrankungssituation nachvollziehbare und angemessene Ängste. Die Prävalenzrate dieser beiden Angstgruppen wird mit bis zu 48 % angegeben [4]. Es wird angenommen, dass diese Störungen und Belastungen bei Patienten mit nicht-heilbarer Krebserkrankung noch häufiger auftreten, allerdings gibt es dazu gegenwärtig noch keine verlässlichen Zahlen [1315]. Bei Angststörungen, subsyndromaler Angst und spezifischen Ängsten ergibt sich die Behandlungsindikation und Behandlungsplanung aus dem Leid durch die Symptomlast, die der Patient erlebt.

Ängste und Angststörungen (subsyndromal oder ICD-10-relevant) bedürfen (sofern möglich und/oder gewünscht) in Bezug auf die Population der Patienten mit einer nicht-heilbaren Krebserkrankung einer vertieften Exploration durch eine psychologische und psychopathologische Befunderhebung (siehe Einleitung und Abschnitt Erfassung). Risikofaktoren für das Auftreten von (subsyndromalen) Angststörungen und spezifischen Ängsten bei Patienten mit nicht-heilbaren Krebserkrankungen sind u. a. affektive Erkrankungen und Angststörungen in der Anamnese, ungünstige Kommunikation mit dem Behandlungsteam, Mangel an sozialer Unterstützung, unzureichende Symptomkontrolle (z. B. Schmerzen, Atemnot), langanhaltende Behandlungsphasen, chirurgische Eingriffe, Behandlungsnebenwirkungen und negative Auswirkungen progredienter Erkrankung [1313, 1317].

Die Ursachen von den spezifischen Ängsten sind vielfältig [1313]. Sie können verursacht werden durch tatsächliche oder befürchtete Symptome und Funktionseinschränkungen, wie z. B. Atemnot, Schmerzen oder Verlust der Mobilität. Sie können sich auf geplante oder durchgeführte Therapien, aber auch auf mögliches Leiden infolge von Unterversorgung und unzureichender Unterstützung beziehen, Begleiterscheinung der Erkrankung (z. B. im Falle von ZNS-Tumoren) oder von Therapien (z. B. Ganzhirnbestrahlung) sein oder Begleiterscheinung von mit der Erkrankung assoziierten Symptomen (z. B. Atemnot) sein. Das Bewusstsein oder Bewusstwerden des bevorstehenden Lebensendes kann Angst und Verunsicherung auslösen. Dabei kann die Angst auf verschiedene Aspekte gerichtet sein (Angst vor dem Sterbeprozess, Angst vor dem Totsein, Angst vor Kontrollverlust, Angst vor dem Fortschreiten der Erkrankung, Angst ausgelöst durch Unsicherheit über die Versorgung der Angehörigen, Angst als Ausdruck einer existentiellen Sinnkrise). Darüber hinaus kann Angst auch das Ergebnis ungünstiger Kommunikation oder eines Informationsdefizits des Betroffenen sein. Letzterer wird begünstigt durch unzureichende Aufklärung und Informiertheit über die Erkrankung, den möglichen Verlauf der Erkrankung und vorhandene Therapie- und Unterstützungsmöglichkeiten [1318]. Im familiären Kontext kann Angst auch eine Zukunftsangst in Bezug auf Nahestehende sein und diese allein zurück zu lassen oder diese einer großen Belastung durch die eigene Erkrankung auszusetzen. Patienten mit nicht-heilbarer Krebserkrankung erleben in ihrer Angst zumeist eine der Existenzialität ihres Umstandes angemessene und gesunde Reaktion. Eine systematische Ausführung der Ängste von Patienten mit einer nicht-heilbaren, fortgeschrittenen Krebserkrankung wird im Abschnitt Differentialdiagnose beschrieben.

Zur Behandlung von Angststörungen nach ICD- oder DSM-Kriterien darf hier auf die S3-Leitlinie zur Behandlung von Angststörungen hingewiesen werden [1319]. Unter Berücksichtigung der jeweils individuellen Situation sollten dazu Angststörungen diagnostisch gesichert und eine leitliniengerechten psychiatrisch-psychotherapeutischen Behandlung eingeleitet werden [1319, 1320]. Treten diese Angststörungen bei Patienten mit nicht-heilbarer Krebserkrankung auf, so ist es dabei wichtig, gemeinsam mit dem Patienten und hinzugezogenen Experten (Facharzt für Psychiatrie und Psychotherapie, Facharzt für Psychosomatische Medizin, Psychotherapeut) eine Therapiestrategie unter Berücksichtigung der zu erwartenden, verbleibenden Lebenszeit und dem gesundheitlichen Zustand des Patienten abzustimmen [1313, 1315] (siehe dazu auch Abschnitte Differentialdiagnose und Haltungen und allgemeine nicht-medikamentöse Maßnahmen).

In Abgrenzung zu den nach ICD-10 klassifizierten Angststörungen werden die subsyndromalen Ängste sowie die vom Betroffenen als ‚gesunde‘, jedoch mit großem Leid verbundenen spezifischen Ängste von Palliativpatienten im Folgenden als Angst bezeichnet, bzw. als **Angst in Palliativsituationen**. Für diese Formen der Angst bei Patienten mit nicht-heilbarer Krebserkrankung existiert bisher keine Leitlinie.

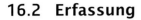

16.2 Erfassung

16.1.	Konsensbasierte Empfehlung
EK	Bei Patienten mit einer nicht-heilbaren Krebserkrankung *soll* das Vorliegen von Angst aktiv und regelmäßig geprüft werden, da sich eine Behandlungsindikation aus der Symptomlast und dem Leid ergibt, das der Patient erlebt.
	Eine Anamnese möglicher psychiatrischer Vorerkrankungen *soll* bei Aufnahme erhoben werden.

16.2.	Evidenzbasierte Empfehlung
Empfehlungsgrad **0**	Bei Patienten mit einer nicht-heilbaren Krebserkrankung *kann* zur Erkennung einer Angst ein validiertes und standardisiertes Screeninginstrument eingesetzt werden.
Level of Evidence **3**	Quellen: Luckett et al. 2011 [1321]; Plummer et al. 2016 [1322], Vodermaier et al. 2009 [1323], Ziegler et al [1324]

16.3.	Konsensbasierte Empfehlung
EK	Bei vorhandenen Angstsymptomen bei Patienten mit einer nicht-heilbaren Krebserkrankung *soll* eine vertiefte Exploration hinsichtlich der Angstinhalte und -intensität sowie der Behandlungsbedürftigkeit erfolgen.

16.4.	Konsensbasierte Empfehlung
EK	Bei Patienten mit einer nicht-heilbaren Krebserkrankung *sollten* auch mögliche angstbedingte und angstauslösende Belastungen der Angehörigen erfasst werden.

16.5.	Konsensbasierte Empfehlung
EK	Bei Patienten mit einer nicht-heilbaren Krebserkrankung, bei denen eine Selbstauskunft nicht möglich ist, *soll* das Angstausmaß anhand nonverbaler Körpersignale und durch ein multiprofessionelles Team erfasst werden.
	Dabei *soll* auch die Wahrnehmung und Einschätzung der Angehörigen einbezogen werden.

Hintergrund

Für dieses Kapitel wurde eine systematische Literaturrecherche zur Frage der Validität, Reliabilität, Sensitivität und Spezifität von Instrumenten zum Screening von Angst. Die entsprechende Empfehlung ist evidenzbasiert. Die restlichen Empfehlungen basieren auf der Expertenmeinung der Leitliniengruppe.

Das Wort „Angst" wird im Deutschen für unterschiedliche Sachverhalte verwendet [1325]:

- **Furcht:** Gefühlsreaktion auf eine akute oder erwartete konkrete Gefahr in Form von erhöhtem Herzschlag, flacher Atmung, Zittern, Schweiß und Mundtrockenheit.
- **Angst:** unbestimmte Erwartung, dass etwas Schlimmes passieren könnte.
- **Panik** (Angstattacke): übersteigerte Angstreaktion, die sich nicht auf eine spezifische Situation oder besondere Umstände beschränkt und deshalb auch nicht vorhersehbar ist.
- **Unsicherheit:** vorsichtiges, zögerndes, abtastend-zurückhaltendes Verhalten in einer unbekannten Situation.
- **Ängstlichkeit:** bezeichnet eine Persönlichkeitseigenschaft; chronische Unsicherheit, Angespanntheit, Besorgtheit.
- **Sorge:** sich Sorgen machen um jemanden oder um etwas bezieht sich auf die Zukunft und geht eher mit Nachdenklichkeit und gedrückter Stimmung einher, als mit einer Angstreaktion. Der (negative) Ausgang einer Situation wird gedanklich vorweggenommen.

In all ihren verschiedenen Facetten stellt Angst eine Quelle möglicher Belastung dar, die sich auch in der Intensität anderer Symptome wie z. B. Atemnot, Schlafstörungen oder Schmerz ausdrücken kann. Das Grübeln kann eine weitere Ausdrucksform von Angst darstellen. Auch können Depressivität und starker Distress Folgen von anhaltender Angst und subjektiv erlebter Ohnmacht sein.

Für Behandlungsteams können bei Patienten folgende Anhaltspunkte Hinweise für das Vorhandensein von belastender Angst bei Patienten und Angehörigen sein:

Tabelle 44: Hinweise für das Vorhandensein von Angst

Anhaltspunkte als Hinweis für Vorhandensein belastender Angst, (adaptiert nach Howell et al. [1326])
Gefühle von Unruhe oder Erregung, Irritabilität
Furcht
Physische Symptome wie Mundtrockenheit, Palpitationen, übermäßiges Schwitzen, Bauchschmerzen, Kopfschmerzen, Diarrhoe
Schlafstörungen
Müdigkeit
Konzentrationsschwierigkeiten
Muskelverspannungen
Atemnot

Eine frühzeitige systematische Abfrage/Erfassung und Dokumentation von Angst und deren (subjektiven) Belastung ist Grundlage für das Angebot von Unterstützung und für die Möglichkeit der Linderung und Behandlung von Ängsten [4]. Ängste sind in ihrem Auftreten, ihrer Ausprägung und in Bezug auf ihre mögliche Belastung im Behandlungs- und Krankheitsverlauf wiederholt und regelmäßig zu erfassen, da sich Ängste und damit verbundene Belastungen im Krankheitsverlauf verändern können (abhängig von Dynamiken, die sich durch individuelle Faktoren, Krankheitsfortschritt, Behandlungs-/ Versorgungssetting und den damit verbundenen Folgen beim Patienten und in dessen Angehörigen entwickeln). Dies bedarf entsprechender Dokumentation und ist in die multiprofessionelle Fallbesprechung einzubringen. Möglichkeiten der Erfassung sind Selbstaussage des Patienten und/oder Fremdanamnese. Es ist wichtig, dass die Erfassung durch Selbstauskunft so niedrigschwellig wie möglich erfolgt und den Kriterien standardisierter Screeningverfahren entspricht (siehe Absatz unten). Bei Patienten sollte diese Erfassung von Ängsten, möglichen anderen psychischen Symptomen oder Störungen in der Vorgeschichte Teil des palliativmedizinischen Basis-Assessments sein. Alternativ zum Screening besteht die Möglichkeit der Erhebung eines klinischen Befunds durch einen Psychologen/Psychotherapeuten/Arzt. Diese Möglichkeit ist ebenfalls Angehörigen anzubieten, da sich Ängste von Patienten und Angehörigen wechselseitig bedingen und für das gesamte System eine Belastung darstellen können [1327, 1328].

Im Bedarfsfall zu Beginn, aber auf jeden Fall im Verlauf ist zusätzlich eine Fremdanamnese zu erheben, z. B. mit Angehörigen oder nah am Patienten arbeitenden Teammitgliedern. Selbst bei aktiver Erfassung werden seitens des Patienten in der Selbstauskunft nicht immer alle relevanten Ängste angegeben. Auch zur Erfassung von Angst-relevanter anamnestischer Daten ist eine Fremdanamnese eine hilfreiche Ergänzung zur Selbstauskunft.

Die Evidenzlage zum Einsatz von Screeninginstrumenten von Angst basiert auf vier Systematic Reviews, die im Rahmen der systematischen Recherche identifiziert wurden. Drei Reviews untersuchen Instrumente für Distress, Angst und/oder Depression bei onkologischen Patienten [1321, 1323, 1324]. Unter den sehr kurzen Instrumenten („ultrashort") konnten Vodermaier et al. zwei Instrumente identifizieren, die speziell Angst erfragen: das mehrere Symptome umfassende ESAS (Edmonton Symptom Assessment Scale) mit einer Frage zu Angst und das Ein-Frage-Screening („Are you anxious"). Diese wurden in drei Studien mit einer palliativen oder gemischten (onkologischen und palliativen) Population untersucht [1323]. In einer Studie erwies die Angst-Frage eine unzureichende Spezifität (0,52) (Reliabilität: keine Angabe; Sensitivität: 0,78). Das ESAS zeigte in zwei Studien eine Sensitivität von 0,86 bzw. 0.90, eine Spezifität von 0,56 bzw. 0,76 (Reliabilität: keine Angabe) [1323]. Ein häufig untersuchtes Instrument in der allgemeinen onkologischen Population ist der HADS (Hospital Anxiety and Depression Scale), welcher Angst und Depressivität erfasst [1321, 1323, 1324]. Er ist jedoch im Vergleich aufwändiger und wird im palliativmedizinisch-klinischen Kontext wenig eingesetzt. Eine weitere systematische Literaturübersicht untersuchte GAD-2 und GAD-7 zur Erkennung einer Angststörung in jeglichem Setting [1322]. Drei Studien untersuchten GAD-2 zur Identifizierung von jeglicher Angststörung. Bei einem Cut-off von 3 lag die Sensitivität zwischen 0,65 und 0,72; die Spezifität war hoch in zwei Studien (0,92 bzw. 0,88) aber niedrig in der dritten (0,39) [1322].

Insgesamt ist die Evidenzlage sehr begrenzt (ESAS) bzw. als indirekte Evidenz (GAD-2) zu bewerten (SIGN LoE 3).

In der klinischen Praxis in Deutschland kommen als Screeningsinstrumente der Generalized Anxiety Disorder-2 (GAD-2) und das Minimale Dokumentationssystem für Palliativpatienten (MIDOS), die deutsche Version des ESAS, in Frage. Der GAD-2 als Extraktion des PHQ-4 erfasst mit zwei Fragen Sorgen und Ängste und damit verbundene Belastung (siehe Abbildung 14) [1322]. Er kann damit sehr gut auch mündlich bei Patienten und Angehörigen eingesetzt werden. Bei positivem Kurzscreening können Ängste durch weitere gezielte Fragen konkretisiert werden. Der GAD-2 ist auch als Instrument zum Verlaufsscreening geeignet. Der MIDOS umfasst sieben Fragen, eine davon zielt auf Angst (siehe Abbildung 15). Anhand des MIDOS kann eine valide Aussage darüber getroffen werden, ob zum Erhebungszeitpunkt eine belastende Angst vorliegt. Für den klinischen Einsatz in der Palliativversorgung ist der GAD-2 aufgrund seiner Kürze besonders geeignet. Sowohl beim GAD-2 als auch beim MIDOS (dann mit numerischer Skala von 1-10) kann der Test auch abhängig vom Zustand des Patienten in Interviewform durchgeführt werden. Die Antwort des Patienten ist dabei gut zu dokumentieren.

Für den Verlauf wird empfohlen, die Fragen des GAD-2 im stationären Setting mindestens im wöchentlichem Abstand - ambulant alle 6-8 Wochen - und/oder nach Verhaltensveränderung (s.o.) in Interviewform durchzuführen, sofern der Patient dazu in der Lage ist. Der MIDOS wird in seiner Durchführung stationär 1-2x täglich als Assessment empfohlen [1329]. Sollte der MIDOS in dieser Frequenz als Basisassessment verwendet werden, bedarf es keiner weiteren zusätzlichen Screenings.

Wie oft fühlten Sie sich im Verlauf der letzten 2 Wochen durch die folgenden Beschwerden beeinträchtigt?	Überhaupt nicht	An einzelnen Tagen	An mehr als der Hälfte der Tage	Beinahe jeden Tag
Nervosität, Angst oder Anspannung	0	1	2	3
Nicht in der Lage sein, Sorgen zu stoppen oder zu kontrollieren	0	1	2	3

Abbildung 14: Screeningfragebogen GAD-2 (Generalized Anxiety Disorder) [1322]

Bitte kreuzen Sie an, wie stark heute Ihre Beschwerden sind.				
Angst	☐ Keine	☐ Leichte Angst	☐ Mittlere Angst	☐ Starke Angst

Abbildung 15: Fragebogen MIDOS (Minimales Dokumentationssystem), Symptom Angst [974]

Bei vorhandener Angst bedarf es bei Zustimmung des Patienten einer vertieften psychologisch-psychiatrischen Exploration und Befunderhebung, die von Psychologen, approbierten Psychotherapeuten, Fachärzten für Psychiatrie und Psychotherapie oder Psychosomatik durchgeführt werden sollte. Dazu sind Inhalte der Befürchtungen, sowie

Auswirkungen auf kognitiver, emotionaler, physiologischer und der Verhaltensebene zu erfragen. Die Rolle von Angst/ Ängsten in der Vorgeschichte (z. B. psychische Störungen in der Vorgeschichte oder belastende Erfahrungen im Krankheitsverlauf) und die Wechselwirkungen im Angehörigensystem sind für die Bewertung und Einschätzung von Bedeutung. Fragebeispiele für eine vertiefte Exploration:

a) gemäß der S3-Leitlinie Angststörungen (ICD-10-relevant und subsyndromal):

- Panikstörung/ Agoraphobie: Haben Sie plötzliche Anfälle, bei denen Sie in Angst und Schrecken versetzt werden, und bei denen Sie unter Symptomen wie Herzrasen, Zittern, Schwitzen, Luftnot, Todesangst u. a. leiden?
- Haben Sie in den folgenden Situationen Angst oder Beklemmungsgefühle: Menschenmengen, enge Räume, öffentliche Verkehrsmittel? Vermeiden Sie solche Situationen aus Angst?
- Generalisierte Angststörung: Fühlen Sie sich nervös oder angespannt? Machen Sie sich häufig über Dinge mehr Sorgen als andere Menschen?
- Haben Sie das Gefühl, ständig besorgt zu sein und dies nicht unter Kontrolle zu haben?
- Befürchten Sie oft, dass ein Unglück passieren könnte?
- Soziale Phobie: Haben Sie Angst in Situationen, in denen Sie befürchten, dass andere Leute negativ über Sie urteilen könnten, Ihr Aussehen kritisieren könnten oder Ihr Verhalten als dumm, peinlich oder ungeschickt ansehen könnten?
- Spezifische Phobie: Haben Sie starke Angst vor bestimmten Dingen oder Situationen, wie Insekten, Spinnen, Hunden, Katzen, Naturgewalten (Gewitter, tiefes Wasser), Blut, Verletzungen, Spritzen oder Höhen?

b) für spezifische Ängste bzw. allgemeine Exploration:

- Was ist es genau, was Ihnen Angst macht/ was Sie verunsichert? (Ggf.: Was meinen Sie damit, wenn Sie ... sagen? Können Sie mir noch näher erläutern, was Sie unter ... verstehen?)
- Haben Sie eine Idee, was die Ursache für die Verunsicherung ist (z. B. bei belastenden somatischen Symptomen)?
- Seit wann haben Sie diese Ängste? Kennen Sie solche Ängste auch aus anderen Situationen ihres Lebens? Haben Sie ähnliche Symptome schon einmal früher erlebt?
- Wie oft tritt das auf? Besteht diese Angst durchgängig oder ist sie mit bestimmten Ereignissen verknüpft? Gibt es auch Phasen, in denen es für Sie gut auszuhalten ist? Was müsste anders sein, damit es Ihnen besser geht?
- Auf einer Skala von 1 (schwach) bis 10 (extrem stark): wie stark ausgeprägt ist Ihre Angst? Wie beeinträchtigend erleben Sie diese Angst/Verunsicherung?
- Hat die Verunsicherung für Sie Auswirkungen? Wenn ja, welche (z. B. auf den Schlaf, zur Ruhe kommen können, sich entspannen können, klare Gedanken fassen können, Beziehung zum Umfeld/den Nahestehenden, Behandlung, Vertrauensverhältnisse, sich aufgehoben fühlen)?
- Haben Sie schon mit jemand anderem darüber gesprochen? Wissen Ihre Angehörigen darüber Bescheid?
- Ist es nur diese eine Angst, oder gibt es noch andere Dinge, die Sie verunsichern, Ihnen Sorgen bereiten?

Zeigt sich im Rahmen der vertieften Exploration, dass Angst, in starker Ausprägung, und/oder mit hohem Leidensdruck vorliegt, bedarf es einer spezialisierten Diagnostik und Behandlung. Diese spezialisierte Diagnostik ist ebenfalls von Psychologen, approbierten Psychotherapeuten, Fachärzten für Psychiatrie und Psychotherapie oder Psychosomatik zu leisten. Die Behandlung erfolgt entsprechend der individuellen Situation durch die jeweils zur Problematik und Behandlungsmöglichkeit passenden Berufsgruppe(n) (siehe auch Abschnitte Spezifische nicht-medikamentöse Verfahren und Medikamentöse Therapie). In der Diagnostik einer Angststörung ist ein psychopathologischer Befund zu erheben und Testverfahren der entsprechenden Leitlinie einzusetzen (siehe Leitlinie zu Angststörungen) [1319].

Häufig haben Ängste Ursachen, die nicht auf den ersten Blick ersichtlich sind. So können ungeklärte innere oder äußere Konflikte z. B. im Angehörigensystem, in der lebensbedrohlichen Situation bedeutsamer werden und akute Ängste bedingen. Familiäre Zusammenhänge können z. B. einer Akzeptanz und eines Annehmens des bevorstehenden Lebensendes entgegenwirken. Ein Genogramm und der Blick über die Systemgrenzen der Kernfamilie können eine Unterstützung bieten. Die Erstellung eines Genogramms kann hilfreich sein, um Belastungen, aber auch Ressourcen in einem Angehörigensystem ausfindig zu machen. Es ermöglicht demzufolge auch, mögliche Ängste und angstbedingende Faktoren aller im System befindlichen Personen aufzudecken. Das Erarbeiten eines Genogramms z. B. im Rahmen eines Basis-Assessments ermöglicht zudem auch die Exploration von Ängsten im klinischen Gespräch. Hier können auch die Fragen des GAD-2 eingebunden werden. Eine für den Palliativbereich erprobte Version ist auf der Homepage der Sektion Psychologie der Deutschen Gesellschaft für Palliativmedizin zu finden: www.dgpalliativmedizin.de/category/3-pba-dokumentationshilfen.html. Für die Genogrammarbeit wird eine fachgerechte Einweisung für nicht-psychosoziale Berufsgruppen empfohlen.

Bei Patienten, die sich z. B. aufgrund von Demenz, Somnolenz usw. gar nicht oder nicht adäquat in Bezug auf Angst äußern können, soll eine Einschätzung des Angstausmaßes anhand nonverbaler Merkmale wie motorischer Unruhe, höher muskulärer Anspannung und Hinweise für eine hohe Sympathikusaktivität erfolgen. Die Einschätzung der Angehörigen soll zur Beurteilung ebenfalls einbezogen werden. Die Angehörigen und die behandelnden Personen, die stetig am Patienten arbeiten, sind wichtige Experten für die non-verbalen, körperlichen Äußerungen des Patienten.

Der Algorithmus der Pan Canadian Practice Guideline schlägt das im Folgenden zusammengefasste Vorgehen vor [1313]. Zu Beginn oder während der Palliativbehandlung, wenn der Patient mit Situationen konfrontiert ist, die er als belastend erlebt, wird ein Screening von Angstsymptomen durchgeführt und eine Einschätzung der akuten Eigengefährdung des Patienten vorgenommen. Akute Suizidalität erfordert den Einbezug psychiatrischer Expertise. Liegt diese nicht vor, so wird Angst in der Palliativsituation als Ergebnis des Screenings in leichte, mittelgradige und schwere Symptomlast eingeteilt. Bei mittelgradigen und schweren Angstsymptomen erfolgt eine vertiefte Exploration. Alle drei Schweregrade ziehen eine differenzierte Therapiestrategie mit unterschiedlicher Behandlungsintensität (stepped care model) nach sich. Zur Behandlung der leichten Angst folgt eine primär präventive und unterstützende Strategie. Bei allen Schweregraden, auch bei leichten Ängsten, sind Psychoedukation, Aufklärung zu Behandlungsangeboten und Selbsthilfe, sowie praktische Unterstützung Teil der Behandlungsstrategie. Bei der mittelgradigen und schweren Angst kommt zusätzlich das breite Spektrum nicht-pharmakologischer und pharmakologischer Interventionsstrategien zur Anwendung, die niedrigfrequent bei der mittelgradigen Symptomlast und hochfrequent bei der schweren Symptomlast erfolgt. Bei allen drei Schweregraden wird die Verlaufskontrolle empfohlen.

16.3　Differentialdiagnose

16.6.	Konsensbasierte Empfehlung
EK	Bei Patienten mit einer nicht-heilbaren Krebserkrankung *soll* Angst in Palliativsituationen von Panikstörungen, Phobien, Generalisierten Angststörungen, Anpassungsstörungen und Posttraumatischen Belastungsstörungen abgegrenzt werden.

Hintergrund

Die Empfehlung zur Differentialdiagnose basiert auf der Expertenmeinung der Leitliniengruppe.

Angst in Palliativsituationen und ICD-10-relevante Angststörungen sind zwar inhaltlich, aber auf reiner Symptomebene nicht immer eindeutig voneinander abzugrenzen. Da Ängste im Kontext einer fortgeschrittenen Krebserkrankung verschiedenste Ursachen haben können, kommt es bei einer Fokussierung auf die Symptome häufig zu einer Über- oder Unterschätzung psychiatrischer Diagnosen [1330]. Neben vielfältigen psychischen Belastungen (z. B. Konfrontation mit dem Lebensende, Verlust von Autonomie, Angst vor möglichem Leiden, Klaustrophobie, Angst/Sorge um die Angehörigen) sowie der Angst vor belastenden Symptomen wie Atemnot, Übelkeit oder Schmerz können z. B. auch organische Ursachen zu Angst führen, wie beispielsweise Lungenerkrankungen wie Asthma bronchiale, chronisch obstruktive Lungenerkrankung oder Herz-Kreislauferkrankungen wie Angina pectoris, Arrhythmien oder neurologische Erkrankungen wie Anfallsleiden, Migräneattacken oder endokrine Störungen wie Hypo- oder Hyperglykämie, Hyperthyreose, Hyperkaliämie oder Hypokalziämie. Bei vorbestehenden, früheren und/oder nie behandelten psychiatrisch relevanten Störungen (z. B. Posttraumatische Belastungsstörungen als Folge von Kriegs- und Vertreibungserlebnissen, sexuellem Missbrauch oder andere Gewalterfahrungen sowie Panikstörungen) kann eine akute Situation von subjektiv erlebter Hilflosigkeit zu einer deutlich stärkeren Angstreaktion führen, als es der jeweiligen Situation angemessen wäre. Um eine optimale Behandlung/Unterstützung bei vorhandener Symptomlast zu gewährleisten, bedarf es neben einer ausführlichen Exploration (siehe oben), einer genauen Differentialdiagnostik, um eine optimale Behandlung/Unterstützung bei vorhandener Symptomlast zu planen und zu gewährleisten.

Symptome, die gemäß der ICD-10-Kriterien auf eine Angststörung hinweisen, sind im folgendem beispielhaft aufgeführt: wiederkehrende Panikattacken, Intrusionen (z. B. Flashbacks), wiederkehrende Alpträume, Unfähigkeit, sich von den Ängsten zu distanzieren, stark ausgeprägte Vermeidungstendenzen mit Potential der Selbstschädigung, durch Angst stark verzerrte Wahrnehmung bzw. starke Beeinträchtigungen im Kommunikationsverhalten, andauernde und stark ausgeprägte Erregbarkeit und anhaltende Sympatikusaktivität (Schwitzen, Zittern, hoher Blutdruck, hoher Puls, Anspannung/Verspannung), unkontrollierbares beständiges Sorgenkreisen ohne die Möglichkeit, dieses (selbständig) zu unterbrechen, sowie hohe subjektive Belastung durch die Ängste. Patienten mit ICD-10-relevanten Angststörungen erkennen im Regelfall, dass ihre Ängste irrational sind. Ängste von Patienten mit einer nicht-heilbaren Krebserkrankung jenseits der ICD-10-relevanten Angststörungen stellen im Gegensatz dazu in der Regel vor dem Hintergrund der individuellen Persönlichkeit angemessene Reaktion auf die jeweilige Lebenssituation dar und sind mit einer Symptomlast verbunden, die individuell unterschiedlich schwer erlebt wird.

Die häufigsten Ängste von Palliativpatienten jenseits der ICD-10-Kriterien und subsyndromaler Störungen können in drei Gruppen eingeteilt werden (nach Schulz [1331], adaptiert nach Stiefel und Ravazi [1332] und Roth und Massie [1333]):
- Situative Angst
  - › Furcht, die auf ein Ziel gerichtet ist (z. B. Chemotherapie, medizinische Prozedur, körperliche Entstellung, Verlust von Lebensqualität, Leiden aufgrund unzureichender oder unzulänglicher Versorgung)
  - › Furcht vor Möglichkeiten von Symptomen (Schmerz, Atemnot, Isolation, Abhängigkeit u. a.)
  - › Sorge/Angst um die Existenz und das Wohlbefinden der Angehörigen
- Organische Angst
  - › Angstzustände, die durch vorhandene somatische Faktoren ausgelöst werden
  - › Angst durch metabolische Störungen (z. B. Hyperkaliämie, Hypoglykämie)
  - › Angst durch organische Veränderungen (z. B. Hirnmetastasen)
  - › Medikameninduzierte Angst: Kortikosteroide, Opioide, Antiemetika, Bronchodilatatoren, Entzugsphänomene
- Existentielle Angst
  - › Angst vor dem Tod als Jenseitigkeit (Spiritualität, Religiosität)
  - › Angst vor der Endlichkeit des eigenen Lebens
  - › Angst vor existenzieller Isolation

Für die sorgfältige diagnostische Zuordnung, ob und inwieweit organische Angst, situative Angst oder existenzielle Angst vorliegen, bedarf es neben der psychologischen/psychotherapeutischen Erfassung einer Einschätzung durch den behandelnden Arzt oder z. B. Fachkräfte aus der Pflege. Tabelle 45 gibt Anhaltspunkte für die Differentialdiagnose von Angst in Palliativsituationen und ICD-10-relevante Angststörungen.

Tabelle 45: Differentialdiagnose von Angststörungen und Nicht-ICD-10-relevanten Ängsten in der Palliativmedizin (nach ICD 10 und DSM V, sowie Schulz 2012 [1331])

Art der Angst	Spezielle Phobien	Panikstörung (mit Agoraphobie)	Posttraumatische Belastungsstörung	Generalisierte Angststörung	Anpassungsstörung	Ängste in Palliativsituation (im Kontext dieser Leitlinie)
Schwere des Angstzustandes	Leicht, mittel und schwer	mittel und schwer	Mittel und schwer	Mittel und schwer	leicht, mittel und schwer	Leicht, mittel und schwer
Inhalt der Angst	Angst vor **einer bestimmten** Situation oder einem Objekt (z. B. Tierphobien, Naturphobien, Blut- oder Spritzenphobie, situative Phobie (Höhenangst, Flugangst, Angst vor Tunnel, Dunkelheit oder Aufzügen) Vermeidungsverhalten	Angst, dass (in einer Situation) etwas Schlimmes passiert (wiederkehrend) Angst, dass nicht schnell genug Hilfe kommen kann oder die ängstigende Situation nicht schnell genug verlassen werden kann, dabei z. B. Angst zu ersticken, vor Herzinfarkt, zu verunglücken, etc.	Anhaltende Erinnerungen an das traumatische Erlebnis oder das wiederholte Erleben des Traumas in sich aufdrängenden Erinnerungen (Nachhallerinnerungen, Flashbacks, Träumen oder Albträumen) oder eine innere Bedrängnis in Situationen, die der Belastung ähneln oder damit in Zusammenhang stehen	Generalisierte und anhaltende Angst Äußert sich in andauernden Sorgen (Sorgenkreisen) Diese können durch rationale Erklärung nicht aufgelöst werden Inhalte: familiäre/ soziale Beziehungen, Arbeit/ Leistung, Finanzen, Gesundheitssorgen, Alltägliches	Angst und Sorge in Bezug zu einem kritischen Lebensereignis mit subjektiver Bedrängnis und emotionaler Beeinträchtigung die soziale Funktion und Leistung behindern	Situative Angst, organische Angst, existentielle Angst
Psychische Symptome	Vermeidungsverhalten, Sicherheitsverhalten, ggf. Panikattacken	Panikattacken, Sicherheitsverhalten Vermeidungsverhalten, Angst zu sterben	Vermeidungsverhalten, hohe subjektive Belastung ggf. Dissoziation, Schreckhaftigkeit, Konzentrationsschwierigkeiten, Reizbarkeit und Wutausbrüche häufig: sozialer Rückzug, ein Gefühl von Betäubtsein und emotionaler Stumpfheit, Gleichgültigkeit gegenüber anderen Menschen, Beeinträchtigung der Stimmung Intrusionen (z. B. Flashbacks)	Unsicherheit, Derealisation, Depersonalisation, Angst vor Kontrollverlust, Angst zu sterben ohne Anhalt einer tatsächlichen lebensbedrohlichen Erkrankung	Subjektive Bedrängnis, emotionale Beeinträchtigung, Störung des Sozialverhaltens	Anzahl der Symptome oder der Stärke der Symptome reicht nicht aus für die Diagnose einer Störung nach ICD 10 bzw. andere Kriterien (Ursache, Angemessenheit) sprechen gegen eine Diagnose nach ICD-10

Art der Angst	Spezielle Phobien	Panikstörung (mit Agoraphobie)	Posttraumatische Belastungsstörung	Generalisierte Angststörung	Anpassungsstörung	Ängste in Palliativsituation (im Kontext dieser Leitlinie)
Somatische Symptome	In der Angstsituation bzw. auch bei gedanklicher Konfrontation Motorische Symptome: z. B. körperliche Unruhe, Spannungskopfschmerz, Zittern, Unfähigkeit sich zu entspannen Vegetative Symptome: z. B. Benommenheit, Schwitzen, Frieren, Herzrasen, Atemnot Oberbauchbeschwerden, Schwindelgefühle, Mundtrockenheit Harndrang, Stuhldrang etc. ggf. auch Ohnmacht möglich	In der Angstsituation bzw. z.T. auch bei gedanklicher Konfrontation Motorische Symptome: z. B. körperliche Unruhe, Spannungskopfschmerz, Zittern, Unfähigkeit sich zu entspannen Vegetative Symptome: z. B. Benommenheit, Schwitzen, Frieren, Herzrasen, Atemnot Oberbauchbeschwerden, Schwindelgefühle, Mundtrockenheit Harndrang, Stuhldrang etc.	Alpträume, Hypervigilanz, Schreckhaftigkeit, Hohe Sensitivität für Schlüsselreize	Motorische Symptome: z. B. körperliche Unruhe, Spannungskopfschmerz, Zittern, Unfähigkeit sich zu entspannen Vegetative Symptome: z. B. Benommenheit, Schwitzen, Frieren, Herzrasen, Atemnot Oberbauchbeschwerden, Schwindelgefühle, Mundtrockenheit etc.	Motorische Symptome: z. B. körperliche Unruhe, Spannungskopfschmerz, Unfähigkeit sich zu entspannen Vegetative Symptome: z. B. Benommenheit, Schwindelgefühle, etc	Angstsymptome (siehe links) sind nicht immer eindeutig von Symptomen der jeweiligen somatischen Krankheit bzw. Wechsel- und Nebenwirkungen von Medikamenten zu unterscheiden. Häufiger Ursachen durch krankheitsbedingte Symptome möglich (z. B. Atemnot, Schwäche)
Bezug zu kritischem Lebensereignis	Möglich	Ja	Ja (eines, mehrere oder Belastungsperiode)	Möglich	ja	in der Regel
Dauer der Symptomatik	Nur eine Situation, die Angst macht und Vermeidungsverhalten auslöst, kein zeitliches Kriterium	Mindestens 2 verschiedene Situationen, die mit Erwartungsangst verknüpft sind, kein zeitliches Kriterium	Traumatisches Erlebnis (nicht länger als 6 Monate zurück vor Beginn der Symptome (ICD-10), Dauer der Symptomatik länger als 1 Monat (DSM-V)	An der Mehrzahl der Tage in mindestens 6 Monate bezüglich mehrerer Ereignisse oder Tätigkeiten, bis Diagnose möglich ist	Kein zeitliches Kriterium	Kein zeitliches Kriterium

Bei ICD-10-relevanten Angststörungen gilt es mit Blick auf die entsprechenden Leitlinien [1319, 1334] zu überprüfen:

- Behandlungsmotivation des Patienten
- Behandlungsmöglichkeit entsprechend der Erkrankungssituation
- Behandlungsmöglichkeit entsprechend der Verfügbarkeit der qualifizierten Fachkräfte (approbierter Psychotherapeut/Facharzt für Psychiatrie und Psychotherapie oder Psychosomatische Medizin)

Wenn keine Behandlung anhand der für diese Störungsbilder entwickelten Leitlinien möglich ist, ist der Aufwand einer Differentialdiagnose genau zu prüfen. In diesen Fällen wird auf die in den Abschnitten Spezifische nicht-medikamentöse Verfahren und Medikamentöse Therapie empfohlenen Interventionen verwiesen.

16.4 Haltungen und allgemeine nicht-medikamentöse Maßnahmen

16.7.	Konsensbasierte Empfehlung
EK	Alle Berufsgruppen, die an der Behandlung und Begleitung von Patienten mit einer nicht-heilbaren Krebserkrankung beteiligt sind, *sollen* die Patienten empathisch begleiten und ernst nehmen sowie für Anzeichen von Angst sensibilisiert sein.

16.8.	Konsensbasierte Empfehlung
EK	Alle an der Behandlung und Begleitung Beteiligten *sollen* in ihrer Beziehungsgestaltung durch ihre Wortwahl und Haltung gegenüber Patienten mit einer nicht-heilbaren Erkrankung stützend und Vertrauen stärkend sein. Eine unnötige, angstauslösende oder -verstärkende verbale und non-verbale Kommunikation *soll* vermieden werden.

16.9.	Konsensbasierte Empfehlung
EK	Bei Vorliegen von unkontrollierten Symptomen, z. B. Schmerz, Atemnot, Übelkeit oder akute Verwirrtheitszustände wie Delir, die beeinträchtigende Angst verursachen, *sollen* diese Symptome zuerst oder gleichzeitig behandelt werden.

16.10.	Konsensbasierte Empfehlung
EK	Die Personen, die an der Behandlung eines Patienten mit einer nicht-heilbaren Krebserkrankung und Angst beteiligt sind, *sollten* einen psychiatrischen/ psychotherapeutischen Experten hinzuziehen,<ul><li>wenn nach Nutzung aller eigenen personellen Ressourcen im Team Unsicherheiten in der Diagnose und Behandlungsplanung mit Angst bestehen;</li><li>wenn eine komplexe psychiatrische Vorgeschichte bzw. ein komplexes Syndrom klinisch vorliegt;</li><li>bei akuter Selbst- oder Fremdgefährdung.</li></ul>

16.11.	Konsensbasierte Empfehlung
EK	Bei Patienten mit einer nicht-heilbaren Krebserkrankung und einer Angststörung, die die Kriterien der ICD-10 erfüllt, *sollte* überprüft werden, inwieweit entsprechend geltender psychiatrisch-psychotherapeutischer Leitlinien (S3-Leitlinie Behandlung von Angststörungen) verfahren werden kann.

Hintergrund

Die Empfehlungen dieses Kapitels basieren auf der Expertenmeinung der Leitliniengruppe.

Menschen unterscheiden sich in ihrer grundsätzlichen Disposition, auf neue Situationen mit einem Gefühl von Angst und Verunsicherung zu reagieren [1335]. Sowohl bei vorhandener Angst als auch präventiv, insbesondere bei Menschen mit hoher Disposition für Angst, können Betroffene von Maßnahmen aller beteiligten Berufsgruppen und Ehrenamtlichen profitieren. Dafür ist es sehr empfehlenswert, in der stationären und ambulanten spezialisierten Palliativversorgung das Vorliegen von Angst je nach Symptomlast von den Betreuenden täglich oder aber mindestens in wöchentlichen multiprofessionellen Teambesprechungen einzustufen, um entsprechende Unterstützungsmaßnahmen sowie ihre Durchführung zu planen. Diese Maßnahmen können dazu beitragen, dass erlebte Angst für Betroffene erträglicher bzw. der Angstauslösung oder Angstverstärkung präventiv entgegengewirkt wird. Folgende Strategien haben sich dabei als hilfreich erwiesen:

- Angstreduzierende Kommunikation: Vermeidung von Angst induzierenden oder verstärkenden Handlungen und Kommunikation, stattdessen Verwendung Halt und Sicherheit gebender Worte, Würde wahrender Kommunikation und Handlungen [1336–1338], existentieller Kommunikation sowie eine annehmende und akzeptierende Haltung;
- Patienten über bevorstehende Eingriffe ausreichend informieren und durch Nachfragen überprüfen, ob die Informationen auch verstanden wurden;
- Herstellen des subjektiven Gefühls der Kontrolle durch Transparenz in der Behandlung und der verbindlichen therapeutischen Beziehung mit grundsätzlicher Mitbestimmung durch den Patienten;
- gute Symptomkontrolle und Information über Selbsthilfestrategien und Unterstützungsmöglichkeiten im Falle bestehender oder bevorstehender Symptome, z. B. Schmerz, Atemnot, Übelkeit oder akute Verwirrtheitszustände wie Delir.

Je nach individueller Disposition und entsprechend der Vielfalt möglicher Ängste (siehe Abschnitt Differentialdiagnose) können sich die jeweiligen Unterstützungsbedürfnisse für Patienten mit Angst sehr unterscheiden [4]. Allen gemeinsam ist jedoch die Entwicklung einer vertrauensvollen Beziehung zwischen Patienten und Behandelnden (siehe dazu Kapitel Kommunikation, u. a. Empfehlung 6.1.), bzw. dem Team aus hauptamtlichen Behandelnden und qualifizierten Ehrenamtlichen sowie die Haltung, dass Angst als subjektives oder systemisches Erleben zu akzeptieren ist, dem mit Wertschätzung und Annahme begegnet wird. Das erleichtert es den Betroffenen über bestehende

Ängste sprechen zu können [1313]. Im Folgenden soll der Fokus auf Kommunikation, Beziehungsgestaltung und Haltung gelegt werden.

Die Kommunikation mit verunsicherten und/oder ängstlichen Menschen ist von besonderer Bedeutung. Unter Angst ist die Wahrnehmung meist dahingehend verzerrt, dass der Fokus auf mögliche Bedrohungen oder Gefahren liegt. Die Aufnahmekapazität ist eingeschränkt, die Sensibilität für Bedrohung deutlich erhöht. Dies führt dazu, dass starke, negative Worte (wie beispielsweise Angst, Qual, Schmerz, Tod, Sterben, Gift o. ä.) angstverstärkend wirken, so dass Verneinungen in Sätzen wie z. B. „Sie brauchen **keine** Angst zu haben, Sie werden daran **nicht** versterben") zu schwach gegen die stark negativen Worte sind und nicht adäquat verarbeitet werden. Dadurch besteht ein hohes Risiko dafür, dass trotz Verneinung nur die emotional stark negativen Worte angstverstärkende Wirkung entfalten. Es gilt demzufolge, angstinduzierende Begriffe wo möglich zu vermeiden und neutrale und sicherheitsvermittelnde Begriffe zu verwenden (z. B. „Seien Sie beruhigt, wir werden gut für Sie sorgen") [1337]. Wichtige Dinge sind grundsätzlich anzusprechen und auch beim Namen zu benennen, aber dies soll mit entsprechender Empathie getan werden und im Behandlungsteam klar abgesprochen sein. Zudem ist es wichtig, die Aufklärung an den Informationsbedürfnissen des Patienten und seiner Angehörigen auszurichten und diejenigen Informationen zu vermitteln, die ein umfassendes Verständnis der Situation ermöglichen. Bei Aufklärungsgesprächen z. B. vor Behandlungen, sollte gerade bei Menschen mit Angst, die erste Frage zu Beginn des Gesprächs sein, ob der Patient eine Aufklärung für sich wünscht. Dies ermöglicht Patienten, die sich als hoch suggestibel erleben, ihr Recht auf Nichtwissen in einer für sie potentiell emotional hoch belastenden Situation wahrnehmen zu können.

Eine würdewahrende Kommunikation spiegelt eine grundlegende Haltung wider. Diese Haltung ermöglicht therapeutisch, Ressourcen und Stärken zu identifizieren, die dann zur Angstreduktion und Stabilisierung genutzt und gestärkt werden können. Im ABCD der Würde ist diese zusammengefasst (modifiziert nach [1339]):

- **A = Attitude, Haltung**: Der erste Schritt ist die Betrachtung bzw. die Überprüfung der eigenen Einstellungen und Annahmen gegenüber einem Patienten. Die eigenen Einstellungen sind abhängig davon, wie sie strukturiert und konditioniert sind, und sie beeinflussen das individuelle Denken und die individuellen Reaktionen in bestimmten Situationen.
- **B = Behaviour, Verhalten**: Freundlichkeit und Respekt sind die Basis für Würde bewahrendes Verhalten. Sobald man sich seinen Einstellungen bewusst ist, ist es möglich, das eigene Verhalten gegenüber anderen effektiver zu steuern. Viele einfache Gesten können dazu führen, dass sich der Patient mehr wie eine Person fühlt, die Aufmerksamkeit und Respekt verdient und weniger wie ein Körper, der zerstochen wird oder ein Hindernis, um das herum gearbeitet werden muss. Kleine Taten der Freundlichkeit und des Respekts können Vertrauen und Beziehung verbessern wie z. B: den Patienten vor Handlungen, um Erlaubnis zu fragen („Ist es für Sie in Ordnung, wenn ich jetzt..." oder „Darf ich..."), aktiv aber sensibel Interesse für den Menschen, seine Geschichte, seine Kompetenzen und sein Umfeld zu zeigen, sowie im Gespräch die Augenhöhe herzustellen und zu halten, die Privatsphäre und die

Intimität zu achten und zu wahren, Stolz ausdrückende Dinge anzusprechen (z. B. Foto von den Enkelkindern auf dem Nachttisch).

- **C = Compassion, Mitgefühl**: Mitgefühl ist ein tiefes Bewusstsein für das Leiden eines anderen, gebunden mit dem Wunsch, dies zu lindern. Dieses basale Bedürfnis des Menschseins ist eine wesentliche Qualität in der Patientenversorgung. Mitgefühl kann durch liebenswürdiges Anschauen oder eine beruhigende Berührung schnell und natürlich vermittelt werden.
- **D = Dialogue, Gespräch:** Gute medizinische Versorgung setzt guten Informationsaustausch voraus. Um die bestmögliche Versorgung anbieten zu können, müssen die Behandelnden genaue Angaben über die ganze Person einholen, nicht nur über die Krankheit. Gespräche mit Patienten müssen die Person hinter der Erkrankung würdigen und die emotionale Bedeutung der Krankheit. Dabei gibt es eine zentrale Frage: Was sollte ich über Sie als Person wissen, um Ihnen die bestmögliche Versorgung zu ermöglichen?

Existentielle Kommunikation setzt den Fokus vor allem auf Spiritualität und existentielle Ängste. Basierend auf dem Prozess- und Strukturmodell der Existenzanalyse/ Logotherapie, sowie auf der Existenzphilosophie von Karl Jaspers geht es bei der existentiellen Kommunikation in Grund- oder Grenzsituationen um die Schaffung einer symmetrischen Begegnung, d. h. auf Augenhöhe [1340–1342]. Diese Begegnung ermöglicht mittels einer einfühlsamen, vorbehaltlosen und wertschätzenden Haltung, in die Tiefe der menschlichen Existenz zu gehen und dadurch auch eine transzendente Ebene erreichen zu können [1342]. Es bedarf u. a. als Voraussetzung seitens des jeweiligen Behandelnden der Selbstreflektion ihrer Einstellung (siehe auch Attitude bei dem ABCD der Würde oben). Die vier Grundmotivationen des Strukturmodells dienen als Anhalt für mögliche Themen [1341]:

- Können – Da sein können: ich bin – kann ich sein?
- Mögen – Da sein mögen: ich lebe – mag ich leben?
- Dürfen – Selbstsein dürfen: ich bin – darf ich so sein?
- Sollen – sinnvolles Wollen: ich bin da – wofür soll ich da sein?

Wenn Ängste bestehen, ist es unabhängig von einer bevorzugten bzw. hilfreichen und sinnvollen Kommunikationstheorie für die hauptamtlichen Behandelnden und die qualifizierten Ehrenamtlichen wichtig, die unterschiedlichen Lebenswelten der Betroffenen und im Besonderen auch der Nahestehenden zu beachten. Das Sprechen über Ängste, aber auch das Erleben von Angst überhaupt, kann verknüpft sein mit Gefühlen von Hilflosigkeit und Scham. Daher ist in der Beziehungsgestaltung darauf zu achten, Angst und Unsicherheit durch das Vermitteln von Sicherheit, Empathie und Ruhe zu begegnen.

Die Patienten werden darin unterstützt, die aktuelle Lebenssituation zu begreifen und in den gegenwärtigen Lebenskontext zu integrieren. Das palliativmedizinische Unterstützungsangebot und das Erleben, sich gut aufgehoben zu fühlen, können dazu beitragen, Angst zu reduzieren und zu einer psychischen Entlastung zu führen. Auch gilt es, Angst weder zu bagatellisieren oder abzusprechen, noch diese übermäßig zu betonen. Nicht immer bedarf es spezifischer therapeutischer Techniken, sondern einer Haltung, die dem Patienten vermittelt, sich gut aufgehoben und sicher fühlen zu können. Eine prinzipielle und unreflektierte Pathologisierung oder Dramatisierung von Angst, die im Kontext der Palliativsituation entstehen kann, sind zu vermeiden. Die unterschiedlichen, angsterfüllten Reaktionen von Patienten mit nicht-heilbaren Krebserkrankungen sind zu respektieren.

Das Auftreten von Angst löst häufig Bewältigungsmechanismen aus. Es können Coping- oder Abwehrmechanismen sein, wie beispielsweise Verleugnung, Vermeidung, Verdrängung, Projektion oder Regression. Diese individuellen Bewältigungsversuche sind zunächst als bestmögliche Bewältigungsstrategie, die dem Betroffenen zur Verfügung steht, zu werten und haben die Funktion das innerpsychische Gleichgewicht aufrechtzuerhalten. Mitunter, insbesondere bei starker Angst, führen die eingesetzten Bewältigungsmechanismen jedoch zu Erschwernissen in der Behandlung oder behindern die notwendige Kommunikation. In diesen Fällen ist ein behutsames, sicherheitsstiftendes Vorgehen empfohlen um zugrundeliegende Ängste nicht zu verstärken. In der Planung des weiteren Vorgehens ist das Hinzuziehen psychotherapeutischer-psychiatrischer Expertise, z. B. im Rahmen einer Fallsupervision, dringend empfohlen.

Da sich Angst vielfältig äußern kann, ist es im Rahmen der spezialisierten Palliativversorgung wichtig, wöchentlich die verschiedenen Eindrücke unter Berücksichtigung der spezifischen Fachkompetenzen zusammenzutragen, mögliche verursachende Faktoren ausfindig zu machen und bei Bedarf die Behandlung innerhalb des multiprofessionellen Teams danach auszurichten [4]. Hierbei gilt es gemeinsam zu entscheiden, wann es notwendig ist, jeweilige Experten hinzuzuziehen (z. B. Physiotherapeuten im Falle des Mobilitätsverlust, Sozialarbeiter im Falle der rechtlichen oder sozialen Absicherung der Familie) [1313]. Ein Facharzt für Psychiatrie und Psychotherapie oder Psychosomatik sollte hinzugezogen werden, wenn trotz psychologischer, psychotherapeutischer oder auch palliativmedizinischer Diagnostik und Exploration
- Unsicherheiten in der Diagnose sowie in der Behandlung der Angst bestehen,
- eine komplexe psychiatrische Vorgeschichte bzw. ein komplexes Syndrom klinisch vorliegt,
- eine schwere Angstsymptomatik mit psychotischen Symptomen vorliegt,
- akute Fremd- oder psychiatrisch relevante Selbstgefährdung besteht,
- anxiolytische Therapie nicht wirksam genug ist.

Es ist wichtig, dass dieser mit der Situation von Patienten mit einer nicht-heilbaren und weit fortgeschrittenen Krebserkrankung und der Palliativversorgung vertraut ist.

Zum Umgang mit Todeswunsch und Suizidalität verweisen wir auf die entsprechenden Kapitel dieser Leitlinie (siehe Kapitel Depression und Todeswünsche).

Bei Vorliegen von unkontrollierten Symptomen, z. B. Schmerz, Atemnot, Übelkeit oder akute Verwirrtheitszustände wie Delir, die beeinträchtigende Angst verursachen, bedarf es zunächst oder ggf. parallel der Behandlung dieser Symptome, um Patienten in einen

Zustand zu bringen, dass sie von allgemeinen Maßnahmen und nicht-medikamentösen Interventionen profitieren können.

Bei ICD-10-relevanten Angststörungen gilt es mit Blick auf die entsprechenden Leitlinien [1319, 1334] zu überprüfen:
- Behandlungsmotivation des Patienten
- Behandlungsmöglichkeit entsprechend der Erkrankungssituation
- Behandlungsmöglichkeit entsprechend der Verfügbarkeit der qualifizierten Fachkräfte (approbierter Psychotherapeut/Facharzt für Psychiatrie und Psychotherapie oder Psychosomatische Medizin)

Sollte keine Behandlung anhand der für diese Störungsbilder entwickelten Leitlinien möglich sein, wird auf die in den Abschnitten Spezifische nicht-medikamentöse Verfahren und Medikamentöse Therapie empfohlenen Interventionen verwiesen.

Bei Patienten, die im Rahmen der spezialisierten Palliativversorgung in Krankenhäusern stationär außerhalb einer Palliativstation, z. B. im Rahmen eines Palliativdienstes versorgt werden, stellt die interdisziplinäre Fallbesprechung einen geeigneten Rahmen dar, Vorhandensein und Ausprägung von Angst aus Sicht der verschiedenen beteiligten Professionen einzuschätzen und hilfreiche Strategien zum Umgang mit der Angst zu beraten.

Der Umgang mit den Themen Krankheit, Sterben und Tod ist auch kulturell geprägt (siehe Kapitel Grundsätze der Palliativversorgung). Um die Betroffenen und deren Angehörige individuell und angepasst an deren Lebenswirklichkeit zu unterstützen und zu beraten, kann es einerseits wichtig sein, deren kultur- und religionsspezifische Besonderheiten über den Umgang mit Krankheit, Sterben und Tod zu kennen, andererseits aber stets den individuellen Blick auf die jeweilige Person beizubehalten ([1343] Leitsatz 2,2). Bedürfnisse, Besonderheiten und Einstellungen gilt es zu erfragen. Bei individuellen, kultur- oder religionsspezifischen Besonderheiten kann sich die Notwendigkeit ergeben, medizinisches Vorgehen, die Kommunikation oder therapeutische Konzepte für alle Beteiligten tragbar anzupassen. Bestehen Sprachbarrieren, gilt es rechtzeitig qualifizierte Dolmetscher hinzuzuziehen und die Aufgabe nicht vorrangig auf Angehörige zu übertragen, die sich selbst in einer vulnerablen Lebenssituation befinden könnten.

16.5   Spezifische nicht-medikamentöse Verfahren

16.12.	Konsensbasierte Empfehlung
EK	Bei Patienten mit einer nicht-heilbaren Krebserkrankung und Angst *sollte* eine nicht-medikamentöse Behandlung bei Belastung und/oder Beeinträchtigung durch Angst eingesetzt werden.

16.13.	Evidenzbasierte Empfehlung
Empfehlungsgrad **0**	Für die spezifische, nicht-medikamentöse Behandlung von Patienten mit einer nicht-heilbaren Krebserkrankung und Angst *können* psychologische/psycho-therapeutische Verfahren eingesetzt werden.
Level of Evidence **1+**	Quelle: Fulton et al. 2018 [1344], Grossman et al. 2018 [1345], Wang et al. 2017 [1346]

16.14.	Konsensbasierte Empfehlung
EK	Für die spezifische, nicht-medikamentöse Behandlung von Patienten mit einer nicht-heilbaren Krebserkrankung und Angst *können* sozialarbeiterische, spirituelle sowie non-verbale Verfahren eingesetzt werden.

Hintergrund

Als nicht-medikamentöse Behandlungen werden alle therapeutischen Interventionen und Verfahren verstanden, die ohne Gabe von Medikamenten Befinden von Patienten und/oder deren Angehörigen verbessern können. Diese gehen über achtsame Präsenz, kommunikative Kompetenz, Haltung und Informationsvermittlung (siehe Abschnitt Haltungen und allgemeine nicht-medikamentöse Maßnahmen) hinaus und können in allen Versorgungssettings erbracht werden.

Eine systematische Literaturrecherche wurde für die Behandlung von Angst bei Patienten mit nicht-heilbaren Krebserkrankungen mittels psychologischen bzw. psychotherapeutischen Verfahren durchgeführt. Drei systematische Übersichtsarbeiten konnten eingeschlossen werden, eine vierte zu sinnbasierten Verfahren ist als Volltext nicht verfügbar [1347]. Das umfangreichste Review von Fulton et al. schließt thematisch die beiden anderen Systematic Reviews von Grossman et al. (Angst vor dem Tod) [1345] und Wang et al. (Lebensrückschau) [1346] ein, deren eingeschlossenen Studien bei Fulton et al. wieder zu finden sind. Fulton et al. untersuchte in seinem Systematic Review mit Metaanalyse bei 21 Studien (n = 1.983) die Wirksamkeit von psychotherapeutischen Verfahren u. a. auf vorhandene Angst von Palliativpatienten [1344]. In 16 von 21 RCTs wurden Patienten mit einer Krebserkrankung eingeschlossen. Dabei haben sich folgende psychologisch-psychotherapeutische Interventionen mit moderatem Effekt als signifikant wirksam erwiesen: Kognitive Verhaltenstherapie, Mindfulness Based Stress Reduction (MBSR), Acceptance and Commitment Therapie (ACT), wenn sie von qualifizierten Behandelnden in direkter verbaler und interaktiver Kommunikation und am besten im Einzelsetting durchgeführt wurden. Gemeinsam ist den Kognitiven Therapien, MBSR und ACT, dass sie da, wo es möglich ist, Strategien und Hilfen liefern, ein Selbstwirksamkeitserleben herzustellen bzw. zu stärken, und da, wo es nicht möglich ist, Akzeptanz und den Umgang mit der Erkrankung fördern. Bei all diesen therapeutischen Interventionen war Entspannung und/oder Achtsamkeit und/oder Meditation Bestandteil und fand Anwendung. Es fanden auch Studien zu Existentiellen Therapien, wie beispielsweise die Würdezentrierte Therapie, Existentielle Behaviorale Therapie, Lebensrückschau (life review) und sinnzentrierte Verfahren, Eingang. Hier konnte jedoch bei den vorliegenden Studien kein eindeutiger signifikanter Effekt über alle Studien hinweg gefunden werden. Die Autoren diskutieren, ob die existentiellen Therapien eher einen Effekt in dem Bereich des spirituellen Wohlbefindens haben, der durch das Outcome des psychologischen Distresses wohlmöglich nicht erfasst wird. Das schließt demzufolge eine Wirksamkeit bei existentiellen Ängsten nicht aus. Das noch unpublizierte Review von Kang et al. zu sinnbasierten Verfahren kommt dagegen zum Ergebnis einer signifikanten Besserung von Angst bei Patienten mit einer Krebserkrankung nach Behandlung mit sinnbasierten Verfahren, genauere Details zu diesem Review sind noch nicht verfügbar [1347]. Zu tiefenpsychologisch fundierten oder hypnotherapeutischen Interventionen lag nur eine Studie vor (Supportiv-expressive Therapie), in die allerdings keine Menschen mit fortgeschrittener Krebserkrankung, sondern HIV-erkrankte Menschen eingeschlossen wurden. Insgesamt haben von den 21 berücksichtigten Studien elf die Wirksamkeit kognitiver Therapien untersucht. Es bleibt perspektivisch abzuwarten, ob durch neuere Studien noch weitere Interventionen, die in der Praxis Anwendung finden, als signifikant Angst reduzierend eingestuft werden können. Bis dahin werden letztere deshalb nur auf Expertenkonsens-Basis empfohlen.

Insgesamt ist die Qualität der 21 eingeschlossenen RCTs bei Fulton et al. moderat. Bei vier RCTs mit Fallzahlberechnung und adäquatem Power konnte allerdings ein niedriges Risiko für Bias festgestellt werden (SIGN LoE 1+).

Zur Durchführung spezifischer nicht-medikamentöser Verfahren bedarf es entsprechender fachlicher und beruflicher Qualifizierung für die jeweiligen Verfahren. Leistungserbringer sind vor allem die Berufsgruppen, die auch für die stationäre palliative Komplexbehandlung relevant sind. Dies sind im Folgenden: Sozialarbeiter/Sozialpädagogen, Psychologen und Ärzte, Physiotherapeuten, Ergotherapeuten, künstlerische Therapeuten (Kunst-, Musiktherapeuten u.a.), Atemtherapeuten, Logopäden und Ernährungsberater.

Nicht-medikamentöse Verfahren sind vielfältig (siehe dazu z. B. [4, 1313, 1331, 1344] sowie www.dgpalliativmedizin.de/sektionen/sektion-psychologie.html). Basierend auf der o.g. systematische Übersichtsarbeit von Fulton et al. [1344] können folgende psychologische und psychotherapeutische Interventionen evidenzbasiert empfohlen werden (siehe Empfehlung 16.13):

- Verfahren der Kognitiven Verhaltenstherapie mit Fokus der Stärkung des Selbstwirksamkeitserlebens, der Achtsamkeit und Krankheitsverarbeitung können bei situativer, organischer und existentieller Angst eingesetzt werden. Dazu gehören folgende Interventionen:
  › Sokratischer Dialog: leitet zu eigenverantwortlichem Denken, zur Reflexion und Selbstbestimmung an und kann damit angstreduzierend wirken.
  › Expositionen in sensu: geleitete Konfrontation mit stark angstbesetzten Gedanken oder Vorstellungen, welche sonst konsequent vermieden werden.
  › Konfrontation mit Katastrophengedanken: Förderung der Auseinandersetzung mit sonst vermiedenen angstbesetzten Gedanken, in dem diese zu Ende gedacht und auch die schlimmsten möglichen Konsequenzen in Begleitung beleuchtet werden.

> Lösungsorientierte Konfliktbearbeitung: innere Konflikte, Konflikte mit Naheste-
hende.
- Existentiell Behaviorale Therapie (Gruppentherapie für Angehörige, die kognitive
Verhaltenstherapie mit existentieller Psychotherapie verbindet mit dem Ziel der Reduktion von Belastungen mittels Achtsamkeit und Stärkung der Ressourcen [195]).
- Achtsamkeit, MSBR (Mindfulness Based Stress Reduction nach Kabat-Zinn): Selbst-
regulation der Aufmerksamkeit auf die unmittelbare Erfahrung und den gegenwärtigen Moment und der Aneignung von Offenheit und Akzeptanz gegenüber der erlebten Erfahrung in der Gegenwart. Stärkt die Selbstwirksamkeitserwartung, fördert
Genusserleben, stärkt Ressourcen und Resilienz und ist dadurch angstreduzierend,
vor allem bei situativer und existentieller, aber auch bei organischer Angst.
- Akzeptanz- und Commitment-Therapie ACT: Basierend auf Verhaltensanalyse steht
die Akzeptanz unangenehmer Gefühle und das Training, sich durch achtsames Erleben der Wahrnehmung durch die äußeren Sinne, des Spürens des eigenen Körpers,
des Denkens und Fühlens (neue) Freiräume im Denken und Handeln zu schaffen,
ohne Verzerrung durch soziale Erwünschtheit, Vermeidungs- oder Verführungs-
ziele. Dabei kommen Techniken der Verhaltenstherapie, der Meditation und der
Hypnotherapie zum Einsatz [1348] (für situative, organische und existentielle Angst
anwendbar).

In der Praxis werden weitere Interventionen angeboten, für die es bislang unzureichende Evidenz vorliegt. Deshalb werden diese Verfahren auf Basis des Expertenkonsenses
empfohlen:
- Psychologische/psychotherapeutische Verfahren (Auswahl):
  > Psychoedukation, Information, Aufklärung, Vorwegnehmen: z. B. Informationsvermittlung über die Wirkungsweise von Angst und die Veränderungen im Denken.
  Vor allem bei situativer und organischer Angst hilfreich.
  > Sinnbasierte Verfahren/Interventionen beinhalten die Auseinandersetzung mit
  dem jeweils eigenen Lebenssinn, sind ressourcenorientiert und können Krankheitsbewältigung fördern, Angst reduzieren und helfen, Krisen am Lebensende zu
  bewältigen: Hier kann es je nach Inhalt Überschneidungen zu Spirituellen Interventionen geben. Sie sind für situative und vor allem für existentielle Angst empfehlenswert.
    - Managing Cancer And Living Meaningfully (CALM) [1349, 1350]: halbstruktu-
    rierte Kurzzeittherapie mit vier Hauptinhalten: Umgang mit Symptomen und
    Kommunikation, Veränderungen in Beziehungen zu sich selbst und Naheste-
    henden, Lebenssinn/Lebenszweck, sowie Zukunft und Sterblichkeit.
    - SMILE [1351]:Test zur Erfassung von Lebenssinn und Zufriedenheit, der
    gleichzeitig den Beginn einer psychotherapeutischen Kurzzeitintervention i.S.
    einer Auseinandersetzung mit sich selbst und der eigenen Situation darstellt.
    - Interventionen der Logotherapie/Existenzanalyse (nach Frankl, [1352, 1353])
    sinnbasierte Interventionen, die davon ausgehen, dass Sinnzuweisung hilft,
    auch schwierigste Situationen (er-) tragen zu können.

> Würdezentrierte Therapie (Dignity Therapy) [1336, 1338, 1354]: Ziel: Stärkung der persönlichen Würde durch drei Faktoren: Generativität/Hinterlassenschaft, Essenz der Persönlichkeit, Haltung der Behandelnden. Geschulte Psychologen/Psychotherapeuten, ggf. auch andere adäquat qualifizierte Fachkräfte führen mit dem Patienten ein halbstrukturiertes Interview durch, das anschließend transkribiert und danach dem Patienten ausgehändigt wird. Dies führt zu einer würdevollen Auseinandersetzung mit dem eigenen Leben und Schaffung eines Vermächtnisses. Für existentielle aber auch situative Angst empfehlenswert.
> Family Focused Grief Therapy als ein systemisches Familienpsychotherapieverfahren [311, 1355]: Ziel ist die Förderung eines hilfreichen Umgangs mit Belastung, Angst und Konflikten aller Personen eines Familiensystems inklusive des Palliativpatienten, sowie Prävention komplizierter Trauer am Lebensende und danach. Die Interventionen beginnen zu Lebzeiten des Patienten und finden auch nach dessen Versterben statt. Zielgruppe sind Familien, bei denen für mindestens ein Mitglied das Risiko einer komplizierten Trauer besteht. Kann bei situativer und existentieller Angst eingesetzt werden.
> Hypnotherapeutische Interventionen: nicht nur, aber vor allem mittels einer symptomorientierten Hypnose zur Reduktion psychogener Anteile belastender/ängstigender Symptome wie z. B. Schmerz, Übelkeit, Atemnot [984, 1356]. Darüber hinaus auch Reduktion von Angst durch Ressourcenstärkung, Förderung der Krankheitsverarbeitung und Stärkung der Selbstwirksamkeitserwartung. Auch können hypnotherapeutische Interventionen Angst vor medizinischen Eingriffen und/oder Untersuchungen reduzieren. Hilfreich vor allem bei organischer und situativer Angst.
> Interventionen der Tiefenpsychologisch fundierten Psychotherapie: Fokussierung auf hinter Angst bestehenden Grundkonflikten und potentiell ihre biographische Aufarbeitung und Bewältigung. Die klassischen Grundkonflikte sind (Auswahl):
>   - Abhängigkeit vs. Individuation
>   - Unterwerfung vs. Kontrolle
>   - Versorgung vs. Autarkie
>   - Über-Ich- und Schuldkonflikte.
> Supportiv-existentielle Therapie: sinnbasierte, die existentielle Perspektive einschließende und prozessorientierte tiefenpsychologisch fundierte Intervention vor allem in Gruppenanwendung [1357, 1358].
- Atemtherapie: fördert ebenfalls die Selbstwirksamkeitserwartung, ist angstreduzierend und fördert die Entspannungs- und Atemfähigkeit [1359]. Für alle Ängste einsetzbar.
- Sozialarbeiterische Interventionen dienen dazu, schwerkranke und sterbende Menschen dahingehend zu befähigen, ihr Leben selbstbestimmt und würdevoll gestalten zu können. Sozialarbeiterische Interventionen finden sich in verschiedensten Kontexten wieder, z. B. psychosoziale, soziale, wirtschaftliche, finanzielle und versorgungsspezifische Interventionsbereiche. Dabei orientiert sich die Soziale Arbeit in ihrer Profession an der Lebenswelt der Patienten und deren Angehörige, nimmt Belastungen und Ressourcen im ganzen System wahr und verknüpft diese mit realen Möglichkeiten (Curriculum der DGP zurzeit in Bearbeitung, Stand 07.2019). Durch

diese Verknüpfung können angstauslösende Faktoren in den vielfältigsten Kontexten entgegengewirkt werden.

- Spirituelle Interventionen, konfessionsgebunden oder konfessionell unabhängig/übergreifend, z. B. durch Rituale, Gebet, sinnbasierte Interventionen (siehe auch psychologische/psychotherapeutische Interventionen). Diese schaffen Halt, können sinnstiftend wirken oder belastenden Situationen in einen Sinnzusammenhang einfügen, Entlastung bieten und nicht nur die Angst vor dem Sterben, sondern auch vor dem Tod reduzieren.
- Künstlerische Therapien: ermöglichen über nonverbale Interventionen eine Stärkung von Ressourcen und einen schnellen Zugang zu belastenden und ängstigenden Themen und deren Bearbeitung und können sehr gut bei situativen und existentiellen Ängsten eingesetzt werden.
  > Kunsttherapie: Ausdruck durch Malen und kreatives Formen und Gestalten, Entstehung von inneren Bildern;
  > Rezeptive und Aktive Musiktherapie [1360–1362] (siehe BAG Bundesarbeitsgemeinschaft der Musiktherapeutinnen und Musik-therapeuten in der Onkologie/Hämatologie, Palliativversorgung und Hospizarbeit (2014): Berufsbild der Musiktherapie in der Onkologie/Hämatologie; Palliativversorgung und Hospizarbeit mit Erwachsenen):
    - Rezeptive Musiktherapie: über das Hören und Spüren von Musik und/oder Instrumenten (insbesondere obertonreiche Saiten- und Klanginstrumente) Verbesserung der Körperwahrnehmung, Entspannung, Entstehung von inneren Bildern, Bewusstmachung von Gedanken und Gefühlen, Wachrufen von Erinnerungen und identitätsstiftenden Merkmale usw.
    - Aktive Musiktherapie: Improvisation auf leicht spielbaren Instrumenten (auch ohne musikalische Vorkenntnisse) sowie Einsatz der Stimme mit dem Ziel des emotionalen Ausdrucks, Konfliktlösung, Förderung von Selbstwirksamkeit usw.
- Entspannungstherapien haben sich in Praxis und Forschung als effektive Verfahren zur Reduktion situativer, organischer und existentieller Angst erwiesen und können dazu beitragen, das Körpergefühl und Wohlbefinden zu verbessern [4] (Auswahl):
  > Achtsamkeitsübungen (siehe auch oben)
  > Ressourcenstärkende Imaginationsübungen
  > Progressive Muskelrelaxation nach Jacobsen
  > Autogenes Training
  > Yoga [1363] (siehe auch weiter unten)
  > Qi Gong
  > Fantasiereisen
- Physiotherapeutische Interventionen (z. B. Massage, Mobilisierung, Lymphdrainage) können bei allen Arten der Angst hilfreich sein (siehe unten).
- Basale Stimulation: körperbezogene Interventionen durch Berührung zur Verbesserung des Wohlbefindens, die sich auch bei Patienten anwenden lässt, die nicht mehr zu verbaler Kommunikation fähig sind.
- Aromatherapie: Anwendung/Einsatz von ätherischen Ölen zur Entspannung und Verbesserung des Wohlbefindens;

- Logopädische Interventionen: Training bei Schluckstörungen und Kommunikations-schwierigkeiten;
- Ernährungstherapeutische Interventionen: Unterstützung zur angepassten ange-messenen und hilfreichen Nahrungs- und Flüssigkeitsaufnahme je nach Problemsi-tuation, Bedürfnis und Therapieziel.

Im Bereich der physiotherapeutischen Interventionen liegt für die Anwendung von Mas-sagen mit und ohne Aromatherapie zur Linderung von Angst eine schwache Evidenz in Form von zwei systematischen Übersichtsarbeiten vor. Während der systematische Review von Falkensteiner et al. sich ausschließlich auf Patienten im Palliativsetting kon-zentrierte [1364], wurden im Cochrane Review von Fellowers et al. sowohl Patienten aus dem Palliativsetting als auch aus anderen Settings betrachtet [785]. Indirekte Evidenz für die Anwendung von Yoga - bezogen auf Krebspatienten allgemein und nicht spezi-ell aus dem Palliativsetting - liegt anhand von sieben systematischen Übersichtsarbei-ten und eine weitere RCT vor [1363, 1365–1371], wobei fünf der Arbeiten [1366, 1367, 1369–1371] sich ausschließlich auf Brustkrebspatientinnen konzentrierten. Inwieweit die Anwendung von Yoga im Palliativsetting umsetzbar ist, kann nur von der individu-ellen Situation der Patienten abhängig gemacht werden.

Der Einsatz der nicht-medikamentösen Verfahren/Interventionen ist in Bezug auf die Betroffenen am Bedarf, dem Patientenwunsch und der Situation anzupassen. Dabei ist auch die Verfügbarkeit der qualifizierten Leistungserbringer zu berücksichtigen. Bei stark ausgeprägten Ängsten bedarf es einer Kombination der Verfahren mit einer an-xiolytischen Medikation.

Angst um die Angehörigen erfordert andere Interventionen als Angst vor Schulden oder Angst zu ersticken. Die Interventionen sind dem Betroffenen anzubieten und zu erläu-tern (siehe Abschnitt Haltungen und allgemeine nicht-medikamentöse Maßnahmen). Im Rahmen der interdisziplinären Fallbesprechungen und Übergaben, die je nach Setting täglich bis wöchentlich stattfinden, sind Indikation und Wirksamkeit der Interventionen zu diskutieren und zu überprüfen.

16.6 Medikamentöse Therapie

16.15.	Konsensbasierte Empfehlung
EK	Zur Behandlung einer Angst *soll* Patienten mit einer nicht-heilbaren Krebser-krankung eine medikamentöse Therapie mit anxiolytisch wirksamen Medika-menten angeboten werden: • wenn nicht-medikamentöse Maßnahmen nicht möglich sind; • um eine nicht-medikamentöse Behandlung zu ermöglichen; • wenn nach Angaben der Patienten die bisherige Behandlung zu keiner ausreichenden Minderung der Symptome geführt haben.

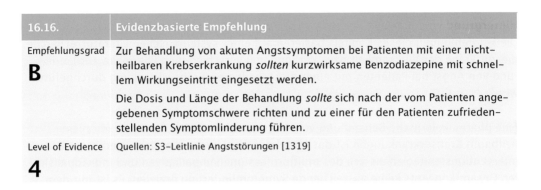

16.16.	Evidenzbasierte Empfehlung
Empfehlungsgrad **B**	Zur Behandlung von akuten Angstsymptomen bei Patienten mit einer nicht-heilbaren Krebserkrankung *sollten* kurzwirksame Benzodiazepine mit schnellem Wirkungseintritt eingesetzt werden.
	Die Dosis und Länge der Behandlung *sollte* sich nach der vom Patienten angegebenen Symptomschwere richten und zu einer für den Patienten zufriedenstellenden Symptomlinderung führen.
Level of Evidence **4**	Quellen: S3-Leitlinie Angststörungen [1319]

16.17.	Evidenzbasierte Empfehlung
Empfehlungsgrad **B**	Bei unzureichender Wirksamkeit oder Unverträglichkeit von Benzodiazepinen bei Patienten mit einer nicht-heilbaren Krebserkrankung *sollte* die Indikation für Antidepressiva, Antipsychotika oder sonstige Medikamente mit anxiolytischer Wirksamkeit geprüft werden.
Level of Evidence **1-**	Quellen: Nübling et al. 2012 [1372], Stockler et al. 2007 [1373]

16.18.	Evidenzbasierte Empfehlung
Empfehlungsgrad **A**	Akute Panikattacken bei Patienten mit einer nicht-heilbaren Krebserkrankung *sollen* mit kurzwirksamen Benzodiazepinen behandelt werden.
	Es *soll* stufenweise vorgegangen werden: Zunächst erfolgt die akute Symptomlinderung mit kurzwirksamen Benzodiazepinen. Bei wiederholtem Auftreten *sollte* die Indikation für eine längerfristige Behandlung mit Antidepressiva, Antipsychotika oder sonstigen Medikamenten mit anxiolytischer Wirksamkeit geprüft werden.
Level of Evidence **4**	Quellen: S3-Leitlinie Angststörungen [1319]

16.19.	Evidenzbasierte Empfehlung
Empfehlungsgrad **B**	Bei Patienten mit einer nicht-heilbaren Krebserkrankung und mit aktuell wiederkehrenden Angst- oder Panikzuständen und einer Vorgeschichte einer ICD-10 relevanten Angststörung *sollte* die pharmakologische Behandlung verordnet werden, die zuvor klinisch wirksam war.
Level of Evidence **4**	Quellen: S3-Leitlinie Angststörungen [1319]

Hintergrund

Die Empfehlungen dieses Kapitels basieren auf einer systematischen Literaturrecherche, die zur Frage der Wirksamkeit bzw. Wirkung von verschiedenen Pharmaka zur Linderung von Angst bei Patienten mit einer nicht-heilbaren Krebserkrankung durchgeführt wurde (s. u.).

Eine pharmakologische Behandlung von Angstsymptomen bei Patienten mit nicht-heilbaren Krebserkrankungen ist das Mittel der Wahl, wenn die nicht-medikamentösen Interventionsstrategien als Teil des multiprofessionellen palliativen und individualisierten Gesamtkonzepts keine ausreichende Symptomlinderung erzielen. Es ist mit dem Patienten im Verlauf sorgfältig abzuwägen, ob die medikamentöse Wirksamkeit auf die Angstsymptome gegenüber den potentiellen unerwünschten Nebenwirkungen, wie beispielsweise Sedierung, Schwindel, Verlängerung der Reaktionszeit überwiegen, und was der Patient für sich selbst bevorzugt. Es muss sichergestellt sein, dass es sich bei der Behandlung nicht um eine nicht abgesprochene palliative Sedierung handelt.

Bei der pharmakologischen Behandlung von Angstsymptomen wird zwischen einer Akutbehandlung und einer Langzeitbehandlung unterschieden. Es liegt eine unzureichende Evidenz für die pharmakologische Behandlung von Angst bei Patienten mit einer nicht-heilbaren Krebserkrankung vor (s. u.). Die klinische Erfahrung zeigt jedoch, dass sich die Evidenz und Empfehlungen für Menschen ohne Krebserkrankung übertragen lassen [1319, 1374].

Das primäre Ziel ist die möglichst zufriedenstellende Angstlinderung in kurzer Zeit. Die Notwendigkeit einer akuten Durchbrechung eines stark ausgeprägten Angstzustandes, den der Patient als quälend beschreibt, rechtfertigt den sofortigen Einsatz von kurzwirksamen Benzodiazepinen zur Anxiolyse, unter vorsichtiger Abwägung auch intravenös. Ein Unterschied besteht jedoch in der Sorge um eine Abhängigkeit von Benzodiazepinen bei einer wiederkehrenden Einnahme, die bei einer nicht-heilbaren Krebserkrankung meistens nicht im Vordergrund steht. Bei der klinischen Vorgeschichte einer rezidivierenden depressiven Erkrankung, einer Angst- oder Panikstörung und einer wiederkehrenden Angstsymptomatik bei einem Patienten mit einer nicht-heilbaren Krebserkrankung sollte diese Grunderkrankung gezielt mit Antidepressiva oder Antipsychotika mit anxiolytischer Wirkung behandelt werden. Es ist in dieser klinischen Situation mit wiederkehrenden, akuten Angstanfällen zu rechnen. Eine Langzeitbehandlung mit Benzodiazepinen kann auch bei Menschen mit einer nicht-heilbaren Krebserkrankung mit dem therapeutisch ungünstigen Gewöhnungseffekt unter Benzodiazepinen verbunden sein kann. Ferner ist die Einnahme von Benzodiazepinen mit Nebenwirkungen wie beispielsweise Müdigkeit und Fallneigung verbunden. Es ist notwendig, Patienten darüber zu informieren und wie immer das Vorgehen zu erläutern und gemeinsam abzustimmen.

Eine akute anxiolytische Pharmakotherapie ersetzt nicht die diagnostische Zuordnung der Angstsymptomatik. Eine ätiologische klinische Klärung ist zwingend erforderlich, um gezielt behandelbare Ursachen zu identifizieren und eine spezifische Therapie einzuleiten.

Bei der Anxiolyse ist ein stufenweises therapeutisches Vorgehen indiziert (siehe Tabelle 46). Eine Akutbehandlung von Angst erfolgt mit kurzwirksamen Benzodiazepinen mit schnellsten Wirkungseintritt (z. B. Lorazepam, Oxazepam, Alprazolam) [1319]. Bei absehbarer Notwendigkeit einer längerfristige Behandlung erfolgt nach klinischer Möglichkeit eine Umstellung auf ein Antidepressivum mit anxiolytischer Wirkung (z. B. SSRI, SNRI oder Paroxetin) [1375-1377]. Im klinischen Alltag hat sich gezeigt, dass eine Kombination auch notwendig sein kann, um die Dosis der Benzodiazepine nicht steigern zu müssen und dennoch einen ausreichenden anxiolytischen Effekt für den Patienten zu erzielen. Neben der Gabe von Antidepressiva ist eine vergleichbare Vorgehensweise mit Antipsychotika möglich, für die auch eine anxiolytische Wirksamkeit nachgewiesen worden ist [4, 1376-1378]. Die Dauer der Gabe von Benzodiazepinen hängt davon ab, ob der Patient darunter eine zufriedenstellende Symptomlinderung erfahren hat und die nicht-medikamentöse Therapie der Angst erfolgen kann. Ein Auslassversuch beginnt mit einer langsamen Reduktion des Benzodiazepins alle 4 Tage unter der engen Beobachtung von potentiellen Absetzsymptomen (z. B. Unruhe, Schlaflosigkeit, Übelkeit, Herzrasen, Blutdruckabfall oder Schwitzen), die, sollten sie auftreten, eine noch langsamere Dosisreduktion der Benzodiazepine erfordern, beispielsweise in einem Intervall von 8 Tagen.

Tabelle 46: Dosisempfehlungen für anxiolytische Akut- und Langzeitmedikation bei Patienten mit nicht-heilbaren Krebserkrankungen

Akute Therapie				
Indikation	Medikamentenklasse	Substanz	Einzeldosis	
Akuter Angst-zustand, Panik-attacke	Benzodiazepine	Lorazepam	1,0-2,5 mg	
		Alprazolam	0,5-1,0 mg	
		Oxazepam	10-40 mg	
		Midazolam*	2,5-(5) 10 mg	
Therapie bei längeren Krankheitsverläufen				
Indikation	Medikamentenklasse	Substanz	Einzeldosis / Startdosis	Max. Tagesdosis
Rezidivierende Angst- oder Panikattacken	Antidepressiva: SSRI	Citalopram	10-20 mg	40 mg
		Escitalopram	5-10 mg	20 mg
		Sertralin	50 mg	200 mg
	SNRI	Venlafaxin	37,5 mg	150 mg

Akute Therapie				
Anamnese Angst- oder Panikstörung, Generalisierte Angststörung und aktuell rezidivieren-de Angstzustände	Antidepressiva: SSRI SNRI	Escitalopram Venlafaxin	5-10 mg 37,5 mg	20 mg 150 mg
	Anxiolytika	Opipramol	50 mg	300 mg
	Antipsychotika (ggf. Augmentation)	Quetiapin* Olanzapin* Risperidon*	25 mg 5,0 mg 0,25 mg	200 mg 15 mg 2 mg
	Sonstige	Pregabalin	25 mg	600 mg

* Off-Label-Use. Zu den Zulassungen bei den jeweiligen spezifischen Störungsbildern sei auf die S3-Leitlinie Angststörungen verwiesen [1319]

Insgesamt ist die Evidenzlage für die Behandlung von Angst bei Patienten mit einer nicht-heilbaren Krebserkrankung bis auf ein RCT zu Sertralin sehr schwach und ermöglicht auch keine klare Unterscheidung zwischen subsyndromaler und pathologischer Angst. Zwei systematische Übersichtsarbeiten ohne Metaanalyse zur medikamentösen Therapie der Angst - Angst sowohl als psychiatrische Störung als auch subsyndromal - wurden identifiziert. Das auf RCTs begrenzte Cochrane Review von Salt et al. konnte keine Studien identifizieren [1379]. Das mit breiteren Einschlusskriterien (u. a. Mischpopulation von Patienten mit einer heilbaren und nicht-heilbaren Krebserkrankung) angelegte Systematic Review von Nübling et al. schloss zehn Primärstudien ein, davon neun zu Patienten mit einer Krebserkrankung [1372]. Dieses Systematic Review wurde für die Zwecke dieser Leitlinie aktualisiert.

Benzodiazepine
Drei nicht gepowerte RCTs mit hohem Risiko für Bias bilden die Evidenzgrundlage. Zwei in Nübling et al. eingeschlossene RCTs fanden keine signifikante Überlegenheit von Alprazolam gegen Placebo [1380] bzw. gegen ein nicht-medikamentöses Verfahren (Muskelrelaxation) [1381] in einem kleinen bis mittelgroßen (n=36 bzw. n=147), gemischten Kollektiv von palliativen und nicht palliativen Patienten für das mit dem Hamilton Anxiety Scale gemessene Outcome Angst (SIGN LoE 1-). Clorazepat wurde im Kontroll-arm eines kleinen Pilot-RCTs gegen Trazodon bei 18 Patientinnen mit Anpassungsstörung und Krebs verglichen. Angst (Subscore der Revised Symptom Checklist, SCL-90-R) nahm im Vergleich zwischen den Gruppen nicht signifikant ab (SIGN LoE 1-) [1382].

Antidepressiva
Ein hochwertiges RCT, ein Pilot-RCT und eine prospektive unkontrollierte Studie bilden die Grundlage der Evidenz zur Wirksamkeit von Antidepressiva in der Behandlung von Angst. In einem doppelblinden, nicht gepowerten RCT mit niedrigem Biasrisiko (SIGN LoE 1+) testeten Stockler et al. Sertralin gegen Placebo bei 189 Patienten mit einer nicht-heilbaren Krebserkrankung ohne Major Depression [1373]. Ergebnisse für Angst als sekundäres Outcome (HADS-A-Skala) waren nicht signifikant. Aufgrund

der Nicht-Überlegenheit mit zugleich einer signifikant niedrigeren Überlebenszeit in der Setralingruppe (adjusted hazard ratio 1,62 [1,06-2,41], Cox model p=0,02) bei der Zwischenauswertung wurde die Studie vor Erreichen der geplanten Fallzahlgröße (n=440) abgebrochen. In der finalen Analyse war der Unterschied bzgl. Überlebenszeit allerdings nicht mehr signifikant.

Das o. g. kleine Pilot-RCT von Razavi et al. konnte keinen signifikanten Vorteil von Trazodon im Vergleich mit Clorazepat bei Patientinnen mit Anpassungsstörung und Krebs feststellen (SIGN LoE 1-) [1382]. In einer kleinen, prospektiven und unkontrollierten Studie mit einem sehr kleinen Patientenkollektiv (n=10, davon fünf Patientinnen ohne Major Depression und nur drei mit einer fortgeschrittenen Krebserkrankung) zeigte Fluvoxamin einen positiven Effekt auf Angst (HADS-A). Die Ergebnisse können wegen der geringen Größe des Kollektivs nicht für eine Empfehlung verwendet werden (SIGN LoE 3) [1383].

Opipramol wird zu den trizyklischen Antidepressiva aufgrund seiner chemischen Struktur gezählt, obwohl seine Wirkweise unterschiedlich und noch nicht vollständig geklärt ist. Zugelassene Indikationen für Opipramol sind die generalisierte Angststörung und die somatoformen Störungen [1384]. Zum Einsatz von Opipramol bei Patienten in der Palliativversorgung konnten keine Studien identifiziert werden, es liegt dennoch eine gute klinische Erfahrung vor.

Weitere Pharmaka
Ein Fallbericht zeigte einen positiven Effekt von Dexmedetomidin (Hypnotikum) bei einem Patienten mit einem fortgeschrittenen Lymphom, bei dem eine konventionelle Anxiolyse unwirksam geblieben war (SIGN LoE 3) [1385]. In weiteren, in Nübling et al. eingeschlossenen Studien wird keine standardisierte, vergleichbare medikamentöse Therapie eingesetzt, oder diese Studien entsprechen nicht den Einschlusskriterien des Reviews (Methylprednisolon, Mazindol) und ihre Ergebnisse waren zudem nicht signifikant.

16.7 Umfeld

16.20.	Konsensbasierte Empfehlung
EK	Da auch Angehörige belastende Ängste entwickeln können, *sollen* ihnen im Rahmen der palliativmedizinischen Behandlung hilfreiche Maßnahmen zur Vorbeugung oder Reduktion von Ängsten angeboten werden.

16.21.	Konsensbasierte Empfehlung
EK	Bei Kindern als Angehörige von Patienten mit einer nicht-heilbaren Krebserkrankung, die Ängste erleben, *soll* besonders auf die alters- bzw. entwicklungsadäquate Unterstützung geachtet und ein dem jeweiligen Alter angepasstes Hilfsangebot vermittelt werden.

16.22.	Konsensbasierte Empfehlung
EK	Angst bei den an der Behandlung und Begleitung von Patienten mit einer nicht-heilbaren Krebserkrankung Beteiligten *soll* ebenfalls Gelegenheit zur Reflexion gegeben werden.

Hintergrund

Ängste der Angehörigen sind, wie auch die Ängste der Erkrankten, vielfältig und multikausal. In Angehörigen können nicht ausreichende Informiertheit über die Erkrankung, Sorge davor, Fehler in der Versorgung und Pflege des Patienten zu machen, Angst vor Überforderung und/oder Hilflosigkeit als pflegende Angehörige, aber auch die Angst vor dem Verlust des nahestehenden Menschen zusätzliche Quellen von Angst sein.

Auch Angehörige benötigen Unterstützung im Umgang mit diesen Ängsten. In der Begleitung und Behandlung von Patienten mit einer nicht-heilbaren Erkrankung und ihrer Angehörigen ist es wichtig zu berücksichtigen, dass sich die Ängste und Sorgen von Angehörigen und Patienten wechselseitig beeinflussen und gegenseitig verstärken können. Das Ausmaß an Angst von Patienten und deren Angehörigen korreliert miteinander, wobei die Angst der Angehörigen auch stärker als die Angst der Patienten sein kann. [1386]. Insbesondere in der ambulanten Versorgung sorgen Ängste vor Überforderung bzw. vor Leiden aufgrund nicht ausreichender oder fehlender professioneller Palliativversorgung sowohl bei Angehörigen als auch bei Patienten dafür, dass Patienten häufiger stationär in Krankenhäuser eingewiesen werden, obschon es die somatische Situation an sich nicht erfordern würde.

Gibt es Kinder als Angehörige von Patienten mit einer nicht-heilbaren Krebserkrankung, führt dies häufig zu vielen Unsicherheiten, z. B. in der Frage wann und wie Kinder über eine palliative Situation zu informieren sind. In dem Wunsch Kinder von Erkrankten zu schützen, wird ihnen dieses Wissen häufig vorenthalten. Das multiprofessionelle Behandlungsteam sollte dem familiären System in diesen Fragen zur Seite stehen und auf einen offenen Umgang hinwirken. Auf der anderen Seite werden Kinder in betroffenen Familien häufig in die Betreuung und Pflege mit eingebunden. Hier bedarf es des aktiven Ansprechens der Familie, um eine altersentsprechende Einbindung zu fördern. Entsprechende kompetente Hilfs-, Unterstützungs- und Beratungsmöglichkeiten, wie insbesondere Kinder- und Jugendhospizdienste und/oder dafür speziell qualifizierte Beratungsstellen sollen den Familien frühzeitig angeboten werden.

Angst kann starke Ausmaße annehmen und Ausdruck finden in herausforderndem Verhalten. Nicht nur die betroffenen Patienten und deren Angehörige sind in einer herausfordernden Situation, sondern auch die professionellen Helfer [1387]. Teilweise kann die Team-Patienten-Beziehung durch Angst und notwendige Abwehrstrategien auf beiden Seiten (siehe Abschnitt Haltungen und allgemeine nicht-medikamentöse Maßnahmen) sehr erschwert werden. Auch eine offene Kommunikation kann durch Angst gehemmt, erschwert oder verhindert werden. Um Menschen in einer palliativen Situation unterstützen und begleiten zu können, muss sich das multiprofessionelle Team seiner Haltung gegenüber Sterben und Tod bewusst sein und einen Raum dafür haben, eigene Ängste reflektieren und bearbeiten zu können.

Supervision kann dabei dem multiprofessionellen Team helfen, sich seine Haltung zu Sterben und Tod bewusst zu machen, einen Blick von außen wiederzugewinnen und Strategien zum Umgang mit eigenen Ängsten und Ängsten von Patienten und/oder Angehörigen zu erarbeiten, die eine Entlastung auf beiden Seiten ermöglichen. Mit Hilfe von Supervision kann darüber hinaus erkannt und bearbeitet werden, wo Kommunikation gehemmt oder nicht erfolgt ist, obwohl dies notwendig gewesen wäre

Aufgrund des Ansteckungseffektes von Angst ist es wichtig, Quellen von Angst und Unsicherheit unter den an der Behandlung Beteiligten und im multiprofessionellen Behandlungsteam, z. B. aufgrund unzureichender Kompetenzen, zu reduzieren. Deshalb sind regelmäßige Fortbildungen und Schulungen für das multiprofessionelle Behandlungsteam wichtig, die das Sicherheits- und Kompetenzerleben in der Behandlung, Beratung, Begleitung und Pflege fördern können.

17. Depression

AG-Leiter: Martin Fegg, Klaus Maria Perrar

17.1 Einleitung

Eine herabgesetzte oder niedergeschlagene Stimmung ist nicht nur im palliativen Kontext weit verbreitet. Sie gehört zu den „normalen" Ausdruckformen psychischen Empfindens. Aufgabe dieser Leitlinie ist es, die Depression als komorbide Problematik im Kontext unheilbarer Krebserkrankungen differentialdiagnostisch im Sinne der ICD-10-Klassifikation (ICD, englisch: International Statistical Classification of Diseases and Related Health Problems) einzugrenzen und entsprechend der Diagnose geeignete Behandlungsmaßnahmen einzusetzen [1388].

Die vorliegende Leitlinie bezieht sich auf das Krankheitsbild Depression bzw. der depressiven Episode (nach den ICD-10-Codes F32; F33) in seinen unterschiedlichen Schweregraden leicht-, mittel- und schwergradig sowie rezidivierend. Beide Begriffe werden im Text synonym gebraucht.

Bei der Erstellung der Leitlinie wurden zwei schon bestehende Leitlinien unterstützend herangezogen: zum einen die europäische Leitlinie der European Association for Palliative Care (EAPC) „The management of depression in palliative care" [1389], publiziert in 2010, mit direktem Bezug zur palliativmedizinischen Versorgung, und zum anderen die „S3-Leitlinie/Nationale Versorgungsleitlinie Unipolare Depression" [1390]. Für die psychoonkologische Versorgung von Patienten mit einer nicht-heilbaren Krebserkrankung und einer Depression verweisen wir auch auf die S3-Leitlinie „Psychoonkologie" [4].

17.2 Differentialdiagnose Depression

17.1.	Konsensbasierte Empfehlung
EK	Bei Patienten mit einer nicht-heilbaren Krebserkrankung und mit einer depressiven Symptomatik *soll* differentialdiagnostisch überprüft werden, ob diese Symptomatik einer Anpassungsstörung, einer Dysthymie, einer depressiven Episode, einer organisch depressiven Störung oder einer Trauerreaktion zuzuordnen ist.

Hintergrund
Die Empfehlung zur Differentialdiagnose Depression basiert auf der Expertenmeinung der Leitliniengruppe.

Die wichtigsten Risikofaktoren für die Entstehung einer Depression bei Patienten mit einer Krebserkrankung sind Depressionen in der Eigen- oder Familienanamnese [1391, 1392], gleichzeitige Belastungsfaktoren (wie frische Verlusterlebnisse), fehlende soziale

Unterstützung [1393, 1394], jüngeres Alter [1395, 1396], fortgeschrittene Erkrankung bei Diagnosestellung [1395], schlechte Symptomkontrolle [1397, 1398], schlechter körperlicher Funktionsstatus oder körperliche Beeinträchtigungen [1395].

Die Identifizierung von gefährdeten Patienten erleichtert die gezielte psychosoziale Unterstützung der Patienten; gleichzeitig fördert sie die Erkennung von Symptomen und Anzeichen einer Depression. Wenn ein hohes Risiko zur Entwicklung einer Depression vorliegt, so sind Maßnahmen zur Intensivierung der Unterstützung zu ergreifen [1395, 1399, 1400] und ggf. je nach klinischer Fragestellung ein Facharzt für Psychiatrie und Psychotherapie, ein Facharzt für Psychosomatische Medizin und Psychotherapie oder ein psychologischer/ärztlicher Psychotherapeut hinzuzuziehen [48].

Depressive Symptome treten bei einer Reihe von psychischen und körperlichen Erkrankungen auf. Bei Krebspatienten treten depressive Störungen (F32) in Deutschland durchschnittlich bei 6,0 % (adjustierte Punktprävalenz für deutsche Studien; international 8,2 %) auf. Die diesbezügliche 12-Monats-Prävalenz der Depression beträgt für Deutschland 8,0 % (international 9,0 %), die Lebenszeitprävalenz 14,3 % (international 22,4 %). Nimmt man die Dysthymie (F34.1) hinzu, so liegt die durchschnittliche Punktprävalenz in Deutschland bei Krebspatienten bei 10,8 % [1401]. Eine epidemiologische Multicenter-Studie fand bei 4020 Krebspatienten eine Prä-valenz von 24 % depresssiver Symptome (cut-off PHQ9 ≥ 19) [1402].

Die Tabelle 47 gibt einen Überblick über differentialdiagnostische Kriterien depressiver Störungen nach ICD-10. Gerade die existentielle Thematik einer nicht-heilbaren, fortschreitenden, das Leben bedrohenden Erkrankung führt zu einer zeitweiligen oder auch anhaltenden depressiven Stimmung. Diese ist oft Ursache für zusätzliche Belastungen, verstärkt Leiden und wirkt sich negativ auf die Lebensqualität von Krebspatienten, womöglich auch negativ auf die Prognose aus [1403, 1404].

Tabelle 47: Vorkommen von depressiven Zuständen nach ICD-10 [1388]

	Anpassungsstörung (F43.2)	Dysthymie (F34.1)	Depressive Episode bzw. Depression (F32; F33)	Organische depressive Störung (F06.3)
Schwere des depressiven Zustandes	Leicht	Leicht	Leicht, mittelgradig, schwer	uneinheitlich
Art und Inhalt der Symptome	Depressive Verstimmung, die Kriterien für eine depressive leichte oder mittelgradige Episode werden nie oder nur sehr selten erfüllt	Depressive Verstimmung, die Kriterien für eine depressive leichte oder mittelgradige Episode werden nie oder nur sehr selten erfüllt	Depressive Stimmung, Interessensverlust, Freudlosigkeit, Minderung des Antriebes, erhöhte Ermüdbarkeit, psychomotorische Hemmung/Unruhe, verminderte Konzentration, vermindertes Selbstwertgefühl, Schuldgefühle, Suizidgedanken oder ‑handlungen, Schlafstörungen, verminderter Appetit Tagesschwankungen möglich, jedoch wenig Änderung der gedrückten Stimmung von Tag zu Tag	Depressive Verstimmung
Psychotische Symptome	Nein	Nein	Möglich, dann schwere Episode	Im Rahmen der Komorbidität mit einer organisch wahnhaften Störung möglich
Bezug zu kritischem Lebensereignis	Obligat, Beginn innerhalb von 1 Monat nach kritischem Lebensereignis oder schwerer körperlicher Erkrankung	Möglich	Möglich	Nein
Organische Verursachung	Nein, kann aber als Reaktion auf eine schwere körperliche Erkrankung auftreten	Nein	Nein, kann aber als Reaktion auf eine schwere körperliche Erkrankung auftreten	Obligat

	Anpassungs-störung (F43.2)	Dysthymie (F34.1)	Depressive Episode bzw. Depression (F32; F33)	Organische de-pressive Störung (F06.3)
Dauer der Symptoma-tik	Kurze Reaktion: nicht länger als 4 Wochen Längere Reakti-on: Nicht länger als 2 Jahre	Langdauernder jahrelanger Verlauf (min-destens 2 Jah-re), oft lebens-lang	Mindestdauer: etwa 2 Wochen anhaltend, wenn ungewöhnlich schwere Symptomatik dann auch kürzer, häu-fig rezidivierend mit Episoden von 3 bis 12 Monaten (im Mittel 6 Monate)	Unbestimmt, Auftreten muss einer zerebralen oder anderen körperlichen Stö-rung folgen; Verschwinden der depressiven Sym-ptomatik nach Behebung der Ursache

Von einer depressiven Episode sind die **Anpassungsstörungen** abzugrenzen. Hierbei ist der depressive Zustand weniger stark ausgeprägt und nur vorübergehend, in der Regel nicht länger als einen Monat. Bei den Anpassungsstörungen erfüllt die depressive Verstimmung die Kriterien für eine leichte oder mittelgradige depressive Episode nie oder nur sehr selten. Auch besteht ein zeitlicher Zusammenhang zu einem kritischen Lebensereignis oder einer schweren körperlichen Erkrankung. Anpassungsstörungen sind insofern für die Palliativversorgung von Patienten mit einer Krebserkrankung von Bedeutung, als sie in Form einer depressiven Reaktion auf belastende Lebensereignis-se wie die einer schweren Erkrankung auftreten können. Bezüglich der Diagnostik und Therapie bei Anpassungsstörungen sei auf die Empfehlungen der S3-Leitlinie für die psychoonkologische Diagnostik, Beratung und Behandlung erwachsener Krebspatienten verwiesen [4].

Bei der **Dysthymie** handelt es sich um eine chronische (mindestens zwei Jahre) verlau-fende depressive Verstimmung, die nach Schweregrad und Dauer der einzelnen Epi-soden nicht die Kriterien für eine leichte oder mittelgradige rezidivierende depressive Störung erfüllt.

Steht die depressive Symptomatik in direktem zeitlichem Zusammenhang mit einer körperlichen Krankheit, wie einer zerebralen (z. B. ZNS-Tumore, Neoplasien mit Wir-kung auf das ZNS), einer systemischen Erkrankung (z. B. Hyperkalzämie, Hypothyreo-se, Hypoxie) oder auch unerwünschten Wirkungen von Medikamenten, wird von einer **organisch bedingten depressiven Störung** gesprochen. Diese Störung bildet sich allerdings nach Behebung der zugrunde liegenden Ursache zurück. Auch sollte kein überzeugender Beleg für eine andere Ursache der depressiven Symptomatik vorliegen, wie z. B. belastende Ereignisse.

Nicht immer sind bei einer herabgesetzten oder niedergeschlagenen Stimmung die Kriterien der ICD 10 erfüllt, entweder weil die zeitlichen Kriterien nicht erfüllt sind oder die „Symptome" nicht ausreichend stark ausgeprägt sind. In diesen Fällen wird auch der Begriff „Depressivität" als Charakterisierung einer subsyndromalen Belastung verwendet. Subsyndromale psychische Belastungen sind Belastungen, deren Ausprägung unterhalb der Schwelle bzw. eines Cut-off-Wertes der diagnostischen Kriterien (ICD oder DSM). Nach der S3-Leitlinie Psychoonkologie [4] umfassen sie bei onkologischen Patienten eine allgemeine psychische Belastung (Distress), Ängste (vor allem Progredienzangst) sowie Depressivität. Dabei versteht man unter Depressivität eine niedergeschlagene Grundstimmung, die die Entstehung einer depressiven Verstimmung oder einer depressiven Episode begünstigt.

Nach der S3-Leitlinie Psychoonkologie liegt eine allgemeine hohe psychische Belastung (Distress) bei bis zu 59 % der Krebspatienten [4, 512, 513, 541, 542], starke Ängste bei bis zu 48 % der Krebspatienten [4, 543, 544]. Depressivität und Niedergeschlagenheit kommen bei bis zu 58 % der Krebspatienten vor, häufig gemeinsam mit einer hohen Ängstlichkeit. Bezüglich der Diagnostik und Therapie dieser subsyndromalen Belastungen sei auf die Empfehlungen der S3-Leitlinie für die psychoonkologische Diagnostik, Beratung und Behandlung erwachsener Krebspatienten verwiesen [4].

Darüber hinaus kann es bei Patienten mit einer fortgeschrittenen Krebserkrankung und vor allem ihren Angehörigen schwierig sein, eine Depression von einer **normalen Trauerreaktion** zu unterscheiden. Tabelle 48 gibt Hinweise auf die unterschiedlichen Merkmale. Patienten, die traurig oder beunruhigt sind, jedoch die Kriterien einer Depression nicht erfüllen, können ebenfalls von Unterstützung, Informationsgabe, Überweisung zum Palliativmediziner oder psychologischen Interventionen profitieren. Derzeit wird kontrovers diskutiert, inwiefern eine langanhaltende Trauer das Ausmaß einer psychischen Störung annehmen kann (www.dgpalliativmedizin.de/images/20170705_DGP_Stellungnahme_Anhaltende_Trauerst%C3%B6rung.pdf). Ob dies auch den Patienten mit einer unheilbaren Krebserkrankung betrifft oder vielmehr nach seinem Versterben dessen Hinterbliebene kann derzeit noch nicht mit der nötigen Sicherheit gesagt werden.

Tabelle 48: Merkmale einer Depression versus einer Trauerreaktion [1397]

Depression	Trauerreaktion
Gefühl des Ausgestoßenseins oder Alleinseins	Gefühl, mit anderen in Verbindung zu stehen
Gefühl der Unveränderlichkeit	Gefühl, es geht wieder vorbei
Beständiges Gedankenkreisen, Hoffnungslosigkeit	Kann Erinnerungen genießen
Starke Selbstabwertung	Erhalt des Selbstwertgefühls
Konstant	Wellenförmig
Keine Hoffnung, kein Interesse an der Zukunft	Schaut vorwärts
Nur wenig Freude an Aktivitäten	Bewahrt das Vermögen, sich zu freuen
Suizidalität	Lebenswunsch

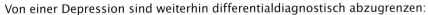

Von einer Depression sind weiterhin differentialdiagnostisch abzugrenzen:

- Tumorassoziiertes Fatigue-Syndrom
- Hypoaktives Delir [1405, 1406]
- Demenz [1405]
- Parkinsonoid [1407]

Wie zuvor bereits erwähnt, stellen Ängste und Angststörungen einen bedeutsamen komorbiden Faktor einer depressiven Störung dar [NVL Unipolare Depression]. Zur Diagnostik und Therapie der Angst bei Patienten mit einer unheilbaren Krebserkrankung sei auf das entsprechende Kapitel dieser S3-Leitlinie verwiesen.

17.3 Screening, Diagnose und Einschätzung des Schweregrades einer Depression

17.3.1 Screening

17.2.	Evidenzbasierte Empfehlung
Empfehlungsgrad **A**	Bei Patienten mit einer nicht-heilbaren Krebserkrankung *soll* das Vorliegen einer Depression aktiv und regelmäßig geprüft werden.
Level of Evidence **4**	Quellen: –

17.3.	Evidenzbasierte Empfehlung
Empfehlungsgrad **B**	Bei Patienten mit einer nicht-heilbaren Krebserkrankung *sollte* zur Erkennung einer Depression ein Screeningverfahren eingesetzt werden.
Level of Evidence **1+**	Quellen: Mitchell et al. 2008, 2010, 2012 [1408–1410]

17.4.	Evidenzbasierte Empfehlung
Empfehlungsgrad **0**	Zur Erkennung einer Depression bei Patienten mit einer nicht-heilbaren Krebserkrankung *kann* das 2-Fragen-Screening eingesetzt werden: 1. Fühlten Sie sich im letzten Monat häufig niedergeschlagen, traurig bedrückt oder hoffnungslos? 2. Hatten Sie im letzten Monat deutlich weniger Lust und Freude an Dingen, die Sie sonst gerne tun?
Level of Evidence **4**	Quellen: –

Hintergrund

Depressionen werden bei Patienten mit einer Krebserkrankung häufig unzureichend diagnostiziert und bleiben oft unbehandelt [1411, 1412]. Da depressive Patienten aus Gründen der Denkhemmung, Hoffnungslosigkeit oder Antriebsminderung oft nicht spontan über ihre Befindlichkeit berichten, müssen depressive Symptome aktiv erfragt werden [1390]. Meist verspüren sie keinerlei Antrieb, über ihr Befinden zu erzählen. Das Erzählen bedeutet für sie vielmehr eine Qual und erscheint bei negativistischem Weltbild auch völlig sinnlos. Das Denken als Voraussetzung zur sprachlichen Ausformulierung emotionaler Gestimmtheit ist bei depressiven Patienten häufig gehemmt, schleppend und zähflüssig-träge. Infolgedessen sind sie oft kaum in der Lage, sich sprachlich mitzuteilen.

Nicht selten ist es erforderlich, die Beobachtungen nahestehender Personen einzubeziehen (Fremdanamnese [1413-1415]). Altersbedingte und kulturelle (ethnische/religiöse) Unterschiede, bei denen die Depression mit Scham und Verunsicherung verbunden ist und sich die Symptome mehr in somatischen Beschwerden äußern [1414], bedürfen besonderer Berücksichtigung. Bei Patienten mit Verständigungsschwierigkeiten (z. B. sensorische Beeinträchtigungen, kognitive Beeinträchtigungen) können Verwandte oder Betreuende über die Symptome befragt werden [1416].

Es existiert eine Reihe von Fragebögen zur Erfassung von Depressionen, wobei der Großteil nicht explizit für Krebspatienten entwickelt wurde. In einer Metaanalyse wird die Hospital Anxiety and Depression Scale (HADS; Scores: HADS-T und HADS-D), die somatische Symptome ausschließt, sowie das Patient Health Questionnaire PHQ-9 als geeignete Screeningverfahren[5] für Patienten mit einer Krebserkrankung empfohlen [1402, 1410, 1417], allerdings empfehlen es die Autoren nicht zur Diagnosestellung. In einer internationalen Konsensusrunde nach der Delphi-Methode wurde die standardmäßige offene Exploration des Patienten zum Erkennen depressiver Symptome höher gewertet als die weit verbreitete HADS [1418], u. a. da diese eine individuellere Befragung und Nachexploration ermöglicht. Die meisten Instrumente sind für den Einsatz im klinischen Alltag zu umfangreich. Es wurden daher Kurzskalen entwickelt und diskutiert, ob eine oder zwei Fragen ausreichen würden, um Depressionen zu identifizieren. Eine Metaanalyse von Mitchell 2008 zeigte, dass dieses Vorgehen als Screeningtool nicht ausreicht, um Depressionen valide zu diagnostizieren [1408], jedoch belegte eine neuere Metaanalyse die Validität und Akzeptanz dieses Selbstauskunftverfahrens [1409].

Als mögliches Verfahren kann das 2-Fragen-Instrument von Whooley eingesetzt werden [1419]:
1. Fühlten Sie sich im letzten Monat häufig niedergeschlagen, traurig bedrückt oder hoffnungslos?
2. Hatten Sie im letzten Monat deutlich weniger Lust und Freude an Dingen, die Sie sonst gerne tun?

---

[5] Streng genommen handelt es sich hier nicht um Screeningverfahren, sondern um Case finding. Da der Begriff „Screening" jedoch allgemeinverständlicher ist, wurde dieser für den Zweck dieser Leitlinie gewählt.

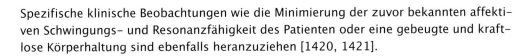

Spezifische klinische Beobachtungen wie die Minimierung der zuvor bekannten affektiven Schwingungs- und Resonanzfähigkeit des Patienten oder eine gebeugte und kraftlose Körperhaltung sind ebenfalls heranzuziehen [1420, 1421].

17.3.2 Diagnosestellung einer Depression

17.5.	Konsensbasierte Empfehlung
EK	Wenn in einem Screening auffällige Depressionswerte festgestellt werden, *sollte* bei Patienten mit einer nicht-heilbaren Krebserkrankung die Diagnosestellung einer Depression durch die Erfassung der Haupt- und Zusatzsymptome nach den ICD-10-Kriterien mit Bestimmung des Schweregrads und Verlaufs erfolgen.

Hintergrund
Die Empfehlung zur Diagnosestellung einer Depression basiert auf der Expertenmeinung der Leitliniengruppe.

Wird das Vorliegen einer Depression vermutet, so ist eine klinische Diagnostik angezeigt. Die klinische Diagnose einer Depression stützt sich immer auf mehrere Ebenen. Sie orientiert sich zunächst an Schwere, Dauer depressiver Symptome und Grad der Beeinträchtigung [1416]. Gemäß ICD-10 leiden Patienten mit einer depressiven Episode unter gedrückter Stimmung, Interessensverlust, Freudlosigkeit und einer Verminderung des Antriebs. Die geschilderte Verminderung der Energie führt zu einer erhöhten Ermüdbarkeit und Einschränkung der Aktivität. Weitere häufige Symptome sind: verminderte Konzentration und Aufmerksamkeit, vermindertes Selbstwertgefühl und Selbstvertrauen, Schuldgefühle und Gefühle von Wertlosigkeit, negative und pessimistische Zukunftsperspektiven, Suizidgedanken, erfolgte Selbstverletzung oder Suizidhandlungen, Schlafstörungen, verminderter Appetit. Beispielsfragen zur Erfassung dieser Symptome und so zur Diagnostik der Depression sind in Tabelle 49 dargestellt. Zur Diagnosestellung können ergänzend zu den Kriterien des ICD-10 auch die Internationalen Diagnosechecklisten (IDCL) herangezogen werden [1422]. Weitere Hinweise ergeben Fragen nach psychischen Erkrankungen, besonders depressive Episoden in der Vorgeschichte, einschließlich erhöhtem Substanzmissbrauch bzw. einer Suchterkrankung und Angaben zur Familienanamnese. Hierzu kann es notwendig sein, eine Fremdanamnese hinzuzuziehen.

Die gedrückte Stimmung ändert sich von Tag zu Tag kaum und reagiert oft nicht auf die jeweiligen Lebensumstände. Schwere depressive Episoden können mit psychotischem Erleben einhergehen wie zum Beispiel Wahnideen, Halluzinationen oder einem depressiven Stupor. Die Symptomatik einer depressiven Episode umfasst über die Veränderung der Affektivität hinaus auch Veränderungen des Antriebs, des Denkens und der Kognition sowie der Vitalität.

Tabelle 49: Beispielfragen zur Diagnostik der Depression [1390]

Hauptsymptome	
Depressive Stimmung	„Haben Sie sich in den letzten zwei Wochen niedergeschlagen oder traurig gefühlt?"
	„Gab es Zeiten, zu denen Ihre Stimmung besser oder schlechter war?"
Interessenverlust und Freudlosigkeit	„Haben Sie in der letzten Zeit das Interesse oder die Freude an wichtigen Aktivitäten (Beruf, Hobby, Angehörige) verloren?"
	„Hatten Sie in den letzten zwei Wochen fast ständig das Gefühl, zu nichts mehr Lust zu haben?"
Erhöhte Ermüdbarkeit und Antriebsmangel	„Haben Sie Ihre Energie verloren?"
	„Fühlen Sie sich ständig müde und abgeschlagen?"
	„Fällt es Ihnen schwer, die Aufgaben des Alltags wie gewohnt zu bewerkstelligen?"
Zusatzsymptome	
Verminderte Konzentration und Aufmerksamkeit	„Haben Sie Schwierigkeiten, sich zu konzentrieren?"
	„Haben Sie Mühe, die Zeitung zu lesen, fernzusehen oder einem Gespräch zu folgen?"
Vermindertes Selbstwertgefühl und Selbstvertrauen	„Leiden Sie an fehlendem Selbstvertrauen und/oder Selbstwertgefühl?"
	„Fühlen Sie sich so selbstsicher wie sonst?"
Gefühle von Schuld und Wertlosigkeit	„Machen Sie sich häufig Selbstvorwürfe?"
	„Fühlen Sie sich häufig schuldig für alles, was geschieht?"
Negative und pessimistische Zukunftsperspektiven	„Sehen Sie die Zukunft schwärzer als sonst?"
	„Haben Sie Pläne für die Zukunft?"
Suizidgedanken/ Suizidhandlungen	„Geht es Ihnen so schlecht, dass Sie über den Tod nachdenken oder daran, dass es besser wäre, tot zu sein?"
	„Hatten oder haben Sie konkrete Pläne, sich etwas anzutun?"
	„Haben Sie versucht, sich etwas anzutun?"
	„Gibt es etwas, was Sie am Leben hält?"
Schlafstörungen	„Hat sich an Ihrem Schlaf etwas geändert?"
	„Schlafen Sie mehr/weniger als sonst?"
Verminderter Appetit	„Hatten Sie mehr/weniger Appetit in der letzten Zeit?"
	„Haben Sie ungewollt abgenommen?"

Manchmal wird es erst mit der Beobachtung des Verlaufs möglich, zwischen verschiedenen Schweregraden zu differenzieren. Bei einer Dauer von ein bis zwei Wochen, umso mehr, wenn ein Zusammenhang mit einer krisenhaften Phase der Grunderkrankung erkennbar ist, kann von einer Anpassungsstörung mit depressiver Symptomatik ausgegangen werden. Je länger die Symptomatik anhält oder je eher sie eine Tendenz zur Verschlechterung zeigt, umso wahrscheinlicher wird eine Depression vorliegen. Die klinische Beobachtung des Untersuchers erfasst u. a. die Art, wie sich der Patient mitteilt, nonverbale Signale in Haltung, Gestik und Mimik. Je schwerer der emotionale Kontakt im interpersonalen Kontakt fällt, je weniger der Patient im Gespräch zu erreichen ist und je mehr der Untersucher selbst lähmende Schwere und Hilflosigkeit erlebt, umso schwerer ist vermutlich die Depression des Patienten. Die eigene affektive Reaktion des Untersuchers kann ebenfalls wichtige Hinweise auf das Befinden des Patienten vermitteln. Dies trifft besonders für diejenigen Patienten zu, die ihr inneres Erleben nur schwer artikulieren und zum Ausdruck bringen können.

Die zutreffende Erkennung und Diagnostik einer klinisch relevanten Depression bei Patienten mit einer Krebserkrankung stellt hohe Anforderungen an Kliniker, insbesondere wenn es um die Abgrenzung gegenüber körperlichen Beschwerden, einer adäquaten psychischen Reaktion auf die Krebserkrankung oder um die zutreffende Berücksichtigung von biologisch-organischen Folgen der Krebserkrankung bzw. Behandlung geht [335, 1423, 1424]. Manche physischen und kognitiven Symptome können primär auf die Krebserkrankung oder die Behandlung zurückzuführen sein und sind daher für das Erkennen einer Depression nur sehr eingeschränkt verwendbar [1398, 1425, 1426]: Appetitlosigkeit, Gewichtsverlust, Schlafstörungen, Verlust der Spannkraft, Fatigue, psychomotorische Verlangsamung, Konzentrations- und Gedächtnisdefizite, Libidoverlust oder andere Symptome oder Symptomintensität ohne somatische Entsprechung. Allerdings hat eine kürzlich durchgeführte Untersuchung gezeigt, dass Veränderungen im Schlaf- und Essverhalten und in der Konzentrationsleistung richtungweisende Befunde im Erkennen einer Depression sein können [1427], sofern tumor- und behandlungsbedingte Ätiologien dieser Symptome ausreichend beachtet werden (z. B. GI-Tumore, Chemotherapien, Steroidtherapien).

17.3.3 Einschätzung des Schweregrades

17.6.	Konsensbasierte Empfehlung
EK	Der Schweregrad einer Depression *sollte* nach den Kriterien der ICD-10 (leicht, mittelgradig, schwer) bestimmt werden.

Hintergrund
Die Empfehlung zur Einschätzung des Schweregrades einer Depression basiert auf der Expertenmeinung der Leitliniengruppe.

Die Schwere richtet sich nach der Anzahl der Zusatzsymptome. Bei einer leichten depressiven Episode leidet der Betroffene zwar unter den Symptomen, gibt in der Regel aber seine alltäglichen Aktivitäten nicht auf. Bei einer mittelgradigen Ausprägung der Depression bestehen dagegen erhebliche Schwierigkeiten, die sozialen, häuslichen und beruflichen Aktivitäten fortzusetzen. Bei dieser Beurteilung ist allerdings auch der körperliche Zustand des Patienten zu berücksichtigen.

Da der psychische Zustand von Patienten mit einer fortgeschrittenen Krebserkrankung schwankt, ist eine häufige erneute Einschätzung erforderlich [1392, 1398]. Abbildung 16 gibt einen Überblick über die Einschätzung des Schweregrades nach ICD-10.

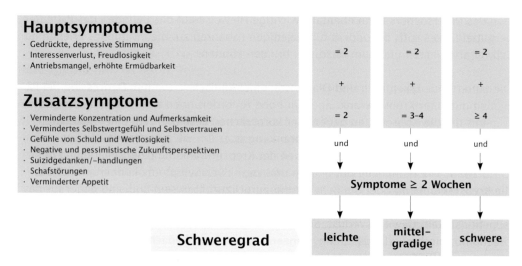

Hauptsymptome
· Gedrückte, depressive Stimmung
· Interessenverlust, Freudlosigkeit
· Antriebsmangel, erhöhte Ermüdbarkeit

Zusatzsymptome
· Verminderte Konzentration und Aufmerksamkeit
· Vermindertes Selbstwertgefühl und Selbstvertrauen
· Gefühle von Schuld und Wertlosigkeit
· Negative und pessimistische Zukunftsperspektiven
· Suizidgedanken/-handlungen
· Schafstörungen
· Verminderter Appetit

Abbildung 16: Diagnose einer Depression nach ICD-10 (Angepasste Abbildung aus S3-Leitlinie/NVL Unipolare Depression [1390])

In schweren Verläufen kann eine Depression mit psychotischen Symptomen einhergehen. Das depressive Wahnerleben ist gekennzeichnet durch Wahnthemen wie: Schuld- und Versündigung, Verarmungs- oder Krankheitswahn. Wesentlich am Wahn sind seine völlig fehlende Übereinstimmung mit der Realität sowie seine Unkorrigierbarkeit.

Mögliche Fragen zur Erfassung einer psychotischen Symptomatik sind [1390]:
· „Sind Sie davon überzeugt, dass Sie etwas sehr Schlimmes getan haben, dass Sie verarmen oder dass Sie für etwas Schlimmes, das passiert ist, verantwortlich sind?"
· „Hören Sie Stimmen, die andere nicht hören?"

Suizidrisiko
Eine Depression geht mit einem erhöhten Suizidrisiko einher [1390]. Depression wird häufig im Zusammenhang mit dem Wunsch nach Sterbehilfe bzw. nach einem beschleunigten Tod gefunden [1423, 1428–1430]. Die S3-Leitlinie „Psychoonkologische Diagnostik, Beratung und Behandlung von erwachsenen Krebspatienten" [4] führt anhand von 33 ausgewerteten Studien zur Suizidalität bei meist fortgeschritten an Krebs erkrankten Patienten an, dass bei durchschnittlich 14,7 % der Patienten Suizidgedanken auftraten (Spannweite 0,8–32,6 %). Die Häufigkeit von Suizidversuchen lag bei durchschnittlich 5,6 % (Spannweite 0–22,6 %).

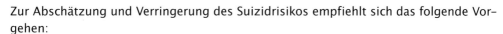

Zur Abschätzung und Verringerung des Suizidrisikos empfiehlt sich das folgende Vorgehen:

1. Raum und Zeit zur Verfügung stellen (Zuwendungsangebot) [1403]
2. Direktes Ansprechen des Patienten mit psychischen Problemen über Selbsttötungsgedanken oder -pläne [1423]

Hilfreiche Fragen bei diesem Vorgehen sind [1403]:

- „Haben Sie in letzter Zeit daran denken müssen, nicht mehr leben zu wollen?"
- „Häufig?"
- „Haben Sie auch daran denken müssen, ohne es zu wollen? D. h. mit anderen Worten: Haben sich Suizidgedanken aufgedrängt?"
- „Konnten Sie diese Gedanken beiseiteschieben?"
- „Haben Sie konkrete Ideen, wie Sie es tun würden?"
- „Haben Sie Vorbereitungen getroffen?"
- „Umgekehrt: Gibt es etwas, was Sie davon abhält?"
- „Haben Sie schon mit jemandem über Ihre Suizidgedanken gesprochen?"
- „Haben Sie jemals einen Suizidversuch unternommen?"
- „Hat sich in Ihrer Familie oder Ihrem Freundes- und Bekanntenkreis schon jemand das Leben genommen?"

Die Äußerung eines Todeswunsches als der Wunsch danach, vorzeitig zu versterben, stellt in der Palliativmedizin ein regelmäßiges und häufiges Phänomen dar, insbesondere auch bei Patienten mit einer Krebserkrankung [1431, 1432]. Es handelt sich hierbei jedoch nicht um ein einheitliches und über die Zeit stabiles Verlangen, vielmehr unterliegt dieser Wunsch starken Schwankungen und kann widerspruchslos neben einem gleichzeitig geäußerten Lebenswillen bestehen [1433]. Voltz et al. empfehlen eine Unterscheidung zwischen einem akuten und nicht-akuten Todeswunsch und beschreiben folgende Patientengruppen [1433]:

- Für eine Patientengruppe ist der Todeswunsch keine Option,
- eine zweite Gruppe äußert, einen Lebenswillen zu besitzen, hält sich jedoch die Option des Todeswunsches für zukünftige Situationen offen, und
- eine dritte Gruppe möchte sterben und kämpft dennoch um das Leben.

Der Todeswunsch bei Patienten mit einer nicht-heilbaren Krebserkrankung auch in seiner Abgrenzung zur Suizidalität wird im entsprechenden Kapitel dieser Leitlinie differenziert dargestellt (siehe auch Kapitel Todeswünsche).

17.4 Therapie der Depression

17.4.1 Grundsätze der Therapie

17.7.	Konsensbasierte Empfehlung
EK	Patienten mit einer nicht-heilbaren Krebserkrankung und einer Depression *sollen* sowohl eine effektive palliativmedizinische Symptomkontrolle als auch eine professionelle psychosoziale Betreuung erhalten.

17.8.	Konsensbasierte Empfehlung
EK	Über die Therapie *soll* mit dem Patienten partizipativ entschieden werden.

17.9.	Konsensbasierte Empfehlung	Modifiziert 2019
EK	Die Therapie von Patienten mit einer nicht-heilbaren Krebserkrankung und einer Depression *soll* sich am Schweregrad der depressiven Symptomatik orientieren.	

17.10.	Konsensbasierte Empfehlung
EK	Ein psychiatrischer/psychotherapeutischer Experte *soll* in folgenden Fällen hinzugezogen werden:

- bei Unsicherheit in der Diagnose sowie in der Behandlungsplanung der Depression
- bei einer komplexen psychiatrischen Vorgeschichte bzw. Symptomatik
- bei einer schweren depressiven Symptomatik mit psychotischen Symptomen oder depressivem Stupor
- bei akuter Suizidalität
- bei Fremdgefährdung
- bei Nichtansprechen auf die antidepressive Therapie

Hintergrund

Die Empfehlungen zu den Grundsätzen der Therapie basieren auf der Expertenmeinung der Leitliniengruppe.

Eine gute Palliativversorgung ist eine zentrale Strategie, um einer Depression am Lebensende vorzubeugen. Der palliative Ansatz integriert physische, psychische, soziale und spirituelle Aspekte und soll allen Patienten mit nicht-heilbaren Krebserkrankungen zur Verfügung stehen. Symptome und Stresserleben sollen frühzeitig behandelt werden, um eine hohe Lebensqualität auch in dieser Phase der Erkrankung zu ermöglichen. Patienten mit einer nicht-heilbaren Krebserkrankung und komplexen Bedürfnissen sollen an palliativmedizinische Spezialisten überwiesen werden.

In der Behandlung von Patienten mit einer Krebserkrankung und einer Depression sollen physische, emotionale, soziale und spirituelle Bedürfnisse und die entsprechende Unterstützung in diesen Bereichen berücksichtigt werden [48, 1429, 1434-1437]. In diesem Sinne sollen die Patienten sowohl eine effektive Symptomkontrolle als auch eine psychosoziale Betreuung erhalten. Hilfreich ist auch die Beurteilung der Bewältigungsstrategien des Patienten, bzw. die Entwicklung neuer, angepasster Strategien, um ein Gefühl der Kontrolle zu behalten. Dies können z. B. körperliche Aktivitäten, Einbezug sozialer Beziehungen oder sinnvolle Tätigkeiten sein [1397, 1398, 1416]. Die Erfahrung einer fortschreitenden, unheilbaren Erkrankung erhöht spirituelle Bedürfnisse

[1410] und einige Patienten erleben existentielle Not [1427]. Falls vom Patienten gewünscht, ist die Einbindung eines Seelsorgers ratsam [1395, 1418, 1426].

Patienten mit depressiven Störungen wollen in der Regel über ihre Erkrankung und die
Behandlungsmöglichkeiten gut informiert werden und sich an der behandlungsbezoge-
nen Entscheidung beteiligen [1438]. Eine gemeinsame Entscheidungsfindung trägt zu
höherem Wissen und realistischeren Erwartungen über den Erkrankungsverlauf und zu
höherer Patientenzufriedenheit bei.

In der Behandlung der Depression gibt es grundsätzlich vier Behandlungsstrategien,
die sich u. a. an den Schweregraden orientieren:
- aktiv-abwartende Begleitung
- medikamentöse Behandlung
- psychotherapeutische Behandlung
- Kombinationstherapie

Bei einer leichten depressiven Episode kann, wenn anzunehmen ist, dass die Symptomatik auch ohne aktive Behandlung abklingt, im Sinne einer aktiv-abwartenden Begleitung zunächst von einer depressionsspezifischen Behandlung abgesehen werden. Hält
die Symptomatik nach einer Kontrolle nach spätestens 14 Tagen noch an oder hat sie
sich verschlechtert, ist die Einleitung einer spezifischen Therapie zu erwägen [1390].

Ein Cochrane Review fand keine signifikanten Unterschiede im Level der depressiven
Symptome zwischen den Patienten, die frühzeitig in eine Palliativversorgung eingeschlossen wurden, und denen, die die Standardtherapie erhielten [27]. Allerdings betonen die Autoren, dass die Effekte auf depressive Störungen durch eine frühe Einbindung der Palliativversorgung von Patienten mit einer nicht-heilbaren Krebserkrankung
im Sinne einer so genannten *early intergration* mit Vorsicht interpretiert werden müss-
ten. Dies liegt vor allem an der Heterogenität der bislang untersuchten Studienpopulationen [27].

Je nachdem, welche klinische Fragestellung im Vordergrund steht, ist die Überweisung
oder Mitbehandlung zum bzw. durch den Facharzt für Psychiatrie und Psychotherapie
oder Facharzt für Psychosomatische Medizin und Psychotherapie bzw. psychologischen
oder ärztlichen Psychotherapeuten insbesondere zu empfehlen bei:
- unklarer psychiatrischer Differentialdiagnostik
- schwerer Symptomatik
- Therapieresistenz
- Problemen bei der Pharmakotherapie und/oder in der Psychotherapie
- Interaktionsproblemen im Rahmen der Kombinationstherapie von Antidepressiva
  mit anderen Medikamenten
- akuter Selbst- und Fremdgefährdung
- psychotischen Symptomen oder depressivem Stupor

17.4.2 Therapie bei leichter, mittelgradiger und schwerer Depression

17.11.	Konsensbasierte Empfehlung
EK	Antidepressiva *sollten nicht* generell zur Erstbehandlung bei leichten depressiven Episoden eingesetzt werden, sondern allenfalls unter besonders kritischer Abwägung des Nutzen-Risiko-Verhältnisses. Leitlinienadaptation: S3/NVL Unipolare Depression 2015 [1390]

17.12.	Konsensbasierte Empfehlung	Modifiziert 2019
EK	Zur Behandlung akuter leichter bis mittelschwerer depressiver Episoden bei Patienten mit einer nicht-heilbaren Krebserkrankung *soll* abhängig von der Prognose eine Psychotherapie oder psychotherapeutische Intervention angeboten werden. Leitlinienadaptation: S3/NVL Unipolare Depression 2015 [1390]	

17.13.	Konsensbasierte Empfehlung
EK	Zur Behandlung einer akuten mittelgradigen depressiven Episode *soll* Patienten eine medikamentöse Therapie mit einem Antidepressivum angeboten werden. Leitlinienadaptation: S3/NVL Unipolare Depression 2015 [1390]

17.14.	Konsensbasierte Empfehlung	Modifiziert 2019
EK	Bei akuten schweren depressiven Episoden *soll* eine Kombinationsbehandlung mit medikamentöser Therapie und abhängig von der Prognose Psychotherapie oder psychotherapeutischen Interventionen angeboten werden. Leitlinienadaptation: S3/NVL Unipolare Depression 2015 [1390]	

Hintergrund

Die Empfehlungen zur Therapie einer leichten, mittelgradigen oder schweren Depression basieren auf der Expertenmeinung der Leitliniengruppe. In der zur Adaptation herangezogenen S3-Leitlinie/NVL Unipolare Depression [1390] haben die vier Empfehlungen den auf Evidenz basierenden Empfehlungsgrad A oder B. Da die Patientenpopulation der zugrunde liegenden Evidenz mit der Population dieser Leitlinie (Patienten mit einer nicht-heilbaren Krebserkrankung) nicht direkt übereinstimmt, wurde entschieden die vier Empfehlungen auf Expertenkonsens (EK) zu begründen.

Für Patienten mit depressiven Störungen ohne somatische Komorbidität ist der Zusammenhang zwischen initialer Schwere der Depression und Effektivität von antidepressiver bzw. psychotherapeutischer Therapie gut belegt [1390]. Abhängig von der Schwere der Depression umfassen die Behandlungsstrategien psychotherapeutische, psychologische und psychosoziale oder psychopharmakologische Ansätze. Im Folgenden werden die

Empfehlungen der europäischen Leitlinie der EAPC „The management of depression in palliative care" [1389] und der S3/NVL Unipolare Depression zugrunde gelegt [1390].

Krebspatienten ohne Diagnose einer klinisch relevanten depressiven Episode, z. B. mit fortgeschrittener Krebserkrankung oder mit anderen, nicht depressiven Symptomen (z. B. Fatigue während Chemotherapie), profitieren jedoch nicht von einer antidepressiven Therapie [1239, 1373, 1440].

Überprüfung der Wirksamkeit der Behandlung und Maßnahmen
- Überprüfung von unerwünschten Medikamentenwirkungen. Wenn erhebliche Nebenwirkungen in Zusammenhang mit der antidepressiven Behandlung auftreten, sollte in Übereinstimmung mit den Patientenwünschen ein Wechsel zu einem anderen Antidepressivum erwogen werden. Weitere Behandlungsmöglichkeiten wie eine Psychotherapie sollten hierbei berücksichtigt werden.
- Kontrolle der psychischen Befindlichkeit und depressiven Symptomatik mindestens alle zwei Wochen
- Bei suizidgefährdeten Patienten, die Antidepressiva erhalten, sollte das Suizidrisiko wöchentlich überprüft werden.
- Überprüfung der Wirksamkeit der Behandlung unter Beteiligung des Patienten [1414]
- Überprüfung der Einhaltung der Behandlung (Einnahme der Medikamente)

Unterschiede zwischen Placebo und Antidepressiva sind bei leichten Depressionen statistisch nicht nachweisbar, sodass nur sehr wenige dieser Patienten von einer Behandlung mit Antidepressiva profitieren dürften [1390]. Der Wirkunterschied zwischen Antidepressiva und Placebo ist bei mittelschweren bis schweren Depressionen ausgeprägter, da bei den schwersten Formen bis zu 30 % der behandelten Patienten über den Placeboeffekt hinaus von Antidepressiva profitieren [1390]. Antidepressiva führen nicht zu einer schnelleren Besserung als Placebo. Antidepressiva stoßen jedoch den Heilungsprozess bei wesentlich mehr Patienten an als Placebo. Bei adäquater Dosierung setzt die Wirkung der Antidepressiva rasch ein: bei 70 % aller gebesserten Patienten innerhalb der ersten beiden Wochen der Behandlung. Beobachtet man in den ersten beiden Wochen der Behandlung keinerlei Zeichen einer Besserung, so sinkt die Wahrscheinlichkeit eines therapeutischen Ansprechens auf unter 15 %. Nach drei Wochen ohne Besserung liegt diese Wahrscheinlichkeit bereits unter 10 %. Spätestens zu diesem Zeitpunkt sollte die Behandlung modifiziert werden, entweder durch Dosiserhöhung, Zugabe eines anderen Präparates oder durch Wechsel des Medikamentes [1390].

Behandlungsstrategien bei einer leichten Depression
- Angebot einer psychotherapeutischen Intervention (kognitiv-behaviorale oder tiefenpsychologisch fundierte Therapie) [1400, 1441–1443]
- Beratungsangebot/Psychoedukation
- Erleichterung und Unterstützung der Kommunikation zwischen den Angehörigen oder wichtigen anderen Personen [1414]

- Ermöglichung und Kontaktaufnahme zu Selbsthilfeangeboten, z. B. in Form von Bereitstellung geeigneter schriftlicher Materialien und Adressen von Anbietern [1416, 1444, 1445]
- Ermöglichung des Zugangs zu einer Palliativversorgung [48]

Bei anhaltenden Beschwerden bei einer leichten Depression (oder Patient mit depressiver Episode in der Vorgeschichte):
- Indikation eines Antidepressivums prüfen
- Symptomatik des Patienten neu bewerten. Möglicherweise ist ein Revidieren der Diagnose notwendig.

Behandlungsstrategien bei einer mittelgradigen Depression
- Umsetzung der Maßnahmen wie bei einer leichter Depression
- Einsatz von Antidepressiva [1446, 1447] und/oder Psychotherapie [1448]

Bei anhaltenden Beschwerden bei einer mittelgradigen Depression:
Überprüfen der Compliance der Behandlung. Zu den Ursachen gehören ggf. die mangelnde Mitarbeit des Patienten, eine nicht angemessene Dosis des Antidepressivums und ein zu niedriger Serumspiegel. Wenn der Patient die Antidepressiva wie verordnet eingenommen hat und die Behandlung nach 1–2 Wochen nicht angesprochen hat, sollte eine schrittweise Dosiserhöhung erwogen werden (im Einklang mit den Anwendungsempfehlungen des Herstellers und wenn es keine bedeutsamen Nebenwirkungen gibt), oder eine schrittweise und einschleichende Umstellung auf ein anderes Antidepressivum aus der gleichen oder einer anderen Klasse. Eine Kombination der Behandlung mit Antidepressiva mit einer Psychotherapie [1449] kann indiziert sein.

Behandlungsstrategien bei einer schweren Depression
- Umsetzung der Maßnahmen wie bei einer leichten oder mittelgradigen Depression
- Antidepressiva und psychotherapeutische Intervention/Psychotherapie [1449, 1450]
- Suizidrisiko beachten

Bei einer schweren Depression unter Umständen mit zusätzlichen psychotischen Symptomen ist die Hinzuziehung eines Facharztes für Psychiatrie und Psychotherapie, eines Facharztes für Psychosomatische Medizin und Psychotherapie oder eines psychologischen/ärztlichen Psychotherapeuten angezeigt [1451].

Bei schlaflosen und sehr belasteten Patienten sollte die Gabe von Schlafmedikation und/oder sedierenden Medikamenten erwogen werden. Bei Patienten mit schwerer Agitation oder Ängstlichkeit ist eine zusätzliche Behandlung mit Benzodiazepinen eine Option, wenn es auch bei langfristigem Einsatz zu kognitiver Beeinträchtigung und Abhängigkeit kommen kann. Substanzen mit kürzerer Halbwertszeit sind zu bevorzugen [1452].

Bei anhaltenden Beschwerden bei einer schweren Depression:
Überprüfen der Einhaltung der Behandlung. Zu den Ursachen gehören ggf. die mangelnde Mitarbeit des Patienten, eine nicht ausreichende Dosis des Antidepressivums

und ein zu niedriger Serumspiegel. Der Wechsel zu einem anderen Antidepressivum der gleichen oder anderen Klasse oder das Hinzufügen eines weiteren Antidepressivums ist zu erwägen [1453, 1454]. Bei Patienten mit einer psychotischen Depression sollte die Behandlung sowohl mit Antipsychotika als auch mit Antidepressiva durchgeführt werden.

Maßnahmen, die das Suizidrisiko senken können, sind:
- Entdramatisieren sowie Vermeidung von Bagatellisierung der Selbsttötungsgedanken [1390]
- Besondere Wachsamkeit gilt während Zeiten eines hohen Risikos: sowohl bei Beginn oder bei Veränderung der Medikation als auch bei Zeiten mit erhöhtem persönlichen Stress [1416, 1455].
- Bei Patienten mit Selbsttötungsgedanken muss sichergestellt werden, ob diese über ausreichend soziale Unterstützung sowie entsprechende Quellen für Hilfe verfügen [1416].
- Bei Patienten in akuten Phasen darf nur begrenzter Zugang zu Mitteln (z. B. potentiell schädlichen Medikamenten) bestehen [1416].
- Wird ein Antidepressivum verschrieben, muss besonders im ambulanten Bereich das Risiko einer Überdosierung berücksichtigt werden [1416].
- Den Patienten sollen lokal verfügbare Dienstleister mit Zugang außerhalb der normalen Öffnungszeiten bekannt sein (z. B. eine 24-Stunden-Helpline).
- Ein regelmäßiger zusätzlicher Kontakt soll konkret vereinbart werden (direkt oder telefonisch, mit Uhrzeit und Ort) [1390].

Wie oben beschrieben (siehe Abschnitt Einschätzung des Schweregrades) benötigt ein geäußerter Todeswunsch bei Patienten mit einer nicht-heilbaren Krebserkrankung eine Differenzierung in der Bewertung, ebenso einen der individuellen Situation angemessenen Umgang. Nach Perrar et al. „existiert eine Fülle von palliativmedizinischen Therapieoptionen, die physisches, psychisches, soziales und spirituelles Leiden als häufig benannte Begründung für einen Todeswunsch deutlich vermindern können. Selbst bei therapierefraktärem Leid bietet der Einsatz der zeitweisen therapeutischen Sedierung eine Interventionsmöglichkeit. Diese Möglichkeiten und vor allem das Wissen um diese können die sich in Todeswünschen oft ausdrückende Not verringern helfen. [...] Letztlich bleibt die Besonderheit der terminal Erkrankten, dass eben der Wunsch, zu sterben, und der Wunsch, zu leben, meist unvermittelt nebeneinander bestehen" [1456].

Bei akut gefährdeten Patienten ist ein Facharzt für Psychiatrie und Psychotherapie oder der psychologische/ärztliche Psychotherapeut hinzuzuziehen [1416]. Unter Umständen kann eine stationäre Einweisung notwendig sein.

Behandlung einer therapieresistenten Depression
Die Therapieresistenz einer Depression ist u. a. dadurch gekennzeichnet, dass die Symptomatik nicht auf einen Behandlungsversuch mit einem für mindestens 3-4 Wochen bei voller Dosis gegebenen Antidepressivum reagiert [1390]. Zu den Ursachen gehören eine nicht angemessene Dosis des Antidepressivums, ein zu niedriger Serumspiegel

und ggf. die mangelnde Mitarbeit des Patienten. Die Therapieresistenz macht das Hinzuziehen eines Facharztes für Psychiatrie und Psychotherapie zur differenzierten psychopharmakologischen Behandlung notwendig [1451].

17.4.3 Behandlung von Patienten mit einer kurzen Prognose

17.15.	Konsensbasierte Empfehlung
EK	Eine Behandlung der Depression bei Patienten mit einer nicht-heilbaren Krebserkrankung *soll* auch bei kurzer Lebensprognose von wenigen Wochen erfolgen.

17.16.	Konsensbasierte Empfehlung
EK	In der Sterbephase[1] *soll* die Therapie mit Antidepressiva beendet werden.

[1] Die „Sterbephase" bezieht sich auf die letzten Lebenstage (siehe dazu Kapitel 19).

Hintergrund

Die Empfehlungen zur Behandlung von Patienten mit einer kurzen Prognose basieren auf der Expertenmeinung der Leitliniengruppe.

Auch bei sehr kurzer Lebensprognose von wenigen Wochen soll eine medikamentöse und/oder nicht-medikamentöse Behandlung einer Depression – in Abwägung des zu erwartenden Nutzens und potentieller Nachteile für den Patienten – in Betracht gezogen werden. Je kürzer die zu erwartende Überlebenszeit ist, desto größer liegt das Gewicht auf den psychosozialen Behandlungsmaßnahmen. Bei psychopharmakologischer Therapie ist die Latenzzeit bis zum Wirkungseintritt zu berücksichtigen. Einige Kliniker berichten über den Nutzen von Psychostimulanzien bei depressiven Patienten mit einer kurzen Lebenserwartung. Allerdings gibt es Hinweise auf signifikante Nebenwirkungen und keine ausreichenden Belege für die Wirksamkeit der Psychostimulanzien zur Behandlung von Depressionen [1457] (siehe Abschnitt Andere Wirkstoffe).

Angesichts der hohen Prävalenz des Delirs bei Patienten mit kurzer Lebenserwartung ist zunächst zu prüfen, ob eine organische Ursache für Agitation und Distress (z. B. im Rahmen eines Delirs) anstatt einer depressiven Symptomatik vorliegt. In diesem Fall sollte zunächst das Delir behandelt werden.

Sterbephase

Es ist angemessen, die Behandlung mit Antidepressiva bei Patienten in der Sterbephase abzusetzen (siehe dazu auch Kapitel Sterbephase). Falls möglich, kann zur Verhinderung von Absetzphänomenen die Dosis ausgeschlichen werden.

17.5 Nicht-medikamentöse Verfahren

17.17.	Konsensbasierte Empfehlung
EK	Patienten mit einer nicht-heilbaren Krebserkrankung und einer Depression *sollen* eine psychosoziale Basisbetreuung erhalten.

17.18.	Evidenzbasierte Empfehlung	Modifiziert 2019
B	Bei der nicht-medikamentösen Behandlung von Depressionen *sollten* verhaltenstherapeutische Verfahren (z. B. Verfahren der kognitiven Verhaltenstherapie oder Problemlösungsansätze), Verfahren der interpersonellen Psychotherapie, der achtsamkeitsbasierten Stressreduktion oder der Akzeptanz- und Commitmenttherapie eingesetzt werden.	
Level of Evidence **1-**	Aktualisierung 2019: Fulton et al. 2018 [1344]	

17.19.	Konsensbasierte Empfehlung	Modifiziert 2019
EK	Bei der nicht-medikamentösen Behandlung von Depressionen *können* tiefenpsychologisch fundierte oder Kreativtherapien angewendet werden.	

Hintergrund

Die Empfehlungen zu den nicht-medikamentösen Verfahren basieren auf der Expertenmeinung der Leitliniengruppe.

In der Palliativversorgung haben psychotherapeutische Kurzzeitinterventionen wegen des reduzierten Allgemeinzustands und der schlechten Prognose zentrale Bedeutung. Diese umfassen meist einen Zeitraum von 6 bis 8 Wochen. Psychotherapeutische Interventionen können auf einem Therapiemanual basieren. Randomisiert-kontrollierte Untersuchungen (RCTs) belegen, dass Psychotherapie in der Behandlung von Patienten mit fortgeschrittenen Erkrankungen wirksam ist [1458-1460]. Die Verhaltenstherapie (kognitiv-behaviorale Therapie) ist in der Behandlung von Depression weit verbreitet und gut evaluiert [1448, 1459, 1461]. In der kognitiven Verhaltenstherapie geht es um die Identifikation und Veränderung depressiver und dysfunktionaler Gedanken. Diese sollen identifiziert und verändert werden, um die Stimmung zu verbessern. Problemlösen ist eine aus der Verhaltenstherapie stammende Kurzzeitintervention, um aktuelle Lebensprobleme auch angesichts des nahen Lebensendes besser bewältigen zu können: Patient und Therapeut identifizieren dabei das Problem, diskutieren Lösungsmöglichkeiten, wählen die beste Strategie aus und arbeiten an Schritten für eine Lösung des Problems [1462]. In gewissem Umfang konnten aber auch tiefenpsychologische Interventionen Wirksamkeitsnachweise in der Behandlung von Patienten mit fortgeschrittenen Krebserkrankungen erbringen [1458-1460]. Daneben gibt es andere Therapieformen bzw. Interventionen: Interpersonelle Therapie, Paartherapie, Gruppentherapie, Imagination, Dignity Therapie, achtsamkeitsbasierte Therapie (siehe Tabelle 50). Allerdings ist die Evidenz hierfür noch begrenzt [1354, 1463].

Zu den psychotherapeutischen Interventionen als Einzel- und Gruppentherapie bei Patienten in der Onkologie liegt eine aktuelle Metaanalyse aus der S3-Leitlinie Psychoonkologie vor [1460]. Psychotherapeutische Einzelinterventionen demonstrierten kurzfristige mittelgroße, signifikante Effekte bei Depression (22 Studien) und körperlichen Beschwerden (acht Studien), die, wenn auch teilweise abgeschwächt, mittel- und langfristig aufrechterhalten wurden. Dies ist ein Hinweis für ihre Wirksamkeit (Level of Evidence 1a). Interventionen, die in die onkologische Behandlung integriert sind und die psychotherapeutische und pharmakologische Behandlung kombinieren (sog. Collaborative Care Modelle), zeigten in zwei RCTs längerfristig (bis ein Jahr) deutliche, klinisch relevante Effekte [1464, 1465]. Ein aktuelles Systematic Review und Metaanalyse fand zwar eine moderate Verringerung depressiver Symptome durch Psychotherapie - operationalisiert als „talking therapies", schätzte jedoch die Qualität der Evidenz als gering ein [1466]. Mögliche Nebenwirkungen psychotherapeutischer Depressionsbehandlungen wurden bislang kaum beachtet und es mangelt diesbezüglich an systematischen Forschungsergebnissen [1467, 1468].

Die psychologische Basisbetreuung beinhaltet u. a. folgende Aspekte [1390]:
- aktives flexibles und stützendes Vorgehen, Vermittlung und Stärkung von Mut und Hoffnung
- empathische Kontaktaufnahme, Aufbau einer vertrauensvollen Beziehung
- Exploration des subjektiven Krankheitsmodells (z. B. Missverstehen von Depression als Zeichen progredienter Krebserkrankung), Klärung aktueller Motivationen und der Therapieerwartungen des Patienten
- Vermittlung eines Verständnisses der Symptome, ihrer Behandelbarkeit und ihrer Prognose [335, 1424]
- Vermittlung eines „biopsychosozialen Krankheitsmodells" zur Entlastung des Patienten von Schuldgefühlen, Selbstvorwürfen und Versagensgefühlen
- Klärung aktueller äußerer Problemsituationen, Entlastung von überfordernden Verpflichtungen
- Unterstützung beim Formulieren und Erreichen konkreter, erreichbarer Ziele
- Partizipative Entscheidungsfindung hinsichtlich möglicher Therapien (z. B. Antidepressiva)
- Fördern und Stärken der Beziehung zu nahestehenden Personen
- Identifizieren von Stärken verbliebener persönlicher Ressourcen
- Verhindern depressionsbedingter Wünsche nach überstürzter Veränderung der Lebenssituation (z. B. Abbruch der Therapie, Wunsch nach aktiver Sterbehilfe)
- Toleranz für Trauer, ‚Containing' von schmerzlichen bzw. ‚negativen' Emotionen, Unterstützung bei Abschieds- und Trauerarbeit
- Ansprechen von Suizidgedanken, Erarbeitung eines Krisenmanagements

Tabelle 50: Weitere Therapien (nach EAPC-Guideline [1389])

Interpersonelle Therapie	Kurzzeittherapie mit Schwerpunkt auf persönliche Beziehungen und Interaktionen des Patienten mit anderen. Die interpersonelle Therapie ist in der Behandlung der Depression wirksam [1469], und es gibt Hinweise, dass sie depressive Symptome bei Krebspatienten verringert [1470].
Paartherapie	Die Beziehung des Patienten mit dem Partner steht im Mittelpunkt der Aufmerksamkeit. Es gibt einige Hinweise auf eine Wirksamkeit bei der Verringerung depressiver Symptome bei Krebspatienten [1471]. Auch als First-Line-Behandlung bei Patienten mit offensichtlichen Beziehungsschwierigkeiten möglich.
Gruppentherapie	Die Gruppentherapie legt den Schwerpunkt auf Austausch von Gefühlen und Erfahrungen zwischen Patienten mit einem vergleichbaren Stadium der Erkrankung. Es gibt einige Hinweise für die Wirksamkeit bei Patientinnen mit metastasiertem Brustkrebs [1472]. Wegen der Dauer der Therapie ist sie nicht geeignet für Patienten am Lebensende.
Imagination	Das innere Visualisieren geleiteter Bilder ermöglicht ein Gefühl der Ruhe und des Empowerment. Es gibt begrenzte Hinweise darauf, dass geführte Bilder das emotionale Wohlbefinden bei Krebspatienten verbessern können [1473].
Dignity Therapie [1354, 1463]	Diese Intervention zielt darauf ab, den Patienten zu stärken und ihm ein Gefühl von Sinn und Zweck am Ende des Lebens zu geben. Kontraindiziert bei Patienten mit schweren Depressionen [1428, 1474].
Achtsamkeits-basierte Therapie	Es gibt einige Hinweise, dass achtsamkeitsbasierte Therapie das psychische Wohlbefinden von Patienten mit einer Krebserkrankung verbessert [1475].

Komplementärtherapien (kreative Verfahren [1476–1478], Massage [1479], Aromatherapie [1480], Akupunktur [1481, 1482]) könnten positive Effekte auf das emotionale Wohlbefinden zeigen (siehe Tabelle 51), wobei hier die Evidenz noch unzureichend ist.

Tabelle 51: Komplementärtherapien (nach EAPC-Guideline [1389])

Kreativtherapien (z. B. künstlerische Therapien wie Kunst- und Musiktherapie)	Durch Unterstützung des emotionalen und spirituellen Ausdrucks sowie der Förderung von Entspannung, Schmerzlinderung und des Wohlbefindens profitieren Patienten mit einer Krebserkrankung von diesen Interventionen. Es gibt Hinweise, dass Kunsttherapie depressive Symptome reduziert [1476]. Musiktherapie kann zu einer Verbesserung der Stimmung führen [1477, 1478].
Massage	Ein systematisches Review mit RCTs fand keine ausreichende Evidenz, die eine Massage zur Behandlung von Depressionen unterstützt [1479]. Allerdings zeigte ein RCT, das eine Aromatherapie-Massage testete, kurzfristige Verbesserung der Stimmung bei Patienten mit einer Krebserkrankung [1480].
Akupunktur	Ein aktuelles Cochrane-Review fand keine ausreichenden Belege zur Empfehlung der Akupunktur bei Depressionen [1481], obwohl ältere systematische Reviews einen Benefit gezeigt hatten [1482].

17.6   Medikamentöse Therapien

17.6.1 Antidepressiva

17.20.	Konsensbasierte Empfehlung
EK	Die Psychopharmakotherapie von Patienten mit einer nicht-heilbaren Krebs-erkrankung und einer Depression *soll* entsprechend der verfügbaren S3-Leit-linie/NVL Unipolare Depression erfolgen.

17.21.	Evidenzbasiertes Statement
Level of Evidence **1–**	In der medikamentösen Behandlung von Patienten mit einer nicht-heilbaren Krebserkrankung und einer Depression gibt es keine eindeutige Überlegenheit eines einzelnen Antidepressivums gegenüber anderen. Quellen: Rayner et al. 2010 [1446], Rayner et al. 2011 [1447], Ujeyl et al. 2012 [1483] Aktualisierung 2019: Ostuzzi et al. 2018 [1484]

17.22.	Konsensbasierte Empfehlung
EK	Die Auswahl der Substanz *soll* sich an folgenden Kriterien orientieren: • Verträglichkeit und Nebenwirkungsprofil • Handhabbarkeit • Erfahrungen des verordnenden Arztes • Ansprechen auf vorherige Behandlungen, der Überdosierungssicherheit und den Patientenpräferenzen

17.23.	Konsensbasierte Empfehlung
EK	Zur Rezidivprophylaxe *sollten* Antidepressiva mindestens 4–9 Monate über die Remission einer depressiven Episode hinaus eingenommen werden. Leitlinienadaptation: S3/NVL Unipolare Depression 2015 [1390]

17.24.	Konsensbasierte Empfehlung
EK	Antidepressiva *sollten* ausschleichend abgesetzt werden.

Hintergrund

Antidepressiva gehören zur empfohlenen Therapie einer mittelgradigen und schweren Depression [1390]. Mehrere Studien haben gezeigt, dass Antidepressiva in der Behandlung einer Depression bei Menschen mit einer Krebserkrankung wirksam sind [1447, 1483]. Die Europäische Leitlinie für die Behandlung einer Depression bei Palliativpatienten spricht sich ausdrücklich für den Einsatz von Antidepressiva bei einer diagnostizierten Depression aus [1389]. Es kann keine Empfehlung gegeben werden, welches der zu Verfügung stehenden Antidepressiva zu bevorzugen ist, da sich in Studien keine eindeutige Überlegenheit eines Antidepressivums gegenüber anderen gezeigt hat [1446, 1447, 1483]. Mit der S3-Leitlinie/Nationalen Versorgungsleitlinie unipolare Depression liegt eine differenzierte Empfehlung zur psychopharmakologischen Therapie der Depression vor. Die dort ausführlicher dargestellten Aussagen zum Vorgehen, zu den unterschiedlichen Wirkgruppen und zu den unerwünschten Wirkungen der Antidepressiva sollen auch in der Behandlung von Patienten mit einer nicht-heilbaren Krebserkrankung und einer Depression Berücksichtigung finden.

Vor dem Beginn einer Behandlung mit Antidepressiva sind folgende Aspekte zu beachten [1446]:

- Mögliche Interaktionen und Kontraindikationen sollten berücksichtigt werden [1416].
- Mit dem Patienten – und ggf. seinen Angehörigen – sollten mögliche Nebenwirkungen vor Therapiebeginn diskutiert werden [335]. Hierbei müssen alle möglichen Nebenwirkungen, die auftreten können, bevor der therapeutische Effekt eintritt, erklärt werden [1485].
- Es sollte dem Patienten erklärt werden, dass weder eine Abhängigkeit noch eine Toleranzentwicklung auftritt [1416, 1485].
- Das Risiko von Absetzsymptomen sollte mit dem Patienten diskutiert werden. Zudem sollte dem Patienten empfohlen werden, sich Rat einzuholen, falls belastende Nebenwirkungen auftreten und die Medikamente nicht schlagartig abgesetzt werden können [1416].
- Patienten sollten über den Wirkungseintritt, die Behandlungsdauer sowie über die Notwendigkeit, die Medikamente so einzunehmen, wie sie verschrieben wurden, und die Fortsetzung der Einnahme nach Remission informiert werden [1485].
- Geeignete, schriftliche Informationen sollten dem Patienten zur Verfügung gestellt werden [1416, 1485].
- Bei Suizidrisiko sollte dem Patient eine begrenzte Menge an Antidepressiva, vorzugsweise solche mit niedrigem Risiko bei Überdosierung (z. B. SSRI) verschrieben werden [1416].
- Bei hohem Suizidrisiko sollten sedierende Antidepressiva verwendet werden oder es wird vorübergehend zusätzlich ein Sedativum verordnet.

Auswahl des Antidepressivums

Für die medikamentöse Behandlung einer Depression stehen verschiedene Wirkstoffe zur Verfügung (siehe Tabelle 52). Eine Metaanalyse zeigte, dass einige Antidepressiva der zweiten Generation etwas besser verträglich und besser wirksam sind als andere derselben Generation [1486]. Es kann angenommen werden, dass Mirtazapin, Sertralin und Citalopram eine angemessene Auswahl für die Anwendung bei Patienten in der Palliativversorgung darstellen [1446]. Trizyklische Antidepressiva (TZA) bergen ein größeres Risiko bei Überdosierung als selektive Serotonin-Wiederaufnahme-Hemmer (SSRI) und gelten als weniger gut verträglich. Trotzdem sind trizyklische Antidepressiva potentielle Medikamente der zweiten Wahl, da sie für Patienten mit neuropathischen Schmerzen nützlich sein können [1487]. Bei Patienten, die TZA oder selektive Serotonin-Noradrenalin-Wiederaufnahme-Hemmer (SSNRI) bereits wegen neuropathischer Schmerzen einnehmen, kann zunächst versucht werden, die Dosis zu erhöhen, um die Depression zu behandeln, anstatt ein zusätzliches Antidepressivum zu verschreiben. Studien haben gezeigt, dass Amitriptylin ebenso wirksam ist wie ein SSRI als Vergleichsmedikament [1488].

Tabelle 52: Medikamente zur Therapie der Depression in Anlehnung an Benkert/Hippius (2013) [1489]; S3-Leitlinie/NVL Unipolare Depression [1390]

Arzneimittel	Halb-wertszeit	Darreichungsform	Anfangs-dosis	Standardtages-dosis
Amitriptylin (TZA)	10–28 Stunden	Diverse Stärken, auch retardiert (10–100 mg); Lösung zum Einnehmen (40 mg/ml); Infusionslösung (50 mg)	25–50 mg	75–150 mg/Tag (in Klinik bis max. 300 mg/Tag) (Schwerpunkt abendliche Gabe)
Citalopram (SSRI)	26–40 Stunden	Tabletten (10/20/40 mg); Infusionslösung (20 mg)	10–20 mg	20–40 mg/Tag (max. 40 mg/Tag) (morgendliche Gabe)
Mirtazapin (NaSSA)	20–40 Stunden	Tabletten; Schmelztabletten (15/30/45 mg); Lösung zum Einnehmen (15 mg/ml)	15 mg	15–45 mg/Tag (abendliche Gabe)
Sertralin (SSRI)	24–36 Stunden	Tabletten (50/100 mg)	50 mg	50–100 mg/Tag (max 200 mg/Tag) (morgendliche Gabe)
Venlafaxin (SSNRI)	5 Stunden, ret. 14–18 Stunden	Tabletten 37,5 mg; Kapseln retardiert (37,5/75/150/225 mg)	37,5–75 mg	75–225 mg/Tag (max. 375 mg/Tag)

NaSSA = Noradrenerges spezifisch serotonerges Antidepressivum; SSNRI = selektive Serotonin-Noradrenalin-Wiederaufnahme-Hemmer; SSRI = selektive Serotonin-Wiederaufnahme-Hemmer; TZA = Trizyklische Antidepressiva.

Bezüglich der Kontraindikationen, Interaktionen bzw. unerwünschten Wirkungen wird auf nationale Verschreibungsrichtlinien und Herstellerinformationen verwiesen (z. B. Arzneimittelkommission der deutschen Ärzteschaft). Tabelle 53 gibt Hinweise für Kriterien bei der Auswahl von Antidepressiva. Letztlich bleibt diese Auswahl abhängig vom jeweiligen Einzelfall [1446, 1447, 1484].

Tabelle 53: Auswahlkriterien für Antidepressiva (Tabelle in Anlehnung an die S3-Leitlinie/NVL Unipolare Depression [1390])

Verträglichkeit/ Nebenwirkungsprofil	Anderes Nebenwirkungsprofil von SSRI im Vergleich zu TZA, v. a. bei ambulanten Patienten und im Vergleich zu klassischen, älteren TZA;
	im stationären Bereich kaum Verträglichkeitsunterschiede zwischen TZA und SSRI;
	qualitative Unterschiede im Nebenwirkungsprofil von TZA und SSRI (mehr gravierende Komplikationen unter TZA wie Delir, kardiale Blockbildungen/Rhythmusstörungen oder Harnverhalt).
Überdosierungs- sicherheit	Einnahme einer Wochenration von TZA kann bei suizidalen Patienten letal sein; im ambulanten Bereich daher nur Verschreibung kleiner Packungsgrößen.
Ansprechen in einer früheren Krankheits- episode	Wirksamkeit und Verträglichkeit einer früheren Antidepressivagabe sollte in die erneute Indikationsstellung einbezogen werden.
Handhabbarkeit	TZA verlangen eher eine individuelle Eintitrierung und Kontrolle als die SSRI oder neuere Antidepressiva (schrittweises Aufdosieren, Plasmaspiegel, EKG-Kontrollen);
	schrittweises Aufdosieren ist auch bei SSRI und neueren Antidepressiva wie Venlafaxin und Mirtazapin sinnvoll.
Anwendungs- erfahrung	Individuelle Anwendungserfahrung des Arztes mit einzelnen Antidepressiva ist für die Wirkstoffauswahl bedeutsam.
Möglichkeiten bei Nichtansprechen	Bei TZA ist eine Serumspiegelbestimmung sinnvoll, da für die meisten TZA ein therapeutischer Serumspiegelbereich etabliert ist. Für TZA ist eine Hochdosisbehandlung effektiv, da eine Dosis-Wirkungs-Beziehung besteht.
Patientenpräferenzen	Patienten reagieren physisch und psychisch unterschiedlich hinsichtlich Wirkung und Nebenwirkung von Antidepressiva, weswegen die individuelle Gewichtung der unerwünschten Wirkungen bei der Stoffauswahl eine Rolle spielt.

SSRI = selektive Serotonin-Wiederaufnahme-Hemmer; TZA = Trizyklische Antidepressiva

Eine vorzeitige Behandlungsbeendigung ist mit einer hohen Rückfallgefahr verbunden. Durch eine Erhaltungstherapie kann das Rückfallrisiko um 70 % gesenkt werden [1490]. Beträgt die Lebenserwartung des Patienten mehrere Monate oder länger, ist es daher zur Reduktion des Rückfallrisikos sinnvoll, bei alleiniger medikamentöser Therapie eine psychopharmakologische Therapie über einen Folgezeitraum von in der Regel vier bis neun Monaten mit der gleichen Dosis fortzuführen, die zur Remission geführt hat. Nach den Empfehlungen der S3/NVL Unipolare Depression ist erst am Ende dieser Erhaltungstherapiephase eine schrittweise Dosisreduktion sinnvoll. In der S3/NVL Unipolare Depression wird diese Empfehlung mit einem auf Evidenz basierenden Empfehlungsgrad A ausgewiesen. Da die Patientenpopulation der zugrunde liegenden Evidenz mit der Population dieser Leitlinie (Patienten mit einer nicht-heilbaren Krebserkrankung) nicht direkt übereinstimmt, wurde entschieden, diese Empfehlung auf Expertenkonsens zu begründen [1390].

Alle Antidepressiva können Absetzsymptome hervorrufen. Dazu gehören Schwindel, Übelkeit, Parästhesien, Ängstlichkeit und Kopfschmerzen [1455]. Absetzsymptome treten mit größerer Wahrscheinlichkeit auf, wenn Antidepressiva abrupt und nicht schrittweise abgesetzt werden, sie können aber auch auftreten, wenn eine Dosis eines Antidepressivums mit kurzer Halbwertszeit vergessen wird. Patienten sollte geraten werden, wenn möglich keine Dosis zu vergessen und sich medizinisch beraten zu lassen, bevor sie die Einnahme ihres Antidepressivums beenden [1455]. Die Wahrscheinlichkeit, Absetzsymptome zu entwickeln, ist vermutlich geringer, wenn die Dosis des Antidepressivums vor dem Absetzen in mehreren Schritten langsam reduziert wird [1455].

Tamoxifen bei Brustkrebs

Eine besondere Behandlungssituation ergibt sich bei Patientinnen mit Brustkrebs, die mit Tamoxifen behandelt werden. Die Gruppe der SSRI weist erhebliche Unterschiede auf bezüglich der Interaktionen im Cytochrom-P450-System. Potente CYP2D6-Inhibitoren verhindern die Transformation von Tamoxifen in das biologisch wirksame Endoxifen und reduzieren damit die antitumorale Wirksamkeit [4]. Brustkrebspatientinnen unter Tamoxifen sollten daher keine SSRI oder andere Medikamente mit starker oder mäßiggradiger inihibitorischer CYP2D6-Aktivität erhalten [1423, 1491, 1492].

17.6.2 Andere Wirkstoffe

17.	Evidenzbasierte Empfehlung
Empfehlungsgrad **B**	Bei Patienten mit einer nicht-heilbaren Krebserkrankung und einer Depression *sollten* Psychostimulanzien* zur Therapie der Depression *nicht* eingesetzt werden. * Off-Label-Use
Level of Evidence **1–**	Quellen: Abbasowa et al. 2013 [1493], Candy et al. 2008 [1457]

Hintergrund

Psychostimulanzien

Die Gabe von Psychostimulanzien, wie z. B. Methylphenidat, hat eine lange klinische Geschichte in der Behandlung der Depression. Hintergrund war die Hoffnung auf einen schnelleren Wirkungseintritt gegenüber den Antidepressiva oder ein Ansprechen bei therapieresistenten Depressionen. Zahlreiche Studien der letzten Jahre konnten jedoch diese Wirksamkeit nicht belegen. Es gibt keine ausreichenden Belege für die Verwendung von Psychostimulanzien statt anderen etablierten Behandlungen der Depression [1457, 1493]. Treten allerdings ein Fatigue-Syndrom und eine Depression zusammen auf, so kann ein Behandlungsversuch mit Methylphenidat unternommen werden [1494]. Das Vorliegen einer suizidalen oder einer psychotischen Symptomatik stellt jedoch eine Kontraindikation dar. Darüber hinaus stellt der Einsatz von Methylphenidat sowohl bei depressiven als auch bei Patienten mit einer Krebserkrankung und einem Fatigue-Syndrom einen Off-Label-Use dar.

Die Evidenz für den Einsatz von Psychostimulanzien bei Depression ist unzureichend. Zudem gibt es keine Studien mit Krebspatienten, sodass die Aussagen übertragen würden müssen. Ein Cochrane-Review von Candy et al. konnte aufgrund der vorliegenden Studienergebnisse keine Empfehlung für die Gabe von Psychostimulanzien im Vergleich zu anderen etablierten Behandlungsmethoden der Depression aussprechen [1457]. Insbesondere konnte ein doppelblindes, placebokontrolliertes RCT, das im o. g. Cochrane-Review eingeschlossen ist, keinen signifikanten Beleg für einen Benefit von Methylphenidat in der Behandlung therapieresistenter Depressionen finden [1495]. Während Candy et al. keine Belege für den Einsatz von Modafenil sehen [1457], identifizierten Abbasowa et al. [1493] in einem Systematic Review eine Studie, die einen positiven Effekt der Modafenilgabe (unter Fortführung der Fluoxetingabe) gegenüber Placebo auf eine unipolare Depression zeigt [1496]. In weiteren fünf RCTs ergab sich kein Unterschied zwischen Modafenil und Placebo [1497–1501]. Für die Wirksamkeit von Methylphenidat ergab sich bei drei von Abbasowa identifizierten RCTs kein Unterschied in der Wirkung gegenüber Placebo [1495, 1502, 1503] Ein weiteres doppelblindes, placebokontrolliertes RCT zu Methylphenidat wurde im Rahmen eines für diese Leitlinie durchgeführten Updates des Cochrane-Reviews von Candy et al. identifiziert. In dieser Studie konnten Kerr et al. einen dosisabhängigen Effekt auf die depressive Symptomatik bei gleichzeitig bestehendem Fatigue-Syndrom innerhalb einer Behandlungsdauer von 14 Tagen zeigen [1494].

Phytotherapeutika

Laut NVL Unipolare Depression liegen zahlreiche Studienbelege vor, dass Johanniskraut bei leichten oder mittelgradigen depressiven Episoden wirksam ist, wenn auch nicht jede Studie die Wirksamkeit gegenüber Placebo belegt [1468]. Unsicherheiten bestehen insbesondere bezüglich der angemessenen Dosierung und Schwankungen in der Beschaffenheit der pflanzlichen Zubereitungen. Darüber hinaus kann Johanniskraut zu erheblichen Wechselwirkungen mit anderen in der Palliativversorgung bedeutsamen Medikamenten (Antikoagulantien, Immunsuppressiva, Zytostatika, Virostatika, Methadon, Antidepressiva und Antiepileptika) führen, sodass zum jetzigen Zeitpunkt keine Aussage zu ihrem Einsatz in der Behandlung von Patienten mit einer nicht-heilbaren Krebserkrankung getroffen werden kann bzw. der Einsatz sehr zurückhaltend bewertet werden muss. Nicht zuletzt erhöht die Einnahme von Johanniskraut die Photosensibilität der Haut in einem Maße, dass z. B. vor und/oder während einer Bestrahlung von seiner Einnahme abgeraten werden muss (zur Photosensibilisierung durch Johanniskraut vgl. auch entsprechende Warnhinweise in den Fachinformationen der Hersteller).

Ketamin

Seit einiger Zeit wird der NMDA-Agonist Ketamin zur Behandlung therapierefraktärer Depressionen diskutiert [1504]. Vermutet wird auch ein schnellerer Wirkungseintritt als bei der Behandlung mit Antidepressiva. Aufgrund der unzureichenden Datenlage kann zum jetzigen Zeitpunkt keine Aussage zu ihrem Einsatz in der Behandlung von Patienten mit einer nicht-heilbaren Krebserkrankung getroffen werden.

18. Todeswünsche

AG-Leiter: Reinhard Lindner, Raymond Voltz

18.1 Einleitung

Das Phänomen „Todeswunsch" wird in der Praxis und Literatur unterschiedlich verstanden und beschrieben. Todeswünsche stehen in einem komplexen Bezug zur Suizidalität, der in dieser Leitlinie definiert werden soll. Damit soll der Bandbreite dieses Phänomens Rechnung getragen werden.

Definition „Todeswunsch" in dieser Leitlinie
Der Begriff „Todeswunsch" im Kontext dieser Leitlinie beschreibt ein Phänomen bei Menschen mit einer lebenslimitierenden, progressiven Erkrankung. Dieses manifestiert sich im Wunsch nach baldigem Sterben bzw. dem Wunsch danach, tot zu sein. Der Todeswunsch reicht von der Akzeptanz des Todes im Sinne von Lebenssattheit, dem Hoffen auf baldigen Beginn des Sterbeprozesses mit oder ohne Wunsch nach Beschleunigung bis hin zur akuten (bewusst geplanten) Suizidalität mit einem zunehmenden Handlungsdruck, je drängender und akuter der Wunsch nach selbst herbeigeführtem Sterben ist.

Ein internationaler und für die Palliativmedizin repräsentativer Expertenkreis hat im Konsensus den „Wish To Hasten Death" (Wunsch nach Beschleunigung des Sterbens) definiert als „eine Reaktion auf ein Leiden im Kontext einer lebensbedrohlichen Erkrankung, bei der der Patient keinen anderen Ausweg sieht als ein beschleunigtes Sterben. Dieser Wunsch kann spontan oder auf Nachfrage geäußert werden und muss unterschieden werden von der Akzeptanz des bevorstehenden Todes und dem Wunsch möglichst rasch auf natürliche Weise zu sterben. Der Wunsch den Tod zu beschleunigen kann durch einen oder mehrere Faktoren entstehen. Hierzu gehören: physische Symptome (entweder aktuell oder antizipiert), psychologischer Distress (z. B. Depression, Hoffnungslosigkeit, Angst), existenzielles Leiden (z. B. Verlust von Lebenssinn) oder soziale Aspekte (z. B. das Gefühl eine Last zu sein)" [1505].

In dieser Leitlinie wird unter Todeswünschen jedoch zusätzlich zum Wunsch nach Beschleunigung des Sterbens die Dimension der Akzeptanz des Todes im Sinne einer Lebenssattheit aufgeführt. Damit wird deutlich, wie facettenreich das Phänomen Todeswunsch ist, und dass die verschiedenen Formen des Todeswunsches fließende Übergänge haben.

Die Prävalenz des Todeswunsches wird bei Patienten mit einer nicht-heilbaren Krebserkrankung mit einer großen Spannweite angegeben. Sie reicht von 8 bis 22 % [1431, 1506, 1507]. Einer aktuellen Studie mit 377 teilnehmenden onkologischen Patienten zufolge geben 69,5 % an, keinen Todeswunsch zu haben, 18,3 % äußern gelegentliche Gedanken diesbezüglich und 12,2 % nennen einen ernsthaften Todeswunsch [1508].

18.2 Das Phänomen Todeswunsch

18.2.1 Differenzierung: Formen von Todeswünschen

18.1.	Evidenzbasiertes Statement
Level of Evidence **3**	Der Todeswunsch von Patienten mit einer nicht-heilbaren Krebserkrankung ist als komplexes Phänomen mit individuell unterschiedlichen Ursachen, Ausprägungen und Konsequenzen zu betrachten. Quelle: Rodriguez-Prat et al. 2017 [1509]

Hintergrund

Patienten drücken einen Todeswunsch auf unterschiedliche Weise aus. Beispiele sind folgende: „Ich möchte sterben", „Bitte geben Sie mir etwas, um das Leben zu beenden", „Ich möchte in die Schweiz fahren, um zu sterben". Solche Aussagen drücken zwar einen ähnlichen Wunsch aus, bergen aber ein komplexes Phänomen, das in seinen Ursachen, Bedeutungen und Konsequenzen sehr unterschiedlich zu betrachten ist.

Die Literatur der letzten Jahre spiegelt vermehrt den Versuch wider, die Hintergründe dieses Phänomens zu untersuchen und besser zu verstehen. Für dieses Unterkapitel wurde eine systematische Literaturrecherche nach Systematic Reviews durchgeführt. Es konnte ein Systematic Review von qualitativen Studien identifiziert und zur Evidenzbasierung herangezogen werden (deskriptive Literatur, SIGN LoE 3) [1509]. Auf eine ergänzende Suche nach quantitativen Primärstudien wurde verzichtet, da dieses Unterkapitel das Ziel verfolgt, das Phänomen Todeswunsch und seine unterschiedlichen Formen, Ursachen, Funktionen und seine Dynamik zu beschreiben und zu versuchen, es konzeptuell vollständiger aufzuarbeiten. Hierzu bieten sich am besten qualitative Studienergebnisse an. Auch wurde aus diesem Grund zusätzlich zu den im Systematic Review von Rodriguez-Prat et al. eingeschlossenen Studien zahlreiche weitere Literaturquellen angegeben, die zum Verständnis von Todeswunsch beitragen. Diese zusätzlichen Literaturquellen wurden durch Experten der Leitliniengruppe beigesteuert.

Rodriguez-Prat et al. versuchen in ihrem Review die Hintergründe des Todeswunsches in fünf Themenbereiche zu systematisieren: das Leiden, die Gründe für Todeswünsche, die Bedeutungen von Todeswünschen, deren Funktionen und das konkrete Erleben der eigenen Endlichkeit. Als Gründe für Todeswünsche identifizierten sie physische, psychologisch-emotionale, soziale Faktoren und ein Gefühl des Verlustes der Selbstwirksamkeit. Als mögliche Bedeutungen von geäußerten Todeswünschen können verstanden werden: der Schrei nach Hilfe, die Situation aktiv zu beenden, der Wunsch bestehendes Leid und Schmerzen nicht länger ertragen zu müssen, Angehörigen nicht zur Last zu fallen, der Wunsch weiter zu leben, aber nicht auf diese Weise und der Wunsch bis zum Lebensende selbstwirksam zu bleiben. Die Autoren unterteilen die Funktionen von Todeswünschen in den Erhalt der Kontrolle über die Selbständigkeit und die Möglichkeit der Verbalisierung von Wünschen, Gefühlen und Gedanken. Um die Komplexität des Phänomens gänzlich erfassen zu können, muss auch das konkrete Erleben der eigenen Endlichkeit eines Patienten und das Gefühl der ablaufenden Zeit beachtet werden. Dies zeigt die Bandbreite des Phänomens und ihrer Ursachen, wie im einleitenden Statement festgehalten (SIGN LoE 3). Um der Komplexität und Mehrdimensionalität des Phänomens vollständig gerecht zu werden ist es wichtig, das Leid eines Patienten als übergeordneten Nenner für die Gründe, Bedeutungen und Funktionen von Todeswünschen und das konkrete Erleben der eigenen Endlichkeit zu sehen [1509].

Im Folgenden werden weitere Forschungsergebnisse beispielhaft beschrieben, die nicht Ergebnis der systematischen Literaturrecherche waren, die aber dazu beitragen sollen, die Spannweite der Formen von Todeswünschen besser zu erläutern sowie ein konzeptuelles Verständnis von Todeswunsch im Zusammenhang mit suizidalem Handlungsdruck/Suizidalität zu formulieren (siehe Abbildung 17).

1) In der Studie von Ohnsorge et al. wurden mit 30 terminal erkrankten Patienten, ihren professionellen Begleitern und Angehörigen insgesamt 116 semi-strukturierte Interviews durchgeführt, qualitativ ausgewertet und allgemeine Patientenwünsche am Ende des Lebens erhoben [1510]. Diese wurden in drei Kategorien unterteilt: die Äußerung von Lebenswunsch, die Akzeptanz des Sterbens und den Wunsch zu sterben. Die Äußerungen, die dem „Wunsch zu sterben" zuzuordnen sind, ließen sich wiederum in drei weitere Kategorien zuordnen. In der ersten Unterkategorie wird die Hoffnung auf ein baldiges Sterben ohne den Wunsch nach einer Beschleunigung des Sterbeprozesses geäußert. In der zweiten Unterkategorie wird diese Beschleunigung gewünscht und hypothetisch im Falle von Symptomverschlechterung oder aktuell als Option in Betracht gezogen. In der dritten Unterkategorie besteht der explizite Wunsch zu sterben durch den Abbruch lebensverlängernder Maßnahmen, durch Suizidhandlungen oder durch Tötung auf Verlangen.

2) Nissim et al. führten eine Studie mit 27 ambulanten Lungentumor-Patienten zwischen 45–82 Jahren durch und analysierten 54 Interviews [1511]. Im Abstand von zwei Monaten baten sie die Patienten Fragebögen zur Selbsteinschätzung bezüglich Todeswunsch-Häufigkeit und -Intensität (SAHD) [1512], Depression (Beck Depression Inventory-II) [1513] und Hoffnungslosigkeit (Beck Hopelessness Scale) [1514] auszufüllen. Drei unterschiedliche Kategorien des Todeswunsches konnten identifiziert werden:

- Die Kategorie des Loslassens („manifestation of letting go") tauchte den Autoren zufolge besonders häufig während einer schnell fortschreitenden und finalen Sterbephase auf, die durch körperliche Beeinträchtigung und Abhängigkeit charakterisiert ist. Sie signalisiert ein Bewusstwerden des Patienten, dass der Tod unmittelbar und irreversibel bevorsteht. Der Tod wird als Trost betrachtet angesichts des aktuellen Leidens. Diese Phase ist nicht durch Zufriedenheit geprägt, sondern oft durch Kapitulation und emotionale Leere [1515].
- Ein weiterer Todeswunsch wird vornehmlich als eine Reaktion auf überwältigende Gefühle von Verzweiflung, Sinnlosigkeit, Hilflosigkeit und Panik verstanden. In dieser Situation war das Gefühl von Überwältigung, Kontrollverlust und Apathie besonders stark. Diese Kategorie war häufig eine Antwort auf schlechte Nachrichten oder Erfahren von Leid. Gerade starke Schmerzen korrelierten positiv mit dieser Kategorie, Religiosität dagegen negativ.

- Der hypothetische Fluchtplan („hypothetical exit plan") sei die mit 89 % Häufigkeit genannte am häufigsten vorkommende Kategorie im Fall, dass alle Versuche gescheitert sind, die Krankheit zu kontrollieren und sich der Patient in der Situation des Dahinvegetierens empfindet [1515]. Sie gilt als Antwort auf die vielschichtigen Zukunftsängste und ermöglicht diese besser zu tolerieren, indem sie eine Art Sicherheitsnetz gewährt. Die Sterbephase wird vom Patienten als schmerzhaft und würdelos antizipiert und der Suizid als beste Option angesehen für den Fall des Eintretens der Befürchtungen. Diese Kategorie korrelierte mit niedrigem Alter, geringem Selbstwertgefühl und geringer Spiritualität.

3) Balaguer et al. versuchten eine Definition des Wunsches nach Beschleunigung des Sterbens („Wish To Hasten Death") mittels eines internationalen Delphi-Prozesses zu prägen [1505]. Wie in der Einleitung bereits erläutert, in der Abbildung 17 graphisch dargestellt und wie der Begriff „Wunsch nach Beschleunigung" es selbst ausdrückt, fasst diese Defintion nicht die Akzeptanz des Todes im Sinne der Lebenssattheit und ist somit nur ein Teil des Konzeptes des Todeswunsches, das für diese Leitlinie gewählt wurde.

4) In Anlehnung an Wolfersdorf beschreibt Lindner et al. aus der Perspektive der Suizidologie eine ähnliche Abstufung [1516–1519]. „Suizidalität umfasst alle Gedanken, Gefühle und Handlungen, die den eigenen Suizid betreffen. Lebensmüdigkeit beschreibt eine Form der Suizidalität ohne konkrete Vorstellungen und ohne Handlungsdruck, jedoch mit Leidenserfahrung. Die Einteilung in distanzierte, latente und akute Suizidalität charakterisiert das Kontinuum eines zunehmenden Handlungsdrucks mit immer konkreteren Suizidplänen bis hin zur gedanklichen Fixierung auf die Selbsttötung." [1520] Die in Abbildung 17 dazu aufgeführten Begriffe werden wie folgt definiert [1516]:
- **Lebenssattheit** – Zufrieden mit dem Erlebten und Erreichten, auch dem Sterben gegenüber ohne Groll: „C'est ici que j'attends la mort sans la desirer ny la craindre" – Es ist hier, wo ich den Tod erwarte, ohne Verlangen und ohne Furcht (François Maynard, 1582–1646) [1521].
- **Lebensmüdigkeit** – Wunsch, zu sterben, ohne eigene Aktivität: „Abends einschlafen und nicht wieder aufwachen".
- **Distanzierte Suizidalität** – Vorstellungen, Phantasien und Pläne durch eigenes Tun oder Lassen das eigene Leben zu beenden, auch ohne Behandlung der Suizidalität ist kein lebensbeendender Handlungsdruck zu erwarten.
- **Latente Suizidalität** – Vorstellungen, Phantasien und Pläne durch eigenes Tun oder Lassen das eigene Leben zu beenden, ohne Behandlung ist bei (erneuter) Belastung ein deutlicher Handlungsdruck zu erwarten.
- **Akute Suizidalität** – Vorstellungen, Phantasien und Pläne durch eigenes Tun oder Lassen das eigene Leben zu beenden, es besteht aktuell ein erheblicher Handlungsdruck.
- **Suizid** – durchgeführte Selbsttötung.

Die Ergebnisse aus den bereits aufgeführten Studien – sowohl aus der Palliativmedizin als auch aus der Suizidologie – zeigen alle ein abgestuftes Verständnis von Todeswunsch, wie in der Abbildung 17 zusammenfassend gegenübergestellt. Im Kontext dieser Leitlinie ist der Todeswunsch als Hauptkategorie zu verstehen, die Suizidalität beinhalten kann oder nicht. Ein Todeswunsch kann also auch ohne Suizidalität einhergehen, wie in der Abbildung 17 dargestellt und weiter unten ausführlicher erläutert.

Autoren	Formen von Todeswünschen			
1) Ohnsorge et al. [1510, 1522]	Akzeptanz des Sterbens	Wunsch zu sterben als:		
		1) Hoffen aufs Ende	2) Hypothetischer Wunsch nach Beschleunigung	3) Aktueller Wunsch bzw. Handlung
2) Nissim et al. [1511]	Loslassen	Verzweiflung	Hypotetischer Fluchtplan	
3) Balaguer et al. [1505]			Wish to hasten death (WTHD)	
4) Mod. nach Wolfersdorf [1517–1519] und Lindner [1516]	Lebenssattheit	Lebensmüdigkeit	Unspezifische Wünsche nach Ruhe	Suizidalität (distanziert -> latent -> akut)

Suizidaler Handlungsdruck

Abbildung 17: Formen von Todeswünschen nach verschiedenen Autoren

Weitere Konzepte zum besseren Verständnis von Todeswunsch wurden u. a. von Voltz et al. unter Patienten in der Palliativversorgung [1433] und Bernhart-Just bei physisch chronisch-kranken Patienten [1523] erarbeitet.

Voltz et al. regten an, Todeswünsche zu unterscheiden nach: akut und nicht akut vorliegend, hypothetisch für zukünftige Situationen und einer generell dem Sterben zustimmenden Einstellung ohne aktuelle Äußerung eines Todeswunsches [1433]. Die Autoren schlugen vor, Todeswünsche wie folgt zu differenzieren:
- Für eine Patientengruppe ist der Todeswunsch keine Option,
- eine zweite Gruppe äußert, einen Lebenswillen zu besitzen, hält sich jedoch die Option des Todeswunsches für zukünftige Situationen offen und
- eine dritte Gruppe möchte sterben und kämpft dennoch um das Leben.

In der Studie von Bernhart-Just mit 30 Erwachsenen, die an einer nicht-heilbaren Erkrankung litten, ihren Bezugspersonen und Mitarbeitern einer Suizidbeihilfeorganisation wurde in insgesamt 42 narrativen Interviews erhoben, was physisch chronisch Kranke entscheiden lässt, weiterzuleben oder nicht länger am Leben zu bleiben [1523]. Das daraus entwickelte konzeptuelle Modell beinhaltet neun Phasen, welche Kranke im Entscheidungsprozess „weiterzuleben oder zu sterben" durchlaufen und zahlreiche Einflussfaktoren. Aus den Phasen und den Einflussfaktoren konstituieren sich vier Konstellationen menschlichen Daseins, die den Entscheidungsprozess bedingen. Die Konstellationen (K1–3) sind eingeteilt in:

- K1: Zurechtkommen mit seiner Daseinsweise
- K2a: noch oder wieder zurechtkommen mit seiner Daseinsweise, solange diese erträglich ist und nicht mehr zurechtkommen, wenn ungewollte Daseinsweisen drohen
- K2b: Ungewissheit und Schwierigkeiten mit seiner Daseinsweise zurechtzukommen
- K3: nicht zurechtkommen mit seiner Daseinsweise

Die Konstellationen beeinflussen die Zielsetzung des Daseins eines Kranken, den Lebenswillen, die Bereitschaft sowie den Entscheid sein Dasein weiterzuführen oder durch natürlichen Tod respektive Suizid(-beihilfe) zu sterben. Neben dem (un-) eingeschränkten bis hin zum nicht mehr bestehenden Lebenswillen zeigt sich mit Blick auf den Todeswunsch in Konstellation 1 die Bereitschaft auf natürliche Art zu sterben und in Konstellation 2a der Wille durch Suizid(-beihilfe) zu sterben, wenn ungewollte Daseinsweisen drohen. Konstellation 2b kennzeichnet die Bereitschaft des Kranken auf natürliche Art zu sterben und das Bereit-Werden durch Suizid(-beihilfe) zu sterben, sobald ungewollte Daseinsweisen bestehen. In Konstellation 3 sind die Kranken bereit auf natürliche Art zu sterben oder bereit durch Suizid(-beihilfe) zu sterben. Mit dem Reifeprozess von der Erwägung bis zum Entschluss durch Suizid(-beihilfe) zu sterben, nimmt die Dringlichkeit zu, Massnahmen zur Realisierung des getroffenen Entscheids zu planen und auszuführen. Verändert sich die Daseinskonstellation eines Kranken, kann es zu Wendepunkten im Entscheidungsprozess kommen.

Die Eruierung der Komplexität des Phänomens Todeswunsches ist entscheidend für die Versorgung des Patienten. Würde der Behandler die Todeswunsch-Äußerung des Patienten nur dem Wort nach verstehen, dann wäre dieses Verständnis in vielen Fällen verfehlt, möglicherweise dahinterliegende Motive blieben unentdeckt und in der Folge würde eine adäquate leidlindernde Behandlung nicht erfolgen können. Das Bewusstsein darüber, dass ein Todeswunsch einen anderen Sinngehalt haben kann als die wörtliche Bedeutung der Äußerung, ist wichtige Voraussetzung für eine adäquate Behandlung [1524].

18.2.2 Verhältnis von Todeswunsch und Suizidalität

Menschen können im Laufe ihres Lebens unter verschiedenen Umständen Todeswünsche entwickeln. Diese können in unterschiedlichen Kontexten des menschlichen Lebens auftreten und wurden in verschiedenen wissenschaftlichen Diszipinen (z. B. Philosophie, Soziologie, Politik, Theologie, Psychologie, Psychiatrie, Psychosomatik, Psychoanalyse) untersucht und dabei unterschiedlichen Nomenklaturen unterworfen: „Suizidalität" (z. B. [3]), „suizidales Verhalten", „selbstverletzendes Verhalten", oder im Rahmen der Palliativmedizin als „Wish To Hasten Death" (siehe Einleitung) – auch u. a. „Desire for hastened death" (z. B. [1525, 1526]) genannt – untersucht.

Aus psychiatrischer Perspektive wurde **Suizidalität** von verschiedenen Autoren mit unterschiedlichen Nuancierungen definiert. Nach Lindner umfasst Suizidalität „alle

Gedanken, Gefühle und Handlungen, seien sie bewusst oder unbewusst (und damit in ihrer Bedeutung dem Subjekt primär nicht zugänglich), die auf Selbstzerstörung durch selbst herbeigeführte Beendigung des Lebens ausgerichtet sind" [1516].

Das Besondere am Phänomen **Todeswunsch** ist allerdings, dass er auch ohne den Wunsch, das Leben schneller beenden oder das Lebensende herbeiführen zu wollen, auftreten kann [1522]. Insofern ist er nicht gleichzusetzen mit Suizidalität, zumindest nicht mit ihren akuten, von zunehmendem Handlungsdruck geleiteten Formen, auch wenn der Todeswunsch ohne Handlungsdruck, ihm nachzukommen, ein erstes Anzeichen der Suizidalität sein kann. Ob, wann, weshalb und bei welchen Patienten mit einer nicht-heilbaren Krebserkrankung es zu einem „Übergang" von einem Todeswunsch zu suizidalen Gedanken, Absichten oder Handlungen kommt, bedarf der weiteren Erforschung [1527]. Erschwerend für diese Festlegung kommt hinzu, dass weder Todeswunsch als Hauptkategorie noch Suizidalität als Teilkategorie des Todeswunsches stabile Phänomene sind. Ihr Vorhandensein kann sehr schwanken und unterschiedliche Ausprägungen annehmen. So kann der Todeswunsch verbunden sein mit einer (sub-) akuten Absicht, das Leben enden zu lassen, oder aber eher hypothetischer Natur im Sinne des „Vorsorgens" für eine antizipierte, zukünftige Situation [1433, 1522].

Weiterhin erschwerend für die Beschreibung des Verhältnisses von Todeswunsch und Suizidalität kommt hinzu, dass Schweizer Gesundheitsdaten keinen Rückgang der Suizide verzeichnen, obwohl dort die Zahl der getrennt erfassten assistierten Suizide deutlich ansteigt [1528, 1529]. Die Interpretation dieser Zahlen legt nahe, dass es sich bei den Personen, die Suizidversuche unternehmen und damit im Fokus der psychiatrischen Diskussion stehen, und den Patienten mit Todeswunsch mit einer nicht-heilbaren Krebserkrankung zumindest zum Teil um unterschiedliche Personengruppen handeln könnte.

Suizidalität differenziert sich durch den Handlungsdruck, Todeswünsche durch Handeln (einschließlich Unterlassen) in die Tat umzusetzen. Todeswünsche ohne Handlungsdruck können trotzdem als Leiden erfahren werden und bedürfen dann der Behandlung. Sie können aber auch stützend erlebt werden, wie eine „Versicherung" („Wenn es ganz schlimm kommt, dann kann ich immer noch aussteigen").

18.2.3 Todes- und Lebenswunsch, Dynamik und Verlauf

18.2.	Evidenzbasiertes Statement
Level of evidence **3**	Patienten mit nicht-heilbarer Krebserkrankung und einem Todeswunsch können zugleich einen Wunsch nach Leben in sich tragen.
	Im Zeitverlauf und hinsichtlich der Intensität können sich Todeswunsch und Lebenswille verändern.
	Quelle: Rodriguez-Prat et al. 2017 [1509]

Hintergrund

Das durch die systematische Literaturrecherche identifizierte Systematic Review von Rodriguez-Prat et al. nennt als mögliche Bedeutung des Todeswunsches den „Willen, weiter zu leben, aber nicht auf dieser Weise", z. B. weil die Patienten aufgrund ihrer Krankheit Dinge aufgeben müssen, die für sie sinnstiftend und wertvoll sind. Manche Patienten empfinden dies als Paradox: einerseits weiterleben und andererseits sterben zu wollen. Bei manchen Patienten wird der Todeswunsch als fluktuierendes Phänomen in einem Wechselverhältnis mit dem Lebenswunsch beschrieben, das im Laufe der Zeit zu- oder abnehmen kann (SIGN LoE 3) [1509].

Weitere Literatur, die nicht im Rahmen der Literaturrechere identifiziert wurde, unterstützt diese Ergebnisse. So definieren Ohnsorge et al. ein Lebenswunsch als ein „Wunsch, weiter am Leben zu bleiben" (an inclination for life to continue) [1510]. Beide Phänomene können ausgeprägt beim Patienten nebeneinander existieren [1432, 1433]. Im Sinne der „Double Awareness" ist es Menschen möglich, Paradoxes gleichzeitig zu denken und zu äußern [1530]. Aus psychologischer Perspektive entspricht dies einer inneren Ambivalenz aufgrund intrapsychischer Konflikte, die es anzuerkennen gilt. Dies ist - soweit sinnvoll und möglich - sorgfältig mit dem Patienten zu erarbeiten [1519]. Es ist Aufgabe des professionellen Begleiters zu verstehen, welche Bindungen der Patient an das Leben hat (in der Regel sind das Beziehungen), und diese ggf. gemeinsam herauszuarbeiten, sofern der Patient davon profitieren kann.

Auch die Tatsache, dass Todes- und Lebenswunsch in vielen Fällen kein stabiles Phänomen sind, sondern über die Zeit in Art und Intensität fluktuieren können, wurde von weiteren Autoren beschrieben [1433, 1531–1533]. So wurde in einer Studie von Rosenfeld et al. mit 128 terminal erkrankten Patienten zu zwei Messzeitpunkten die Intensität des Todeswunsches mittels SAHD (Schedule of Attitudes toward Hastened Death) gemessen und in vier Gruppen eingeteilt [1533]. 65,6 % hatten einen durchgehend niedrigen und 17,2 % einen hohen Todeswunsch, bei circa 17 % konnten Schwankungen festgestellt werden (9,4 % fallend, 7,8 % ansteigend). Die Schwere der Hoffnungslosigkeit steht signifikant in Zusammenhang mit dem Verlauf des Todeswunsches, die Schwere der Depression ist dagegen kein signifikanter Einflussfaktor. Dabei steht die Zu- oder Abnahme von Todeswünschen nicht im Zusammenhang mit demographischen Daten wie Geschlecht, Alter, Ethnie oder Ausbildung. In einer Studie von Chochinov et al. wurde bei 168 teilnehmenden Patienten mit einer Krebserkrankung, die auf einer Palliativstation behandelt wurden, die Veränderung ihres Lebenswunsches über die Zeit untersucht [363]. Die Stärke des Lebenswunsches wurde zweimal täglich auf einer 100 mm-visuellen Analogskala durch Selbsteinschätzung gemessen (0 mm = „kein Lebenswunsch" und 100 mm = „voller Lebenswunsch"). Anhand dessen wurden die Veränderungen des Lebenswunsches über Intervalle von 12h, 24h, 7 bzw. 30 Tagen kalkuliert. Im Median betrugen die Veränderungen weniger als 10 Punkte in allen Zeitintervallen und waren damit relativ stabil. Dagegen fielen die maximalen Veränderungen deutlich stärker aus (Mittelwert für die verschiedenen Zeitintervalle: 12h: 33,1 mm; 24h: 35,8 mm; 7 Tage: 48,8 mm; 30 Tage: 68,0 mm. In allen Zeitintervallen gab es 100 mm-Schwankungen bei einzelnen Patienten). Somit schließen die Autoren auf eine hohe Fluktuation des Lebenswunsches bei sterbenden Patienten.

18.2.4 Ursachen, Bedeutungen und Funktionen von Todeswünschen

Ursachen

Als Ursachen oder Risikofaktoren der Entstehung von Todeswünschen bei Patienten mit nicht-heilbaren Krebserkrankungen sind folgende Faktoren beschrieben worden [1509, 1522, 1534–1537]:

* körperliche Symptome
* psychische Symptome (Depressivität, Angst, Hoffnungslosigkeit)
* soziale Probleme (Isolation/Alleinsein)
* Persönlichkeit (Wunsch nach Autonomie und Kontrolle, Identitätsverlust)
* Qualität der Beziehungen des Patienten zu ihm wichtigen Menschen
* existentielle, spirituelle, lebensanschauliche Dimension.

In einer Längsschnittuntersuchung wurde gezeigt, dass Hoffnungslosigkeit und Depression die beiden wesentlichen, jedoch voneinander getrennten Prädiktoren eines Todeswunsches sind und weitere untersuchte Faktoren auf diese beiden Syndrome Einfluss haben [1535]. In dieser Untersuchung von Rodin et al. wurde auf eine mögliche Relevanz des Bindungsstils hingewiesen. In der Bindungsforschung werden vier Bindungstypen unterschieden [1538, 1539], die je nach Ausprägung u. a. beeinflussen können, inwieweit der Patient besser oder schlechter Hilfe (ob privat oder professionell) suchen und diese annehmen kann. Auch der eigene Bindungsstil der professionellen Begleiter hat einen Einfluss auf den Umgang mit den Patienten [1540]. Ein sicherer Bindungsstil kann die Wahrnehmung von Distress beeinflussen und vor Depression schützen. Es gibt Hinweise darauf, dass im Bindungsstil begründete Ängste vor Ablehnung und Abhängigkeit einen starken Einfluss auf die Entwicklung von Todeswünschen und Suizidalität am Ende des Lebens haben können [1387].

Bedeutungen und Funktionen

Mit dem Begriff „Bedeutungen von Todeswünschen" sind die subjektiven Bedeutungen angesprochen, die der Patient seinem eigenen Todeswunsch zuschreibt [1522]. Funktionen eines Todeswunsches werden von Ohnsorge et al. definiert als Effekte des geäußerten Todeswunsches auf die soziale Umgebung [1522], wie auch von Coyle und Sculco dargestellt [1541].

Coyle und Sculco schlussfolgern aus ihren Ergebnissen, dass ein geäußerter Todeswunsch eine sehr komplexe Artikulation ist und an ein oder mehrere Gegenüber (z. B. Angehörige, Arzt o. ä.) gerichtet sein kann. Sie erkennen im geäußerten Todeswunsch verschiedene Bedeutungen und kommunikative Funktionen, welche überlappend und miteinander verwoben sind [1432]. Der Studie von Coyle et al. zufolge wurden verschiedene Ausdrucksformen mit unterschiedlichen Bedeutungen und Funktionen von Todeswünschen identifiziert: 1) Patienten können einen Todeswunsch äußern, gleichzeitig jedoch Behandlung wünschen und durchführen lassen; 2) Der Sterbeprozess kann als so schwierig angesehen werden, dass ein vorzeitiger Tod bevorzugt wird („Ich möchte den Sterbeprozess nicht ertragen müssen und ihn abkürzen"); 3) Die aktuelle Situation ist unerträglich und erfordert sofortiges Handeln („Ich habe so oft massive

Schmerzen und Qualen erlitten. Ich sage, lassen Sie mich gehen… nicht noch mehr von dieser Tortur"); 4) Das vorzeitige Sterben wird als Option gesehen einer antizipierten Qual zu entkommen („Wenn der Schmerz schlimmer wird, dann möchte ich tot sein") (ähnlich Voltz et al. [1433]); 5) Als Ausdruck von letzter Kontrolle, die die sterbende Person ausüben kann. Kontrollverlust ist oft als Quelle des Leidens genannt worden („Wenn ich das nochmal ertragen muss, werfe ich mich vor einen Zug. Ich mache das nicht nochmal mit"); 6) Der Todeswunsch kann ein Weg des Patienten sein, um seinem Umfeld erlebbar zu machen, wie verzweifelt und belastet er ist. Der Patient will dabei unabhängig von seiner Patientenrolle in seiner Person verstanden werden und sich Gehör verschaffen, nachdem jeder andere Versuch in diese Richtung fehlgeschlagen ist (ähnlich auch Ohnsorge et al. 2014 [1510, 1522]); 7) Als Geste des Altruismus kann ein Todeswunsch erkannt werden, wenn beispielsweise dahinter das Motiv steht durch den eigenen Tod die sorgende Familie zu entlasten („Es ist besser jetzt zu sterben, als meiner Familie meinen weiteren Sterbeprozess zuzumuten", „Warum soll ich noch hier sein, ich verursache so viel Trauer"); 8) Todeswunsch als (unbewusster) Versuch, die Familie dahingehend zu manipulieren, nicht von ihr verlassen zu werden. Durch die radikale Abwendung aus Beziehungen kann der Patient eine besondere Hinwendung der Familie unbewusst erzwingen werden; 9) Todeswunsch als Ausdruck von Verzweiflung angesichts der ausweglosen Situation („Warum kann ich nicht einfach sterben?").

Somit wird deutlich, dass die meisten Todeswünsche sich auf die Befürchtung einer nicht beherrschbaren Zukunft beziehen. Viele Betroffenen sehen darin eine potentielle „Exit-Strategie", welche für einen hypothetischen Zeitpunkt in der Zukunft greifen kann [1542]. Eine derartige Aussicht auf Beendigung des Leidens kann für die Betroffenen sehr beruhigend sein. Insofern sollten Todeswünsche, die auf einen Zeitpunkt in der weiteren Zukunft orientiert sind, als Wunsch, über (zukünftige) existenzielle Themen und Fragen zu sprechen, weiter differenziert werden und der Patient explizit danach befragt werden. Dies kann eine Festlegung auf ein konkretes (suizidales) Handeln in der Zukunft unnötig machen. Wenn die professionellen Begleiter deeskalierend wirken wollen, kann es hilfreich sein, explizit diese potenziellen „Exit-Strategien" mit dem Patienten zu besprechen und nach Alternativen zu suchen (siehe unten).

Auch wenn Bedeutungen und Funktionen nicht streng voneinander zu trennen sind, sind sie jedoch nicht deckungsgleich. So können Bedeutungen folgende Aspekte umfassen:

- Sterben zulassen als Merkmal eines natürlichen Geschehens
- Nicht mehr aushaltbares Leiden durch Herbeiführung des Todes beenden
- Eine Bilanzierung mit dem Ergebnis, unnötiges Leiden zu beenden mit dem Tod als Schlusspunkt
- Nicht abwarten wollen, bis der Tod kommt
- Lieber die Kontrolle behalten, als diese im Sterben aufzugeben.

Funktionen wären wie folgt zu verstehen:
- Manifestation des Lebenswunsches
- Im Sterbeprozess wird ein beschleunigter Tod bevorzugt

- Die Unerträglichkeit der Situation verlangt unbedingt ein Handeln
- Option, um einer unerträglichen Situation zu entrinnen
- Manifest letzter Kontrolle
- Aufmerksamkeit auf die eigene Individualität lenken
- Geste des Altruismus
- Versuch die Familie zu manipulieren, oder
- Ausruf von Verzweiflung, der die aktuelle Not verdeutlichen soll.

18.2.5 Handlungskonsequenzen für Menschen mit einem Todeswunsch

Todeswünsche können zu sehr unterschiedlichen Konsequenzen für die Betroffenen führen. Ein Todeswunsch kann ein Wunsch ohne weitere Handlungskonsequenzen bleiben. Aber er kann auch klare Handlungskonsequenzen intendieren: zum Einen die Konsequenz, nichts mehr zu unternehmen, um das Sterben aufzuhalten (also Sterben zulassen, „passive Sterbehilfe"), zum Anderen auch sich selbst zu töten (Suizid), sich beim Suizid unterstützen zu lassen (assistierter Suizid), nach Tötung zu verlangen oder sich selbstschädigend zu verhalten. Im Verlauf seiner Erkrankung kann der Patient den Todeswunsch mit unterschiedlicher Intensität oder Ausprägung erleben – je nach Handlungsdruck als flüchtige oder sich aufdrängende Gedanken, Suizidabsicht, -planung bis hin zur Durchführung einer suizidalen Handlung.

18.3   Screening und Erfassung

18.3.	Evidenzbasierte Empfehlung
Empfehlungsgrad **B**	Bei Patienten mit einer nicht-heilbaren Krebserkrankung *sollte* im Verlauf das Vorhandensein von Todeswünschen aktiv erfragt werden.
Level of Evidence **4**	Quellen: S3 Unipolare Depression [1320], SNS-Leitlinie [1543]

18.4.	Evidenzbasiertes Statement
Level of Evidence **1–**	Es gibt keinen Hinweis, dass das Ansprechen von suizidalen Gedanken zu deren Entstehung oder Steigerung führt. Quellen: Blades et al. 2018 [1544], Crawford et al. 2011 [1545], de Beurs et al. 2016 [1546], DeCou et al. 2018 [1547], Harris et al. 2016 [1548]

18.5.	Konsensbasierte Empfehlung
EK	Bei Äußerung eines Todeswunsches bei Patienten mit einer nicht-heilbaren Krebserkrankung *sollen* Verlauf, Ausprägung und subjektive Anlässe sowie mögliche Suizidgedanken, Suizidabsichten und Suizidpläne erfragt werden.

18.6.	Evidenzbasierte Empfehlung
Empfehlungsgrad **0**	Für die Erfassung von Todeswünschen bei Patienten mit einer nicht-heilbaren Krebserkrankung *können* validierte Instrumente begleitend zum Gespräch angewendet werden.
Level of Evidence **3**	Quellen: Bellido-Peréz et al. 2017 [1549]

Hintergrund

Für dieses Kapitel wurde zur Frage des proaktiven Ansprechens eines Todeswunsches sowie für die Anwendung von Erfassungsinstrumenten eine systematische Literaturrecherche durchgeführt. Die Empfehlung zu den Inhalten der Erfassung eines Todeswunsches basiert auf der Expertenmeinung der Leitliniengruppe.

Sofern Patienten mit einer nicht-heilbaren Krebserkrankung Gedanken oder Andeutungen äußern, das Leben beenden zu wollen bzw. dass ihr Leben beendet werden solle, ist es Aufgabe des professionellen Begleiters, diese Andeutungen wahrzunehmen, im gemeinsamen Gespräch zu reflektieren und zu konkretisieren. Betroffene äußern den Todeswunsch als Metaphern oder als die Vorstellung, tot zu sein bzw. so nicht mehr leben zu wollen. Es können zudem nonverbale Hinweise vorliegen, wie ein zunehmender Rückzug aus Beziehungen oder wie das Sammeln von Medikamenten mit einer suizidalen Absicht. Die klinische Erfahrung zeigt, dass Professionelle im Bereich der Palliativversorgung derartige Hinweise von Patienten in der Regel nicht wahrnehmen oder sie bewusst ausblenden. Studien zeigen, dass bis zu 50 % der professionellen Begleiter das Thema Todeswunsch vermeiden [1550, 1551].

Eine systematische Literatursuche wurde durchgeführt, um die Frage zu beantworten, welche Auswirkung das **aktive Erfragen** von Todeswünschen am Lebensende bzw. von Suizidalität auf erwachsene Patienten hat. Die Studienlage dazu bezieht sich allein auf das aktive Erfragen von Suizidalität. Es wurden zwei Metaanalysen identifiziert, die als indirekte Evidenz im Hinblick auf eine palliative Patientenpopulation gelten: Beide behandelten die Frage, ob eine Suizidalitätserfassung (aktives Erfragen) das Risiko für Suizide erhöht und dies in einem breiten Patientenkollektiv, das aus gesunden Probanden (auch Kindern und Jugendlichen) bis hin zu Patienten in psychiatrischer Behandlung besteht [1544, 1547]. Es wurden sowohl RCTs als auch nicht-randomisierte und/ oder nicht-kontrollierte Studien mit Angabe einer Effektstärke eingeschlossen (13 bzw. 18 Studien). Auch wenn die klinische und statistische Heterogenität der identifizierten Studien z. T. hoch war, sind insgesamt die Ergebnisse der beiden Metaanalysen in Bezug auf die untersuchten Outcomes konsistent: Die Erfassung oder das Thematisieren von Suizidalität führte zu keiner kurz- oder langfristigen Steigerung des Distress oder der Suizidgedanken. Die Anzahl der Studien, die den Suizidversuch als Outcome untersuchten, war klein, deshalb ist die Aussagekraft dieser Ergebnisse begrenzt. Trotzdem gaben die Studien Hinweise darauf, dass die Anzahl der Suizidversuche nach Suizidalitätserfassung (aktives Erfragen) nicht zunahmen.

Die ergänzende systematische Literaturrecherche nach Primärstudien konnte nur drei RCTs identifizieren, die auch in den Metaanalysen eingeschlossen wurden. Sie werden im Folgenden beschrieben. Alle drei RCTs wiesen ein hohes Risiko für Bias auf (SIGN LoE 1-): zwei RCTs mit nicht ausreichender Power [1546, 1548] und eine RCT mit ausreichender Power [1545]. Sie untersuchten gesunde Probanden bzw. Patienten in der hausärztlichen Versorgung mit einem positiven Screening für Depression. Es konnten keine RCTs, die ein Patientenkollektiv mit einer fortgeschrittenen (Krebs-)Erkrankung untersuchen, eingeschlossen werden. Das bedeutet, dass die Ergebnisse der drei RCTs nur indirekt auf die Patientenpopulation dieser Leitlinie übertragbar sind. In allen drei Studien wurde die Wirkung eines Screenings für Suizidalität geprüft: Crawford et al. adaptierten dazu einen Fragebogen zu Suizidrisiko; De Beurs et al. und Harris et al. setzten validierte Instrumente ein (BSS, Beck Scale of Suicide Ideation bzw. SABCS, Suicidal Affect-Behavior-Cognition Scale und RFL/RFD, Reasons for Living and Dying). Zwei RCTs fanden keinen signifikanten Unterschied zwischen Interventions- und Kontrollgruppe in Bezug auf das Outcome „Thinking that life is not worth living" [1545] bzw. auf negative oder positive Affekte (Subskala des „Positive and Negative Affect Schedule") [1548]. Daraus folgt, dass Suizid-Screening in diesen Studien zu keiner erhöhten Suizidalität führte bzw. keinen Einfluss auf das emotionale Befinden aufweisen konnte. In der Studie von De Beurs et al. waren dagegen die negativen Affekte signifikant erhöht, wobei der Publikation keine statistischen Werte entnommen werden konnten [1546]. Durch diese Verzerrung im *reporting* und weitere Bias sind die Ergebnisse der Studie zurückhaltend zu bewerten.

Die aktuelle Studienlage weist darauf hin, dass die Erfassung bzw. das Thematisieren von Suizidalität zu keiner Steigerung der suizidalen Gedanken führt und nicht mit einem erhöhten Distress einhergeht. Diese Ergebnisse sind für die Fragestellung dieser Leitlinie als indirekte Evidenz zu bewerten, da keine Studie identifiziert werden konnte - weder in den beiden o.g. Metaanalysen noch in unserer Suche nach Primärstudien -, die Patienten mit einer nicht-heilbaren Krebserkrankung untersucht. Auch liegt zurzeit keine quantitative Studie zur Auswirkung der Erfassung eines Todeswunsches am Lebensende vor.

Es ist in der Psychiatrie klinische Praxis, mögliche Suizidalität in der psychiatrischen Anamnese direkt anzusprechen. Denn gerade ein Vermeiden des Ansprechens kann den Patienten in seiner Ausweglosigkeit bekräftigen, wenn er sich nicht gehört und verstanden fühlt [1552]. So wird auf der Basis des Expertenkonsenses und der bestehenden Studien davon ausgegangen, dass das proaktive Ansprechen von Suizidalität diese nicht erhöht [1320, 1543, 1553-1555], sondern im Gegenteil eher entlastend wirkt. Erste Erfahrungen zeigen, dass dies auch für das Ansprechen von Todeswünschen im Bereich der Palliativmedizin gilt. Bei den bisher durchgeführten, deskriptiven Studien, in deren Rahmen das Thema von Todeswünschen proaktiv angesprochen wurde, kam es zu keinen negativen Folgen. Meist empfand der Patient das Ansprechen des eigenen Todeswunsches als entlastend [1433, 1542, 1556, 1557].

Mögliche eröffnende Fragen können sein:
- Wie sehen Sie die kommenden Wochen?
- Haben Sie schon daran gedacht, einfach alles hinzuschmeißen?
- Wie belastet sind Sie durch die Krankheitssituation?
- Haben Sie Angst vor dem Sterbeprozess?
- Haben Sie Gedanken, sich etwas antun zu wollen?
- Haben Sie Gedanken, das Leben vorzeitig beenden zu wollen?
- Haben Sie Sorge, mit mir über den Gedanken, Ihr Leben vorzeitig zu beenden, zu sprechen?

Der Todeswunsch kann zwar der Beginn eines suizidalen Prozesses sein [1558]. Die Kommunikation über therapeutische Optionen kann jedoch, wie Lindner et al. 2014 [1559] betonen, Suizide verhindern. Zunächst kann es hilfreich sein, den Unterschied zwischen dem Vorhandensein von Suizidgedanken und der Umsetzung dieser Gedanken in die Tat, im Sinne eines je unterschiedlich gearteten Handlungsdrucks zu betonen. Es gibt die Möglichkeit, mit den Patienten eine Absprache zu treffen, sich bei drängenden Suizidgedanken oder Suizidabsichten zu melden. Ob dies in Form eines „Vertrages" oder eher als gemeinsames Einvernehmen geschieht, hängt von der Art und Tragfähigkeit der therapeutischen Beziehung und von der Krankheitssituation ab. Ohne eine vertrauensvolle und kontinuierliche Beziehung sind entsprechende „Verträge" wenig wirksam. Wenn sie in eine fortlaufende, hilfreiche Begleitung eingebunden sind, so können sie ein Mittel der Kommunikation sein.

Verlauf, Ausprägung und **subjektive Anlässe (Ursachen)** sollen beim Vorliegen von Todeswünschen erfragt werden. Todeswünsche können fluktuierend sein, mal drängend präsent, mal „vergessen" oder ohne Handlungsdruck als „letzte Option" im Hintergrund [1527]. Die Ausprägung des Todeswunsches bezieht sich im Wesentlichen auf die Stärke eines Handlungsdrucks, ihn umzusetzen. So kann der Todeswunsch ein Teil des Sterbeprozesses im Sinne eines Einverständnisses mit dem herannahenden Tod sein oder geht bis hin zur akuten Suizidalität, bei der der Mensch von Affekten, von Überlegungen zu konkreten Plänen und zur aktuellen Durchführung beherrscht wird [1560]. Der Anlass für Todeswünsche (aber auch für Suizidalität) liegt im aktuellen Erleben und kann, bei wertschätzender professioneller Beziehung, vom Patienten direkt geäußert werden. Die Hintergründe liegen oftmals in lebensgeschichtlichen Beziehungserfahrungen und Erfahrungen des Umgangs mit existentiell erschütternden Ereignissen begründet und sind nicht einfach zu erfragen, sondern in einer Zusammenschau verschiedener Faktoren (Art des Todeswunsches, zugrundeliegende körperliche Erkrankung und funktionelle Einschränkung, Beziehungsstil und Art und Weise der konkreten Gestaltung der Beziehung mit dem professionellen Begleiter) zu erschließen [1516].

Das Erfassen von Todeswünschen erfolgt im klinischen Alltag in der Regel im Rahmen von Gesprächen. Wissenschaftliche Fragestellung, ggf. aber auch die Fort- und Weiterbildung in Gesprächsführung zum Todeswunsch kann aber auch auf operationlisierte und vialidierte **Instrumente** zurückgreifen. Ein aktuelles systematisches Review von

Messinstrumenten des Todeswunsches („wish to hasten death") bei Patienten mit einer fortgeschrittenen Erkrankung bildet die Evidenzgrundlage dieses Kapitels [1549]. Unter den sieben Instrumenten, die in den 50 eingeschlossenen Studien beschrieben wurden, sind das SAHD (Schedule of Attitudes toward Hastened Death) und das DDRS (Desire for Death Rating Scale) – bzw. modifizierte Formen davon – die am meisten verwendeten Instrumente (SIGN LoE 3). Das SAHD dient an erster Stelle Forschungszwecken, während das DDRS zunächst für das klinische Interview entwickelt wurde. Drei der sieben Instrumente wurden speziell für die Ziele eines Forschungsvorhabens entwickelt und finden darüber hinaus keine Anwendung. Die Autoren heben die mangelnde konzeptuelle Klarheit des Begriffs „wish to hasten death" und die daraus resultierenden inhomogenen Inhalte der Messinstrumente hervor. Aus der Suizidologie ist bekannt, dass objektivierende und quantifizierende Instrumente eine hohe individuelle Fehlerquote haben und klinisch allenfalls zu Lernzwecken einzusetzen sind [1561, 1562]. Da diese Instrumente besonders für die Forschung entwickelt wurden, ist es Aufgabe des Klinikers jeweils zu erwägen, ob die Verwendung von standardisierten Instrumenten gerade bei einem solchen persönlichen und existentiellen Thema hilfreich oder eher kontraproduktiv ist. Kein Instrument ersetzt das empathische professionelle Gespräch. Im Zweifel ist das vertrauensvolle professionelle Beziehungs- und Gesprächsangebot einer objektivierenden Messung vorzuziehen.

Die **Dokumentation** von geäußerten Todeswünschen ist für die weitere Behandlung des Patienten im multidisziplinären Team von besonderer Bedeutung. Die juristische Praxis zeigt, dass Strafverfolgungsbehörden und arztrechtliche Gremien besonderen Wert auf die Dokumentation von Suizidalität legen. Strafrechtlich relevant ist nicht der Irrtum, sondern die unterlassene Diagnostik und Therapie, welche durch Dokumentation nachgewiesen wird. Davon unabhängig ist das auch bei Suizidalität bestehende Arztgeheimnis, resp. Seelsorgegeheimnis. Dies zu brechen bedarf des Vorliegens einer akuten Lebensgefahr. Somit ist es immer ärztliche, seelsorgerische und juristische Aufgabe, abzuschätzen, wie bedrohlich die Suizidalität ist. Hier kann psychiatrische Expertise hilfreich sein. Auch bezüglich des Seelsorgegeheimnisses gibt es klare Positionierungen: „Der Seelsorgeperson muss (...) zugetraut werden, dass sie einschätzen kann, was der absoluten Geheimhaltung bedarf und was ihr mutmaßlich unter diesem Vorzeichen anvertraut wurde..." [1563].

18.4   Umgang mit Patienten mit Todeswunsch

18.4.1 Begriffe
Professionelle **Haltungen** umfassen alle Affekte, Gefühle, Gedanken und das Verhalten des professionellen Begleiters in Bezug auf den Patienten, welche in der Behandlungssituation gezeigt werden und einen Einfluss auf den Behandlungsprozess haben [1564].

Professionelle **Strategien** basieren auf den grundsätzlichen theoretischen Annahmen über Kommunikation in helfenden Beziehungen.

Professionelle **Techniken** sind theoriebasierte (verbale oder non-verbale) Aktivitäten in verschiedenen, meist kritischen Situationen der Behandlung.

18.4.2 Ziele

Wie oben angeführt ist der Todeswunsch ein differenziertes Phänomen, so dass sich zunächst die Frage stellt, welche Ziele im Umgang mit Patienten, die einen Todeswunsch äußern, verfolgt werden sollen. Eine vierstufige Zielsetzung wird empfohlen:

- **Wahrnehmen und Erkennen:** Die Äußerung eines Todeswunsches von Patienten mit einer nicht-heilbaren Krebserkrankung ist vom professionellen Begleiter wahrzunehmen und zu erkennen.
- **Verstehen:** Damit verbunden ist das Verstehen des Todeswunsches vor dem Hintergrund der medizinischen und psychischen Situation, der Persönlichkeit und Lebenserfahrung des Patienten. Es geht um einen empathischen, bedeutungsfindenden Prozess von Seiten der professionellen Begleiter im Gespräch mit dem Patienten, ggf. auch unter Einbezug der Angehörigen.
- **Kompetent begleiten:** Daraufhin ist es Aufgabe des professionellen Begleiters den Patienten mit einer nicht-heilbaren Krebserkrankung und einem Todeswunsch zu begleiten, was nicht zwangsläufig das Ergreifen von direkten Maßnahmen, sondern womöglich „nur" das aktive Aushalten des Leides bedeutet, ohne eine Antwort darauf geben zu können oder gar den Todeswunsch zu beurteilen. In allen Situationen, wo dies möglich und erwünscht ist, soll das im Todeswunsch enthaltene Leid durch konkrete Strategien und Techniken erzielt werden.
- **Suizidprävention:** Die Prävention von Suizidalität und Suizid/-versuch ist ein viertes Ziel im Umgang mit Patienten mit einer nicht-heilbaren Krebserkrankung und einem Todeswunsch.

18.4.3 Haltungen

18.7.	Konsensbasierte Empfehlung
EK	Das Gespräch über Todeswünsche *soll* in einer von Offenheit, Interesse und Respekt geprägten Grundhaltung für das Denken, Erleben und Handeln des Patienten durchgeführt werden. Die Haltung des Respekts beinhaltet nicht notwendigerweise eine Zustimmung zur aktiven Beendigung des Lebens.

Hintergrund

Diese Empfehlung basiert auf der Expertenmeinung der Leitliniengruppe.

Die grundsätzliche therapeutische Haltung jedes professionellen Begleiters gegenüber einem Patienten mit einer nicht-heilbaren Krebserkrankung mit Todeswunsch sollte zugewandt, interessiert und von Respekt geprägt sein. Dabei ist Respekt nicht gleichzusetzen mit Zustimmen in die gewünschte Lebensbeendigung. Vielmehr basiert die respektvolle Haltung auf der grundsätzlichen Annahme, dass jeder Mensch in eine Situation kommen kann, in der er keinen anderen Ausweg aus einer als unerträglich erlebten Situation sieht, als der, möglichst bald aus diesem Leben zu scheiden [1565].

Respekt bedeutet, dass der Professionelle sich ein Stück weit mit dem Wunsch des Patienten identifizieren muss, um den emotionalen Gehalt des Todeswunsches auch erfassen zu können, wobei ein „rein intellektuelles Respektieren" nicht ausreichend ist. Die in der Empfehlung gemeinte Haltung des Respekts fragt nach den Auslösern und Ursachen dieses Wunsches und versucht diese zu bestimmen. Die Kenntnis dieser Hintergründe, so die Annahme, kann u.U. neue und bisher nicht erwogene Handlungs- und Behandlungsoptionen eröffnen. Respektieren bedeutet dabei nicht, zuzustimmen, dass die Auslöser und die Ursachen für den Todeswunsch als handlungsleitend akzeptiert werden und das Lebensende jetzt herbeigeführt werden müsse [1560].

Wesentliche Grundlage für den Umgang mit Todeswünschen sind der Aufbau und die Aufrechterhaltung der Beziehung von professionellem Begleiter und Patient [1550]. Hilfreich ist es, die folgenden Strategien und Techniken im Umgang mit Todeswünschen zu berücksichtigen: Aufbauen einer vertrauensvollen Beziehung zum Patienten als Kernaufgabe des professionellen Begleiters, proaktives Ansprechen statt zu ignorieren, sich vorher mit der Thematik persönlich auseinandersetzen; Offenheit entwickeln, um die Sicht des Patienten als seine Wahrnehmung und Wirklichkeit anzuerkennen, offen mit dem Patienten über Möglichkeiten zu diskutieren, mit seinem Leidensdruck umzugehen sowie solide Kenntnis der Hilfsmöglichkeiten und der rechtlichen Situation in Deutschland.

Es ist wichtig, dass der professionelle Begleiter seine eigenen Gefühle und Phantasien im Umgang mit dem Patienten reflektiert. Es gilt, sich selbst gegenüber nicht wertend auch alle negativen Gefühle und Gedanken über einen Patienten bewusst werden zu lassen und nicht zu leugnen, sondern sie als Teil der professionellen Beziehung zu verstehen. Diese müssen nicht dem Patienten gegenüber ausgesprochen werden, aber können dazu dienen, zu erkennen, wie der Patient fühlt. Was der professionelle Begleiter fühlt, wird oftmals vom Patienten unbewusst ausgelöst. Das dahinterstehende Konzept von Übertragung und Gegenübertragung ist ein zentrales Konzept psychoanalytischer Therapie [1516].

18.4.4 Strategien und Techniken

18.8.	Evidenzbasierte Empfehlung
Empehlungsgrad **A**	Bei Äußerung eines Todeswunsches durch Patienten mit einer nicht-heilbaren Krebserkrankung *soll* das Vorliegen von Hilflosigkeit, Hoffnungslosigkeit, Sinnlosigkeit, Aussichtslosigkeit, Demoralisation und Glaubensverlust sowie Depressivität und ggf. Suizidalität erfasst und behandelt bzw. Unterstützung angeboten werden.
Level of evidence **3**	Quellen: Rodriguez-Prat et al. 2017 [1509]

Depression 17.4.	Evidenzbasierte Empfehlung
Empfehlungsgrad **0**	Zur Erkennung einer Depression bei Patienten mit einer nicht-heilbaren Krebserkrankung *kann* das 2-Fragen-Screening eingesetzt werden: Fühlten Sie sich im letzten Monat häufig niedergeschlagen, traurig bedrückt oder hoffnungslos? Hatten Sie im letzten Monat deutlich weniger Lust und Freude an Dingen, die Sie sonst gerne tun?
Level of Evidence **4**	Quellen: –

18.9.	Evidenzbasierte Empfehlung
Empfehlungsgrad **B**	Wenn ein Patient mit einer nicht-heilbaren Krebserkrankung einen Todeswunsch hat, *sollten* mit ihm Bewältigungsstrategien erarbeitet werden, wie er mit seiner Situation umgehen kann.
Level of evidence **3**	Quellen: Breitbart et al. 2010 [1566], Breitbart et al. 2015 [1567], Breitbart et al. 2018 [1568], Chochinov et al. 2011 [1354], Juliao et al. 2017 [1569]

18.10.	Konsensbasierte Empfehlung
EK	Bei Vorliegen eines Todeswunsches, verbunden mit einem Erleben von (drohendem) Kontrollverlust, *sollten* mit einem Patienten mit einer nicht-heilbaren Krebserkrankung Möglichkeiten erarbeitet werden, wie er die Kontrolle über seine Situation (wieder) erleben bzw. zurückgewinnen kann.

18.11.	Konsensbasierte Empfehlung
EK	Bei einem Patienten mit einer nicht-heilbaren Krebserkrankung und einem persistierenden Todeswunsch *sollten* die professionellen Begleiter diesen Wunsch aushalten und empathisch begleiten.

18.12.	Konsensbasierte Empfehlung
EK	In den Gesprächen mit dem Patienten über seine Todeswünsche *sollen* das Therapieziel und die daraus resultierenden Entscheidungen über Beginn, Fortsetzung und Beendigung medizinischer lebenserhaltender Maßnahmen thematisiert werden.

18.13.	Evidenzbasierte Empfehlung
Empfehlungsgrad **A**	Gerade bei Patienten mit einer nicht-heilbaren Krebserkrankung und Todeswunsch *sollen* unzureichend beherrschte Symptome wie Schmerzen, Atemnot, Übelkeit, Erbrechen, Angst, Depression usw. bestmöglich behandelt werden.

18.13.	Evidenzbasierte Empfehlung
Level of evidence **3**	Quellen: Rodriguez-Prat et al. 2017 [1509]

18.14.	Konsensbasierte Empfehlung
EK	Ein psychiatrischer/ psychotherapeutischer Experte *soll* in folgenden Fällen hinzugezogen werden:

- bei Unsicherheit in der Diagnose einer psychiatrischen Erkrankung sowie in deren Behandlungsplanung
- bei (per)akuter Suizidalität
- beim Wunsch nach Beratung des professionellen Begleiters, z. B. bei schwierigen Gesprächen im Umgang mit dem Todeswunsch.

Hintergrund

Eine systematische Literaturrecherche nach RCTs wurde durchgeführt, um die Frage der Wirksamkeit von Interventionen und Verfahren zur Linderung eines Todeswunsches zu beantworten. Es konnte zudem ein Systematic Review qualitativer Evidenz identifiziert werden, das u.a. zur Grundlage der evidenzbasierten Empfehlungen herangezogen wird [1509]. Da das Thema Todeswunsch im palliativmedizinischen Kontext noch wenig untersucht ist, können noch nicht viele Strategien und Techniken mit einer Studienevidenz-Basierung empfohlen werden. Vielmehr ist für die Empfehlungen zu dem Umgang mit Todeswunsch die klinische Expertise die wesentliche Grundlage.

Die Handlungsstrategien orientieren sich an diagnostischen und therapeutischen Aspekten. Schon ein diagnostisches Gespräch kann Klarheit und Ruhe in einem therapeutischen Sinn vermitteln. Diagnostisch ist es wichtig,

- zwischen Auslösern und Ursachen des Todeswunsches zu unterscheiden. Auslöser sind die aktuellen Gründe für den Todeswunsch, die der Patient dem professionellen Begleiter mitteilt. Ursachen hingegen sind z. T. unbewusste Hintergründe und Bedingungen, die u. U. schon früh in der Kindheit und lebenslang in schweren Krisensituationen, unerträglich erlebten psychischen Zuständen und Erfahrungen in schwer belastenden Beziehungen entwickelt wurden und nun wieder zum Tragen kommen [1516].
- Zudem sollte der professionelle Begleiter eigene Gefühle und Vorstellungen/ Phantasien wahrnehmen, die im Gespräch mit und im Nachdenken über den Patienten auftauchen und überlegen, wie diese mit dem Patienten, seiner Lebensgeschichte (soweit bekannt), seinen Beziehungen und seiner Art über das Lebensende nachzudenken verbunden sind.
- Aus der Art und Weise, wie Patienten und professionelle Begleiter miteinander umgehen, kann geschlossen werden, wie die Qualität der Beziehung gestaltet ist, wie offen, vertrauensvoll und verbunden, aber auch abweisend, mißtrauisch und zurückgezogen der Patient sich fühlt und handelt.

- Einzelne und/ oder kombinierte Symptome wie Schmerzen, Atemnot, Übelkeit, Erbrechen, Angst, Depressivität und ggf. Suizidalität detailliert und holistisch zu betrachten: Diese Herangehensweise ermöglicht es, ein umfassendes Bild über einen geäußerten Todeswunsch, seine Bedeutung und Funktion sowie beeinflussende physische, psychologisch-emotionale und soziale Faktoren als Grund zu erhalten [6].

Folgende Strategien und entsprechende Techniken finden im Umgang mit Patienten mit einer nicht-heilbaren Krebserkrankung und einem (potentiellen) Todeswunsch Anwendung (siehe Tabelle 54).

Tabelle 54: Strategien und Techniken im Umgang mit (potentiellen) Todeswünschen

Strategie	Technik
1. Das psychische und spirituelle Befinden des Patienten erkunden	Hilflosigkeit, Hoffnungslosigkeit, Sinnlosigkeit, Aussichtslosigkeit, Demoralisation und Glaubensverlust, aber auch Dauerhaftigkeit und Alternativlosigkeit des Todeswunsches sind zu erfassen und zu klären [1509]. So können, evt. schon vom Patienten ausgehend, Lösungsmöglichkeiten erwogen und entschieden werden. Es kann nötig sein, dem Erleben des Patienten erst einmal Raum zu geben, nicht sofort aktiv zu werden, sondern auszuhalten (siehe Empfehlung 18.8. und Punkt 7 der Tabelle; siehe Evidenzzusammenfassung weiter unten).
2. Hinweise auf eine Depression oder eine andere schwere psychiatrische Störung, die das Urteilsvermögen nachhaltig einschränken, erfassen und abklären	Die aktuelle Depressivität oder eine andere schwere psychiatrische Störung sollten erfasst und in ihrer Schwere abgeklärt werden. Für die Erfassung der Depressivität steht ein 2-Fragen-Screening zu Verfügung (siehe Empfehlung Depression 17.4.). Bei Unsicherheiten, ob der Patient aufgrund der psychischen Störung in seiner Entscheidungsfähigkeit massiv eingeschränkt ist, ist eine psychiatrische Untersuchung zu empfehlen.
3. Die eigenen Gefühle im Gespräch mit dem Patienten wahrnehmen.	Eigene Angst, Bedrängnis, Ärger, plötzliche, unvorhersehbare Gefühle, Gedanken oder körperliche Zustände (z. B. Müdigkeit, Irritation, Abwesenheit, oder auch der plötzliche Wunsch, der Patient möge tot sein) gilt es wahrzunehmen, zu definieren und zunächst auszuhalten, um (s.o.) über ihren Hinweischarakter auf die Situation des Patienten nachdenken zu können (siehe Konzept der Übertragung im Abschnitt Haltungen; Kapitel Angst).
4. Gibt es Hinweise auf Todeswünsche (durch Patient oder Erleben des professionellen Begleiters), so soll diese proaktiv angesprochen werden, auch dann, wenn der Patient dies nicht von sich aus initiiert	In diesem Zusammenhang kann eine herantastende Gesprächsführung sinnvoll sein. („Denken Sie darüber nach, sich ganz aufzugeben?" „… alles hinzuschmeißen?" „Wünschen Sie sich, am liebsten tot zu sein?" „Denken Sie daran Ihrem Leben selbst ein Ende zu setzen?" (Ansprache möglicher Suizidalität). Zieht der Patient sich in dieser Situation zurück oder fühlt der Professionelle sich gehemmt, kann hinterfragt werden: „Habe ich Sie richtig verstanden…?", „Mögen Sie mir noch mal genauer sagen, wie Sie über Ihre Situation denken?" (siehe Abschnitt Screening und Erfassung).
5. Angehörige einbeziehen	Mit Zustimmung des Patienten (Vorsicht: evt. bestehen innerfamiliäre Konflikte) ist es sinnvoll mit den Angehörigen über das Vorliegen von Todeswünschen zu beraten, ihre Sicht darüber und über den Patienten zu erfassen und sie in ihrer Position ernst zu nehmen (siehe Abschnitt Angehörige).

Strategie	Technik
6. Bewältigungsstrategien erarbeiten, wie der Patient mit seiner Situation umgehen kann	Eine positive Bewältigung der eigenen (nicht-heilbaren) Krebserkrankung kann ein Prädiktor von geringeren depressiven Symptomen und höherer Lebensqualität sein [1570, 1571]. Als Beispiele für Techniken der Krankheitsbewältigung können existentielle Verfahren wie die sinn- oder würdezentrierte Therapie genannt werden, deren Wirksamkeit hinsichtlich eines Todeswunsches in Studien geprüft wurde (siehe Evidenzzusammenfassung weiter unten). Sie zielen darauf, das spirituellen Wohlbefinden des Patienten am Lebensende durch die Auseinandersetzung mit dem subjektiven Lebenssinn bzw. der eigenen Würde zu fördern (siehe Empfehlung 18.9.).
7. Wunsch nach persönlicher Einflussnahme und Kontrolle explorieren, fördern, zurückgewinnen	Reflexion über eigene (Patient) Kontrollmöglichkeiten der Situation (gemeinsam) fördern. Bei Bedarf sind konkrete Schritte der Verbesserung der Kontrolle einzuleiten und deren unter Umständen Unerfüllbarkeit im Gespräch mit dem Patienten aushalten (siehe Empfehlung 18.10.; siehe auch Kapitel Angst).
8. Aushalten bzw. Ertragen des nicht zu umgehenden Leidens	Im wiederholten Gespräch mit dem Patienten können Situationen entstehen, in denen eine Abhilfe/Linderung von Symptomen oder Leidenszuständen nicht ausreichend möglich ist. Es gilt, sich in dieser Situation immer wieder dem Patienten (und den eigenen Gefühlen) zur Verfügung zu stellen, sie auszuhalten, zu besprechen und nach Lösungen zu suchen (siehe Empfehlung 18.11.).
	Bei Persistenz des Todeswunsches ist es notwendig in der helfenden Beziehung Reflexionsräume zu eröffnen. In solchen Situationen stellen gerade das Dabeibleiben und – wenn gewünscht und möglich – das Gespräch das Angebot dar. Dieses Aushalten ist nicht mit einem passiven Hinnehmen oder Ignorieren gleichzusetzen.
9. Therapiezieländerung und Entscheidung über Beginn, Fortsetzen und Beendigung lebenserhaltender medizinischer Maßnahmen	Eine mögliche Änderung des Therapieziels und der daraus resultierenden Entscheidung über Beginn, Fortsetzung und Beendigung medizinischer Maßnahmen sowie deren Bedingungen, technischen Durchführung und Folgen sind behutsam mit dem Patienten anzusprechen und gemeinsam mit ihm zu entscheiden. Ein solches Gespräch kann an sich für den Patienten eine Form der Auseinandersetzung mit seinen Todeswünschen und den sie bedingenden Gründen darstellen (siehe Empfehlung 18.12.).
10. Symptomkontrolle	Unzureichend beherrschte Symptome wie Schmerzen, Atemnot, Übelkeit, Erbrechen, Angst, Depression spielen eine wichtige Rolle in der Entstehung eines Todeswunsches, indem sie auf der phyischen, psychosozialen und existentiellen Ebene der Person interagieren [1509] (siehe Evidenzzusammenfassung weiter unten). Dabei ist eine bestmögliche Symptomlinderung Teil der Betreuung von Patienten mit einem Todeswunsch (siehe Empfehlung 18.13.).
11. Supervision und Fallbesprechungen durchführen	In Druck-, Konflikt- und Dilemmasituationen sind Supervison oder Fallbesprechungen, z. B. eine ethische Fallbesprechung ein probates Mittel, um durch Hinzuziehen Dritter neue Gedanken und Optionen zu finden (siehe Abschnitt Behandlungsteam und -personen).
12. Hinzuziehen weiterer Fachleute	Bei besonderen Fragestellungen (genauere psychiatrische Diagnostik, religiöse Konflikte u. a.) sind weitere Experten hinzuziehen (psychiatrischer/ psychotherapeutischer Experte), Sozialarbeiter, Seelsorger, Musiktherapeut und andere non-verbale Therapeuten: Tanz-, Bewegungs-, Kunst- und Gestaltungstherapeuten) (siehe Empfehlung 18.14.).

Das psychische und spirituelle Befinden des Patienten erkunden; Symptomkontrolle (Empfehlungen 18.8 und 18.13)

Rodriguez-Prat et al. weisen in ihrem Review auf die Verbindung zwischen dem physischen und spirituellen Befinden und der Hilflosigkeit, Hoffnungslosigkeit und Alternativlosigkeit als Grund eines geäußerten Todeswunsches eines Patienten hin [1509]. Die Ergebnisse aller eingeschlossenen 14 qualitativen Studien mit insgesamt 255 befragten Patienten zeigen, dass Schmerzen und Leid ein übergeordnetes Thema darstellen. Differenziert betrachtet äußerten die befragten Patienten die Ungewissheit, was die Zukunft birgt, den zunehmenden Kontrollverlust über Körperfunktionen und mögliche damit einhergehende Schmerzen als ursächlich. Das Gefühl der Hoffnungslosigkeit und Alternativlosigkeit resultiere aus Patientensicht aus dem Wissen an einer progressiven Erkrankung zu leiden, die mit Schmerzen und Kontrollverlust einhergeht und letztendlich zum Tod führt. Die Erfassung und Klärung eines geäußerten Todeswunsches hinsichtlich psychischer und emotionaler Faktoren ermöglicht es dem Behandelnden somit individuell, passende Bewältigungs- und Behandlungsstrategien auszuwählen (deskriptive Evidenz, LoE 3).

Bewältigungsstrategien (Empfehlung 18.9)

In den letzten Jahrzehnten wurden Interventionen in der Palliativversorgung entwickelt, die eine bessere Krankheitsbewältigung angesichts des nahenden Sterbens und Todes erzielen. Einige davon wurden auf ihre Wirksamkeit im Rahmen von randomisierten Studien mit Messung des Todeswunsches als Outcome geprüft, wobei es sich immer um einen sekundären Endpunkt handelte. Eine systematische Literaturrecherche nach RCTs/ CCTs, die die Effektivität von Interventionen jeglicher Art auf das Outcome Todeswunsch bei Patienten in der Palliativversorgung untersuchen, ergab fünf RCTs, die zwei verschiedene psychotherapeutische Verfahren untersuchten: eine sinnzentrierte [1566-1568] und eine würdezentrierte Therapie [1354, 1569]. Breitbart et al. untersuchte in zwei RCTs mit moderatem Risiko für Bias (n = 253 bzw. n = 321) sowie in einer Pilot-RCT eine achtwöchige, sinnzentrierte individuelle [1566, 1567] oder Gruppen-Psychotherapie [1568] bei Patienten mit einem Stadium-IV-Tumor (SIGN LoE 1+). Die Gruppentherapie zeigte eine signifikante Interaktion von Gruppe und Zeit auf die Reduktion des Todeswunsches (Outcome-Messung mittels SAHD, Schedule of Attitudes toward Hastened Death) [1567]. Die individuelle, sinnzentrierte Therapie konnte einen kleinen, dennoch signifikanten Therapie-Effekt auf die Reduktion von Todeswünschen (SAHD) nachweisen [1568]. Die von Chochinov et al. entwickelten Kurzzeit-Würdetherapie konnte in einer großen RCT mit moderatem Risiko für Bias (n = 441) keinen signifikanten Effekt auf den Todeswunsch (Messung mittels Item des „Structured Interview for Symptoms and Concerns") feststellen [1354]. In einem kleineren RCT mit höherem Risiko für Bias wurden Patienten mit einem höheren Niveau von Distress zu Beginn der Studie eingeschlossen [1569]. Hier konnte eine knapp signifikante Reduktion der Prävalenz von Todeswunsch (Messung mittels DDRS, Desire for Death Rating Scale) nachgewiesen werden (Prävalenz 0 % nach Würdetherapie versus 14,3 % in der Kontrollgruppe = Standard Palliative Care, $p = 0.054$; SIGN LoE 1-).

Da die Leitliniengruppe Bewältigungsstrategien im Allgemeinen und nicht speziell die sinn- und würdezentrierte Therapie empfiehlt, wird die Evidenz als indirekt betrachtet und so ein *downgrading* des Evidenzniveaus vorgenommen (SIGN LoE 3). Dieses Vorgehen entspricht der klinischen Praxis. Existentielle Fragen zu erörtern und Aspekte menschlicher Würde im Gespräch mit schwerst Kranken und Sterbenden zu beachten, fördert, so lassen die dargestellten Forschungsergebnisse resümieren, ein Erleben, das Wünsche relativiert und mindert, besonders rasch und evt. auch durch eigene Hand zu sterben.

18.4.5 Besondere Maßnahmen

18.15.	Konsensbasierte Empfehlung
EK	Bei perakuter Suizidalität, d. h. wenn die suizidale Handlung unmittelbar bevorsteht und nicht durch andere Maßnahmen vermieden werden kann, *soll* unter kritischer Abwägung von Nutzen und Schaden die Indikation für eine Einweisung in eine Klinik für Psychiatrie und Psychotherapie geprüft werden.

18.16.	Konsensbasierte Empfehlung
EK	Bei Patienten mit einer nicht-heilbaren Krebserkrankung und unzureichend beherrschbaren Symptomen mit daraus resultierendem Todeswunsch *kann* eine palliative Sedierung zur Symptomkontrolle angeboten werden.

Sterbephase 10.37.	Konsensbasierte Empfehlung
EK	Die palliative Sedierung *soll* durch in der Palliativmedizin erfahrene und kompetente Ärzte und Pflegefachkräfte erfolgen.

18.17.	Konsensbasierte Empfehlung
EK	Die an der Behandlung eines Patienten mit einer nicht-heilbaren Krebserkrankung Beteiligten *sollen* in Bezug auf Todeswünsche über die (berufs-)rechtlichen Rahmenbedingungen und die relevanten Begrifflichkeiten fortgebildet sein.

Hintergrund

Bei akuter Suizidalität mit akutem Handlungsdruck ist ein psychiatrischer oder psychotherapeutischer Experte hinzuziehen, wenn der Patient sich von diesen Absichten oder Plänen nicht glaubhaft distanzieren kann. Unter „Distanzieren" ist weniger der bloße Akt eines Versprechens zu verstehen, sich „nichts anzutun", als die Einschätzung des professionellen Begleiters, dass der Druck, suizidal zu handeln nicht so groß ist, dass keine anderen gegenläufigen, lebenserhaltenden Phantasien mehr Raum finden und der Patient auf die alsbaldige Ausführung des Suizids eingeengt ist [1572].

Perakute Suizidalität ist gegeben, wenn der Patient droht, sich das Leben unmittelbar zu nehmen: Beispielsweise kündigt der Patient an, aus der Klinik zu gehen und sich jetzt von einer Brücke zu stürzen oder auch, sich in zwei Tagen zu töten. Angesichts eines solchen imperativen Suizidwunsches wird der professionelle Begleiter unter Druck gesetzt zu handeln. Die Tatsache, dass er in den akuten Suizidplan einbezogen wird, weist darauf hin, dass nicht nur der Suizid real bevorsteht, sondern dass er mit einem Helfer kommuniziert wird, der etwas unternehmen kann, um den Suizid zu unterbinden. Das allein weist auf eine Ambivalenz hin.

Bei perakuter Suizidalität in der palliativmedizinischen Situation ist die Indikation zur Einweisung in eine psychiatrische Klinik gegen den Willen des Patienten kritisch zu prüfen. Eine Zwangsunterbringung in diesem Kontext ist sehr selten und wird zudem in den meisten Fällen nur als eine kurzfristige psychiatrische Behandlungsmaßnahme (1–2 Tage) vorgenommen. Bei der Entscheidung zu einer solchen Unterbringung ist der körperliche Zustand des Patienten zu berücksichtigen. Je fortgeschrittener die Krebserkrankung ist, desto seltener fällt die Entscheidung zu einer Zwangseinweisung.

Je nach Wunsch des Patienten, aber auch abhängig von den Möglichkeiten der Professionellen bieten sich mehrere weiterführende Behandlungsoptionen an: Beratung und Kriseninterventionen als kürzere, und dicht am aktuellen Erleben und seiner Bewältigung orientierte Interventionen, aber auch Psychotherapien (unterschiedlicher Schulen), in denen zugrundeliegende existentielle Konfliktthemen besprochen werden können [1573]. Eine psychopharmakologische Behandlung kann u. U. auch indiziert sein. Hier kann z. B. ein Benzodiazepin unter Abwägung möglicher Kontraindikationen (z. B. Sturzgefahr, Sedierung) bei suizidgefährdeten Patienten in Betracht gezogen werden (siehe Empfehlung 3–120 der S3-Leitlinie Unipolare Depression [1320]). Je nach subjektiven Anlässen des Todeswunsches stellen spirituelle und soziale Angebote weitere wertvolle Möglichkeiten dar, den Patienten zu begleiten und zu untertützen.

Kultur und Religion prägen Vorstellungen und Praktiken des Sterbens. Sie zu kennen und beim jeweiligen Patienten zu beachten, ist ein wichtiger Aspekt einer helfenden Beziehung am Lebensende, besonders wenn es sich um den Umgang mit Todeswünschen handelt (siehe auch Kapitel Grundsätze der Palliativversorgung). Da es unterschiedliche, kulturell oder religiös motivierte Haltungen und Bewertungen zum Todeswunsch bei schwerer körperlicher Erkrankung gibt, gilt diese Empfehlung zunächst einmal nur für die Notwendigkeit, sich damit auseinanderzusetzen. Ob die kulturellen oder religiösen Aspekte dann handlungsleitend werden oder nicht, hängt von einer Vielzahl an medizinischen und psychologischen Faktoren ab. Hier sollte ggf. sowohl mit dem Patienten, seinen Angehörigen, aber auch den Behandlern nach einem Konsens gesucht werden [1537].

Belastende Symptome wie Schmerzen, Atemnot, Unruhe, Angst u.a. können auch Grund für einen geäußerten Todeswunsch sein (z. B. „Ich will so (= mit diesen Schmerzen) nicht leben!"). Deshalb ist eine gute Symptomkontrolle auch aus diesem Grund ein wichtiges Angebot. In seltenen Fällen gibt es Symptome, die durch eine primäre Symptomkontrolle nicht ausreichend gelindert werden können, d. h. unzureichend beherrschbar sind. Wenn dies zu einer Belastung führt, dass dies ein wesentlicher Grund für einen geäußerten Todeswunsch ist, dann kann auch eine Palliative Sedierung erwogen werden. Die palliative Sedierung beinhaltet den überwachten Einsatz von Medikamenten für Patienten, die unter therapierefraktären Symptomen leiden (zur palliativen Sedierung, siehe auch Abschnitt Medikamente und Maßnahmen in der Sterbephase/Absetzen von Medikamenten und Maßnahmen in der Sterbephase im Kapitel Sterbephase).

Genauere Kenntnisse über die rechtlichen Rahmenbedingungen in Deutschland sind im Umgang mit Patienten mit einem Todeswunsch unerlässlich und sollen ein Fortbildungsthema für die Personen sein, die solche Patienten behandeln. Die zentralen Themen sind in Tabelle 55 aufgeführt.

Tabelle 55: Rechtliche Rahmenbedingungen am Lebensende (Stand: 10.2019)

Form der Sterbehilfe bzw. -begleitung	Rechtliche Situation
Tötung auf Verlangen	Die Tötung auf Verlangen ist eine besondere Form der Tötung und verboten. Voraussetzung ist, dass der Täter durch ein ausdrückliches und ernstliches (freiverantwortliches) Verlangen des Patienten zu dieser Tötungshandlung veranlasst wird und sich diesem Willen beugt. Das Verkürzen des Lebens ist beabsichtigt und primäres Ziel der Intervention. Hier liegt die sogenannte Tatherrschaft nicht bei dem Patienten: die Person, die zum Handeln veranlasst wurde, beherrscht das Geschehen und führt die zum Tode führende Maßnahme aus. Das typische Beispiel ist das Setzen einer tödlich wirkenden Spritze beim Patienten. Die Tötung auf Verlangen ist in Deutschland gemäß §216 StGB gesetzlich verboten und kann mit 6 Monaten bis zu 5 Jahren Freiheitsentzug bestraft werden.
Assistierter Suizid/ Beihilfe zur Selbsttötung [1574]	Eine geschäftsmäßige, d. h. auf Wiederholung gerichtete Förderung von Suizid ist verboten und wird gemäß dem neu geschaffenen §217 StGB geahndet. Als Teilnehmer bleibt straffrei, wer nicht geschäftsmäßig handelt oder Angehöriger des Suizidenten ist.

Die Hilfe zu einem frei verantwortlichen Suizid ist – sofern sie nicht geschäftsmäßig i.S.d. §217 erfolgt – nicht strafbar da bereits die Haupttat „Suizid" straflos ist.

Wer einen nicht frei verantwortlichen Suizid unterstützt, kann je nach den Umständen des Einzelfalls wegen unterlassener Hilfeleistung (§ 323c StGB), Tötung durch Unterlassen (§§ 212, 13 StGB), u.U. auch wegen fahrlässiger oder vorsätzlicher Tötung (§ 222 oder § 212 StGB) angeklagt werden.

Für Ärzte gelten darüber hinaus die Vorgaben des Berufsrechts: Das Gespräch mit dem Patienten über Todeswunsch und Suizidabsicht gehört zu den Aufgaben des Arztes, nicht aber die Hilfe beim Suizid. Einige Landesärztekammern haben entsprechend der Musterberufsordnung für Ärzte darüber hinaus ein gesondertes berufsrechtliches Verbot der ärztlichen Suizidhilfe beschlossen. |

Form der Sterbehilfe bzw. -begleitung	Rechtliche Situation
Therapien am Lebensende (früher: indirekte Sterbehilfe)	Therapien am Lebensende sind alle medizinischen, das heißt auch palliativmedizinischen Maßnahmen, die in der letzten Phase des Lebens erfolgen mit dem Ziel, Leiden zu lindern. Sie sind - wie alle medizinischen Maßnahmen - erlaubt, wenn sie indiziert sind, der Patient nach sorgfältiger Aufklärung einwilligt und sie fachgerecht durchgeführt werden. Dazu gehören auch Maßnahmen, bei denen die Möglichkeit besteht, dass der natürliche Prozess des Sterbens verkürzt wird, sei es durch eine hochdosierte Schmerzmedikation oder eine starke Sedierung, ohne die die belastenden Symptome nicht beherrscht werden können. Dienen diese Maßnahmen der Symptomlinderung, sind sie mit Blick auf dieses Ziel indiziert und hat der sorgfältig aufgeklärte Patient darin eingewilligt, darf die Nebenwirkung „Lebensverkürzung" in Kauf genommen werden. Unter diesen Voraussetzungen sind auch solche Therapien am Lebensende nicht verboten, sondern unter Umständen sogar ethisch und rechtlich geboten.
Sterben zulassen (früher: passive Sterbehilfe)	Das Zulassen des Sterbens durch Nichtaufnahme oder Beendigung lebensverlängernder bzw. -erhaltender Maßnahmen ist erlaubt und sogar ethisch und rechtlich geboten, wenn diese Maßnahmen nicht bzw. nicht mehr indiziert sind oder der Patient nicht bzw. nicht mehr darin einwilligt. Hierzu gehören beispielsweise künstliche Beatmung oder künstliche Ernährung, die entweder nicht begonnen oder beendet werden. Die Verpflichtung zur (palliativ-) medizinischen Begleitung des Sterbenden besteht selbstverständlich weiter [337].
Palliative Sedierung	Definiert als der überwachte Einsatz von Medikamenten mit dem Ziel einer verminderten oder aufgehobenen Bewusstseinslage (Bewusstlosigkeit), um die Symptomlast in anderweitig therapierefraktären Situationen in einer für Patienten, Angehörige und Mitarbeiter ethisch akzeptablen Weise zu reduzieren [1575]. Die Sedierung kann intermittierend oder dauerhaft eingesetzt werden. Die angestrebte Sedierungstiefe kann von flacher Sedierung bis zum dauerhaften Ausschalten des Bewusstseins reichen. Sie ist erlaubt, wenn sie indiziert ist, der Patient nach sorgfältiger Aufklärung einwilligt und sie fachgerecht durchgeführt wird.

18.5   Angehörige

18.18.	Konsensbasierte Empfehlung
EK	Bei Vorliegen eines Todeswunsches *sollten* die Angehörigen im Einvernehmen mit dem Patienten in das Gespräch hierüber mit einbezogen werden.

Hintergrund

Sehr häufig fällt es Angehörigen schwer, über Todeswünsche ihrer kranken Verwandten und Freunde zu sprechen, sowohl mit dem Träger des Todeswunsches, als auch mit anderen Angehörigen. Andererseits tragen Angehörige auch Wünsche nach Lebensbeendigung aus unterschiedlichen Motivationslagen an die Professionellen heran. Die Angehörigenarbeit erfordert große Sensiblität. Zunächst bedarf es eines Einverständnisses des Patienten, mit Angehörigen über die Todeswünsche sprechen zu dürfen. Dabei ist sowohl auf die Qualität der Beziehung zwischen Patient und Angehörigem, wie auch auf die Belastungen, denen die Angehörigen gerade durch den geäußerten Todeswunsch ausgesetzt sind, zu achten. Im Gespräch mit den Angehörigen ist, ähnlich wie mit den Patienten, darauf zu achten, keine wertenden Äußerungen zu machen. Die Komplexität der Gefühle und Phantasien von Angehörigen von Patienten mit Todeswunsch hat auch unbewusste Dimensionen, die das Denken und Handeln beeinflussen können: Hierzu zählen Schuldgefühle, Verlustängste, Bestrafungs- und Todeswünsche. Das Gespräch ist auch deshalb wichtig, damit Angehörige nicht ohne Alternativen aufzeigende und Hintergründe benennende Beratung und Unterstützung sind, falls sie darüber nachdenken Beihilfe zum Suizid zu leisten.

Der besonderen Beachtung bedürften bewusste Tötungs- und Mordwünsche aus niedrigen Motiven (wie Rache oder finanziellen Interessen). Sollten derartige Motive offensichtlich werden, so kann die Beantragung einer Betreuung von Seiten der professionelle Begleiter, jedoch auch eine juristische Verfolgung der Personen mit Tötungs- und Mordwünschen ein sinnvolles Vorgehen sein. Ist diese Person bereits als gesetzlicher Betreuer tätig, so soll eine Überprüfung beantragt werden.

18.6 Behandlungsteam und -personen

18.19.	Konsensbasierte Empfehlung
EK	Geeignete Reflexionsräume wie Fallbesprechungen, Seelsorge und Supervision (z. B. bei interaktionellen Problemen mit dem Patienten), sowie Ethikberatung (z. B. bei ethischen Fragestellungen) und Fortbildungen *sollen* für Teams, die Patienten mit einem Todeswunsch begleiten, angeboten werden.

Hintergrund

Supervision und Ethikberatung helfen, die eigene Einschätzung eines Patienten und seiner Todeswünsche zu reflektieren, zu prüfen, gegenüber eigenen Vorstellungen, Wünschen und Phantasien abzugrenzen und zu einer veränderten Betrachtung zu kommen [1576]. Den psychologisch-psychodynamischen Hintergrund bieten dafür unter anderem Konzepte der Übertragung und der Verarbeitung als unerträglich erlebter psychischer Zustände des Leidens und des Todesverlangens zwischen Patient und professionellem Begleiter [1577].

Die Differenzierung zwischen ethischer und supervisorischer Beratung ist manchmal schwer zu ziehen. Daher sollte eine ethische Fallbesprechung von einem geschulten und evt. qualifizierten Moderator geleitet werden. Sollte ein zunächst ethisch erscheinendes Problem einen dynamischen, interaktionellen Hintergrund haben, wird dieser in einer Supervision besser erkannt und besprochen. Empfehlenswert ist ein pragmatisches Vorgehen.

Die Arbeit mit Patienten mit Todeswunsch bei einer nicht-heilbaren Krebserkrankung kann im professionellen Begleiter Gefühle, Erinnerungen und andere psychische Leidenszustände auslösen, die nicht im Rahmen des kollegialen Austausches, von Supervisionen und Fallkonferenzen geklärt, verstanden und überwunden werden können. In dieser Situation kann eine eigene Psychotherapie für den professionellen Begleiter eine angemessene und hilfreiche Lösung sein. Dies bedarf einer offenen, unterstützenden Haltung der palliativmedizinischen Institution, da es sich sowohl um eine selbstfürsorgliche als auch um eine qualitätssichernde Maßnahme handelt.

19. Sterbephase

AG-Leiter: Axel Doll (ab 2012), Thomas Montag (2011–2012), Christoph Ostgathe

19.1 Einleitung

Von den 925.200 Menschen, die im Jahr 2015 in Deutschland verstorben sind, waren 226.337 Menschen an Krebs erkrankt. Damit sind Krebserkrankungen nach den Erkrankungen des Herzkreislaufsystems mit 25 % die zweithäufigste Todesursache in Deutschland [1578]. Ausschließlich auf die Diagnose Krebs bezogen, werden knapp 40 % der Menschen, bei denen ein bösartiger Tumor diagnostiziert wird, an der Erkrankung versterben (die relative 5-Jahres-Überlebensraten liegt nach aktuellen Schätzungen bei 62 % für Männer und 67 % für Frauen) [1579].

Die Sterbephase beschreibt die letzten Tage des Lebens, in denen durch die Erkrankung die körperlichen und geistigen Fähigkeiten des Sterbenden zunehmend eingeschränkt sind. Für diese Leitlinie wird – basierend auf einer internationalen Expertenempfehlung und der verfügbaren Evidenz – die Sterbephase als die letzten drei bis sieben Tage des Lebens definiert [12, 13].

Die Sterbephase von Patienten mit einer nicht-heilbaren Krebserkrankung ist in der Regel von einer dynamischen Entwicklung mit unterschiedlichen Herausforderungen an die physische, psychische, soziale und/oder spirituelle Begleitung von Patient und Familie gekennzeichnet. Unterschiedliche Symptome können den Patienten, aber auch die Angehörigen belasten. Zunehmende Schwäche und Immobilität, der Verlust des Interesses an Essen und Trinken, die Einschränkungen der geistigen Leistungsfähigkeit mit der Verminderung der Möglichkeit zur verbalen Kommunikation sowie Veränderung der Atmung und existentielle Verunsicherung können in den letzten Lebenstagen auftreten [1580].

Die unterschiedlichen Probleme machen ein umfassendes Unterstützungsangebot sowie eine offene und ehrliche Kommunikation mit Patient und Familie notwendig. Häufig stehen Therapieentscheidungen an, die jeweils vor dem Hintergrund der Indikation, des (mutmaßlichen) Patientenwillens, aber auch der Angemessenheit der Maßnahmen zu bedenken sind. Für die Begleitung Sterbender ist es von herausragender Bedeutung, dass das Sterben von den an der Behandlung Beteiligten als ein natürlicher Prozess akzeptiert wird. Alle Maßnahmen sollten sich an dem Ziel orientieren, auch in der letzten Lebensphase die bestmögliche Lebensqualität und ein Sterben in Würde zu erreichen.

19.2 Das Sterben diagnostizieren

19.1.	Evidenzbasierte Empfehlung	Modifiziert 2019
Empfehlungsgrad **0**	Zur Einschätzung, ob die Sterbephase eines Patienten mit einer nicht-heilba-ren Krebserkrankung begonnen hat, *können*, wenn akut reversible Ursachen ausgeschlossen wurden, folgende Kriterien herangezogen werden: • Veränderung der Atmung (z. B. Cheyne–Stokes Atmung, rasselnde Atmung) • Veränderung der Emotionen und des Bewusstseins • Reduktion der Urinausscheidung unter 100 ml/24h • Pulslosigkeit der Arteria radialis • zunehmende Schwäche und reduzierter Allgemeinzustand • Hautveränderungen; Verwirrtheit; Verlust des Interesses an Nahrungs- und Flüssigkeitszufuhr • Intuition der an der Behandlung Beteiligten	
Level of Evidence **4**	Quellen: Eychmüller et al. 2013 [13], Domeisen Benedetti et al. 2012 [12], Kennedy et al. 2014 [1581] Aktualisierung 2019: Hui et al. 2014 [1582]	

19.2.	Evidenzbasierte Empfehlung
Empfehlungsgrad **B**	Die Einschätzung, ob die Sterbephase eines Patienten mit einer nicht-heilba-ren Krebserkrankung begonnen hat, *sollte* im Rahmen einer interprofessionel-len Diskussion erfolgen.
Level of Evidence **4**	Quellen: Eychmüller et al. 2013 [13], Domeisen Benedetti et al. 2013 [12], Kennedy et al. 2014 [1581]

Hintergrund

Für die Sterbephase findet sich keine international einheitliche Definition. Aus klini-scher Sicht können die letzten drei bis sieben Lebenstage als Sterbephase definiert werden [12, 1583].

Basierend auf einer systematischen Literaturübersichtsarbeit mit Daten aus einer Quer-schnittsstudie sowie zehn prospektiven und zwei retrospektiven Kohortenstudien mit in der Mehrheit Krebspatienten (10/12 Studien) zeigt sich eine geringe externe Evidenz für bestimmte Zeichen und Symptome zur Feststellung der Sterbephase (letzte Stun-den/Tage des Lebens) [13]. Zwei der eingeschlossenen Studien benannten folgende Symptome für die letzten sieben Lebenstage als kennzeichnend: Fatigue, Atemnot, Schmerz, Verwirrtheit und vermindertes Bewusstsein [1584, 1585]. Dieser Befund wird durch eine aktuelle Literaturübersicht (12 Studien mit insgesamt 2.416 Patienten) be-stätigt, worin folgende Symptome die höchste Prävalenz in den letzten zwei Lebens-wochen aufzeigen: Atemnot (56,7 %), Schmerz (52,4 %), Rasselatmung (51,4 %) und Verwirrtheit (50,1 %) [1586]. In einer longitudinalen Studie bei Krebspatienten konnten fünf klinische Zeichen mit einem hohen Likelihood Quotienten (LQ) und einer hohen

Spezifität für den Tod innerhalb von drei Tagen erarbeitet werden: Pulslosigkeit der Arteria radialis, Atmung mit mandibulären Bewegungsmustern (verstärkte Kieferbewegung bei der Einatmung), Cheyne-Stokes Atmung, rasselnde Atmung, Reduktion der Urinausscheidung unter 100 ml/24h [1582, 1587, 1588].

Dennoch liegt bisher kein valides Messinstrument zur Feststellung der Sterbephase vor.

Um belastende Maßnahmen bei Patienten in den letzten Lebenstagen zu vermeiden, aber auch, um das familiäre Umfeld für diese Phase vorzubereiten und gezielt zu unterstützen, ist es im klinischen Alltag hilfreich, den Beginn dieser Phase besser diagnostizieren zu können. Auch wenn sichere Prädiktoren für das Eintreten dieser Phase bisher weitestgehend fehlen, so können bei fortgeschrittener, inkurabler Erkrankung das Auftreten oder die Zunahme von Veränderungen der Atmung (z. B. Muster, Rhythmus oder Nebengeräusche wie Rasseln), Veränderungen der Emotionen (z. B. zunehmende Angst und Unruhe) oder des Bewusstseins (z. B. Somnolenz), zunehmende Schwäche und reduzierter Allgemeinzustand, Hautveränderungen (z. B. Marmorierte Extremitäten), Verwirrtheit sowie der Verlust des Interesses an Nahrungs- und Flüssigkeitszufuhr indirekte Hinweise auf die Sterbephase sein. Die Auflistung der beobachtbaren Zeichen erhebt keinen Anspruch auf Vollständigkeit und Eindeutigkeit. In einer Delphi-Befragung von internationalen Palliativexperten aus unterschiedlichen Professionen (u. a. Medizin, Pflege, Seelsorge) wurde die Veränderung in den folgenden Kategorien (die eine Vielzahl an Phänomenen beschreiben) als hochrelevant für die Feststellung der Sterbephase eingestuft: Atmung, Reduktion des Allgemeinzustandes, Bewusstsein, Haut, Einnahme von Essen und Flüssigkeit, Emotionszustand und Meinungsäußerungen der Umgebung [12]. Aus Expertensicht wurde zudem die Intuition der an der Behandlung Beteiligten („Bauchgefühl") als klinisch relevant eingestuft [12].

Nicht selten geben auch Patienten selbst direkte (z. B. „ich habe den Eindruck, es dauert nicht mehr lange") oder indirekte (z. B. „ich muss meinen Koffer packen") Hinweise, die wichtig sind zu beachten. Die Einschätzung ist zudem erschwert durch die Tatsache, dass andere, potentiell reversible Zustände sich ähnlich darstellen können. Aufgrund der beschriebenen Unsicherheiten sollte sich der Arzt im Diagnoseprozess Unterstützung im Rahmen einer Diskussion im multiprofessionellen Team einholen. Die Entscheidung sollte dokumentiert und - da dies in aller Regel auch dazu führt, dass therapeutische Maßnahmen je nach Angemessenheit ab- oder angesetzt werden - nach spätestens 72 Stunden reevaluiert werden.

Instrumente wie z. B. der „BCD (Best Care for the Dying)/Leitfaden Sterbephase" (ehemalig „Liverpool Care Pathway for the Dying - LCP") können helfen, die multiprofessionelle Begleitung von Sterbenden in einem umfassenden Behandlungskonzept zu planen. Solche Instrumente (re-)evaluieren die Therapie, die symptomlindernden Maßnahmen, Kommunikation, die Dokumentation und die Versorgung nach dem Versterben. Wichtiges wird nicht vergessen, aber unnötige und vielleicht störende Wiederholungen werden vermieden. Das gemeinsame Handeln fördert die in dieser Situation so wichtige Kommunikation zwischen den Beteiligten. Die Erfahrung zeigt, dass Instrumente wie der ehemalige LCP sowohl die Individualität des Sterbens fördern und zulassen als auch in einem verunsichernden Prozess Ruhe und Sicherheit vermitteln können. Auch wenn sich der ehemalige LCP derzeit in England aus politischen Gründen und infolge einer schwierigen medialen Diskussion verändert und diese Bezeichnung nicht länger verwendet wird, bleibt die deutsche Übersetzung der Version 12 [1589] im Deutschsprachigen verbreitet und wird derzeit unter dem Namen Leitfaden „Best Care for the Dying" verwendet [1590]. Auch die sogenannte „surprise question" kann gegenfalls bei der Abschätzung der Todesnähe des Patienten unterstützen: „Wären Sie überrascht, wenn Ihr Patient innerhalb der nächsten 6-12 Monate versterben würde?" [42, 43]. Bei Tumorpatienten hat die Überraschungsfrage anders als bei Patienten mit anderen Diagnosen eine gewisse, wenngleich auch nur eingeschränkte, Vorhersagefähigkeit [1591]. Die Frage kann auch für die letzten Lebenstage angewandt werden und statt mit „Monaten" mit „Tagen" formuliert werden. Sie sollte im Sinne einer Selbstreflexion oder auch im kollegialen Austausch erörtert werden. Wenn diese Frage mit „Nein" („Ich wäre nicht überrascht") beantwortet wird, sollte kritisch reflektiert werden, ob die Prognose des Patienten nicht schlechter ist als bisher angenommen und ggf. die Therapie und Behandlung entsprechend angepasst werden müssen.

19.3 Grundsätze und praktische Belange in der Begleitung während der Sterbephase

19.3.	Konsensbasierte Empfehlung
EK	Das Sterben eines Patienten mit einer nicht-heilbaren Krebserkrankung *soll* von den an der Behandlung Beteiligten als ein natürlicher Teil des Lebens anerkannt werden.
	Der Sterbevorgang *soll* weder beschleunigt noch hinausgezögert werden.

19.4.	Konsensbasierte Empfehlung
EK	Im Mittelpunkt der Begleitung *sollen* der Sterbende und seine Angehörigen unter Berücksichtigung der physischen, psychischen, sozialen und spirituellen Dimensionen des Sterbens stehen.

19.5.	Konsensbasierte Empfehlung
EK	Entscheidungen und Maßnahmen zur Behandlung in der Sterbephase *sollen* sich nach den Bedürfnissen des Sterbenden und der Angehörigen unter Wahrung der Würde des Sterbenden richten.

19.6.	Konsensbasierte Empfehlung
EK	Entscheidungen und Maßnahmen zur Behandlung in der Sterbephase *sollen* dokumentiert und kontinuierlich reevaluiert werden.

19.7.	Konsensbasierte Empfehlung
EK	Der Sterbende und seine Angehörigen *sollen* angemessen über den nahenden Tod und die zu erwartenden Veränderungen in der Sterbephase informiert werden.

19.8.	Konsensbasierte Empfehlung
EK	Angehörige von Sterbenden *sollen* unter Einbeziehung des Patientenwillens Gelegenheit bekommen, sich ihren Möglichkeiten und Wünschen entsprechend an der Sterbebegleitung zu beteiligen. Sie *sollen* Angebote zur Entlastung erhalten.

19.9.	Konsensbasierte Empfehlung
EK	Bei Sterbenden, die verbal nicht mehr oder nur eingeschränkt kommunizieren können, *sollen* achtsam Mimik, Gestik, Atmung, Muskeltonus, Blickkontakt, Bewegungsmuster, Reaktionen und paraverbale Lautäußerungen durch die an der Behandlung Beteiligten beobachtet und ihrer Bedeutung nach eingeschätzt werden.

19.10.	Konsensbasierte Empfehlung
EK	Dem Wunsch des Patienten mit einer nicht-heilbaren Krebserkrankung bezüglich seines Sterbeortes *sollte* entsprochen werden.

19.11.	Konsensbasierte Empfehlung
EK	Die Einbindung von befähigten ehrenamtlichen Mitarbeitern in die multiprofessionelle Sterbebegleitung eines Patienten mit einer nicht-heilbaren Krebserkrankung *sollte* Bestandteil der Palliativversorgung sein.

Hintergrund

Die Empfehlungen zu den Grundsätzen und praktischen Belangen in der Begleitung während der Sterbephase basieren auf der Expertenmeinung der Leitliniengruppe.

Sterbende wünschen eine symptomorientierte Behandlung, Vertrauen in den behandelnden Arzt und in das begleitende multiprofessionelle Team, Vermeidung unerwünschter Lebensverlängerung, gute Kommunikation, eine über die Sektoren hinweg ununterbrochene Versorgung sowie Unterstützung bei der Sinnfindung [1592]. Alle Maßnahmen sind auf die physischen, psychischen, sozialen und spirituellen Dimensionen des Sterbens auszurichten und nehmen die vorhandenen Ressourcen von Patient und Angehörigen mit in den Blick. Die Ausrichtung auf die genannten vier Dimensionen knüpft an die Gesundheitsdefinition der Ottawa Charta und die Definition von Palliativmedizin der WHO an [6, 7] (siehe auch Glossar). Das Konzept „total pain" von Cicely Saunders betont die ganzheitliche und biopsychosoziale Verwobenheit von individuellem Leid [8]. Die sorgfältige Anamnese und die daraus abgeleiteten Maßnahmen sollten daher immer alle dieser Dimensionen der menschlichen Gesundheit und des Lebens „bis zuletzt" in den Blick nehmen. Die Beachtung des kulturellen Hintergrundes der Sterbenden ist in diesem Zusammenhang von besonderer Bedeutung. Auch für die Sterbephase gelten die Empfehlungen zum kultursensiblen Umgang mit den Patienten und ihren Angehörigen (siehe Kapitel Grundsätze der Palliativversorgung und Abschnitt Kommunikation mit Angehörigen).

Die Entscheidungen bezüglich der Behandlung in der Sterbephase richten sich ausschließlich darauf, die Lebensqualität und das Wohlbefinden zu steigern oder zu erhalten (sogenannte *Comfort Measures Only* [CMO] aus [1593]). Die Entscheidungen für oder gegen laufende und geplante Maßnahmen werden im ersten Schritt durch das kritische Prüfen und Erstellen der medizinischen Indikation gefällt. In einem zweiten Schritt werden die Maßnahmen mit dem Patienten (und ggf. mit dessen Angehörigen) besprochen und mit seinem (mutmaßlichen) Patientenwillen abgeglichen. Die Therapieentscheidungen müssen für das gesamte Team (inkl. Bereitschaftsdienst) nachvollziehbar dokumentiert und kontinuierlich reevaluiert werden (siehe Abschnitt Medikamente und Maßnahmen in der Sterbephase/Absetzen von Medikamenten und Maßnahmen in der Sterbephase). Ziel der Behandlung und Begleitung eines sterbenden Patienten ist das Aufrechterhalten größtmöglicher Würde und Autonomie.

Eine Basisversorgung ist sicherzustellen, dies beinhaltet eine menschenwürdige Unterbringung, Zuwendung, Körperpflege, Lindern von Schmerzen, Atemnot und Übelkeit sowie Stillen von Hunger und Durst [337]. Der Sterbevorgang soll weder beschleunigt noch hinausgezögert werden. Der Wille des Sterbenden ist zu achten, insbesondere auch bezüglich des bevorzugten Ortes der Betreuung in der letzten Lebensphase und des Sterbens [337]. Geäußerte Wünsche werden respektiert und leiten das Handeln. Die Persönlichkeit des Menschen wird – auch im und nach dem Sterben – weiterhin geachtet und wertgeschätzt.

Der Patient und seine Angehörigen sollen angemessen über den nahenden Tod, die zu erwartenden Veränderungen in der Sterbephase sowie die Individualität des Verlaufes informiert sein. Da die Zusammenarbeit im multiprofessionellen Team in der Sterbephase sehr wichtig ist, müssen der Kommunikationsfluss und -austausch regelmäßig und zeitnah gesichert sein. Veränderungen und Einschätzungen zur Sterbephase (siehe Abschnitt Das Sterben diagnostizieren) sollen im gesamten Team ausgetauscht und besprochen werden. Die Angehörigen sollen zeitnah über die Veränderungen des Sterbenden und die Einschätzungen des Teams informiert werden, sodass die Angehörigen selbst Entscheidungen fällen bezüglich z. B. Anwesenheit beim Sterbenden, Verabschiedung und Information weiterer Bezugspersonen. Die engmaschige Einbindung der Angehörigen in die Sterbebegleitung ist für die anschließende Trauerarbeit sehr hilfreich. Angehörige sollten, sofern gewünscht, angeleitet und in die Sterbebegleitung einbezogen werden. Dies kann mögliche Schuldgefühle sowie Gefühle der Hilflosigkeit und Angst verringern. Das Ziel ist, einen individuellen Sterbeprozess in der Geborgenheit und Vertrautheit von Familie und Bezugspersonen zu ermöglichen.

Bei der Kommunikation ist zu beachten, dass Sterbende teilweise eine metaphorische Sprache nutzen (Reise, Gepäck, nach Hause gehen, Geld, Landschaften etc.). Diese bildliche Sprache kann im Kontext der Biografie des Patienten mit den Angehörigen und mit den an der Behandlung Beteiligten bzw. gemeinsam im Team vorsichtig gedeutet und dadurch zumindest teilweise entschlüsselt und verstanden werden. Bedürfnisse und emotionales Befinden oder praktische Anliegen können so aufgegriffen werden. Bei Sterbenden, die verbal nicht mehr oder nur eingeschränkt kommunizieren können, werden in der Kommunikation nonverbale Maßnahmen wie Berührungen, basale Stimulation, Stimmlage bedeutsamer.

Die unterschiedlichen Bedürfnisdimensionen machen ein multiprofessionelles Angebot (inkl. Seelsorge [siehe Abschnitt Nach dem Tod: Verstorbener, Trauer] und Ehrenamtliche/Sitzwachen) notwendig. Die an der Behandlung Beteiligten sollen über Kompetenz in der Symptomkontrolle (siehe Abschnitt Therapie der häufigsten Symptome) der in der Sterbephase zu erwartenden Symptome und Probleme verfügen, offen für die unterschiedlichen Dimensionen des Leidens sein, angemessene kommunikative Fähigkeiten besitzen und einen reflektierten Umgang mit der eigenen Sterblichkeit haben. Den an der Behandlung Beteiligten wird die Möglichkeit zur Reflexion und Supervision gegeben (siehe Abschnitt Sterben und Tod und das Betreuungsteam). Für jeden Einzelfall ist wahrzunehmen, wen und wie viel professionelle und welche Art ehrenamtlicher Unterstützung Patient und Angehörige in der Sterbephase wünschen. Dem Wunsch nach Ruhe und Intimität in der Sterbephase ist Rechnung zu tragen. Hierfür ist - unabhängig vom Ort - die räumliche Situation so zu gestalten, dass dies auch möglich wird (z. B. Einzelzimmer mit der Möglichkeit für Angehörige, zu übernachten). Ruhe bedeutet in diesem Kontext auch Zeit bei der Behandlung, Pflege und Begleitung. Zeit und Ruhe für Kommunikation sind wichtig, hektische Abläufe oder schnelles „Erledigen" sollte vermieden werden.

Die Begleitung Sterbender und ihrer Angehörigen durch ehrenamtliche Mitarbeiter (Hospizhelfer) ist von Beginn der Hospizbewegung an eine tragende Säule. Sterbebegleitung soll als gesamtgesellschaftlicher Auftrag gelebt werden und nicht ausschließlich durch professionelle Begleiter geleistet werden. Zudem sichert die Ehrenamtlichkeit die Alltagskompetenzen in der mitmenschlichen Begleitung. Durch die Integration von Ehrenamtlichen sind Betreuungsangebote möglich, die sich allein über hauptamtliche Mitarbeiter nicht refinanzieren lassen (z. B. Vorlesen, Spaziergänge, Sitzwachen, Angehörige entlasten, Alltagsgespräche, Feste etc.). Selbstverständlich sollten Ehrenamtliche nicht als Ersatz für professionelle Mitarbeiter „missbraucht" werden.

Der Wunsch vieler Patienten ist es, in gewohnter häuslicher Umgebung zu sterben. In drei Viertel der Studien und Umfragen wird angegeben, dass die Mehrheit der Menschen zu Hause sterben will [1594–1596]. Bei Patienten gibt es eine größere Spanne in den Präferenzangaben mit 31–87 % der Patienten, die sich ein Sterben zu Hause wünschen [1594]. Krankenhäuser, Einrichtungen der stationären Altenhilfe, Wohneinrichtungen für Menschen mit Behinderungen sowie stationäre Hospize sind die häufigsten Orte des Sterbens - ca. 60-80 % der Menschen versterben in diesen Institutionen

[1592, 1596]. Eine vorausschauende Einschätzung und rechtzeitige Entlassungsplanung sollte dazu führen, dass möglichst viele Menschen in ihrem gewohnten Umfeld und mit der notwendigen Unterstützung sterben können (siehe dazu auch Abschnitt Ambulante spezialisierte Palliativversorgung im Kapitel Versorgungsstrukturen). Der gesetzliche Anspruch auf SAPV (Spezialisierte Ambulante Palliativversorgung) und der Ausbau dieser Versorgungsstruktur flächendeckend und bundesweit sollen dazu beitragen, dass mehr Menschen an dem Ort ihres Wunsches bis zum Tod behandelt und begleitet werden. Hier sind weitere Anstrengungen nötig, da das Ziel einer Flächendeckung noch nicht überall erreicht ist. Insbesondere die in der Klinik/Institution für die Organisation der Seelsorge Verantwortlichen sind rechtzeitig über eine Entlassung zu informieren, um, wenn durch die Patienten gewünscht, eine entsprechende seelsorgerliche Überweisung koordinieren oder anregen zu können.

Leben Menschen bereits in Institutionen (Pflegeheim, Haus- und Wohngemeinschaften) oder können aus dem Krankenhaus oder der Intensivstation nicht entlassen werden, gilt es Rahmenbedingungen (Räume, Personal, Qualifikation) zu schaffen, die ein Sterben in Würde - unabhängig vom Ort - ermöglichen. Untersuchungen zeigen, dass ca. 20 % der Patienten gerne in der bekannten stationären Obhut sterben wollen. Im Literatur Review von Gomes et al. zeigte sich, dass ca. 20 % der Patienten im Laufe ihrer progredienten Erkrankung ihre Einstellung zum Sterbeort ändern, aber bei ca. 80 % der Patienten der Wunschsterbeort sich nicht ändert [1594]. Eine Reevaluation der Wünsche und Möglichkeiten ist hier geboten [1594]. Die Präferenzen des Patienten sind - im Rahmen der Möglichkeiten - prioritär zu berücksichtigen. Ob ein Sterben im häuslichen Umfeld möglich ist, hängt entscheidend vom Vorhandensein eines pflegenden Angehörigen ab, daher sollte die Unterstützung und Beratung, die Entlastung und Ermutigung von pflegenden Angehörigen eine zentrale Maßnahme in der Betreuung Sterbender sein.

Die „Grundsätze der Bundesärztekammer zur Sterbebegleitung" aus dem Jahre 2011 geben eine gute Hilfestellung zu den Schwerpunkten in der Betreuung Sterbender [337]. Zudem können möglicherweise Behandlungspfade, wie z. B. der ehemalige Liverpool Care Pathway for the Dying Patient (LCP), dem Behandlungsteam als Hilfestellung dienen und Handlungssicherheit in der Begleitung in den letzten Lebensstunden und -tagen geben [1589]. Die Schwerpunktsetzung bei der Durchführung von Maßnahmen zur Kommunikation und die Entscheidungsfindung zum Absetzen von Medikamenten und Maßnahmen können hierdurch unterstützt werden.

19.4   Therapie der häufigsten Symptome

Für die Symptome Atemnot und Schmerz siehe auch Kapitel Atemnot bzw. Tumorschmerz dieser Leitlinie.

19.4.1 Atemnot in der Sterbephase

19.12.	Konsensbasierte Empfehlung
EK	In der Sterbephase eines Patienten mit einer nicht-heilbaren Krebserkrankung, der nicht mehr eine Selbsteinschätzung seiner Atemnot äußern kann, *soll* die Beurteilung, ob und in welcher Intensität eine Atemnot vorliegt, durch eine Fremdeinschätzung (professionelle Begleiter, Angehörige) auf der Basis klinischer Zeichen (u. a. Schwitzen, Zyanose, schnelle, flache Atemzüge, körperliche Unruhe, mimische Ausdrucksformen von Unwohlsein und Anstrengung) erfolgen.

19.13.	Konsensbasierte Empfehlung
EK	Patienten mit Atemnot, die sich in der Sterbephase befinden und eine medikamentöse Therapie zur Linderung von Atemnot benötigen, *sollen* mit Opioiden als Mittel der Wahl behandelt werden. Bei einer überdies bestehenden ängstlichen Symptomatik *können* Benzodiazepine zusätzlich zu Opioiden gegeben werden.

Hintergrund

Die Empfehlungen zur Atemnot in der Sterbephase basieren auf der Expertenmeinung
der Leitliniengruppe.

Unter Atemnot leiden 70-80 % der Patienten mit einer Krebserkrankung in den letzten
Tagen bzw. 24 Stunden ihres Lebens [413, 414, 1597]. Die adäquate Erfassung dieses
belastenden Symptoms ist Voraussetzung für die Einleitung einer Therapie mit dem
Ziel, Belastungen und Beschwerden für den Patienten in der Sterbephase zu vermeiden
bzw. zu reduzieren.

Der Goldstandard der Selbsteinschätzung der Atemnot durch den Patienten kann aufgrund der häufigen Vigilanzminderung in der Sterbephase erschwert bzw. unmöglich
sein. In diesen Fällen erfolgt die Erfassung durch eine Fremdeinschätzung auf der Basis
einer klinischen Einschätzung [416]. Diese ist schwierig und mit einer gewissen Unsicherheit behaftet. Eine veränderte Atmung in der Sterbephase (z. B. vertiefte Atemzüge,
Atemgeräusche, Atempausen) ist nicht immer gleichzusetzen mit Atemnot. Die Beurteilung der Schwere des Symptoms muss aufgrund der oft rasch wechselnden Krankheitssituationen in der Terminalphase häufig in kurzen Abständen erfolgen.

Angehörige und professionelle Begleiter sind in der Sterbephase der Patienten bei
Atemnotzuständen besonders belastet. Eine Aufklärung über das Symptom (z. B. Diffe-

renzierung von Atemnot und Rasselatmung) und geeignete nicht-medikamentöse und medikamentöse Maßnahmen sowie die Erstellung eines Notfallkonzeptes sind hilfreich.

Grundlage der medikamentösen Behandlung ist die Opioid-Therapie. Eine parenterale Gabe kann s. c. (oder i. v.) als Bolus oder kontinuierliche Applikation erfolgen. Zusätzlich wird ein anxiolytischer und antitussiver Effekt beschrieben. Bei opioidnaiven Patienten wird eine Dosis-Titration empfohlen.

In einer prospektiven Beobachtungsstudie wurden 136 Krebspatienten in einem weit fortgeschrittenen Stadium eingeschlossen (Lebenserwartung zwei Tage) [1598]. Ein Outcome war u. a. die Einschätzung der Effektivität von Morphingabe bei Atemnot von Seiten des Behandlungsteams, der Familie und des Patienten. Die Morphingabe wurde vom Behandlungsteam und von der Familie als positiv gewertet. Die Überlebensrate wurde durch die Opioid-Gabe nicht signifikant beeinflusst.

Häufig, besonders in der Situation akuter Atemnotattacken, aber auch bei rasch progredienter Verschlechterung chronischer Atemnot tritt das Symptom zusammen mit Angst und Panik auf. Eine kombinierte Behandlung mit Opioiden und Benzodiazepinen hat sich in diesen Situationen als günstig erwiesen. Daten liegen hier nur für Midazolam vor. Ein RCT mit methodischen Schwächen bei Patienten mit sehr weit fortgeschrittener Krankheit (20 % starben innerhalb von 24 Std.) und sehr starker Atemnot (Borg Score > 7) zeigte, dass die Kombination von parenteralem Morphin mit dem Benzodiazepin Midazolam zu einer besseren Linderung von Atemnot führte als Midazolam oder Morphin allein [471].

Eine Sauerstoffgabe sollte kritisch evaluiert werden, da es keine Evidenz für Patienten ohne Hypoxämie gibt, aber Nebenwirkungen (z. B Austrocknung der Schleimhäute) die Patienten belasten – siehe oben [406, 540, 542].

Nicht-medikamentöse Maßnahmen, z. B. spezielle Physiotherapieverfahren, Aromatherapie und Lagerungstechniken, sind ein wichtiger Bestandteil im Therapieangebot bei terminaler Atemnot. Leider liegen dazu nur unzureichende Studiendaten vor, im klinischen Alltag sind die Erfahrungen jedoch positiv.

Muss im Krankheitsverlauf mit Atemnot am Lebensende gerechnet werden, kommt der rechtzeitigen und vorbereitenden Kommunikation zur Klärung der Wünsche des Patienten in Bezug auf Therapiebegrenzungen und zur Information über potentielle Maßnahmen zur Symptomkontrolle große Bedeutung zu. Die begleitende Kommunikation in der Terminalphase wird als eine unverzichtbare therapeutische Intervention zur Kontrolle des Symptoms Atemnot am Lebensende angesehen [1599].

Medizinische Interventionen (medikamentös, apparativ) sollen in der Sterbephase kritisch evaluiert und mit einer strengen Indikation hinsichtlich eines Nutzens für die Symptomkontrolle beurteilt werden: z. B. führt die parenterale Flüssigkeitszufuhr in der

Sterbephase häufig zu einer Einlagerung von Flüssigkeit im Gewebe und zu einer Zunahme an Atemnot (siehe Abschnitt Künstliche Ernährung und Flüssigkeitszufuhr).

19.4.2 Delir in der Sterbephase

19.14.	Konsensbasierte Empfehlung
EK	Die Symptome eines Delirs *sollen* so früh wie möglich erkannt werden: u. a. rascher Beginn und fluktuierender Verlauf, Bewusstseinsstörung, Störung der Aufmerksamkeit und des Denkens, gestörter Tag-Nacht-Rhythmus.

19.15.	Konsensbasierte Empfehlung
EK	Das Team *sollte* in der Früherkennung eines Delirs bei Sterbenden und dem verbalen und nonverbalen Umgang mit deliranten Patienten geschult werden.

19.16.	Evidenzbasierte Empfehlung	
Empfehlungsgrad **B**	Sterbende mit deliranter Symptomatik *sollten* durch folgende Allgemeinmaßnahmen behandelt werden: ruhige und orientierungsfördernde Umgebung, Sturzprophylaxe, ruhige Kommunikation und Kontinuität in der Betreuung.	
Level of Evidence **4**	Quellen: –	

19.17.	Evidenzbasierte Empfehlung	Modifiziert 2019
Empfehlungsgrad **0**	Bei Sterbenden mit einem Delir und der Notwendigkeit einer medikamentösen Behandlung *kann* Haloperidol, ggf. in Kombination mit einem Benzodiazepin* zur Therapie des Delirs eingesetzt werden. * Off-Label-Use	
Level of Evidence **1–**	Quellen: Boettger et al. 2011 [1600], Breitbart et al. 1996 [1601], Breitbart et al. 2002 [1602], Lin et al. 2008 [1603] Aktualisierung 2019: Agar et al. 2017 [1604], Burry et al. 2018 [1605], Hui et al. 2017 [1606]	

Hintergrund

Das Delir ist ein sehr häufiges und regelmäßiges Syndrom in der Sterbephase. Der Zustand ist für die betroffenen Patienten, aber auch für die (pflegenden) Angehörigen und professionellen Teammitglieder beängstigend und aufwühlend [1602]. Ein Delir wird zu selten erkannt und häufig nicht oder falsch behandelt [1607].

Die Angaben zur Prävalenz des Delirs im palliativmedizinischen Kontext schwanken bei Patienten mit weit fortgeschrittenen Karzinomerkrankungen in einem Bereich von 13,3 % bis 42,3 % bei stationärer Aufnahme, von 26 % bis 62 % im Verlauf des stationären Aufenthaltes und von 58,8 % bis 88 % in den Wochen oder Stunden vor dem Tod [1608].

Die Ursachen eines Delirs sind in der Regel multifaktoriell [1609] und können sich gegenseitig beeinflussen (primär zerebrale Ursachen, systemische Ursachen, Medikamente). Die Symptomatik hängt vom Ausmaß individueller Prädisposition und dem Vorhandensein spezifischer Risikofaktoren ab [1608]. In circa 50 % aller Fälle konnte in einer prospektiven Beobachtungsstudie bei Patienten mit einer fortgeschrittenen Krebserkrankung die Ätiologie aufgeklärt werden [1610]. Ein Delir bei Patienten mit einer fortgeschrittenen Karzinomerkrankung ist in etwa in der Hälfte der Fälle reversibel [1608, 1611]. Diese Reversibilität ist beim erstmaligen Auftreten noch etwas höher (56 %), bei wiederholten deliranten Episoden sinkt die Ansprechrate jedoch auf 6 %. Die Sterbephase selbst ist eine mögliche Ursache des Delirs. Die Ursachenklärung tritt in der Sterbephase in den Hintergrund und ist für die Therapie des Delirs in der Sterbephase nicht relevant [1608].

Als standardisiertes und weit verbreitetes Diagnoseinstrument steht die *Confusion Assessment Method* (CAM) in einer deutschsprachigen Version zur Verfügung [1612, 1613] (siehe Tabelle 56). Das Instrument zur Fremdeinschätzung hat eine hohe Testgüte. Es kann als Assessment Instrument regelmäßig eingesetzt oder als Anhaltspunkt für die Beobachtung benutzt werden.

*Tabelle 56: Diagnoseinstrument **Confusion Assessment Method** (CAM)*

Confusion Assessment Method (CAM); deutsche Validierung siehe Bickel [1612, 1614]	
Akuter Beginn und fluktuierender Verlauf	=1#
Fremdenanamnestisch abklären:	
Gibt es Hinweise für eine akute Veränderung des geistigen Zustandes des Patienten gegenüber seinem Normalverhalten?	
Gibt es Tagesschwankungen innerhalb der qualitativen oder quantitativen Bewusstseinsstörung?	
Störung der Aufmerksamkeit	=1#
Hat der Patient Mühe, sich zu konzentrieren? Ist er leicht ablenkbar?	
Denkstörungen	=1
Hat der Patient Denkstörungen im Sinne von inkohärentem, paralogischem, sprunghaftem Denken?	
Quantitative Bewusstseinsstörung	=1
Jeder Zustand außer „wach" wie hyperalert, schläfrig, stuporös oder komatös	

Die mit einem # bezeichneten Punkte sind für die Diagnose obligatorisch;

Beurteilung: 3 und mehr Punkte: wahrscheinlich Delirium. Sensitivität 94–100 %, Spezifität 90–95 %

Derzeit liegen für die Prävention eines Delirs in der Sterbephase keine Daten vor. Bei Patienten außerhalb der Sterbephase konnte allerdings nachgewiesen werden, dass eine konsequente Schulung des Personals (v. a. zur frühen Erkennung des Delirs) und der Einsatz von mehrstufigen Interventionsstrategien (z. B. Gruppendiskussion im Team, Konsil durch Psychiater, schriftliche Leitlinien zur Therapie) die Dauer und die Intensität von akuten Verwirrtheitszuständen reduzieren konnten [1615, 1616]. Der Einsatz von

Allgemeinmaßnahmen zur Schaffung eines reizarmen, orientierungsgebenden Milieus entspricht guter klinischer Praxis [1617]. Daher sollte kritisch geprüft werden, ob eine Behandlungsbedürftigkeit des Delirs, also eine erkennbare Symptomlast, vorliegt. Nicht bei jedem Zeichen von Unruhe sollte automatisch eine medikamentöse Therapie eingeleitet werden.

Wird ein Delir in der Sterbephase als medikamentös behandlungsbedürftig eingestuft, ist Haloperidol das Mittel der Wahl (z. B. 0,5–2 mg alle 2–12 Stunden). Die Wirksamkeit von Antipsychotika auf die Symptome eines Delirs wird gegenwärtig unterschiedlich bewertet. Drei randomisierte, kontrollierte Studien (RCTs), wovon zwei keine ausreichende statistische Power aufwiesen und von denen eine nicht verblindet war, zeigen unterschiedliche Ergebnisse bezüglich der Wirksamkeit von Antipsychotika als medikamentöse Therapie bei deliranten Krebspatienten [1600–1603]. Ein Teil der Studien weisen auf eine Evidenz zur Wirksamkeit von Haloperidol und eine geringere Evidenz zur Wirksamkeit von Olanzapin und Chlorpromazin (nicht mehr in Deutschland zugelassen) hin. Neben diesen positiven Hinweisen hat ein australisches RCT, das Haloperidol mit Risperidon und Placebo mit einem dreiarmigen Design testet, gezeigt, dass Haloperidol und Risperidon Placebo in der Wirkung auf das Delir unterlegen ist [1604]. Der Wirkmechanismus ist nur unvollständig verstanden [1603, 1604]. Auch eine systematische Übersichtsarbeit (allerdings mit einer etwas anderen, jedoch überschneidenen Patientengruppe: Patienten mit einem Delir, die in einem Krankenhaus außerhalb einer Intensivstation behandelt werden) mit dem Einschluß von 9 RCTs (inkl. Agar 2017) kommt zu dem Ergebnis und der Bewertung, dass Antipsychotika ein Delir nicht positiv beeinflussen [1605]. Bisher konnte keine Überlegenheit eines Antipsychotikums über ein anderes nachgewiesen werden [1608]. Die beste Datenlage gibt es für den Einsatz von Haloperidol (s. u.) [1609]. Bei fehlender Wirksamkeit von Haloperidol auf die hyperaktive Symptomatik gibt es erste Daten dafür, dass eine Kombination von Haloperidol mit einem Benzodiazepin (hier Lorazepam) beim agitierten Delir zu einer klinisch relevanten Verminderung der Agitation führen kann [1606]. Bei Vorherrschen einer sehr agitierten Form des Delirs kann auch Levomepromazin als Ergänzung oder Monotherapie indiziert sein.

Das größte RCT bezweifelt die Wirksamkeit von Haloperidol und Risperidon. Eine deskriptive, prospektive Longitudinalstudie ohne Kontrollgruppe beschreibt eine Besserung des Delirs nach Gabe von Olanzapin [1602]. Eine Fall-Kontroll-Beobachtungsstudie unterstreicht die Wirksamkeit von Haloperidol und weist auf eine mögliche Wirkung des Antipsychotikums Aripiprazol hin [1600]. Die aufgetretenen Nebenwirkungen waren in der Aripiprazol-Gruppe geringer. Es liegen keine Studien zur Therapie des Delirs vor, die ausschließlich auf die Sterbephase begrenzt sind.

19.4.3 Rasselatmung

19.18.	Konsensbasierte Empfehlung
EK	Flüssigkeit *sollte* bei Rasselatmung in der Sterbephase nicht künstlich zuge-führt werden.

19.19.	Konsensbasierte Empfehlung
EK	Angehörige von Sterbenden *sollen* frühzeitig über die Ursache, den Verlauf und die Auswirkung von Rasselatmung aufgeklärt werden. Der Einsatz von Aufklärungsbroschüren *kann* für die Angehörigen zusätzlich hilfreich sein.

19.20.	Evidenzbasierte Empfehlung
Empfehlungsgrad **0**	Bei Sterbenden mit belastender Rasselatmung *können* geeignete Lagerungs-methoden zu Sekretmobilisation und -ablauf eingesetzt werden.
Level of Evidence **4**	Quellen: –

19.21.	Evidenzbasierte Empfehlung
Empfehlungsgrad **0**	Bei Sterbenden mit belastender Rasselatmung *können* Anticholinergika* zur Reduktion der Rasselatmung eingesetzt werden. * Off-Label-Use
Level of Evidence **1–**	Quellen: Pastrana et al. 2012 [1618], Likar et al. 2008 [1619], Wee et al. 2008 [1620]

19.22.	Evidenzbasierte Empfehlung
Empfehlungsgrad **B**	Bei Sterbenden mit belastender Rasselatmung (ohne Tracheostoma oder Endo-trachealtubus) *sollte* das tracheale Sekret *nicht* abgesaugt werden.
Level of Evidence **4**	Quellen: –

Hintergrund

Rasselatmung (terminale Rasselatmung; *death rattle*) ist ein häufiges Symptom bei Menschen in der Sterbephase. Die Prävalenz beträgt 23–92 % und tritt gehäuft zwischen 17 und 57 Stunden vor dem Tod auf [1620]. Die meisten Sterbenden sind zum Zeitpunkt des Auftretens des Symptoms bewusstseinsgetrübt, aber die Geräuschentwicklung kann eine Belastung für Angehörige darstellen. In einer Untersuchung von trauernden Angehörigen (n = 181) gaben 66 % der Befragten die Rasselatmung als sehr belasted an [1621]. Dies gilt vor allem für die Sterbephase selbst [1622], kann aber auch noch über Jahre hinaus als belastende Erinnerung bei Angehörigen verbleiben [1621, 1622].

Zunächst sollten die Angehörigen darüber informiert werden, dass Rasselatmung nicht zwingend mit Atemnot gleichzusetzen ist, sondern ein Zeichen des Sterbeprozesses ist [1621, 1623]. In der Studie von Campbell et al. (2013) [1623] hatte das Vorhandensein von Rasselatmung, im Vergleich zu Patienten ohne Rasselatmung, keine Verschlimmerung des Respiratorischen Stresses zur Folge. Endotracheales Sekret abzusaugen, was häufig von Angehörigen gewünscht wird, führt zu mehr Belastung und ist oft nicht angemessen, zumal die klinische Erfahrung zeigt, dass das Rasseln wenige Minuten nach Absaugen wieder auftritt. Die Praxiserfahrungen zeigen, dass der Versuch Sekrete abzusaugen zu einer Stimulation der Sekretproduktion führt; daher sollte das Absaugen von Sekret nicht durchgeführt werden (Ausnahme: intubierte Patienten und Patienten mit Tracheostoma).

Angehörige benötigen Unterstützung, um für sich selbst die richtige Form von Entlastung zu finden. Laut Literatur wird die Geräuschentwicklung durch Sekretansammlung in den Atemwegen bei abnehmendem Muskeltonus im Hypopharynx und abnehmender bis fehlender Schluckreaktion bei reduzierter neurologischer Funktion erklärt [1620]. Diese pathophysiologische Erklärung ist zwar wahrscheinlich, jedoch nicht nachgewiesen. Bei Nahrungs- und Flüssigkeitszufuhr bei Patienten mit Schluckstörung besteht die Gefahr einer Aspiration. Dies kann die Rasselatmung verstärken. Auch eine fortgesetzte parenterale Flüssigkeitssubstitution in der Sterbephase kann Rasselatmung durch vermehrte Sekretproduktion verstärken und sollte daher in der Sterbephase beendet werden [1492, 1624, 1625].

Die bisherige pharmakologische Therapie bei Rasselatmung basiert auf anticholinergen Medikamenten, die die Produktion von Sekret hemmen und damit die Entstehung von Flüssigkeitsansammlungen reduzieren sollen [1622]. Eine hinreichende Evidenz für den Einsatz von Anticholinergika zur Symptomkontrolle der Rasselatmung gibt es bisher nicht.

In zwei Systematic Reviews, darunter ein Cochrane-Review, [1618, 1620] ohne Metaanalyse werden als Mittel der ersten Wahl die nichtmedikamentösen Therapien, wie Angehörigenaufklärung, Lagerung und verminderte Flüssigkeitszufuhr, empfohlen. Die Empfehlung der medikamentösen Therapie bezieht sich auf sechs Studien. Zwei Kohortenstudien verglichen die Wirksamkeit von Scopolamin und Glycopyrrolat und kamen zu widersprüchlichen Ergebnissen: Bei Back et al. [1626] war Scopolamin signifikant effektiver, bei Hügel et al. [1627] dagegen Glycopyrrolat. Das RCT von Likar (2008) et al. [1619] bestätigte die Überlegenheit von Glycopyrrolat gegenüber Scopolamin, allerdings nur bei einer sehr kleinen Population (N = 13). Ein früheres RCT von Likar et al. [1628] aus 2002 konnte keinen signifikanten Unterschied zwischen Scopolamin und Placebo nachweisen, zeigte allerdings eine deutliche Zunahme der Unruhe bei der Verabreichung oder Verwendung von Scopolamin. In zwei weiteren experimentellen Studien (Phase-III-RCT [1629] und Phase-II-Pilot-RCT [1630]) konnte kein Unterschied in der Wirksamkeit von Scopolamin, Atropin und Butylscopolamin bzw. von Octreotid und Scopolamin gefunden werden. Somit liegt keine Studienevidenz vor, die den Einsatz von Anticholinergika unterstützt [1623, 1631]. In einer weiteren Studie bekamen 17 % der Patienten eine antisekretorische Medikation. Bei 58 % zeigte diese keinen Effekt auf die Rasselatmung. Auch die beiden Reviews aus dem Jahre 2014 ergaben keine signifikante Ergebnisse durch den Einsatz von Anticholinergika [1632, 1633].

Die klinische Erfahrung ist unterschiedlich: Einige Palliativmediziner beschreiben eine gute Erfahrung mit dem Einsatz von Anticholinergika (v. a. Butylscopolamin* [z. B. 20 mg s. c. / supp.] oder Glycopyrrolat* [z. B. 0,2 mg s. c.*]; *Off-Label-Use), andere hingegen beschreiben keinen Effekt. Somit kann ein Therapieversuch mit Anticholinergika gerechtfertigt sein. Wenn Anticholinergika eingesetzt werden, wird ein möglichst früher Beginn bzgl. der Entwicklung der Rasselatmung empfohlen, da die bestehenden Sekretionen durch die medikamentöse Therapie nicht beeinflusst werden. Als nicht-pharmakologische Maßnahmen werden mit unklarer Evidenz Seiten- oder Oberkörperhochlagerung empfohlen. Die Überstreckung des Kopfes sollte vermieden werden.

19.4.4 Mundtrockenheit (Xerostomie)

19.23.	Konsensbasierte Empfehlung
EK	Mundtrockenheit *soll* regelmäßig evaluiert werden, inklusive der Ursachen (z. B. Medikamente), dem Grad der Belastung und ob die Mundtrockenheit behandlungsbedürftig ist.

19.24.	Evidenzbasierte Empfehlung	Modifiziert 2019
Empfehlungsgrad **B**	Bei belastender Mundtrockenheit *sollten* die Mundschleimhaut und die Lippen regelmäßig, dem Bedürfnis des Sterbenden angepasst, befeuchtet werden. Es *sollten* geeignete Substanzen verwendet werden, die den Gewohnheiten und Vorlieben des Sterbenden entsprechen und der Herstellung von Wohlbefinden dienen.	
Level of Evidence **4**	Quellen: –	

Hintergrund

Mundtrockenheit ist ein häufiges Symptom in der Sterbephase und wird in verschiedenen Studien mit einer Prävalenz von 10-70 % angegeben [18]. Eine Veränderung im Bereich des Mundes als zentralem Sinnesorgan des Menschen kann unmittelbare Auswirkungen auf das Wohlbefinden haben. Physiologische Funktionen wie Sprechen, Schlucken, Atmen und Kauen werden durch Mundtrockenheit erschwert [1634]. Mundtrockenheit ist eine häufige Nebenwirkung von Medikamenten, insbesondere auch solcher, die in der Symptomkontrolle eingesetzt werden (z. B. Opioide, Antiemetika, Trizyklische Antidepressiva, Antipsychotika) [1635], und Folge der offenen Mundatmung in der Sterbephase [1636]. Eine kritische Überprüfung der verabreichten Medikamente und eine regelmäßige Erfassung zur Evaluation von Mundtrockenheit gehört daher zur Symptomkontrolle in der Sterbephase.

Mundtrockenheit bedarf einer individualisierten Therapie. Aus der Literatur konnte eine Überlegenheit einer Methode gegenüber einer anderen bisher nicht nachgewiesen werden (s. u.). Wenn vom sterbenden Patienten gewünscht, sollte eine vorsichtige Befeuchtung der Mundschleimhaut mit Mundpflege-Applikator (Schaumstoff, Watteträger, pflaumenförmige Gazetupfer) vorgenommen werden. Biografisch passende Geschmacksrichtungen sind den Medizinprodukten vorzuziehen. Die klinische Erfahrung zeigt, dass gekühlte/gefrorene Getränke, Obststücke (Ananas) oder Speiseeis bevorzugt werden. Eine Untersuchung an gesunden Probanden (n = 16) ergab, dass bereits die Lippenbefeuchtung zu einem signifikant reduzierten Gefühl von Mundtrockenheit führte [1637, 1638]. Signalisiert der Patient, dass ihm die Mundpflege unangenehm ist, darf sie nicht forciert werden. Flüssigkeiten können auch vorsichtig durch Sprühflaschen auf die Mundschleimhaut aufgetragen werden. Aspiration sollte dabei jedoch vermieden werden.

Die klinische Erfahrung zeigt, dass eine parenterale Rehydration die subjektiv empfundene Mundtrockenheit nicht verbessert, und daher nicht indiziert ist.

Die meisten Studien untersuchen Patienten, deren Mundtrockenheit ätiologisch bestrahlungsbedingt oder durch das Sjögren-Syndrom verursacht ist, wie es der Fall für die in zwei Cochrane-Reviews eingeschlossenen Studien zur topischen bzw. nicht-medikamentösen Therapie der Xerostomie ist [1639, 1640]; siehe auch S3-Leitline Supportive Therapie, Kapitel 12.8 [1641]). Deshalb wurde eine eigene Literatursuche im Rahmen dieser Leitlinie durchgeführt. Die Literaturrecherche konnte nur eine relevante Studie identifizieren. In der kontrolliert-randomisierten Studie wurde bei 41 Patienten mit einer fortgeschrittenen Krebserkrankung (aber nicht in der Sterbephase) der Einsatz eines Speichel-Stimulanz (zuckerfreies Kaugummi, 4x täglich 10 min und bei Bedarf) bzw. eines Speichelersatzes (Spray, 4x täglich und bei Bedarf) zur Reduktion von Mundtrockenheit untersucht [1642]. 89 % aller teilnehmenden Patienten berichteten eine verbesserte Symptomkontrolle der Mundtrockenheit unabhängig von der angewendeten Methode. 74 % der Patienten mit Speichelersatz-Spray und 86 % der Patienten mit Kaugummi wollten die Methode auch nach der Studie fortsetzen. Es gab keine statistisch signifikanten Unterschiede in Bezug auf die Reduktion der Mundtrockenheit, die Patientenpräferenz und die Nebenwirkungsprofile zwischen beiden Gruppen. Einschränkend gilt, dass Kaugummi-Kauen für Sterbende nicht mehr möglich und somit hier nicht indiziert ist. In einer Studie konnte gezeigt werden, dass Menschen mit medikamenten-induzierter Mundtrockenheit von Olivenöl-Spray profitierten (n = 30) [1643].

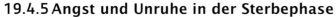

19.4.5 Angst und Unruhe in der Sterbephase

(siehe auch Kapitel Angst)

19.25.	Konsensbasierte Empfehlung
EK	In der Sterbephase auftretende Angst *soll* regelmäßig evaluiert werden. Hierbei *soll* neben verbalen Äußerungen auf klinische Hinweise, wie z. B. Unruhe, Schwitzen, Mimik oder Abwehrreaktionen geachtet werden.

19.26.	Konsensbasierte Empfehlung
EK	Bei Unruhe in der Sterbephase *sollen* die im Vordergrund stehenden auslösenden Ursachen bestimmt werden, z. B. Schmerz, Obstipation, Harnverhalt, Atemnot, Angst und/oder ein Delir.

19.27.	Konsensbasierte Empfehlung
EK	Sterbende mit Angst – mit oder ohne begleitende Unruhesymptome – *sollen* durch Allgemeinmaßnahmen unterstützt werden: z. B. ruhige Umgebung, vertrauensfördernde Kommunikation und Kontinuität in der Betreuung.

19.28.	Konsensbasierte Empfehlung
EK	Benzodiazepine *können* in der Sterbephase zur Linderung von Angst – mit oder ohne begleitende Unruhesymptome – eingesetzt werden.

19.29.	Konsensbasierte Empfehlung
EK	Bei Unruhe im Rahmen eines Delirs in der Sterbephase *soll* primär das Delir behandelt werden.

Hintergrund

Der Patient und sein Umfeld sehen sich in der Sterbephase mit der existentiellen Diversitätserfahrung im Zeichen des Abschieds konfrontiert: Der Patient stirbt; sein Umfeld und die professionellen Begleiter werden (zunächst) weiterleben [1644]. Patienten und ihr Umfeld können in dieser Lebensphase Coping-Strategien entwickeln [1376, 1645, 1646]. Neben Traurigkeit können Affekte wie Angst und Verzweiflung die Auseinandersetzung mit Sterben und Tod bestimmen, insbesondere dann, wenn der Tod unmittelbar bevorsteht [1647]. Angst in der Sterbephase ist oft von Unruhe begleitet und kann das Leid des Patienten, aber auch der Angehörigen, verstärken. In der Regel können bei Patienten in dieser Phase durch einen reduzierten Allgemeinzustand differenzierte Erfassungsinstrumente (wie z. B. Hospital Anxiety and Depression Scale [HADS]) zur Diagnostik nicht mehr eingesetzt werden. Neben verbalen Äußerungen ist insbesondere auch auf klinische Hinweise, wie z. B. Unruhe, Schwitzen, Mimik oder Abwehrreaktionen zu achten. Unruhe kann durch verschiedene Ursachen bedingt sein, z. B. durch Schmerz, Obstipation, Harnverhalt, Atemnot, Angst und/oder ein Delir. Insbesondere zur Unterscheidung zwischen behandelbaren körperlichen Ursachen (z. B. Schmerz, Atemnot) auf der einen sowie Unruhe bei Angst oder Delir auf der anderen Seite können klinische Aspekte, aber auch biografische Hinweise wichtig sein. Ist der Patient noch in der Lage zu kommunizieren, kann man mit ihm differenzieren, ob es sich um eine Angst vor dem Tod oder Angst vor dem Sterben handelt und welche Aspekte ihn ängstigen. Die Einschätzung des Patienten kann hilfreich für mögliche Bewältigungsstrategien sein, z. B. Seelsorge, Zusicherung von Schmerzlinderung, Sitzwache bei Angst vor Einsamkeit.

Grundsätzlich ist bei ängstlichen Patienten verstärkt auf Umgebungsfaktoren wie ruhige Umgebung, vertrauensfördernde Kommunikation und Kontinuität in der Betreuung zu achten. Liegen keine anderweitig behandelbaren Ursachen vor, kommen als medikamentöse Maßnahmen bei Angst mit oder ohne Unruhe Benzodiazepine (z. B. Midazolam* subkutan*/intravenös [z. B. 1–5 mg s. c.*] oder Lorazepam [0,5–2,5 mg p.o/s. l.]; *Off-Label-Use) zum Einsatz. Die Therapie von Angst- und Unruhesymptomen in der Sterbephase ist notwendig, da eine emotionale Belastung des Patienten wiederum die begleitenden Angehörigen belasten kann, was zu einer Symptomverstärkung beim Patienten führen kann [1397]. Bei Unruhe wegen eines Delirs in der Sterbephase ist primär das Delir zu behandeln (siehe Abschnitt Delir in der Sterbephase). Bei Patienten mit unzureichender Symptomkontrolle der Angstsymptomatik und bei Extremzuständen (z. B. existentielles Leid) kann der Einsatz einer palliativen Sedierung in der Sterbephase indiziert sein (siehe Abschnitt Medikamente und Maßnahmen in der Sterbephase/Absetzen von Medikamenten und Maßnahmen in der Sterbephase) [1648].

19.5   Medikamente und Maßnahmen in der Sterbephase/Absetzen von Medikamenten und Maßnahmen in der Sterbephase

Grundsätze 4.7.	Konsensbasiertes Statement	Modifiziert 2019
EK	Der Patientenwille ist in jeder Phase der Behandlung einschließlich der Sterbephase zu beachten. Kann der Patient sich selbst nicht äußern, hat der Patientenvertreter (durch schriftliche Vorsorgevollmacht befugte Person oder gerichtlich bestellter Betreuer) den Patientenwillen festzustellen und dies mit dem Arzt zu besprechen. Dabei sind eine schriftliche Patientenverfügung und andere Willensbekundungen des Patienten (z. B. mündlich oder schriftlich geäußerte Behandlungswünsche, sonstige Willensbekundungen) einzubeziehen.	

19.30.	Konsensbasierte Empfehlung	
EK	Alle Maßnahmen in der Sterbephase *sollen* in ihrer Häufigkeit und Ausprägung den Bedürfnissen des Sterbenden angepasst werden. Dabei *sollen* alle Dimensionen von Lebensqualität (physisch, psychisch, sozial, spirituell) sowie kulturelle und religiöse Aspekte berücksichtigt werden.	

19.31.	Konsensbasierte Empfehlung	
EK	Es *sollen* nur Medikamente neu angesetzt oder weitergeführt werden, die das Therapieziel bestmöglicher Lebensqualität in der Sterbephase fördern. Dies umfasst v. a. die Substanzklassen Opioide, Antipsychotika, Benzodiazepine und Anticholinergika.	

19.32.	Konsensbasierte Empfehlung	
EK	Tumorspezifische Medikamente und Maßnahmen *sollen* in der Sterbephase beendet werden.	

19.33.	Konsensbasierte Empfehlung	Modifiziert 2019
EK	Alle medizinischen, pflegerischen und physiotherapeutischen Maßnahmen, die nicht dem Therapieziel bestmöglicher Lebensqualität dienen, *sollen* in der Sterbephase *nicht* eingeleitet oder, falls sie im Vorfeld eingeleitet wurden, beendet werden: z. B. Beatmung, Kardiopulmonale Reanimation, Dialyse/Hämofiltration, Therapie auf der Intensivstation, Lagerung zur Dekubitus- oder Pneumonieprophylaxe.	

19.34.	Konsensbasierte Empfehlung	
EK	Die Messung und Dokumentation von Blutdruck, Puls, Atemfrequenz, Blutzucker, Sauerstoffsättigung und Körpertemperatur *sollen*, wenn kein Nutzen im Hinblick auf Symptomlinderung besteht, beendet werden.	

19.35.	Konsensbasierte Empfehlung	
EK	Wenn notwendige und symptomlindernde Medikamente nicht mehr enteral verabreicht werden können, *sollen* sie in angepasster Dosierung parenteral (subkutan, intravenös), transmucosal (nasal, buccal, sublingual) oder rektal zugeführt werden. Eine ausreichend wirksame transdermale Therapie *kann* auch in der Sterbephase weitergeführt werden.	

19.36.	Konsensbasierte Empfehlung	Modifiziert 2019
EK	Bei Sterbenden, die einen implantierten Kardioverter-Defibrillator (ICD) tragen, *sollte* die Defibrillationsfunktion (Schockfunktion) in der Sterbephase deaktiviert werden.	

19.37.	Konsensbasierte Empfehlung	
EK	Die palliative Sedierung *soll* durch in der Palliativmedizin erfahrene und kompetente Ärzte und Pflegefachkräfte erfolgen.	

Hintergrund

Die Behandlung in der Sterbephase richtet sich ausschließlich nach dem Therapieziel Lebensqualität und dem (mutmaßlichen) Patientenwillen, wobei die verschiedenen Dimensionen der Lebensqualität Beachtung finden sollen (physisch, psychisch, sozial und spirituell) und diese im kulturellen und religiösen Kontext des Sterbenden und seiner Angehörigen einzuordnen sind. Alle Medikamente und Maßnahmen werden bzgl. Nutzens (Symptomlinderung) und Belastung überprüft und benötigen eine Indikation. Sollte sich kein Nutzen oder gar eine Belastung ergeben, so werden diese ab- bzw. nicht angesetzt. Die Sterbephase an sich ist keine Indikation für die Gabe von Medikamenten (z. B. Morphin) - viele Sterbende benötigen keine Medikamente, da sie keine therapiebedürftigen Symptome (z. B. Atemnot oder Schmerzen) zeigen (siehe Kapitel Therapiezielfindung und Kriterien der Entscheidungsfindung und Kampagne „Klug entscheiden" der DGIM www.dgim.de/veroeffentlichungen/klug-entscheiden/) [1649, 1650].

Auf einige Medikamente, die in anderen Phasen der Erkrankung sinnvoll waren, kann man in der Sterbephase verzichten. Hierzu gehören z. B. Antibiotika, Antidepressiva, Antikoagulantien, Chemotherapeutika oder andere tumorspezifische Medikamente, Diuretika, Insuline, Kardiaka, Kortikosteroide, Laxantien, Sauerstoff oder auch Blutprodukte.

Es wächst ein deutliches Bewusstsein für das Beenden von tumorspezifischer Therapie (Chemotherapie oder Bestrahlung) am Ende des Lebens. Die ASCO-Leitlinien empfehlen das Absetzen der Chemotherapie bei Patienten mit soliden Tumoren, einem ECOG-Status von ≥3 und einem Nichtansprechen der Chemotherapie [1651]. In einer multiinstitutionellen longitudinalen Kohortenstudie (n = 158) konnte nachgewiesen werden, dass die Lebensqualität unter Chemotherapie bei Patienten mit moderatem (ECOG 2) und schlechtem (ECOG 3) Status nicht verbessert werden konnten. Bei Patienten mit einem ECOG 1 verschlechterte sich die Lebensqualität unter Chemotherapie [1652]. Eine systematische Übersichtsarbeit belegt, dass es den behandelnden Onkologen sehr schwer fällt das Absetzen der Therapie mit den Patienten zu thematisieren. Eine weitere Studie wies nach, dass die Chemotherapie vier Monate vor dem Tod eines Patienten mit folgenden Parametern korrelierte: späte Überleitung in die Palliativversorgung, höhere Wahrscheinlichkeit für Reanimationen, Beatmung und Versterben auf der Intensivstation. Die Wahrscheinlichkeit zu Hause zu sterben lag 20 % unter den Patienten ohne Chemotherapie [1653].

Für viele Sterbende kann das Einnehmen von einer geringeren Anzahl an Medikamenten bereits eine Entlastung darstellen. Laut Experten sind sogar nur vier Medikamentengruppen für die Behandlung in der Sterbephase essentiell [1654]: Opioide, z. B. Morphin; Benzodiazepine, z. B. Midazolam; Antipsychotika, z. B. Haloperidol; muskarinerge Anticholinergika, z. B. Butylscopolamin. Wenn Medikamente nicht mehr geschluckt werden können, sollte die Applikationsform angepasst werden. Alle in der Sterbephase notwendigen Medikamente lassen sich subkutan applizieren. Die Anlage eines Zugangs (23-27 Gauge) im subkutanen Fettgewebe am Abdomen, Thorax, Oberschenkel oder Oberarm ermöglicht die wiederholende Bolusgabe, ohne häufiger punktieren zu müssen. Alternativ kann hierdurch auch eine kontinuierliche Infusion mit Hilfe tragbarer Spritzenpumpen erfolgen. Eine bestehende transdermale Schmerztherapie mit Opioiden kann ebenfalls in der Sterbephase weiter ausreichend wirksam sein und muss nur umgestellt werden, wenn die Schmerzlinderung über das transdermale System nicht mehr ausreichend zu gewährleisten ist [1655]. Der Dosisbedarf von Medikamenten kann sich in der Sterbephase ändern (mehr, weniger oder gleichbleibend), sodass die Dosierung im Verlauf ggf. angepasst werden muss.

Analog den Entscheidungskriterien zum Ansetzen und Absetzen von Medikamenten sollte bei allen Maßnahmen der Fokus auf die Lebensqualität in der Sterbephase gelegt werden. Bei belastender Symptomatik können in der Sterbephase z. B. Symptomerfassung/-abfrage (inkl. Erfassung von Symptomen, die nur nonverbal ausgedrückt werden), Mundpflege bei Mundtrockenheit, Körperpflege, Wundversorgung, Abführmaßnahmen, Inkontinenzversorgung, ggf. Lagerung sinnvoll sein. Die Bestimmung und Dokumentation von Köperfunktionen wie z. B. Blutdruck, Puls, Atemfrequenz, Blutzucker, Sauerstoffsättigung und Körpertemperatur können belastend sein. Zudem führen diese in aller Regel in der Sterbephase nicht mehr zu therapeutischen oder diagnostischen Konsequenzen und können beendet werden.

Kritisch zu überprüfen sind vor allem Maßnahmen wie beispielsweise künstliche Beatmung, Kardiopulmonale Reanimation, Dialyse/Hämofiltration, Behandlung auf der Intensivstation, Lagerung zur Dekubitusprophylaxe oder Maßnahmen zur Pneumonieprophylaxe [1656].

Bei der Entscheidung können die folgenden Positionspapiere leitend und hilfreich sein:
- Positionspapier der Sektion Ethik der DIVI zu Grenzen der Sinnhaftigkeit von Intensivmedizin [1657]
- Positionspapier der Sektion Ethik der DIVI zu Therapiezieländerung und Therapiebegrenzung in der Intensivmedizin [1658, 1659]

Es wird empfohlen die Status zur Reanimation (DNR) oder besser positiv formuliert AND (allow natural death) für alle Teammitglieder transparent zu dokumentieren, um Übertherapien am Lebensende zu vermeiden.

Implantierte Kardioverter-Defibrillatoren (ICD) können das Sterben verlängern und durch ungewollte Schockereignisse den Sterbenden unnötig belasten [1660, 1661]. In einer Studie mit 65 Patienten mit ICD wurde bei 51 % die Schocktherapie deaktiviert, nachdem die DNR-Entscheidung gefällt wurde. 24 % der Patienten mit ICD durchlebten in den letzten 24 Stunden ihres Lebens eine Schockbehandlung [1662]. Dies wird zwar nicht bei allen Sterbenden, die einen ICD implantiert haben, der Fall sein, dennoch ist es ratsam, dies im Vorfeld zu besprechen und spätestens in der Sterbephase die Deaktivierung des ICD durch einen Kardiologen oder durch Auflegen eines Magnetes auf den ICD durchzuführen [1663]. Dies wird auch von den deutschen, europäischen und amerikanischen kardiologischen Fachgesellschaften empfohlen [1664-1666]. Die Deutsche Gesellschaft für Kardiologie empfiehlt die palliative Deaktivierung der Defibrillation oder auch der antibradykarden Stimulation abhängig vom Belastungspotential, das die Weiterführung der ICD-Therapie für den sterbenden Patienten bedeutet.

Vorgaben einer Patientenverfügung zu Medikamenten/Maßnahmen sind verbindlich. Wenn der Patient sich nicht mehr selbst äußern kann, sind Patientenverfügung und andere mündlich oder schriftlich geäußerte Willensbekundungen des Sterbenden in Entscheidungen einzubeziehen [1667] (siehe Kapitel Grundsätze der Palliativversorgung und auch Hintergrundtext zu Abschnitt Das Sterben diagnostizieren). Zudem ist in diesem Fall zu klären, ob der Patient einen Bevollmächtigten (Vorsorgebevollmächtigten) als Stellvertreter für Entscheidungen bestimmt hat oder ob ein gesetzlicher Betreuer schon bestellt ist. Besonders herausfordernd ist es im klinischen Alltag, wenn die Beendigung einer Maßnahme augenscheinlich den Eintritt des Todes beschleunigen könnte, wie es bei der Beendigung einer künstlichen Beatmung oder auch der Defibrillatordeaktivierung möglich ist. Hilfreich kann auch hier zur Entlastung des Einzelnen ein Teamentscheid oder die Einbindung eines Klinischen Ethikkomitees sein.

In seltenen Fällen ist weder durch eine ursächliche noch durch eine symptomatische Therapie, bzw. durch das Weglassen von Maßnahmen, eine zufriedenstellende Linderung des Leidens bei Sterbenden zu erreichen. Als Ultima Ratio ist in solchen Situationen eine palliative Sedierung zu erwägen. Die palliative Sedierung beinhaltet den überwachten Einsatz von Medikamenten für Patienten, die unter therapierefraktären Symptomen leiden. Als Indikationen in der Sterbephase werden häufig agitierte Verwirrtheit, Atemnot, Schmerz, epileptische Anfälle, massive Blutungen oder Asphyxie sowie nicht-physische Symptome wie refraktäre depressive Zustände, Angst, oder existentielles Leid genannt [1575, 1648]. Für diese nicht-physischen Symptome als Indikation für eine palliative Sedierung gibt es allerdings keinen übergreifenden fachlichen Konsens [1575, 1668]. Deshalb wurden hierfür besondere Verfahrenshinweise beschrieben, u. a. die Besprechung der Patientensituation und der Indikation im Kontext einer multiprofessionellen Fallkonferenz [1575]. Existentielles Leid ist für die an der Behandlung Beteiligten nicht leicht zu erfassen. Kissane schlägt eine Typologie vor, die den Inhalt des existentiellen Leides am Lebensende in acht Kategorien einordnet und so dem Team helfen soll, es zu erkennen und zu adressieren: (1) Angst vor dem Tod, (2) Trauer angesichts des Verlustes und der Veränderungen, die mit dem nahenden Tod einhergehen, (3) Restriktion oder Verlust der Autonomie bzw. der Kontrolle, (4) Gefährdung der Würde als Selbstwertgefühl, (5) Vereinsamung, (6) beeinträchtigte Qualität der Beziehungen z. B. mit Angehörigen, (7) Sinnverlust als Demoralisation und (8) Fragen angesichts des unbekannten Jenseits als Mysterium [1669].

Das Ziel der Sedierung ist die Linderung der Symptomlast in einer für den Patienten, die Angehörigen und Mitarbeiter ethisch akzeptablen Weise und nicht die vorzeitige Beendigung des Lebens [1648]. Das Behandlungsziel und die eingesetzten Medikamente sind zu dokumentieren. Als Folge der palliativen Sedierung kann eine Bewusstseinsminderung in unterschiedlicher Ausprägung resultieren. Die Medikamentendosierung sollte schrittweise gesteigert oder reduziert werden, sodass die Symptomlast effektiv gelindert wird und die Bewusstseinslage möglichst wenig beeinträchtigt wird.

Die Anwendung erfordert besondere Sorgfalt und klinische Erfahrung. Die klinische Einschätzung sollte durch einen in der Palliativmedizin erfahrenen und kompetenten Arzt erfolgen und benötigt geschulte Pflegefachkräfte [1575, 1648]. Unterstützend können Erfassungsinstrumente, wie der Richmond-Agitation-Sedation-Score (RASS), zum Einsatz kommen [1670]. Auf der Homepage der Palliativmedizin des universitätsklinikums Erlangen kann eine Mustervorlage zur Dokumentation der Entscheidung bzgl. einer palliativen Sedierung und Vorlagen zur Verlaufsdokumentation heruntergeladen werden (http://www.palliativmedizin.uk-erlangen.de/forschung/downloads/dokumentationsvorlagen-palliative-sedierung/).

19.6 Künstliche Ernährung und Flüssigkeitszufuhr

19.38.	Evidenzbasierte Empfehlung
Empfehlungsgrad **B**	Nach sorgfältiger Abwägung im Einzelfall (z. B. Stillen von Hunger und Durst) *sollten* künstliche Ernährung und Flüssigkeitszufuhr bei Sterbenden *nicht* fortgeführt bzw. begonnen werden.
Level of Evidence **2**	Quellen: Bruera et al. 2013 [1671], Nakajima et al. 2013 [1672], Raijmakers 2011 [1673]

Hintergrund

Patienten am Lebensende nehmen in der Regel weniger Ernährung und Flüssigkeit auf. Die meisten Patienten beschreiben einen reduzierten Appetit sowie ein reduziertes Durstgefühl. Patienten in der Sterbephase nehmen meistens gar keine Ernährung oder Flüssigkeit oral zu sich. Dies ist oft Teil des Sterbeprozesses. Im Einzelfall kann dies aber auch durch Übelkeit, Dysphagie, Atemnot, Somnolenz oder auch mechanische Obstruktion des Magen-Darm-Trakts bedingt sein. Solange der Patient oral noch kleine Mengen von Ernährung oder Flüssigkeit zu sich nehmen kann, sollten angemessene Angebote gemacht werden (kleinste Mengen, Zeit zum Essen, nach Vorlieben und Geschmack).

Die Versorgung von Sterbenden mit künstlicher Ernährung und Flüssigkeitszufuhr ist eine häufig geübte Praxis u. a. mit der Begründung, belastende Symptome wie Fatigue, Somnolenz, Verwirrtheit oder Übelkeit zu lindern. Allerdings haben künstliche Ernährung und/oder Flüssigkeitszufuhr potentielle Nebenwirkungen (z. B. periphere Ödeme, Lungenödem, verstärkte Rasselatmung), bedürfen einer invasiven Applikation (i. v., s. c., PEG etc.) und führen zu einer erhöhten medizinischen und pflegerischen Aktivität, die in der Sterbephase unangemessen oder unerwünscht sein kann.

Auf der Basis von Studien und der klinischen Erfahrung und Bewertung von Experten kann die Gabe von künstlicher Ernährung und Flüssigkeitszufuhr in der Sterbephase nicht empfohlen werden (s. u.). So zeigte die künstliche Flüssigkeitszufuhr in einem aktuellen placebokontrollierten RCT keine Verbesserung von Symptomen, Lebensqualität oder Überlebenszeit [1671]. Die Situation, dass ein sterbender Patient Hunger oder Durst äußert und diese durch die künstliche Ernährung und Flüssigkeitszufuhr gestillt werden können, ist eher selten – dem Wunsch sollte in diesem seltenen Fall selbstverständlich nachgegangen werden.

Das Hauptaugenmerk der Behandelnden in der Sterbephase liegt auf dem Wohlbefinden und der optimalen Symptomkontrolle beim sterbenden Menschen [337]. Da künstliche Flüssigkeitszufuhr die Mundtrockenheit nicht lindert, ist unabhängig von Rehydrierung Mundpflege anzubieten (siehe auch Abschnitt Mundtrockenheit (Xerostomie)) [1667].

Da Sterbende und vor allem Angehörige eine künstliche Flüssigkeits- und Nahrungszufuhr häufig positiv bewerten und – im Kontrast zur palliativmedizinischen Erfahrung und Evidenz – mit der Hoffnung auf ein würdevolles Lebensende und eine Verbesserung von Symptomen verbinden, ist eine sensible Kommunikation mit ausreichender Aufklärung und Informationsvermittlung in der Entscheidungsfindung notwendig [1674–1676]. Informationsbroschüren zu Flüssigkeit/Ernährung am Lebensende können Angehörige zusätzlich unterstützen die Argumente gegen Rehydration nachzuvollziehen und damit ihre Sorgen reduzieren [1676–1678].

Eine systematische Literaturübersichtsarbeit konnte insgesamt 15 Studien zur künstlichen Ernährung und Flüssigkeitszufuhr (parenteral, PEG- oder Magensonde) in der Sterbephase bei Krebspatienten identifizieren, wobei die Mehrheit der Studien nur die Prävalenz der Gabe untersuchten [1673]. Nur fünf Studien (vier prospektive und eine retrospektive Studie) analysierten den Nutzen einer künstlichen Flüssigkeitszufuhr in der Sterbephase; es lag keine Studie zur künstlichen Ernährungszufuhr vor. In der Mehrheit dieser fünf Studien zeigte sich kein Benefit durch die Flüssigkeitsgabe, sondern eher eine Mehrbelastung, u. a. eine Zunahme von Aszites [1679–1682]. Nur eine Studie beschrieb eine Linderung von chronischer Übelkeit durch die Flüssigkeitsgabe [1683]. Das einzige RCT, welches nach der Fertigstellung der systematischen Literaturübersichtsarbeit publiziert wurde und 129 Krebspatienten mit einer Lebenserwartung von weniger als einer Woche untersuchte, konnte keinen Effekt durch einen Liter 0,9 % NaCl versus Placebo (100 ml 0,9 % NaCl) auf Dehydrierung, Lebensqualität, Symptome und Lebenszeit nachweisen [1671]. Eine weitere deskriptiv-prospektive Studie zeigte bei Patienten, die einen Liter künstliche Flüssigkeitszufuhr erhalten hatten, zwar weniger Dehydrierungszeichen, aber mehr belastende Symptome wie Ödeme, Aszites und Rasselatmung [1672, 1684].

Sowohl die deutsche S3-Leitlinie der Deutschen Gesellschaft für Ernährungsmedizin (DGEM) „Ethische und rechtliche Gesichtspunkte der Künstlichen Ernährung" (2015) (Empfehlung 48) als auch die ESPEN „Guideline on ethical aspects of artifcial nutrition and hydration" (2016) empfehlen die Dehydration in der Sterbephase [1677, 1685].

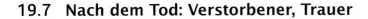

19.7 Nach dem Tod: Verstorbener, Trauer

19.39.	Konsensbasierte Empfehlung
EK	Die Angehörigen des Verstorbenen *sollen* empathisch und zeitnah über das Versterben informiert werden.

19.40.	Konsensbasierte Empfehlung
EK	Nach dem Tod *soll* den Angehörigen ein Abschied vom Verstorbenen entsprechend ihren Bedürfnissen und Ressourcen, den kulturellen Gepflogenheiten und religiösen Pflichten ermöglicht werden.

19.41.	Konsensbasierte Empfehlung
EK	Die Personen, die an der Behandlung des Patienten mit einer nicht-heilbaren Krebserkrankung beteiligt waren, *sollten* in angemessener Weise über seinen Tod informiert werden.

Hintergrund

Die Empfehlungen zum Kapitel „Nach dem Tod: Verstorbener, Trauer" basieren auf der Expertenmeinung der Leitliniengruppe.

Der Leichnam eines Menschen verkörpert auch nach dem Tod der Person seine persönliche Integrität und soziale Identität; daher muss mit dem Verstorbenen würdevoll umgegangen werden. Sterben ist ein sozialer Prozess, in dem auf die Identität stiftenden Beziehungen des Sterbenden zu achten ist. Persönliche Wünsche und Willenserklärungen des Verstorbenen bezüglich seines Körpers (Obduktion, Organ-/Gewebespende, Bekleidung) sind zu eruieren (aus schriftlichen Vorausverfügungen oder aus retrospektiven Schilderungen Bevollmächtigter und der Angehörigen) und – wenn möglich – zu befolgen. Der Umgang mit dem Leichnam ist in manchen Religionen durch Vorschriften reguliert wie z. B. rituelle Waschungen, Distanzgebote, Kleidungsvorschriften, geschlechterspezifische Betreuung. Deshalb sollen – sofern nicht vorher geschehen – unmittelbar nach dem Todeseintritt die Religionszugehörigkeit des Patienten bestimmt werden und auskunftsfähige Angehörige nach Geboten und Verboten im Umgang befragt werden.

Insbesondere Angehörigen, die beim Sterben ihres Familienmitgliedes nicht anwesend sein konnten, sollte die Todesnachricht empathisch und so zeitnah wie möglich überbracht werden. Auch nach dem Versterben ist der (mutmaßliche) Wille des Patienten zu achten. Dies gilt hier für die Frage, wer informiert werden soll und darf. Eventuell vom Patienten vorab festgelegte Kontaktsperren sollen auch nach dem Tod beachtet werden. Im Team sollte geklärt sein, wer für das Überbringen der Todesnachricht an Angehörige zuständig ist. Sofern möglich, sollte das Überbringen der Nachricht von Bezugspersonen aus dem Betreuungsteam übernommen werden. Eine empathische Haltung, die Raum für Fragen und Trauer zulässt, sollte Voraussetzung sein.

Familiäre und kulturelle Bedürfnisse und Gepflogenheiten entscheiden über die Möglichkeit, einige Zeit beim und mit dem Verstorbenen zu verbringen und sich an der Versorgung des Leichnams (z. B. Waschen, Ankleiden) zu beteiligen. Den Angehörigen sollte, falls gewünscht, die Begleitung beim Waschen, Einkleiden und Abschiednehmen durch das Pflegepersonal angeboten werden. Dabei sollen die Betreuer (Pfleger, Ärzte, Psychologen, Seelsorger) auf unterschiedliche Bedürfnisse einzelner Angehöriger je nach Zugehörigkeitsgrad (unmittelbarer Verwandter, Lebenspartner etc.) achten und darauf hinweisen, dass auch einzeln Abschied genommen werden kann. Das anteilnehmende Gespräch mit den trauernden Angehörigen und das Erfassen ihrer individuellen Bedürfnisse ist Aufgabe der an der Behandlung Beteiligten bzw. des Teams; Zuständigkeiten sollten im Team klar vereinbart sein. Bei bestimmten Umständen (z. B. entstelltes Aussehen, komplexe Beziehung, Kinder) sollte psychologische und/oder seelsorgerische Begleitung bereitgehalten werden. Der Abschied vom Verstorbenen im Krankenzimmer oder in einem separaten Aufbahrungsraum kann mit Unterstützung der Krankenhausseelsorge als Abschiedsritual (z. B. Aussegnung) erfolgen. Die an der Behandlung Beteiligten bzw. das Team informieren über das weitere Vorgehen je nach gesetzlichen Vorgaben und Regelungen vor Ort. Die Angehörigen sollen über die Gedenkkultur der Station und weitere Angebote der Trauerbegleitung unterrichtet und gegebenenfalls nach Wünschen über Einladungen (Gedenkfeiern, Einträge in ein Gedenkbuch) befragt werden. Sollten sich im Prozess der Begleitung Hinweise auf eine schwerwiegende akute Belastungsreaktion zeigen, ist die Vermittlung weiterer fachärztlicher Unterstützung, z. B. an einen psychiatrisch oder psychosomatisch erfahrenen Arzt, ratsam. Das Assessmentinstrument „Multiprofessioneller Fragebogen zur Trauerverarbeitung" (MFT) kann bei der Risikoeinschätzung zur Entwicklung einer komplizierten Trauer hinzugezogen werden.

Die an der Behandlung des Patienten Beteiligten – z. B. Hausarzt, Pflegedienst, behandelnde Klinik – sollten in geeigneter Weise über den Tod informiert werden. Vor allem die Therapeuten, das Reinigungspersonal, psychosoziale Berufsgruppen und involvierte Ehrenamtliche sollten zeitnah informiert werden. Sie werden so nicht überrascht und haben Gelegenheit, sich vom Patienten zu verabschieden. Alle vorher in die Behandlung und Betreuung involvierten Personen und Teams (Hausarzt, Onkologe, Team der spezialisierten ambulanten Palliativversorgung, Hospiz, ambulanter Hospizdienst und Ehrenamtliche, Seelsorger, Pflegeheim, ambulanter Pflegedienst etc.) sollten ebenfalls zeitnah über den Tod in Kenntnis gesetzt werden.

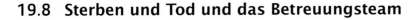
19.8 Sterben und Tod und das Betreuungsteam

19.42.	Konsensbasierte Empfehlung
EK	Für die würdevolle Begleitung von sterbenden Menschen und ihren Angehörigen *sollen* unterstützende Rahmenbedingungen im Team implementiert sein – hierzu zählen: eine offene Kommunikationskultur, gemeinsame Zieldefinitionen, definierte Rollen im Team und ausreichend Personal und Zeit für eine individuelle Betreuung der Betroffenen.

19.43.	Konsensbasierte Empfehlung
EK	Zur Stabilisierung der Zusammenarbeit und zur Reduktion von Belastungen *sollen* gemeinsam sichere und nachvollziehbare Wege zur Entscheidungsfindung vereinbart und definiert sein. Entscheidungen zu Therapie und Begleitung *sollen* im Team angemessen kommuniziert werden. Therapiezieländerungen und Adaption der Maßnahmen *sollen* für das gesamte Team nachvollziehbar dokumentiert werden.

19.44.	Konsensbasierte Empfehlung
EK	Die gegenseitige emotionale und praktische Unterstützung im Team als zentraler Schutzfaktor vor Überlastung *soll* in einer entsprechenden Kultur gepflegt werden.

19.45.	Konsensbasierte Empfehlung
EK	Abschiedsrituale *können* zur Unterstützung und Bewältigung eingesetzt werden. Solche Rituale *sollten* gemeinsam entwickelt und vereinbart werden.

19.46.	Konsensbasierte Empfehlung
EK	Geeignete Reflexionsräume wie Fallbesprechungen, Supervision, Teamtage und Fortbildungen *sollen* für Teams, die Sterbende begleiten, implementiert sein.

Hintergrund

Die Empfehlungen zum Kapitel „Sterben und Tod und das Betreuungsteam" basieren auf der Expertenmeinung der Leitliniengruppe.

Wesentlich für die Umsetzung des Palliativkonzeptes in der Sterbebegleitung ist eine tragende Kommunikationskultur im multiprofessionellen und interdisziplinären Team. Ein partnerschaftlicher Dialog ermöglicht einen Austausch im Team sowohl auf inhaltlicher als auch auf emotionaler Ebene. Für das Funktionieren des Teams ist es wichtig, dass sich alle einbezogen fühlen und inhaltlich einbringen können [1686]. Wichtiger noch als die Partizipation auf der inhaltlichen Ebene ist der emotionale Rückhalt im Team.

Die Verantwortung für die Behandlung, Pflege und Betreuung trägt die jeweilige Profession. Dennoch ist eine partnerschaftliche Teamkultur, in der Ziele gemeinsam diskutiert, definiert und regelmäßig gemeinsam evaluiert werden, für alle im Team entlastend. Dies betrifft die definierten Ansprüche des Behandlungskonzepts auf Organisationsebene ebenso wie die Therapiezielreflexion auf der individuellen Handlungsebene der einzelnen Patientensituation. Zentral für die Dialogkultur und die Festlegung der täglichen Handlungsspielräume sind klare Vereinbarungen zu Rollen und Verantwortlichkeiten im Team. Hier sind formalisierte Kommunikationsstrukturen wie gemeinsame Visiten, Fallbesprechungen, Teambesprechungen, Supervision oder auch Debriefings (retrospektive Fallbesprechungen, wenn ein Teammitglied den Eindruck hat, dass „etwas nicht gut gelaufen" ist) hilfreich. Diese Kommunikationskultur ermöglicht es, Fehler zu erkennen, Kritik und Feedback konstruktiv zu äußern und Sterbebegleitung als gemeinsame Aufgabe zu entwickeln, die Berufsgruppengrenzen überwindet oder handhabbar macht. So können Möglichkeiten und Grenzen palliativmedizinischen Handelns erkannt, Erreichtes bewusst gemacht, Frustrationen vorgebeugt und Ziele neu vereinbart werden. Das Reflektieren der eigenen Ansprüche und Verantwortungen, aber auch das An- und Aussprechen von Gefühlen wie Hilflosigkeit und Ohnmacht, Schuld und Versagen, Mitleid und Sympathie, ermöglicht das gemeinsame Tragen von Belastungen oder auch das gegenseitige Ergänzen und Entlasten. Die Verantwortung und die Versagensgefühle werden mitgeteilt und gemeinsam bewältigt. Der Einzelne wird emotional und/oder praktisch entlastet, Gefühlen von Überforderung und Ohnmacht wird vorgebeugt oder es wird ihnen Raum gegeben. Gleichzeitig wird das Vertrauen jedes Teammitglieds in die eigene Kompetenz gestärkt und Handlungsfähigkeit wird erhalten bzw. wieder hergestellt. Diese Kommunikationskultur setzt eine Haltung von gegenseitiger Wertschätzung und Respekt den einzelnen Personen und Professionen gegenüber voraus. Wesentlicher Schutzfaktor in der Begleitung Sterbender ist die Reflexion des eigenen Anspruchs, der eigenen Verantwortung, der eigenen Haltung zu Sterben und Tod, der eigenen Emotionen, von Fehlern und Grenzen.

Eine offene Kommunikationskultur sollte jedoch nicht nur für die „schweren" Gefühle tragend sein, sondern auch für fröhliche Erfahrungen: kleine Erfolge, heitere Momente, humorvoll entlastende Kommentare oder Ablenkung und gemeinsames Miteinander und Füreinander. Diese Fürsorgekultur für das Team spiegelt die Fürsorgehaltung gegenüber den Patienten und umgekehrt.Konzeptionelle Vereinbarungen und gemeinsame Entscheidungen mit und für den Patienten sollten so dokumentiert sein, dass alle Teammitglieder sie nachvollziehen können und dadurch eine Orientierung gegeben ist - auch am Wochenende, im Nachtdienst sowie für den Bereitschaftsdienst. Dadurch werden Über-/Unter-/Fehlversorgung vermieden, Verantwortlichkeiten und Handlungsschritte (oder eben auch das Seinlassen von Interventionen) verbindlich vereinbart und Konflikten vorgebeugt. Rituale für einzelne Mitarbeiter oder in Gruppen bzw. im Team haben sich als hilfreich erwiesen, um unaussprechlichen, unbegreiflichen Erfahrungen und belastenden Situationen einen festen Rahmen zu geben. Rituale verlaufen nach fest vereinbarten Mustern und geben in haltlosen Situationen Halt und Orientierung, schaffen einen Rahmen für Gefühle und schließen Situationen ab. Rituale können religiöse Kontexte haben, können aber auch vom Team selbst entwickelt sein. Sie tragen zu einer spirituellen Entlastung und zu einem Gefühl des Getragen-Werdens in der Gemeinschaft bei [1686].

20. Qualitätsindikatoren

Qualitätsindikatoren sind Messgrößen, deren Erhebung der Beurteilung der Qualität der zugrunde liegenden Strukturen, Prozesse bzw. Ergebnisse dient [1687, 1688]. Qualitätsindikatoren sind ein wichtiges Instrument des Qualitätsmanagements. Ziel ihres Einsatzes ist die stetige Verbesserung der Versorgung indem die Ergebnisse der Versorgung dargestellt, kritisch reflektiert und wenn nötig verbessert werden. Die vorliegende Auswahl von Qualitätsindikatoren wurde gemäß der Methodik des Leitlinienprogramms Onkologie erstellt [1689]. Für den Ableitungsprozess konstituierte sich eine „Arbeitsgruppe Qualitätsindikatoren" (AG QI). Diese erstellte das finale Set der Qualitätsindikatoren auf Grundlage der bereits bestehenden Qualitätsindikatoren der Leitlinie „Palliativmedizin für Patienten mit einer nicht heilbaren Krebserkrankung, Version 1.0 (publiziert 2015), der neuen starken Empfehlungen (Empfehlungsstärke A, „soll") der aktualisierten Leitlinie (Version 2.0), den Ergebnissen der bestehenden Qualitätsindikatoren aus den zertifizierten Onkologischen Zentren der Deutschen Krebsgesellschaft und den Ergebnissen der Recherche nach bestehenden nationalen und internationalen Qualitätsindikatoren. Die genaue Vorgehensweise und die Zusammensetzung der AG QI sind im Leitlinienreport dargelegt.

Nach einer Präsenzsitzung und einer Telefonkonferenz dieser AG wurden drei der zehn bisher bestehenden QIs gestrichen (Gründe: keine Anwendung, nicht meßbar bzw. bereits in der S3-Leitlinie Psychoonkologie abgebildet) und vier neue Indikatoren angenommen. Diese kommen zu den sieben bereits bestehenden Indikatoren hinzu. Das finale Set besteht somit aus elf Qualitätsindikatoren (siehe Tabelle 57).

Weitere Ergebnisse der Sitzung der AG QI:
- Da im onkologischen Basisdatensatz der Krebsregister die Intention der chirurgischen / systemischen / radioonkologischen Therapie (kurativ oder palliativ) nicht hinreichend spezifisch erfasst wird, soll ein Treffen mit Vertretern der ADT und des Hospiz- und Palliativregisters initiiert werden. Dort soll die Erstellung eines palliativmedizinischen Moduls für die Krebsregister unter Berücksichtigung der Datenfelder des Hospiz- und Palliativregisters sowie mögliche Anpassungen des BDS diskutiert werden.
- Die Aktualisierung der QI wird mit weiteren Eingaben der AG QI zu dem Erhebungsbogen in die Zertifizierungskommission der Onkologischen Zentren eingegeben.
- Die AG Palliativmedizin des CCC-Netzwerks hat eine Vielzahl von SOPs erstellt, die sich mit den Themen der Leitlinie weitesgehend decken. Auf diese möchten wir als

Anregung zur lokalen Implementierung verweisen: www.ccc-netzwerk.de/arbeits-gruppen/standard-operating-procedures/netzwerk-sops.html
* Die AG Palliativmedizin des CCC-Netzwerks wird gebeten, SOP's für die Gesprächs-führung bei Äußerung eines Todeswunsches und den Wundverlegungsbericht zu erstellen. Diese können als Vorlagen für die Onkologischen Zentren übernommen werden.

Tabelle 57: Qualitätsindikatoren zur palliativmedizinischen Versorgung von Patienten mit einer nicht-heilbaren Krebserkrankung

Der Zähler ist stets eine Teilmenge des Nenners. Der Qualitätsindikator 6 kann mit dem onkologischen Basisdatensatz der Krebsregister dokumentiert werden (Stand: 03.2019).

Mit den Screeninginstrumenten IPOS oder MIDOS sind die QI 1, 2, 3, 4 und 10 zu er-fassen. Aus-schließlich für den QI 8 muss ein anderes Screeninginstrument verwendet werden. Im Nenner der QI sind explizit die Patienten der APV und SPV adressiert, um zu verdeutlichen, dass die QIs für beide Bereiche umgesetzt werden sollen.

Qualitätsindikator	Referenz Empfehlung	Evidenzgrundlage/ weitere Informationen
QI 1: Reduktion Atemnot (seit 2015)		
Zähler: Anzahl Patienten mit Reduktion der Atemnot innerhalb von 48h **Nenner:** Alle Patienten mit Diagnose „nicht heilbare Krebs-erkrankung" (APV und SPV) mit mittlerer/starker Atemnot bei stationärer Aufnahme	**8.3** Die wiederholte Beurteilung der Atemnot vor, während und nach einer symptomatischen Therapie *soll* Bestandteil der Erfassung sein. **Ziele der Leitlinie**: Verbesserung der Symptomkon-trolle; hierzu sollen die häufigen Symptome und Probleme nach dem aktuellen Stand der Wissen-schaft und der klinischen Exper-tise behandelt werden (Kapitel Atemnot, Tumorschmerz, Fatigue, Schlafbezogene Erkrankungen/ Nächtliche Unruhe, Übelkeit und Erbrechen (nicht Tumortherapie-induziert), Obstipation, Maligne intestinale Obstruktion (MIO), Maligne Wunden, Angst und De-pression)	**EK** **Qualitätsziel:** Möglichst häufig Redukti-on der Atemnot innerhalb von 48h nach stationärer Aufnahme bei Patienten mit der Diagnose „nicht heilbare Krebserkrankung" **Screeninginstrumente** (of-fene Liste validierter Instru-mente): • Modifizierter Borg • Visuelle Analogskala • Numeric Rating Scale • MIDOS, IPOS • (HOPE/Nationales Pallia-tivregister)

Qualitätsindikator	Referenz Empfehlung	Evidenzgrundlage/ weitere Informationen
QI 2: Reduktion Schmerz (seit 2015)		
Zähler: Anzahl Patienten mit Reduktion des Schmerzes innerhalb von 48 h **Nenner:** Alle Patienten mit Diagnose „nicht heilbare Krebserkrankung" (APV und SPV) mit mittlerem/starkem Schmerz bei stationärer Aufnahme	**9.1** Schmerzanamnese und schmerzbezogene klinische Untersuchung *sollen* Bestandteil jeder Schmerzdiagnostik sein. **Ziele der Leitlinie:** Verbesserung der Symptomkontrolle; hierzu sollen die häufigen Symptome und Probleme nach dem aktuellen Stand der Wissenschaft und der klinischen Expertise behandelt werden (Kapitel Atemnot, Tumorschmerz, Fatigue, Schlafbezogene Erkrankungen/ Nächtliche Unruhe, Übelkeit und Erbrechen (nicht Tumortherapie-induziert), Obstipation, Maligne intestinale Obstruktion (MIO), Maligne Wunden, Angst und Depression)	**EK** **Qualitätsziel:** Möglichst häufig Reduktion des Schmerzes innerhalb von 48h nach stationärer Aufnahme bei Patienten mit der Diagnose „nicht heilbare Krebserkrankung" **Screeninginstrumente** (offene Liste validierter Instrumente): • McGill Pain Questionnaire • Verbal Rating Scale • Numeric Rating Scale • MIDOS, IPOS • (HOPE/Nationales Palliativregister) • bei Verdacht auf neuropathischen Schmerz auch: painDETECT od. DN4
QI 3: Opioide und Laxantien (seit 2015)		
Zähler: Anzahl Patienten ohne Therapie mit osmotisch wirksamen und/oder stimulierenden Laxantien **Nenner:** Alle Patienten mit Diagnose „nicht heilbare Krebserkrankung" (APV und SPV) mit Opioidmedikation außerhalb der Sterbephase (= 7 Tage vor Versterben)	**Schmerz 9.25** Laxantien zur Behandlung oder Vorbeugung von opioidbedingter Obstipation *sollen* routinemäßig verordnet werden. **13.6** In der medikamentösen Mono- oder Kombinationstherapie zur Behandlung einer Obstipation *sollen* osmotisch wirksame und/oder stimulierende Laxantien eingesetzt werden.	**EG A LoE 1+** **Qualitätsziel:** Möglichst häufig Anwendung von Laxantien bei Patienten mit der Diagnose „nicht heilbare Krebserkrankung" und Opioidmedikation

Qualitätsindikator	Referenz Empfehlung	Evidenzgrundlage/ weitere Informationen
QI 4: Symptomassessment in der Sterbephase (seit 2015)		
Zähler: Anzahl Patienten mit Symptomassessment mit Hilfe eines validierten Screeninginstruments in den letzten 72 h vor Versterben **Nenner:** Alle verstorbenen Patienten (APV und SPV)	19.25 In der Sterbephase auftretende Angst soll regelmäßig evaluiert werden. Hierbei *soll* neben verbalen Äußerungen auf klinische Hinweise, wie z. B. Unruhe, Schwitzen, Mimik oder Abwehrreaktionen geachtet werden.	EK **Qualitätsziel:** Möglichst häufig Symptomassessment in der Sterbephase **Screeninginstrumente** (offene Liste validierter Instrumente: • IPOS • MIDOS • (HOPE/Nationales Palliativregister)
QI 5: Erfassung von Unruhe in der Sterbephase (seit 2015)		
Zähler: Anzahl Patienten mit Evaluation von Unruhe in den letzten 72 h vor Versterben **Nenner:** Alle verstorbenen Patienten (APV und SPV)	19.26 Bei Unruhe in der Sterbephase *sollen* die im Vordergrund stehenden auslösenden Ursachen bestimmt werden, z. B. Schmerz, Obstipation, Harnverhalt, Atemnot, Angst und/oder ein Delir.	EK **Qualitätsziel:** Möglichst häufig Assessment von Unruhe in der Sterbephase **Screeninginstrumente**: Wird künftig über IPOS und MIDOS zu erfassen sein
QI 6: Beenden von tumorspezifischen Maßnahmen in der Sterbephase (seit 2015)		
Zähler: Anzahl Patienten mit tumorspezifischen Maßnahmen (systemische Therapie, Radiotherapie) innerhalb von 14 Tagen vor Versterben **Nenner:** Alle verstorbenen Patienten (APV und SPV)	19.32 Tumorspezifische Medikamente und Maßnahmen *sollen* in der Sterbephase beendet werden.	EG A, LoE 1+ **Qualitätsziel:** Möglichst häufig Beendigung tumorspezifischer Maßnahmen in der Sterbephase

Qualitätsindikator	Referenz Empfehlung	Evidenzgrundlage/ weitere Informationen
QI 7: Mundpflege (neu)		
Zähler: Anzahl Patienten mit Mundpflege **Nenner:** Alle Patienten mit Diagnose „nicht heilbare Krebserkrankung" (APV und SPV) und Mundtrockenheit (ICD-10-GM R 68.2)	**14.12** Zur Linderung der Mundtrockenheit bei Patienten mit einer nicht heilbaren Krebserkrankung und MIO soll Mundpflege inkl. Lippenbefeuchtung regelmäßig und mehrmals täglich angeboten und durchgeführt werden.	**EK** **Qualitätsziel:** Möglichst häufig Mundpflege bei Patienten mit nicht heilbarer Krebserkrankung
QI 8: Assessment maligner Wunden (neu)		
Zähler: Anzahl Patienten mit Assessment des exulzerierenden Tumors mittels spezifischem Assessmentinstrument laut Leitlinie **Nenner:** Alle Patienten mit Diagnose „nicht heilbare Krebserkrankung" (APV und SPV) und exulzerierendem Tumor	**15.2** Das Assessment der malignen Wunde mit kompletter Analyse der Wundsituation soll schriftlich anhand strukturierter Wunddokumentationsbögen zu Beginn der Versorgung und zum weiteren Monitoring regelmäßig im Verlauf erfolgen.	**EK** **Qualitätsziel:** Möglichst häufig Assessment maligner Wunden bei Patienten mit nicht heilbarer Krebserkrankung und exulzerierendem Tumor **Spezifische Assessmentinstrumente:** • HOPE • FKB-20 • FLQA-wk • Wound-QoL • Schmerzerfassung bei Patienten mit chronischen Wunden

Qualitätsindikator	Referenz Empfehlung	Evidenzgrundlage/ weitere Informationen
QI 9: Dokumentation von Therapiezielen (neu)		
Zähler: Anzahl Patienten mit dokumentierten Therapiezielen zum Zeitpunkt der Diagnose „nicht heilbare Krebserkrankung" **Nenner:** Alle Patienten mit Diagnose „nicht heilbare Krebserkrankung" (APV und SPV)	**7.7** Therapieziele in der Behandlung von Patienten mit einer nicht heilbaren Krebserkrankung sollen regelmäßig überprüft und der geänderten Krankheits- und Behandlungssituation bzw. den geänderten Wünschen, Werte und Zielen des Patienten angepasst werden.	**EK** **Qualitätsziel:** Möglichst häufig Dokumentation der Therapieziele bei Patienten mit nicht heilbarer Krebserkrankung
QI 10: Symptomerfassung mittels MIDOS oder IPOS (seit 2015)[1]		
Zähler: Anzahl Patienten mit Symptomerfassung mittels MIDOS oder IPOS **Nenner:** Alle Patienten mit Diagnose „nicht heilbare Krebserkrankung" (APV und SPV)	**5.5** Bei einer nicht heilbaren Krebserkrankung *sollen* die körperlichen, psychischen, sozialen und spirituellen Bedürfnisse sowie die Belastungen und Informationsbedürfnisse der Patienten und Angehörigen wiederholt und bei einer Änderung der klinischen Situation erfasst werden.	**EK** **Qualitätsziel:** Möglichst häufig Symptomerfassung mittels MIDOS/ IPOS bei Patienten mit nicht heilbarer Krebserkrankung
QI 11: Spezialisierte Palliativversorgung (neu)		
Zähler: Anzahl Patienten, die eine spezialisierte Palliativversorgung (stationär: Palliativstation, Palliativdienst, palliativmedizinische Tagesklinik, stationäres Hospiz; ambulant: SAPV, spezialisierte Palliativambulanz) erhalten haben **Nenner:** Alle an einer Tumorerkrankung verstorbenen Patienten	**Internationale Recherche nach Qualitätsindikatoren:** **QI: Specialized palliative care** **Numerator:** number of people who died with cancer who received specialized palliative care (hospital palliative unit OR palliative daycare centre OR multidisciplinary home care) in the last 2 years prior to death **Denominator**: number of people who died with cancer [1690]	**EK** **Qualitätsziel:** Auswertung der Versorgungssituation von Krebspatienten bezüglich spezialisierter Palliativversorgung

[1] Die DEGAM votiert dafür, dass der Qualitätsindikator 10 nicht für den hausärztlichen Bereich gilt, da es auf dieser Versorgungsebene keine belastbare Evidenz für den Nutzen eins solchen Vorgehens auf patientenrelevante Outcomes gebe.

21. Anhänge

21.1 Übersicht der Aktualisierung 2019

In der Tabelle 58 sind die Empfehlungen und Statements dargestellt, die im Laufe des Aktualisierungsprozesses 2019 geändert wurden. Die Aktualisierung bezieht sich auf die sieben Kapitel, die im Rahmen der ersten Entwicklungsphase der Leitlinie 2011–2015 verfasst wurden.

Tabelle 58: Aktualisierte Empfehlungen

Version 2011–2015	Aktualisierung 2019 (Änderungen sind unterstrichen)	Begründung der Aktualisierung
Grundsätze der Palliativversorgung		
SE 4.4. (EK)	**SE 4.4. (EK)**	
Die folgenden Grundsätze *sollen* bei der Palliativversorgung von Patienten mit einer nicht-heilbaren Krebserkrankung Anwendung finden: 1. die Berücksichtigung der und das Eingehen auf die Bedürfnisse des Patienten in allen vier Dimensionen (physisch, psychisch, sozial, spirituell); 2. die Berücksichtigung von Patientenpräferenzen; 3. die Bestimmung realistischer Therapieziele; 4. die Kenntnis über Organisationsformen von Palliativversorgung; 5. das Schaffen von Rahmenbedingungen, die die Intimität des Patienten respektieren.	Die folgenden Grundsätze *sollen* bei der Palliativversorgung von Patienten mit einer nicht-heilbaren Krebserkrankung Anwendung finden: 1. die Berücksichtigung der und das Eingehen auf die Bedürfnisse des Patienten in allen vier Dimensionen (physisch, psychisch, sozial, spirituell); 2. die Berücksichtigung von Patientenpräferenzen; 3. die Wahrnehmung der Patienten in ihrer kulturellen, weltanschaulichen und religiösen Identität; 4. die Bestimmung realistischer Therapieziele; 5. die Kenntnis über Organisationsformen von Palliativversorgung; 6. das Schaffen von Rahmenbedingungen, die die Intimität des Patienten respektieren.	Inhaltliche Ergänzung: Kulturelle Aspekte sollten in die Grundsätze übernommen werden

Version 2011–2015	Aktualisierung 2019 (Änderungen sind unterstrichen)	Begründung der Aktualisierung
SE 4.5. (EK)	**SE 4.5. (EK)**	
Die folgenden Grundsätze *sollen* bei der palliativmedizinischen Symptomkontrolle bei Patienten mit einer nicht-heilbaren Krebserkrankung Anwendung finden: 1. die Durchführung einer angemessenen differential-diagnostischen Ursachen-klärung des Symptoms zur zielgerichteten Therapie und Erfassung potentiell reversibler Ursachen; 2. die Behandlung reversibler Ursachen, wenn möglich und angemessen; 3. die Durchführung einer symptomatischen Therapie – alleine oder parallel zu einer ursächlichen Thera-pie; 4. die Abwägung tumorspe-zifischer Maßnahmen (z. B. Strahlentherapie, operative Verfahren, medikamentöse Tumortherapien) mit dem primären oder alleinigen Therapieziel der Symptom-linderung. Voraussetzung ist eine interdisziplinäre Zusammenarbeit zwischen den jeweiligen Fachberei-chen und der Palliativme-dizin; 5. die Abwägung von Nutzen und Belastung der oben benannten Maßnahmen im offenen und ehrlichen Aus-tausch mit dem Patienten und ggf. seinen Angehö-rigen	Die folgenden Grundsätze *sollen* bei der palliativmedizinischen Symptomkontrolle bei Patienten mit einer nicht-heilbaren Krebserkrankung Anwendung finden: 1. die Durchführung einer angemesse-nen differentialdiagnostischen Ursa-chenklärung des Symptoms zur ziel-gerichteten Therapie und Erfassung potentiell reversibler Ursachen; 2. <u>der Einsatz von präventiven Maßnah-men und</u> die Behandlung reversibler Ursachen, wenn möglich und ange-messen; 3. die Durchführung einer symptomati-schen Therapie – alleine oder parallel zu einer ursächlichen Therapie; 4. die Abwägung tumorspezifischer Maßnahmen (z. B. Strahlentherapie, operative Verfahren, medikamentöse Tumortherapien) mit dem primären oder alleinigen Therapieziel der Sym-ptomlinderung. Voraussetzung ist eine interdisziplinäre Zusammenar-beit zwischen den jeweiligen Fachbe-reichen und der Palliativmedizin; 5. die Abwägung von Nutzen und Belas-tung der oben benannten Maßnah-men im offenen und ehrlichen Aus-tausch mit dem Patienten und ggf. seinen Angehörigen	Inhaltliche Ergän-zung: Präventive Aspekte sollten in die Grundsät-ze übernommen werden

Version 2011–2015	Aktualisierung 2019 (Änderungen sind unterstrichen)	Begründung der Aktualisierung
–	**SE 4.6. (EK)**	
	Bei Fragen der Medikamentenapplikation sollte die Expertise eines Apothekers eingeholt werden.	Neue SE: Kapitelübergreifend relevant und daher in die Grundsätze übernommen
Kapitel Sterbephase: Statement 10.28. (EK)	**Kapitel Grundsätze: Statement 4.7. (EK)**	
Der Patientenwille ist auch bei Entscheidungen in der Sterbephase zu beachten. Kann der Sterbende sich selbst nicht äußern, hat der Patientenvertreter (durch schriftliche Vorsorgevollmacht befugte Person oder gerichtlich bestellter Betreuer) den Patientenwillen festzustellen und dies mit dem Arzt zu besprechen. Dabei sind eine schriftliche Patientenverfügung und andere Willensbekundungen des Patienten (z. B. mündlich oder schriftlich geäußerte Behandlungswünsche, sonstige Willensbekundungen) einzubeziehen.	Änderung des Orts des Statements (aus dem Kapitel Sterbephase in das Kapitel Grundsätze übernommen) und leichte Anpassung des Textes: Der Patientenwille ist <u>in jeder Phase der Behandlung einschließlich der Sterbephase</u> zu beachten. Kann der <u>Patient</u> sich selbst nicht äußern, hat der Patientenvertreter (durch schriftliche Vorsorgevollmacht befugte Person oder gerichtlich bestellter Betreuer) den Patientenwillen festzustellen und dies mit dem Arzt zu besprechen. Dabei sind eine schriftliche Patientenverfügung und andere Willensbekundungen des Patienten (z. B. mündlich oder schriftlich geäußerte Behandlungswünsche, sonstige Willensbekundungen) einzubeziehen.	Angepasstes Statement aus dem Kapitel Sterbephase: Übergreifend, deshalb in die Grundsätze mit übernommen. Das Statement wird in den Kapiteln Sterbephase und Therapiezielfindung wiederholt.
Versorgungsstrukturen		
SE 11.1. (EK)	**SE 5.1. (EK)**	
Alle Patienten mit einer Krebserkrankung *sollen* unabhängig vom Krankheitsstadium Zugang zu Informationen über Palliativversorgung haben.	Alle Patienten mit einer Krebserkrankung *sollen* unabhängig vom Krankheitsstadium Zugang zu Informationen über Palliativversorgung (<u>z. B. durch Auslage von Flyern</u>) haben.	Präzisierung
SE 11.2. (EK)	**SE 5.2. (A/1–)**	
Allen Patienten *soll* nach der Diagnose einer nicht-heilbaren Krebserkrankung Palliativversorgung angeboten werden, unabhängig davon, ob eine tumorspezifische Therapie durchgeführt wird.	Allen Patienten *soll* nach der Diagnose einer nicht-heilbaren Krebserkrankung Palliativversorgung angeboten werden, unabhängig davon, ob eine tumorspezifische Therapie durchgeführt wird.	Systematische Recherche mit Identifizierung neuer Studienevidenz, deshalb Änderung von konsens- zu evidenzbasierter SE. Keine inhaltliche Änderung der SE

Version 2011–2015	Aktualisierung 2019 (Änderungen sind unterstrichen)	Begründung der Aktualisierung
–	**SE 5.4. (EK)**	
	Patienten mit einer nicht–heilbaren Krebserkrankung, die in Strukturen der spezialisierten Palliativmedizin betreut werden (Palliativstation, ambulante spezialisierte Versorgung wie z. B. SAPV) *sollen* Zugang zu onkologischer Beratung haben.	Neue SE Betonung der Wechselseitigkeit der Integration von Onkologie und Palliativmedizin (Integration der Palliativmedizin in onkologische Strukturen ist in anderen SEs schon beschrieben)
–	**SE 5.8. (A/3)**	
	Patienten *soll* nach der Diagnose einer nicht–heilbaren fortgeschrittenen Krebserkrankung ein Bedarfsassessment durch ein SPV–Team angeboten werden.	Neue evidenzbasierte SE aufgrund neuer Studienevidenz und Erfahrungen in der klinische Praxis
SE 11.7. (EK)	**SE 5.8. (A/3)**	
Patienten mit einer nicht–heilbaren Krebserkrankung und einer hohen Komplexität ihrer Situation *sollen* eine spezialisierte Palliativversorgung erhalten.	Patienten mit einer nicht–heilbaren Krebserkrankung und einer hohen Komplexität ihrer Situation *sollen* eine spezialisierte Palliativversorgung erhalten.	Systematische Recherche mit Identifizierung neuer Studienevidenz, deshalb Änderung von konsens– zu evidenzbasierter SE. Keine inhaltliche Änderung der SE

Version 2011–2015	Aktualisierung 2019 (Änderungen sind unterstrichen)	Begründung der Aktualisierung
Kommunikation		
SE 9.10. (EK), 9.11. (EK) und 9.12. (EK)	**Kapitel Todeswünsche**	
Der Äußerung eines Sterbe-/ Todeswunsches eines Patienten mit einer nicht-heilbaren Krebserkrankung *soll* mit Empathie und Gesprächsbereitschaft begegnet werden. Die Botschaften, die sich möglicherweise hinter einem Sterbe-/ Todeswunsch verbergen, *sollen* sensibel exploriert werden. Solche Botschaften sind z. B.: Wunsch nach Hilfe und Unterstützung zum Weiterleben (im Sinne eines Lebenswunsches), Herbeisehnen des Todes, aktiver Wunsch nach Beihilfe zum Suizid oder nach Tötung auf Verlangen. Mögliche Ursachen für den Sterbe-/ Todeswunsch *sollen* im Gespräch eruiert werden (z. B. die befürchtete Belastung für andere, Autonomieverlust, die Last physischer Symptome, Depression und Hoffnungslosigkeit, existentielle Sorge und Angst vor der Zukunft).	Thematisierung im Kapitel Todeswünsche	Drei SE zum Thema Todeswunsch aus dem Kapitel Kommunikation werden gestrichen, da die erweiterte Leitlinie ein eigenes Kapitel Todeswünsche vorlegt und die Inhalte der drei SE dort ausführlicher behandelt werden.

Version 2011–2015	Aktualisierung 2019 (Änderungen sind unterstrichen)	Begründung der Aktualisierung
Atemnot		
SE 5.2. (EK)	**SE 8.2. (EK)**	
Bei einer ausführlicheren Erfassung der Atemnot *sollte* Atemnot in drei Dimensionen beurteilt werden:	Bei einer ausführlicheren Erfassung der Atemnot inkl. Atemnotattacken *sollte* Atemnot in drei Dimensionen beurteilt werden:	Inhaltliche Ergänzung zur besseren Differenzierung der Atemnot
Sensorisches Erleben: Intensität/Schweregrad der Atemnot	Sensorisches Erleben: Intensität/Schweregrad der Atemnot	
Emotionale Belastung: unangenehmes Gefühl durch Atemnot	Emotionale Belastung: unangenehmes Gefühl durch Atemnot	
Beeinträchtigung im Alltag durch die Atemnot.	Beeinträchtigung im Alltag durch die Atemnot.	
SE 5.14. (B/1+) und SE 5.14 (0/4)	**SE 8.17. (0/1+)**	
Patienten mit einer nicht-heilbaren Krebserkrankung *sollten nicht* mit Steroiden zur Linderung von Atemnot behandelt werden, *wenn nicht* zusätzlich ein Lymphangiosis carcinomatosa oder eine Atemwegsobstrukton durch den Tumor vorliegt.	Patienten mit einer nicht-heilbaren Krebserkrankung können mit Steroide zur Linderung von Atemnot behandelt werden.	Zusammenfügen von zwei SEs in eine SE.
Patienten mit einer nicht-heilbaren Krebserkrankung, bei denen eine Lymphangiosis carcinmatosa oder eine Atemwegsobstruktion durch den Tumor vorliegt, *können* mit Steroiden zur Linderung von Atemnot behandelt werden.		Es liegt neue Studienevidenz vor, die eine inhaltliche Änderung notwendig macht u. a. in der Empfehlungsstärke.

Version 2011–2015	Aktualisierung 2019 (Änderungen sind unterstrichen)	Begründung der Aktualisierung
Tumorschmerz		
SE 6.5. (EK)	**SE 9.5. (A/1−)**	
Bei Patienten mit mittleren bis starkenTumorschmerzen *sollen* Stufe-III-Opioide verwendet werden.	Bei Patienten mit mittleren bis starken Tumorschmerzen *sollen* Stufe-III-Opioide verwendet werden.	Änderung von konsensbasierter zu evidenzbasierter SE aufgrund neuer Studienevidenz ohne inhaltliche Änderung
SE 6.28 (A/1+)	**SE 9.28 (A/1+)**	
Bei einer opioidbedingten Obstipation *soll* eine subkutane Methylnaltrexon-Injektion in Betracht gezogen werden, wenn herkömmliche Laxantien nicht ausreichend wirken.	Bei einer opioidbedingten Obstipation *soll* die Gabe von peripher wirksamen Opioidantagonisten (PAMORA), wie z. B. Methylnaltrexon, Naldemedin, Naloxegol, oder die Kombination von Oxycodon mit dem Opioidantagonisten Naloxon in Betracht gezogen werden, wenn herkömmliche Laxantien nicht ausreichend wirken.	Es liegt neue Studienevidenz vor, die eine inhaltliche Änderung notwendig macht
Obstipation		
Statement 7.1. (EK)	–	
Auch bei Patienten mit einer nicht-heilbaren Krebserkrankung liegt die normale Stuhlfrequenz im Bereich von 3x/Tag bis 3x/Woche.		Gestrichenes Statement: Klinische Realität und Praxis widersprechen der Aussage
SE 7.2. (EK)	**SE 13.1. (EK)**	
Osmotisch wirksame Salze, Magnesiumhydroxid bzw. Paraffinöl *sollten* bei Patienten mit einer nicht-heilbaren Krebserkrankung und einer Obstipation *nicht* eingesetzt werden.	Osmotisch wirksame Salze *und* Magnesiumhydroxid *sollten* bei Patienten mit einer nicht- heilbaren Krebserkrankung und einer Obstipation *nicht* eingesetzt werden.	Inhaltliche Änderung: Paraffinöl wurde gestrichen, sonst gäbe es einen Widerspruch innerhalb der Leitlinie. In der erweiterten Leitlinie wird im Hintergrundtext des Kapitels MIO Paraffinöl positiv beschrieben.

Version 2011–2015	Aktualisierung 2019 (Änderungen sind unterstrichen)	Begründung der Aktualisierung
Depression		
SE 8.9. (EK)	**SE 13.9. (EK)**	
Die Behandlung von Patienten mit einer nicht-heilbaren Krebserkrankung und einer Depression *soll* sich am Schweregrad der depressiven Symptomatik orientieren.	Die Therapie von Patienten mit einer nicht-heilbaren Krebserkrankung und einer Depression *soll* sich am Schweregrad der depressiven Symptomatik orientieren.	Redaktionelle Änderung
SE 8.12. (EK)	**SE 13.12. (EK)**	
Zur Behandlung akuter leichter bis mittelschwerer depressiver Episoden bei Patienten mit einer nicht-heilbaren Krebserkrankung *soll* eine Psychotherapie angeboten werden.	Zur Behandlung akuter leichter bis mittelschwerer depressiver Episoden bei Patienten mit einer nicht-heilbaren Krebserkrankung *soll* abhängig von der Prognose eine Psychotherapie oder psychotherapeutische Intervention angeboten werden.	Inhaltliche Anpassung und Präzisierung: Eine Psychotherapie ist nicht für alle Lebenslagen oder in der Sterbephase geeignet
SE 8.14. (EK)	**SE 13.14. (EK)**	
Bei akuten schweren depressiven Episoden *soll* eine Kombinationsbehandlung mit medikamentöser Therapie und Psychotherapie angeboten werden.	Bei akuten schweren depressiven Episoden *soll* eine Kombinationsbehandlung mit medikamentöser Therapie und abhängig von der Prognose Psychotherapie oder psychotherapeutischen Interventionen angeboten werden.	Inhaltliche Anpassung und Präzisierung:Kombinationsbehandlung mit medikamentöser Therapie und Psychotherapie ist nicht für alle Lebenslagen oder in der Sterbephase geeignet.
SE 8.18. (EK)	**SE 13.18. (B/1-) und SE 13.19. (EK)**	
Bei der nicht-medikamentösen Behandlung von Depression *sollten* verhaltenstherapeutische oder tiefenpsychologisch fundierte Verfahren eingesetzt werden. Ergänzend können andere Verfahren (z. B. Kreativtherapien, Achtsamkeit) angewendet werden.	Bei der nicht-medikamentösen Behandlung von Depressionen *sollten* verhaltenstherapeutische Verfahren (z. B. Verfahren der kognitiven Verhaltenstherapie oder Problemlösungsansätze), Verfahren der interpersonellen Psychotherapie, der achtsamkeitsbasierten Stressreduktion oder der Akzeptanz- und Commitmentherapie eingesetzt werden. Bei der nicht-medikamentösen Behandlung von Depressionen *können* tiefenpsychologisch fundierte oder Kreativtherapien angewendet werden.	Aus einer SE wurden zwei SEs formuliert, da neuere Evidenz die Wirksamkeit mancher Verfahren belegen konnte.

Version 2011–2015	Aktualisierung 2019 (Änderungen sind unterstrichen)	Begründung der Aktualisierung
Sterbephase		
SE 10.1. (0/4)	**SE 19.1. (0/4)**	
Zur Einschätzung, ob die Sterbephase eines Patienten mit einer nicht-heilbaren Krebserkrankung begonnen hat, *können*, wenn akut reversible Ursachen ausgeschlossen wurden, folgende Kriterien herangezogen werden: • Veränderung der Atmung, der Emotionen und des Bewusstseins • zunehmende Schwäche und reduzierter Allgemeinzustand • Hautveränderungen; Verwirrtheit; Verlust des Interesses an Nahrungs- und Flüssigkeitszufuhr • Intuition der an der Behandlung Beteiligten	Zur Einschätzung, ob die Sterbephase eines Patienten mit einer nicht-heilbaren Krebserkrankung begonnen hat, *können*, wenn akut reversible Ursachen ausgeschlossen wurden, folgende Kriterien herangezogen werden: • Veränderung der Atmung (z. B. Cheyne-Stokes Atmung, rasselnde Atmung) • Veränderung der Emotionen und des Bewusstseins • Reduktion der Urinausscheidung unter 100 ml/24h • Pulslosigkeit der Arteria radialis • zunehmende Schwäche und reduzierter Allgemeinzustand • Hautveränderungen; Verwirrtheit; Verlust des Interesses an Nahrungs- und Flüssigkeitszufuhr • Intuition der an der Behandlung Beteiligten	Inhaltliche Ergänzungen aufgrund neuer Studienevidenz
SE 10.5. (B/1–)	**SE 19.17. (0/1–)**	
Bei Sterbenden mit einem Delir und der Notwendigkeit einer medikamentösen Behandlung *sollte* Haloperidol zur Therapie des Delirs eingesetzt werden.	Bei Sterbenden mit einem Delir und der Notwendigkeit einer medikamentösen Behandlung *kann* Haloperidol, *ggf. in Kombination mit einem Benzodiazepin* zur Therapie des Delirs eingesetzt werden	Eine systematische Recherche wurde durchgeführt und neue Studienevidenz identifiziert; deshalb inhaltliche Änderung, inkl. Änderung des Empfehlungsgrades

Version 2011–2015	Aktualisierung 2019 (Änderungen sind unterstrichen)	Begründung der Aktualisierung
SE 10.22. (B/4)	**SE 19.24. (B/4)**	
Bei belastender Mundtrockenheit *sollte* die Mundschleimhaut regelmäßig, dem Bedürfnis des Sterbenden angepasst, befeuchtet werden. Es *sollten* geeignete Substanzen verwendet werden, die den Gewohnheiten und Vorlieben des Sterbenden entsprechen und der Herstellung von Wohlbefinden dienen.	Bei belastender Mundtrockenheit *sollten* die Mundschleimhaut und die Lippen regelmäßig, dem Bedürfnis des Sterbenden angepasst, befeuchtet werden. Es *sollten* geeignete Substanzen verwendet werden, die den Gewohnheiten und Vorlieben des Sterbenden entsprechen und der Herstellung von Wohlbefinden dienen.	Differenzierung
SE 10.32. (EK)	**SE 19.33 (EK)**	
Alle medizinischen, pflegerischen und physiotherapeutischen Maßnahmen, die nicht dem Therapieziel bestmöglicher Lebensqualität dienen, *sollen* in der Sterbephase *nicht* eingeleitet oder, falls sie im Vorfeld eingeleitet wurden, beendet werden: z. B. Beatmung, Dialyse/Hämofiltration, Lagerung zur Dekubitus- oder Pneumonieprophylaxe.	Alle medizinischen, pflegerischen und physiotherapeutischen Maßnahmen, die nicht dem Therapieziel bestmöglicher Lebensqualität dienen, *sollen* in der Sterbephase *nicht* eingeleitet oder, falls sie im Vorfeld eingeleitet wurden, beendet werden: z. B. Beatmung, Kardiopulmonale Reanimation, Dialyse/Hämofiltration, Therapie auf der Intensivstation, Lagerung zur Dekubitus- oder Pneumonieprophylaxe.	Differenzierung
SE 10.35. (EK)	**SE 19.36 (EK)**	
Bei Sterbenden, die einen implantierten Kardioverter-Defibrillator (ICD) tragen, *sollte* die Kardioverterfunktion in der Sterbephase deaktiviert werden.	Bei Sterbenden, die einen implantierten Kardioverter-Defibrillator (ICD) tragen, *sollte* die Defibrillationsfunktion (Schockfunktion) in der Sterbephase deaktiviert werden.	Spezifizierung

22. Abbildungsverzeichnis

23. Tabellenverzeichnis

24. Literaturverzeichnis

1. Cuhls, H., et al., *SOP - Fatigue*. Der Onkologe, 2017. **23**(6): p. 462–468.

2. Leitlinienprogramm Onkologie (Deutsche Krebsgesellschaft – Deutsche Krebshilfe – AWMF). *Supportive Therapie bei onkologischen PatientInnen - Langversion 1.1, 2017, AWMF Registernummer: 032/054OL*. 2017; Available from: http://leitlinienprogramm-onkologie.de/Supportive-Therapie.95.0.html.

3. Nationale Akademie der Wissenschaften Leopoldina und Union der deutschen Akademien der Wissenschaften. *Palliativversorgung in Deutschland – Perspektiven für Praxis und Forschung*. 2015; Available from: www.leopoldina.org/uploads/tx_leopublication/2015_Palliativversorgung_LF_DE.pdf

4. Leitlinienprogramm Onkologie, *Psychoonkologische Diagnostik, Beratung und Behandlung von erwachsenen Krebspatienten, Langversion 1.1*, in *http://leitlinienprogramm-onkologie.de/Leitlinien.7.0.html*. 2014, Deutsche Krebsgesellschaft, Deutsche Krebshilfe, AWMF: AWMF-Registernummer: 032/051OL.

5. Arbeitsgemeinschaft der Wissenschaftlichen Medizinischen Fachgesellschaften – Ständige Kommission. *AWMF-Regelwerk "Leitlinien"*. Available from: http://www.awmf.org/leitlinien/awmf-regelwerk/awmf-regelwerk.html.

6. WHO. *The Ottawa Charter for Health Promotion*. 1986; Available from: http://www.who.int/healthpromotion/conferences/previous/ottawa/en/index.html.

7. WHO. *Definition of Palliative Care*. 2002; Available from: http://www.who.int/cancer/palliative/definition/en/.

8. Saunders, C., *The evolution of palliative care*. J R Soc Med, 2001. **94**(9): p. 430-2.

9. Nolan, S., P. Saltmarsh, and C. Leget, *Spiritual care in palliative care: working towards an EAPC Task Force*. European Journal of Palliative Care, 2011. **18**(2): p. 86-89.

10. WHO, *Palliative Care; Cancer control : knowledge into action : WHO guide for effective programmes ; module 5*, W.H. Organization, Editor. 2007.

11. Radbruch, L. and S. Payne, *White Paper on standards and norms for hospice and palliative care in Europe: part 1* European Journal of Palliative Care, 2009. **16**(6): p. 278-289.

12. Domeisen Benedetti, F., et al., *International palliative care experts' view on phenomena indicating the last hours and days of life*. Support Care Cancer, 2013. **21**(6): p. 1509-17.

13. Eychmüller, S., et al., *"Diagnosing dying" in cancer patients - a systematic literature review*. European Journal of Palliative Care, 2013. **20**(6): p. 292-296.

14. Hanisch, H., *Team und Typ-Knigge 2100: Ich und Wir, Typen und Charaktere, Team-Entwicklung*. 2012, Norderstedt: Books on Demand.

15. Vergnaud, M., *Teamentwicklung*. 2004, Munich: Elsevier.

16. Bausewein, C., S. Roller, and R. Voltz, *Leitfaden Palliativmedizin*. 2007, Munich: Elsevier.

17. Hutton, N., *Palliative care, time, and core values*. Patient Educ Couns, 2005. **56**(3): p. 255-6.

18. Teunissen, S.C., et al., *Symptom prevalence in patients with incurable cancer: a systematic review*. J Pain Symptom Manage, 2007. **34**(1): p. 94-104.

19. Städler, T., *Lexikon der Psychologie*. 2003, Kröner: Stuttgart.

20. Blättner, B., *Das Modell der Salutogenese. Eine Leitorientierung für die berufliche Praxis*. Präv Gesundheitsf, 2007. **2**: p. 67-73.

21.   Donabedian, A., *Evaluating the quality of medical care.* Milbank Mem Fund Q, 1966. **44**(3): p. Suppl:166–206.

22.   RKI and GEKID, *Krebs in Deutschland 2009/2010*, in *Beiträge zur Gesundheitsberichterstattung des Bundes.* 2013, Robert Koch-Institut, Gesellschaft der epidemiologischen Krebsregister in Deutschland e. V.: Berlin.

23.   WHO, *Global Atlas of Palliative Care at the End of Life.* 2014, Worldwide Palliative Care Alliance: London.

24.   WHO, *Palliative care.* Geneva, 2007.

25.   Radbruch, L. and S. Payne, *White Paper on standards and norms for hospice and palliative care in Europe: part 2* European Journal of Palliative Care, 2010. **17**(1): p. 22–33.

26.   Kaasa, S., et al., *Integration of oncology and palliative care: a Lancet Oncology Commission.* Lancet Oncol, 2018.

27.   Haun, M.W., et al., *Early palliative care for adults with advanced cancer.* Cochrane Database Syst Rev, 2017. **6**: p. CD011129.

28.   Adler, K., et al., *Integration der Palliativmedizin in die Intensivmedizin: Systematische Übersichtsarbeit.* Anaesthesist, 2017 **66**: p. 660–66.

29.   Dalgaard, K.M., et al., *Early integration of palliative care in hospitals: A systematic review on methods, barriers, and outcome.* Palliat Support Care, 2014. **12**(6): p. 495–513.

30.   Davis, M.P., et al., *A review of the trials which examine early integration of outpatient and home palliative care for patients with serious illnesses.* Ann Palliat Med, 2015. **4**(3): p. 99–121.

31.   Gaertner, J., et al., *Effect of specialist palliative care services on quality of life in adults with advanced incurable illness in hospital, hospice, or community settings: systematic review and meta-analysis.* BMJ, 2017. **357**: p. j2925.

32.   Hui, D., et al., *Integration of oncology and palliative care: a systematic review.* Oncologist, 2015. **20**(1): p. 77–83.

33.   Hui, D., et al., *Referral Criteria for Outpatient Palliative Cancer Care: A Systematic Review.* Oncologist, 2016. **21**(7): p. 895–901.

34.   Tassinari, D., et al., *Early Palliative Care in Advanced Oncologic and Non-Oncologic Chronic Diseases: A Systematic Review of Literature.* Reviews on Recent Clinical Trials, 2016. **11**(1): p. 63–71.

35.   Stockler, M.R., et al., *Disarming the guarded prognosis: predicting survival in newly referred patients with incurable cancer.* Br J Cancer, 2006. **94**(2): p. 208–12.

36.   Gaugler, J.E., et al., *Cancer caregiving and subjective stress: a multi-site, multi-dimensional analysis.* Psychooncology, 2005. **14**(9): p. 771–85.

37.   Glajchen, M., *The emerging role and needs of family caregivers in cancer care.* J Support Oncol, 2004. **2**(2): p. 145–55.

38.   Romito, F., et al., *Informal caregiving for cancer patients.* Cancer, 2013. **119 Suppl 11**: p. 2160–9.

39.   Trapp, S.K., et al., *Male coping processes as demonstrated in the context of a cancer-related social support group.* Support Care Cancer, 2013. **21**(2): p. 619–27.

40.   Meredith, C., et al., *Information needs of cancer patients in west Scotland: cross sectional survey of patients' views.* BMJ, 1996. **313**(7059): p. 724–6.

41.   Oldenmenger, W.H., et al., *A systematic review on barriers hindering adequate cancer pain management and interventions to reduce them: a critical appraisal.* Eur J Cancer, 2009. **45**(8): p. 1370–80.

42. ICSI, *Health care guidelines: palliative care- 3d edition.* 2009, Institute for Clinical Systems Improvement.

43. Moss, A.H., et al., *Prognostic significance of the "surprise" question in cancer patients.* J Palliat Med, 2010. **13**(7): p. 837–40.

44. Ferrell, B.R., et al., *Integration of Palliative Care Into Standard Oncology Care: American Society of Clinical Oncology Clinical Practice Guideline Update.* Journal of Clinical Oncology, 2017. **35**(1): p. 96–112.

45. Gaertner, J., J. Wolf, and R. Voltz, *Early palliative care for patients with metastatic cancer.* Curr Opin Oncol, 2012. **24**(4): p. 357–62.

46. Gaertner, J., et al., *Standardizing integration of palliative care into comprehensive cancer therapy--a disease specific approach.* Support Care Cancer, 2011. **19**(7): p. 1037–43.

47. Leitlinienprogramm Onkologie (Deutsche Krebsgesellschaft, D.K., AWMF),. *S3-Leitlinie Diagnostik, Therapie und Nachsorge des Melanoms, Langversion 1.1 - AWMF-Registernummer: 032-024OL.* 2012; Available from: http://leitlinienprogramm-onkologie.de/uploads/tx_sbdownloader/S3-Melanom-OL-LL-Report-V1.1.pdf

48. Temel, J.S., et al., *Early palliative care for patients with metastatic non-small-cell lung cancer.* N Engl J Med, 2010. **363**(8): p. 733–42.

49. Smith, T.J., et al., *American Society of Clinical Oncology provisional clinical opinion: the integration of palliative care into standard oncology care.* J Clin Oncol, 2012. **30**(8): p. 880–7.

50. Zimmermann, C., et al., *Early palliative care for patients with advanced cancer: a cluster-randomised controlled trial.* Lancet, 2014. **383**(9930): p. 1721–30.

51. Kyeremanteng, K., et al., *The Impact of Palliative Care Consultation in the ICU on Length of Stay: A Systematic Review and Cost Evaluation.* J Intensive Care Med, 2018. **33**(6): p. 346–353.

52. May, P., et al., *Economics of Palliative Care for Hospitalized Adults With Serious Illness: A Meta-analysis.* JAMA Intern Med, 2018. **178**(6): p. 820–829.

53. Bee, P.E., P. Barnes, and K.A. Luker, *A systematic review of informal caregivers' needs in providing home-based end-of-life care to people with cancer.* Journal of Clinical Nursing, 2009. **18**(10): p. 1379–93.

54. Docherty, A., et al., *Knowledge and information needs of informal caregivers in palliative care: a qualitative systematic review.* Palliat Med, 2008. **22**(2): p. 153–71.

55. Bradshaw, J., *A taxonomy of social need.* New Soc, 1972. **30**: p. 640–3.

56. Eagar, K., et al., *An Australian casemix classification for palliative care: lessons and policy implications of a national study.* Palliat Med, 2004. **18**(3): p. 227–33.

57. Stiel, S., et al., *[Validation of the new version of the minimal documentation system (MIDOS) for patients in palliative care : the German version of the edmonton symptom assessment scale (ESAS)].* Schmerz, 2010. **24**(6): p. 596–604.

58. Bruera, E., et al., *The Edmonton Symptom Assessment System (ESAS): a simple method for the assessment of palliative care patients.* J Palliat Care, 1991. **7**(2): p. 6–9.

59. Schildmann, E.K., et al., *Discovering the hidden benefits of cognitive interviewing in two languages: The first phase of a validation study of the Integrated Palliative care Outcome Scale.* Palliat Med, 2016. **30**(6): p. 599–610.

60. Mehnert, A., et al., *Die deutsche Version des NCCN Distress-Thermometers.* Z Psychosom Med Psychother, 2006. **54**(3): p. 213–223.

61. Braun, M., et al., *The burden of spousal caregiving: a preliminary psychometric evaluation of the German version of the Zarit burden interview.* Aging Ment Health, 2010. **14**(2): p. 159–67.

62.   Abernethy, A.P., et al., *The Australia-modified Karnofsky Performance Status (AKPS) scale: a revised scale for contemporary palliative care clinical practice [ISRCTN81117481].* BMC Palliat Care, 2005. **4**: p. 7.

63.   Oken, M.M., et al., *Toxicity and response criteria of the Eastern Cooperative Oncology Group.* Am J Clin Oncol, 1982. **5**(6): p. 649–55.

64.   Katz, S., et al., *Studies of Illness in the Aged. The Index of Adl: A Standardized Measure of Biological and Psychosocial Function.* JAMA, 1963. **185**: p. 914–9.

65.   Mahoney, F.I. and D.W. Barthel, *Functional Evaluation: The Barthel Index.* Md State Med J, 1965. **14**: p. 61–5.

66.   Gomes, B., et al., *Effectiveness and cost-effectiveness of home palliative care services for adults with advanced illness and their caregivers.* Cochrane Database Syst Rev, 2013. **6**: p. CD007760.

67.   Deutsche Gesellschaft für Palliativmedizin e. V. *Curriculum: Grundlagen der Palliativmedizin - Gegenstandskatalog und Lernziele für Studierende der Medizin.* 2009 [cited 01.07.2014; Available from: http://www.dgpalliativmedizin.de/images/stories/pdf/ag/090810%20AG%20AFW%20Curriculum%20Studierende%20Elsner%20Stand%2020090810.pdf.

68.   Deutsche Gesellschaft für Palliativmedizin e. V. *Palliativmedizin: Basiskurs für Ärzte - Kursprogramm.* [cited 01.07.2014; Available from: http://www.dgpalliativmedizin.de/images/stories/pdf/basiskurs_%E4rzte.pdf.

69.   Bundesärztekammer and Deutsche Gesellschaft für Palliativmedizin e. V. *KURSBUCH Palliativmedizin.* 2004 [cited 01.07.2014; Available from: http://www.dgpalliativmedizin.de/images/stories/pdf/fachkompetenz/WB%20Kursbuch%20Palliativmedizin%20%28Stand%2041126%29.pdf.

70.   Deutsche Gesellschaft für Palliativmedizin e. V. *8-98e Spezialisierte stationäre palliativmedizinische Komplexbehandlung.* [cited 01.07.2014; Available from: http://www.dgpalliativmedizin.de/images/stories/8-98e.pdf.

71.   GKV–Spitzenverband. *Empfehlungen des GKV-Spitzenverbandes nach § 132d Abs. 2 SGB V für die spezialisierte ambulante Palliativversorgung vom 23.06.2008 in der Fassung vom 05.11.2012.* 2012 [cited 01.07.2014; Available from: http://www.gkv-spitzenverband.de/media/dokumente/krankenversicherung_1/hospiz_palliativversorgung/Palliativ_Empfehlungen_nach__132d_Abs_2_SGB_V_05-11-20102.pdf.

72.   Kern, M., M. Müller, and K. Aurnhammer. *Basiscurriculum Palliative Care – eine Fortbildung für Pflegende in Palliative Care - ABSTRACT.* [cited 01.07.2014; Available from: http://www.malteser-krankenhaus-bonn.de/fileadmin/Files_sites/Kliniken/KH_Seliger_Gerhard_Bonn/Palliativ/kern-mueller-auernhammer-2007.pdf.

73.   Deutsche Gesellschaft für Palliativmedizin e. V. *Weiterbildung für Assistenzberufe und Pflegehelfer/innen.* 2014 [cited 01.07.2014; Available from: http://www.dgpalliativmedizin.de/allgemein/2014-04-29-09-31-26.html.

74.   Federhenn, L., M. Kern, and G. Graf, *Basiscurriculum Palliative Care und Hospizarbeit, Fortbildung für Gesundheits- und Krankenpflegeassistenten, Altenpflegehelfer und medizinische Fachangestellte* 2010, Bonn: Pallia Med Verlag.

75.   Deutsche Gesellschaft für Palliativmedizin e. V. *Weiterbildung psychosoziale Berufsgruppen* [cited 01.07.2014; Available from: www.dgpalliativmedizin.de/allgemein/weiterb-psycho-sozial.html.

76.   Kern, M., M. Müller, and K. Aurnhammer, *Basiscurriculum Palliative Care - eine Fortbildung für psychosoziale Berufsgruppen* 2004, Bonn: Pallia Med Verlag.

77.   Deutsche Gesellschaft für Palliativmedizin e. V. *Sektion Psychologie.* 2014 [cited 01.07.2014; Available from: http://www.dgpalliativmedizin.de/sektionen/sektion-psychologie.html.

78. Deutsche Gesellschaft für Palliativmedizin e. V. *Weiterbildungen Physiotherapie.* 2014 [cited 01.07.2014; Available from: http://www.dgpalliativmedizin.de/allgemein/weiterbildungen-phy-siotherapie.html.

79. Mehne, S., P. Nieland, and R. Simander, *Basiscurriculum Physiotherapie in Palliative Care Palliativ-medizin und Hospizwesen.* 2007, Bonn: Pallia Med Verlag.

80. Hagen, T., et al., *Qualifizierungskurs Palliative Care für Seelsorgende.* Münchner Reihe Palliative Care. 2010, München: Kohlhammer. 74.

81. Bayerische Landesapothekerkammer in Kooperation mit der Christophorus Akademie. *Palliativ-pharmazie.* [cited 01.07.2014; Available from: www.christophorus-akademie.de/qualifizieren-in-palliative-care/pharmazie.

82. Bundesapothekerkammer und Deutsche Gesellschaft für Palliativmedizin e. V. *Zertifikatfortbil-dung Palliativpharmazie - Der Apotheker als Teil des Palliative Care Teams - Curriculum und Stichwortkatalog -.* 2008 [cited 01.07.2014; Available from: http://abda-neu.de/fileadmin/as-sets/Fortbildung/Zertifikatfortbildungen/Curr_Palliativpharmazie_08_11_25.pdf.

83. Deutsche Gesellschaft für Palliativmedizin e. V. *Sonstige Weiterbildungsangebote.* [cited 01.07.2014; Available from: www.dgpalliativmedizin.de/allgemein/weiterb-sonstige.html.

84. Deutsche Gesellschaft für Palliativmedizin e. V. and Deutscher Hospiz- und Palliativverband e. V. *Kursleiterschulung Palliative Care / Palliativmedizin.* [cited 01.07.2014; Available from: http://www.dgpalliativmedizin.de/images/stories/KL_Schulung_Info_DGP_DHPV.pdf.

85. Deutsche Gesellschaft für Palliativmedizin e. V. *Multiprofessionelle Weiterbildungsangebote.* [cited 01.07.2014; Available from: http://www.dgpalliativmedizin.de/allgemein/weiterb-multi.html.

86. EUPCA. *European Palliative Care Academy* [cited 01.07.2014; Available from: www.eupca.eu.

87. Schneider, N., G.K. Mitchell, and S.A. Murray, *Palliative care in urgent need of recognition and de-velopment in general practice: the example of Germany.* BMC Fam Pract, 2010. **11**: p. 66.

88. *Koordination und Integration – Gesundheitsversorgung in einer Gesellschaft des längeren Lebens. Sondergutachten.* 2009, SACHVERSTÄNDIGENRAT zur Begutachtung der Entwicklung im Gesund-heitswesen. Bundestag-Drucksache 16/13770.

89. Alt-Epping, B., F. Nauck, and N. Schneider, *Leben bis zuletzt. Hausärztliche und spezialisierte Pal-liativversorgung bei schwerstkranken Patienten.* . Der Hausarzt 2012. **11**: p. 43-46.

90. Ahlner-Elmqvist, M., et al., *Place of death: hospital-based advanced home care versus conventio-nal care. A prospective study in palliative cancer care.* Palliat Med, 2004. **18**(7): p. 585-93.

91. Brumley, R., et al., *Increased satisfaction with care and lower costs: results of a randomized trial of in-home palliative care.* J Am Geriatr Soc, 2007. **55**(7): p. 993-1000.

92. Cummings, J.E., et al., *Cost-effectiveness of Veterans Administration hospital-based home care. A randomized clinical trial.* Arch Intern Med, 1990. **150**(6): p. 1274-80.

93. Gade, G., et al., *Impact of an inpatient palliative care team: a randomized control trial.* J Palliat Med, 2008. **11**(2): p. 180-90.

94. Jordhoy, M.S., et al., *A palliative-care intervention and death at home: a cluster randomised trial.* Lancet, 2000. **356**(9233): p. 888-93.

95. Rabow, M.W., et al., *The comprehensive care team: a controlled trial of outpatient palliative medi-cine consultation.* Archives of Internal Medicine, 2004. **164**(1): p. 83-91.

96. Pigni, A., C. Brunelli, and A. Caraceni, *The role of hydromorphone in cancer pain treatment: a systematic review.* Palliat Med, 2011. **25**(5): p. 471-7.

97. Murtagh, F.E., et al., *How many people need palliative care? A study developing and comparing methods for population-based estimates.* Palliat Med, 2014. **28**(1): p. 49-58.

98.   Higginson, I.J., *Health care needs assessment: palliative and ter¬minal care*, in *Health care needs assessment*, A. Stevens and J. Raftery, Editors. 1997, Radcliffe Medical Press: Oxford. p. 1–28.

99.   PCA, *Palliative care. Service provision in Australia: a planning guide*. 2003, Palliative Care Australia.

100.   Dunt, D.R., *The cost-effectiveness of the Citymission Hospice Programme, Melbourne*. Palliat Med 1989. **3**(2): p. 125–34.

101.   Kane, R.L., et al., *Hospice effectiveness in controlling pain*. JAMA, 1985. **253**(18): p. 2683–6.

102.   Kane, R.L., et al., *A randomised controlled trial of hospice care*. Lancet, 1984. **1**(8382): p. 890–4.

103.   Zimmermann, C., et al., *Effectiveness of specialized palliative care: a systematic review*. JAMA, 2008. **299**(14): p. 1698–709.

104.   Casarett, D., et al., *Improving the use of hospice services in nursing homes: a randomized controlled trial*. JAMA, 2005. **294**(2): p. 211–7.

105.   Hughes, S.L., et al., *A randomized trial of the cost effectiveness of VA hospital-based home care for the terminally ill*. Health Serv Res, 1992. **26**(6): p. 801–17.

106.   Hughes, S.L., et al., *Effectiveness of team-managed home-based primary care: a randomized multicenter trial*. JAMA, 2000. **284**(22): p. 2877–85.

107.   Ringdal, G.I., M.S. Jordhoy, and S. Kaasa, *Family satisfaction with end-of-life care for cancer patients in a cluster randomized trial*. J Pain Symptom Manage, 2002. **24**(1): p. 53–63.

108.   SUPPORT, *A controlled trial to improve care for seriously ill hospitalized patients. The study to understand prognoses and preferences for outcomes and risks of treatments (SUPPORT). The SUPPORT Principal Investigators*. JAMA, 1995. **274**(20): p. 1591–8.

109.   Zimmer, J.G., A. Groth-Juncker, and J. McCusker, *A randomized controlled study of a home health care team*. Am J Public Health, 1985. **75**(2): p. 134–41.

110.   Higginson, I.J. and C.J. Evans, *What is the evidence that palliative care teams improve outcomes for cancer patients and their families?* Cancer J, 2010. **16**(5): p. 423–35.

111.   Edmonds, P.M., et al., *Do hospital palliative care teams improve symptom control? Use of a modified STAS as an evaluation tool*. Palliat Med, 1998. **12**(5): p. 345–51.

112.   Ellershaw, J.E., S.J. Peat, and L.C. Boys, *Assessing the effectiveness of a hospital palliative care team*. Palliat Med, 1995. **9**(2): p. 145–52.

113.   Follwell, M., et al., *Phase II study of an outpatient palliative care intervention in patients with metastatic cancer*. J Clin Oncol, 2009. **27**(2): p. 206–13.

114.   Greer, D.S. and V. Mor, *An overview of National Hospice Study findings*. J Chronic Dis, 1986. **39**(1): p. 5–7.

115.   Hanks, G.W., et al., *The imPaCT study: a randomised controlled trial to evaluate a hospital palliative care team*. Br J Cancer, 2002. **87**(7): p. 733–9.

116.   Higginson, I. and M. McCarthy, *A prospective study of symptom control by a terminal care support team*, in *1986 International Symposium on Pain Control*, D. Doyle, Editor. 1987, Royal Society of Medicine: London. p. 81–85.

117.   Higginson, I. and M. McCarthy, *Measuring symptoms in terminal cancer: are pain and dyspnoea controlled?* J R Soc Med, 1989. **82**(5): p. 264–7.

118.   Higginson, I.J. and J. Hearn, *A multicenter evaluation of cancer pain control by palliative care teams*. Journal of Pain & Symptom Management, 1997. **14**(1): p. 29–35.

119.   Higginson, I.J., A.M. Wade, and M. McCarthy, *Effectiveness of two palliative support teams*. J Public Health Med, 1992. **14**(1): p. 50–6.

120. McIllmurray, M.B. and M.R. Warren, *Evaluation of a new hospice: the relief of symptoms in cancer patients in the first year.* Palliat Med. , 1989. **3**(2): p. 135–140.

121. Mercadante, S., F. Fulfaro, and A. Casuccio, *The impact of home palliative care on symptoms in advanced cancer patients.* Support Care Cancer, 2000. **8**(4): p. 307–10.

122. Parkes, C.M., *Terminal care: evaluation of in-patient service at St Christopher's Hospice. Part II. Self assessments of effects of the service on surviving spouses.* Postgrad Med J, 1979. **55**(646): p. 523–7.

123. Parkes, C.M., *Terminal care: evaluation of in-patient service at St Christopher's Hospice. Part I. Views of surviving spouse on effects of the service on the patient.* Postgrad Med J, 1979. **55**(646): p. 517–22.

124. Peruselli, C., et al., *Outcome evaluation in a home palliative care service.* Journal of Pain & Symptom Management, 1997. **13**(3): p. 158–65.

125. Seale, C., *A comparison of hospice and conventional care.* Soc Sci Med, 1991. **32**(2): p. 147–52.

126. Stromgren, A.S., et al., *Pain characteristics and treatment outcome for advanced cancer patients during the first week of specialized palliative care.* Journal of Pain & Symptom Management, 2004. **27**(2): p. 104–13.

127. Stromgren, A.S., et al., *A longitudinal study of palliative care: patient-evaluated outcome and impact of attrition.* Cancer, 2005. **103**(8): p. 1747–55.

128. Ventafridda, V., et al., *The importance of a home care program for patients with advanced cancer pain.* Tumori, 1985. **71**(5): p. 449–54.

129. Ahlner-Elmqvist, M., et al., *Characteristics and quality of life of patients who choose home care at the end of life.* J Pain Symptom Manage, 2008. **36**(3): p. 217–27.

130. Axelsson, B. and P.O. Sjoden, *Quality of life of cancer patients and their spouses in palliative home care.* Palliat Med, 1998. **12**(1): p. 29–39.

131. Back, A.L., Y.F. Li, and A.E. Sales, *Impact of palliative care case management on resource use by patients dying of cancer at a Veterans Affairs medical center.* J Palliat Med, 2005. **8**(1): p. 26–35.

132. Bennett, M. and G. Corcoran, *The impact on community palliative care services of a hospital palliative care team.* Palliat Med, 1994. **8**(3): p. 237–44.

133. Bloom, B.S. and P.D. Kissick, *Home and hospital cost of terminal illness.* Med Care, 1980. **18**(5): p. 560–4.

134. Costantini, M., et al., *Effect of a palliative home care team on hospital admissions among patients with advanced cancer.* Palliat Med, 2003. **17**(4): p. 315–21.

135. Jordhoy, M.S., et al., *Quality of life in palliative cancer care: results from a cluster randomized trial.* J Clin Oncol, 2001. **19**(18): p. 3884–94.

136. McCusker, J. and A.M. Stoddard, *Effects of an expanding home care program for the terminally ill.* Med Care, 1987. **25**(5): p. 373–85.

137. Miccinesi, G., et al., *Palliative home care reduces time spent in hospital wards: a population-based study in the Tuscany Region, Italy.* Cancer Causes Control, 2003. **14**(10): p. 971–7.

138. Parkes, C.M., *Terminal care: evaluation of an advisory domiciliary service at St Christopher's Hospice.* Postgrad Med J, 1980. **56**(660): p. 685–9.

139. Zimmer, J.G., A. Groth-Juncker, and J. McCusker, *Effects of a physician-led home care team on terminal care.* J Am Geriatr Soc, 1984. **32**(4): p. 288–92.

140. Greer, D.S., et al., *National hospice study analysis plan.* J Chronic Dis, 1983. **36**(11): p. 737–80.

141. Hinton, J., *Comparison of places and policies for terminal care.* Lancet, 1979. **1**(8106): p. 29–32.

142. Viney, L.L., et al., *Dying in palliative care units and in hospital: a comparison of the quality of life of terminal cancer patients.* J Consult Clin Psychol, 1994. **62**(1): p. 157-64.

143. Garcia-Perez, L., et al., *A systematic review of specialised palliative care for terminal patients: which model is better?* Palliat Med, 2009. **23**(1): p. 17-22.

144. Rigby, A., et al., *Impact of opening an acute palliative care unit on administrative outcomes for a general oncology ward.* Cancer, 2008. **113**(11): p. 3267-74.

145. Tang, S.T., *Diffusion effects of an inpatient hospice unit on improving the parent hospital's pain management of terminally ill cancer patients not receiving hospice care in Taiwan.* Cancer Nurs, 2010. **33**(3): p. 221-7.

146. Sato, K., et al., *Quality of end-of-life treatment for cancer patients in general wards and the palliative care unit at a regional cancer center in Japan: a retrospective chart review.* Support Care Cancer, 2008. **16**(2): p. 113-22.

147. Mercadante, S., et al., *Clinical and financial analysis of an acute palliative care unit in an oncological department.* Palliat Med, 2008. **22**(6): p. 760-7.

148. Smith, T.J., et al., *A high-volume specialist palliative care unit and team may reduce in-hospital end-of-life care costs.* J Palliat Med, 2003. **6**(5): p. 699-705.

149. Greer, D.S., et al., *An alternative in terminal care: results of the National Hospice Study.* J Chronic Dis, 1986. **39**(1): p. 9-26.

150. Jack, B., et al., *Improving cancer patients' pain: the impact of the hospital specialist palliative care team.* Eur J Cancer Care (Engl), 2006. **15**(5): p. 476-80.

151. DGP, *Positionspapier der AG Stationäre Versorgung zur aktuellen Entwicklung von Qualität, Umsetzung und Abbildbarkeit krankenhausbasierter Palliativversorgung im Vergütungssystem* 2011, Deutsche Gesellschaft für Palliativmedizin.

152. *Palliativmedizinischer Konsiliardienst in Nordrhein-Westfalen. In: Zwischenbericht der Enquete-Kommission Ethik und Recht der modernen Medizin. Verbesserung der Versorgung Schwerstkranker und Sterbender in Deutschland durch Palliativmedizin und Hospizarbeit,* D. Bundestag, Editor. 2005.

153. Gaertner, J., et al., *Specifying WHO recommendation: moving toward disease-specific guidelines.* J Palliat Med, 2010. **13**(10): p. 1273-6.

154. Gaertner, J., et al., *Palliative care consultation service and palliative care unit: why do we need both?* Oncologist, 2012. **17**(3): p. 428-35.

155. *Promoting the development and integration of palliative care mobile support teams in the hospital - quality of life and management of living resources,* European-Commission, Editor. 2004, Office for Official Publications of the European Communities: Luxemburg. p. 1-23.

156. Norton, S.A., et al., *Proactive palliative care in the medical intensive care unit: effects on length of stay for selected high-risk patients.* Crit Care Med, 2007. **35**(6): p. 1530-5.

157. Thomas, R.E., D. Wilson, and S. Sheps, *A literature review of randomized controlled trials of the organization of care at the end of life.* Canadian Journal on Aging, 2006. **25**(3): p. 271-93.

158. Bakitas, M., et al., *Effects of a palliative care intervention on clinical outcomes in patients with advanced cancer: the Project ENABLE II randomized controlled trial.* JAMA, 2009. **302**(7): p. 741-9.

159. McCorkle, R., et al., *A randomized clinical trial of home nursing care for lung cancer patients.* Cancer, 1989. **64**(6): p. 1375-82.

160. Ventafridda, V., et al., *Comparison of home and hospital care of advanced cancer patients.* Tumori, 1989. **75**(6): p. 619-25.

161. Axelsson, B. and S.B. Christensen, *Evaluation of a hospital-based palliative support service with particular regard to financial outcome measures.* Palliat Med, 1998. **12**(1): p. 41-9.

162. Buckingham, R.W., 3rd and S.H. Foley, *A guide to evaluation research in terminal care programs.* Death Educ, 1978. **2**(1-2): p. 127-41.

163. Ward, A.W., *Home care services - an alternative to hospices?* Community Med, 1987. **9**(1): p. 47-54.

164. McKegney, F.P., L.R. Bailey, and J.W. Yates, *Prediction and management of pain in patients with advanced cancer.* Gen Hosp Psychiatry, 1981. **3**(2): p. 95-101.

165. Mulligan, J., *Dying at home: An evaluation of a specialist home care service.* 1989, University of Wales, College of Cardiff.

166. Harding, R., et al., *Evaluation of a short-term group intervention for informal carers of patients attending a home palliative care service.* J Pain Symptom Manage, 2004. **27**(5): p. 396-408.

167. Grande, G.E., et al., *Does hospital at home for palliative care facilitate death at home? Randomised controlled trial.* BMJ, 1999. **319**(7223): p. 1472-5.

168. Yoong, J., et al., *Early palliative care in advanced lung cancer: a qualitative study.* JAMA Internal Medicine, 2013. **173**(4): p. 283-90.

169. Tebbit, P., *Palliative Care 2000: commissioning through partnership.* 1999, London: NCHSPCS.

170. Clark, D., H. ten Have, and R. Janssens, *Common threads? Palliative care service developments in seven European countries.* Palliat Med, 2000. **14**(6): p. 479-90.

171. Davies, E. and I.J. Higginson, *Systematic review of specialist palliative day-care for adults with cancer.* Supportive Care in Cancer, 2005. **13**(8): p. 607-27.

172. Higginson, I.J., et al., *Does a social model of hospice day care affect advanced cancer patients' use of other health and social services? A prospective quasi-experimental trial.* Supportive Care in Cancer, 2010. **18**(5): p. 627-37.

173. Stevens, E., C.R. Martin, and C.A. White, *The outcomes of palliative care day services: a systematic review.* Palliative Medicine, 2011. **25**(2): p. 153-69.

174. Kloke, M., *SOP Tagesklinik des Zentrums für Palliativmedizin der Kliniken Essen-Mitte.* 2013.

175. Goodwin, D.M., et al., *Effectiveness of palliative day care in improving pain, symptom control, and quality of life.* J Pain Symptom Manage, 2003. **25**(3): p. 202-12.

176. Sviden, G.A., et al., *Palliative day care--a study of well-being and health-related quality of life.* Palliative Medicine, 2009. **23**(5): p. 441-7.

177. *Rahmenvereinbarung nach § 39a Abs. 1 Satz 4 SGB V über Art und Umfang sowie Sicherung der Qualität der stationären ospizversorgung vom 13.03.1998, i. d. F. vom 14.04.2010.* 2010, http://www.dhpv.de/tl_files/public/Service/Gesetze%20und%20Verordnungen/2009-07-23_RV-stationaer.pdf.

178. StMUG, *Begleitung und Versorgung Schwerstkranker und Sterbender sowie ihrer Angehörigen in Bayern - Rahmenkonzept zur Hospiz- und Palliativversorgung.* Bayerisches Staatsministerium für Umwelt und Gesundheit. 2011, www.stmug.bayern.de.

179. BAG-Hospiz, *Stationäre Hospizarbeit - Grundlagentexte und Forschungsergebnisse zur Hospiz- und Palliativarbeit, Teil 2. Bundesarbeitsgemeinschaft Hospiz.* 2004, Ludwigsburg: HospizVerlag.

180. Schindler, T. and B. Jaspers, *Gutachten - Stand der Palliativmedizin und Hospizarbeit in Deutschland und im Vergleich zu ausgewählten Staaten (Belgien, Frankreich, Großbritannien, Niederlande, Norwegen, Österreich, Polen, Schweden, Schweiz, Spanien). Enquete-Kommission des Bundestages „Ethik und Recht der modernen Medizin".* 2004.

181.   Dreßke, S., *Sterben im Hospiz - Der Alltag in einer alternativen Pflegeeinrichtung*. 2005, Frankfurt: Campus.

182.   BAG-Hospiz, *SORGSAM – Qualitätshandbuch für stationäre Hospize. Bundesarbeitsgemeinschaft Hospiz*. 2007, Ludwigsburg: HospizVerlag.

183.   Student, J. and A. Napiwotzky, *Palliative Care, wahrnehmen – verstehen – schützen. Pflegepraxis*. 2011, Stuttgart: Thieme

184.   Pfeffer, C., *"Hier wird immer noch besser gestorben als woanders" - Eine Ethnographie stationärer Hospizarbeit Studien zur Gesundheits- und Pflegewissenschaft*. 2005, Stuttgart: Huber.

185.   Allert, R., *Stand und Handlungsbedarf der bundesdeutschen Hospizbewegung*. 2010, Ludwigsburg: HospizVerlag.

186.   Burbeck, R., et al., *Understanding the role of the volunteer in specialist palliative care: a systematic review and thematic synthesis of qualitative studies*. BMC Palliat Care, 2014. **13**(1): p. 3.

187.   Wilson, D.M., et al., *End-of-life care volunteers: a systematic review of the literature*. Health Serv Manage Res, 2005. **18**(4): p. 244–57.

188.   Europe, C.o., *Recommendation Rec (2003) 24 of the Committee of Ministers to member states on the organisation of palliative care*. 2003.

189.   DGP, DHPV, and BÄK, *Charta zur Betreuung schwerstkranker und sterbender Menschen in Deutschland*. 2010, Deutsche Gesellschaft für Palliativmedizin, Deutscher Hospiz- und Palliativ-Verband, Bundesärztekammer.

190.   Candy, B., et al., *Hospice care delivered at home, in nursing homes and in dedicated hospice facilities: A systematic review of quantitative and qualitative evidence*. Int J Nurs Stud, 2011. **48**(1): p. 121–33.

191.   Candy, B., et al., *Interventions for supporting informal caregivers of patients in the terminal phase of a disease*. Cochrane Database of Systematic Reviews, 2011(6): p. CD007617.

192.   Harding, R. and I.J. Higginson, *What is the best way to help caregivers in cancer and palliative care? A systematic literature review of interventions and their effectiveness*. Palliative Medicine, 2003. **17**(1): p. 63–74.

193.   Harding, R., et al., *How can informal caregivers in cancer and palliative care be supported? An updated systematic literature review of interventions and their effectiveness*. Palliative Medicine, 2012. **26**(1): p. 7–22.

194.   Lorenz, K.A., et al., *Evidence for improving palliative care at the end of life: a systematic review*. Annals of Internal Medicine, 2008. **148**(2): p. 147–59.

195.   Fegg, M.J., et al., *Existential behavioural therapy for informal caregivers of palliative patients: a randomised controlled trial*. Psychooncology, 2013. **22**(9): p. 2079–86.

196.   Hudson, P., et al., *Reducing the psychological distress of family caregivers of home-based palliative care patients: short-term effects from a randomised controlled trial*. Psychooncology, 2013. **22**(9): p. 1987–93.

197.   McLean, L.M., et al., *A couple-based intervention for patients and caregivers facing end-stage cancer: outcomes of a randomized controlled trial*. Psychooncology, 2013. **22**(1): p. 28–38.

198.   Northouse, L.L., et al., *Randomized clinical trial of a brief and extensive dyadic intervention for advanced cancer patients and their family caregivers*. Psychooncology, 2013. **22**(3): p. 555–63.

199.   Yun, Y.H., et al., *Use of a decision aid to help caregivers discuss terminal disease status with a family member with cancer: a randomized controlled trial*. J Clin Oncol, 2011. **29**(36): p. 4811–9.

200.   Langmayr, A., *Trauerbegleitung, Therapie, Fortbildung*. 1999, Göttingen: Vandenhoeck&Ruprecht.

201. Worden, W., *Beratung und Therapie in Trauerfällen - Ein Handbuch*. Vol. 3. Unveränderte Auflage. 2007, Bern: Verlag Hans Huber, Hogrefe AG.

202. Rose, C., et al., *Inter-rater reliability of the bereavement risk assessment tool*. Palliat Support Care, 2011. **9**(2): p. 153-64.

203. Wissert, M., *Wirkungen von Trauerbegleitung im Rahmen der emotionalen und sozialen Bewältigung von tiefgehenden und komplizierten Trauerprozessen [TrauErLeben]. Ergebnisse des Forschungsprojekts aus der Befragung von Trauernden und Trauerbegleiterinnen sowie von Mitarbeitern1 in der stationären Pflege alter Menschen*. 2013, Institut für Angewandte Forschung, Angewandte Sozial- und Gesundheitsforschung: Weingarten.

204. Gauthier, L., *Bereavement Interventions, End-of-Life Cancer Care, and Spousal Well-Being: A Systematic Review*. Clin Psychol Sci Pract, 2012. **19**: p. 72-92.

205. Lieberman, M.A. and I. Yalom, *Brief group psychotherapy for the spousally bereaved: a controlled study*. Int J Group Psychother, 1992. **42**(1): p. 117-32.

206. McCorkle, R., et al., *The effects of home nursing care for patients during terminal illness on the bereaved's psychological distress*. Nurs Res, 1998. **47**(1): p. 2-10.

207. Wittouck, C., et al. *The prevention and treatment of complicated grief: a meta-analysis (Structured abstract)*. Clinical Psychology Review, 2011. 69-78.

208. Guldin, M.B., et al., *Bereavement care in general practice: a cluster-randomized clinical trial*. Fam Pract, 2013. **30**(2): p. 134-41.

209. Gaspar, M.W., M., *Kommunikation in der Palliativmedizin*. Z Palliativmed, 2010.

210. Gilligan, T., et al., *Patient-Clinician Communication: American Society of Clinical Oncology Consensus Guideline*. J Clin Oncol, 2017. **35**(31): p. 3618-3632.

211. Arora, N.K., *Interacting with cancer patients: the significance of physicians' communication behavior*. Soc Sci Med, 2003. **57**(5): p. 791-806.

212. Venetis, M.K., et al., *An evidence base for patient-centered cancer care: a meta-analysis of studies of observed communication between cancer specialists and their patients*. Patient Educ Couns, 2009. **77**(3): p. 379-83.

213. Zachariae, R., et al., *Association of perceived physician communication style with patient satisfaction, distress, cancer-related self-efficacy, and perceived control over the disease*. Br J Cancer, 2003. **88**(5): p. 658-65.

214. Zolnierek, K.B. and M.R. Dimatteo, *Physician communication and patient adherence to treatment: a meta-analysis*. Med Care, 2009. **47**(8): p. 826-34.

215. Borrell-Carrio, F., A.L. Suchman, and R.M. Epstein, *The biopsychosocial model 25 years later: principles, practice, and scientific inquiry*. Ann Fam Med, 2004. **2**(6): p. 576-82.

216. Engel, G.L., *The biopsychosocial model and the education of health professionals*. Gen Hosp Psychiatry, 1979. **1**(2): p. 156-65.

217. Morgan, M.E., W., *Der klinische Zugang zum Patienten*. 1977, Bern: Huber.

218. Dowsett, S.M., et al., *Communication styles in the cancer consultation: preferences for a patient-centred approach*. Psychooncology, 2000. **9**(2): p. 147-56.

219. Friedrichsen, M.J., P.M. Strang, and M.E. Carlsson, *Breaking bad news in the transition from curative to palliative cancer care--patient's view of the doctor giving the information*. Support Care Cancer, 2000. **8**(6): p. 472-8.

220. Parker, P.A., et al., *What do we know about facilitating patient communication in the cancer care setting?* Psychooncology, 2005. **14**(10): p. 848-58; discussion 859-60.

221. Steinhauser, K.E., et al., *Preparing for the end of life: preferences of patients, families, physicians, and other care providers*. J Pain Symptom Manage, 2001. **22**(3): p. 727-37.

222.   Thorne, S.E., et al., *'Being known': patients' perspectives of the dynamics of human connection in cancer care.* Psychooncology, 2005. **14**(10): p. 887–98; discussion 899–900.

223.   Fogarty, L.A., et al., *Can 40 seconds of compassion reduce patient anxiety?* J Clin Oncol, 1999. **17**(1): p. 371–9.

224.   Tulsky, J.A., et al., *Enhancing communication between oncologists and patients with a computer-based training program: a randomized trial.* Ann Intern Med, 2011. **155**(9): p. 593–601.

225.   Kahn, K.L., et al., *Patient centered experiences in breast cancer: predicting long-term adherence to tamoxifen use.* Med Care, 2007. **45**(5): p. 431–9.

226.   Keller, M.B., Y., *Patientenzentrierte Kommunikation in der Onkologie - Erfahrungen mit dem KOM-PASS Training*, in *Psychoonkologie*, J.B.E. Weis, Editor. 2013, Schattauer: Stuttgart. p. 147–65.

227.   Salmon, P. and B. Young, *Core assumptions and research opportunities in clinical communication.* Patient Educ Couns, 2005. **58**(3): p. 225–34.

228.   Schmid Mast, M., A. Kindlimann, and W. Langewitz, *Recipients' perspective on breaking bad news: how you put it really makes a difference.* Patient Educ Couns, 2005. **58**(3): p. 244–51.

229.   Clayton, J.M., et al., *Clinical practice guidelines for communicating prognosis and end-of-life issues with adults in the advanced stages of a life-limiting illness, and their caregivers.* Med J Aust, 2007. **186**(12 Suppl): p. S77, S79, S83–108.

230.   al-Shahri, M.Z. and A. al-Khenaizan, *Palliative care for Muslim patients.* J Support Oncol, 2005. **3**(6): p. 432–6.

231.   Hendriks, M.P., et al., *Palliative care for an Islamic patient: changing frameworks.* J Palliat Med, 2012. **15**(10): p. 1053–5.

232.   Ilkilic, I., *Begegnung und Umgang mit muslimischen Patienten. Eine Handreichung für die Gesundheitsberufe.* Vol. 160. 2005, Bochum: Zentrum für Medizinische Ethik e. V.

233.   Leitlinienprogramm Onkologie der AWMF, D.K.e.V.u.D.K. *Diagnostik, Therapie und Nachsorge des Larynxkarzinoms (Registernummer 017 - 076OL), Angemeldetes Leitlinienvorhaben.* Anmeldedatum: 02.09.2016; Available from: https://www.awmf.org/leitlinien/detail/anmeldung/1/ll/017-076OL.html.

234.   Meier, D.E., A.L. Back, and R.S. Morrison, *The inner life of physicians and care of the seriously ill.* JAMA, 2001. **286**(23): p. 3007–14.

235.   Shanafelt, T., A. Adjei, and F.L. Meyskens, *When your favorite patient relapses: physician grief and well-being in the practice of oncology.* J Clin Oncol, 2003. **21**(13): p. 2616–9.

236.   Lee, S.J., et al., *Enhancing physician-patient communication.* Hematology Am Soc Hematol Educ Program, 2002: p. 464–83.

237.   Stiefel, F., *Support of the supporters.* Support Care Cancer, 2008. **16**(2): p. 123–6.

238.   Heaven, C., J. Clegg, and P. Maguire, *Transfer of communication skills training from workshop to workplace: the impact of clinical supervision.* Patient Educ Couns, 2006. **60**(3): p. 313–25.

239.   Keller, M., *Krebspatienten im Sterbeprozess - Perspektiven und Erfahrungen in der Psychoonkologie*, in *Handbuch Sterben und Menschenwürde*, M.A.W. Eckart, Editor. 2013, De Gruyter: Berlin. p. 765–799.

240.   Langewitz, W., et al., *Swiss Cancer League communication skills training programme for oncology nurses: an evaluation.* J Adv Nurs, 2010. **66**(10): p. 2266–77.

241.   Obliers, R.K., K., *Palliativmedizin*, in *Uexküll Psychosomatische Medizin*, R.H. Adler, W.;Joraschky, P.; Köhle, K.; Langewitz, W.; Söllner, W.; Wesiack, W., Editor. 2011, Urban & Fischer: München. p. 1018–32.

242. Baile, W.F. and E.A. Beale, *Giving bad news to cancer patients: matching process and content.* J Clin Oncol, 2001. **19**(9): p. 2575–7.

243. Baile, W.F., et al., *Using sociodrama and psychodrama to teach communication in end-of-life care.* J Palliat Med, 2012. **15**(9): p. 1006–10.

244. Baile, W.F. and R. Walters, *Applying sociodramatic methods in teaching transition to palliative care.* J Pain Symptom Manage, 2013. **45**(3): p. 606–19.

245. Evans, W.G., et al., *Communication at times of transitions: how to help patients cope with loss and re-define hope.* Cancer J, 2006. **12**(5): p. 417–24.

246. Maguire, P., Weiner, J., *Comunication with terminally ill patients and their families,* in *Psychiatry in Palliative Medicine,* H.B.W. Chochinov, Editor. 2009, Oxforf University Press: Oxford. p. 157–71.

247. Maguire, P. and C. Pitceathly, *Key communication skills and how to acquire them.* BMJ, 2002. **325**(7366): p. 697–700.

248. Stiefel, F., et al., *Communication skills training in oncology: a position paper based on a consensus meeting among European experts in 2009.* Ann Oncol, 2010. **21**(2): p. 204–7.

249. Vitinius, F., et al., *[KoMPASS - Design, Implementation and Experiences Concerning a Structured Communication Skills Training for Physicians Dealing with Oncology.].* Psychother Psychosom Med Psychol, 2013.

250. Schildmann J, V.J., *Die Ausbildung kommunikativer Fähigkeiten in der Medizin.* Zeitschrift für Palliativmedizin, 2001. **2**(4): p. 99–106.

251. Schildmann J, S.C., Schildmann E, Klambeck A, Ortwein H, Vollmann J, *„Wahrheit am Krankenbett": Evaluation einer ärztlichen Fortbildung zur professionellen Aufklärung schwer kranker Patienten.* Deutsche Medizinische Wochenschrift, 2011. **136**(15): p. 757–761.

252. Rabow, M.W., et al., *The comprehensive care team: a controlled trial of outpatient palliative medicine consultation.* Arch Intern Med, 2004. **164**(1): p. 83–91.

253. Barth, J. and P. Lannen, *Efficacy of communication skills training courses in oncology: a systematic review and meta-analysis.* Ann Oncol, 2011. **22**(5): p. 1030–40.

254. Uitterhoeve, R.J., et al., *The effect of communication skills training on patient outcomes in cancer care: a systematic review of the literature.* Eur J Cancer Care (Engl), 2010. **19**(4): p. 442–57.

255. Moore, P.M., et al., *Communication skills training for healthcare professionals working with people who have cancer.* Cochrane Database Syst Rev, 2013. **3**: p. CD003751.

256. Maguire, P., *Improving communication with cancer patients.* Eur J Cancer, 1999. **35**(10): p. 1415–22.

257. Parker, S.M., et al., *A systematic review of prognostic/end-of-life communication with adults in the advanced stages of a life-limiting illness: patient/caregiver preferences for the content, style, and timing of information.* J Pain Symptom Manage, 2007. **34**(1): p. 81–93.

258. Back, A.L., et al., *Approaching difficult communication tasks in oncology.* CA Cancer J Clin, 2005. **55**(3): p. 164–77.

259. Baile, W. and P. Parker, *Breaking Bad News,* in *Handbook of Communication in Oncology and Palliative Care,* D. Kissane, et al., Editors. 2010, University Press: Oxford. p. 101–12.

260. Langewitz, W., *Arzt-Patient-Kommunikation, Mitteilen schlechter Nachrichten,* in *Handlungsfelder in der Psychosozialen Medizin,* E.S. Brähler, B., Editor. 2002, Hogrefe: Göttingen. p. 54–76.

261. Thomsen, D.K., et al., *Breast cancer patients' narratives about positive and negative communication experiences.* Acta Oncol, 2007. **46**(7): p. 900–8.

262. Wright, E.B., C. Holcombe, and P. Salmon, *Doctors' communication of trust, care, and respect in breast cancer: qualitative study.* BMJ, 2004. **328**(7444): p. 864.

263. Epstein, R.M.S., Richard L. , *Patient-Centered Communication in Cancer Care: Promoting Healing and Reducing Suffering,* U.S.D.O.H.A.H.S.–N.C. Insitute, Editor. 2007, National Cancer Insitute.

264. Turnbull, G., et al. *Psychosocial Health Care for Cancer Patients and Their Families.* 2010.

265. NationalInsituteOfClinicalExcellence, *Guidance on Cancer Services: Improving Supportive and Palliative Care for Adults with Cancer - Face-to-face communication.* 2004: London.

266. Smith, A., et al., *Sharing vs. caring--the relative impact of sharing decisions versus managing emotions on patient outcomes.* Patient Educ Couns, 2011. **82**(2): p. 233–9.

267. Baile, W.F., et al., *SPIKES-A six-step protocol for delivering bad news: application to the patient with cancer.* Oncologist, 2000. **5**(4): p. 302–11.

268. Frick, E., et al., *A clinical interview assessing cancer patients' spiritual needs and preferences.* Eur J Cancer Care (Engl), 2006. **15**(3): p. 238–43.

269. Puchalski, C. and A.L. Romer, *Taking a spiritual history allows clinicians to understand patients more fully.* J Palliat Med, 2000. **3**(1): p. 129–37.

270. Weber, S., Frick, E., *Zur Bedeutung der Spiritualität von Patienten und Betreuern in der Onkologie,* in *Manual Psychoonkologie,* F. Sellschopp, Gruber, Pouget–Schors, Vollmer, Theml, Vordermaier, Fegg, Editor. 2002, Zuckschwerdt: München, Wien, New York. p. 106–109.

271. Gysels, M., A. Richardson, and I.J. Higginson, *Communication training for health professionals who care for patients with cancer: a systematic review of training methods.* Support Care Cancer, 2005. **13**(6): p. 356–66.

272. Baile, W.F., et al., *Oncologists' attitudes toward and practices in giving bad news: an exploratory study.* J Clin Oncol, 2002. **20**(8): p. 2189–96.

273. Christakis, N.A. and T.J. Iwashyna, *Attitude and self-reported practice regarding prognostication in a national sample of internists.* Arch Intern Med, 1998. **158**(21): p. 2389–95.

274. Clayton, J.M., P.N. Butow, and M.H. Tattersall, *When and how to initiate discussion about prognosis and end-of-life issues with terminally ill patients.* J Pain Symptom Manage, 2005. **30**(2): p. 132–44.

275. Huskamp, H., et al., *Discussions with physicians about hospice among patients with metastatic lung cancer.* Arch Intern Med, 2009. **169 (10)**: p. 954–62.

276. Keating, N., et al., *Physician factors associated with discussions about end-of-life care.* Cancer, 2010. **116 (4)**: p. 998–1006.

277. Arnold, E.M., et al., *Consideration of hastening death among hospice patients and their families.* J Pain Symptom Manage, 2004. **27**(6): p. 523–32.

278. Kohlwes, R.J., et al., *Physicians' responses to patients' requests for physician-assisted suicide.* Arch Intern Med, 2001. **161**(5): p. 657–63.

279. Hagerty, R.G., et al., *Cancer patient preferences for communication of prognosis in the metastatic setting.* J Clin Oncol, 2004. **22**(9): p. 1721–30.

280. Kirk, P., I. Kirk, and L.J. Kristjanson, *What do patients receiving palliative care for cancer and their families want to be told? A Canadian and Australian qualitative study.* BMJ, 2004. **328**(7452): p. 1343.

281. Yun, Y.H., et al., *The attitudes of cancer patients and their families toward the disclosure of terminal illness.* J Clin Oncol, 2004. **22**(2): p. 307–14.

282. Hagerty, R.G., et al., *Communicating prognosis in cancer care: a systematic review of the literature.* Ann Oncol, 2005. **16**(7): p. 1005–53.

283. Berry, S.R., *Just say die.* J Clin Oncol, 2008. **26**(1): p. 157–9.

284. Pardon, K., et al., *Are patients' preferences for information and participation in medical decision-making being met? Interview study with lung cancer patients.* Palliat Med, 2011. **25 (1)**: p. 62–70.

285. Clayton, J.M., et al., *Randomized controlled trial of a prompt list to help advanced cancer patients and their caregivers to ask questions about prognosis and end-of-life care.* J Clin Oncol, 2007. **25**(6): p. 715–23.

286. Clayton, J.M., et al., *Sustaining hope when communicating with terminally ill patients and their families: a systematic review.* Psychooncology, 2008. **17**(7): p. 641–59.

287. Chochinov, H.M., et al., *Prognostic awareness and the terminally ill.* Psychosomatics, 2000. **41**(6): p. 500–4.

288. Schofield, P.E., et al., *Psychological responses of patients receiving a diagnosis of cancer.* Ann Oncol, 2003. **14**(1): p. 48–56.

289. Heyland, D., et al., *Discussing prognosis with patients and their families near the end of life: impact on satisfaction with end-of-life care.* . Open Med., 2009. **3 (2)**: p. e101–e110.

290. Radbruch, L., et al., *Das Lebensende gestalten.* Z Palliativmedizin, 2008. **9**(1): p. 27–31.

291. Cross, K.L., *The biochemistry of hope.* J Palliat Med, 2011. **14**(9): p. 982–3.

292. Taylor, C., *Rethinking hopelessness and the role of spiritual care when cure is no longer an option.* J Pain Symptom Manage, 2012. **44**(4): p. 626–30.

293. Von Roenn, J.H. and C.F. von Gunten, *Setting goals to maintain hope.* J Clin Oncol, 2003. **21**(3): p. 570–4.

294. Brandstätter M, F.E., *Angehörige in der Palliativversorgung: Erwachsene, Kinder und Jugendliche,* in *Psychologie und Palliative Care. Aufgaben, Konzepte und Interventionen in der Begleitung von Patienten und Angehörigen.* , G.J. Fegg M, Pestinger M., Editor. 2012, Kohlhammer. p. 38–47.

295. Schwarz, R., *Möglichkeiten und Grenzen häuslicher Palliativversorgung von Tumorpatienten - Eine Studie zu Optimierung der ambulanten palliativmedizinischen Versorgung onkolgisch Kranken. Abschlussbericht.* 2009.

296. Gronemeyer, R., *Möglichkeiten und Grenzen häuslicher Palliativversorgung von Tumorpatienten – Eine Studie zur Optimierung der ambulanten palliativmedizinischen Versorgung onkologisch Kranker. Eine Studie im Auftrag des Hessischen Sozialministeriums.*, H. Sozialministerium, Editor. 2007.

297. Schneider N., e.a., *Palliativmedizinische Versorgung aus Sicht von Patienten und Angehörigen, Stärken, Schwächen und Möglichkeiten zur verbesserung.* 2011.

298. Kern, M.G., D.; Ostgathe, E., *Was brauchen Menschen, die ihre schwerstkranken und sterbenden Angehörigen zu Hause versorgen?* 2009.

299. Linderholm, M. and M. Friedrichsen, *A desire to be seen: family caregivers' experiences of their caring role in palliative home care.* Cancer Nurs, 2010. **33**(1): p. 28–36.

300. Pichler, P., *Angehörigenberatung in der Palliativen Betreuung.* Österreichische Pflegezeitschrift, 2008. **08–09/08**.

301. Dev, R., et al., *A prospective study of family conferences: effects of patient presence on emotional expression and end-of-life discussions.* J Pain Symptom Manage, 2013. **46**(4): p. 536–45.

302. Fineberg, I.C., M. Kawashima, and S.M. Asch, *Communication with families facing life-threatening illness: a research-based model for family conferences.* J Palliat Med, 2011. **14**(4): p. 421–7.

303. Hannon, B., et al., *Meeting the family: measuring effectiveness of family meetings in a specialist inpatient palliative care unit.* Palliat Support Care, 2012. **10**(1): p. 43–9.

304. Tan, H.M., et al., *The experience of palliative patients and their families of a family meeting utilised as an instrument for spiritual and psychosocial care: A qualitative study.* BMC Palliat Care, 2011. **10**: p. 7.

305. Clayton, J.M., et al., *Discussing end-of-life issues with terminally ill cancer patients and their carers: a qualitative study.* Support Care Cancer, 2005. **13**(8): p. 589–99.

306. Lautrette, A., et al., *End-of-life family conferences: rooted in the evidence.* Crit Care Med, 2006. **34**(11 Suppl): p. S364–72.

307. Witkowski, A. and M.E. Carlsson, *Support group programme for relatives of terminally ill cancer patients.* Support Care Cancer, 2004. **12**(3): p. 168–75.

308. Fegg, M., Pestinger, M, Lampe, H, Jünger, S, Berger, H, Gramm, J, Brandstätter, M, *Berufsbild für Psychologen in Palliative Care.* 2008, Arbeitskreis Psychologie.

309. Gramm, J., *Das Familiengespräch.* 2012, Institut für Palliativpsychologie: Frankfurt a.M.

310. Del Gaudio, F., et al., *Challenges in providing family-centered support to families in palliative care.* Palliat Med, 2012. **26**(8): p. 1025–33.

311. Kissane, D.W., et al., *Family focused grief therapy: a randomized, controlled trial in palliative care and bereavement.* Am J Psychiatry, 2006. **163**(7): p. 1208–18.

312. Chaitin, E. and D.A. Rosielle, *Responding to requests for nondisclosure of medical information, #219.* J Palliat Med, 2013. **16**(3): p. 320–1.

313. Hallenbeck, J. and R. Arnold, *A request for nondisclosure: don't tell mother.* J Clin Oncol, 2007. **25**(31): p. 5030–4.

314. McCabe, M.S., W.A. Wood, and R.M. Goldberg, *When the family requests withholding the diagnosis: who owns the truth?* J Oncol Pract, 2010. **6**(2): p. 94–6.

315. Brütting, S., *Was macht der Krebs mit uns? - Kindern die Krankheit ihrer Eltern erklären.* 2011: Balance Buch + Medien.

316. Heinemann, C.R., E., *Kinder krebskranker Eltern. Prävention und Therapie für Kinder, Eltern und die gesamte Familie.* 2011, Stuttgart: Kohlhammer.

317. Romer R, H.M., *Kinder körperlich kranker Eltern.* 2007, Göttingen: Hogrefe.

318. Senf B, R.M., *Mit Kindern über Krebs sprechen. Ein Ratgeber für Eltern, die an Krebs erkrankt sind.* 2004.

319. Romer G, B.C., Möller B, *Kinder krebskranker Eltern: Manual zur kindzentrierten Familienberatung nach dem COSIP-Konzept* 2013, Göttingen: Hogrefe.

320. Lücke, I.I.d.S., J., *Ich möchte gerne in Würde leben. Informationen für Senioren, Angehörige und (Berufs-)Betreuer, beizeiten begleiten(R).* Selbstverlag Grevenbroich, 2014

321. Stein, R.A., et al., *Randomized controlled trial of a structured intervention to facilitate end-of-life decision making in patients with advanced cancer.* J Clin Oncol, 2013. **31**(27): p. 3403–10.

322. Jox, R.J., et al., *Substitute decision making in medicine: comparative analysis of the ethico-legal discourse in England and Germany.* Med Health Care Philos, 2008. **11**(2): p. 153–63.

323. In der Schmitten, J., Rothärmel, S., Rixen, S., Marckmann, G., *Patientenverfügung im Rettungsdienst (Teil 2). Neue Perspektiven durch Advance Care Planning und die Husärztliche Anordnung für den Notfall.* Notfall Rettungsmed., 2011. **6**: p. 10.

324. Wiese, C., Bartels, U., Geyer, A., Duttge, G., Graf, BM., Hanekop, GG., *Göttinger Palliativkrisenbogen: Verbesserung der notfallmedizinischen Versorgung von ambulanten Palliativpatienten - Die „Gelbe Karte für den Rettungsdienst".* Dtsch Med Wochenschr, 2008. **133**(18): p. 972–976.

325. Dyar, S., et al., *A nurse practitioner directed intervention improves the quality of life of patients with metastatic cancer: results of a randomized pilot study.* J Palliat Med, 2012. **15**(8): p. 890–5.

326. Loberiza, F.R., Jr., et al., *Coping styles, health status and advance care planning in patients with hematologic malignancies.* Leuk Lymphoma, 2011. **52**(12): p. 2342–8.

327. Loggers, E.T., et al., *Racial differences in predictors of intensive end-of-life care in patients with advanced cancer.* J Clin Oncol, 2009. **27**(33): p. 5559–64.

328. Mack, J.W., et al., *Associations between end-of-life discussion characteristics and care received near death: a prospective cohort study.* J Clin Oncol, 2012. **30**(35): p. 4387–95.

329. Mack, J.W., et al., *Racial disparities in the outcomes of communication on medical care received near death.* Arch Intern Med, 2010. **170**(17): p. 1533–40.

330. Mack, J.W., et al., *End-of-life discussions, goal attainment, and distress at the end of life: predictors and outcomes of receipt of care consistent with preferences.* J Clin Oncol, 2010. **28**(7): p. 1203–8.

331. Wright, A.A., et al., *Associations between end-of-life discussions, patient mental health, medical care near death, and caregiver bereavement adjustment.* JAMA, 2008. **300**(14): p. 1665–73.

332. Zhang, B., et al., *Health care costs in the last week of life: associations with end-of-life conversations.* Arch Intern Med, 2009. **169**(5): p. 480–8.

333. Hirsch, S. and L.C. Shulman, *Participatory governance: a model for shared decision making.* Soc Work Health Care, 1976. **1**(4): p. 433–46.

334. Loh, A., et al., *Patientenbeteiligung bei medizinischen Entscheidungen. Effekte der Partizipativen Entscheidungsfindung aus systematischen Reviews [Shared Decision Making in Medicine].* Dtsch Arztebl International, 2007. **104**(21): p. 1483–.

335. Martinez, L.S., et al., *Patient-clinician information engagement increases treatment decision satisfaction among cancer patients through feeling of being informed.* Patient Educ Couns, 2009. **77**(3): p. 384–90.

336. Pardon, K., et al., *Are patients' preferences for information and participation in medical decision-making being met? Interview study with lung cancer patients.* Palliat Med, 2011. **25**(1): p. 62–70.

337. Bundesärztekammer, *Grundsätze der Bundesärztekammer zur ärztlichen Sterbebegleitung.* Deutsches Ärzteblatt, 2011. **108**(7): p. A 346–A348.

338. Charles, C., A. Gafni, and T. Whelan, *Decision-making in the physician-patient encounter: revisiting the shared treatment decision-making model.* Soc Sci Med, 1999. **49**(5): p. 651–61.

339. World Medical Association, *WMA Declaration of Helsinki – Ethical Principles for Medical Research Involving Human Subjects*, in https://www.wma.net/policies-post/wma-declaration-of-helsinki-ethical-principles-for-medical-research-involving-human-subjects/. 2008.

340. Wear, S., *Informed Consent. Patient autonomy and physician beneficence with clinical medicine.* 1992, Kluwer Academic Publishers: Dordrecht.

341. Owusu Boakye, S., et al., *Selbstbestimmung braucht Vertrauen – Entscheidungsfindung am Lebensende*, in *Autonomie und Vertrauen - Schlüsselbegriffe der modernen Medizin*, H. Steinfath and C. Wiesemann, Editors. 2016, Springer: Heidelberg p. 101–132.

342. Winkler, E.C., et al., *Patient involvement in decisions to limit treatment: the crucial role of agreement between physician and patient.* J Clin Oncol, 2009. **27**(13): p. 2225–30.

343. Brandstätter, M. and E. Fischinger, *Angehörige in der Palliativversorgung: Erwachsene, Kinder und Jugendliche*, in *Psychologie und Palliative Care*, M. Fegg, J. Gramm, and M. Pestinger, Editors. 2012, Kohlhammer: Stuttgart. p. 38–47.

344. Hauke, D., et al., *The role of relatives in decisions concerning life-prolonging treatment in patients with end-stage malignant disorders: informants, advocates or surrogate decision-makers?* Ann Oncol, 2011. **22**(12): p. 2667–74.

345.   Leitlinienprogramm Onkologie (Deutsche Krebsgesellschaft – Deutsche Krebshilfe – AWMF). *S3-Leitlinie Palliativmedizin für Patienten mit einer nicht heilbaren Krebserkrankung, Langversion 1.1, AWMF-Registernummer: 128/001OL.* 2015; Available from: http://leitlinienprogrammonkologie.de/Palliativmedizin.80.0.html

346.   Reiter–Theil, S., M. Mertz, and B. Meyer–Zehnder, *The Complex Roles of Relatives in End-of-Life Decision-Making: An Ethical Analysis.* HEC Forum, 2007. **19**(4): p. 341–364.

347.   Baider, L., *Cultural diversity: family path through terminal illness.* Ann Oncol, 2012. **23 Suppl 3**: p. 62–5.

348.   Laryionava, K., et al., *Framework for timing of the discussion about forgoing cancer-specific treatment based on a qualitative study with oncologists.* Support Care Cancer, 2015. **23**(3): p. 715–21.

349.   Bakitas, M.A., et al., *Early Versus Delayed Initiation of Concurrent Palliative Oncology Care: Patient Outcomes in the ENABLE III Randomized Controlled Trial.* J Clin Oncol, 2015. **33**(13): p. 1438–45.

350.   Maltoni, M., et al., *Systematic versus on-demand early palliative care: results from a multicentre, randomised clinical trial.* Eur J Cancer, 2016. **65**: p. 61–8.

351.   Rugno, F.C., B.S. Paiva, and C.E. Paiva, *Early integration of palliative care facilitates the discontinuation of anticancer treatment in women with advanced breast or gynecologic cancers.* Gynecol Oncol, 2014. **135**(2): p. 249–54.

352.   Temel, J.S., et al., *Effects of Early Integrated Palliative Care in Patients With Lung and GI Cancer: A Randomized Clinical Trial.* J Clin Oncol, 2017. **35**(8): p. 834–41.

353.   Pantilat, S.Z., et al., *Hospital-based palliative medicine consultation: a randomized controlled trial.* Arch Intern Med, 2010. **170**(22): p. 2038–40.

354.   Murray, S.A., K. Boyd, and A. Sheikh, *Palliative care in chronic illness.* BMJ, 2005. **330**(7492): p. 611–2.

355.   Schochow, M., D. Schnell, and F. Steger, *Implementation of Clinical Ethics Consultation in German Hospitals.* Sci Eng Ethics, 2015.

356.   Coors, M., A. Simon, and M. Stiemerling, *Ethikberatung in Pflege und ambulanter Versorgung: Modelle und theoretische Grundlagen.* 2014, Lage: Jacobs Verlag.

357.   Vorstand der Akademie für Ethik in der Medizin (AEM), *Standards für Ethikberatung in Einrichtungen des Gesundheitswesens.* Ethik Med, 2010. **22**: p. 149–153.

358.   Janssens, U., H. Burchardi, and G. Duttge, *Therapiezieländerung und Therapiebegrenzung in der Intensivmedizin. Positionspapier der Sektion Ethik der Deutschen Interdisziplinären Vereinigung für Intensiv- und Notfallmedizin.* Anaesthesist 2013. **62**: p. 47–52.

359.   Neitzke, G., et al., *Empfehlungen zur Evaluation von Ethikberatung in Einrichtungen des Gesundheitswesens.* Ethik Med 2013. **25**: p. 149–156.

360.   Schildmann, J. and J. Vollmann, *Evaluation klinischer Ethikberatung: eine systematische Übersichtsarbeit,* in *Klinische Ethik,* J. Schildmann, J. Vollmann, and A. Simon, Editors. 2009, Campus Verlag: Frankfurt/New York p. 71–86.

361.   Schneiderman, L.J., et al., *Effect of ethics consultations on nonbeneficial life-sustaining treatments in the intensive care setting: a randomized controlled trial.* JAMA, 2003. **290**(9): p. 1166–72.

362.   Lipp, V., *Die medizinische Indikation - ein „Kernstück ärztlicher Legitimation"?* MedR, 2015. **33**: p. 762–766.

363.   Chochinov, H.M., et al., *Will to live in the terminally ill.* Lancet, 1999. **354**(9181): p. 816–9.

364. Dorman, S., J. Hayes, and N. Pease, *What do patients with brain metastases from non-small cell lung cancer want from their treatment?* Palliat Med, 2009. **23**(7): p. 594–600.

365. Matsuyama, R., S. Reddy, and T.J. Smith, *Why do patients choose chemotherapy near the end of life? A review of the perspective of those facing death from cancer.* J Clin Oncol, 2006. **24**(21): p. 3490–6.

366. Ackroyd, R., L. Russon, and R. Newell, *Views of oncology patients, their relatives and oncologists on cardiopulmonary resuscitation (CPR): questionnaire-based study.* Palliat Med, 2007. **21**(2): p. 139–44.

367. Chu, D.T., et al., *Patient attitudes towards chemotherapy and survival: a prospective observational study in advanced non-small cell lung cancer.* Lung Cancer, 2009. **66**(2): p. 250–6.

368. Slevin, M.L., et al., *Attitudes to chemotherapy: comparing views of patients with cancer with those of doctors, nurses, and general public.* BMJ, 1990. **300**(6737): p. 1458–60.

369. Bruera, E., et al., *Patient preferences versus physician perceptions of treatment decisions in cancer care.* J Clin Oncol, 2001. **19**(11): p. 2883–5.

370. Voogt, E., et al., *Attitudes of patients with incurable cancer toward medical treatment in the last phase of life.* J Clin Oncol, 2005. **23**(9): p. 2012–9.

371. Bundesgerichtshof, *BGH AZ XII ZB 2/03.* N Jurist Wochenschr 2003. **56**: p. 1588–1594.

372. Kettner, M., *Wunscherfüllende Medizin. Ärztliche Behandlung im Dienst von Selbstverwirklichung und Lebensplanung.* 2009, Campus Verlag: Frankfurt a. M. .

373. Sahm, S., *Autonomie, ärztliche Indikation und Entscheidungsfindung,* in *Medizinische Indikation und Patientenwille,* R. Charbonnier, K. Dörner, and S. Simon, Editors. 2008, Schattauer: Stuttgart. p. 121–131.

374. Truog, R.D., *Is it always wrong to perform futile CPR?* N Engl J Med, 2010. **362**(6): p. 477–9.

375. Heußner, P. and E.C. Winkler, *Leitlinie zur Therapiebegrenzung der Medizinischen Klinik und Poliklinik III des Klinikums der Universität München.* 2015.

376. Winkler, E.C., *Ist ein Therapieverzicht gegen den Willen des Patienten ethisch begründbar?* Ethik Med, 2010. **22**: p. 89–102.

377. Winkler, E.C., W. Hiddemann, and G. Marckmann, *Ethical assessment of life-prolonging treatment.* Lancet Oncol, 2011. **12**(8): p. 720–2.

378. Winkler, E.C. and G. Markmann, *Therapieverzicht gegen den Patientenwillen?* ÄBW, 2012. **4**: p. 140–144.

379. Alt-Epping, B. and F. Nauck, *Der Wunsch des Patienten – ein eigenständiger normativer Faktor in der klinischen Therapieentscheidung?* Ethik Med, 2012. **24**(1): p. 19–28.

380. Bundesärztekammer, *Stellungnahme der Bundesärztekammer „Medizinische Indikationsstellung und Ökonomisierung".* 2015, www.bundesaerztekammer.de/fileadmin/user_upload/downloads/pdf-Ord-ner/Stellungnahmen/Stn_Medizinische_Indikationsstellung_und_OEkonomisierung.pdf.

381. Neitzke, G., H. Burchardi, and G. Duttge, *Grenzen der Sinnhaftigkeit von Intensivmedizin. Positionspapier der Sektion Ethik der Deutschen Interdisziplinären Vereinigung für Intensiv- und Notfallmedizin.* 2016, www.divi.de/images/Sektionen/09_Ethik/Grenzen_der_Sinnhaftigkeit.pdf.

382. Schneiderman, L.J., N.S. Jecker, and A.R. Jonsen, *Medical futility: its meaning and ethical implications.* Ann Intern Med, 1990. **112**(12): p. 949–54.

383. Lynn, J. and D.M. Adamson, *Living well at the end of life. Adapting Health Care to Serious Chronic Illness in Old Age.* 2003, RAND Health https://www.rand.org/content/dam/rand/pubs/white_papers/2005/WP137.pdf.

384.   Ilkilic, I., *Kulturelle Aspekte bei ethischen Entscheidungen am Lebensende und interkulturelle Kompetenz* Bundesgesundheitsbl 2008. **51**: p. 857–864.

385.   Auvinen, A., et al., *A randomized trial of choice of treatment in prostate cancer: the effect of intervention on the treatment chosen.* BJU Int, 2004. **93**(1): p. 52–6; discussion 56.

386.   Berry, D.L., et al., *The Personal Patient Profile-Prostate decision support for men with localized prostate cancer: a multi-center randomized trial.* Urol Oncol, 2013. **31**(7): p. 1012–21.

387.   Chabrera, C., et al., *A Decision Aid to Support Informed Choices for Patients Recently Diagnosed With Prostate Cancer: A Randomized Controlled Trial.* Cancer Nurs, 2015. **38**(3): p. E42–50.

388.   Davison, B.J. and L.F. Degner, *Empowerment of men newly diagnosed with prostate cancer.* Cancer Nurs, 1997. **20**(3): p. 187–96.

389.   Heller, L., et al., *Interactive digital education aid in breast reconstruction.* Plast Reconstr Surg, 2008. **122**(3): p. 717–24.

390.   Jibaja-Weiss, M.L., et al., *Entertainment education for breast cancer surgery decisions: a randomized trial among patients with low health literacy.* Patient Educ Couns, 2011. **84**(1): p. 41–8.

391.   Lam, W.W., et al., *Reducing treatment decision conflict difficulties in breast cancer surgery: a randomized controlled trial.* J Clin Oncol, 2013. **31**(23): p. 2879–85.

392.   Leighl, N.B., et al., *Supporting treatment decision making in advanced cancer: a randomized trial of a decision aid for patients with advanced colorectal cancer considering chemotherapy.* J Clin Oncol, 2011. **29**(15): p. 2077–84.

393.   Sawka, A.M., et al., *Randomized controlled trial of a computerized decision aid on adjuvant radioactive iodine treatment for patients with early-stage papillary thyroid cancer.* J Clin Oncol, 2012. **30**(23): p. 2906–11.

394.   Vodermaier, A., et al., *Contextual factors in shared decision making: a randomised controlled trial in women with a strong suspicion of breast cancer.* Br J Cancer, 2009. **100**(4): p. 590–7.

395.   Whelan, T., et al., *Helping patients make informed choices: a randomized trial of a decision aid for adjuvant chemotherapy in lymph node-negative breast cancer.* J Natl Cancer Inst, 2003. **95**(8): p. 581–7.

396.   Whelan, T., et al., *Effect of a decision aid on knowledge and treatment decision making for breast cancer surgery: a randomized trial.* JAMA, 2004. **292**(4): p. 435–41.

397.   Stacey, D., et al., *Decision aids for people facing health treatment or screening decisions.* Cochrane Database Syst Rev, 2017. **4**: p. CD001431.

398.   Green, M.J. and B.H. Levi, *Development of an interactive computer program for advance care planning.* Health Expect, 2009. **12**(1): p. 60–9.

399.   Smith, T.J., et al., *A pilot trial of decision aids to give truthful prognostic and treatment information to chemotherapy patients with advanced cancer.* J Support Oncol, 2011. **9**(2): p. 79–86.

400.   Vogel, R.I., et al., *Development and pilot of an advance care planning website for women with ovarian cancer: a randomized controlled trial.* Gynecol Oncol, 2013. **131**(2): p. 430–6.

401.   Volandes, A.E., et al., *Augmenting advance care planning in poor prognosis cancer with a video decision aid: a preintervention-postintervention study.* Cancer, 2012. **118**(17): p. 4331–8.

402.   Butler, M., et al. *Decision Aids for Advance Care Planning. Technical Brief No. 16. AHRQ Publication No. 14-EHC039-EF.* 2015; Available from: http://www.awmf.org/uploads/tx_szleitlinien/021-007OLl_S3_KRK_2014-08-verlaengert.pdf.

403.   Lenz, M., et al., *Decision aids for patients.* Dtsch Arztebl Int, 2012. **109**(22–23): p. 401–8.

404.   Parshall, M.B., et al., *An official American Thoracic Society statement: update on the mechanisms, assessment, and management of dyspnea.* Am J Respir Crit Care Med, 2012. **185**(4): p. 435–52.

405. *Dyspnea. Mechanisms, assessment, and management: a consensus statement. American Thoracic Society.* Am J Respir Crit Care Med, 1999. **159**(1): p. 321–40.

406. Abernethy, A.P., et al., *Effect of palliative oxygen versus room air in relief of breathlessness in patients with refractory dyspnoea: a double-blind, randomised controlled trial.* Lancet, 2010. **376**(9743): p. 784–93.

407. Johnson, M.J., et al., *Towards an expert consensus to delineate a clinical syndrome of chronic breathlessness.* Eur Respir J, 2017. **49**(5).

408. Reddy, S.K., et al., *Characteristics and correlates of dyspnea in patients with advanced cancer.* J Palliat Med, 2009. **12**(1): p. 29–36.

409. Bailey, P.H., *The dyspnea-anxiety-dyspnea cycle--COPD patients' stories of breathlessness: "It's scary /when you can't breathe".* Qual Health Res, 2004. **14**(6): p. 760–78.

410. Simon, S.T., et al., *Definition, Categorization, and Terminology of Episodic Breathlessness: Consensus by an International Delphi Survey.* J Pain Symptom Manage, 2013.

411. Simon, S., et al., *Atemnotattacken: Übersetzung und Konsentierung der internationalen Definition im Rahmen einer Delphi-Befragung; Episodic breathlessness: Translation of the international definition using the Delphi-method.* Dtsch Med Wochenschr, accepted.

412. Altfelder, N., et al., *Characteristics of patients with breathlessness - a German national survey on palliative care in-patient units. .* Palliative Med, 2010. **24**: p. 37.

413. Currow, D.C., et al., *Do the trajectories of dyspnea differ in prevalence and intensity by diagnosis at the end of life? A consecutive cohort study.* J Pain Symptom Manage, 2010. **39**(4): p. 680–90.

414. Reuben, D.B. and V. Mor, *Dyspnea in terminally ill cancer patients.* Chest, 1986. **89**(2): p. 234–6.

415. Walsh, D., S. Donnelly, and L. Rybicki, *The symptoms of advanced cancer: relationship to age, gender, and performance status in 1,000 patients.* Support Care Cancer, 2000. **8**(3): p. 175–9.

416. Alt-Epping, B., et al., *What is special about patients with lung cancer and pulmonary metastases in palliative care? Results from a nationwide survey.* J Palliat Med, 2012. **15**(9): p. 971–7.

417. Conill, C., et al., *Symptom prevalence in the last week of life.* J Pain Symptom Manage, 1997. **14**(6): p. 328–31.

418. Bausewein, C., et al., *Individual breathlessness trajectories do not match summary trajectories in advanced cancer and chronic obstructive pulmonary disease: results from a longitudinal study.* Palliat Med, 2010. **24**(8): p. 777–86.

419. Gysels, M.H. and I.J. Higginson, *Caring for a person in advanced illness and suffering from breathlessness at home: threats and resources.* Palliat Support Care, 2009. **7**(2): p. 153–62.

420. Edmonds, P., et al., *A comparison of the palliative care needs of patients dying from chronic respiratory diseases and lung cancer.* Palliat Med, 2001. **15**(4): p. 287–95.

421. Tishelman, C., et al., *Symptoms in patients with lung carcinoma: distinguishing distress from intensity.* Cancer, 2005. **104**(9): p. 2013–21.

422. Henoch, I., B. Bergman, and E. Danielson, *Dyspnea experience and management strategies in patients with lung cancer.* Psychooncology, 2008. **17**(7): p. 709–15.

423. Smoller, J.W., et al., *Panic anxiety, dyspnea, and respiratory disease. Theoretical and clinical considerations.* Am J Respir Crit Care Med, 1996. **154**(1): p. 6–17.

424. Davis, C.L., *ABC of palliative care. Breathlessness, cough, and other respiratory problems.* BMJ, 1997. **315**(7113): p. 931–4.

425. Booth, S., S. Silvester, and C. Todd, *Breathlessness in cancer and chronic obstructive pulmonary disease: using a qualitative approach to describe the experience of patients and carers.* Palliat Support Care, 2003. **1**(4): p. 337–44.

426.   Eakin, E.G., R.M. Kaplan, and A.L. Ries, *Measurement of dyspnoea in chronic obstructive pulmonary disease.* Qual Life Res, 1993. **2**(3): p. 181–91.

427.   Campbell, M.L., *Psychometric testing of a respiratory distress observation scale.* J Palliat Med, 2008. **11**(1): p. 44–50.

428.   Hui, D., et al., *Dyspnea in hospitalized advanced cancer patients: subjective and physiologic correlates.* J Palliat Med, 2013. **16**(3): p. 274–80.

429.   Simon, S.T., et al., *Is breathlessness what the professional says it is? Analysis of patient and professionals' assessments from a German nationwide register.* Support Care Cancer, 2014. **22**(7): p. 1825–32.

430.   Abernethy, A.P. and J.L. Wheeler, *Total dyspnoea.* Curr Opin Support Palliat Care, 2008. **2**(2): p. 110–3.

431.   Bausewein, C., et al., *Measurement of breathlessness in advanced disease: a systematic review.* Respir Med, 2007. **101**(3): p. 399–410.

432.   Dorman, S., A. Byrne, and A. Edwards, *Which measurement scales should we use to measure breathlessness in palliative care? A systematic review.* Palliat Med, 2007. **21**(3): p. 177–91.

433.   Bausewein C, D.B., Benalia H, Simon ST, Higginson IJ *Outcome Measurement in Palliative Care*, in *The Essentials*. 2010.

434.   Simon, S.T., et al., *Episodic and continuous breathlessness – a new categorization of breathlessness.* J Pain Symptom Manage, 2013. **45**(6): p. 1019–1029.

435.   Bausewein, C., S. Booth, and I.J. Higginson, *Measurement of dyspnoea in the clinical rather than the research setting.* Curr Opin Support Palliat Care, 2008. **2**(2): p. 95–9.

436.   Simon, S.T., C. Muller-Busch, and C. Bausewein, *[Symptom management of pain and breathlessness].* Internist (Berl), 2011. **52**(1): p. 28, 30–5.

437.   Cardona, A.F., et al., *Palliative endobronchial brachytherapy for non-small cell lung cancer.* Cochrane Database Syst Rev, 2008(2): p. CD004284.

438.   Kramer, G.W., et al., *Hypofractionated external beam radiotherapy as retreatment for symptomatic non-small-cell lung carcinoma: an effective treatment?* Int J Radiat Oncol Biol Phys, 2004. **58**(5): p. 1388–93.

439.   Kramer, G.W., et al., *Results of the Dutch National study of the palliative effect of irradiation using two different treatment schemes for non-small-cell lung cancer.* J Clin Oncol, 2005. **23**(13): p. 2962–70.

440.   Langendijk, J.A., et al., *Prospective study on quality of life before and after radical radiotherapy in non-small-cell lung cancer.* J Clin Oncol, 2001. **19**(8): p. 2123–33.

441.   van Oorschot, B., et al., *Patterns of care and course of symptoms in palliative radiotherapy: a multicenter pilot study analysis.* Strahlenther Onkol, 2011. **187**(8): p. 461–6.

442.   Reinfuss, M., et al., *Palliative thoracic radiotherapy in non-small cell lung cancer. An analysis of 1250 patients. Palliation of symptoms, tolerance and toxicity.* Lung Cancer, 2011. **71**(3): p. 344–9.

443.   Bausewein, C., et al., *Non-pharmacological interventions for breathlessness in advanced stages of malignant and non-malignant diseases.* Cochrane Database Syst Rev, 2008(2): p. CD005623.

444.   Bausewein, C., et al., *Effectiveness of a hand-held fan for breathlessness: a randomised phase II trial.* BMC Palliative Care, 2010. **9**: p. 22.

445.   Galbraith, S., et al., *Does the use of a handheld fan improve chronic dyspnea? A randomized, controlled, crossover trial.* Journal of Pain & Symptom Management, 2010. **39**(5): p. 831–8.

446. von Leupoldt, A., et al., *Verbal descriptors of dyspnea in patients with COPD at different intensity levels of dyspnea.* Chest, 2007. **132**(1): p. 141–7.

447. Booth, S., S.H. Moosavi, and I.J. Higginson, *The etiology and management of intractable breathlessness in patients with advanced cancer: a systematic review of pharmacological therapy.* Nat Clin Pract Oncol, 2008. **5**(2): p. 90–100.

448. Simon, S.T., et al., *"I Can Breathe Again!" Patients' Self-Management Strategies for Episodic Breathlessness in Advanced Disease, Derived From Qualitative Interviews.* J Pain Symptom Manage, 2016. **52**(2): p. 228–34.

449. Bausewein, C., et al., *Development, effectiveness and cost-effectiveness of a new out-patient Breathlessness Support Service: study protocol of a phase III fast-track randomised controlled trial.* BMC Pulm Med, 2012. **12**(1): p. 58.

450. Booth, S., et al., *Developing a breathlessness intervention service for patients with palliative and supportive care needs, irrespective of diagnosis.* J Palliat Care, 2011. **27**(1): p. 28–36.

451. Farquhar, M.C., et al., *Study protocol: Phase III single-blinded fast-track pragmatic randomised controlled trial of a complex intervention for breathlessness in advanced disease.* Trials, 2011. **12**: p. 130.

452. Higginson, I.J., et al., *An integrated palliative and respiratory care service for patients with advanced disease and refractory breathlessness: a randomised controlled trial.* Lancet Respir Med, 2014. **2**(12): p. 979–87.

453. Probst, V.S., et al., *Mechanisms of improvement in exercise capacity using a rollator in patients with COPD.* Chest, 2004. **126**(4): p. 1102–7.

454. Luckett, T., et al., *Contributions of a hand-held fan to self-management of chronic breathlessness.* Eur Respir J, 2017. **50**(2).

455. Gupta, R., R. Goldstein, and D. Brooks, *The acute effects of a rollator in individuals with COPD.* J Cardiopulm Rehabil, 2006. **26**(2): p. 107–11.

456. Honeyman, P., P. Barr, and D.G. Stubbing, *Effect of a walking aid on disability, oxygenation, and breathlessness in patients with chronic airflow limitation.* J Cardiopulm Rehabil, 1996. **16**(1): p. 63–7.

457. Solway, S., et al., *The short-term effect of a rollator on functional exercise capacity among individuals with severe COPD.* Chest, 2002. **122**(1): p. 56–65.

458. Dalton, G., et al., *The Effect of walking aids on walking distance, breathlessness and oxygenation on patients with severe chronic obstructive pulmonary disease (COPD).* Thorax, 1995. **50**(Suppl 2): p. A 57.

459. Gupta, R.B., et al., *Effect of rollator use on health-related quality of life in individuals with COPD.* Chest, 2006. **130**(4): p. 1089–95.

460. Bolzani, A., et al., *Cognitive-emotional interventions for breathlessness in adults with advanced diseases.* Cochrane Database of Systematic Reviews, in press

461. Wong, S.L., et al., *The Effect of Using an Electric Fan on Dyspnea in Chinese Patients With Terminal Cancer.* Am J Hosp Palliat Care, 2017. **34**(1): p. 42–46.

462. Abernethy, A.P., et al., *Randomised, double blind, placebo controlled crossover trial of sustained release morphine for the management of refractory dyspnoea.* British Medical Journal, 2003. **327**(7414): p. 523–526.

463. Allard, P., et al., *How effective are supplementary doses of opioids for dyspnea in terminally ill cancer patients? A randomized continuous sequential clinical trial.* Journal of Pain & Symptom Management, 1999. **17**(4): p. 256–65.

464.   Bruera, E., et al., *Nebulized versus subcutaneous morphine for patients with cancer dyspnea: a preliminary study.* Journal of Pain & Symptom Management, 2005. **29**(6): p. 613–8.

465.   Charles, M.A., L. Reymond, and F. Israel *Relief of incident dyspnea in palliative cancer patients: a pilot, randomized, controlled trial comparing nebulized hydromorphone, systemic hydromorphone, and nebulized saline.* Journal of pain and symptom management, 2008. 29–38.

466.   Grimbert, D., et al., *[Dyspnea and morphine aerosols in the palliative care of lung cancer].* Revue des maladies respiratoires, 2004. **21**(6 Pt 1): p. 1091–7.

467.   Jennings, A.L., et al., *Opioids for the palliation of breathlessness in terminal illness.* Cochrane Database Syst Rev, 2001(4): p. CD002066.

468.   Jensen, D., et al. *Inhaled Fentanyl Citrate Improves Dynamic Airway Function, Exertional Dyspnea And Exercise Endurance In COPD [Abstract].* American Journal of Respiratory and Critical Care Medicine, 2011. A5627.

469.   Johnson, M.J., et al., *Morphine for the relief of breathlessness in patients with chronic heart failure - A pilot study.* European journal of heart failure, 2002. **4**(6): p. 753–756.

470.   Mazzocato, C., T. Buclin, and C.H. Rapin, *The effects of morphine on dyspnea and ventilatory function in elderly patients with advanced cancer: A randomized double-blind controlled trial.* Annals of Oncology, 1999. **10**(12): p. 1511–1514.

471.   Navigante, A.H., et al., *Midazolam as adjunct therapy to morphine in the alleviation of severe dyspnea perception in patients with advanced cancer.* Journal of Pain & Symptom Management, 2006. **31**(1): p. 38–47.

472.   Navigante, A.H., M.A. Castro, and C. Cerchietti Leandro, *Morphine Versus Midazolam as Upfront Therapy to Control Dyspnea Perception in Cancer Patients While Its Underlying Cause Is Sought or Treated.* Journal of pain and symptom management, 2010. **39**(5): p. 820–830.

473.   Oxberry, S.G., et al., *Short-term opioids for breathlessness in stable chronic heart failure: A randomized controlled trial.* European journal of heart failure, 2011. **13**(9): p. 1006–1012.

474.   Barnes, H., et al., *Opioids for the palliation of refractory breathlessness in adults with advanced disease and terminal illness.* Cochrane Database Syst Rev, 2016. **3**: p. CD011008.

475.   Ekstrom, M., et al., *One evidence base; three stories: do opioids relieve chronic breathlessness?* Thorax, 2018. **73**(1): p. 88–90.

476.   Hui, D., et al., *Impact of Prophylactic Fentanyl Pectin Nasal Spray on Exercise-Induced Episodic Dyspnea in Cancer Patients: A Double-Blind, Randomized Controlled Trial.* J Pain Symptom Manage, 2016. **52**(4): p. 459–468 e1.

477.   Hui, D., et al., *Effect of Prophylactic Fentanyl Buccal Tablet on Episodic Exertional Dyspnea: A Pilot Double-Blind Randomized Controlled Trial.* J Pain Symptom Manage, 2017. **54**(6): p. 798–805.

478.   Pinna, M.A., et al., *A randomized crossover clinical trial to evaluate the efficacy of oral transmucosal fentanyl citrate in the treatment of dyspnea on exertion in patients with advanced cancer.* Am J Hosp Palliat Care, 2015. **32**(3): p. 298–304.

479.   Simon, S.T., et al., *EffenDys-Fentanyl Buccal Tablet for the Relief of Episodic Breathlessness in Patients With Advanced Cancer: A Multicenter, Open-Label, Randomized, Morphine-Controlled, Crossover, Phase II Trial.* J Pain Symptom Manage, 2016. **52**(5): p. 617–625.

480.   King, S., et al., *A systematic review of the use of opioid medication for those with moderate to severe cancer pain and renal impairment: a European Palliative Care Research Collaborative opioid guidelines project.* Palliat Med, 2011. **25**(5): p. 525–52.

481.   Verberkt, C.A., et al., *Respiratory adverse effects of opioids for breathlessness: a systematic review and meta-analysis.* Eur Respir J, 2017. **50**(5).

482.   Ekstrom, M., et al., *Effects of opioids on breathlessness and exercise capacity in chronic obstructive pulmonary disease. A systematic review.* Ann Am Thorac Soc, 2015. **12**(7): p. 1079–92.

483.   Johnson, M.J., A.P. Abernethy, and D.C. Currow, *Gaps in the evidence base of opioids for refractory breathlessness. A future work plan?* J Pain Symptom Manage, 2012. **43**(3): p. 614–24.

484.   Perna, G.P., et al., *Plasma beta-endorphin response to exercise in patients with congestive heart failure.* Chest, 1997. **111**(1): p. 19–22.

485.   von Leupoldt, A., et al., *Dyspnea and pain share emotion-related brain network.* Neuroimage, 2009. **48**(1): p. 200–6.

486.   von Leupoldt, A., et al., *Down-regulation of insular cortex responses to dyspnea and pain in asthma.* Am J Respir Crit Care Med, 2009. **180**(3): p. 232–8.

487.   von Leupoldt, A., et al., *The unpleasantness of perceived dyspnea is processed in the anterior insula and amygdala.* Am J Respir Crit Care Med, 2008. **177**(9): p. 1026–32.

488.   Pattinson, K.T., et al., *Opioids depress cortical centers responsible for the volitional control of respiration.* J Neurosci, 2009. **29**(25): p. 8177–86.

489.   Clemens, K.E. and E. Klaschik, *Effect of hydromorphone on ventilation in palliative care patients with dyspnea.* Support Care Cancer, 2008. **16**(1): p. 93–9.

490.   Woodcock, A.A., et al., *Effects of dihydrocodeine, alcohol, and caffeine on breathlessness and exercise tolerance in patients with chronic obstructive lung disease and normal blood gases.* N Engl J Med, 1981. **305**(27): p. 1611–6.

491.   Simon ST, K.P., Gaertner J, Voltz R, *Fentanyl for the relief of refractory breathlessness - a systematic review.* Journal of Pain & Symptom Management, 2013 [Epub ahead of print].

492.   Currow, D.C., et al., *Once-daily opioids for chronic dyspnea: a dose increment and pharmacovigilance study.* J Pain Symptom Manage, 2011. **42**(3): p. 388–99.

493.   Twycross, R., Wilcock, A., *Palliative Care Formulary.* 4 ed. 2011, Nottingham: Palliativedrugs.com Ltd.

494.   Caraceni, A., et al., *Use of opioid analgesics in the treatment of cancer pain: evidence-based recommendations from the EAPC.* Lancet Oncol, 2012. **13**(2): p. e58–68.

495.   Murtagh, F.E., et al., *The use of opioid analgesia in end-stage renal disease patients managed without dialysis: recommendations for practice.* J Pain Palliat Care Pharmacother, 2007. **21**(2): p. 5–16.

496.   Clemens, K.E. and E. Klaschik, *Symptomatic therapy of dyspnea with strong opioids and its effect on ventilation in palliative care patients.* J Pain Symptom Manage, 2007. **33**(4): p. 473–81.

497.   Clemens, K.E., I. Quednau, and E. Klaschik, *Is there a higher risk of respiratory depression in opioid-naive palliative care patients during symptomatic therapy of dyspnea with strong opioids?* J Palliat Med, 2008. **11**(2): p. 204–16.

498.   Simon, S.T., et al., *Benzodiazepines for the relief of breathlessness in advanced malignant and non-malignant diseases in adults.* Cochrane Database Syst Rev, 2016. **10**: p. CD007354.

499.   Hardy, J., et al., *A randomised, double-blind controlled trial of intranasal midazolam for the palliation of dyspnoea in patients with life-limiting disease.* Support Care Cancer, 2016. **24**(7): p. 3069–76.

500.   Allcroft, P., et al., *The role of benzodiazepines in breathlessness: a single site, open label pilot of sustained release morphine together with clonazepam.* J Palliat Med, 2013. **16**(7): p. 741–4.

501.   Hart, D.E., et al., *Randomised control trial of intranasal midazolam or oral lorazepam for the relief of dyspnoea in severe respiratory disease.* Am J Respir Crit Care Med, 2012. **185**: p. A2959.

502.   O'Neill, P.A., P.B. Morton, and R.D. Stark, *Chlorpromazine - A specific effect on breathlessness?* British Journal of Clinical Pharmacology, 1985. **19**(6): p. 793–797.

503.   Rice, K.L., et al., *Effects of chronic administration of codeine and promethazine on breathlessness and exercise tolerance in patients with chronic airflow obstruction.* British Journal of Diseases of the Chest, 1987. **81**(3): p. 287–292.

504.   Stark, R.D., S.A. Gambles, and J.A. Lewis, *Methods to assess breathlessness in healthy subjects: A critical evaluation and application to analyse the acute effects of diazepam and promethazine on breathlessness induced by exercise or by exposure to raised levels of carbon dioxide.* Clinical Science, 1981. **61**(4): p. 429–439.

505.   Woodcock, A.A., E.R. Gross, and D.M. Geddes, *Drug treatment of breathlessness: contrasting effects of diazepam and promethazine in pink puffers.* British Medical Journal, 1981. **283**(6287): p. 343–346.

506.   Argyropoulou, P., et al., *Buspirone effect on breathlessness and exercise performance in patients with chronic obstructive pulmonary disease.* Respiration, 1993. **60**(4): p. 216–20.

507.   Borson, S., et al., *Improvement in mood, physical symptoms, and function with nortriptyline for depression in patients with chronic obstructive pulmonary disease.* Psychosomatics, 1992. **33**(2): p. 190–201.

508.   Eiser, N., et al., *Effect of treating depression on quality-of-life and exercise tolerance in severe COPD.* COPD, 2005. **2**(2): p. 233–41.

509.   Lacasse, Y., et al., *Randomized trial of paroxetine in end-stage COPD.* Monaldi Archives for Chest Disease, 2004. **61**(3): p. 140–7.

510.   Perna, G., R. Cogo, and L. Bellodi, *Selective serotonin re-uptake inhibitors beyond psychiatry: Are they useful in the treatment of severe, chronic, obstructive pulmonary disease?* Depression and Anxiety, 2004. **20**(4): p. 203–204.

511.   Singh, N.P., et al., *Effects of buspirone on anxiety levels and exercise tolerance in patients with chronic airflow obstruction and mild anxiety.* Chest, 1993. **103**(3): p. 800–4.

512.   Smoller, J.W., et al., *Sertraline effects on dyspnea in patients with obstructive airways disease.* Psychosomatics, 1998. **39**(1): p. 24–9.

513.   Ström, K., et al. *Effect of protriptyline, 10 mg daily, on chronic hypoxaemia in chronic obstructive pulmonary disease.* The European respiratory journal : official journal of the European Society for Clinical Respiratory Physiology, 1995. 425–9.

514.   Skaug, K., G.E. Eide, and A. Gulsvik, *Prevalence and predictors of symptoms in the terminal stage of lung cancer: A community study.* Chest, 2007. **131**(2): p. 389–94.

515.   Zabora, J., et al., *The prevalence of psychological distress by cancer site.* Psychooncology, 2001. **10**(1): p. 19–28.

516.   von Leupoldt, A., et al., *The impact of anxiety and depression on outcomes of pulmonary rehabilitation in patients with COPD.* Chest, 2011. **140**(3): p. 730–6.

517.   Watts, G.J., et al., *Study protocol: a phase III randomised, double-blind, parallel arm, stratified, block randomised, placebo-controlled trial investigating the clinical effect and cost-effectiveness of sertraline for the palliative relief of breathlessness in people with chronic breathlessness.* BMJ Open, 2016. **6**(11): p. e013177.

518.   Bushunow, P.W., *Buspirone treatment of dyspnea in outpatients receiving chemotherapy*, in *ASCO Annual Meeting* 2011, Journal of clinical oncology: Chicago.

519.   Fritzsche, A., A. Clamor, and A. von Leupoldt, *Effects of medical and psychological treatment of depression in patients with COPD--a review.* Respir Med, 2011. **105**(10): p. 1422–33.

520.   Marciniuk, D.D., et al., *Managing dyspnea in patients with advanced chronic obstructive pulmo-nary disease: a Canadian Thoracic Society clinical practice guideline.* Can Respir J, 2011. **18**(2): p. 69–78.

521.   Aaron, S.D., et al., *Outpatient oral prednisone after emergency treatment of chronic obstructive pulmonary disease.* N Engl J Med, 2003. **348**(26): p. 2618–25.

522.   Choudhury, A.B., et al., *Withdrawal of inhaled corticosteroids in people with COPD in primary care: a randomised controlled trial.* Respir Res, 2007. **8**: p. 93.

523.   du Bois, R.M., et al., *Randomized trial of inhaled fluticasone propionate in chronic stable pulmo-nary sarcoidosis: a pilot study.* European Respiratory Journal, 1999. **13**(6): p. 1345–50.

524.   Guenette, J.A., et al., *Effect of adjunct fluticasone propionate on airway physiology during rest and exercise in COPD.* Respiratory Medicine, 2011. **105**(12): p. 1836–45.

525.   Melani, A.S. and A. Di Gregorio, *Four-week nebulized beclomethasone dipropionate in stable COPD patients with exertional dyspnoea.* Monaldi Archives for Chest Disease, 1999. **54**(3): p. 224–7.

526.   Milman, N., et al., *No effect of high-dose inhaled steroids in pulmonary sarcoidosis: a double-blind, placebo-controlled study.* J Intern Med, 1994. **236**(3): p. 285–90.

527.   Rice, K.L., et al., *Withdrawal of chronic systemic corticosteroids in patients with COPD: a rando-mized trial.* American Journal of Respiratory & Critical Care Medicine, 2000. **162**(1): p. 174–8.

528.   Sayiner, A., et al., *Systemic glucocorticoids in severe exacerbations of COPD.* Chest, 2001. **119**(3): p. 726–30.

529.   Shmelev, E.I. and Y.L. Kunicina, *Comparison of fenspiride with beclomethasone as adjunctive anti-inflammatory treatment in patients with chronic obstructive pulmonary disease.* Clinical Drug Investigation, 2006. **26**(3): p. 151–9.

530.   Tashkin, D.P., et al., *Efficacy and safety of budesonide and formoterol in one pressurized metered-dose inhaler in patients with moderate to very severe chronic obstructive pulmonary disease: results of a 6-month randomized clinical trial.* Drugs, 2008. **68**(14): p. 1975–2000.

531.   Vestbo, J., et al., *Early onset of effect of salmeterol and fluticasone propionate in chronic obstruc-tive pulmonary disease.* Thorax, 2005. **60**(4): p. 301–4.

532.   Walters, J.A., E.H. Walters, and R. Wood–Baker, *Oral corticosteroids for stable chronic obstructive pulmonary disease (Review).* Cochrane Database Syst Rev, 2009(3): p. CD005374.

533.   Worth, H., et al., *Budesonide added to formoterol contributes to improved exercise tolerance in patients with COPD.* Respir Med, 2010. **104**(10): p. 1450–9.

534.   Wouters, E.F., et al., *[Withdrawal of fluticasone propionate from combined salmeterol/fluticasone treatment in patients with COPD causes immediate and sustained disease deterioration: a rando-mised controlled trial].* Rev Port Pneumol, 2005. **11**(6): p. 587–9.

535.   Yang, I.A., et al., *Inhaled corticosteroids for stable chronic obstructive pulmonary disease.* Cochrane Database Syst Rev, 2007(2): p. CD002991.

536.   Yennurajalingam, S., et al., *Reduction of cancer-related fatigue with dexamethasone: a double-blind, randomized, placebo-controlled trial in patients with advanced cancer.* J Clin Oncol, 2013. **31**(25): p. 3076–82.

537.   Zhang, H., et al., *Prednisone adding to usual care treatment for refractory decompensated con-gestive heart failure.* International Heart Journal, 2008. **49**(5): p. 587–95.

538.   Haywood, A., et al., *Systemic corticosteroids for the management of cancer-related breathless-ness (dyspnoea) in adults.* Cochrane Database Syst Rev, 2019. **2**: p. CD012704.

539.   Hui, D., et al., *Dexamethasone for Dyspnea in Cancer Patients: A Pilot Double-Blind, Randomized, Controlled Trial.* J Pain Symptom Manage, 2016. **52**(1): p. 8–16 e1.

540.   Cranston, J.M., A. Crockett, and D. Currow, *Oxygen therapy for dyspnoea in adults.* Cochrane Database Syst Rev, 2008(3): p. CD004769.

541.   Uronis, H.E., et al., *Oxygen for relief of dyspnoea in mildly- or non-hypoxaemic patients with cancer: a systematic review and meta-analysis.* Br J Cancer, 2008. **98**(2): p. 294–9.

542.   Uronis, H., et al., *Symptomatic oxygen for non-hypoxaemic chronic obstructive pulmonary disease.* Cochrane Database Syst Rev, 2011(6): p. CD006429.

543.   Vogelmeier, C., et al., *[Guidelines for the diagnosis and therapy of COPD issued by Deutsche Atemwegsliga and Deutsche Gesellschaft fur Pneumologie und Beatmungsmedizin].* Pneumologie, 2007. **61**(5): p. e1–40.

544.   Magnussen, H., et al., *[Guidelines for long-term oxygen therapy. German Society for Pneumology and Respiratory Medicine].* Pneumologie, 2008. **62**(12): p. 748–56.

545.   Ekström, M., et al., *Oxygen for breathlessness in patients with chronic obstructive pulmonary disease who do not qualify for home oxygen therapy.* Cochrane Database Syst Rev 2016. **25**(11:CD006429).

546.   Merskey, H., *Classification of chronic pain: description of chronic pain syndromes and definition of pain terms.* Pain 1986. **Suppl.**(3): p. 1.

547.   Ventafridda, V., et al., *A validation study of the WHO method for cancer pain relief.* Cancer, 1987. **59**(4): p. 850–6.

548.   Deandrea, S., et al., *Prevalence of undertreatment in cancer pain. A review of published literature.* Ann Oncol, 2008. **19**(12): p. 1985–91.

549.   Chow, E., et al., *Update on the systematic review of palliative radiotherapy trials for bone metastases.* Clin Oncol (R Coll Radiol), 2012. **24**(2): p. 112–24.

550.   Lutz, S., et al., *Palliative radiotherapy for bone metastases: an ASTRO evidence-based guideline.* Int J Radiat Oncol Biol Phys, 2011. **79**(4): p. 965–76.

551.   Rades, D., et al., *Evaluation of five radiation schedules and prognostic factors for metastatic spinal cord compression.* J Clin Oncol, 2005. **23**(15): p. 3366–75.

552.   Caraceni, A., et al., *Pain measurement tools and methods in clinical research in palliative care: recommendations of an Expert Working Group of the European Association of Palliative Care.* J Pain Symptom Manage, 2002. **23**(3): p. 239–55.

553.   Radbruch, L., et al., *Validation of the German version of the Brief Pain Inventory.* J Pain Symptom Manage, 1999. **18**(3): p. 180–7.

554.   Kiss, I., H. Muller, and M. Abel, *The McGill Pain Questionnaire--German version. A study on cancer pain.* Pain, 1987. **29**(2): p. 195–207.

555.   Stein, C. and G. Mendl, *The German counterpart to McGill Pain Questionnaire.* Pain, 1988. **32**(2): p. 251–5.

556.   Freynhagen, R., et al., *painDETECT: a new screening questionnaire to identify neuropathic components in patients with back pain.* Curr Med Res Opin, 2006. **22**(10): p. 1911–20.

557.   Bouhassira, D., et al., *Comparison of pain syndromes associated with nervous or somatic lesions and development of a new neuropathic pain diagnostic questionnaire (DN4).* Pain, 2005. **114**(1–2): p. 29–36.

558.   Stiel, S., et al., *Validation of the Symptom and Problem Checklist of the German Hospice and Palliative Care Evaluation (HOPE).* J Pain Symptom Manage, 2012. **43**(3): p. 593–605.

559.   Hearn, J. and I.J. Higginson, *Development and validation of a core outcome measure for palliative care: the palliative care outcome scale. Palliative Care Core Audit Project Advisory Group.* Qual Health Care, 1999. **8**(4): p. 219–27.

560.   Bausewein, C., et al., *Validation and clinical application of the german version of the palliative care outcome scale.* J Pain Symptom Manage, 2005. **30**(1): p. 51–62.

561.   Fischer, T., *Schmerzeinschätzung bei Menschen mit schwerer Demenz - Das Beobachtungsinstrument für das Schmerzassessment bei alten Menschen mit schwerer Demenz (BISAD).* 2012, München: Hans Huber–Verlag.

562.   Tassinari, D., et al., *The second step of the analgesic ladder and oral tramadol in the treatment of mild to moderate cancer pain: a systematic review.* Palliat Med, 2011. **25**(5): p. 410–23.

563.   Leppert, W. and M. Majkowicz, *The impact of tramadol and dihydrocodeine treatment on quality of life of patients with cancer pain.* International Journal of Clinical Practice, 2010. **64**(12): p. 1681–7.

564.   Chary, S., et al., *The dose-response relationship of controlled-release codeine (Codeine Contin) in chronic cancer pain.* J Pain Symptom Manage, 1994. **9**(6): p. 363–71.

565.   Rodriguez, R.F., et al., *Incidence of weak opioids adverse events in the management of cancer pain: a double-blind comparative trial.* J Palliat Med, 2007. **10**(1): p. 56–60.

566.   Wilder–Smith, C.H., et al., *Oral tramadol, a mu-opioid agonist and monoamine reuptake-blocker, and morphine for strong cancer-related pain.* Ann Oncol, 1994. **5**(2): p. 141–6.

567.   Maltoni, M., et al., *A validation study of the WHO analgesic ladder: a two-step vs three-step strategy.* Support Care Cancer, 2005. **13**(11): p. 888–94.

568.   Marinangeli, F., et al., *Use of strong opioids in advanced cancer pain: a randomized trial.* J Pain Symptom Manage, 2004. **27**(5): p. 409–16.

569.   Mercadante, S., et al., *Dextropropoxyphene versus morphine in opioid-naive cancer patients with pain.* J Pain Symptom Manage, 1998. **15**(2): p. 76–81.

570.   *Arzneiverordnungs-Report 2012: Aktuelle Daten, Kosten, Trends und Kommentare,* ed. U. Schwab and D. Paffrath. 2012, Berlin: Springer–Verlag.

571.   Wiffen, P.J., et al., *Opioids for cancer pain - an overview of Cochrane reviews.* Cochrane Database Syst Rev, 2017. **7**: p. CD012592.

572.   Caraceni, A., A. Pigni, and C. Brunelli, *Is oral morphine still the first choice opioid for moderate to severe cancer pain? A systematic review within the European Palliative Care Research Collaborative guidelines project.* Palliat Med, 2011. **25**(5): p. 402–9.

573.   King, S.J., et al., *A systematic review of oxycodone in the management of cancer pain.* Palliat Med, 2011. **25**(5): p. 454–70.

574.   Mercadante, S., et al., *Morphine versus oxycodone in pancreatic cancer pain: a randomized controlled study.* Clinical Journal of Pain, 2010. **26**(9): p. 794–7.

575.   Corli, O., et al., *Are strong opioids equally effective and safe in the treatment of chronic cancer pain? A multicenter randomized phase IV 'real life' trial on the variability of response to opioids.* Ann Oncol., 2016. **27**(6): p. 1107–15.

576.   Wiffen, P.J., B. Wee, and R.A. Moore, *Oral morphine for cancer pain.* Cochrane Database Syst Rev, 2013. **7**: p. CD003868.

577.   Reid, C.M., et al., *Oxycodone for cancer-related pain: meta-analysis of randomized controlled trials.* Arch Intern Med, 2006. **166**(8): p. 837–43.

578.   Hanna, M. and J. Thipphawong, *A randomized, double-blind comparison of OROS(R) hydromorphone and controlled-release morphine for the control of chronic cancer pain.* BMC Palliat Care, 2008. **7**: p. 17.

579.   Moriarty, M., C. McDonald, and A.J. Miller, *A randomised crossover comparison of controlled release hydromorphone tablets with controlled release morphine tablets in patients with cancer pain.* Journal of Clinical Research, 1999. **2**: p. 1–8.

580.   Wiffen, P.J. and H.J. McQuay, *Oral morphine for cancer pain.* Cochrane Database Syst Rev, 2007(4): p. CD003868.

581.   Cherny, N., *Is oral methadone better than placebo or other oral/transdermal opioids in the management of pain?* Palliat Med, 2011. **25**(5): p. 488–93.

582.   Nauck, F., C. Ostgathe, and E.D. Dickerson, *A German model for methadone conversion.* Am J Hosp Palliat Care, 2001. **18**(3): p. 200–2.

583.   Gourlay, G.K., D.A. Cherry, and M.J. Cousins, *A comparative study of the efficacy and pharmacokinetics of oral methadone and morphine in the treatment of severe pain in patients with cancer.* Pain, 1986. **25**(3): p. 297–312.

584.   Nicholson, A.B., *Methadone for cancer pain.* Cochrane Database Syst Rev, 2007(4): p. CD003971.

585.   Bruera, E., et al., *Methadone versus morphine as a first-line strong opioid for cancer pain: a randomized, double-blind study.* J Clin Oncol, 2004. **22**(1): p. 185–92.

586.   Mercadante, S., et al., *Sustained-release oral morphine versus transdermal fentanyl and oral methadone in cancer pain management.* Eur J Pain, 2008. **12**(8): p. 1040–6.

587.   Ventafridda, V., et al., *A randomized study on oral administration of morphine and methadone in the treatment of cancer pain.* J Pain Symptom Manage, 1986. **1**(4): p. 203–7.

588.   Twycross, R.G., *Choice of strong analgesic in terminal cancer: diamorphine or morphine?* Pain, 1977. **3**(2): p. 93–104.

589.   Klepstad, P., S. Kaasa, and P.C. Borchgrevink, *Starting step III opioids for moderate to severe pain in cancer patients: dose titration: a systematic review.* Palliat Med, 2011. **25**(5): p. 424–30.

590.   Hoskin, P.J., et al., *The bioavailability and pharmacokinetics of morphine after intravenous, oral and buccal administration in healthy volunteers.* Br J Clin Pharmacol, 1989. **27**(4): p. 499–505.

591.   De Conno, F., et al., *The MERITO Study: a multicentre trial of the analgesic effect and tolerability of normal-release oral morphine during 'titration phase' in patients with cancer pain.* Palliat Med, 2008. **22**(3): p. 214–21.

592.   Hanks, G.W., et al., *Morphine and alternative opioids in cancer pain: the EAPC recommendations.* Br J Cancer, 2001. **84**(5): p. 587–93.

593.   Klepstad, P., et al., *Immediate- or sustained-release morphine for dose finding during start of morphine to cancer patients: a randomized, double-blind trial.* Pain, 2003. **101**(1–2): p. 193–8.

594.   Harris, J.T., K. Suresh Kumar, and M.R. Rajagopal, *Intravenous morphine for rapid control of severe cancer pain.* Palliat Med, 2003. **17**(3): p. 248–56.

595.   Tassinari, D., et al., *Transdermal opioids as front line treatment of moderate to severe cancer pain: a systemic review.* Palliat Med, 2011. **25**(5): p. 478–87.

596.   Gourlay, G.K., *Treatment of cancer pain with transdermal fentanyl.* Lancet Oncol, 2001. **2**(3): p. 165–72.

597.   Tassinari, D., et al., *Adverse effects of transdermal opiates treating moderate-severe cancer pain in comparison to long-acting morphine: a meta-analysis and systematic review of the literature.* J Palliat Med, 2008. **11**(3): p. 492–501.

598.   Poulain, P., et al., *Efficacy and safety of transdermal buprenorphine: a randomized, placebo-controlled trial in 289 patients with severe cancer pain.* J Pain Symptom Manage, 2008. **36**(2): p. 117–25.

599. Hadley, G., et al., *Transdermal fentanyl for cancer pain.* Cochrane Database Syst Rev, 2013. **10**: p. CD010270.

600. Radbruch, L., et al., *Systematic review of the role of alternative application routes for opioid treatment for moderate to severe cancer pain: an EPCRC opioid guidelines project.* Palliat Med, 2011. **25**(5): p. 578–96.

601. Bruera, E., et al., *Use of the subcutaneous route for the administration of narcotics in patients with cancer pain.* Cancer, 1988. **62**(2): p. 407–11.

602. Ventafridda, V., et al., *The importance of subcutaneous morphine administration for cancer pain control.* Pain Clinic, 1986. **1**: p. 47–55.

603. Anderson, S.L. and S.T. Shreve, *Continuous subcutaneous infusion of opiates at end-of-life.* Ann Pharmacother, 2004. **38**(6): p. 1015–23.

604. Quigley, C., *Hydromorphone for acute and chronic pain.* Cochrane Database Syst Rev, 2002(1): p. CD003447.

605. Grond, S., et al., *Transdermal fentanyl in the long-term treatment of cancer pain: a prospective study of 50 patients with advanced cancer of the gastrointestinal tract or the head and neck region.* Pain, 1997. **69**(1–2): p. 191–8.

606. Kornick, C.A., et al., *A safe and effective method for converting cancer patients from intravenous to transdermal fentanyl.* Cancer, 2001. **92**(12): p. 3056–61.

607. Mercadante, S., et al., *Rapid titration with intravenous morphine for severe cancer pain and immediate oral conversion.* Cancer, 2002. **95**(1): p. 203–8.

608. Zech, D.F., et al., *Transdermal fentanyl and initial dose-finding with patient-controlled analgesia in cancer pain. A pilot study with 20 terminally ill cancer patients.* Pain, 1992. **50**(3): p. 293–301.

609. Elsner, F., et al., *Intravenous versus subcutaneous morphine titration in patients with persisting exacerbation of cancer pain.* J Palliat Med, 2005. **8**(4): p. 743–50.

610. Takahashi, M., et al., *The oral-to-intravenous equianalgesic ratio of morphine based on plasma concentrations of morphine and metabolites in advanced cancer patients receiving chronic morphine treatment.* Palliat Med, 2003. **17**(8): p. 673–8.

611. Ferrell, B.R., C.C. Nash, and C. Warfield, *The role of patient-controlled analgesia in the management of cancer pain.* J Pain Symptom Manage, 1992. **7**(3): p. 149–54.

612. Bruera, E., et al., *Patient-controlled subcutaneous hydromorphone versus continuous subcutaneous infusion for the treatment of cancer pain.* J Natl Cancer Inst, 1988. **80**(14): p. 1152–4.

613. Vanier, M.C., et al., *Comparison of hydromorphone continuous subcutaneous infusion and basal rate subcutaneous infusion plus PCA in cancer pain: a pilot study.* Pain, 1993. **53**(1): p. 27–32.

614. Citron, M.L., et al., *Patient-controlled analgesia for severe cancer pain.* Arch Intern Med, 1986. **146**(4): p. 734–6.

615. Meuret, G. and H. Jocham, *Patient-controlled analgesia (PCA) in the domiciliary care of tumour patients.* Cancer Treat Rev, 1996. **22 Suppl A**: p. 137–40.

616. Swanson, G., et al., *Patient-controlled analgesia for chronic cancer pain in the ambulatory setting: a report of 117 patients.* J Clin Oncol, 1989. **7**(12): p. 1903–8.

617. Kurita, G.P., S. Kaasa, and P. Sjogren, *Spinal opioids in adult patients with cancer pain: a systematic review: a European Palliative Care Research Collaborative (EPCRC) opioid guidelines project.* Palliat Med, 2011. **25**(5): p. 560–77.

618. Lauretti, G.R., et al., *Epidural methadone results in dose-dependent analgesia in cancer pain, further enhanced by epidural dexamethasone.* British Journal of Cancer, 2013. **108**(2): p. 259–64.

619.   Dale, O., K. Moksnes, and S. Kaasa, *European Palliative Care Research Collaborative pain guide-lines: opioid switching to improve analgesia or reduce side effects. A systematic review.* Palliat Med, 2011. **25**(5): p. 494–503.

620.   Laugsand, E.A., S. Kaasa, and P. Klepstad, *Management of opioid-induced nausea and vomiting in cancer patients: systematic review and evidence-based recommendations.* Palliat Med, 2011. **25**(5): p. 442–53.

621.   Moksnes, K., et al., *How to switch from morphine or oxycodone to methadone in cancer patients? a randomised clinical phase II trial.* European Journal of Cancer, 2011. **47**(16): p. 2463–70.

622.   Houde, R.W., S.L. Wallenstein, and W.T. Beaver, *Evaluation of analgesics in patients with cancer pain,* in *Clinical Pharmacology. International Encyclopedia of Pharmacology and Therapeutics,* L. L, Editor. 1966, Pergamon Press: Oxford.

623.   Knotkova, H., P.G. Fine, and R.K. Portenoy, *Opioid rotation: the science and the limitations of the equianalgesic dose table.* J Pain Symptom Manage, 2009. **38**(3): p. 426–39.

624.   Quigley, C., *Opioid switching to improve pain relief and drug tolerability.* Cochrane Database Syst Rev, 2004(3): p. CD004847.

625.   Mercadante, S. and A. Caraceni, *Conversion ratios for opioid switching in the treatment of cancer pain: a systematic review.* Palliat Med, 2011. **25**(5): p. 504–15.

626.   Bruera, E., et al., *A double-blind, crossover study of controlled-release metoclopramide and pla-cebo for the chronic nausea and dyspepsia of advanced cancer.* J Pain Symptom Manage, 2000. **19**(6): p. 427–35.

627.   Hardy, J.R., et al., *The efficacy of haloperidol in the management of nausea and vomiting in pati-ents with cancer.* J Pain Symptom Manage, 2010. **40**(1): p. 111–6.

628.   Buttner, M., et al., *Is low-dose haloperidol a useful antiemetic?: A meta-analysis of published and unpublished randomized trials.* Anesthesiology, 2004. **101**(6): p. 1454–63.

629.   Candy, B., et al., *Laxatives or methylnaltrexone for the management of constipation in palliative care patients.* Cochrane Database Syst Rev, 2011(1): p. CD003448.

630.   Candy, B., et al., *Laxatives for the management of constipation in people receiving palliative care.* Cochrane Database Syst Rev, 2015(5): p. CD003448.

631.   Candy, B., et al., *Mu-opioid antagonists for opioid-induced bowel dysfunction in people with can-cer and people receiving palliative care.* Cochrane Database Syst Rev, 2018. **6**: p. CD006332.

632.   Esmadi, M., D. Ahmad, and A. Hewlett, *Efficacy of naldemedine for the treatment of opioid-indu-ced constipation: A meta-analysis.* Journal of Gastrointestinal & Liver Diseases, 2019. **28**(1): p. 41–46.

633.   Hanson, B., et al., *American Gastroenterological Association Institute Technical Review on the Me-dical Management of Opioid-Induced Constipation.* Gastroenterology, 2019. **156**(1): p. 229–253. e5.

634.   Luthra, P., et al., *Efficacy of pharmacological therapies for the treatment of opioid-induced consti-pation: systematic review and network meta-analysis.* Gut, 2018. **05**: p. 05.

635.   Mehta, N., et al., *Efficacy of methylnaltrexone for the treatment of opioid-induced constipation: a meta-analysis and systematic review.* Postgraduate Medicine, 2016. **128**(3): p. 282–9.

636.   Nee, J., et al., *Efficacy of Treatments for Opioid-Induced Constipation: Systematic Review and Meta-analysis.* Clinical Gastroenterology & Hepatology, 2018. **16**(10): p. 1569–1584.e2.

637.   Nishie, K., et al., *Peripherally acting mu-opioid antagonist for the treatment of opioid-induced constipation: Systematic review and meta-analysis.* Journal of Gastroenterology & Hepatology, 2019. **34**(5): p. 818–829.

638. Siemens, W. and G. Becker, *Methylnaltrexone for opioid-induced constipation: review and meta-analyses for objective plus subjective efficacy and safety outcomes.* Ther Clin Risk Manag, 2016. **12**: p. 401–12.

639. Sridharan, K. and G. Sivaramakrishnan, *Drugs for Treating Opioid-Induced Constipation: A Mixed Treatment Comparison Network Meta-analysis of Randomized Controlled Clinical Trials.* J Pain Symptom Manage, 2018. **55**(2): p. 468–479 e1.

640. Sykes, N.P., *An investigation of the ability of oral naloxone to correct opioid-related constipation in patients with advanced cancer.* Palliat Med, 1996. **10**(2): p. 135–44.

641. Ahmedzai, S.H., et al., *A randomized, double-blind, active-controlled, double-dummy, parallel-group study to determine the safety and efficacy of oxycodone/naloxone prolonged-release tablets in patients with moderate/severe, chronic cancer pain.* Palliat Med, 2012. **26**(1): p. 50–60.

642. Dupoiron, D., et al., *A phase III randomized controlled study on the efficacy and improved bowel function of prolonged-release (PR) oxycodone-naloxone (up to 160/80 mg daily) vs oxycodone PR.* Eur J Pain, 2017. **21**(9): p. 1528–1537.

643. Portenoy, R.K., et al., *Subcutaneous methylnaltrexone for the treatment of opioid-induced constipation in patients with advanced illness: a double-blind, randomized, parallel group, dose-ranging study.* J Pain Symptom Manage, 2008. **35**(5): p. 458–68.

644. Slatkin, N., et al., *Methylnaltrexone for treatment of opioid-induced constipation in advanced illness patients.* J Support Oncol, 2009. **7**(1): p. 39–46.

645. Thomas, J., et al., *Methylnaltrexone for opioid-induced constipation in advanced illness.* N Engl J Med, 2008. **358**(22): p. 2332–43.

646. Bull, J., et al., *Fixed-Dose Subcutaneous Methylnaltrexone in Patients with Advanced Illness and Opioid-Induced Constipation: Results of a Randomized, Placebo-Controlled Study and Open-Label Extension.* J Palliat Med, 2015. **18**(7): p. 593–600.

647. Katakami, N., et al., *Phase IIb, Randomized, Double-Blind, Placebo-Controlled Study of Naldemedine for the Treatment of Opioid-Induced Constipation in Patients With Cancer.* J Clin Oncol, 2017. **35**(17): p. 1921–1928.

648. Hale, M., et al., *Naldemedine versus placebo for opioid-induced constipation (COMPOSE-1 and COMPOSE-2): two multicentre, phase 3, double-blind, randomised, parallel-group trials.* Lancet Gastroenterol Hepatol, 2017. **2**(8): p. 555–564.

649. Webster, L.R., et al., *Long-term use of naldemedine in the treatment of opioid-induced constipation in patients with chronic noncancer pain: a randomized, double-blind, placebo-controlled phase 3 study.* Pain, 2018. **159**(5): p. 987–994.

650. European Medicines Agency (EMA). *An overview of Rizmoic and why it is authorised in the EU, EMA/21684/2019.* 2019; Available from: https://www.ema.europa.eu/en/medicines/human/EPAR/rizmoic.

651. Katakami, N., et al., *Randomized Phase III and Extension Studies of Naldemedine in Patients With Opioid-Induced Constipation and Cancer.* J Clin Oncol, 2017. **35**(34): p. 3859–3866.

652. European Medicines Agency (EMA). *Moventig (naloxegol).* 2019; Available from: https://www.ema.europa.eu/en/medicines/human/EPAR/moventig#product–information–section.

653. Crockett, S.D., et al., *American Gastroenterological Association Institute Guideline on the Medical Management of Opioid-Induced Constipation.* Gastroenterology, 2019. **156**(1): p. 218–226.

654. Stone, P. and O. Minton, *European Palliative Care Research collaborative pain guidelines. Central side-effects management: what is the evidence to support best practice in the management of sedation, cognitive impairment and myoclonus?* Palliat Med, 2011. **25**(5): p. 431–41.

655.   Bruera, E., et al., *Neuropsychological effects of methylphenidate in patients receiving a continuous infusion of narcotics for cancer pain.* Pain, 1992. **48**(2): p. 163–6.

656.   Mercadante, S., R. Serretta, and A. Casuccio, *Effects of caffeine as an adjuvant to morphine in advanced cancer patients. A randomized, double-blind, placebo-controlled, crossover study.* J Pain Symptom Manage, 2001. **21**(5): p. 369–72.

657.   Duarte Souza, J.F., et al., *Adjunct dipyrone in association with oral morphine for cancer-related pain: the sooner the better.* Supportive Care in Cancer, 2007. **15**(11): p. 1319–23.

658.   Rodriguez, M., et al., *Efficacy and tolerance of oral dipyrone versus oral morphine for cancer pain.* European Journal of Cancer, 1994. **30A**(5): p. 584–7.

659.   Yalcin, S., et al., *Ketorolac tromethamine in cancer pain.* Acta Oncologica, 1997. **36**(2): p. 231–2.

660.   Yalcin, S., et al., *A comparison of two nonsteroidal antiinflammatory drugs (diflunisal versus dipyrone) in the treatment of moderate to severe cancer pain: a randomized crossover study.* American Journal of Clinical Oncology, 1998. **21**(2): p. 185–8.

661.   Schüchen, R.H., et al., *Systematic review and meta-analysis on non-opioid analgesics in palliative medicine.* J Cachexia Sarcopenia Muscle, 2018. **9**(7): p. 1235–1254.

662.   DIVS, *Behandlung akuter perioperativer und posttraumatischer Schmerzen.* 2009, Deutsche Interdisziplinäre Vereinigung für Schmerztherapie.

663.   Nikolova, I., *Metamizole: a review profile of a well-known "forgotten" drug. Part I: Pharmaceutical and nonclinical profile.* Biotechnol Biotec EQ, 2012. **26**(6): p. 3329–37.

664.   AkdÄ, *Arzneimittelkommission der deutschen Ärzteschaft: Agranulozytose nach Metamizol - sehr selten, aber häufiger als gedacht.* Deutsches Ärzteblatt, 2011. **108**(33): p. 1758–59.

665.   AkdÄ, *Arzneimittelkommission der deutschen Ärzteschaft: Lebensbedrohliche hypotensive Reaktionen nach Metamizol*, in *Deutsches Ärzteblatt*. 2009. p. 846–47.

666.   Nabal, M., et al., *The role of paracetamol and nonsteroidal anti-inflammatory drugs in addition to WHO Step III opioids in the control of pain in advanced cancer. A systematic review of the literature.* Palliat Med, 2011. **26**(4): p. 305–12.

667.   McNicol, E., et al., *NSAIDS or paracetamol, alone or combined with opioids, for cancer pain.* Cochrane Database Syst Rev, 2005(1): p. CD005180.

668.   Bjorkman, R., A. Ullman, and J. Hedner, *Morphine-sparing effect of diclofenac in cancer pain.* Eur J Clin Pharmacol, 1993. **44**(1): p. 1–5.

669.   Ferrer–Brechner, T. and P. Ganz, *Combination therapy with ibuprofen and methadone for chronic cancer pain.* Am J Med, 1984. **77**(1A): p. 78–83.

670.   Johnson, J.R. and A.J. Miller, *The efficacy of choline magnesium trisalicylate (CMT) in the management of metastatic bone pain: a pilot study.* Palliat Med, 1994. **8**(2): p. 129–35.

671.   Lomen, P.L., et al., *Flurbiprofen for the treatment of bone pain in patients with metastatic breast cancer.* Am J Med, 1986. **80**(3A): p. 83–7.

672.   Weingart, W.A., C.A. Sorkness, and R.H. Earhart, *Analgesia with oral narcotics and added ibuprofen in cancer patients.* Clin Pharm, 1985. **4**(1): p. 53–8.

673.   Axelsson, B. and S. Borup, *Is there an additive analgesic effect of paracetamol at step 3? A double-blind randomized controlled study.* Palliat Med, 2003. **17**(8): p. 724–5.

674.   Cubero, D.I. and A. del Giglio, *Early switching from morphine to methadone is not improved by acetaminophen in the analgesia of oncologic patients: a prospective, randomized, double-blind, placebo-controlled study.* Support Care Cancer, 2010. **18**(2): p. 235–42.

675.   Israel, F.J., et al., *Lack of benefit from paracetamol (acetaminophen) for palliative cancer patients requiring high-dose strong opioids: a randomized, double-blind, placebo-controlled, crossover trial.* Journal of Pain & Symptom Management, 2010. **39**(3): p. 548–54.

676. Mercadante, S., F. Fulfaro, and A. Casuccio, *A randomised controlled study on the use of anti-inflammatory drugs in patients with cancer pain on morphine therapy: effects on dose-escalation and a pharmacoeconomic analysis.* European Journal of Cancer, 2002. **38**(10): p. 1358–63.

677. Stockler, M., et al., *Acetaminophen (paracetamol) improves pain and well-being in people with advanced cancer already receiving a strong opioid regimen: a randomized, double-blind, placebo-controlled cross-over trial.* J Clin Oncol, 2004. **22**(16): p. 3389–94.

678. Tasmacioglu, B., et al., *Effect of intravenous administration of paracetamol on morphine consumption in cancer pain control.* Support Care Cancer, 2009. **17**(12): p. 1475–81.

679. *Pharmacological management of persistent pain in older persons.* J Am Geriatr Soc, 2009. **57**(8): p. 1331–46.

680. Arzneimittelkommission der Deutschen Ärzteschaft, *UAW-News International: Nichtsteroidale Antirheumatika (NSAR) im Vergleich: Risiko von Komplikationen im oberen Gastrointestinaltrakt, Herzinfarkt und Schlaganfall.* Deutsches Ärzteblatt, 2013. **110**(29–30): p. 1447–1448.

681. Bennett, M.I., *Effectiveness of antiepileptic or antidepressant drugs when added to opioids for cancer pain: systematic review.* Palliat Med, 2011. **25**(5): p. 553–9.

682. Mishra, S., et al., *A comparative efficacy of amitriptyline, gabapentin, and pregabalin in neuropathic cancer pain: a prospective randomized double-blind placebo-controlled study.* American Journal of Hospice & Palliative Medicine, 2012. **29**(3): p. 177–82.

683. Caraceni, A., et al., *Gabapentin for neuropathic cancer pain: a randomized controlled trial from the Gabapentin Cancer Pain Study Group.* J Clin Oncol, 2004. **22**(14): p. 2909–17.

684. Mercadante, S., et al., *Amitriptyline in neuropathic cancer pain in patients on morphine therapy: a randomized placebo-controlled, double-blind crossover study.* Tumori, 2002. **88**(3): p. 239–42.

685. Zeppetella, G., *Opioids for the management of breakthrough cancer pain in adults: a systematic review undertaken as part of an EPCRC opioid guidelines project.* Palliat Med, 2011. **25**(5): p. 516–24.

686. Zeppetella, G. and A.N. Davies, *Opioids for the management of breakthrough pain in cancer patients.* Cochrane Database Syst Rev, 2013. **10**: p. CD004311.

687. Davies, A.N., et al., *The management of cancer-related breakthrough pain: recommendations of a task group of the Science Committee of the Association for Palliative Medicine of Great Britain and Ireland.* Eur J Pain, 2009. **13**(4): p. 331–8.

688. Haugen, D.F., et al., *Assessment and classification of cancer breakthrough pain: a systematic literature review.* Pain, 2010. **149**(3): p. 476–82.

689. Zeppetella, G. and M.D. Ribeiro, *Opioids for the management of breakthrough (episodic) pain in cancer patients.* Cochrane Database Syst Rev, 2006(1): p. CD004311.

690. Mercadante, S., et al., *Transmucosal fentanyl vs intravenous morphine in doses proportional to basal opioid regimen for episodic-breakthrough pain.* Br J Cancer, 2007. **96**(12): p. 1828–33.

691. Kress, H.G., et al., *Efficacy and tolerability of intranasal fentanyl spray 50 to 200 microg for breakthrough pain in patients with cancer: a phase III, multinational, randomized, double-blind, placebo-controlled, crossover trial with a 10-month, open-label extension treatment period.* Clin Ther, 2009. **31**(6): p. 1177–91.

692. Mercadante, S., et al., *A comparison of intranasal fentanyl spray with oral transmucosal fentanyl citrate for the treatment of breakthrough cancer pain: an open-label, randomised, crossover trial.* Curr Med Res Opin, 2009. **25**(11): p. 2805–15.

693. Portenoy, R.K., et al., *A randomized, placebo-controlled study of fentanyl buccal tablet for breakthrough pain in opioid-treated patients with cancer.* Clin J Pain, 2006. **22**(9): p. 805–11.

694. Slatkin, N.E., et al., *Fentanyl buccal tablet for relief of breakthrough pain in opioid-tolerant patients with cancer-related chronic pain.* J Support Oncol, 2007. **5**(7): p. 327–34.

695. Mercadante, S., P. Villari, and A. Casuccio, *An Italian survey on the attitudes in treating breakthrough cancer pain in hospice.* Support Care Cancer, 2011. **19**(7): p. 979–83.

696. Weinstein, S.M., J. Messina, and F. Xie, *Fentanyl buccal tablet for the treatment of breakthrough pain in opioid-tolerant patients with chronic cancer pain: A long-term, open-label safety study.* Cancer, 2009. **115**(11): p. 2571–9.

697. Mercadante, S., et al., *Intravenous morphine for breakthrough (episodic-) pain in an acute palliative care unit: a confirmatory study.* J Pain Symptom Manage, 2008. **35**(3): p. 307–13.

698. Radbruch, L., et al., *Fatigue in palliative care patients -- an EAPC approach.* Palliat Med, 2008. **22**(1): p. 13–32.

699. National Comprehensive Cancer Network. *Cancer related fatigue.* 2016 [cited 2017 27.2.2017]; Available from: https://www.nccn.org/professionals/physician_gls/pdf/fatigue.pdf.

700. Glaus, A., R. Crow, and S. Hammond, *[Fatigue in healthy and cancer patients. 1. A qualitative study on conceptual analysis].* Pflege, 1999. **12**(1): p. 11–9.

701. Heussner, P., *Fatigue-Der Schatten der Krankheit: Tumorbedingte Fatigue aus psycho-onkologischer Sicht.* . Journal Onkologie 2004. **6**: p. 20–24.

702. Vogelzang, N.J., et al., *Patient, caregiver, and oncologist perceptions of cancer-related fatigue: results of a tripart assessment survey. The Fatigue Coalition.* Semin Hematol, 1997. **34**(3 Suppl 2): p. 4–12.

703. Wood, L.J., et al., *Cancer chemotherapy-related symptoms: evidence to suggest a role for proinflammatory cytokines.* Oncol Nurs Forum, 2006. **33**(3): p. 535–42.

704. Argiles, J.M., S. Busquets, and F.J. Lopez–Soriano, *The pivotal role of cytokines in muscle wasting during cancer.* Int J Biochem Cell Biol, 2005. **37**(10): p. 2036–46.

705. Muscaritoli, M., et al., *Prevention and treatment of cancer cachexia: new insights into an old problem.* Eur J Cancer, 2006. **42**(1): p. 31–41.

706. Cella, D., D. Dobrez, and J. Glaspy, *Control of cancer-related anemia with erythropoietic agents: a review of evidence for improved quality of life and clinical outcomes.* Annals of Oncology, 2003. **14**(4): p. 511–9.

707. Crawford, J., *Recombinant human erythropoietin in cancer-related anemia. Review of clinical evidence.* Oncology (Williston Park), 2002. **16**(9 Suppl 10): p. 41–53.

708. Patrick, D.L., et al., *National Institutes of Health State-of-the-Science Conference Statement: Symptom management in cancer: pain, depression, and fatigue, July 15-17, 2002.* J Natl Cancer Inst Monogr, 2004(32): p. 9–16.

709. Van Lancker, A., et al., *Prevalence of symptoms in older cancer patients receiving palliative care: a systematic review and meta-analysis.* J Pain Symptom Manage, 2014. **47**(1): p. 90–104.

710. Passik, S.D., et al., *Patient-related barriers to fatigue communication. Initial validation of the fatigue management barriers questionnaire.* J Pain Symptom Manage, 2002. **24**(5): p. 481–93.

711. Mücke, M., et al., *Pharmacological treatments for fatigue associated with palliative care.* Cochrane Database Syst Rev, 2015. **5**: p. CD006788.

712. Morrow, G.R., et al., *Fatigue associated with cancer and its treatment.* Support Care Cancer, 2002. **10**(5): p. 389–98.

713. Yennurajalingam, S. and E. Bruera, *Palliative management of fatigue at the close of life: "it feels like my body is just worn out".* JAMA, 2007. **297**(3): p. 295–304.

714. Agteresch, H.J., et al., *Randomized clinical trial of adenosine 5'-triphosphate in patients with advanced non-small-cell lung cancer.* J Natl Cancer Inst, 2000. **92**(4): p. 321–8.

715. Kurzrock, R., *The role of cytokines in cancer-related fatigue.* Cancer, 2001. **92**(6 Suppl): p. 1684–8.

716. Visser, M.R. and E.M. Smets, *Fatigue, depression and quality of life in cancer patients: how are they related?* Support Care Cancer, 1998. **6**(2): p. 101–8.

717. Naidoo, J., et al., *Toxicities of the anti-PD-1 and anti-PD-L1 immune checkpoint antibodies.* Ann Oncol, 2015. **26**(12): p. 2375–91.

718. Schrag, D., et al., *Cetuximab therapy and symptomatic hypomagnesemia.* J Natl Cancer Inst, 2005. **97**(16): p. 1221–4.

719. Fakih, M.G., G. Wilding, and J. Lombardo, *Cetuximab-induced hypomagnesemia in patients with colorectal cancer.* Clin Colorectal Cancer, 2006. **6**(2): p. 152–6.

720. Deutsche Gesellschaft für Allgemeinmedizin und Familienmedizin (DEGAM). *S3-Leitlinie Müdigkeit, AWMF-Register-Nr. 053-002.* 2017; Available from: https://www.awmf.org/uploads/tx_szleitlinien/053-002l_S3_Muedigkeit_2018-06.pdf.

721. Jacobsen, P.B., K.A. Donovan, and M.A. Weitzner, *Distinguishing fatigue and depression in patients with cancer.* Semin Clin Neuropsychiatry, 2003. **8**(4): p. 229–40.

722. Stewart, G.D., R.J. Skipworth, and K.C. Fearon, *Cancer cachexia and fatigue.* Clin Med, 2006. **6**(2): p. 140–3.

723. Miaskowski, C., M. Dodd, and K. Lee, *Symptom clusters: the new frontier in symptom management research.* J Natl Cancer Inst Monogr, 2004(32): p. 17–21.

724. Dodd, M.J., C. Miaskowski, and K.A. Lee, *Occurrence of symptom clusters.* J Natl Cancer Inst Monogr, 2004(32): p. 76–8.

725. Cella, D., et al., *Cancer-related fatigue: prevalence of proposed diagnostic criteria in a United States sample of cancer survivors.* J Clin Oncol, 2001. **19**(14): p. 3385–91.

726. Clauw, D.J. and G.P. Chrousos, *Chronic pain and fatigue syndromes: overlapping clinical and neuroendocrine features and potential pathogenic mechanisms.* Neuroimmunomodulation, 1997. **4**(3): p. p134–53.

727. Cella, D., et al., *Progress toward guidelines for the management of fatigue.* Oncology (Huntingt), 1998. **12**(11A): p. 369–77.

728. Fernandes, R., et al., *Comparison between fatigue, sleep disturbance, and circadian rhythm in cancer inpatients and healthy volunteers: evaluation of diagnostic criteria for cancer-related fatigue.* J Pain Symptom Manage, 2006. **32**(3): p. 245–54.

729. Murphy, H., S. Alexander, and P. Stone, *Investigation of diagnostic criteria for cancer-related fatigue syndrome in patients with advanced cancer: a feasibility study.* Palliat Med, 2006. **20**(4): p. 413–8.

730. Dittner, A.J., S.C. Wessely, and R.G. Brown, *The assessment of fatigue: a practical guide for clinicians and researchers.* J Psychosom Res, 2004. **56**(2): p. 157–70.

731. Yellen, S.B., et al., *Measuring fatigue and other anemia-related symptoms with the Functional Assessment of Cancer Therapy (FACT) measurement system.* J Pain Symptom Manage, 1997. **13**(2): p. 63–74.

732. Piper, B.F., et al., *The revised Piper Fatigue Scale: psychometric evaluation in women with breast cancer.* Oncol Nurs Forum, 1998. **25**(4): p. 677–84.

733. Smets, E.M., et al., *The Multidimensional Fatigue Inventory (MFI) psychometric qualities of an instrument to assess fatigue.* J Psychosom Res, 1995. **39**(3): p. 315–25.

734. Mendoza, T.R., et al., *The rapid assessment of fatigue severity in cancer patients: use of the Brief Fatigue Inventory.* Cancer, 1999. **85**(5): p. p1186–96.

735. Aaronson, N.K., et al., *The European Organization for Research and Treatment of Cancer QLQ-C30: a quality-of-life instrument for use in international clinical trials in oncology.* J Natl Cancer Inst, 1993. **85**(5): p. 365–76.

736. Glaus, A., R. Crow, and S. Hammond, *[Fatigue in the healthy and in cancer patients. II. A qualitative study for conceptual analysis].* Pflege, 1999. **12**(2): p. 75–81.

737. Glaus, A., *Fatigue in patients with cancer. Analysis and assessment.* Recent Results Cancer Res, 1998. **145**: p. I–XI, 1–172.

738. Glaus, A., R. Crow, and S. Hammond, *A qualitative study to explore the concept of fatigue/tiredness in cancer patients and in healthy individuals.* Support Care Cancer, 1996. **4**(2): p. 82–96.

739. Radbruch, L., et al., *Validation of the German Version of the Brief Fatigue Inventory.* J Pain Symptom Manage, 2003. **25**: p. 449–458.

740. Thiem, A., R. Rolke, and L. Radbruch, *[Glucocorticoids and androgens for treatment of tiredness and weakness in palliative care patients : a systematic review].* Der Schmerz, 2012. **26**(5): p. 550–67.

741. Radbruch, L., et al., *MIDOS - Validierung eines minimalen Dokumentationssystems für die Palliativmedizin.* Schmerz, 2000. **14**: p. 231–239.

742. Sabatowski, R., et al., *Driving ability under long-term treatment with transdermal fentanyl.* J Pain Symptom Manage, 2003. **25**(1): p. 38–47.

743. Skipworth, R.J., et al., *Patient-focused endpoints in advanced cancer: criterion-based validation of accelerometer-based activity monitoring.* Clin Nutr, 2011. **30**(6): p. 812–21.

744. Stone, P., et al., *A study to investigate the prevalence, severity and correlates of fatigue among patients with cancer in comparison with a control group of volunteers without cancer.* Ann Oncol, 2000. **11**(5): p. 561–7.

745. Fanelli, M., et al., *Thalidomide: a new anticancer drug?* Expert Opin Investig Drugs, 2003. **12**(7): p. 1211–25.

746. Smith, D., *Thalidomide and HIV: several possible uses.* AIDS Treat News, 1995(no 221): p. 1–4.

747. Davis, M., et al., *A Phase II dose titration study of thalidomide for cancer-associated anorexia.* J Pain Symptom Manage, 2012. **43**(1): p. 78–86.

748. Reid, J., et al., *Thalidomide for managing cancer cachexia.* Cochrane Database Syst Rev, 2012. **4**: p. CD008664.

749. Yennurajalingam, S., et al., *The role of thalidomide and placebo for the treatment of cancer-related anorexia-cachexia symptoms: results of a double-blind placebo-controlled randomized study.* Journal of Palliative Medicine, 2012. **15**(10): p. 1059–64.

750. Kruse, A., et al., *Pentoxifylline therapy in HIV seropositive subjects with elevated TNF.* Immunopharmacology, 1995. **31**(1): p. 85–91.

751. Goldberg, R.M., et al., *Pentoxifylline for treatment of cancer anorexia and cachexia? A randomized, double-blind, placebo-controlled trial.* J Clin Oncol, 1995. **13**(11): p. 2856–9.

752. Cella, D., *The effects of anemia and anemia treatment on the quality of life of people with cancer.* Oncology (Huntingt), 2002. **16**(9 Suppl 10): p. 125–32.

753. Jones, M., et al., *Epoetin alfa improves quality of life in patients with cancer: results of metaanalysis.* Cancer, 2004. **101**(8): p. 1720–32.

754. Tonia, T., et al., *Erythropoietin or darbepoetin for patients with cancer.* Cochrane Database Syst Rev, 2012. **12**: p. CD003407.

755. Portenoy, R.K. and L.M. Itri, *Cancer-related fatigue: guidelines for evaluation and management.* Oncologist, 1999. **4**(1): p. 1-10.

756. National Comprehensive Cancer Network. *Cancer related fatigue.* 2005 [cited 2005 15.5.2005]; Available from: www.nccn.org/professionals/physician_gls/PDF/fatigue.pdf.

757. Ries, A., et al., *A systematic review on the role of fish oil for the treatment of cachexia in advanced cancer: An EPCRC cachexia guidelines project.* Palliat Med, 2012. **26**(4): p. 294-304.

758. Ruiz Garcia, V., et al., *Megestrol acetate for treatment of anorexia-cachexia syndrome.* Cochrane Database Syst Rev, 2013(3): p. CD004310.

759. Bruera, E., *Clinical management of anorexia and cachexia in patients with advanced cancer.* Oncology, 1992. **49 Suppl 2**: p. 35-42.

760. Davis, M.P., et al., *Appetite and cancer-associated anorexia: a review.* J Clin Oncol, 2004. **22**(8): p. 1510-7.

761. Mücke, M., et al., *Cannabinoide in der palliativen Versorgung : Systematische Übersicht und Meta-analyse der Wirksamkeit, Verträglichkeit und Sicherheit.* Schmerz, 2016. **30**(1): p. 25-36.

762. Dittus, K.L., R.E. Gramling, and P.A. Ades, *Exercise interventions for individuals with advanced cancer: A systematic review.* Preventive Medicine, 2017. **104**: p. 124-132.

763. Pyszora, A., et al., *Physiotherapy programme reduces fatigue in patients with advanced cancer receiving palliative care: randomized controlled trial.* Support Care Cancer, 2017. **25**(9): p. 2899-2908.

764. Poort, H., et al., *Psychosocial interventions for fatigue during cancer treatment with palliative intent.* Cochrane Database of Systematic Reviews, 2017. **7**: p. CD012030.

765. Warth, M., et al., *Music Therapy in Palliative Care.* Dtsch Arztebl Int, 2015. **112**(46): p. 788-94.

766. Richardson, A. and E.K. Ream, *Self-care behaviours initiated by chemotherapy patients in response to fatigue.* Int J Nurs Stud, 1997. **34**(1): p. 35-43.

767. Stone, P., et al., *Cancer-related fatigue--a difference of opinion? Results of a multicentre survey of healthcare professionals, patients and caregivers.* Eur J Cancer Care (Engl), 2003. **12**(1): p. 20-7.

768. Payne, C., P.J. Wiffen, and S. Martin, *Interventions for fatigue and weight loss in adults with advanced progressive illness.* Cochrane Database of Systematic Reviews, 2012. **1**: p. CD008427.

769. Schmitz, K.H., et al., *Controlled physical activity trials in cancer survivors: a systematic review and meta-analysis.* Cancer Epidemiol Biomarkers Prev, 2005. **14**(7): p. 1588-95.

770. Mock, V., *Evidence-based treatment for cancer-related fatigue.* J Natl Cancer Inst Monogr, 2004(32): p. 112-8.

771. Bennett, S., et al., *Educational interventions for the management of cancer-related fatigue in adults.* Cochrane Database Syst Rev, 2016. **11**: p. CD008144.

772. Duijts, S.F., et al., *Effectiveness of behavioral techniques and physical exercise on psychosocial functioning and health-related quality of life in breast cancer patients and survivors--a meta-analysis.* Psychooncology, 2011. **20**(2): p. 115-26.

773. Velthuis, M.J., et al., *The effect of physical exercise on cancer-related fatigue during cancer treatment: a meta-analysis of randomised controlled trials.* Clin Oncol (R Coll Radiol), 2010. **22**(3): p. 208-21.

774. Galvao, D.A. and R.U. Newton, *Review of exercise intervention studies in cancer patients.* J Clin Oncol, 2005. **23**(4): p. 899-909.

775. Goedendorp, M.M., et al., *Psychosocial interventions for reducing fatigue during cancer treatment in adults.* Cochrane Database Syst Rev, 2009(1): p. CD006953.

776. Mustian, K.M., et al., *Comparison of Pharmaceutical, Psychological, and Exercise Treatments for Cancer-Related Fatigue: A Meta-analysis.* JAMA Oncol, 2017. **3**(7): p. 961–968.

777. Yurtkuran, M., et al., *A modified yoga-based exercise program in hemodialysis patients: a randomized controlled study.* Complement Ther Med, 2007. **15**(3): p. 164–71.

778. Berger, A.M., et al., *Feasibilty of a sleep intervention during adjuvant breast cancer chemotherapy.* Oncol Nurs Forum, 2002. **29**(10): p. 1431–41.

779. Barsevick, A.M., et al., *A randomized clinical trial of energy conservation for patients with cancer-related fatigue.* Cancer, 2004. **100**(6): p. 1302–10.

780. Kangas, M., D. h. Bovbjerg, and G.H. Montgomery, *Cancer-related fatigue: a systematic and meta-analytic review of non-pharmacological therapies for cancer patients.* Psychol Bull, 2008. **134**(5): p. 700–741.

781. Yuen, H.K., M. Mitcham, and L. Morgan, *Managing post-therapy fatigue for cancer survivors using energy conservation training.* J Allied Health, 2006. **35**(2): p. 121E–139E.

782. Lesage, P. and R.K. Portenoy, *Management of fatigue in the cancer patient.* Oncology (Williston Park), 2002. **16**(3): p. 373–8, 381; discussion 381–2, 385–6, 388–9.

783. Lawrence, D.P., et al., *Evidence report on the occurrence, assessment, and treatment of fatigue in cancer patients.* J Natl Cancer Inst Monogr, 2004(32): p. 40–50.

784. Mock, V., et al., *NCCN Practice Guidelines for Cancer-Related Fatigue.* Oncology (Huntingt), 2000. **14**(11A): p. 151–61.

785. Fellowes, D., K. Barnes, and S. Wilkinson, *Aromatherapy and massage for symptom relief in patients with cancer.* Cochrane Database Syst Rev, 2004(2): p. CD002287.

786. Forester, B., D.S. Kornfeld, and J.L. Fleiss, *Psychotherapy during radiotherapy: effects on emotional and physical distress.* Am J Psychiatry, 1985. **142**(1): p. 22–7.

787. Spiegel, D., J.R. Bloom, and I.D. Yalom, *Group support for metastatic cancer paitents: a randomized prospective outcome study.* Arch Gen Psychiatry, 1981. **38**: p. 527–33.

788. Spiegel, D. and J.R. Bloom, *Group therapy and hypnosis reduce metastatic breast carcinoma pain.* Psychosom Med, 1983. **45**(4): p. 333–9.

789. Ream, E., A. Richardson, and C. Alexander-Dann, *Supportive intervention for fatigue in patients undergoing chemotherapy: a randomized controlled trial.* J Pain Symptom Manage, 2006. **31**(2): p. 148–61.

790. Adamsen, L., et al., *The effect of a multidimensional exercise intervention on physical capacity, well-being and quality of life in cancer patients undergoing chemotherapy.* Support Care Cancer, 2006. **14**(2): p. 116–27.

791. Homsi, J., D. Walsh, and K.A. Nelson, *Psychostimulants in supportive care.* Support Care Cancer, 2000. **8**(5): p. 385–97.

792. Homsi, J., et al., *Methylphenidate for depression in hospice practice: a case series.* Am J Hosp Palliat Care, 2000. **17**(6): p. 393–8.

793. Homsi, J., et al., *A phase II study of methylphenidate for depression in advanced cancer.* Am J Hosp Palliat Care, 2001. **18**(6): p. 403–7.

794. Bruera, E., et al., *Methylphenidate associated with narcotics for the treatment of cancer pain.* Cancer Treat Rep, 1987. **71**(1): p. 67–70.

795. Bruera, E., et al., *The use of methylphenidate in patients with incident cancer pain receiving regular opiates. A preliminary report.* Pain, 1992. **50**(1): p. 75–7.

796. Wilwerding, M.B., et al., *A randomized, crossover evaluation of methylphenidate in cancer patients receiving strong narcotics.* Support Care Cancer, 1995. **3**(2): p. 135–8.

797. Bruera, E., et al., *Patient-controlled methylphenidate for cancer fatigue: a double-blind, randomized, placebo-controlled trial.* J Clin Oncol, 2006. **24**(13): p. 2073–8.

798. Butler, J.M., Jr., et al., *A phase III, double-blind, placebo-controlled prospective randomized clinical trial of d-threo-methylphenidate HCl in brain tumor patients receiving radiation therapy.* Int J Radiat Oncol Biol Phys, 2007. **69**(5): p. 1496–501.

799. Bruera, E., et al., *Patient-controlled methylphenidate for the management of fatigue in patients with advanced cancer: a preliminary report.* J Clin Oncol, 2003. **21**(23): p. 4439–43.

800. Ferraro, L., et al., *Modafinil: an antinarcoleptic drug with a different neurochemical profile to d-amphetamine and dopamine uptake blockers.* Biol Psychiatry, 1997. **42**(12): p. 1181–3.

801. Ferraro, L., et al., *The vigilance promoting drug modafinil increases extracellular glutamate levels in the medial preoptic area and the posterior hypothalamus of the conscious rat: prevention by local GABAA receptor blockade.* Neuropsychopharmacology, 1999. **20**(4): p. 346–56.

802. Jean-Pierre, P., et al., *A phase 3 randomized, placebo-controlled, double-blind, clinical trial of the effect of modafinil on cancer-related fatigue among 631 patients receiving chemotherapy: a University of Rochester Cancer Center Community Clinical Oncology Program Research base study.* Cancer, 2010. **116**(14): p. 3513–20.

803. Spathis, A., et al., *Modafinil for the treatment of fatigue in lung cancer: results of a placebo-controlled, double-blind, randomized trial.* J Clin Oncol, 2014. **32**(18): p. 1882–8.

804. Boele, F.W., et al., *The effect of modafinil on fatigue, cognitive functioning, and mood in primary brain tumor patients: a multicenter randomized controlled trial.* Neuro Oncol, 2013. **15**(10): p. 1420–8.

805. Hovey, E., et al., *Phase III, randomized, double-blind, placebo-controlled study of modafinil for fatigue in patients treated with docetaxel-based chemotherapy.* Support Care Cancer, 2014. **22**(5): p. 1233–42.

806. Wen, P.Y., et al., *Medical management of patients with brain tumors.* J Neurooncol, 2006.

807. Wirz, S., et al., *[Modafinil for the treatment of cancer-related fatigue : an intervention study].* Schmerz, 2010. **24**(6): p. 587–95.

808. Della Cuna, G.R., A. Pellegrini, and M. Piazzi, *Effect of methylprednisolone sodium succinate on quality of life in preterminal cancer patients: a placebo-controlled, multicenter study. The Methylprednisolone Preterminal Cancer Study Group.* Eur J Cancer Clin Oncol, 1989. **25**(12): p. 1817–21.

809. Bruera, E., et al., *Donepezil for cancer fatigue: a double-blind, randomized, placebo-controlled trial.* J Clin Oncol, 2007. **25**(23): p. 3475–81.

810. Polanski, J., et al., *Quality of life of patients with lung cancer.* OncoTargets and Therapy, 2016. **9**: p. 1023–1028.

811. Roth, T., et al., *Nonrestorative sleep as a distinct component of insomnia.* Sleep, 2010. **33**: p. 449–58.

812. Kamdar, B.B., et al., *The association of sleep quality, delirium, and sedation status with daily participation in physical therapy in the ICU.* Critical Care, 2016. **20**: p. 261.

813. Şenel, G., et al., *Delirium Frequency and Risk Factors Among Patients With Cancer in Palliative Care Unit.* The American journal of hospice & palliative care, 2015: p. 1049909115624703.

814. Generaal, E., et al., *Insomnia, Sleep Duration, Depressive Symptoms, and the Onset of Chronic Multisite Musculoskeletal Pain.* Sleep, 2017. **40**(1).

815. Freeman, S., et al., *The wish to die among palliative home care clients in Ontario, Canada: A cross-sectional study.* BMC palliative care, 2016. **15**: p. 24.

816.   Mystakidou, K., et al., *Depression, hopelessness, and sleep in cancer patients' desire for death.* Int J Psychiatry Med, 2007. **37**: p. 201–11.

817.   Nishiura, M., et al., *Assessment of sleep disturbance in lung cancer patients: Relationship between sleep disturbance and pain, fatigue, quality of life, and psychological distress.* Palliat Support Care, 2014: p. 1–7.

818.   Davis, M.P. and H. Goforth, *Fighting insomnia and battling lethargy: The Yin and Yang of palliative care,* in *Current Oncology Reports.* 2014.

819.   DGSM, *S3-Leitlinie Nicht erholsamer Schlaf/Schlafstörungen – Kapitel „Schlafbezogene Atmungsstörungen".* Somnologie, 2017. **20**: p. 97–180.

820.   Piper, B.F., *Measuring fatigue,* in *Instruments for clinical healthcare research,* M. Frank-Stromborg and S.J. Olsen, Editors. 2004, Jones and Bartlett: Boston. p. 538–553.

821.   Ancoli-Israel, S., et al., *Fatigue, sleep, and circadian rhythms prior to chemotherapy for breast cancer.* Support Care Cancer, 2006. **14**: p. 201–209.

822.   Khan, L., et al., *Self-reported rates of sleep disturbance in patients with symptomatic bone metastases attending an outpatient radiotherapy clinic.* Journal of palliative medicine, 2011. **14**: p. 708–14.

823.   Mercadante, S., et al., *Sleep disturbances in advanced cancer patients admitted to a supportive/palliative care unit.* Support Care Cancer, 2017. **25**: p. 1301–1306.

824.   Mercadante, S., et al., *Sleep Disturbances in Patients with Advanced Cancer in Different Palliative Care Settings.* Journal of Pain and Symptom Management, 2015. **50**.

825.   Mercadante, S., D. Girelli, and A. Casuccio, *Sleep disorders in advanced cancer patients: prevalence and factors associated.* Supportive care in cancer : official journal of the Multinational Association of Supportive Care in Cancer, 2004. **12**: p. 355–359.

826.   Stapleton, S.J., et al., *Symptom clusters in patients with cancer in the hospice/palliative care setting.* Supportive Care in Cancer, 2016. **24**: p. 3863–3871.

827.   Yennurajalingam, S., et al., *Self-reported sleep disturbance in patients with advanced cancer: Frequency, intensity, and factors associated with response to outpatient supportive care consultation - A preliminary report.* Palliative & supportive care, 2015. **13**: p. 1–9.

828.   Harris, B., J. Ross, and S. Sanchez-Reilly, *Sleeping in the arms of cancer: a review of sleeping disorders among patients with cancer.,* in *Cancer journal.* 2014. p. 299–305.

829.   Mystakidou, K., et al., *How is sleep quality affected by the psychological and symptom distress of advanced cancer patients?* Palliative Medicine, 2009. **23**: p. 46–53.

830.   Renom-Guiteras, A., et al., *Insomnia among patients with advanced disease during admission in a Palliative Care Unit: a prospective observational study on its frequency and association with psychological, physical and environmental factors.* BMC palliative care, 2014. **13**: p. 40.

831.   Cheatle, M.D., et al., *Assessing and Managing Sleep Disturbance in Patients with Chronic Pain.* Anesthesiol Clin, 2016. **34**: p. 379–393.

832.   Finan, P.H., B.R. Goodin, and M.T. Smith, *The association of sleep and pain: An update and a path forward,* in *Journal of Pain.* 2013. p. 1539–1552.

833.   Gibbins, J., et al., *Sleep-Wake Disturbances in Patients with Advanced Cancer and Their Family Carers.* Journal of Pain and Symptom Management, 2009. **38**: p. 860–870.

834.   Hearson, B., et al., *Sleeping with one eye open: The sleep experience of family members providing palliative care at home.* Journal of Palliative Care, 2011. **27**: p. 69–78.

835.   Carter, P.A., K.A. Dyer, and S.Q. Mikan, *Sleep disturbance, chronic stress, and depression in hospice nurses: testing the feasibility of an intervention.* Oncology Nursing Forum, 2013. **40**: p. E368–E373.

836. Roth, T., et al., *Sleep Problems, Comorbid Mental Disorders, and Role Functioning in the National Comorbidity Survey Replication*. Biological Psychiatry, 2006. **60**: p. 1364–1371.

837. Ohayon, M.M., *Epidemiology of insomnia: What we know and what we still need to learn*. Sleep Medicine Reviews, 2002. **6**: p. 97–111.

838. Young, T., et al., *Population-based study of sleep-disordered breathing as a risk factor for hypertension*. Archives of internal medicine, 2014. **157**: p. 1746–52.

839. Lévy, P., et al., *Obstructive sleep apnoea syndrome*. Nature reviews. Disease primers, 2015. **1**: p. 15015.

840. Lee, M.J., et al., *Comorbidity of narcolepsy and depressive disorders: a nationwide population-based study in Taiwan*. Sleep Med, 2017. **39**: p. 95–100.

841. Oberle, D., et al., *Incidence of Narcolepsy in Germany*. Sleep, 2015. **38**: p. 1619–1628.

842. Silber, M.H., et al., *The epidemiology of narcolepsy in Olmsted County, Minnesota: a population-based study*. Sleep, 2002. **25**: p. 197–202.

843. Hensler, M., et al., *Prospective evaluation of the frequency and treatment of restless legs syndrome in a palliative care unit*. J Pain Symptom Manage, 2012. **44**: p. e3–5.

844. Walia, H.K., et al., *Symptoms of restless legs syndrome in a palliative care population: Frequency and impact*. Journal of Palliative Care, 2013. **29**: p. 210–216.

845. Mackie, S. and J.W. Winkelman, *Restless Legs Syndrome and Psychiatric Disorders*. Sleep Medicine Clinics, 2015. **10**: p. 351–357.

846. Allen, R.P., M. Bharmal, and M. Calloway, *Prevalence and disease burden of primary restless legs syndrome: results of a general population survey in the United States*. Movement disorders : official journal of the Movement Disorder Society, 2011. **26**: p. 114–20.

847. Allen, R.P., P. Stillman, and A.J. Myers, *Physician-diagnosed restless legs syndrome in a large sample of primary medical care patients in western Europe: Prevalence and characteristics*. Sleep Med, 2010. **11**: p. 31–37.

848. Ohayon, M.M., C. Guilleminault, and R.G. Priest, *Night terrors, sleepwalking, and confusional arousals in the general population: their frequency and relationship to other sleep and mental disorders*. The Journal of clinical psychiatry, 1999. **60**: p. 268–76; quiz 277.

849. Wulff, K., et al., *Sleep and circadian rhythm disruption in psychiatric and neurodegenerative disease*. Nature reviews. Neuroscience, 2010. **11**: p. 589–599.

850. DGSM, *S3-Leitlinie*. Somnologie – Schlafforschung und Schlafmedizin, 2009. **13**: p. 1–160.

851. Riemann, D., et al., *S3-Leitlinie Nicht erholsamer Schlaf/Schlafstörungen, Kapitel „Insomnie bei Erwachsenen" (AWMFRegisternummer 063-003), Update 2016*. Somnologie, 2017. **21**: p. 2–44.

852. Sela, R.A., S. Watanabe, and C.L. Nekolaichuk, *Sleep disturbances in palliative cancer patients attending a pain and symptom control clinic*. Palliat Support Care, 2005. **3**: p. 23–31.

853. White, C., D. McMullan, and J. Doyle, *"Now that you mention it, doctor ... ": symptom reporting and the need for systematic questioning in a specialist palliative care unit*. Journal of Palliative Medicine, 2009. **12**: p. 447–450.

854. Hannon, B., et al., *Modified edmonton symptom assessment system including constipation and sleep: Validation in outpatients with cancer*. Journal of Pain and Symptom Management, 2015. **49**: p. 945–952.

855. Mercadante, S., et al., *Long-term efficacy and tolerability of intranasal fentanyl in the treatment of breakthrough cancer pain*. Supportive Care in Cancer, 2015. **23**: p. 1349–1354.

856. Frohnhofen, H., et al., *Der Essener Fragebogen Alter und Schläfrigkeit (EFAS) – ein neues Assessmentinstrument zur Messung von Tagesschläfrigkeit bei alten*. Eur J Geriatrics, 2010. **12**: p. 84–90.

857.   Gao, W., et al., *Psychometric Properties of a Generic, Patient-Centred Palliative Care Outcome Measure of Symptom Burden for People with Progressive Long Term Neurological Conditions.* PLOS ONE, 2016. **11**: p. e0165379.

858.   Cleeland, C.S., et al., *Assessing symptom distress in cancer patients: the M.D. Anderson Symptom Inventory.* Cancer, 2000. **89**: p. 1634–46.

859.   Wittchen, H.U., et al., *[NISAS-2000: The "Nationwide Insomnia Screening and Awareness Study". Prevalence and interventions in primary care].* Fortschritte der Medizin. Originalien, 2001. **119**: p. 9–19.

860.   Bastien, C.H., A. Vallières, and C.M. Morin, *Validation of the insomnia severity index as an outcome measure for insomnia research.* Sleep Medicine, 2001. **2**: p. 297–307.

861.   Deutsche Gesellschaft für Schlafforschung und Schlafmedizin (DGSM). *S3-Leitlinie - Nicht erholsamer Schlaf/Schlafstörungen* 2009 Available from: http://www.dgsm.de/downloads/akkreditierung_ergebnisqualitaet/S3-Leitlinie_Nicht_erholsamer_Schlaf-Schlafstoerungen.pdf.

862.   Feige, B., et al., *Does REM sleep contribute to subjective wake time in primary insomnia? A comparison of polysomnographic and subjective sleep in 100 patients.* Journal of Sleep Research, 2008. **17**: p. 180–190.

863.   Mystakidou, K., et al., *Treatment of Chronic Pain by Long-Acting Opioids and the Effects on Sleep,* in *Pain Practice.* 2011. p. 282–289.

864.   Broderick, J.M., et al., *A guide to assessing physical activity using accelerometry in cancer patients,* in *Supportive Care in Cancer.* 2014. p. 1121–1130.

865.   Yennurajalingam, S., et al., *Association between Daytime Activity, Fatigue, Sleep, Anxiety, Depression, and Symptom Burden in Advanced Cancer Patients: A Preliminary Report.* Journal of palliative medicine, 2016. **19**: p. 849–856.

866.   Palesh, O., et al., *Actigraphy-measured sleep disruption as a predictor of survival among women with advanced breast cancer.* Sleep, 2014. **37**: p. 837–42.

867.   Kendzerska, T., et al., *Obstructive sleep apnea and the prevalence and incidence of cancer.* CMAJ, 2014. **186**(13): p. 985–92.

868.   Johns, M.W., *A new method for measuring daytime sleepiness: the Epworth sleepiness scale.* Sleep, 1991. **14**: p. 540–545.

869.   Chung, F., et al., *STOP questionnaire: a tool to screen patients for obstructive sleep apnea.* Anesthesiology, 2008. **108**: p. 812–21.

870.   Netzer, N.C., et al., *Using the Berlin Questionnaire to identify patients at risk for the sleep apnea syndrome.* Annals of Internal Medicine, 1999. **131**: p. 485–491.

871.   Allen, R.P., et al., *Restless legs syndrome: Diagnostic criteria, special considerations, and epidemiology. A report from the restless legs syndrome diagnosis and epidemiology workshop at the National Institutes of Health.* Sleep Medicine, 2003. **4**: p. 101–119.

872.   Allen, R.E. and K.A. Kirby, *Nocturnal leg cramps.* American Family Physician, 2012. **86**: p. 350–355.

873.   Bertazzo-Silveira, E., et al., *Association between sleep bruxism and alcohol, caffeine, tobacco, and drug abuse: A systematic review,* in *Journal of the American Dental Association.* 2016. p. 859–866.e4.

874.   Jiménez-Silva, A., et al., *Sleep and awake bruxism in adults and its relationship with temporomandibular disorders: A systematic review from 2003 to 2014.* Acta odontologica Scandinavica, 2016: p. 1–23.

875. Fulda, S., et al., *Development and validation of the Munich Parasomnia Screening (MUPS)*. Somnologie – Schlafforschung und Schlafmedizin, 2008. **12**: p. 56–65.

876. Stiasny-Kolster, K., et al., *The REM sleep behavior disorder screening questionnaire--a new diagnostic instrument*. Movement disorders : official journal of the Movement Disorder Society, 2007. **22**: p. 2386–93.

877. Derry, C.P., et al., *Distinguishing sleep disorders from seizures: diagnosing bumps in the night*. Archives of neurology, 2006. **63**: p. 705–709.

878. Manni, R., M. Terzaghi, and A. Repetto, *The FLEP scale in diagnosing nocturnal frontal lobe epilepsy, NREM and REM parasomnias: Data from a tertiary sleep and epilepsy unit*. Epilepsia, 2008. **49**: p. 1581–1585.

879. *The Neurobiology of Circadian Timing*. Progress in Brain Research, ed. A. Kalsbeek, M. Merrow, and T. Roenneberg. Vol. 199. 2012, München: Elsevier.

880. Sun, J., et al., *The relationship between light exposure and sleep, fatigue, and depression in cancer outpatients: test of the mediating effect*. Cancer Nurs, 2014. **37**: p. 382–90.

881. Allen, S.R., et al., *Seventy-two hour polygraphic and behavioral recordings of wakefulness and sleep in a hospital geriatric unit: comparison between demented and nondemented patients*. Sleep, 1987. **10**: p. 143–59.

882. Saini, A., et al., *Circadian variation of breakthrough pain in cancer patients*. European Journal of Pain, 2013. **17**: p. 264–270.

883. Morgenthaler, T.I., et al., *Practice parameters for the clinical evaluation and treatment of circadian rhythm sleep disorders. An American Academy of Sleep Medicine report*. Sleep, 2007. **30**: p. 1445–1459.

884. Virag, J.a.I. and R.M. Lust, *Circadian influences on myocardial infarction*. Frontiers in Physiology, 2014. **5**: p. 1–10.

885. Pfetzing, A., *Schlafhygiene*, in *Enzyklopädie der Schlafmedizin*, H. Peter, T. Penzel, and J. Peter, Editors. 2007, Springer: Heidelberg. p. 1090–1092.

886. Roscoe, J.A., et al., *Cancer-related fatigue and sleep disorders*. The oncologist, 2007. **12 Suppl 1**: p. 35–42.

887. Irish, L.A., et al., *The role of sleep hygiene in promoting public health: A review of empirical evidence*. Sleep Medicine Reviews, 2015. **22**: p. 23–36.

888. Tamrat, R., M.-P. Huynh-Le, and M. Goyal, *Non-Pharmacologic Interventions to Improve the Sleep of Hospitalized Patients: A Systematic Review*. Journal of General Internal Medicine, 2014. **29**: p. 788–795.

889. Bootzin, R., *Stimulus Control Treatment for Insomnia*, in *Proceedings of the 80th Annual Convention of the American Psychological Association, Honolulu, Hawaii*. 1973. p. 395–396.

890. Riemann, D. and M.L. Perlis, *The treatments of chronic insomnia: a review of benzodiazepine receptor agonists and psychological and behavioral therapies*. Sleep medicine reviews, 2009. **13**: p. 205–214.

891. Davies, R., P. Lachs, and M. Strand, *Counter control treatment of sleep maintenance insomnia in relation to age*. Psychol aging 1986. **1**: p. 233–238.

892. Johnson, J.A., et al., *A systematic review and meta-analysis of randomized controlled trials of cognitive behavior therapy for insomnia (CBT-I) in cancer survivors*. Sleep Med Rev, 2016. **27**: p. 20–8.

893. Epstein, D.R., et al., *Dismantling Multicomponent Behavioral Treatment for Insomnia in Older Adults: A Randomized Controlled Trial*. SLEEP, 2012. **35**: p. 797–805.

894.   Harris, J., et al., *A Randomized Controlled Trial of Intensive Sleep Retraining (ISR): A Brief Conditioning Treatment for Chronic Insomnia.* Sleep, 2012. **35**: p. 49–60.

895.   Riemann, D., *Ratgeber Schlafstörungen.* 2016.

896.   Berger, A.M., et al., *Behavioral therapy intervention trial to improve sleep quality and cancer-related fatigue.* Psycho-Oncology, 2009. **18**: p. 634–646.

897.   de Bruin, E.J., et al., *Efficacy of Cognitive Behavioral Therapy for Insomnia in Adolescents: A Randomized Controlled Trial with Internet Therapy, Group Therapy and A Waiting List Condition.* Sleep, 2015. **38**: p. 1913–1926.

898.   Espie, C.A., et al., *A randomized, placebo-controlled trial of online cognitive behavioral therapy for chronic insomnia disorder delivered via an automated media-rich web application.* Sleep, 2012. **35**: p. 769–81.

899.   Ritterband, L.M., et al., *Initial evaluation of an Internet intervention to improve the sleep of cancer survivors with insomnia.* Psycho-Oncology, 2012. **21**: p. 695–705.

900.   Savard, J., et al., *Is a video-based cognitive behavioral therapy for insomnia as efficacious as a professionally administered treatment in breast cancer? Results of a randomized controlled trial.* Sleep, 2014. **37**: p. 1305–14.

901.   Aricò, D., A. Raggi, and R. Ferri, *Cognitive Behavioral Therapy for Insomnia in Breast Cancer Survivors: A Review of the Literature.* Frontiers in psychology, 2016. **7**: p. 1162.

902.   Demiralp, M., F. Oflaz, and S. Komurcu, *Effects of relaxation training on sleep quality and fatigue in patients with breast cancer undergoing adjuvant chemotherapy.* Journal of Clinical Nursing, 2010. **19**: p. 1073–1083.

903.   Ducloux, D., H. Guisado, and S. Pautex, *Promoting sleep for hospitalized patients with advanced cancer with relaxation therapy: experience of a randomized study.* The American journal of hospice & palliative care, 2013. **30**: p. 536–40.

904.   Jacobs, S., et al., *Pilot Study of Massage to Improve Sleep and Fatigue in Hospitalized Adolescents With Cancer.* Pediatric blood & cancer, 2016. **63**: p. 880–886.

905.   Cao, H., et al., *Acupuncture for Treatment of Insomnia: A Systematic Review of Randomized Controlled Trials.* The Journal of Alternative and Complementary Medicine, 2009. **15**: p. 1171–1186.

906.   Ernst, E., M.S. Lee, and T.-Y. Choi, *Acupuncture for insomnia? An overview of systematic reviews.* European Journal of General Practice, 2011. **17**: p. 116–123.

907.   Lan, Y., et al., *Auricular acupuncture with seed or pellet attachments for primary insomnia: a systematic review and meta-analysis.* BMC Complementary and Alternative Medicine, 2015. **15**: p. 103.

908.   Huang, W., N. Kutner, and D.L. Bliwise, *A systematic review of the effects of acupuncture in treating insomnia.* Sleep Medicine Reviews, 2009. **13**: p. 73–104.

909.   Cui, Y., Y. Wang, and Z. Liu, *Acupuncture for restless legs syndrome,* in *Cochrane Database of Systematic Reviews,* Y. Cui, Editor. 2008, John Wiley & Sons, Ltd: Chichester, UK. p. CD006457.

910.   Yeung, W.-F., et al., *Traditional needle acupuncture treatment for insomnia: A systematic review of randomized controlled trials.* Sleep Medicine, 2009. **10**: p. 694–704.

911.   Beecher, H., *The powerful placebo.* Journal of the American Medical Association, 1955. **159**: p. 1602–6.

912.   Colquhoun, D. and S.P. Novella, *Acupuncture Is Theatrical Placebo.* Anesthesia & Analgesia, 2013. **116**: p. 1360–1363.

913.   McGeeney, B.E., *Acupuncture Is All Placebo and Here Is Why.* Headache: The Journal of Head and Face Pain, 2015. **55**: p. 465–469.

914.	Tao, W.-W., et al., *Effects of Acupuncture, Tuina, Tai Chi, Qigong, and Traditional Chinese Medicine Five-Element Music Therapy on Symptom Management and Quality of Life for Cancer Patients: A Meta-Analysis.* Journal of Pain and Symptom Management, 2016. **51**: p. 728-747.

915.	Ernst, E., *Massage therapy for cancer palliation and supportive care: a systematic review of randomised clinical trials.* Supportive Care in Cancer, 2009. **17**: p. 333-337.

916.	Ovayolu, Ö., et al., *The effect of aromatherapy and massage administered in different ways to women with breast cancer on their symptoms and quality of life.* International Journal of Nursing Practice, 2014. **20**: p. 408-417.

917.	Wilkinson, S.M., et al., *Effectiveness of Aromatherapy Massage in the Management of Anxiety and Depression in Patients With Cancer: A Multicenter Randomized Controlled Trial.* Journal of Clinical Oncology, 2007. **25**: p. 532-539.

918.	Chien, L.-W., S.L. Cheng, and C.F. Liu, *The Effect of Lavender Aromatherapy on Autonomic Nervous System in Midlife Women with Insomnia.* Evidence-Based Complementary and Alternative Medicine, 2012. **2012**: p. 1-8.

919.	Hwang, E. and S. Shin, *The effects of aromatherapy on sleep improvement: a systematic literature review and meta-analysis.* Journal of alternative and complementary medicine (New York, N.Y.), 2015. **21**: p. 61-68.

920.	Lewith, G.T., A.D. Godfrey, and P. Prescott, *A Single-Blinded, Randomized Pilot Study Evaluating the Aroma of <i>Lavandula augustifolia</i> as a Treatment for Mild Insomnia.* The Journal of Alternative and Complementary Medicine, 2005. **11**: p. 631-637.

921.	Soden, K., et al., *A randomized controlled trial of aromatherapy massage in a hospice setting.* Palliative Medicine, 2004. **18**: p. 87-92.

922.	Joffe, H., et al., *Augmentation of venlafaxine and selective serotonin reuptake inhibitors with zolpidem improves sleep and quality of life in breast cancer patients with hot flashes: a randomized, double-blind, placebo-controlled trial.* Menopause, 2010. **17**(5): p. 908-16.

923.	Cankurtaran, E.S., et al., *Mirtazapine improves sleep and lowers anxiety and depression in cancer patients: superiority over imipramine.* Supportive Care in Cancer, 2008. **16**(11): p. 1291-8.

924.	Palesh, O.G., et al., *Impact of paroxetine on sleep problems in 426 cancer patients receiving chemotherapy: a trial from the University of Rochester Cancer Center Community Clinical Oncology Program.* Sleep Medicine, 2012. **13**(9): p. 1184-90.

925.	Tanimukai, H., et al., *An observational study of insomnia and nightmare treated with trazodone in patients with advanced cancer.* American Journal of Hospice & Palliative Medicine, 2013. **30**(4): p. 359-62.

926.	Theobald, D.E., et al., *An open-label, crossover trial of mirtazapine (15 and 30 mg) in cancer patients with pain and other distressing symptoms.* Journal of pain and symptom management, 2002. **23**(5): p. 442-447.

927.	Hirst, A. and R. Sloan, *Benzodiazepines and related drugs for insomnia in palliative care.* Cochrane Database of Systematic Reviews, 2002(4): p. CD003346.

928.	Matsuo, N. and T. Morita, *Efficacy, safety, and cost effectiveness of intravenous midazolam and flunitrazepam for primary insomnia in terminally ill patients with cancer: a retrospective multicenter audit study.* Journal of Palliative Medicine, 2007. **10**(5): p. 1054-62.

929.	Kaneishi, K., M. Kawabata, and T. Morita, *Single-Dose Subcutaneous Benzodiazepines for Insomnia in Patients With Advanced Cancer.* J Pain Symptom Manage, 2015. **49**(6): p. e1-2.

930.	Pasquini, M., A. Speca, and M. Biondi, *Quetiapine for tamoxifen-induced insomnia in women with breast cancer.* Psychosomatics: Journal of Consultation and Liaison Psychiatry, 2009. **50**(2): p. 159-161.

931.   Hansen, M.V., et al., *Effect of Melatonin on Cognitive Function and Sleep in relation to Breast Cancer Surgery: A Randomized, Double-Blind, Placebo-Controlled Trial.* International Journal of Breast Cancer, 2014. **2014**: p. 416531.

932.   Innominato, P.F., et al., *The effect of melatonin on sleep and quality of life in patients with advanced breast cancer.* Supportive Care in Cancer, 2016. **24**(3): p. 1097–105.

933.   Kurdi, M.S. and S.P. Muthukalai, *The Efficacy of Oral Melatonin in Improving Sleep in Cancer Patients with Insomnia: A Randomized Double-Blind Placebo-Controlled Study.* Indian Journal of Palliative Care, 2016. **22**(3): p. 295–300.

934.   Bush, S., et al., *The preventative role of exogenous melatonin administration to patients with advanced cancer who are at risk of delirium: Study protocol for a randomized controlled trial.* Trials, 2016. **17**: p. no pagination.

935.   Barton, D.L., et al., *The use of Valeriana officinalis (Valerian) in improving sleep in patients who are undergoing treatment for cancer: a phase III randomized, placebo-controlled, double-blind study (NCCTG Trial, N01C5).* The Journal of Supportive Oncology, 2011. **9**(1): p. 24–31.

936.   Troger, W., et al., *Quality of life of patients with advanced pancreatic cancer during treatment with mistletoe: a randomized controlled trial.* Deutsches Arzteblatt International, 2014. **111**(29–30): p. 493–502, 33 p following 502.

937.   Dimsdale, J.E., et al., *The effect of opioids on sleep architecture.* Journal of Clinical Sleep Medicine, 2007. **3**: p. 33–36.

938.   Kay, D., R. Eisenstein, and D. Jasinski, *Morphine effects on human REM state, waking state and NREM sleep.* Psychopharmacologia, 1969. **14**: p. 404–16.

939.   Shaw, I.R., et al., *Acute intravenous administration of morphine perturbs sleep architecture in healthy pain-free young adults: a preliminary study.* Sleep, 2005. **28**: p. 677–682.

940.   Wang, Q., et al., *Morphine inhibits sleep-promoting neurons in the ventrolateral preoptic area via mu receptors and induces wakefulness in rats.* Neuropsychopharmacology, 2013. **38**: p. 791–801.

941.   Wenk, M., et al., *Long-term quality of sleep after remifentanil-based anaesthesia: A randomized controlled trial.* British Journal of Anaesthesia, 2013. **110**: p. 250–257.

942.   Lintzeris, N., et al., *Sleep Quality Among People Living with Chronic Non-cancer Pain: Findings from the Pain and Opioids IN Treatment (POINT) Cohort.* Clin J Pain, 2016.

943.   Wang, D. and H. Teichtahl, *Opioids, sleep architecture and sleep-disordered breathing,* in *Sleep Medicine Reviews.* 2007. p. 35–46.

944.   Filiatrault, M.L., et al., *Medium increased risk for central sleep apnea but not obstructive sleep apnea in long-term opioid users: A systematic review and meta-analysis,* in *Journal of Clinical Sleep Medicine.* 2016. p. 617–625.

945.   Panagiotou, I. and K. Mystakidou, *Non-analgesic effects of opioids: opioids' effects on sleep (including sleep apnea).* Current pharmaceutical design, 2012. **18**: p. 6025–6033.

946.   Dale, O., et al., *A Double-Blind, Randomized, Crossover Comparison Between Single-Dose and Double-Dose Immediate-Release Oral Morphine at Bedtime in Cancer Patients.* Journal of Pain and Symptom Management, 2009. **37**: p. 68–76.

947.   Chang, C.-H., et al., *Factors responsible for poor sleep quality in patients with chronic obstructive pulmonary disease.* BMC Pulmonary Medicine, 2016. **16**.

948.   Matura, L.A., et al., *Sleep disturbance, symptoms, psychological distress, and health-related quality of life in pulmonary arterial hypertension.* European journal of cardiovascular nursing : journal of the Working Group on Cardiovascular Nursing of the European Society of Cardiology, 2015. **14**: p. 423–30.

949. McNicholas, W.T., J. Verbraecken, and J.M. Marin, *Sleep disorders in COPD: The forgotten dimensi-on*, in *European Respiratory Review*. 2013. p. 365–375.

950. Martins, R.T., et al., *Effects of low-dose morphine on perceived sleep quality in patients with re-fractory breathlessness: A hypothesis generating study*. Respirology, 2016. **21**: p. 386–391.

951. Stege, G., et al., *Sleep, hypnotics and chronic obstructive pulmonary disease*. Respiratory Medici-ne, 2008. **102**: p. 801–814.

952. Steens, R.D., et al., *Effects of Zolpidem and Triazolam on Sleep and Respiration in Mild-To-Modera-te Chronic Obstructive Pulmonary-Disease*. Sleep, 1993. **16**: p. 318–326.

953. Song, H.N., et al., *Long-Term Intermittent Palliative Sedation for Refractory Symptoms at the End of Life in Two Cancer Patients*. J Palliat Med, 2015. **18**(9): p. 807–10.

954. Portenoy, R.K., et al., *Symptom prevalence, characteristics and distress in a cancer population*. Qual Life Res, 1994. **3**(3): p. 183–9.

955. Davis, M.P. and D. Walsh, *Treatment of nausea and vomiting in advanced cancer*. Support Care Cancer, 2000. **8**(6): p. 444–52.

956. Dunlop, G.M., *A study of the relative frequency and importance of gastrointestinal symptoms, and weakness in patients with far advanced cancer*. Palliat Med, 1989: p. 37–43.

957. Fainsinger, R., et al., *Symptom control during the last week of life on a palliative care unit*. J Palli-at Care, 1991. **7**(1): p. 5–11.

958. Grond, S., et al., *Prevalence and pattern of symptoms in patients with cancer pain: a prospective evaluation of 1635 cancer patients referred to a pain clinic*. J Pain Symptom Manage, 1994. **9**(6): p. 372–82.

959. Kirkova, J., et al., *Symptom prevalence in advanced cancer: age, gender, and performance status interactions*. Am J Hosp Palliat Care, 2012. **29**(2): p. 139–45.

960. Mannix, K.A., *Palliation of nausea and vomiting*, in *Oxford textbook of palliative medicine*, D. Do-yle, et al., Editors. 2004, Oxford University Press Oxford p. 459–68.

961. Morita, T., et al., *Contributing factors to physical symptoms in terminally-ill cancer patients*. J Pain Symptom Manage, 1999. **18**(5): p. 338–46.

962. Solano, J.P., B. Gomes, and I.J. Higginson, *A comparison of symptom prevalence in far advanced cancer, AIDS, heart disease, chronic obstructive pulmonary disease and renal disease*. J Pain Symptom Manage, 2006. **31**(1): p. 58–69.

963. Vainio, A. and A. Auvinen, *Prevalence of symptoms among patients with advanced cancer: an international collaborative study. Symptom Prevalence Group*. J Pain Symptom Manage, 1996. **12**(1): p. 3–10.

964. Lichter, I., *Results of antiemetic management in terminal illess*. J Palliat Care, 1993. **9**(2): p. 19–21.

965. Twycross, R., *Anorexia, cachexia, nausea and vomiting*. Medicine 2004. **32**(4): p. 9–13.

966. Campora, E., et al., *The incidence of narcotic-induced emesis*. J Pain Symptom Manage, 1991. **6**(7): p. 428–30.

967. Lee, M. and M. Feldmann, *Nausea and vomiting*, in *Gastrointestinal Disease*, M.H. Sleisinger and J.S. Fordtran, Editors. 1993, Asunders Philadelphia. p. 509–23.

968. Miller, A.D., S. Nonaka, and J. Jakus, *Brain areas essential or non-essential for emesis*. Brain Res, 1994. **647**(2): p. 255–64.

969. Bloechl-Daum, B., et al., *Delayed nausea and vomiting continue to reduce patients' quality of life after highly and moderately emetogenic chemotherapy despite antiemetic treatment*. J Clin Oncol, 2006. **24**(27): p. 4472–8.

970. Doll, A., *Übelkeit und Erbrechen*, in *Onkologische Pflege*, R. Bäumer, et al., Editors. 2008, Thieme: Stuttgart. p. 161–70.

971. Honneger, H.P. and B. Fichmann, *Übelkeit und Erbrechen*, in *Onkologische Krankenpflege*, A. Margulies, et al., Editors. 2011, Springer Heidelberg. p. 394–415.

972. Fu, M.R., J. Deng, and J.M. Armer, *Putting evidence into practice: cancer-related lymphedema*. Clin J Oncol Nurs, 2014. **18 Suppl**: p. 68–79.

973. Rhodes, V.A. and R.W. McDaniel, *The Index of Nausea, Vomiting, and Retching: a new format of the Index of Nausea and Vomiting*. Oncology nursing forum, 1999. **26**(5): p. 889–894.

974. Stiel, S., et al., *Validierung der neuen Fassung des Minimalen Dokumentationssystems (MIDOS2) für Patienten in der Palliativmedizin*. Der Schmerz, 2010. **24**: p. 596–604.

975. Saxby, C., et al., *How should we measure emesis in palliative care?* Palliat Med, 2007. **21**(5): p. 369–83.

976. Wood, J.M., K. Chapman, and J. Eilers, *Tools for assessing nausea, vomiting, and retching*. Cancer Nurs, 2011. **34**(1): p. E14–24.

977. Augustyn, B. and M. Kern, *Symptomorientierte Pflege bei Übelkeit und Erbrechen*, in *Lehrbuch der Palliativmedizin*, F. Nauck and L. Radbruch, Editors. 2007, Schattauer: Stuttgart. p. 976–977.

978. Rhodes, V.A. and R.W. McDaniel, *Nausea, vomiting, and retching: complex problems in palliative care*. CA Cancer J Clin, 2001. **51**(4): p. 232–48; quiz 249–52.

979. Schmid, U., *Gastrointestinale Symptome*, in *Palliative Care* S. Kränzle, U. Schmid, and C. Seeger, Editors. 2014, Springer: Heidelberg. p. 277–86.

980. Deutsche Gesellschaft für Palliativmedizin (DGP). *Leitlinien der DGP, Sektion Pflege: Übelkeit und Erbrechen*. 2014; Available from: https://www.dgpalliativmedizin.de/images/stories/pdf/Leitlinie_Übelkeit_Erbrechen_end.pdf.

981. Huber, G. and C. Casagrande, *Komplementäre Sterbebegleitung*. 2011, Stuttgart: Haug.

982. Pan, C.X., et al., *Complementary and alternative medicine in the management of pain, dyspnea, and nausea and vomiting near the end of life. A systematic review*. J Pain Symptom Manage, 2000. **20**(5): p. 374–87.

983. Carey, M.P. and T.G. Burish, *Etiology and treatment of the psychological side effects associated with cancer chemotherapy: a critical review and discussion*. Psychol Bull, 1988. **104**(3): p. 307–25.

984. Schulze, W., *Hypnose in der Palliativmedizin*. Hypnose-ZHH, 2010. **5**((1+2)): p. 145–162.

985. Schulze, W., *Hypnotherapie in der Palliativmedizin*, in *Kommunikation in der Psychoonkologie. Der Hypnosystemische Ansatz*, E. Muffler, Editor. 2015, Carl Auer Verlag: Heidelberg. p. 157–169.

986. Cannizzaro, R., et al., *Percutaneous endoscopic gastronomy as a decompressive technique in bowel obstruction due to a abdominal carcinomatosis*. Endoscopy, 1995. **27**(4): p. 317–20.

987. Shaw, C., et al., *Palliative venting gastrostomy in patients with malignant bowel obstruction and ascites*. Ann Surg Oncol, 2013. **20**(2): p. 497–505.

988. Malone, J.M., Jr., et al., *Palliation of small bowel obstruction by percutaneous gastrostomy in patients with progressive ovarian carcinoma*. Obstet Gynecol, 1986. **68**(3): p. 431–3.

989. Picus, D., M.V. Marx, and P.J. Weyman, *Chronic intestinal obstruction: value of percutaneous gastrostomy tube placement*. AJR Am J Roentgenol, 1988. **150**(2): p. 295–7.

990. Gemlo, B., et al., *Home support of patients with end-stage malignant bowel obstruction using hydration and venting gastrostomy*. Am J Surg, 1986. **152**(1): p. 100–4.

991. Ninnemann, B., *Somatopsychische Symptome*, in *Psychologie und Palliative Care*, M. Fegg, J. Gramm, and M. Pestinger, Editors. 2012, Kohlhammer: Stuttgart.

992. Sande, T.A., B.J.A. Laird, and M.T. Fallon, *The Management of Opioid-Induced Nausea and Vomiting in Patients with Cancer: A Systematic Review.* Journal of Palliative Medicine, 2018. **21**: p. 21.

993. Dietz, I., et al., *Evidence for the use of Levomepromazine for symptom control in the palliative care setting: A systematic review.* BMC Palliative Care, 2013. **12 (1) (no pagination)**(2).

994. Benze, G., et al., *[Treatment of nausea and vomiting with prokinetics and neuroleptics in palliative care patients : a review].* Schmerz, 2012a. **26**(5): p. 500–14.

995. Benze, G., et al., *[Treatment of nausea and vomiting with 5HT3 receptor antagonists, steroids, antihistamines, anticholinergics, somatostatinantagonists, benzodiazepines and cannabinoids in palliative care patients : a systematic review].* Schmerz, 2012b. **26**(5): p. 481–99.

996. Vayne–Bossert, P., et al., *Corticosteroids for adult patients with advanced cancer who have nausea and vomiting (not related to chemotherapy, radiotherapy, or surgery).* Cochrane Database Syst Rev, 2017. **7**: p. CD012002.

997. Glare, P., et al., *Systematic review of the efficacy of antiemetics in the treatment of nausea in patients with far-advanced cancer.* Supportive Care in Cancer, 2004. **12**(6): p. 432–40.

998. Davis, M.P. and G. Hallerberg, *Palliative Medicine Study Group of the Multinational Association of Supportive Care in Cancer. A systematic review of the treatment of nausea and/or vomiting in cancer unrelated to chemotherapy or radiation.* J Pain Symptom Manage, 2010. **39**(4): p. 756–67.

999. Mucke, M., et al., *Systematic review and meta-analysis of cannabinoids in palliative medicine.* Journal of Cachexia, Sarcopenia and Muscle, 2018. **9**(2): p. 220–234.

1000. Walsh, D., et al., *2016 Updated MASCC/ESMO consensus recommendations: Management of nausea and vomiting in advanced cancer.* Supportive Care in Cancer, 2017. **25**(1): p. 333–340.

1001. Rémi, C., et al., *Arzneimitteltherapie in der Palliativmedizin.* 3rd ed. 2018, München: Urban&Fischer.

1002. Wirz, S., et al., *Gastrointestinal symptoms under opioid therapy: a prospective comparison of oral sustained-release hydromorphone, transdermal fentanyl, and transdermal buprenorphine.* Eur J Pain, 2009. **13**(7): p. 737–43.

1003. Wittmann, M., et al., *The effects of fentanyl-like opioids and hydromorphone on human 5-HT3A receptors.* Anesth Analg, 2008. **107**(1): p. 107–12.

1004. Malagelada, J.R. and C. Malagelada, *Nausea and vomiting*, in *Sleisenger & Fortran's gastrointestinal and liver diesease*, M. Feldmann, L.S. Friedman, and L.J. Brandt, Editors. 2006, Saunders Philadelphia. p. 143–58.

1005. European Medicines Agency (EMA). *European Medicines Agency recommends changes to the use of metoclopramide. EMA/13239/2014 Corr. 1.* . 2013; Available from: http://www.ema.europa.eu/docs/en_GB/document_library/Referrals_document/Metoclopramide_31/WC500146610.pdf.

1006. Blom, M., *In-hospital haloperidol use and perioperative changes in QTc-duration.* Journal of Nutrition Health and Aging, 2015. **19**: p. 583–589.

1007. Duprey, M.S., et al., *The use of low-dose IV haloperidol is not associated with QTc prolongation: post hoc analysis of a randomized, placebo-controlled trial.* Intensive Care Med, 2016. **42**(11): p. 1818–1819.

1008. Murray–Brown, F. and S. Dorman, *Haloperidol for the treatment of nausea and vomiting in palliative care patients.* Cochrane Database Syst Rev, 2015(11): p. CD006271.

1009. Critchley, P., et al., *Efficacy of haloperidol in the treatment of nausea and vomiting in the palliative patient: a systematic review.* J Pain Symptom Manage, 2001. **22**(2): p. 631–4.

1010. Watson, M., et al., *Oxford handbook of palliative care*. 2005, Oxford: Oxford University Press.

1011. Woodruff, R., *Palliative medicine*. 4th ed. 2004, Oxford: Oxford University Press.

1012. Storrar, J., et al. *Droperidol for treatment of nausea and vomiting in palliative care patients*. Cochrane Database of Systematic Reviews, 2014. DOI: 10.1002/14651858.CD006938.pub3.

1013. Corli, O., A. Cozzolino, and L. Battaiotto, *Effectiveness of levosulpiride versus metoclopramide for nausea and vomiting in advanced cancer patients: a double-blind, randomized, crossover study*. J Pain Symptom Manage, 1995. **10**(7): p. 521–6.

1014. Cox, L., E. Darvill, and S. Dorman, *Levomepromazine for nausea and vomiting in palliative care*. Cochrane Database Syst Rev, 2015(11): p. CD009420.

1015. Skinner, J. and A. Skinner, *Levomepromazine for nausea and vomiting in advanced cancer*. Hosp Med, 1999. **60**(8): p. 568–70.

1016. Twycross, R., *Palliative Care Formulary* 2014, Radcliffe Press, Oxon

1017. Amesbury, B., et al., *High-dose levomepromazine (methotrimeprazine) to control nausea in carcinoid syndrome*. J Palliat Care, 2004. **20**(2): p. 117–8.

1018. Baines, M., D.J. Oliver, and R.L. Carter, *Medical management of intestinal obstruction in patients with advanced malignant disease. A clinical and pathological study*. Lancet, 1985. **2**(8462): p. 990–3.

1019. Eisenchlas, J.H., et al., *Low-dose levomepromazine in refractory emesis in advanced cancer patients: an open-label study*. Palliat Med, 2005. **19**(1): p. 71–5.

1020. Kennett, A., et al., *An open study of methotrimeprazine in the management of nausea and vomiting in patients with advanced cancer*. Support Care Cancer, 2005. **13**(9): p. 715–21.

1021. Stephenson, J. and A. Davies, *An assessment of aetiology-based guidelines for the management of nausea and vomiting in patients with advanced cancer*. Support Care Cancer, 2006. **14**(4): p. 348–53.

1022. Nutt, D., *Mirtazapin: pharmacology in relation to adverse effects*. Acta Psychiatr Scand 1997. **391**: p. 31–37.

1023. Goyal, R.K. and I. Hirano, *The enteric nervous system*. N Engl J Med, 1996. **334**(17): p. 1106–15.

1024. Hutchinson, S.M.W., *Increased serotonin excretion in patients with ovarian carcinoma and intestinal obstruction*. Palliat Med, 1995. **9**: p. 67–68.

1025. Jimenez-Garcia, A., et al., *Intestinal wall damage in simple ileus in rabbits: immune-modulator role of somatostatin*. Hepatogastroenterology, 2004. **51**(58): p. 1030–6.

1026. Bundesinstitut für Arzneimittel und Medizinprodukte (BfArM). *Wichtige Informationen für Fachkreise zu Ondansetron (ZOFRAN® und Generika) zur dosisabhängigen Verlängerung des QTc-Intervalls - neue Informationen für die intravenöse Anwendung*. 2013; Available from: https://www.bfarm.de/SharedDocs/Risikoinformationen/Pharmakovigilanz/DE/RHB/2012/info-zofran.pdf?__blob=publicationFile&v=7.

1027. Andresen, V., et al., *Effects of 5-hydroxytryptamine (serotonin) type 3 antagonists on symptom relief and constipation in nonconstipated irritable bowel syndrome: a systematic review and meta-analysis of randomized controlled trials*. Clin Gastroenterol Hepatol, 2008. **6**(5): p. 545–55.

1028. Camilleri, M. and M.J. Ford, *Review article: colonic sensorimotor physiology in health, and its alteration in constipation and diarrhoeal disorders*. Aliment Pharmacol Ther, 1998. **12**(4): p. 287–302.

1029. Doyle, D., G.W.C. Hanks, and N. MacDonald, *Oxford textbook of palliative medicine*. 3rd ed. 2004, Oxford Oxford University Press

1030. Bruera, E., et al., *Dexamethasone in addition to metoclopramide for chronic nausea in patients with advanced cancer: a randomized controlled trial*. J Pain Symptom Manage, 2004. **28**(4): p. 381–8.

1031. Mystakidou, K., et al., *Comparison of the efficacy and safety of tropisetron, metoclopramide, and chlorpromazine in the treatment of emesis associated with far advanced cancer.* Cancer, 1998. **83**(6): p. 1214–23.

1032. Ryken, T.C., et al., *The role of steroids in the management of brain metastases: a systematic review and evidence-based clinical practice guideline.* J Neurooncol, 2010. **96**(1): p. 103–14.

1033. Whiting, P.F., et al., *Cannabinoids for Medical Use: A Systematic Review and Meta-analysis.* JAMA, 2015. **313**(24): p. 2456–73.

1034. Morrow, G.R. and S.N. Rosenthal, *Models, mechanisms and management of anticipatory nausea and emesis.* Oncology, 1996. **53 Suppl 1**: p. 4–7.

1035. Gralnek, I.M., et al., *Diagnosis and management of nonvariceal upper gastrointestinal hemorrhage: European Society of Gastrointestinal Endoscopy (ESGE) Guideline.* Endoscopy, 2015. **47**(10): p. a1–46.

1036. Shukla, Y. and M. Singh, *Cancer preventive properties of ginger: a brief review.* Food Chem Toxicol, 2007. **45**(5): p. 683–90.

1037. Marx, W., et al., *Ginger-Mechanism of action in chemotherapy-induced nausea and vomiting: A review.* Crit Rev Food Sci Nutr, 2017. **57**(1): p. 141–146.

1038. Hickok, J.T., et al., *A Phase II/III Randomized, Placebo-Controlled, Double-Blind Clinical Trial of Ginger (Zingiber officinale) for Nausea Caused by Chemotherapy for Cancer: A Currently Accruing URCC CCOP Cancer Control Study.* Support Cancer Ther, 2007. **4**(4): p. 247–50.

1039. Davis, M.P., *New therapies for antiemetic prophylaxis for chemotherapy.* J Community Support Oncol, 2016. **14**(1): p. 11–20.

1040. Thamlikitkul, L., et al., *Efficacy of ginger for prophylaxis of chemotherapy-induced nausea and vomiting in breast cancer patients receiving adriamycin-cyclophosphamide regimen: a randomized, double-blind, placebo-controlled, crossover study.* Support Care Cancer, 2017. **25**(2): p. 459–464.

1041. McParlin, C., et al., *Treatments for Hyperemesis Gravidarum and Nausea and Vomiting in Pregnancy: A Systematic Review.* JAMA, 2016. **316**(13): p. 1392–1401.

1042. Bausewein, C., S. Roller, and R. Voltz, *Leitfaden Palliative Care.* 6th ed. 2018, München: Urban&Fischer.

1043. Rémi, C. and C. Bausewein, *Zum Umgang mit Off-Label-Use in der Palliativmedizin.* 2016, Deutsche Gesellschaft für Palliativmedizin.

1044. DGNM and DGVS *S2k-Leitlinie Chronische Obstipation: Definition, Pathophysiologie, Diagnostik und Therapie.* 2013.

1045. Lembo, A. and M. Camilleri, *Chronic constipation.* N Engl J Med, 2003. **349**(14): p. 1360–8.

1046. Bader, S., M. Weber, and G. Becker, *Is the pharmacological treatment of constipation in palliative care evidence based? : a systematic literature review.* Schmerz, 2012. **26**(5): p. 568–86.

1047. Larkin, P.J., et al., *The management of constipation in palliative care: clinical practice recommendations.* Palliat Med, 2008. **22**(7): p. 796–807.

1048. Twycross, R.G. and J.M.V. Harcourt, *The use of laxatives at a palliative care centre.* Pall Med, 1991. **5**(1): p. 27–33.

1049. Sykes, N.P., *The relationship between opioid use and laxative use in terminally ill cancer patients.* Palliat Med, 1998. **12**(5): p. 375–82.

1050. Anthony, T., et al., *Report of the clinical protocol committee: development of randomized trials for malignant bowel obstruction.* J Pain Symptom Manage, 2007. **34**(1 Suppl): p. S49–59.

1051. Zorn, M., et al., *Malignant bowel obstruction.* Z Gastroenterol, 2010. **48**(2): p. 264–73.

1052. Muller-Lissner, S.A., et al., *Myths and misconceptions about chronic constipation.* Am J Gastroen-terol, 2005. **100**(1): p. 232–42.

1053. V. Andresen, et al. *Chronische Obstipation bei Erwachsenen.* 2013.

1054. Cheng, C.W., et al., *A cross-sectional study of constipation and laxative use in advanced cancer patients: insights for revision of current practice.* Support Care Cancer, 2013. **21**(1): p. 149–56.

1055. Wirz, S., et al., *Laxative management in ambulatory cancer patients on opioid therapy: a pros-pective, open-label investigation of polyethylene glycol, sodium picosulphate and lactulose.* Eur J Cancer Care (Engl), 2012. **21**(1): p. 131–40.

1056. Wirz, S.B., D., *Obstipation in der Palliativmedizin.* Zeitschrift für Palliativmedizin, 2008. **9**(1): p. 13–26.

1057. Abramowitz, L., et al., *Further validation of the psychometric properties of the Bowel Function Index for evaluating opioid-induced constipation (OIC).* Journal of medical eco-nomics, 2013. **16**(12): p. 1434–1441.

1058. Rentz, A.M., et al., *Validation of the Bowel Function Index to detect clinically meaningful changes in opioid-induced constipation.* J Med Econ 2009. **12**(4): p. 371–383.

1059. (CHMP), E.M.A.–C.f.M.P.f.H.U. *Guideline on the evaluation of medicinal products for the treatment of chronic constipation (including opioid induced constipation) and for bowel cleansing.* 2015; MA/CHMP/336243/2013:[Available from: http://www.ema.europa.eu/docs/en_GB/document_li-brary/Scientific_guideline/2015/09/WC500193391.pdf (accessed Dec 05, 2017).

1060. Frieling, T., *Acute abdomen from the internal medicine point of view.* Dtsch Med Wochenschr, 2009. **134**(6): p. 246–50.

1061. Ashton, M.R., D. Sutton, and M. Nielsen, *Severe magnesium toxicity after magnesium sulphate enema in a chronically constipated child.* BMJ, 1990. **300**(6723): p. 541.

1062. Golzarian, J., H.W. Scott, Jr., and W.O. Richards, *Hypermagnesemia-induced paralytic ileus.* Dig Dis Sci, 1994. **39**(5): p. 1138–42.

1063. Kutsal, E., et al., *Severe hypermagnesemia as a result of excessive cathartic ingestion in a child without renal failure.* Pediatr Emerg Care, 2007. **23**(8): p. 570–2.

1064. Sykes, N., *A clinical comparison of lactulose and senna with magnesium hydroxide and liquid pa-raffin emulsion in a palliative care population.* Unpublished data 1991.

1065. Tarrerias, A.L.A., L.; Marty, M. M.; Coulom, P.; Staumont, G.; Merlette, C.; Berger, V., Savarieau, B.; Ducrotté, P., *Efficacy of a CO2-releasing suppository in dyschezia: a double-blind, randomized, placebo-controlled clinical trial.* Dig Liver Dis, 2014. **46**(8): p. 682–7.

1066. A.T.I. Arzneimittelinformation Berlin GmbH, *Prucaloprid (Resolor) bei chronischer Obstipation.* Arznei-Telegramm 2010. **41**: p. 27–8.

1067. European Medicines Agency (EMA). *Resolor (Prucaloprid).* 2017; Available from: https://www.ema.europa.eu/en/documents/product-information/resolor-epar-product-information_de.pdf.

1068. Clemens, K.E., I. Quednau, and E. Klaschik, *Bowel function during pain therapy with oxycodone/naloxone prolonged-release tablets in patients with advanced cancer.* Int J Clin Pract, 2011. **65**(4): p. 472–8.

1069. Schutter, U., et al., *Innovative pain therapy with a fixed combination of prolonged-release oxy-codone/naloxone: a large observational study under conditions of daily practice.* Curr Med Res Opin, 2010. **26**(6): p. 1377–87.

1070. Chamberlain, B.H., et al., *Methylnaltrexone treatment of opioid-induced constipation in patients with advanced illness.* J Pain Symptom Manage, 2009. **38**(5): p. 683–90.

1071. Becker, G. and H.E. Blum, *Novel opioid antagonists for opioid-induced bowel dysfunction and post-operative ileus.* Lancet, 2009. **373**(9670): p. 1198–206.

1072. Murphy, D.B., et al., *Opioid-induced delay in gastric emptying: a peripheral mechanism in humans.* Anesthesiology, 1997. **87**(4): p. 765–70.

1073. Yuan, C.S., et al., *Tolerability, gut effects, and pharmacokinetics of methylnaltrexone following repeated intravenous administration in humans.* J Clin Pharmacol, 2005. **45**(5): p. 538–46.

1074. Yuan, C.S., et al., *Methylnaltrexone for reversal of constipation due to chronic methadone use: a randomized controlled trial.* JAMA, 2000. **283**(3): p. 367–72.

1075. Yuan, C.S., et al., *Methylnaltrexone prevents morphine-induced delay in oral-cecal transit time without affecting analgesia: a double-blind randomized placebo-controlled trial.* Clin Pharmacol Ther, 1996. **59**(4): p. 469–75.

1076. Yuan, C.S., et al., *The safety and efficacy of oral methylnaltrexone in preventing morphine-induced delay in oral-cecal transit time.* Clin Pharmacol Ther, 1997. **61**(4): p. 467–75.

1077. Linari, L.R., L.C. Schofield, and K.A. Horrom, *Implementing a bowel program: is a bowel program an effective way of preventing constipation and ileus following elective hip and knee arthroplasty surgery?* Orthop Nurs, 2011. **30**(5): p. 317–21.

1078. McKenna, S., et al., *The nursing management of diarrhoea and constipation before and after the implementation of a bowel management protocol.* Aust Crit Care, 2001. **14**(1): p. 10–6.

1079. Ritchie, G., et al., *Preventing constipation in critically ill patients.* Nurs Times, 2008. **104**(46): p. 42–4.

1080. Robinson, C.B., et al., *Development of a protocol to prevent opioid-induced constipation in patients with cancer: a research utilization project.* Clin J Oncol Nurs, 2000. **4**(2): p. 79–84.

1081. Withell, B., *A protocol for treating acute constipation in the community setting.* Br J Community Nurs, 2000. **5**(3): p. 110, 112, 114–7.

1082. Cameron, J.C., *Constipation related to narcotic therapy. A protocol for nurses and patients.* Cancer Nurs, 1992. **15**(5): p. 372–7.

1083. Badiali, D., et al., *Sequential treatment of chronic constipation in paraplegic subjects.* Spinal Cord, 1997. **35**(2): p. 116–20.

1084. Pare, P., *The approach to diagnosis and treatment of chronic constipation: suggestions for a general practitioner.* Can J Gastroenterol, 2011. **25 Suppl B**: p. 36B–40B.

1085. Wirz, S. and E. Klaschik, *Management of constipation in palliative care patients undergoing opioid therapy: is polyethylene glycol an option?* Am J Hosp Palliat Care, 2005. **22**(5): p. 375–81.

1086. Max, E.K., et al., *Prophylaxis for opioid-induced constipation in elderly long-term care residents: a cross-sectional study of Medicare beneficiaries.* Am J Geriatr Pharmacother, 2007. **5**(2): p. 129–36.

1087. Wirz, S. and E. Klaschik, *Laxative use and efficacy in palliative care of patients with cancer pain and morphine therapy. A retrospective study with special regard to polyethylene glycol.* Schmerz, 2003. **17**(4): p. 233–9.

1088. Andresen, V., et al., *Effect of 5 days linaclotide on transit and bowel function in females with constipation-predominant irritable bowel syndrome.* Gastroenterology, 2007. **133**(3): p. 761–8.

1089. Markland, A.D., et al., *Association of low dietary intake of fiber and liquids with constipation: evidence from the National Health and Nutrition Examination Survey.* Am J Gastroenterol, 2013. **108**(5): p. 796–803.

1090. Leung, L., et al., *Chronic constipation: an evidence-based review.* J Am Board Fam Med, 2011. **24**(4): p. 436–51.

1091. Klauser, A.G., et al., *Behavioral modification of colonic function. Can constipation be learned?* Dig Dis Sci, 1990. **35**(10): p. 1271–5.

1092. Ripamonti, C.I., A.M. Easson, and H. Gerdes, *Management of malignant bowel obstruction.* Eur J Cancer, 2008. **44**(8): p. 1105–15.

1093. Ripamonti, C., et al., *Clinical-practice recommendations for the management of bowel obstruction in patients with end-stage cancer.* Support Care Cancer, 2001. **9**(4): p. 223–33.

1094. Bausewein, C., S. Roller, and R. Voltz, *Leitfaden Palliative Care.* 5th ed. 2015, München: Urban&Fischer.

1095. Ripamonti, C., *Malignant bowel obstruction*, in *Gastrointestinal Symptoms in Advanced Cancer Patients*, C. Ripamonti and E. Bruera, Editors. 2002, Oxford University Press: Oxford.

1096. American College of Radiology, *ACR Appropriateness Criteria - Suspected Small-Bowel Obstruction.* 2013, https://acsearch.acr.org/docs/69476/Narrative/.

1097. Silva, A.C., M. Pimenta, and L.S. Guimaraes, *Small bowel obstruction: what to look for.* Radiographics, 2009. **29**(2): p. 423–39.

1098. Gemeinsame Empfehlung der Deutschen Gesellschaft fur Anasthesiologie und Intensivmedizin; der Deutschen Gesellschaft fur Chirurgie und der Deutschen Gesellschaft fur Innere Medizin, *[Preoperative Evaluation of Adult Patients Before Elective, Non-Cardiothoracic Surgery].* Anasthesiol Intensivmed Notfallmed Schmerzther, 2017. **52**(6): p. 446–462.

1099. Sonn, A., *Wickel und Auflagen. Alternative Pflegemethoden erfolgreich anwenden.* Pflegepraxis. 2004, Stuttgart: Thieme.

1100. DGP Sektion Pflege. *Obstipation in der Palliativpflege.* 2014; Available from: https://www.dgpalliativmedizin.de/images/stories/pdf/Leitlinie_-Obstipation_end.pdf.

1101. *I care - Pflege.* 2005, Stuttgart: Thieme.

1102. Hirner, A. and K. Weise, *Chirurgie - Schnitt für Schnitt.* 2004, Stuttgart: Thieme.

1103. Weiler, S., *Handbuch für komplementäre Pflegemaßnahmen in de Palliative Care.* 2011, Salzburg: Paracelsus Universität Salzburg.

1104. Burke, M.S., et al., *New strategies in nonoperative management of meconium ileus.* J Pediatr Surg, 2002. **37**(5): p. 760–4.

1105. Hodson, M.E., M.B. Mearns, and J.C. Batten, *Meconium ileus equivalent in adults with cystic fibrosis of pancreas: a report of six cases.* Br Med J, 1976. **2**(6039): p. 790–1.

1106. Aria Guerra, E., et al., *Role of Parenteral Nutrition in Oncologic Patients with Intestinal Occlusion and Peritoneal Carcinomatosis.* Nutr Hosp, 2015. **32**(3): p. 1222–7.

1107. Chouhan, J., et al., *Retrospective analysis of systemic chemotherapy and total parenteral nutrition for the treatment of malignant small bowel obstruction.* Cancer Med, 2016. **5**(2): p. 239–47.

1108. Diver, E., et al., *Modest benefit of total parenteral nutrition and chemotherapy after venting gastrostomy tube placement.* Gynecol Oncol, 2013. **129**(2): p. 332–5.

1109. Hu, L.J. and S.Y. Yu, *Management of malignant bowel obstruction with decompression tubes.* Eur Rev Med Pharmacol Sci, 2014. **18**(19): p. 2798–802.

1110. Naghibi, M., T.R. Smith, and M. Elia, *A systematic review with meta-analysis of survival, quality of life and cost-effectiveness of home parenteral nutrition in patients with inoperable malignant bowel obstruction.* Clin Nutr, 2015. **34**(5): p. 825–37.

1111. Rath, K.S., et al., *Outcomes following percutaneous upper gastrointestinal decompressive tube placement for malignant bowel obstruction in ovarian cancer.* Gynecol Oncol, 2013. **129**(1): p. 103–6.

1112. Sowerbutts, A.M., et al., *Home parenteral nutrition for people with inoperable malignant bowel obstruction.* Cochrane Database of Systematic Reviews, 2018. **8**: p. CD012812.

1113. Bozzetti, F., et al., *The prognosis of incurable cachectic cancer patients on home parenteral nutrition: a multi-centre observational study with prospective follow-up of 414 patients.* Ann Oncol, 2014. **25**(2): p. 487–93.

1114. Brard, L., et al., *The effect of total parenteral nutrition on the survival of terminally ill ovarian cancer patients.* Gynecol Oncol, 2006. **103**(1): p. 176–80.

1115. Chermesh, I., et al., *Home parenteral nutrition (HTPN) for incurable patients with cancer with gastrointestinal obstruction: do the benefits outweigh the risks?* Med Oncol, 2011. **28**(1): p. 83–8.

1116. Bozzetti, F., et al., *Quality of life and length of survival in advanced cancer patients on home parenteral nutrition.* Clin Nutr, 2002. **21**(4): p. 281–8.

1117. Arends, J., et al., *ESPEN guidelines on nutrition in cancer patients.* Clin Nutr, 2017. **36**(1): p. 11–48.

1118. Bozzetti, F., et al., *ESPEN Guidelines on Parenteral Nutrition: non-surgical oncology.* Clin Nutr, 2009. **28**(4): p. 445–54.

1119. Cozzaglio, L., et al., *Outcome of cancer patients receiving home parenteral nutrition. Italian Society of Parenteral and Enteral Nutrition (S.I.N.P.E.).* JPEN J Parenter Enteral Nutr, 1997. **21**(6): p. 339–42.

1120. McKinlay, A.W., *Nutritional support in patients with advanced cancer: permission to fall out?* Proc Nutr Soc, 2004. **63**(3): p. 431–5.

1121. Cousins, S.E., E. Tempest, and D.J. Feuer, *Surgery for the resolution of symptoms in malignant bowel obstruction in advanced gynaecological and gastrointestinal cancer.* Cochrane Database Syst Rev, 2016(1): p. CD002764.

1122. Paul Olson, T.J., et al., *Palliative surgery for malignant bowel obstruction from carcinomatosis: a systematic review.* JAMA Surg, 2014. **149**(4): p. 383–92.

1123. Bateni, S.B., et al., *Increased Rates of Prolonged Length of Stay, Readmissions, and Discharge to Care Facilities among Postoperative Patients with Disseminated Malignancy: Implications for Clinical Practice.* PLoS One, 2016. **11**(10): p. e0165315.

1124. Wancata, L.M. and D.B. Hinshaw, *Rethinking autonomy: decision making between patient and surgeon in advanced illnesses.* Ann Transl Med, 2016. **4**(4): p. 77.

1125. Krouse, R.S., et al., *When the sun can set on an unoperated bowel obstruction: management of malignant bowel obstruction.* J Am Coll Surg, 2002. **195**(1): p. 117–28.

1126. Henry, J.C., et al., *A scoring system for the prognosis and treatment of malignant bowel obstruction.* Surgery, 2012. **152**(4): p. 747–56; discussion 756–7.

1127. Laval, G., et al., *Recommendations for bowel obstruction with peritoneal carcinomatosis.* J Pain Symptom Manage, 2014. **48**(1): p. 75–91.

1128. Tseng, W.H., et al., *Nomogram to predict risk of 30-day morbidity and mortality for patients with disseminated malignancy undergoing surgical intervention.* Ann Surg, 2011. **254**(2): p. 333–8.

1129. Wancata, L.M., et al., *Outcomes After Surgery for Benign and Malignant Small Bowel Obstruction.* J Gastrointest Surg, 2017. **21**(2): p. 363–371.

1130. Bilimoria, K.Y., et al., *Development and evaluation of the universal ACS NSQIP surgical risk calculator: a decision aid and informed consent tool for patients and surgeons.* J Am Coll Surg, 2013. **217**(5): p. 833–42 e1–3.

1131. Bass, E.M., et al., *Does preoperative stoma marking and education by the enterostomal therapist affect outcome?* Dis Colon Rectum, 1997. **40**(4): p. 440–2.

1132. Person, B., et al., *The impact of preoperative stoma site marking on the incidence of complications, quality of life, and patient's independence.* Dis Colon Rectum, 2012. **55**(7): p. 783–7.

1133. Baron, T.H., *Expandable metal stents for the treatment of cancerous obstruction of the gastrointestinal tract.* N Engl J Med, 2001. **344**(22): p. 1681–7.

1134. Camunez, F., et al., *Malignant colorectal obstruction treated by means of self-expanding metallic stents: effectiveness before surgery and in palliation.* Radiology, 2000. **216**(2): p. 492–7.

1135. Law, W.L., et al., *Palliation for advanced malignant colorectal obstruction by self-expanding metallic stents: prospective evaluation of outcomes.* Dis Colon Rectum, 2004. **47**(1): p. 39–43.

1136. Lowe, A.S., et al., *Self-expandable metal stent placement for the palliation of malignant gastroduodenal obstruction: experience in a large, single, UK centre.* Clin Radiol, 2007. **62**(8): p. 738–44.

1137. Nassif, T., et al., *Endoscopic palliation of malignant gastric outlet obstruction using self-expandable metallic stents: results of a multicenter study.* Endoscopy, 2003. **35**(6): p. 483–9.

1138. Telford, J.J., et al., *Palliation of patients with malignant gastric outlet obstruction with the enteral Wallstent: outcomes from a multicenter study.* Gastrointest Endosc, 2004. **60**(6): p. 916–20.

1139. Watt, A.M., et al., *Self-expanding metallic stents for relieving malignant colorectal obstruction: a systematic review.* Ann Surg, 2007. **246**(1): p. 24–30.

1140. Espinel, J., et al., *Malignant gastrointestinal obstruction: endoscopic stenting versus surgical palliation.* Surg Endosc, 2006. **20**(7): p. 1083–7.

1141. Fiori, E., et al., *Palliative management of malignant antro-pyloric strictures. Gastroenterostomy vs. endoscopic stenting. A randomized prospective trial.* Anticancer Res, 2004. **24**(1): p. 269–71.

1142. Nagaraja, V., G.D. Eslick, and M.R. Cox, *Endoscopic stenting versus operative gastrojejunostomy for malignant gastric outlet obstruction-a systematic review and meta-analysis of randomized and non-randomized trials.* J Gastrointest Oncol, 2014. **5**(2): p. 92–8.

1143. Jeurnink, S.M., et al., *Surgical gastrojejunostomy or endoscopic stent placement for the palliation of malignant gastric outlet obstruction (SUSTENT study): a multicenter randomized trial.* Gastrointest Endosc, 2010. **71**(3): p. 490–9.

1144. Jeurnink, S.M., et al., *Predictors of survival in patients with malignant gastric outlet obstruction: a patient-oriented decision approach for palliative treatment.* Dig Liver Dis, 2011. **43**(7): p. 548–52.

1145. Fiori, E., et al., *Endoscopic stenting for gastric outlet obstruction in patients with unresectable antro pyloric cancer. Systematic review of the literature and final results of a prospective study. The point of view of a surgical group.* Am J Surg, 2013. **206**(2): p. 210–7.

1146. No, J.H., et al., *Long-term outcome of palliative therapy for gastric outlet obstruction caused by unresectable gastric cancer in patients with good performance status: endoscopic stenting versus surgery.* Gastrointest Endosc, 2013. **78**(1): p. 55–62.

1147. van Hooft, J.E., et al., *Self-expandable metal stents for obstructing colonic and extracolonic cancer: European Society of Gastrointestinal Endoscopy (ESGE) Clinical Guideline.* Endoscopy, 2014. **46**(11): p. 990–1053.

1148. Leitlinienprogramm Onkologie (Deutsche Krebsgesellschaft – Deutsche Krebshilfe – AWMF). *S3-Leitlinie Kolorektales Karzinom, Langversion 1.1, AWMF-Registernummer: 021/007OL.* 2014; Available from: http://www.awmf.org/uploads/tx_szleitlinien/021-007OLl_S3_KRK_2014-08-verlaengert.pdf.

1149. Liang, T.W., et al., *Palliative treatment of malignant colorectal obstruction caused by advanced malignancy: a self-expanding metallic stent or surgery? A system review and meta-analysis.* Surg Today, 2014. **44**(1): p. 22–33.

1150. Mendelsohn, R.B., et al., *Carcinomatosis is not a contraindication to enteral stenting in selected patients with malignant gastric outlet obstruction.* Gastrointest Endosc, 2011. **73**(6): p. 1135–40.

1151. Lee, J.H., et al., *The learning curve for colorectal stent insertion for the treatment of malignant colorectal obstruction.* Gut Liver, 2012. **6**(3): p. 328–33.

1152. Williams, D., R. Law, and A.M. Pullyblank, *Colorectal stenting in malignant large bowel obstruction: the learning curve.* Int J Surg Oncol, 2011. **2011**: p. 917848.

1153. Plusczyk, T., M. Bolli, and M. Schilling, *Ileuskrankheit* Der Chirurg, 2006. **77**(10): p. 898–903.

1154. Paradis, M., *Towards evidence-based emergency medicine: Best BETs from the Manchester Royal Infirmary. BET 1: Is routine nasogastric decompression indicated in small bowel occlusion?* Emerg Med J, 2014. **31**(3): p. 248–9.

1155. DeEulis, T.G. and S. Yennurajalingam, *Venting Gastrostomy at Home for Symptomatic Management of Bowel Obstruction in Advanced/Recurrent Ovarian Malignancy: A Case Series.* J Palliat Med, 2015. **18**(8): p. 722–8.

1156. Dittrich, A., et al., *Benefits and risks of a percutaneous endoscopic gastrostomy (PEG) for decompression in patients with malignant gastrointestinal obstruction.* Support Care Cancer, 2017.

1157. Issaka, R.B., et al., *Palliative venting percutaneous endoscopic gastrostomy tube is safe and effective in patients with malignant obstruction.* Surg Endosc, 2014. **28**(5): p. 1668–73.

1158. Lilley, E.J., et al., *Survival, Healthcare Utilization, and End-of-life Care Among Older Adults With Malignancy-associated Bowel Obstruction: Comparative Study of Surgery, Venting Gastrostomy, or Medical Management.* Ann Surg, 2017.

1159. Pinard, K.A., et al., *Drainage Percutaneous Endoscopic Gastrostomy for Malignant Bowel Obstruction in Gastrointestinal Cancers: Prognosis and Implications for Timing of Palliative Intervention.* J Palliat Med, 2017.

1160. Teriaky, A., J. Gregor, and N. Chande, *Percutaneous endoscopic gastrostomy tube placement for end-stage palliation of malignant gastrointestinal obstructions.* Saudi J Gastroenterol, 2012. **18**(2): p. 95–8.

1161. Campagnutta, E., et al., *Palliative treatment of upper intestinal obstruction by gynecological malignancy: the usefulness of percutaneous endoscopic gastrostomy.* Gynecol Oncol, 1996. **62**(1): p. 103–5.

1162. Laval, G., et al., *Protocol for the treatment of malignant inoperable bowel obstruction: a prospective study of 80 cases at Grenoble University Hospital Center.* Journal of Pain & Symptom Management, 2006. **31**(6): p. 502–12.

1163. Campagnutta, E. and R. Cannizzaro, *Percutaneous endoscopic gastrostomy (PEG) in palliative treatment of non-operable intestinal obstruction due to gynecologic cancer: a review.* Eur J Gynaecol Oncol, 2000. **21**(4): p. 397–402.

1164. Klein, C., et al., *[Pharmacological treatment of malignant bowel obstruction in severely ill and dying patients : a systematic literature review].* Schmerz, 2012. **26**(5): p. 587–99.

1165. Kaneishi, K., M. Kawabata, and T. Morita, *Olanzapine for the relief of nausea in patients with advanced cancer and incomplete bowel obstruction.* Journal of Pain & Symptom Management, 2012. **44**(4): p. 604–7.

1166. Obita, G.P., et al., *Somatostatin Analogues Compared With Placebo and Other Pharmacologic Agents in the Management of Symptoms of Inoperable Malignant Bowel Obstruction: A Systematic Review.* Journal of Pain & Symptom Management, 2016. **52**(6): p. 901–919.e1.

1167. Feuer, D.J. and K.E. Broadley, *Corticosteroids for the resolution of malignant bowel obstruction in advanced gynaecological and gastrointestinal cancer.* Cochrane Database of Systematic Reviews, 2000(2): p. CD001219.

1168. Twycross, R., A. Wilcock, and C. Stark Toller, *Symptom Management in Advanced Cancer*. 4th ed. 2009, Nottingham: Palliativedrugs.com Ltd.

1169. Rémi, C., et al., *Arzneimitteltherapie in der Palliativmedizin*. 2nd ed. 2015, München: Urban&Fischer.

1170. Schuurkes, J., et al., *Stimulation of gastroduodenal motor activity: Dopaminergic and cholinergic modulation*. Drug Development Research, 1986. **8**(1-4): p. 233-241.

1171. Currow, D.C., et al., *Double-blind, placebo-controlled, randomized trial of octreotide in malignant bowel obstruction*. Journal of Pain & Symptom Management, 2015. **49**(5): p. 814-21.

1172. Mariani, P., et al., *Symptomatic treatment with lanreotide microparticles in inoperable bowel obstruction resulting from peritoneal carcinomatosis: a randomized, double-blind, placebo-controlled phase III study*. Journal of Clinical Oncology, 2012. **30**(35): p. 4337-43.

1173. Mercadante, S., et al., *Comparison of octreotide and hyoscine butylbromide in controlling gastrointestinal symptoms due to malignant inoperable bowel obstruction*. Supportive Care in Cancer, 2000. **8**(3): p. 188-91.

1174. Mystakidou, K., et al., *Comparison of octreotide administration vs conservative treatment in the management of inoperable bowel obstruction in patients with far advanced cancer: a randomized, double- blind, controlled clinical trial*. Anticancer Research, 2002. **22**(2B): p. 1187-92.

1175. Peng, X., et al., *Randomized clinical trial comparing octreotide and scopolamine butylbromide in symptom control of patients with inoperable bowel obstruction due to advanced ovarian cancer*. World Journal of Surgical Oncology, 2015. **13**: p. 50.

1176. Ripamonti, C., et al., *Role of octreotide, scopolamine butylbromide, and hydration in symptom control of patients with inoperable bowel obstruction and nasogastric tubes: a prospective randomized trial*. J Pain Symptom Manage, 2000. **19**(1): p. 23-34.

1177. De Conno, F., et al., *Continuous subcutaneous infusion of hyoscine butylbromide reduces secretions in patients with gastrointestinal obstruction*. Journal of Pain & Symptom Management, 1991. **6**(8): p. 484-6.

1178. Clark, K., et al., *The effect of ranitidine versus proton pump inhibitors on gastric secretions: a meta-analysis of randomised control trials*. Anaesthesia, 2009. **64**(6): p. 652-7.

1179. Tuca, A., et al., *Efficacy of granisetron in the antiemetic control of nonsurgical intestinal obstruction in advanced cancer: a phase II clinical trial*. Journal of Pain & Symptom Management, 2009. **37**(2): p. 259-70.

1180. Ventafridda, V., et al., *The management of inoperable gastrointestinal obstruction in terminal cancer patients*. Tumori, 1990. **76**: p. 389-393.

1181. Mercadante, S., et al., *Aggressive pharmacological treatment for reversing malignant bowel obstruction*. Journal of Pain & Symptom Management, 2004. **28**(4): p. 412-6.

1182. Porzio, G., et al., *Can malignant bowel obstruction in advanced cancer patients be treated at home?* Supportive Care in Cancer, 2011. **19**(3): p. 431-3.

1183. Berger, J., P. Lester, and L. Rodrigues, *Medical Therapy of Malignant Bowel Obstruction With Octreotide, Dexamethasone, and Metoclopramide*. American Journal of Hospice & Palliative Medicine, 2016. **33**(4): p. 407-10.

1184. Weber, C. and G.B. Zulian, *Malignant irreversible intestinal obstruction: the powerful association of octreotide to corticosteroids, antiemetics, and analgesics*. American Journal of Hospice & Palliative Medicine, 2009. **26**(2): p. 84-8.

1185. Isbister, W.H., P. Elder, and L. Symons, *Non-operative management of malignant intestinal obstruction*. Journal of the Royal College of Surgeons of Edinburgh, 1990. **35**(6): p. 369-72.

1186. Mercadante, S., *Scopolamine butylbromide plus octreotide in unresponsive bowel obstruction.* Journal of Pain & Symptom Management, 1998. **16**(5): p. 278–80.

1187. Thaker, D.A., B.C. Stafford, and L.S. Gaffney, *Palliative management of malignant bowel obstruction in terminally ill patient.* Indian Journal of Palliative Care, 2010. **16**(2): p. 97–100.

1188. British Columbia Cancer Agency. *Symptom Management Guidelines: Care of malignant wounds.* 2015 Available from: http://www.bccancer.bc.ca/nursing-site/Documents/Bibliograpy%20-%20 Master%20List.pdf.

1189. European Oncology Nursing Society (EONS). *Recommendations for the Care of Patients with Malignant Fungating Wounds.* 2015; Available from: http://www.cancernurse.eu/documents/EONS-MalignantFungatingWounds.pdf.

1190. Naylor, W., *Malignant wounds: aetiology and principles of management.* Nurs Stand, 2002. **16**(52): p. 45–53; quiz 54, 56.

1191. Dowsett, C., *Malignant fungating wounds: assessment and management.* British Journal of Community Nursing, 2002. **7**(8): p. 394–400.

1192. Maida, V., et al., *Wounds in advanced illness: a prevalence and incidence study based on a prospective case series.* Int Wound J, 2008. **5**(2): p. 305–14.

1193. Probst, S., A. Arber, and S. Faithfull, *Malignant fungating wounds: A survey of nurses' clinical practice in Switzerland.* European Journal of Oncology Nursing, 2009. **13**(4): p. 295–298.

1194. Deutsches Netzwerk für Qualitätsentwicklung in der Pflege. *Expertenstandard - Pflege von Menschen mit chronischen Wunden.* 2015; Available from: https://www.dnqp.de/fileadmin/HSOS/ Homepages/DNQP/Dateien/Expertenstandards/Pflege_von_Menschen_mit_chronischen_Wunden/ ChronWu_Akt_Auszug.pdf.

1195. Deutsche Gesellschaft für Wundheilung und Wundbehandlung. *S3-Leitlinie: Lokaltherapie chronischer Wunden bei Patienten mit den Risiken periphere arterielle Verschlusskrankheit, Diabetes mellitus, chronische venöse Insuffizienz, AWMF-Registernummer 091/001* 2012; Available from: http://www.awmf.org/uploads/tx_szleitlinien/091-001k_S3_Lokaltherapie_chronischer_ Wunden_2015-ungueltig.pdf.

1196. Wolff, D., et al., für die Deutsche Arbeitsgemeinschaft für Knochenmark- und Blutstammzelltransplantation e. V.,, et al. *Graft-versus-Host Erkrankung, chronisch.* 2018; Available from: https://www.dgho.de/aktuelles/news/newsarchiv/2015/neue-onkopedia-leitlinien-zur-gvhd.

1197. Zeiser, R., et al., für die Deutsche Arbeitsgemeinschaft für Knochenmark- und Blutstammzelltransplantation e. V.,, et al. *Graft-versus-Host Erkrankung, akut.* 2018; Available from: https:// www.dgho.de/aktuelles/news/newsarchiv/2015/neue-onkopedia-leitlinien-zur-gvhd.

1198. EPUAP; NPUAP; PPPIA. *Prevention and treatment of pressure ulcers: clinical practice guideline. European Pressure Ulcer Advisory Panel. National Pressure Ulcer Advisory Panel.* 2014; Available from: http://www.npuap.org/resources/educational-and-clinical-resources/prevention-and-treatment-of-pressure-ulcers-clinical-practice-guideline/.

1199. Deutsches Netzwerk für Qualitätsentwicklung in der Pflege. *Expertenstandard - Dekubitusprophylaxe in der Pflege, 2. Aktualisierung.* 2017; Available from: https://www.dnqp.de/fileadmin/ HSOS/Homepages/DNQP/Dateien/Expertenstandards/Schmerzmanagement_in_der_Pflege_bei_ chronischen_Schmerzen/Schmerz-chron_Auszug.pdf.

1200. McDonald, A. and P. Lesage, *Palliative Management of Pressure Ulcers and Malignant Wounds in Patients with Advanced Illness.* Journal of Palliative Medicine, 2006. **9**(2): p. 285–295.

1201. Schulz, V., et al., *The malignant wound assessment tool: a validation study using a Delphi approach.* Palliat Med, 2009. **23**(3): p. 266–73.

1202. Onkologiepflege Schweiz, *Pflege und Behandlung der malignen Wunde - Konzept/Leitfaden.* 2007.

1203. Seaman, S., *Management of Malignant Fungating Wounds in Advanced Cancer.* Seminars in Oncology Nursing, 2006. **22**(3): p. 185-193.

1204. Uebach, B., *Wundversorgung in der Palliative Care (Teil 2).* Zeitschrift für Palliativmedizin, 2012. **13**(6): p. 280-283.

1205. Uebach, B. and M. Kern, *Wunden sind nicht immer heilbar - Palliative Wundbehandlung exulzerierender Tumorwunden.* 2010, Bonn: PalliaMed Verlag.

1206. World Union of Wound Healing Societies (WUWHS). *Principles of best practice: Wound exudate and the role of dressings. A consensus document.* 2007; Available from: http://www.woundsinternational.com/media/issues/82/files/content_42.pdf.

1207. Gibson, S. and J. Green, *Review of patients' experiences with fungating wounds and associated quality of life.* . Journal of Wound Care, 2013. **22**(5): p. 265-6, 268, 270-2.

1208. Grocott, P., N. Browne, and S. Cowley, *Quality of Life: Assessing the Impact and Benefits of Care to Patients with Fungating Wounds.* Wounds, 2005. **17**(1): p. 8-15.

1209. Young, C.V., *The effects of maldorous fungating malignant wounds on body image and quality of life.* Journal of Wound Care, 2005. **14**(8): p. 359-362.

1210. Rhoten, B.A., *Conceptual Issues Surrounding Body Image for Oncology Nurses.* Oncol Nurs Forum, 2017. **44**(5): p. 534-536.

1211. Danzer, S., *Palliative Wundversorgung.* 2016, Stuttgart: Kohlhammer.

1212. Protz, K. and J.H. Timm, *Moderne Wundversorgung.* 2016, München: Elsevier.

1213. Deutsches Netzwerk für Qualitätsentwicklung in der Pflege. *Expertenstandard - Schmerzmanagement in der Pflege bei akuten Schmerzen.* 2011; Available from: https://www.dnqp.de/fileadmin/HSOS/Homepages/DNQP/Dateien/Expertenstandards/Schmerzmanagement_in_der_Pflege_bei_akuten_Schmerzen/Schmerz-akut_Akt_Auszug.pdf.

1214. Deutsches Netzwerk für Qualitätsentwicklung in der Pflege. *Expertenstandard - Schmerzmanagement in der Pflege bei chronischen Schmerzen.* 2015b; Available from: https://www.dnqp.de/fileadmin/HSOS/Homepages/DNQP/Dateien/Expertenstandards/Schmerzmanagement_in_der_Pflege_bei_chronischen_Schmerzen/Schmerz-chron_Auszug.pdf.

1215. Woo, K.Y. and R.G. Sibbald, *Chronic wound pain: a conceptual model.* Adv Skin Wound Care, 2008. **21**(4): p. 175-88; quiz 189-90.

1216. Ständer, S., et al. *S2k-Leitlinie zur Diagnostik und Therapie des chronischen Pruritus, AWMF-Register Nr. 013/048.* 2016; Available from: http://www.awmf.org/uploads/tx_szleitlinien/013-048l_S2k_Chronischer_Pruritus_2017-01.pdf.

1217. Albani, C., et al., *Überprüfung und Normierung des "Fragebogen zum Körperbild" (FKB-20) von Clement und Löwe (1996) an einer repräsentativen deutschen Bevölkerungsstichprobe.* Zeitschrift für Medizinische Psychologie, 2006. **15**: p. 99-109.

1218. Protz, K., *Assessmentinstrumente zur Erfassung der Lebensqualität von bei Patienten mit chronischen Wunden.* Wund Management, 2013. **1**: p. 278-281.

1219. Jang, D.W., et al., *Palliative surgery for head and neck cancer with extensive skin involvement.* The Laryngoscope, 2013. **123**(5): p. 1175-1177.

1220. Demirci, S., et al., *Palliative radiotherapy for the skin metastasis of ovarian cancer: a case report and review of the literature.* Med Oncol, 2010. **27**(3): p. 628-31.

1221. Vempati, P., et al., *Palliation of Ulcerative Breast Lesions with Radiation.* Anticancer Res, 2016. **36**(9): p. 4701-5.

1222. Neil, J.A. and L.M. Barrell, *Transition theory and its relevance to patients with chronic wounds.* Rehabil Nurs, 1998. **23**(6): p. 295-9.

1223. Deutsches Netzwerk für Qualitätsentwicklung in der Pflege. *Expertenstandard - Entlassungsmanagement in der Pflege, 1. Aktualisierung.* 2009; Available from: https://www.dnqp.de/fileadmin/HSOS/Homepages/DNQP/Dateien/Expertenstandards/Entlassungsmanagement_in_der_Pflege/Entlassung_Akt_Auszug.pdf.

1224. Lund-Nielsen, B., K. Müller, and L. Adamsen, *Malignant wounds in women with breast cancer: feminine and sexual perspectives.* Journal of Clinical Nursing, 2005. **14**(1): p. 56-64.

1225. Ousey, K. and D. Roberts, *Exploring Nurses and Patients Feelings of Disgust Associated with Malodorous wounds - a Rapid Review.* Journal of Wounds Care, 2016. **25**(8): p. 438-442.

1226. Alexander, S., *Malignant fungating wounds: key symptoms and psychosocial issues.* Journal of Wound Care, 2009. **18**(8): p. 325-329.

1227. Piggin, C. and V. Jones, *Malignant fungating wounds: an analysis of the lived experience.* International Journal of Palliative Nursing, 2007. **13**(8): p. 384-391.

1228. Lo, S.F., et al., *Experiences of living with a malignant fungating wound: a qualitative study.* J Clin Nurs, 2008. **17**(20): p. 2699-708.

1229. Alexander, S., *Malignant fungating wounds: Managing pain, bleeding and psychosocial issues.* Journal of Wound Care, 2009. **18**(10): p. 418-425.

1230. Probst, S., A. Arber, and S. Faithfull, *Malignant fungating wounds - The meaning of living in an unbounded body.* European Journal of Oncology Nursing, 2013. **17**: p. 38-45.

1231. Probst, S., A. Arber, and S. Faithfull, *Coping with an exulcerated breast carcinoma: an interpretative phenomenological study.* J Wound Care, 2013. **22**(7): p. 352-4, 356-8, 360.

1232. Piggin, C., *Malodorous fungating wounds: uncertain concepts underlying the management of social isolation.* International Journal of Palliative Nursing, 2003. **9**(5): p. 216-221.

1233. Gaind, S., *The role of digust emotions in prediciting self-management in wound care.* Journal of Wound Care, 2011. **20**(7): p. 346-351.

1234. Rhoten, B.A., et al., *Body image and depressive symptoms in patients with head and neck cancer: an important relationship.* Supportive Care in Cancer, 2014. **22**(11): p. 3053-3060.

1235. Tilley, C.P., J. Lipson, and M. Ramos, *Palliative wound care for malignant fungating wounds - holistic considerations at end-of-life.* Nursing Clinics of North America, 2016. **51**(3): p. 513-531.

1236. Reynolds, H. and G. Gethin, *The Psychological Effects of Malignant Fungating Wounds.* EWMA Journal 2015. **15**(2): p. 29-32.

1237. Naylor, W., *Symptom control in the management of fungating wounds.* World Wide Wounds, 2002.

1238. Lazelle-Ali, C., *Psychological and physical care of malodorous fungating wounds.* British Journal of Nursing, 2007. **16**(15): p. S16-S24.

1239. Leitlinienprogramm Onkologie (Deutsche Krebsgesellschaft – Deutsche Krebshilfe – AWMF). *Psychoonkologische Diagnostik, Beratung und Behandlung von erwachsenen Krebspatienten, Langversion 1.1. AWMF-Registernummer: 032/051OL.* 2014; Available from: http://www.awmf.org/uploads/tx_szleitlinien/021-007OLl_S3_KRK_2014-08-verlaengert.pdf.

1240. Probst, S., *Wundgeruch: Welche psychologischen Auswirkungen er auf Betroffene und Angehörige haben und wie man ihn bekämpfen kann. Vom Ekel bis zum Würgereflex.* Pflegezeitschrift, 2014. **67**(6): p. 356-359.

1241. Probst, S., et al., *Caring for a loved one with a malignant fungating wound.* Supportive Care in Cancer, 2012. **20**(12): p. 3065-3070.

1242. Graham, T., et al., *How are topical opioids used to manage painful cutaneous lesions in palliative care? A critical review.* Pain, 2013. **154**(10): p. 1920–8.

1243. LeBon, B., G. Zeppetella, and I.J. Higginson, *Effectiveness of topical administration of opioids in palliative care: a systematic review.* J Pain Symptom Manage, 2009. **37**(5): p. 913–7.

1244. European Wound Management Association. *Schmerzen beim Wundverbandwechsel - Positionsdokument.* 2002; Available from: http://ewma.org/fileadmin/user_upload/EWMA.org/Position_documents_2002–2008/position_doc2002_GERMAN–1.pdf.

1245. Winnipeg Regional Health Authority. *Malignant Fungating Wounds - Evidence Informed Practice Tools.* 2014; Available from: http://www.wrha.mb.ca/extranet/eipt/files/EIPT–013–007.pdf.

1246. Winnipeg Regional Health Authority, *Malignant Fungating Wounds - Clinical Practice Guideline.* 2014.

1247. Maida, V., et al., *Symptoms Associated with Malignant Wounds: A Prospective Case Series.* Journal of Pain and Symptom Management, 2009. **37**(2): p. 206–211.

1248. Woo, K.Y., et al., *Palliative wound care management strategies for palliative patients and their circles of care.* Adv Skin Wound Care, 2015. **28**(3): p. 130–40; quiz 140–2.

1249. Woo, K.Y., L.K. Abbott, and L. Librach, *Evidence-based approach to manage persistent wound-related pain.* Curr Opin Support Palliat Care, 2013. **7**(1): p. 86–94.

1250. Adderley, U.J. and I.G. Holt, *Topical agents and dressings for fungating wounds.* Cochrane Database of Systematic Reviews, 2014(5): p. N.PAG–N.PAG.

1251. Finlayson, K., L. Teleni, and A.L. McCarthy, *Topical Opioids and Antimicrobials for the Management of Pain, Infection, and Infection-Related Odors in Malignant Wounds: A Systematic Review.* Oncology Nursing Forum, 2017. **44**(5): p. 626–632.

1252. Ramasubbu, D.A., et al., *Systemic antibiotics for treating malignant wounds.* Cochrane Database Syst Rev, 2017. **8**: p. CD011609.

1253. Lund–Nielsen, B., et al., *The effect of honey-coated bandages compared with silver-coated bandages on treatment of malignant wounds-a randomized study.* Wound Repair & Regeneration, 2011. **19**(6): p. 664–670.

1254. Leonard, R., et al., *Randomized, double-blind, placebo-controlled, multicenter trial of 6 % miltefosine solution, a topical chemotherapy in cutaneous metastases from breast cancer.* Journal of Clinical Oncology, 2001. **19**(21): p. 4150–9.

1255. Herbig, S., *Morphin-Gel 0,1 % mit Polyhexanid konserviert, modifiziert nach NRF-Rezepturhinweis.* Krankenhauspharmazie, 2011. **32**(6): p. 367.

1256. Huptas, L., et al., *Schmerzreduktion bei Patienten mit chronischem Ulcus cruris durch ein neu entwickeltes Morphingel.* Der Hautarzt, 2011. **62**(4): p. 280–286.

1257. Miyazaki, T., et al., *Topical morphine gel for pain management in head and neck cancer patients.* Auris Nasus Larynx, 2014. **41**(5): p. 496–8.

1258. Platzer, M., et al., *Topische Applika tion von Morphingel bei entzündlichen Haut- und Schleimhautläsionen.* Der Schmerz, 2005. **19**(4): p. 296–301.

1259. Ezzo, J., et al., *Manual lymphatic drainage for lymphedema following breast cancer treatment.* Cochrane Database Syst Rev, 2015(5): p. CD003475.

1260. Deng, J. and B.A. Murphy, *Lymphedema self-care in patients with head and neck cancer: a qualitative study.* Support Care Cancer, 2016. **24**(12): p. 4961–4970.

1261. Smith, B.G., et al., *Lymphedema outcomes in patients with head and neck cancer.* Otolaryngol Head Neck Surg, 2015. **152**(2): p. 284–291.

1262. Beck, M., et al., *Palliative care for cancer-related lymphedema: a systematic review.* J Palliat Med, 2012. **15**(7): p. 821–7.

1263. Clemens, K.E., et al., *Evaluation of the clinical effectiveness of physiotherapeutic management of lymphoedema in palliative care patients.* Jpn J Clin Oncol, 2010. **40**(11): p. 1068–72.

1264. Leung, E.Y., S.A. Tirlapur, and C. Meads, *The management of secondary lower limb lymphoedema in cancer patients: a systematic review.* Palliat Med, 2015. **29**(2): p. 112–9.

1265. Cheville, A.L., et al., *Adapting lymphedema treatment to the palliative setting.* Am J Hosp Palliat Care, 2014. **31**(1): p. 38–44.

1266. Gesellschaft Deutschsprachiger Lymphologen. *S2k-Leitlinie: Diagnostik und Therapie der Lymph-ödeme, AWMF-Registernummer 058-001.* 2017; Available from: http://www.awmf.org/uploads/tx_szleitlinien/058-001l_S2k_Diagnostik_und_Therapie_der_Lymphoedeme_2017-05.pdf.

1267. Godette, K., T.E. Mondry, and P.A. Johnstone, *Can manual treatment of lymphedema promote metastasis?* J Soc Integr Oncol, 2006. **4**(1): p. 8–12.

1268. Norman, G., et al., *Antibiotics and antiseptics for surgical wounds healing by secondary intention.* Cochrane Database Syst Rev, 2016. **3**: p. CD011712.

1269. Norman, G., et al., *Antibiotics and antiseptics for pressure ulcers.* Cochrane Database Syst Rev, 2016. **4**: p. CD011586.

1270. Norman, G., et al., *Antiseptics for burns.* Cochrane Database Syst Rev, 2017. **7**: p. CD011821.

1271. O'Meara, S., et al., *Antibiotics and antiseptics for venous leg ulcers.* Cochrane Database Syst Rev, 2014(1): p. CD003557.

1272. da Costa Santos, C.M., C.A. de Mattos Pimenta, and M.R. Nobre, *A systematic review of topical treatments to control the odor of malignant fungating wounds.* J Pain Symptom Manage, 2010. **39**(6): p. 1065–76.

1273. de Castro, D.L.V. and V.L.C.G. Santos, *Odor Management in Fungating Wounds With Metronidazole.* Journal of Hospice & Palliative Nursing, 2015. **17**(1): p. 73–79.

1274. Dissemond, J., et al., *Evidence for silver in wound care - meta-analysis of clinical studies from 2000-2015.* J Dtsch Dermatol Ges, 2017. **15**(5): p. 524–535.

1275. Haughton, W. and T. Young, *Common problems in wound care: malodorous wounds.* British Journal of Nursing, 1995. **4**(16): p. 959–960, 962–963.

1276. West, D., *A palliative approach to the management of malodour from malignant fungating tumours.* Int J Palliat Nurs, 2007. **13**(3): p. 137–42.

1277. Ashford, R., et al., *Double-blind trial of metronidazole in malodorous ulcerating tumours.* Lancet, 1984. **1**(8388): p. 1232–3.

1278. Ashford, R.F., et al., *Metronidazole in smelly tumours.* Lancet, 1980. **1**(8173): p. 874–5.

1279. Brusis, T. and H. Luckhaupt, *[Anaerobic infections in ulcerating tumors of the head and neck. A contribution to the problem of odors].* Laryngologie, Rhinologie, Otologie, 1986. **65**(2): p. 65–8.

1280. Dankert, J., et al., *Metronidazole in smelly gynaecological tumours.* Lancet, 1981. **2**(8258): p. 1295.

1281. Sparrow, G., et al., *Metronidazole in smelly tumours.* Lancet, 1980. **1**(8179): p. 1185.

1282. Vermeulen, H., S.J. Westerbos, and D.T. Ubbink, *Benefit and harm of iodine in wound care: a systematic review.* J Hosp Infect, 2010. **76**(3): p. 191–9.

1283. Arbeitskreis "Krankenhaus & Praxishygiene". *S1-Leitlinie Anforderungen der Hygiene bei chronischen und sekundr heilenden Wunden, AWMF-Registernummer 029/042.* 2014; Available from: http://www.awmf.org/uploads/tx_szleitlinien/029-042l_S1_Chronische_Wunden_Hygieneanforderungen_2014-01.pdf.

1284. Gethin, G., et al., *Current practice in the management of wound odour: An international survey.* International Journal of Nursing Studies, 2014. **51**(6): p. 865–874.

1285. Gethin, G., C. McIntosh, and S. Probst, *Complementary and alternative therapies for management of odor in malignant fungating wounds: a critical review.* Chronic Wound Care Management and Research, 2016. **3**: p. 51–57.

1286. Kramer, A., et al., *Consensus on Wound Antisepsis: Update 2018.* Skin Pharmacol Physiol, 2018. **31**(1): p. 28–58.

1287. Bower, M., et al., *A double-blind study of the efficacy of metronidazole gel in the treatment of malodorous fungating tumours.* European Journal of Cancer, 1992. **28A**(4–5): p. 888–9.

1288. Kalinski, C., et al., *Effectiveness of a topical formulation containing metronidazole for wound odor and exudate control.* Wounds: A Compendium of Clinical Research & Practice, 2005. **17**(4): p. 84–90.

1289. Finlay, I.G., et al., *The effect of topical 0.75 % metronidazole gel on malodorous cutaneous ulcers.* Journal of Pain & Symptom Management, 1996. **11**(3): p. 158–62.

1290. Kuge, S., et al., *Use of metronidazole gel to control malodor in advanced and recurrent breast cancer.* Jpn J Clin Oncol, 1996. **26**(4): p. 207–10.

1291. *Empfehlungen zur Prävention und Kontrolle von Methicillinresistenten Staphylococcus aureus-Stämmen (MRSA) in medizinischen und pflegerischen Einrichtungen Empfehlung der Kommission für Krankenhaushygiene und Infektionsprävention (KRINKO) beim Robert Koch-Institut.* Bundesgesundheitsblatt, 2014. **57**: p. 696–732.

1292. Deutsche Gesellschaft für Palliativmedizin – Projektgruppe M-EndoL, *Zum Umgang mit Multiresistenten Erregern /MRE) in der Versorgung von Patienten am Lebensende im Krankenhaus* 2016.

1293. Lund-Nielsen, B., K. Müller, and L. Adamsen, *Qualitative and quantitative evaluation of a new regimen for malignant wounds in women with advanced breast cancer.* Journal of Wound Care, 2005. **14**(2): p. 69–73.

1294. Kalemikerakis, J., et al., *Comparison of foam dressings with silver versus foam dressings without silver in the care of malodorous malignant fungating wounds.* Journal of B.U.On., 2012. **17**(3): p. 560–4.

1295. Vasel-Biergans, A., *Wundauflagen, Band 1- konventionelle und hydroaktive Wundauflagen.* 2018, Stuttgart: Wissenschaftliche Verlagsgesellschaft.

1296. Vasel-Biergans, A., *Wundauflagen, Band 2 - spezielle Wundversorgung und Produkte für den Handverkauf.* 2018, Stuttgart: Wissenschaftliche Verlagsgesellschaft.

1297. Peters-Gawlik, M., *Fistelversorgung.* 2015, Germering/München: Zuckschwerdt Verlag.

1298. Probst, S. and D. Huljev, *The effective management of wounds with higher levels of exudate.* British Journal of Nursing, 2013. **22**(6): p. S34.

1299. Sullivan, N., et al., in *Negative Pressure Wound Therapy Devices.* 2009: Rockville (MD).

1300. Apelqvist, J., et al., *EWMA Document: Negative Pressure Wound Therapy.* J Wound Care, 2017. **26**(Sup3): p. S1–S154.

1301. Riot, S., et al., *Is the use of negative pressure wound therapy for a malignant wound legitimate in a palliative context? "The concept of NPWT ad vitam": A case series.* Palliat Med, 2015. **29**(5): p. 470–3.

1302. Montroy, J., et al., *The efficacy and safety of topical tranexamic acid: A systematic review and meta-analysis.* Transfus Med Rev, 2018.

1303. Recka, K., M. Montagnini, and C.A. Vitale, *Management of bleeding associated with malignant wounds.* J Palliat Med, 2012. **15**(8): p. 952–4.

1304. Hulme, B. and S. Wilcox. *Guidelines on the management of bleeding for palliative care patients with cancer, Yorkshire Palliative Medicine Clinical Guidelines Group.* 2008; Available from: https://www.palliativedrugs.com/download/090331_Final_bleeding_guideline.pdf.

1305. Pereira, J. and T. Phan, *Management of bleeding in patients with advanced cancer.* Oncologist, 2004. **9**(5): p. 561–70.

1306. Prommer, E., *Management of bleeding in the terminally ill patient.* Hematology, 2005. **10**(3): p. 167–175.

1307. Fahl, W., *Effect of topical vasoconstrictor exposure upon tumoricidal radiotherapy.* International Journal of Cancer, 2014. **135**(4): p. 981–988.

1308. Schaaf, M.B., A.D. Garg, and P. Agostinis, *Defining the role of the tumor vasculature in antitumor immunity and immunotherapy.* Cell Death and Disease, 2018. **9**(2): p. 115.

1309. Masuelli, L., et al., *Topical use of sucralfate in epithelial wound healing: clinical evidences and molecular mechanisms of action.* Recent Pat Inflamm Allergy Drug Discov, 2010. **4**(1): p. 25–36.

1310. Tumino, G., et al., *Topical treatment of chronic venous ulcers with sucralfate: a placebo controlled randomized study.* Int J Mol Med, 2008. **22**(1): p. 17–23.

1311. Wilkes, L.M., E. Boxer, and K. White, *The hidden side of nursing: why caring for patients with malignant malodorous wounds is so difficult.* J Wound Care, 2003. **12**(2): p. 76–87.

1312. Uebach, B. and M. Kern, *Palliative Versorgung exulzerierender Tumorwunden - die eigene Erschütterung zulassen.* Pflegezeitschrift, 2011. **64**(10): p. 606–610.

1313. Howell, D., et al., *A Pan-Canadian Practice Guideline: Screening, Assessment and Care of Psychosocial Distress, Depression, and Anxiety in Adults with Cancer.* 2015, Canadian Partnership Against Cancer and the Canadian Association of Psychosocial Oncology: Toronto.

1314. Mehnert, A., et al., *Four-week prevalence of mental disorders in patients with cancer across major tumor entities.* J Clin Oncol, 2014. **32**(31): p. 3540–6.

1315. Mehnert, A. and F. Nauck, *Psychotherapie in der palliativen Versorgung.* Z Palliativmed, 2016. **17**: p. 289–301.

1316. Volz, H.P., et al., *Subsyndromale Angststörungen: Definition, Messparameter und Epidemiologie.* Neurol Neurochir Psychiatr, 2011. **12**(2): p. 162–7.

1317. Ballenger, J.C., et al., *Consensus statement on depression, anxiety, and oncology.* J Clin Psychiatry, 2001. **62 Suppl 8**: p. 64–7.

1318. Husson, O., et al., *Melanoma survivors are dissatisfied with perceived information about their diagnosis, treatment and follow-up care.* Br J Dermatol, 2010. **163**(4): p. 879–81.

1319. Bandelow, B., et al., *The diagnosis of and treatment recommendations for anxiety disorders.* Dtsch Arztebl Int, 2014. **111**(27–28): p. 473–80.

1320. DGPPN BÄK KBV AWMF (Hrsg.) für die Leitliniengruppe Unipolare Depression, *S3-Leitlinie/Nationale VersorgungsLeitlinie Unipolare Depression - Langfassung, 2. Auflage. Version 5,* in www.depression.versorgungsleitlinien.de. 2015, DOI: 10.6101/AZQ/000364.

1321. Luckett, T., et al., *Evidence for interventions to improve psychological outcomes in people with head and neck cancer: a systematic review of the literature.* Supportive Care in Cancer, 2011. **19**(7): p. 871–881.

1322. Plummer, F., et al., *Screening for anxiety disorders with the GAD-7 and GAD-2: a systematic review and diagnostic metaanalysis.* Gen Hosp Psychiatry, 2016. **39**: p. 24–31.

1323. Vodermaier, A., W. Linden, and C. Siu, *Screening for emotional distress in cancer patients: a systematic review of assessment instruments.* J Natl Cancer Inst, 2009. **101**(21): p. 1464–88.

1324. Ziegler, L., et al., *Identifying psychological distress at key stages of the cancer illness trajectory: a systematic review of validated self-report measures.* J Pain Symptom Manage, 2011. **41**(3): p. 619–36.

1325. Gramm, J., *Angst vor Veränderungen.* Pflegen: palliativ, 2016. **29**: p. 22–25.

1326. Howell, D., et al., *A Pan-Canadian Practice Guideline: Screening, Assessment and Care of Psychosocial Distress (Depression, Anxiety) in Adults with Cancer.* 2010, Canadian Partnership Against Cancer (Cancer Journey Action Group) and the Canadian Association of Psychosocial Oncology: Toronto.

1327. Noeker, M., *Biopsychosoziale Leitprinzipien für die psychologische Arbeit bei chronisch-pädiatrischen Erkrankungen.* PiD – Psychotherapie im Dialog 2002. **3**(1): p. 26–32.

1328. Röder, T., P. Joraschky, and V. Köllner, *Die Rolle der Partner bei der Bewältigung einer Tumorerkrankung.* PiD – Psychotherapie im Dialog 2010. **11**(2): p. 175–178

1329. Aulbert, E., F. Nauck, and L. Radbruch, *Lehrbuch der Palliativmedizin* 3rd ed. 2012, Stuttgart: Schattauer.

1330. Mehnert, A., *[Psychotherapy in Palliative Care].* Psychother Psychosom Med Psychol, 2015. **65**(9–10): p. 387–96; quiz 397.

1331. Schulz, C., *Angst*, in *Psychologie und Palliative Care*, M. Fegg, J. Gramm, and M. Pestinger, Editors. 2012, Kohlhammer: Stuttgart.

1332. Stiefel, F. and D. Razavi, *Common psychiatric disorders in cancer patients. II. Anxiety and acute confusional states.* Support Care Cancer, 1994. **2**(4): p. 233–7.

1333. Roth, A.J. and M.J. Massie, *Anxiety and its management in advanced cancer.* Curr Opin Support Palliat Care, 2007. **1**(1): p. 50–6.

1334. Flatten, G., et al., *S3-Leitlinie Posttraumatische Belastungsstörung.* Trauma & Gewalt, 2011. **3**: p. 202–210.

1335. Spielberger, C.D., *State-Trait Anxiety Inventory.* Corsini Encyclopedia of Psychology, 2010. **1**.

1336. Chochinov, H.M., et al., *Dignity therapy: a novel psychotherapeutic intervention for patients near the end of life.* J Clin Oncol, 2005. **23**(24): p. 5520–5.

1337. Hansen, E., *Ärztliche Kommunikation: Worte wie Medizin*, in *Kommunikation in der Psychoonkologie. Der hypnosystemische Ansatz*, E. Muffler, Editor. 2015, Carl-Auer-Verlag: Heidelberg.

1338. Schramm, A., D. Berthold, and J. Gramm *Dignity Therapy. Psychologische Kurzintervention für Würde am Lebensende.* http://www.palliativpsychologie.de/, 2013.

1339. Chochinov, H., *Würdezentrierte Therapie: Was bleibt – Erinnerungen am Ende des Lebens.* 2017, Göttingen: Vandenhoek und Ruprecht.

1340. Längle, A. and D. Bürgi, *Existentielles Coaching – Theoretische Orientierung, Grundlagen und Praxis für Coaching, Organisationsberatung und Supervision.* 2014, Wien: Facultas.

1341. Längle, A. and D. Bürgi, *Existenzanalyse – Existentielle Zugänge der Psychotherapie.* 2016, Wien: Facultas.

1342. Peters, S., *"Ich verstehe die Welt nicht mehr". Existentielle Kommunikation in der Pflege – ein Literaturbericht.* 2012, Diakonie Deutschland – Evangelischer Bundesverband in Kooperation mit Sozialwissenschaftliches Institut der EKD und der Bundesakademie für Kirche und Diakonie Fachhochschule der Diakonie gem. GmbH: Berlin.

1343. Deutsche Gesellschaft für Palliativmedizin e. V., Deutscher Hospiz- und PalliativVerband e. V., and Bundesärztekammer. *Charta zur Betreuung schwerstkranker und sterbender Menschen in Deutschland.* 2010; Available from: http://www.charta-zur-betreuung-sterbender.de/tl_files/dokumente/Charta_Broschuere.pdf.

1344. Fulton, J.J., et al., *Psychotherapy Targeting Depression and Anxiety for Use in Palliative Care: A Meta-Analysis.* J Palliat Med, 2018: p. 1–14.

1345. Grossman, C.H., et al., *Death anxiety interventions in patients with advanced cancer: A systematic review.* Palliative Medicine, 2018. **32**(1): p. 172–184.

1346. Wang, C.W., A.Y. Chow, and C.L. Chan, *The effects of life review interventions on spiritual well-being, psychological distress, and quality of life in patients with terminal or advanced cancer: A systematic review and meta-analysis of randomized controlled trials.* Palliative Medicine, 2017. **31**(10): p. 883–894.

1347. Kang, K.A., et al., *Meaning-Centered Interventions for Patients With Advanced or Terminal Cancer: A Meta-analysis.* Cancer Nursing, 2018. **17**: p. 17.

1348. Sonntag, R.F., *Akzeptanz- und Commitment-Therapie, Akzeptanz und Engagement bis zuletzt,* in *Psychotherapeutische Perspektiven am Lebensende,* D. Berthold, et al., Editors. 2017, Vandenhoek und Ruprecht: Göttingen. p. 71–84.

1349. Lo, C., et al., *Managing Cancer And Living Meaningfully (CALM): phase 2 trial of a brief individual psychotherapy for patients with advanced cancer.* Palliat Med, 2014. **28**(3): p. 234–42.

1350. Nissim, R., et al., *Managing Cancer and Living Meaningfully (CALM): a qualitative study of a brief individual psychotherapy for individuals with advanced cancer.* Palliat Med, 2012. **26**(5): p. 713–21.

1351. Fegg, M.J., et al., *The Schedule for Meaning in Life Evaluation (SMiLE): validation of a new instrument for meaning-in-life research.* J Pain Symptom Manage, 2008. **35**(4): p. 356–64.

1352. Frankl, V.E., *Logotherapy.* Isr Ann Psychiatr Relat Discip, 1967. **5**(2): p. 142–55.

1353. Lukas, E., *[Logotherapy. Victor Frankl 1905-1997].* Wien Klin Wochenschr, 1998. **110**(8): p. 275–8.

1354. Chochinov, H.M., et al., *Effect of dignity therapy on distress and end-of-life experience in terminally ill patients: a randomised controlled trial.* Lancet Oncol, 2011. **12**(8): p. 753–62.

1355. Weissflog, G. and A. Mehnert, *[Family Focused Grief Therapy - A Suitable Model for the Palliative Care of Cancer Patients and their Families?].* Psychother Psychosom Med Psychol, 2015. **65**(11): p. 434–8.

1356. Plaskota, M., et al., *A hypnotherapy intervention for the treatment of anxiety in patients with cancer receiving palliative care.* Int J Palliat Nurs, 2012. **18**(2): p. 69–75.

1357. Reuter, K., *Supportiv-expressive Gruppentherapie.* Psychotherapie im Dialog, 2010. **11**(2): p. 125–129.

1358. Reuter, K. and D. Spiegel, *Psychische Belastungen bei Krebserkrankungen. Gruppentherapie nach dem supportiv-expressiven Ansatz.* 2016, Göttingen: Hogrefe

1359. Summer, I., *Palliative Atemtherapie,* in *Atem-Wege : Arbeitsgebiete der Atemtherapie ; Indikationen und Fallbeispiele,* S. Bischof, Editor. 2008, Books on Demand: Norderstedt. p. 186–207.

1360. Archie, P., E. Bruera, and L. Cohen, *Music-based interventions in palliative cancer care: a review of quantitative studies and neurobiological literature.* Support Care Cancer, 2013. **21**(9): p. 2609–24.

1361. Bradt, J., et al., *Music interventions for improving psychological and physical outcomes in cancer patients.* Cochrane Database Syst Rev, 2016(8): p. CD006911.

1362. Horne-Thompson, A. and D. Grocke, *The effect of music therapy on anxiety in patients who are terminally ill.* J Palliat Med, 2008. **11**(4): p. 582–90.

1363. Hardoerfer, K. and E. Jentschke, *Effect of Yoga Therapy on Symptoms of Anxiety in Cancer Patients.* Oncol Res Treat, 2018. **41**(9): p. 526–532.

1364.   Falkensteiner, M., et al., *The use of massage therapy for reducing pain, anxiety, and depression in oncological palliative care patients: a narrative review of the literature.* ISRN Nurs, 2011. **2011**: p. 929868.

1365.   Buffart, L.M., et al., *Physical and psychosocial benefits of yoga in cancer patients and survivors, a systematic review and meta-analysis of randomized controlled trials.* BMC Cancer, 2012. **12**: p. 559.

1366.   Cramer, H., et al., *Yoga for breast cancer patients and survivors: a systematic review and meta-analysis.* BMC Cancer, 2012. **12**: p. 412.

1367.   Cramer, H., et al., *Yoga for improving health-related quality of life, mental health and cancer-related symptoms in women diagnosed with breast cancer.* Cochrane Database Syst Rev, 2017. **1**: p. CD010802.

1368.   Lin, K.Y., et al., *Effects of yoga on psychological health, quality of life, and physical health of patients with cancer: a meta-analysis.* Evid Based Complement Alternat Med, 2011. **2011**: p. 659876.

1369.   Pan, Y., et al., *Could yoga practice improve treatment-related side effects and quality of life for women with breast cancer? A systematic review and meta-analysis.* Asia Pac J Clin Oncol, 2017. **13**(2): p. e79–e95.

1370.   Zhang, J., et al., *Effects of yoga on psychologic function and quality of life in women with breast cancer: a meta-analysis of randomized controlled trials.* J Altern Complement Med, 2012. **18**(11): p. 994–1002.

1371.   Zuo, X.-L., et al., *Effects of yoga on negative emotions in patients with breast cancer: a meta-analysis of randomized controlled trials* International Journal of Nursing Sciences 2016. **3**(3): p. 299–306.

1372.   Nubling, G., S. Allmendinger, and S. Lorenzl, *[Drug therapy of anxiety and fear in palliative care patients with cancer or other illnesses : a systematic review].* Der Schmerz, 2012. **26**(5): p. 537–49.

1373.   Stockler, M.R., et al., *Effect of sertraline on symptoms and survival in patients with advanced cancer, but without major depression: a placebo-controlled double-blind randomised trial.* Lancet Oncol, 2007. **8**(7): p. 603–12.

1374.   Fairman, N. and S.A. Irwin, *Palliative care psychiatry: update on an emerging dimension of psychiatric practice.* Curr Psychiatry Rep, 2013. **15**(7): p. 374.

1375.   Keller, M., *Depression*, in *Lehrbuch der Palliativmedizin*, E. Aulbert, F. Nauck, and L. Radbruch, Editors. 2011, Schattauer: Stuttgart. p. 1109–27.

1376.   Miovic, M. and S. Block, *Psychiatric disorders in advanced cancer.* Cancer, 2007. **110**(8): p. 1665–76.

1377.   Roth, A. and M. Massie, *Anxiety in palliative care*, in *Handbook of Psychiatry in Palliative Medicine*, H. Chochinov and W. Breitbart, Editors. 2009, Oxford University Press: Oxford. p. 69–80.

1378.   Mazzocato, C., et al., *Psychopharmacology in supportive care of cancer: a review for the clinician: II. Neuroleptics.* Support Care Cancer, 2000. **8**(2): p. 89–97.

1379.   Salt, S., C.A. Mulvaney, and N.J. Preston, *Drug therapy for symptoms associated with anxiety in adult palliative care patients.* Cochrane Database Syst Rev, 2017. **5**: p. CD004596.

1380.   Wald, T.G., et al., *Rapid relief of anxiety in cancer patients with both alprazolam and placebo.* Psychosomatics, 1993. **34**(4): p. 324–32.

1381.   Holland, J.C., et al., *A randomized clinical trial of alprazolam versus progressive muscle relaxation in cancer patients with anxiety and depressive symptoms.* J Clin Oncol, 1991. **9**(6): p. 1004–11.

1382. Razavi, D., et al. *Comparative study of the efficacy and safety of trazodone versus clorazepate in the treatment of adjustment disorders in cancer patients: a pilot study.* Journal of international medical research, 1999. 264–272 DOI: 10.1177/030006059902700602.

1383. Suzuki, N., et al., *Clinical study on the efficacy of fluvoxamine for psychological distress in gynecologic cancer patients.* International Journal of Gynecological Cancer, 2011. **21**(6): p. 1143–9.

1384. Gahr, M., C. Hiemke, and B.J. Connemann, *[Update Opipramol].* Fortschr Neurol Psychiatr, 2017. **85**(3): p. 139–145.

1385. Majumdar, M., B. Wilks, and D. Charlesworth, *Safe and Efficacious Use of Dexmedetomidine over a Prolonged Duration for Anxiolysis and as an Adjunct to Analgesia during End-of-Life Care.* Journal of Palliative Care, 2015. **31**(4): p. 265–7.

1386. McLean, L.M. and J.M. Jones, *A review of distress and its management in couples facing end-of-life cancer.* Psychooncology, 2007. **16**(7): p. 603–16.

1387. Tan, A., C. Zimmermann, and G. Rodin, *Interpersonal processes in palliative care: an attachment perspective on the patient-clinician relationship.* Palliat Med, 2005. **19**(2): p. 143–50.

1388. Dilling, H., W. Mombour, and M.H. Schmidt. Internationale Klassifikation psychischer Störungen. ICD-10 V (F) Klinisch–diagnostische Leitlinien, ed. Huber. Vol. 9. 2014, Bern.

1389. Rayner, L., et al. *The Management of Depression in Palliative Care: European Clinical Guidelines.* 2010.

1390. DGPPN, BÄK, KBV, AWMF (Hrsg.) für die Leitliniengruppe Unipolare Depression. S3-Leitlinie/Nationale Versorgungsleitlinie Unipolare Depression – Langfassung, 2. Auflage. Version 5. 2015: 10.6101/AZQ/000364. www.depression.versorgungsleitlinien.de.

1391. Burcusa, S.L. and W.G. Iacono, *Risk for recurrence in depression.* Clin Psychol Rev, 2007. **27**(8): p. 959–85.

1392. Meyer, H.A., C. Sinnott, and P.T. Seed, *Depressive symptoms in advanced cancer. Part 2. Depression over time; the role of the palliative care professional.* Palliat Med, 2003. **17**(7): p. 604–7.

1393. Rodin, G., et al., *The contribution of attachment security and social support to depressive symptoms in patients with metastatic cancer.* Psychooncology, 2007. **16**(12): p. 1080–91.

1394. Schroevers, M.J., A.V. Ranchor, and R. Sanderman, *The role of social support and self-esteem in the presence and course of depressive symptoms: a comparison of cancer patients and individuals from the general population.* Soc Sci Med, 2003. **57**(2): p. 375–85.

1395. Lo, C., et al., *Longitudinal study of depressive symptoms in patients with metastatic gastrointestinal and lung cancer.* J Clin Oncol, 2010. **28**(18): p. 3084–9.

1396. Schag, C.A., et al., *Characteristics of women at risk for psychosocial distress in the year after breast cancer.* J Clin Oncol, 1993. **11**(4): p. 783–93.

1397. Block, S.D., *Assessing and managing depression in the terminally ill patient. ACP-ASIM End-of-Life Care Consensus Panel. American College of Physicians - American Society of Internal Medicine.* Ann Intern Med, 2000. **132**(3): p. 209–18.

1398. Rayner, L., et al., *The clinical epidemiology of depression in palliative care and the predictive value of somatic symptoms: cross-sectional survey with four-week follow-up.* Palliat Med, 2011. **25**(3): p. 229–41.

1399. Block, S.D., *Perspectives on care at the close of life. Psychological considerations, growth, and transcendence at the end of life: the art of the possible.* JAMA, 2001. **285**(22): p. 2898–905.

1400. Cuijpers, P., et al., *Preventing the onset of depressive disorders: a meta-analytic review of psychological interventions.* Am J Psychiatry, 2008. **165**(10): p. 1272–80.

1401. Vehling, S., et al., *Prävalenz affektiver und Angststörungen bei Krebs: Systematischer Literaturre-view und Metaanalyse.* Psychotherapie · Psychosomatik · Medizinische Psychologie, 2012. **62**(7): p. 249–258.

1402. Hartung, T., et al., *The risk of being depressed is significantly higher in cancer patients than in the general population: Prevalence and severity of depressive symptoms across major cancer ty-pes.* Eur J Cancer 2017. **72**: p. 46–53.

1403. Dy, S.M., et al., *Evidence-based recommendations for cancer fatigue, anorexia, depression, and dyspnea.* J Clin Oncol, 2008. **26**(23): p. 3886–95.

1404. Lloyd-Williams, M., et al., *Depression--an independent predictor of early death in patients with advanced cancer.* J Affect Disord, 2009. **113**(1–2): p. 127–32.

1405. Johnson, J., R. Sims, and G. Gottlieb, *Differential diagnosis of dementia, delirium and depression. Implications for drug therapy.* Drugs Aging, 1994. **5**(6): p. 431–45.

1406. Leonard, M., et al., *Symptoms of depression and delirium assessed serially in palliative-care inpa-tients.* Psychosomatics, 2009. **50**(5): p. 506–14.

1407. Thanvi, B. and S. Treadwell, *Drug induced parkinsonism: a common cause of parkinsonism in ol-der people.* Postgrad Med J, 2009. **85**(1004): p. 322–6.

1408. Mitchell, A.J., *Are one or two simple questions sufficient to detect depression in cancer and pallia-tive care? A Bayesian meta-analysis.* Br J Cancer, 2008. **98**(12): p. 1934–43.

1409. Mitchell, A.J., et al., *Meta-analysis of screening and case finding tools for depression in cancer: evidence based recommendations for clinical practice on behalf of the Depression in Cancer Care consensus group.* J Affect Disord, 2012. **140**(2): p. 149–60.

1410. Mitchell, A.J., N. Meader, and P. Symonds, *Diagnostic validity of the Hospital Anxiety and De-pression Scale (HADS) in cancer and palliative settings: a meta-analysis.* J Affect Disord, 2010. **126**(3): p. 335–48.

1411. Salvo, N., et al., *Frequency of reporting and predictive factors for anxiety and depression in pati-ents with advanced cancer.* Clin Oncol (R Coll Radiol), 2012. **24**(2): p. 139–48.

1412. McDaniel, J.S., et al., *Depression in patients with cancer. Diagnosis, biology, and treatment.* Arch Gen Psychiatry, 1995. **52**(2): p. 89–99.

1413. Hawkins, J. and E. Lindsay, *We listen but do we hear? The importance of patient stories.* Br J Com-munity Nurs, 2006. **11**(9): p. S6–14.

1414. NBCC and NCCI *Clinical practice guidelines for the psychosocial care of adults with cancer.* 2003.

1415. Ryan, H., et al., *How to recognize and manage psychological distress in cancer patients.* Eur J Cancer Care (Engl), 2005. **14**(1): p. 7–15.

1416. NICE, *Depression in Adults with a Chronic Health Problem: Treatment and Management.* 2009, National Institute for Health and Clinical Excellence: London.

1417. Hinz, A., et al., *Assessment of depression severity with the PHQ-9 in cancer patients and in the general population.* BMC Psychiatry, 2016. **16**: p. 22.

1418. Rayner, L., et al., *Expert opinion on detecting and treating depression in palliative care: A Delphi study.* BMC Palliat Care, 2011. **10**: p. 10.

1419. Whooley, M.A., et al., *Case-finding instruments for depression. Two questions are as good as many.* J Gen Intern Med, 1997. **12**(7): p. 439–45.

1420. Noorani, N.H. and M. Montagnini, *Recognizing depression in palliative care patients.* J Palliat Med, 2007. **10**(2): p. 458–64.

1421. Robbins, J.M., et al., *Physician characteristics and the recognition of depression and anxiety in primary care.* Med Care, 1994. **32**(8): p. 795–812.

1422. Hiller, W., M. Zaudig, and W. Mombour, *IDCL für ICD-10; ICD-10 Checklisten; Internationale Diagnosen Checklisten für ICD-10 und ICD-10 Symptom Checkliste für psychische Störungen (SCL) von der Weltgesundheitsorganisation (WHO)* Hans Huber.

1423. Breitbart, W., *Do antidepressants reduce the effectiveness of tamoxifen?* Psychooncology, 2011. **20**(1): p. 1-4.

1424. Maguire, P., et al., *Helping cancer patients disclose their concerns.* Eur J Cancer, 1996. **32A**(1): p. 78-81.

1425. Endicott, J., *Measurement of depression in patients with cancer.* Cancer, 1984. **53**(10 Suppl): p. 2243-9.

1426. Kelly, B., S. McClement, and H.M. Chochinov, *Measurement of psychological distress in palliative care.* Palliat Med, 2006. **20**(8): p. 779-89.

1427. Mitchell, A.J., K. Lord, and P. Symonds, *Which symptoms are indicative of DSMIV depression in cancer settings? An analysis of the diagnostic significance of somatic and non-somatic symptoms.* J Affect Disord, 2012. **138**(1-2): p. 137-48.

1428. Chochinov, H.M. and B.J. Cann, *Interventions to enhance the spiritual aspects of dying.* J Palliat Med, 2005. **8 Suppl 1**: p. S103-15.

1429. Lee, V., et al., *Meaning-making and psychological adjustment to cancer: development of an intervention and pilot results.* Oncol Nurs Forum, 2006. **33**(2): p. 291-302.

1430. O'Mahony, S., et al., *Desire for hastened death, cancer pain and depression: report of a longitudinal observational study.* J Pain Symptom Manage, 2005. **29**(5): p. 446-57.

1431. Chochinov, H.M., et al., *Desire for death in the terminally ill.* Am J Psychiatry, 1995. **152**(8): p. 1185-91.

1432. Coyle, N. and L. Sculco, *Expressed desire for hastened death in seven patients living with advanced cancer: a phenomenologic inquiry.* Oncol Nurs Forum, 2004. **31**(4): p. 699-709.

1433. Voltz, R., et al., *Issues of "life" and "death" for patients receiving palliative care--comments when confronted with a research tool.* Support Care Cancer, 2011. **19**(6): p. 771-7.

1434. Balboni, T.A., et al., *Religiousness and spiritual support among advanced cancer patients and associations with end-of-life treatment preferences and quality of life.* J Clin Oncol, 2007. **25**(5): p. 555-60.

1435. Castro, C.M., et al., *Babel babble: physicians' use of unclarified medical jargon with patients.* Am J Health Behav, 2007. **31 Suppl 1**: p. S85-95.

1436. Moadel, A., et al., *Seeking meaning and hope: self-reported spiritual and existential needs among an ethnically-diverse cancer patient population.* Psychooncology, 1999. **8**(5): p. 378-85.

1437. Reed, P.G., *Spirituality and well-being in terminally ill hospitalized adults.* Res Nurs Health, 1987. **10**(5): p. 335-44.

1438. Loh, A., et al., *Informations- und Partizipationsinteressen depressiver Patienten bei der medizinischen Entscheidungsfindung in der hausärztlichen Versorgung.* Germ J of Evid Qual in Health Care, 2004. **98**(2): p. 101-107.

1439. DGPPN, BÄK, KBV, AWMF (Hrsg.) für die Leitliniengruppe Unipolare Depression. S3-Leitlinie/Nationale Versorgungsleitlinie Unipolare Depression – Langfassung, 2. Auflage. Version 5. 2015: 10.6101/AZQ/000364. www.depression.versorgungsleitlinien.de

1440. Morrow, G.R., et al., *Differential effects of paroxetine on fatigue and depression: a randomized, double-blind trial from the University of Rochester Cancer Center Community Clinical Oncology Program.* J Clin Oncol, 2003. **21**(24): p. 4635-41.

1441. Cole, M.G., *Brief interventions to prevent depression in older subjects: a systematic review of feasibility and effectiveness.* Am J Geriatr Psychiatry, 2008. **16**(6): p. 435–43.

1442. Cole, M.G. and N. Dendukuri, *The feasibility and effectiveness of brief interventions to prevent depression in older subjects: a systematic review.* Int J Geriatr Psychiatry, 2004. **19**(11): p. 1019–25.

1443. Cuijpers, P., F. Smit, and A. van Straten, *Psychological treatments of subthreshold depression: a meta-analytic review.* Acta Psychiatr Scand, 2007. **115**(6): p. 434–41.

1444. Biondi, M. and A. Picardi, *Clinical and biological aspects of bereavement and loss-induced depression: a reappraisal.* Psychother Psychosom, 1996. **65**(5): p. 229–45.

1445. NICE, *Guidance on Cancer Services. Improving Supportive and Palliative Care for Adults with Cancer.* 2004, National Institute for Health and Clinical Excellence: London.

1446. Rayner, L., et al., *Antidepressants for depression in physically ill people.* Cochrane Database Syst Rev, 2010(3): p. CD007503.

1447. Rayner, L., et al., *Antidepressants for the treatment of depression in palliative care: systematic review and meta-analysis.* Palliat Med, 2011. **25**(1): p. 36–51.

1448. Beltman, M.W., R.C. Voshaar, and A.E. Speckens, *Cognitive-behavioural therapy for depression in people with a somatic disease: meta-analysis of randomised controlled trials.* Br J Psychiatry, 2010. **197**(1): p. 11–9.

1449. Pampallona, S., et al., *Combined pharmacotherapy and psychological treatment for depression: a systematic review.* Arch Gen Psychiatry, 2004. **61**(7): p. 714–9.

1450. Cuijpers, P., et al., *Psychotherapy versus the combination of psychotherapy and pharmacotherapy in the treatment of depression: a meta-analysis.* Depress Anxiety, 2009. **26**(3): p. 279–88.

1451. Rodin, G., et al., *Treatment of depression in cancer patients.* Curr Oncol, 2007. **14**(5): p. 180–8.

1452. Furukawa, T.A., D.L. Streiner, and L.T. Young, *Antidepressant plus benzodiazepine for major depression.* Cochrane Database Syst Rev, 2001(2): p. CD001026.

1453. Blier, P., et al., *Combination of antidepressant medications from treatment initiation for major depressive disorder: a double-blind randomized study.* Am J Psychiatry, 2010. **167**(3): p. 281–8.

1454. Ruhe, H.G., et al., *Switching antidepressants after a first selective serotonin reuptake inhibitor in major depressive disorder: a systematic review.* J Clin Psychiatry, 2006. **67**(12): p. 1836–55.

1455. CSM *Report of the CSM Expert Working Group on the safety of selective serotonin reuptake inhibitor antidepressants.* 2004.

1456. Perrar, K.M., Y. Eisenmann, and G. Frerich, *Suizidalität in der Palliativmedizin.* Psychotherapie im Alter, 2014. **11**(1): p. 27–42.

1457. Candy, M., et al., *Psychostimulants for depression.* Cochrane Database Syst Rev, 2008(2): p. CD006722.

1458. Akechi, T., et al., *Psychotherapy for depression among incurable cancer patients.* Cochrane Database Syst Rev, 2008(2): p. CD005537.

1459. Uitterhoeve, R.J., et al., *Psychosocial interventions for patients with advanced cancer - a systematic review of the literature.* Br J Cancer, 2004. **91**(6): p. 1050–62.

1460. Faller, H., et al., *Effects of psycho-oncologic interventions on emotional distress and quality of life in adult patients with cancer: systematic review and meta-analysis.* J Clin Oncol, 2013. **31**(6): p. 782–93.

1461. Moorey, S., et al., *A cluster randomized controlled trial of cognitive behaviour therapy for common mental disorders in patients with advanced cancer.* Psychol Med, 2009. **39**(5): p. 713–23.

1462. Cuijpers, P., A. van Straten, and L. Warmerdam, *Problem solving therapies for depression: a meta-analysis.* Eur Psychiatry, 2007. **22**(1): p. 9–15.

1463. O'Connor, E., et al., *Screening for Suicide Risk in Primary Care: A Systematic Evidence Review for the U.S. Preventive Services Task Force*, in *AHRQ Publication No. 13-05188-EF-1*. 2013, Agency for Healthcare Research and Quality: Rockville (MD).

1464. Sharpe, M., et al., *Integrated collaborative care for comorbid major depression in patients with cancer (SMaRT Oncology-2): a multicentre randomised controlled effectiveness trial*. Lancet, 2014. **384**(9948): p. 1099–108.

1465. Walker, J., et al., *Integrated collaborative care for major depression comorbid with a poor prognosis cancer (SMaRT Oncology-3): a multicentre randomised controlled trial in patients with lung cancer*. Lancet Oncol, 2014. **15**(10): p. 1168–76.

1466. Okuyama, T., et al., *Psychotherapy for depression among advanced, incurable cancer patients: A systematic review and meta-analysis*. Cancer Treat Rev, 2017. **56**: p. 16–27.

1467. Linden, M. and B. Strauß, *Risiken und Nebenwirkungen von Psychotherapie - Erfassung, Bewältigung und Risikovermeidung*. 2012, Berlin: Medizinisch Wissenschaftliche Verlagsgesellschaft.

1468. Bundesärztekammer, K. Bundesvereinigung, and A.d.W.M. Fachgesellschaften. *S3-Leitlinie/NVL Unipolare Depression*. 2015; 2. Auflage. Version 5:[Available from: https://www.leitlinien.de/nvl/depression.

1469. de Mello, M.F., et al., *A systematic review of research findings on the efficacy of interpersonal therapy for depressive disorders*. Eur Arch Psychiatry Clin Neurosci, 2005. **255**(2): p. 75–82.

1470. Badger, T., et al., *Telephone interpersonal counseling with women with breast cancer: symptom management and quality of life*. Oncol Nurs Forum, 2005. **32**(2): p. 273–9.

1471. McLean, L.M., et al., *A couples intervention for patients facing advanced cancer and their spouse caregivers: outcomes of a pilot study*. Psychooncology, 2008. **17**(11): p. 1152–6.

1472. Kissane, D.W., et al., *Supportive-expressive group therapy for women with metastatic breast cancer: survival and psychosocial outcome from a randomized controlled trial*. Psychooncology, 2007. **16**(4): p. 277–86.

1473. Roffe, L., K. Schmidt, and E. Ernst, *A systematic review of guided imagery as an adjuvant cancer therapy*. Psychooncology, 2005. **14**(8): p. 607–17.

1474. Hall, S., et al., *Assessing the feasibility, acceptability and potential effectiveness of Dignity Therapy for people with advanced cancer referred to a hospital-based palliative care team: Study protocol*. BMC Palliat Care, 2009. **8**: p. 5.

1475. Hofmann, S.G., et al., *The effect of mindfulness-based therapy on anxiety and depression: A meta-analytic review*. J Consult Clin Psychol, 2010. **78**(2): p. 169–83.

1476. Bar–Sela, G., et al., *Art therapy improved depression and influenced fatigue levels in cancer patients on chemotherapy*. Psychooncology, 2007. **16**(11): p. 980–4.

1477. Maratos, A.S., et al., *Music therapy for depression*. Cochrane Database Syst Rev, 2008(1): p. CD004517.

1478. O'Kelly, J., *Music therapy in palliative care: current perspectives*. Int J Palliat Nurs, 2002. **8**(3): p. 130–6.

1479. Coelho, H.F., K. Boddy, and E. Ernst, *Massage therapy for the treatment of depression: a systematic review*. Int J Clin Pract, 2008. **62**(2): p. 325–33.

1480. Wilkinson, S.M., et al., *Effectiveness of aromatherapy massage in the management of anxiety and depression in patients with cancer: a multicenter randomized controlled trial*. J Clin Oncol, 2007. **25**(5): p. 532–9.

1481. Smith, C.A., P.P. Hay, and H. Macpherson, *Acupuncture for depression*. Cochrane Database Syst Rev, 2010(1): p. CD004046.

1482. Wang, H., et al., *Is acupuncture beneficial in depression: a meta-analysis of 8 randomized controlled trials?* J Affect Disord, 2008. **111**(2–3): p. 125–34.

1483. Ujeyl, M. and B. Muller–Oerlinghausen, *Antidepressants for treatment of depression in palliative patients : a systematic literature review.* Schmerz, 2012. **26**(5): p. 523–36.

1484. Ostuzzi, G., et al., *Antidepressants for the treatment of depression in people with cancer.* Cochrane Database of Systematic Reviews, 2018(4 Art. No.: CD011006).

1485. Desplenter, F.A., S. Simoens, and G. Laekeman, *The impact of informing psychiatric patients about their medication: a systematic review.* Pharm World Sci, 2006. **28**(6): p. 329–41.

1486. Cipriani, A., et al., *Comparative efficacy and acceptability of 12 new-generation antidepressants: a multiple-treatments meta-analysis.* Lancet, 2009. **373**(9665): p. 746–58.

1487. Kalso, E., T. Tasmuth, and P.J. Neuvonen, *Amitriptyline effectively relieves neuropathic pain following treatment of breast cancer.* Pain, 1996. **64**(2): p. 293–302.

1488. Guaiana, G., C. Barbui, and M. Hotopf, *Amitriptyline for depression.* Cochrane Database Syst Rev, 2007(3): p. CD004186.

1489. Benkert, O. and H. Hippius, *Kompendium der Psychiatrischen Pharmakotherapie.* Vol. 9. 2013, Berlin: Springer.

1490. Geddes, J.R., et al., *Relapse prevention with antidepressant drug treatment in depressive disorders: a systematic review.* Lancet, 2003. **361**(9358): p. 653–61.

1491. Desmarais, J.E. and K.J. Looper, *Interactions between tamoxifen and antidepressants via cytochrome P450 2D6.* J Clin Psychiatry, 2009. **70**(12): p. 1688–97.

1492. Noble, H., et al., *Exploring symptoms in patients managed without dialysis: a qualitative research study.* J Ren Care, 2010. **36**(1): p. 9–15.

1493. Abbasowa, L., L.V. Kessing, and M. Vinberg, *Psychostimulants in moderate to severe affective disorder: A systematic review of randomized controlled trials.* Nord J Psychiatry, 2013.

1494. Kerr, C.W., et al., *Effects of methylphenidate on fatigue and depression: a randomized, double-blind, placebo-controlled trial.* J Pain Symptom Manage, 2012. **43**(1): p. 68–77.

1495. Patkar, A.A., et al., *A randomized, double-blind, placebo-controlled trial of augmentation with an extended release formulation of methylphenidate in outpatients with treatment-resistant depression.* J Clin Psychopharmacol, 2006. **26**(6): p. 653–6.

1496. Abolfazli, R., et al., *Double-blind randomized parallel-group clinical trial of efficacy of the combination fluoxetine plus modafinil versus fluoxetine plus placebo in the treatment of major depression.* Depress Anxiety, 2011. **28**(4): p. 297–302.

1497. Beck, J., et al., *Modafinil reduces microsleep during partial sleep deprivation in depressed patients.* J Psychiatr Res, 2010. **44**(13): p. 853–64.

1498. DeBattista, C., et al., *Adjunct modafinil for the short-term treatment of fatigue and sleepiness in patients with major depressive disorder: a preliminary double-blind, placebo-controlled study.* J Clin Psychiatry, 2003. **64**(9): p. 1057–64.

1499. Dunlop, B.W., et al., *Coadministration of modafinil and a selective serotonin reuptake inhibitor from the initiation of treatment of major depressive disorder with fatigue and sleepiness: a double-blind, placebo-controlled study.* J Clin Psychopharmacol, 2007. **27**(6): p. 614–9.

1500. Fava, M., M.E. Thase, and C. DeBattista, *A multicenter, placebo-controlled study of modafinil augmentation in partial responders to selective serotonin reuptake inhibitors with persistent fatigue and sleepiness.* J Clin Psychiatry, 2005. **66**(1): p. 85–93.

1501. Vaishnavi, S., et al., *Modafinil for atypical depression: effects of open-label and double-blind discontinuation treatment.* J Clin Psychopharmacol, 2006. **26**(4): p. 373–8.

1502. Postolache, T.T., et al., *Early augmentation of sertraline with methylphenidate.* J Clin Psychiatry, 1999. **60**(2): p. 123–4.

1503. Ravindran, A.V., et al., *Osmotic-release oral system methylphenidate augmentation of antidepressant monotherapy in major depressive disorder: results of a double-blind, randomized, placebo-controlled trial.* J Clin Psychiatry, 2008. **69**(1): p. 87–94.

1504. Caddy, C., et al., *Ketamine and other glutamate receptor modulators for depression in adults.* Cochrane Database of Systematic Reviews, 2015(9): p. CD011612.

1505. Balaguer, A., et al., *An international consensus definition of the wish to hasten death and its related factors.* PLoS ONE, 2016. **11**(1): p. e0146184.

1506. Mystakidou, K., et al., *The role of physical and psychological symptoms in desire for death: a study of terminally ill cancer patients.* Psychooncology, 2006. **15**(4): p. 355–60.

1507. Tiernan, E., et al., *Relations between desire for early death, depressive symptoms and antidepressant prescribing in terminally ill patients with cancer.* J R Soc Med, 2002. **95**(8): p. 386–90.

1508. Wilson, K.G., et al., *Mental disorders and the desire for death in patients receiving palliative care for cancer.* BMJ Support Palliat Care, 2016. **6**(2): p. 170–7.

1509. Rodriguez-Prat, A., et al., *Understanding patients' experiences of the wish to hasten death: an updated and expanded systematic review and meta-ethnography.* BMJ Open, 2017. **7**(9): p. e016659.

1510. Ohnsorge, K., H. Gudat, and C. Rehmann-Sutter, *Intentions in wishes to die: analysis and a typology - A report of 30 qualitative case studies of terminally ill cancer patients in palliative care.* Psycho-Oncology, 2014.

1511. Nissim, R., L. Gagliese, and G. Rodin, *The desire for hastened death in individuals with advanced cancer: a longitudinal qualitative study.* Soc Sci Med, 2009. **69**(2): p. 165–71.

1512. Rosenfeld, B., et al., *Measuring desire for death among patients with HIV/AIDS: the schedule of attitudes toward hastened death.* The American journal of psychiatry : official journal of the American Psychiatric Association 1999. **156**: p. 94–100.

1513. Beck, A.T., et al., *Comparison of Beck Depression Inventories-IA and-II in Psychiatric Outpatients.* J Pers Assess 1996: p. 588–97.

1514. Beck, A.T., et al., *The measurement of pessimism: the hopelessness scale.* J Consult Clin Psychol 1974. **42**: p. 861–65.

1515. Nissim, R., C. Lo, and G. Rodin, *The desire for hastened death in patients in palliative care*, in *The Patient's Wish to Die: Research, Ethics, And Palliative Care*, C. Rehmann-Sutter, H. Gudat, and K. Ohnsorge, Editors. 2015, Oxford University Press: Oxford. p. 71–80.

1516. Lindner, R., *Suizidale Männer in der psychoanalytisch orientierten Psychotherapie. Eine systematische qualitative Untersuchung.* 2006, Gießen: Psychosozial-Verlag.

1517. Wolfersdorf, M., *Suicidality.* Nervenarzt, 2008. **79**(11): p. 1319–1336.

1518. Wolfersdorf, M., *Suizid und Suizidalität aus psychiatrischpsychotherapeutischer Sicht.* Psychotherapie im Dialog, 2012. **13**(2): p. 2–7.

1519. Wolfersdorf, M. and E. Etzersdorfer, *Suizid und Suizidprävention.* Vol. 1. 2011, Stuttgart: W. Kohlhammer.

1520. Lindner, R., R. Foerster, and W. Von Renteln-Kruse, *Idealtypische Interaktionsmuster psychosomatischer Patienten in stationär-geriatrischer Behandlung* Z Gerontol Geriat 2013. **46**: p. 441–448.

1521. Bruzen de la Martinière, A.A., *Nouveau recueil des epigrammatistes francois, anciens et modernes, Tome 1.* 1720, Amsterdam: Freres Wetstein.

1522. Ohnsorge, K., H. Gudat, and C. Rehmann-Sutter, *What a wish to die can mean: reasons, meanings and functions of wishes to die, reported from 30 qualitative case studies of terminally ill cancer patients in palliative care.* BMC Palliat Care, 2014. **13**: p. 38.

1523. Bernhart-Just, A., *Weiterleben oder sterben? Entscheidungsprozesse leidender Menschen.* 2015, Göttingen: V & R unipress.

1524. Frerich, G., *Der Umgang mit Todeswünschen von Patienten in der spezialisierten Palliativmedizin.*, in *Zentrum für Palliativmedizin.* 2017, Universität Köln: Köln.

1525. Galushko, M., et al., *Desire for hastened death: how do professionals in specialized palliative care react?* Psychooncology, 2016. **25**(5): p. 536-43.

1526. Hudson, P.L., et al., *Desire for hastened death in patients with advanced disease and the evidence base of clinical guidelines: a systematic review.* Palliat Med, 2006. **20**(7): p. 693-701.

1527. Sperling, U., et al., *Äußerungen eines Todesverlangens - Suizidalität in einer geriatrischen Population.* Suizidprophylaxe 2009. **36**: p. 29-35.

1528. Bundesamt für Statistik BFS, *Todesursachenstatistik 2014. Assistierter Suizid (Sterbehilfe) und Suizid in der Schweiz*, Eidgenössisches Departement des Inneren EDI, Editor. 2014, BFS: Neuchâtel.

1529. Schweizerische Eidgenossenschaft, *Suizidprävention in der Schweiz. Ausgangslage, Handlungsbedarf und Aktionsplan. Bericht des Bundesrates in Erfüllung der Motion 11.3973, Maja Ingold, 30.09.2011.* 2016.

1530. Rodin, G. and C. Zimmermann, *Psychoanalytic reflections on mortality: a reconsideration.* J Am Acad Psychoanal Dyn Psychiatry, 2008. **36**(1): p. 181-96.

1531. Burkhardt, H., et al., *Todesverlangen – Ergebnisse einer Pilotstudie mit geriatrischen Akutpatienten.* Z Gerontol Geriat, 2003. **36**: p. 392-400.

1532. Chochinov, H.M., et al., *Depression, Hopelessness, and suicidal ideation in the terminally ill.* Psychosomatics, 1998. **39**(4): p. 366-70.

1533. Rosenfeld, B., et al., *Does desire for death change in terminally ill cancer patients?* Social Science & Medicine, 2014.

1534. Hudson, P.L., et al., *Responding to desire to die statements from patients with advanced disease: recommendations for health professionals.* Pall Med, 2006. **20**(7): p. 703-710.

1535. Rodin, G., et al., *Pathways to distress: the multiple determinants of depression, hopelessness, and the desire for hastened death in metastatic cancer patients.* Soc Sci Med, 2009. **68**(3): p. 562-9.

1536. Monforte-Royo, C., et al., *What lies behind the wish to hasten death? A systematic review and meta-ethnography from the perspective of patients.* PLoS One, 2012. **7**(5): p. e37117.

1537. Roser, T., *Lebenssättigung als Programm. Praktisch-theologische Überlegungen zu Seelsorge und Liturgie an der Grenze.* Zeitschrift für Theologie und Kirche 2012. **109** p. 397-414.

1538. Bowlby, J., *Attachment theory and its therapeutic implications.* Adolescent Psychiatry, 1978. **6**: p. 5-33.

1539. Bowlby, J., *The Bowlby-Ainsworth attachment theory.* Behavioral and Brain Sciences, 1979. **2**(4): p. 637-638

1540. Adshead, G., *Psychiatric staff as attachment figures. Understanding management problems in psychiatric services in the light of attachment theory.* Br J Psychiatry, 1998. **172**: p. 64-9.

1541. Coyle, N. and L. Sculco, *Communication and the patient/physician relationship: a phenomenological inquiry.* J Support Oncol, 2003. **1**(3): p. 206-215.

1542. Voltz, R., et al., *End-of-life research on patients' attitudes in Germany: a feasibility study.* Support Care Cancer, 2010. **18**(3): p. 317-20.

1543. Working Group of the Clinical Practice Guideline for the Prevention and Treatment of Suicidal Behaviour, *Clinical Practice Guideline for the Prevention and Treatment of Suicidal Behaviour.* 2012, Ministry of Health, Social Policy and Equality National Health System Quality Plan. Galician Agency for Health Technology Assessment (avalia-t): SNS Clinical Practice Guidelines: Avalia-t 2010/02.

1544. Blades, C.A., et al., *The benefits and risks of asking research participants about suicide: A meta-analysis of the impact of exposure to suicide-related content.* Clin Psychol Rev, 2018. **64**: p. 1–12.

1545. Crawford, M.J., et al., *Impact of screening for risk of suicide: randomised controlled trial.* British Journal of Psychiatry, 2011. **198**(5): p. 379–84.

1546. de Beurs, D.P., et al., *Psychological Distress Because of Asking about Suicidal Thoughts: A Randomized Controlled Trial among Students.* Arch Suicide Res, 2016. **20**(2): p. 153–9.

1547. DeCou, C.R. and M.E. Schumann, *On the Iatrogenic Risk of Assessing Suicidality: A Meta-Analysis.* Suicide Life Threat Behav, 2018. **48**(5): p. 531–543.

1548. Harris, K.M. and M.T. Goh, *Is suicide assessment harmful to participants? Findings from a randomized controlled trial.* Int J Ment Health Nurs, 2016. **26**(2): p. 181–190.

1549. Bellido-Perez, M., et al., *Assessment of the wish to hasten death in patients with advanced disease: A systematic review of measurement instruments.* Palliat Med, 2017. **31**(6): p. 510–525.

1550. Galushko, M., et al., *Desire for Hastened Death: How Do Professionals in Specialized Palliative Care React?* Psycho-Oncology, 2015.

1551. Georges, J.J., et al., *Dealing with requests for euthanasia: a qualitative study investigating the experience of general practitioners.* J Med Ethics, 2008. **34**(3): p. 150–5.

1552. Pöldinger, W., *[The action spectra of psychopharmacological drugs].* Clin Ter, 1968. **44**(2): p. 103–13.

1553. Mental and Behavioural Disorders Department of Mental Health World Health Organization, *Preventive suicide: a resource for general physicians,* in http://www.who.int/mental_health/media/en/56.pdf. 2000, WHO: Geneva.

1554. Härter, M., I. Bermejo, and W. Niebling, *Praxismanual Depression – Diagnostik und Therapie erfolgreich umsetzen.* 2007, Köln: Deutscher Ärzteverlag.

1555. Dazzi, T., et al., *Does asking about suicide and related behaviours induce suicidal ideation? What is the evidence?* Psychol Med, 2014. **44**(16): p. 3361–3.

1556. Galushko, M., et al., *Validation of the German version of the Schedule of Attitudes Toward Hastened Death (SAHD-D) with patients in palliative care.* Palliative and Supportive Care, 2015. **13**(03): p. 713–723.

1557. Buecken, R., et al., *Patients feeling severely affected by multiple sclerosis: how do patients want to communicate about end-of-life issues?* Patient Educ Couns, 2012. **88**(2): p. 318–24.

1558. Lapierre, S., et al., *Daily hassles, physical illness, and sleep problems in older adults with wishes to die.* International Psychogeriatrics, 2012. **24**(2): p. 243–252.

1559. Lindner, R., R. Foerster, and W. von Renteln-Kruse, *Physical distress and relationship problems : Exploring the psychosocial and intrapsychic world of suicidal geriatric patients.* Zeitschrift fur Gerontologie und Geriatrie, 2013.

1560. Gerisch, B., et al., *"Ich sehe dieses Elendes kein Ende als das Grab": Zur psychoanalytischen Konzeption und der Behandlung Suizidgefährdeter,* in *Zeichen des Todes in der psychoanalytischen Erfahrung,* G. Kimmerle, Editor. 2000, edition diskord: Tübingen. p. 9–64.

1561. Molero, P., et al., *Past suicide attempts in depressed inpatients: clinical versus research assessment.* Arch Suicide Res, 2014. **18**(1): p. 50–7.

1562. Uebelacker, L.A., et al., *Patient health questionnaire depression scale as a suicide screening instrument in depressed primary care patients: a cross-sectional study.* Prim Care Companion CNS Disord, 2011. **13**(1).

1563. Weiher, E., *Seelsorge in Palliative Care*, in *Lehrbuch Palliative Care*, B. Steffen-Bürgi, et al., Editors. 2017, Hogrefe: Bern. p. 549–568.

1564. Dantlgraber, J., *Psychoanalytische Haltung*, in *Handbuch psychoanalytischer Grundbegriffe*, W. Mertens, Editor. 2014, Kohlhammer: Stuttgart. p. 344–348.

1565. Lindner, R. and B. Schneider, *[Psychotherapy of suicidality]*. Nervenarzt, 2016. **87**(5): p. 488–95.

1566. Breitbart, W., et al., *Meaning-centered group psychotherapy for patients with advanced cancer: a pilot randomized controlled trial.* Psycho-Oncology, 2010. **19**(1): p. 21–8.

1567. Breitbart, W., et al., *Meaning-centered group psychotherapy: an effective intervention for improving psychological well-being in patients with advanced cancer.* Journal of Clinical Oncology, 2015. **33**(7): p. 749–54.

1568. Breitbart, W., et al., *Individual meaning-centered psychotherapy for the treatment of psychological and existential distress: A randomized controlled trial in patients with advanced cancer.* Cancer, 2018. **124**(15): p. 3231–3239.

1569. Juliao, M., et al., *Effect of dignity therapy on end-of-life psychological distress in terminally ill Portuguese patients: A randomized controlled trial.* Palliative & Supportive Care, 2017. **15**(6): p. 628–637.

1570. Stanton, A.L., et al., *Cancer-related coping processes as predictors of depressive symptoms, trajectories, and episodes.* J Consult Clin Psychol, 2018. **86**(10): p. 820–830.

1571. Greer, J.A., et al., *Role of Patient Coping Strategies in Understanding the Effects of Early Palliative Care on Quality of Life and Mood.* J Clin Oncol, 2018. **36**(1): p. 53–60.

1572. Ringel, E., *Der Selbstmord: Abschluss einer krankhaften psychischen Entwicklung; eine Untersuchung an 745 geretteten Selbstmördern.* 1953, 1997, Eschborn: Verlag Diemar Klotz.

1573. Lindner, R., *„Media vita in morte sumus".* Psychodynamische Psychotherapie am Lebensende. Psychotherapie im Alter 2017. **14**(2): p. 195–208.

1574. Bundesärztekammer, *Verbot der geschäftsmäßigen Förderung der Selbsttötung (§ 217 StGB): Hinweise und Erläuterungen für die ärztliche Praxis.* Deutsches Ärzteblatt, 2017. **114**(7): p. A 334–A336.

1575. Alt-Epping, B., et al., *Sedation in palliative medicine: Guidelines for the use of sedation in palliative care : European Association for Palliative Care (EAPC).* Schmerz, 2010. **24**(4): p. 342–54.

1576. Hirsch, R.D. and R. Lindner, *Teamkoordination in stationären Einrichtungen*, in *Suizidgefährdung und Suizidprävention bei älteren Menschen. Eine Publikation der Arbeitsgruppe „Alte Menschen" im Nationalen Suizidpräventionsprogramm für Deutschland (NaSPro)*, R. Lindner, et al., Editors. 2014, Springer: Berlin. p. 123–130.

1577. Bion, W., *Experiences in groups and other papers.* 1961, London: Tavistock.

1578. (destatis), S.B. *Gesundheit. Todesursachen in Deutschland. 2015.* Fachserie 12 Reihe 4 2017; Available from: https://www.destatis.de/DE/Publikationen/Thematisch/Gesundheit/Todesursachen/Todesursachen2120400157004.pdf?__blob=publicationFile.

1579. Robert Koch-Institut; Gesellschaft der epidemiologischen Krebsregister in Deutschland e. V. *Krebs in Deutschland 2011/2012.* Beiträge zur Gesundheitsberichterstattung des Bundes 2015; Available from: http://www.gekid.de/Doc/krebs_in_deutschland_2015.pdf.

1580. Nauck, F., E. Klaschik, and C. Ostgathe, *Symptom control during the last three days of life.* Eur J Pall Care, 2000. **7**(3): p. 81–84.

1581. Kennedy, C., et al., *Diagnosing dying: an integrative literature review.* BMJ Support Palliat Care, 2014. **4**(3): p. 263-270.

1582. Hui, D., et al., *Clinical signs of impending death in cancer patients.* Oncologist, 2014. **19**(6): p. 681-7.

1583. Balov, N., *A categorical network approach for discovering differentially expressed regulations in cancer.* BMC Med Genomics, 2013. **6 Suppl 3**: p. S1.

1584. Freeborne, N., J. Lynn, and N.A. Desbiens, *Insights about dying from the SUPPORT project. The Study to Understand Prognoses and Preferences for Outcomes and Risks of Treatments.* J Am Geriatr Soc, 2000. **48**(5 Suppl): p. S199-205.

1585. Toscani, F., et al., *How people die in hospital general wards: a descriptive study.* J Pain Symptom Manage, 2005. **30**(1): p. 33-40.

1586. Kehl, K.A. and J.A. Kowalkowski, *A systematic review of the prevalence of signs of impending death and symptoms in the last 2 weeks of life.* Am J Hosp Palliat Care, 2013. **30**(6): p. 601-16.

1587. Hui, D., et al., *Bedside clinical signs associated with impending death in patients with advanced cancer: preliminary findings of a prospective, longitudinal cohort study.* Cancer, 2015. **121**(6): p. 960-7.

1588. Hui, D., et al., *A diagnostic model for impending death in cancer patients: Preliminary report.* Cancer, 2015. **121**(21): p. 3914-21.

1589. *Liverpool Care Pathway (LCP) - Unterstützung und Begleitung des sterbenden Patienten in den letzten Tagen und Stunden seines Lebens. Informationsblatt für Angehörige.* 2012; Available from: http://palliativzentrum.uk-koeln.de/zentrum-palliativmedizin/dateien/lcp-version-12-deutschsprachige-mutterversion_092012_hochformat_mitinfo_safe.pdf.

1590. Kantonsspital St.Gallen, P.U.K., Zentrum für Palliativmedizin *Handlungsempfehlung Sterbephase - Unterstützung und Begleitung des sterbenden Menschen in den letzten Tagen und Stunden seines Lebens; according to Care for the Dying Patient Guidance Royal Liverpool & Broadgreen University Hospitals NHS Trust Okt. 2013.* deutschsprachiger Raum März 2015.

1591. Downar, J., et al., *The "surprise question" for predicting death in seriously ill patients: a systematic review and meta-analysis.* CMAJ, 2017. **189**(13): p. E484-E493.

1592. Steinhauser, K.E., et al., *Factors considered important at the end of life by patients, family, physicians, and other care providers.* JAMA, 2000. **284**(19): p. 2476-82.

1593. Moneymaker, K., *Comfort Measures Only.* J Palliat Med, 2005. **8**(3): p. 688.

1594. Gomes, B., et al., *Heterogeneity and changes in preferences for dying at home: a systematic review.* BMC Palliat Care, 2013. **12**(1): p. 7.

1595. Gomes, B., et al., *Preferences for place of death if faced with advanced cancer: a population survey in England, Flanders, Germany, Italy, the Netherlands, Portugal and Spain.* Ann Oncol, 2012. **23**(8): p. 2006-15.

1596. Escobar Pinzon, L.C., et al., *Factors influencing place of death in Germany.* J Pain Symptom Manage, 2011. **41**(5): p. 893-903.

1597. Heyse-Moore, L.H.R., V; Mullee, M A, *How much of a problem is dyspnoea in advanced cancer?* Palliat Med, 1991. **5**(1): p. 20-16.

1598. Hu, W.-Y., et al., *Morphine for dyspnea control in terminal cancer patients: is it appropriate in Taiwan?* Journal of Pain & Symptom Management, 2004. **28**(4): p. 356-63.

1599. Goeckenjan, G., et al., *[Prevention, diagnosis, therapy, and follow-up of lung cancer].* Pneumologie, 2010. **64 Suppl 2**: p. e1-164.

1600. Boettger, S., et al., *Aripiprazole and haloperidol in the treatment of delirium*. Aust N Z J Psychiatry, 2011. **45**(6): p. 477–82.

1601. Breitbart, W., et al., *A double-blind trial of haloperidol, chlorpromazine, and lorazepam in the treatment of delirium in hospitalized AIDS patients*. Am J Psychiatry, 1996. **153**(2): p. 231–7.

1602. Breitbart, W., A. Tremblay, and C. Gibson, *An open trial of olanzapine for the treatment of delirium in hospitalized cancer patients*. Psychosomatics, 2002. **43**(3): p. 175–82.

1603. Lin, C.J., et al., *An open trial comparing haloperidol with olanzapine for the treatment of delirium in palliative and hospice center cancer patients*. Journal of Internal Medicine of Taiwan, 2008. **19**(4): p. 346–354.

1604. Agar, M.R., et al., *Efficacy of Oral Risperidone, Haloperidol, or Placebo for Symptoms of Delirium Among Patients in Palliative Care: A Randomized Clinical Trial*. JAMA Intern Med, 2017. **177**(1): p. 34–42.

1605. Burry, L., et al., *Antipsychotics for treatment of delirium in hospitalised non-ICU patients*. Cochrane Database Syst Rev, 2018. **6**: p. CD005594.

1606. Hui, D., et al., *Effect of Lorazepam With Haloperidol vs Haloperidol Alone on Agitated Delirium in Patients With Advanced Cancer Receiving Palliative Care: A Randomized Clinical Trial*. JAMA, 2017. **318**(11): p. 1047–56.

1607. Inouye, S.K., *The dilemma of delirium: clinical and research controversies regarding diagnosis and evaluation of delirium in hospitalized elderly medical patients*. Am J Med, 1994. **97**(3): p. 278–88.

1608. Perrar, K.M., H. Golla, and R. Voltz, *Medikamentöse Behandlung des Delirs bei Palliativpatienten. Eine systematische Literaturübersicht*. Der Schmerz, 2013.

1609. Candy, B., et al., *Drug therapy for delirium in terminally ill adult patients*. Cochrane Database Syst Rev, 2012. **11**: p. CD004770.

1610. Bruera, E., et al., *Cognitive failure in patients with terminal cancer: a prospective study*. J Pain Symptom Manage, 1992. **7**(4): p. 192–5.

1611. Bush, S.H., et al., *Delirium in adult cancer patients: ESMO Clinical Practice Guidelines*. Ann Oncol, 2018. **29**(Supplement_4): p. iv143–iv165.

1612. Bickel, H., *Deutsche Version der Confusion Assessment Method (CAM) zur Diagnose eines Delirs*. Psychosomatik und Konsiliarpsychiatrie, 2007. **1**(3): p. 224–228.

1613. Hestermann, U., et al., *Validation of a German version of the Confusion Assessment Method for delirium detection in a sample of acute geriatric patients with a high prevalence of dementia*. Psychopathology, 2009. **42**(4): p. 270–6.

1614. Inouye, S.K., et al., *Clarifying confusion: the confusion assessment method. A new method for detection of delirium*. Ann Intern Med, 1990. **113**(12): p. 941–8.

1615. Tabet, N., et al., *An educational intervention can prevent delirium on acute medical wards*. Age Ageing, 2005. **34**(2): p. 152–6.

1616. Milisen, K., et al., *Multicomponent intervention strategies for managing delirium in hospitalized older people: systematic review*. J Adv Nurs, 2005. **52**(1): p. 79–90.

1617. Johnson, M.H., *Assessing confused patients*. J Neurol Neurosurg Psychiatry, 2001. **71 Suppl 1**: p. i7–12.

1618. Pastrana, T., H. Reineke-Bracke, and F. Elsner, *Empfehlung bei Rasselatmung*. Der Schmerz, 2012. **26**(5): p. 600–608.

1619. Likar, R., et al., *Efficacy of glycopyrronium bromide and scopolamine hydrobromide in patients with death rattle: a randomized controlled study*. Wien Klin Wochenschr, 2008. **120**(21–22): p. 679–83.

1620. Wee, B. and R. Hillier, *Interventions for noisy breathing in patients near to death.* Cochrane Database Syst Rev, 2008(1): p. CD005177.

1621. Shimizu, Y., et al., *Care strategy for death rattle in terminally ill cancer patients and their family members: recommendations from a cross-sectional nationwide survey of bereaved family members' perceptions.* J Pain Symptom Manage, 2014. **48**(1): p. 2-12.

1622. Wee, B.L., et al., *The sound of death rattle I: are relatives distressed by hearing this sound?* Palliat Med, 2006. **20**(3): p. 171-5.

1623. Campbell, M.L. and H.N. Yarandi, *Death rattle is not associated with patient respiratory distress: is pharmacologic treatment indicated?* J Palliat Med, 2013. **16**(10): p. 1255-9.

1624. Fainsinger, R.L. and E. Bruera, *When to treat dehydration in a terminally ill patient?* Support Care Cancer, 1997. **5**(3): p. 205-11.

1625. Mercadante, S., et al., *Patients' and relatives' perceptions about intravenous and subcutaneous hydration.* J Pain Symptom Manage, 2005. **30**(4): p. 354-8.

1626. Back, I.N., et al., *A study comparing hyoscine hydrobromide and glycopyrrolate in the treatment of death rattle.* Palliat Med, 2001. **15**(4): p. 329-36.

1627. Hugel, H., J. Ellershaw, and M. Gambles, *Respiratory tract secretions in the dying patient: a comparison between glycopyrronium and hyoscine hydrobromide.* J Palliat Med, 2006. **9**(2): p. 279-84.

1628. Likar, R., et al., *Klinische Untersuchung über die Wirkung von Scopolamin-Hydrobromicum beim terminalen Rasseln (randomisierte, doppelblind, plazebokontrollierte Studie).* Zeitschrift für Palliativmedizin, 2002. **3**(1): p. 15-19.

1629. Wildiers, H., et al., *Atropine, hyoscine butylbromide, or scopolamine are equally effective for the treatment of death rattle in terminal care.* Journal of Pain & Symptom Management, 2009. **38**(1): p. 124-33.

1630. Clark, K., et al., *A pilot phase II randomized, cross-over, double-blinded, controlled efficacy study of octreotide versus hyoscine hydrobromide for control of noisy breathing at the end-of-life.* J Pain Palliat Care Pharmacother, 2008. **22**(2): p. 131-8.

1631. Bailey, F.A., et al., *Intervention to Improve Care at Life's End in Inpatient Settings: The BEACON Trial.* J Gen Intern Med 2014 **29**(6): p. 836-43.

1632. Lokker, M.E., et al., *Prevalence, impact, and treatment of death rattle: a systematic review.* J Pain Symptom Manage, 2014. **47**(1): p. 105-22.

1633. Mercadamte, S., *Death rattle: critical review and research agenda.* Support Care Cancer, 2014. **22**(2): p. 571-5.

1634. Rydholm, M. and P. Strang, *Physical and psychosocial impact of xerostomia in palliative cancer care: a qualitative interview study.* Int J Palliat Nurs, 2002. **8**(7): p. 318-23.

1635. Wolff, A., et al., *A Guide to Medications Inducing Salivary Gland Dysfunction, Xerostomia, and Subjective Sialorrhea: A Systematic Review Sponsored by the World Workshop on Oral Medicine VI.* Drugs R D, 2017. **17**(1): p. 1-28.

1636. Davies, A.N. and J. Vriens, *Oral transmucosal fentanyl citrate and xerostomia.* J Pain Symptom Manage, 2005. **30**(6): p. 496-7.

1637. Krumm, N., et al., *Empfehlungen von Pflegeexperten bei Mundtrockenheit in der Palliativsituation* zkm Wissen, 2017. **2**: p. 46-50.

1638. Krumm, N., H. Küpper, and R. Rolke, *Vergleich durststillender Maßnahmen in einem humanen Surrogatmodell von Mundtrockenheit.* 2016, DGP: Klinik für Palliativmedizin, Universitätsklinik RWTH Aachen

1639. Furness, S., et al., *Interventions for the management of dry mouth: non-pharmacological interventions.* Cochrane Database Syst Rev, 2013. **9**: p. CD009603.

1640. Furness, S., et al., *Interventions for the management of dry mouth: topical therapies.* Cochrane Database Syst Rev, 2011(12): p. CD008934.

1641. Leitlinienprogramm Onkologie der AWMF, D.K.e.V.u.D.K., *S3-Leitlinie Supportive Therapie bei onkologischen PatientInnen (Langversion 1.1 - April 2017, AWMF-Registernummer: 032/054OL).* 2017

1642. Davies, A.N., *A comparison of artificial saliva and chewing gum in the management of xerostomia in patients with advanced cancer.* Palliat Med, 2000. **14**(3): p. 197-203.

1643. Morante, A.N., et al., *Natural products for the management of xerostomia: a randomized, double-blinded, placebo-controlled clinical trial.* J Oral Pathol Med 2017. **46**: p. 154-60.

1644. Schulz, C., *Diversitätskompetenz am Lebensende*, in *Diversity - Transkulturelle Kompetenz in klinischen und sozialen Arbeitsfeldern*, K. Verlag, Editor. 2010, van Keuk, E.; Ghaderi, C.; Joksimovic, L.: Stuttgart. p. 242-256.

1645. Heußner, P., et al., *Psychoonkologie.* 2009, München: Zuckschwerdt Verlag.

1646. Fegg, M., J. Gramm, and M. Pestinger, *Psychologie und Palliative Care.* 2012, Stuttgart: Kohlhammer Verlag.

1647. Schulz, C., *Interventionen bei Kernsymptomen - Angst*, in *Psychologie und Palliative Care*, M. Fegg, J. Gramm, and M. Pestinger, Editors. 2012, Kohlhammer Verlag: Stuttgart. p. 191-197.

1648. Cherny, N.I. and L. Radbruch, *European Association for Palliative Care (EAPC) recommended framework for the use of sedation in palliative care.* Palliat Med, 2009. **23**(7): p. 581-93.

1649. Krause, S.W., *KLUG ENTSCHEIDEN. . . in der Hämatologie und Medizinischen Onkologie. Die Onkologie entwickelt sich rasant. Umso wichtiger sind gut begründete und rationale Empfehlungen für Diagnostik und Therapie.* DÄ, 2016. **Jg. 113**(Heft 38): p. A1650-A5.

1650. Alt-Epping, B., *KLUG ENTSCHEIDEN. . . in der Palliativmedizin. Vor den Rahmenbedingungen von Endlichkeit und komplexer Belastung sind die Behandlungsziele auf die bestmögliche Symptomlinderung und umfassende Unterstützung zu richten.* DÄ, 2016. **Jg. 113**(Heft 42): p. A1870-A5.

1651. Schnipper, L.E., et al., *American Society of Clinical Oncology identifies five key opportunities to improve care and reduce costs: the top five list for oncology.* J Clin Oncol, 2012. **30**(14): p. 1715-24.

1652. Prigerson, H.G., et al., *Chemotherapy Use, Performance Status, and Quality of Life at the End of Life.* JAMA Oncol, 2015. **1**(6): p. 778-84.

1653. Wright, A.A., et al., *Associations between palliative chemotherapy and adult cancer patients' end of life care and place of death: prospective cohort study.* BMJ, 2014. **348**: p. g1219.

1654. Lindqvist, O., et al., *Four essential drugs needed for quality care of the dying: a Delphi-study based international expert consensus opinion.* J Palliat Med, 2013. **16**(1): p. 38-43.

1655. Ellershaw, J.E., et al., *Care of the dying: is pain control compromised or enhanced by continuation of the fentanyl transdermal patch in the dying phase?* J Pain Symptom Manage, 2002. **24**(4): p. 398-403.

1656. Wright, A.A., et al., *Family Perspectives on Aggressive Cancer Care Near the End of Life.* JAMA, 2016. **315**(3): p. 284-92.

1657. Neitzke, G., et al., *Grenzen der Sinnhaftigkeit von Intensivmedizin. Positionspapier der Sektion Ethik der DIVI.* Med Klin Intensivmed Notfmed, 2016.

1658. Janssens, J., et al., *Therapiezieländerung und Therapiebegrenzung in der Intensivmedizin. Positionspapier der Sektion Ethik der DIVI.* 2012.

1659. Neitzke, G., et al., *Dokumentation der Therapiebegrenzung. Empfehlung der Sektion Ethik der Deutschen Interdisziplinären Vereinigung für Intensiv- und Notfallmedizin (DIVI) unter Mitarbeit der Sektion Ethik der Deutschen Gesellschaft für Internistische Intensivmedizin und Notfallmedizin (DGIIN)*. Med Klin Intensivmed Notfmed, 2017.

1660. Dodson, J.A., et al., *Patient preferences for deactivation of implantable cardioverter-defibrillators*. JAMA Intern Med, 2013. **173**(5): p. 377–9.

1661. Carlsson, J., et al., *The deactivation of implantable cardioverter-defibrillators: medical, ethical, practical, and legal considerations*. Dtsch Arztebl Int, 2012. **109**(33–34): p. 535–41.

1662. Westerdahl, A.K., R. Sutton, and V. Frykman, *Defibrillator patients should not be denied a peaceful death*. Int J Cardiol, 2015. **182**: p. 440–6.

1663. Fromme, E.K., et al., *Adverse experiences with implantable defibrillators in Oregon hospices*. Am J Hosp Palliat Care, 2011. **28**(5): p. 304–9.

1664. Lampert, R., et al., *HRS Expert Consensus Statement on the Management of Cardiovascular Implantable Electronic Devices (CIEDs) in patients nearing end of life or requesting withdrawal of therapy*. Heart Rhythm, 2010. **7**(7): p. 1008–26.

1665. Padeletti, L., et al., *EHRA Expert Consensus Statement on the management of cardiovascular implantable electronic devices in patients nearing end of life or requesting withdrawal of therapy*. Europace, 2010. **12**(10): p. 1480–9.

1666. Waltenberger, J., et al., *Verantwortlicher Umgang mit ICDs. Stellungnahme der Deutschen Gesellschaft für Kardiologie und ihrer Schwester-Gesellschaften*. Kardiologe 2017. **11**: p. 383–97.

1667. Bundesärztekammer, *Empfehlungen der Bundesärztekammer und der Zentralen Ethikkommission bei der Bundesärztekammer zum Umgang mit Vorsorgevollmacht und Patientenverfügung in der ärztlichen Praxis*. Deutsches Ärzteblatt, 2010. **18**(107): p. A877–A882.

1668. Papavasiliou, E.E., S. Payne, and S. Brearley, *Current debates on end-of-life sedation: an international expert elicitation study*. Support Care Cancer, 2014.

1669. Kissane, D.W., *The relief of existential suffering*. Arch Intern Med, 2012. **172**(19): p. 1501–5.

1670. Sessler, C.N., et al., *The Richmond Agitation-Sedation Scale: validity and reliability in adult intensive care unit patients*. Am J Respir Crit Care Med, 2002. **166**(10): p. 1338–44.

1671. Bruera, E., et al., *Parenteral hydration in patients with advanced cancer: a multicenter, double-blind, placebo-controlled randomized trial*. J Clin Oncol, 2013. **31**(1): p. 111–8.

1672. Nakajima, N., Y. Hata, and K. Kusumoto, *A clinical study on the influence of hydration volume on the signs of terminally ill cancer patients with abdominal malignancies*. J Palliat Med, 2013. **16**(2): p. 185–9.

1673. Raijmakers, N.J.H., et al., *Artificial nutrition and hydration in the last week of life in cancer patients. A systematic literature review of practices and effects*. Annals of Oncology, 2011. **22**(7): p. 1478–86.

1674. Cohen, M.Z., et al., *The meaning of parenteral hydration to family caregivers and patients with advanced cancer receiving hospice care*. J Pain Symptom Manage, 2012. **43**(5): p. 855–65.

1675. Del Rio, M.I., et al., *Hydration and nutrition at the end of life: a systematic review of emotional impact, perceptions, and decision-making among patients, family, and health care staff*. Psychooncology, 2012. **21**(9): p. 913–21.

1676. Raijmakers, N.J., et al., *Bereaved relatives' perspectives of the patient's oral intake towards the end of life: a qualitative study*. Palliat Med, 2013. **27**(7): p. 665–72.

1677. Deutsche Gesellschaft für Ernährungsmedizin e. V. (DGEM) in Kooperation mit der Deutschen Gesellschaft für Hämatologie und Onkologie e. V. (DGHO), d.A.S.M.i.d.O. *S3-Leitline Klinische Ernährung in der Onkologie (AWMF-Register-Nr. 073/006)*. 2015; Available from: https://www.awmf.org/uploads/tx_szleitlinien/073–006l_S3_Klin_Ernährung_in_der_Onkologie_2015–10.pdf.

1678. Clark, J., et al., *Declining oral intake towards the end of life: how to talk about it? A qualitative study*. Int J Palliat Nurs, 2017. **23**(2): p. 74–82.

1679. Bruera, E., et al., *Proctoclysis for hydration of terminally ill cancer patients*. Journal of Pain & Symptom Management, 1998. **15**(4): p. 216–9.

1680. Morita, T., et al., *Association between hydration volume and symptoms in terminally ill cancer patients with abdominal malignancies*. Ann Oncol, 2005. **16**(4): p. 640–7.

1681. Morita, T., et al., *Artificial hydration therapy, laboratory findings, and fluid balance in terminally ill patients with abdominal malignancies*. Journal of Pain & Symptom Management, 2006. **31**(2): p. 130–9.

1682. Morita, T., Y. Tei, and S. Inoue, *Agitated terminal delirium and association with partial opioid substitution and hydration*. J Palliat Med, 2003. **6**(4): p. 557–63.

1683. Cerchietti, L., et al., *Hypodermoclysis for control of dehydration in terminal-stage cancer*. Int J Palliat Nurs, 2000. **6**(8): p. 370–4.

1684. Good, P., et al., *Medically assisted hydration for adult palliative care patients*. Cochrane Database Syst Rev, 2014(4): p. CD006273.

1685. Druml, C., et al., *ESPEN guideline on ethical aspects of artificial nutrition and hydration*. Clin Nutr, 2016. **35**(3): p. 545–56.

1686. Müller, M. and D. Pfister, *Wie viel Tod verträgt das Team? Belastungs- und Schutzfaktoren in Hospizarbeit und Palliativmedizin*. Vol. 2. 2013, Göttingen: Vandenhoeck & Ruprecht GmbH & Co. KG.

1687. Ärztliches Zentrum für Qualität in der Medizin (ÄZQ), *Kompendium Q-M-A. Qualitätsmanagement in der ambulanten Versorgung*, ed. 3.ed. 2008: Dt. Ärzte-Verl.

1688. Ärztliches Zentrum für Qualität in der Medizin (ÄZQ). *Manual Qualitätsindikatoren. Manual für Autoren*. Schriftenreihe 36 2009; Available from: https://www.aezq.de/mdb/edocs/pdf/schriftenreihe/schriftenreihe36.pdf.

1689. Leitlinienprogramm Onkologie (Deutsche Krebsgesellschaft, D.K., AWMF),. *Entwicklung von leitlinienbasierten Qualitätsindikatoren. Methodenpapier für das Leitlinienprogramm Onkologie, Version 2.1*. 2017; Available from: http://www.leitlinienprogramm-onkologie.de/methodik/informationen-zur-methodik/.

1690. De Schreye, R., et al., *Applying Quality Indicators For Administrative Databases To Evaluate End-Of-Life Care For Cancer Patients In Belgium*. Health Aff (Millwood), 2017. **36**(7): p. 1234–1243.